运动损伤学

预防、治疗与康复

第4版

编著：

〔瑞典〕拉尔斯·彼得松（Lars Peterson）　医学博士，理学博士
瑞典哥德堡大学萨尔格学院临床医学研究所骨科名誉教授

〔瑞典〕佩尔·伦斯特伦（Per Renström）　医学博士、理学博士
瑞典斯德哥尔摩卡罗林斯卡医学院运动创伤研究和教育中心分子医学与外科学系骨科及运动医学名誉教授

主译：

敖英芳　主任医师，博士导师
北京大学第三医院运动医学研究所所长

王健全　主任医师，医学博士
北京大学第三医院副院长

杨渝平　副主任医师，运动医学博士
北京大学第三医院人事处副处长

鸣谢：

汤米·贝里隆德（Tommy Berglund），伦纳特·莫林（Lennart Molin），汤米·博利克-埃里克松（Tommy Bolic-Eriksson），奥勒·罗斯（Ole Roos），安娜·弗罗姆（Anna Frohm），安妮特·海涅（Annette Heijne），汤米·埃里克松（Tommy Eriksson），达勒·雷泽（Dale Reese）和埃里克·内克博恩（Erik Nexborn）

河南科学技术出版社

·郑州·

Sports injuries : prevention, treatment, and rehabilitation (Fourth Edition) / Lars Peterson and Per Renström/
ISBN978-1-84184-705-4

备案号：豫著许可备字 -2018-A-0110

图书在版编目（CIP）数据

运动损伤学：预防、治疗与康复：第 4 版 /（瑞典）拉尔斯·彼得松，（瑞典）佩尔·伦斯特伦编著；敖英芳，王健全，杨渝平主译．—郑州：河南科学技术出版社，2019.3
ISBN 978-7-5349-9394-7

Ⅰ．①运…　Ⅱ．①拉…　②佩…　③敖…　④王…　⑤杨…　Ⅲ．①运动性疾病－损伤－预防（卫生）②运动性疾病－损伤－诊疗③运动性疾病－损伤－康复　Ⅳ．① R873

中国版本图书馆 CIP 数据核字（2018）第 258596 号

出版发行：河南科学技术出版社
　　地址：郑州市金水东路39号　　邮编：450002
　　电话：（0371）65788673　　65788110
　　网址：www.hnstp.cn
策划编辑：李　林
责任编辑：李　林
责任校对：崔春娟
封面设计：张　伟
责任印制：朱　飞
印　　刷：河南瑞之光印刷股份有限公司
经　　销：全国新华书店
幅面尺寸：889 mm×1 194 mm　1/16　　印张：38.25　　字数：1 027千字
版　　次：2019年3月第1版　　2019年3月第1次印刷
定　　价：286.00 元

鸣谢

第4版《运动损伤学：预防、治疗与康复》是笔者团队近几年来的努力成果。虽然第4版是基于第3版的修订，但过去15年间的很多文献为第4版提供了循证医学支持。本书出版过程中，笔者得到了很多人的帮助和支持，在此深表感谢。

精美的插图于本书有至关重要的作用。在20世纪70年代，瑞典摇滚歌手汤米·博利克-埃里克松（Tommy Bolic-Eriksson）以他天马行空的想象力帮助笔者创作出许多优秀图片，这些图片已成为本书的一部分。来自瑞典哥德堡的汤米·贝里隆德（Tommy Berglund）是第2版和第4版的主要插画师，伦纳特·莫林（Lennart Molin）则为第3版绘制插图。他们巧妙而富有想象力的作品，已成为本书的精华部分。

本书共有100余幅新插图，由Tommy Berglund绘制。通过与笔者反复讨论，他巧妙地将笔者的观点融入专业的创作。

还要感谢笔者的朋友，来自瑞典摩恩达尔的奥勒·罗斯（Ole Roos）。自1977年初版以来，Ole一直致力于本书的摄影工作。他专业的摄影技术值得称赞。

瑞典海斯勒霍尔姆的Bildbyrån，提供了很多动作图片。也非常感谢美国加利福尼亚斯坦福大学的马克·萨夫兰（Marc Safran）教授，瑞典斯德哥尔摩关节诊所的比约恩·恩斯特伦（Björn Engström）医生，以及其他在图片方面曾给予笔者帮助的人。感谢瑞典足协和瑞典田径协会的鼎力支持。

运动损伤后康复在运动医学领域已变得越发重要。感谢安娜·弗罗姆（Anna Frohm）和安妮特·海涅（Annette Heijne）两位技艺非凡的物理治疗师为第4版编著提供的帮助。Anna Frohm博士毕业于瑞典斯德哥尔摩卡罗林斯卡医学院，现任瑞典体育联合会运动医学部主任。Annette Heijne博士现任卡罗林斯卡医学院物理治疗、神经生物学、护理科学和社会学系主任。在合著本书康复章节时，他们提供了大量极为珍贵的图片。

在本书的写作过程中，笔者还得到了几位世界级专家的帮助，包括瑞典哥德堡萨尔格伦斯卡研究院汤米·哈松（Tommy Hansson）教授对第16章脊柱部分的建议；丹麦哥本哈根本特·萨尔廷（Bengt Saltin）教授对生理学部分的建议；物理治疗博士、科学硕士、国际男子职业网球协会世界巡回赛副主席托德·埃伦贝克尔（Todd Ellenbecker）对第10章肩关节部分的建议。还要感谢美国宾夕法尼亚州立大学的斯科特·林奇（Scott Lynch）博士在早期给予的巨大帮助。

桑斯瓦尔足球俱乐部物理治疗师达勒·雷泽（Dale Reese），奥基迪（Örgryte）足球俱乐部物理治疗师埃里克·内克博恩（Erik Nexborn）在很多章节的翻译中起到了重要作用。瑞典体育协会的汤米·埃里克松（Tommy Eriksson）与笔者分享了运动贴扎手法的专业知识。特别感谢英国牛津的编辑露丝·马克斯韦尔（Ruth Maxwell）和凯特·纳尔多尼（Kate Nardoni）和内奥米·威尔金森（Naomi Wilkinson）。他们专业的评价和富有建设性的意见使得本书的内容表述得到进一步改进。

本书的成功也离不开笔者家人的支持。感谢你们自始至终的耐心陪伴，让笔者能专心致志完成这部著作。

参译人员名单

主　　译　敖英芳　王健全　杨渝平

副 主 译　郑汉龙　王　宇　陈拿云　孙伟桐

参译人员　（按姓氏笔画排序）

王　宇（北京大学人民医院）

王子欣（北京大学第一医院）

王白成（北京大学人民医院）

王健全（北京大学第三医院）

王鼎予（北京大学第一医院）

尹　路（北京大学第一医院）

朱星昀（北京大学人民医院）

刘圣均（上海交通大学医学院附属瑞金医院）

刘凯琳（北京大学人民医院）

孙伟桐（北京积水潭医院）

杨致远（北京大学人民医院）

杨渝平（北京大学第三医院）

冷方达（北京大学第一医院）

张　涵（北京大学第一医院）

张泽远（北京大学基础医学院）

陈拿云（北京大学第三医院）

郑汉龙（北京积水潭医院）

赵晓熠（北京积水潭医院）

敖英芳（北京大学第三医院）

耿悦航（北京大学第一医院）

黄思议（北京大学人民医院）

梁　磊（北京大学第一医院）

蒋艳芳（北京大学第三医院）

鲁恬舒（北京大学第三医院）

戴一博（北京积水潭医院）

作者简介

拉尔斯·彼得松（Lars Peterson）和佩尔·伦斯特伦（Per Renström）于1977年、1986年、2000年及2016年联合编写了畅销全球的《运动损伤学：预防、治疗与康复》，共4版。

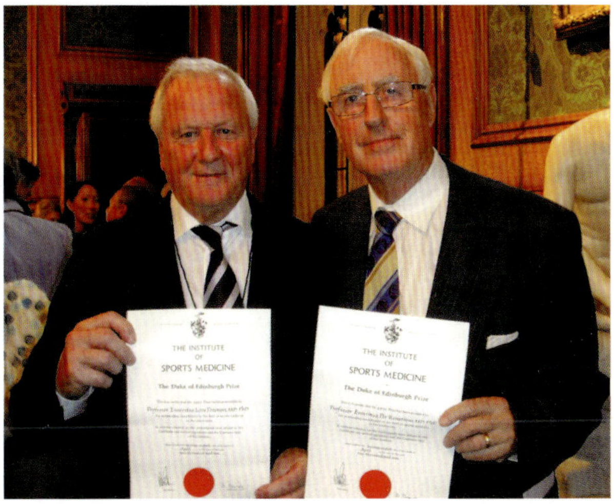

鉴于在运动医学领域、临床教学、临床实践和研究工作方面所做出的卓越贡献，本书作者于2010年在英国伦敦上议院举行的庆典上被英国体育与运动医学研究协会授予了久负盛名的“爱丁堡公爵奖”。

拉尔斯·彼得松　医学博士，理学博士
瑞典哥德堡大学萨尔格伦斯卡学院骨科名誉教授

拉尔斯·彼得松1966年毕业于哥德堡大学。在大学期间，他的足球和冰球即处于国家级水准。他于1972年完成普通外科培训，1973年成为一名骨科医生。1974年，拉尔斯完成*Fracture of the neck of the talus*（《距骨颈部骨折》）博士论文，被授予理学博士学位。

拉尔斯有20余年足球队和冰球队队医的经验，兼任瑞典国家足球队和冰球队的主任医师。1979年成为国际足联医学委员会委员，是国际足联医疗评估和研究中心的创始人之一。

拉尔斯在骨科、运动医学、康复医学、生物力学、可降解合成材料、细胞生物学及治疗等方面共发表200余篇学术论文，同时还撰写了教科书、说明书和本书的许多章节。

1987年，拉尔斯在实验室进行细胞分离和培养，首创了关节软骨损伤后自体软骨细胞移植的治疗方法。这是世界首例关节软骨损伤矫正修复手术。1997年，拉尔斯作为发起人，成立了国际软骨修复学会，并于2001年至2002年期间担任该学会会长。

拉尔斯在全球进行过多次演讲，获得了许多国际和国家级奖项，是2007年首批入选美国运动医学与骨科学会名人堂的欧洲学者。2010年在芬兰赫尔辛基大学医学院、2011年在西班牙穆尔西亚的圣安东尼奥市天主教大学被授予荣誉博士学位。2015年，被瑞典足协授予金牌和荣誉会员的称号。

拉尔斯与妻子利勒莫尔（Lillemor）结婚50余年，育有4个子女和9个孙子、孙女。

佩尔·伦斯特伦　医学博士，理学博士
瑞典斯德哥尔摩卡罗林斯卡医学院骨科及运动医学名誉教授

佩尔于1973—1988年就职于哥德堡萨尔格伦斯卡大学医院。1983—1984年，1988—1997年就职于美国佛蒙特州伯灵顿佛蒙特大学。1987年至今，佩尔是斯德哥尔摩卡罗林斯卡学院名誉教授，专门从事骨科与运动医学研究。

佩尔教授的主要研究领域包括运动损伤的临床管理，膝关节、踝关节韧带损伤基础研究，肌腱的生物力学和治疗。1981年，完成博士论文*The below-knee amputee*（《膝下截肢》），被授予博士学位。佩尔在同行评审期刊上共发表240余篇论文，参与编写了17本专著的73个章节，并获得多项研究奖。

佩尔是国际男子职业网球协会（Association Tennis Professional，ATP）世界巡回赛的医疗服务委员会活跃成员、国际网球联合会(International Tennis Federation，ITF）医学和科学委员会的正式成员，曾担任瑞典网球戴维斯杯（Davis Cup）的队医、瑞典国家队和美国国家足球队的队医。GAIS（加尔斯）足球队荣誉成员。现任瑞典足球协会队医。

1999—2007年，担任瑞典特殊奥林匹克运动会主席。2000—2008年，担任瑞典体育科学委员会主席。1990—1998年，为国际运动医学联合会(International Federation of Sports Medicine, FIMS)副主席，并于2000年获得该机构颁发的金奖。2003—2005年，担任国际关节镜、膝关节外科、骨科运动医学学会会长，2009年被授予荣誉会员称号。1989—2012年，为国际奥林匹克委员会医学和科学委员会成员，于2013年获得国际奥林匹克委员会（简称国际奥委会，IOC）主席金奖。2008—2011年，分别被爱尔兰皇家医师学院、英国皇家医师学院体育运动和运动医学学会授予荣誉研究员头衔。2009年入选美国骨科运动医学学会名人堂。

佩尔与妻子莱娜（Lena）结婚49年，育有4个子女和6个孙子、孙女。

主译简介

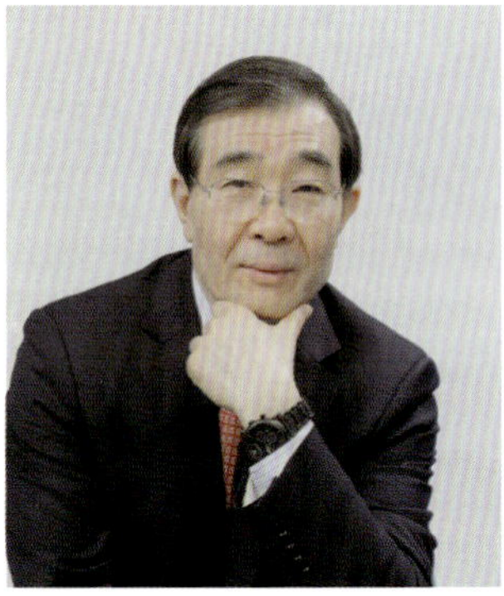

敖英芳

主任医师，博士生导师，二级教授，北京大学第三医院运动医学研究所所长，从事临床工作36年，卫生部有突出贡献专家，享受政府特殊津贴。1988年毕业于北京医科大学研究生院，获硕士学位；1994年3月至1995年9月赴日本自治医科大学骨科研修。临床专业为运动创伤学，临床医疗业务专长为运动伤病的治疗，重点是膝关节损伤治疗、关节镜下微创治疗膝关节伤病的手术、膝关节韧带损伤的修复与重建、软骨损伤的修复与重建。为亚洲关节镜学会前任主席，亚洲关节软骨修复学会创始人之一，国际软骨修复学会中国部（ICRS–CHINA）创始人、主席。现任中华医学会第二十五届理事会常务理事、中国体育科学学会副理事长，中华医学会运动医疗分会主任委员，全国关节镜学组组长、中国体育科学学会运动医学分会副主任委员、中国医师协会内镜分会副会长，白求恩公益基金会运动医学专业委员会主任委员。作为第一和责任作者在国内、外学术期刊上发表论文300余篇，其中SCI论文80余篇（最高影响因子19.79）。获得国家级及省部级科研基金共20余项。主编、主译、参编专著14部，获国家科学技术进步奖二等奖1项，省（部、委）级科学技术进步奖一等奖2项、二等奖7项；获第九届吴阶平—保罗·杨森医学药学奖一等奖（运动医学）。

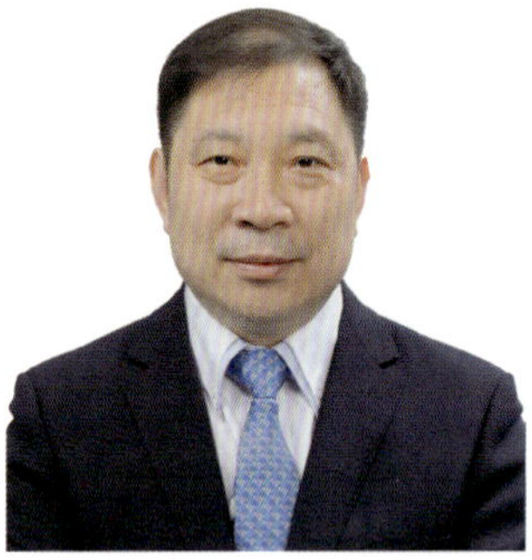

王健全

主任医师，医学博士，北京大学第三医院副院长，北京大学运动医学研究所副所长。毕业于北京大学医学部临床医学专业，从事临床工作近30年。致力于运动医学事业，主要从事运动伤病的预防、诊断、治疗与康复的临床与基础研究工作，擅长关节镜微创治疗技术。现任中华医学会运动医疗分会副主任委员，北京医学会运动医学分会主任委员，中国体育科学学会运动医学分会常委。国家体育总局备战奥运会国家队医疗专家，天宫一号与神舟九号载人交会对接任务医学专家组成员。主持和参与多项国家级、省部级研究项目，包括国家自然科学基金项目、“985”、国家科技支撑计划等。在髋关节、膝关节、肩关节等损伤修复、组织工程等方向进行了深入研究，在国内、外期刊发表学术论文 50 余篇，主编、参编教材多本。是北京卫生计生系统先进工作者，曾获得国家科学技术进步奖二等奖，中国体育科学学会科学技术奖一等奖、二等奖，教育部高等学校科学研究优秀成果奖（科学技术）二等奖，中华医学科技奖三等奖。

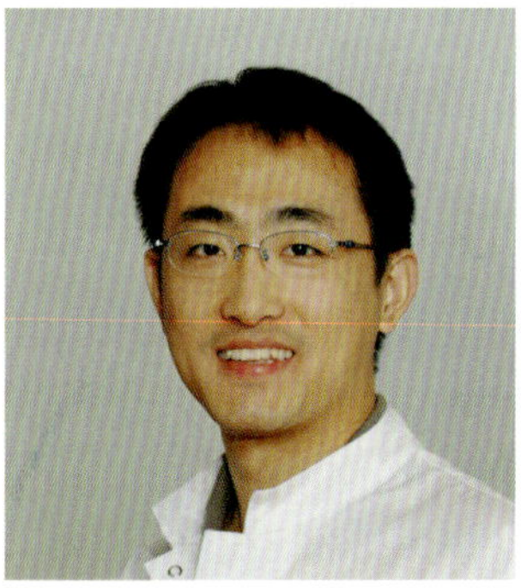

杨渝平

副主任医师，运动医学博士，北京大学第三医院人事处副处长，从事临床工作20余年。师从于敖英芳教授，致力于运动医学、康复医学、关节镜微创手术等的临床和基础研究，擅长肩、肘、膝、踝和跟腱等相关疾病的治疗，尤其是关节镜微创手术治疗。现为中华医学会创伤学分会创伤急救与多发伤学组委员、中华预防医学会骨与关节病预防与控制专业委员会委员、中国生理学会运动生理学专业委员会委员、北京大学第三医院教学管理委员会青年委员、北京市健康科普专家，北京大学医学部教师教学发展中心研修导师；《创伤外科杂志》编委及审稿人，《中华创伤杂志（英文版）》审稿人。以第一作者发表专业SCI论文2篇，国内核心期刊论文15篇；发表教学论文1篇，管理类论文2篇；承担课题3项。参编《运动创伤手术操作与技巧》《膝关节交叉韧带外科学》《中华骨科学：运动创伤卷》，以及*Sports Injuries*：*Prevention, Diagnosis*，*Treatment, Rehabilitation*等近10部著作。两次获得北京大学和北京大学医学部优秀教师奖；还获得全国第二届医（药）学院校青年教师教学基本功比赛特等奖，北京高校第八届青年教师教学基本功比赛一等奖，全国第二届高校青年教师教学竞赛自然科学应用学科组一等奖第一名；曾获全国医药卫生界“生命英雄”称号，以及全国五一劳动奖章。

序

无论是娱乐性还是竞技性体育运动，都是目前世界上常见的人类活动形式。不论年龄或其他方面条件差异，人们都希望为了身体健康以及精神愉悦而进行体育运动。

尽管运动的益处不言而喻，但仍存在受伤的风险。因此，应通过个体化训练及比赛规划，尽量降低运动损伤的风险。一旦发生运动损伤，应快速、妥当地处理，随后进行康复治疗。

目前，运动医学领域的各个方面，包括体育教育、科学研究和经验交流等，都存在巨大需求。

症状解读、诊断与治疗能力是医生、物理治疗师、护士等医务人员的基本素养。体育教师和体育教练应掌握相关专业知识，无论水平高低，都应鼓励运动员熟悉预防性锻炼和自我保护。本书作者以图文结合的形式进行讲述，无论读者是否接受过医学教育，都可以了解不同损伤的概况及后果。

本书内容较为前沿，前3版的发行已获得巨大成功。第4版仍由具有国际声望的运动医学、骨科专家拉尔斯·彼得松教授和佩尔·伦斯特伦教授共同撰写。

本书第1版始于1977年，运用易懂的语言和合适的图片，恰当地阐述了运动中常见的损伤处理方法，初版发售便业绩斐然。第2版于1983年发行，增加了崭新的、精美的彩色图片。1986年，本书发行英文版，目前已被翻译成12种文字，销售了80多万册——这是多么令人振奋的成果！

我相信，本书将继续为更多的教学项目提供有价值的参考。本书主要适用于医生、物理治疗师、护士等医疗保健人员，亦适用于体育教师、体育教练、业余体育运动及户外运动领队、健身教练及其他相关专业从业人员。《运动损伤学：预防、治疗与康复》是这些专业人士及运动员的“金标准”。

最后我想强调，本书的作者，他们除了是教授、骨科医生，国际、国内运动医学教师和研究人员之外，还是有些职业体育联合协会中的队医及专业顾问。他们以无私奉献的精神，在体育运动损伤预防和治疗方面进行过多次全球授课。本书汇集了他们40多年来在运动医学领域宝贵经验的精粹。

我谨代表体育界，感谢拉尔斯·彼得松和佩尔·伦斯特伦奉上的又一部佳作。本书帮助人们在运动损伤方面进行预防、治疗和康复。希望本书不仅在瑞典，在国际上也成为一本畅销书！

本特·塞韦柳斯（Bengt Sevelius）
1980—1998　瑞典国家体育联合会主席兼秘书长
1989—1993　欧洲体育委员会主席
1995—2007　欧洲国家体育联合会主席兼欧洲奥委会主席

前言

我们从20世纪70年代开始就从事运动医学研究，至今已40余年。我们的身体素质非常好，拉尔斯是精英级运动员，佩尔略逊一筹，运动在我们的生活中占有非常重要的地位。成为医学博士后，我们尝试着将运动兴趣与医学专业结合起来。起初这是一项巨大的挑战，因为当时运动医学学科尚未发展成熟，但运动损伤已是运动中出现的最主要问题，受伤运动员经常不能得到有效的医疗救助。作为运动爱好者，我们接受了很多人的咨询并处理各种损伤。早期，我们应邀去全国各地讲授运动医学课程。当时，此领域相关研究较少，只可查到非常有限的资料。瑞典体育联盟、瑞典足球协会等体育组织请我们把这些经历用文字记载下来，借此机会，本书第1版于1977年在瑞典出版。随后，第2版在1983年出版，英文版于1986年在伦敦由马丁·邓尼特兹有限公司出版。几年后，本书被翻译成12种语言，并成为全球受欢迎的运动损伤书籍。第3版出版于2000年，本书是第4版。

我们致力于骨科与运动医学的研究，包括预防、诊断、治疗和康复。我们很早就发现，多年体育锻炼的参与为我们解决问题提供了优势。我们不仅能够对运动员的伤情感同身受，还能够理解受伤运动员在诊室、更衣室里的心理感受。通过运动，我们对身体负荷、特定损伤机制有较具体的了解。我们还发现，运动医学是一门非常刺激、有趣的学科。成为运动医疗团队的一员很有意义，因为能够每天和积极、健康的“患者”打交道。这种互动是非常积极的，而且通常会得到令人非常满意的效果。

40余年的筚路蓝缕，我们在运动医学领域的探索激动人心，收获颇丰。在此期间，骨科与运动医学也在飞速发展。1970年以后出现了一场“革命”，包括全新的关节置换术、关节镜微创手术和骨创伤的现代处理手段。运动医学引入的早期运动和循证康复的价值，在整个医疗领域产生了巨大的影响。

还要感谢那些上文未曾提及的同仁，本书的再版离不开他们的专业建议与慷慨相助，我们深表感激。最后，特别感谢我们的妻子，Lillemor和Lena，以及家庭中所有子女的全力支持。正是因为他们的支持，我们才能够专心致志地完成本书的编著。

我们诚挚地希望本书能够成为一本有价值的工具书，为众多体育运动专业人士及健身爱好者提供帮助。

拉尔斯·彼得松　医学博士，理学博士
佩尔·伦斯特伦　医学博士，理学博士

译者前言

近年来，我国竞技体育和全民健身活动发展迅速，同时，运动医学的诊疗水平也得到了较大的提高。尤其是对于已经创立60周年的北京大学运动医学研究所来说，更是跟祖国的体育事业一起，经历了从无到有、从弱到强的艰苦历程。而这种成长，跟多年来向国外同行学习，以及同国外同行交流与合作密不可分。学习与交流经常给我们带来新的理念和经验，有助于我们创立和完善自己的运动创伤诊疗系统，更好地为患者服务，助力“健康中国”。

《运动损伤学：预防、治疗与康复》由瑞典的Lars Peterson和Per Renström两位教授所著，涵盖了运动损伤的预防、治疗与康复三个主要方面。本书从体育和锻炼的医学背景及历史，谈到重大体育赛事中的损伤预防；从组织、关节运动损伤，讲到年轻运动员及儿童和青少年的运动损伤；除此之外，还介绍了极端条件下的户外体育运动及残疾运动员损伤。本书内容全面，实用性强，专业度高，向读者展示了运动损伤的方方面面，贴近临床，贴近运动队。因此，我们非常愿意把这本书介绍给国内的读者，尤其是运动医学专业的医生、康复师、队医以及所有从事运动医学的同道——这是一部权威且经典的运动损伤诊疗教材和参考书。

非常感谢翻译团队的每一位译者，大家对所有内容都字斟句酌，不仅力求将原书的精彩用汉语文字最恰当、最准确地展示给读者，而且力求语言文字的精炼和简洁。正是由于每一位译者对本书的辛勤付出，才让我们最终顺利完成了艰巨的翻译工作。在此，我对参译者的通力协作致以最高的评价和诚挚的感谢！

当然，也特别感谢出版社对于这本书的引进，并为此书出版进行多次校订和排版。所有参与者的努力，最终形成了目前呈现在您面前的这本书。

当然，限于经验和翻译水平，书中可能存在不足或疏漏，我们衷心地希望您提出宝贵的意见和建议，以便重印时及时修改，使之日臻完善。

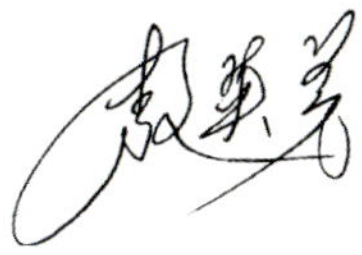

2018年9月

术语

外展：将身体某一部分远离正中线移动。
内收：将身体某一部分朝向正中线移动。
撕脱性骨折：骨块从骨骼上撕裂的骨折。
滑囊：带囊纤维组织，外面是纤维膜，内部充满滑液。
软骨：由软骨母细胞分化成的致密结缔组织。
向心收缩：肌肉长度减少时的收缩。
离心收缩：肌肉延展时的收缩。
捻发音："嘎吱嘎吱"的爆裂的声音。
清创：清除无活性的组织。
近端：靠近起点或身体正中线的位置。
远端：远离起点或身体正中线的位置。
背屈：手足或手指、脚趾朝背侧弯曲（向上弯曲）。
骨骺：长骨的终端，软骨（生长板）与骨干分界处。
外生骨疣：向外生长的骨。
增生：细胞数量不变、体积增大，导致组织或器官的体积增大。
萎缩：细胞数量不变、体积减小，导致组织或器官的体积缩小。
等速训练：肌肉训练形式之一，在恒定速度和变化的阻力下进行。
等长训练：肌肉训练形式之一，在恒定姿势（肌肉长度不变）和变化的阻力下进行。
等张训练：肌肉训练形式之一，在恒定阻力下进行。
动力链：涉及一个或多个关节的运动。近端活动、远端固定称为闭链运动；近端固定、远端活动则称为开链运动。
韧带：坚韧的白色结缔组织，将两块骨连接在一起。
脱位：关节完全脱臼，关节面之间完全没有接触。
半脱位：关节部分脱臼，关节面对线不正。
复合运动：肢体在多个平面内运动（冠状面、矢状面）。
骨刺：骨质增生。
骨膜：除关节面以外，骨表面覆盖的一层致密结缔组织。
跖：指足底。
旋前：手与足的运动形式之一，手掌或足底面朝下旋转。
旋后：手与足的运动形式之一，手掌或足底面朝上旋转。
本体感受：身体不借助视力即能感受到的位置改变或肌肉活动改变的能力。
肩袖：由肩胛下肌、小圆肌、冈上肌、冈下肌四条肌肉的肌腱组成的复合体，包绕在肩关节周围。
滑液：关节囊和腱鞘内的无色液体，性状黏稠润滑，由滑膜分泌。
骨小梁：网状骨。
内翻：关节远端靠近正中线的畸形。
外翻：关节远端远离正中线的畸形。

目录

第1章 在运动和社会活动中的运动医学和运动损伤

简介

体育运动和体力活动是身心健康的基础。体育运动充满乐趣，可让参与者感受到团结和友谊的美好（图1.1）。遗憾的是，体育运动有一定的受伤风险。在英国，运动损伤约占所有事故和紧急情况的2%[1]。在美国，2001年急诊就诊的5~24岁职业运动员数量约为260万，高中运动员就医人数约为50万。与年轻运动员紧急医护相关的医疗费用每年约为20亿美元[2]。

小贴士

高水平运动员一旦受伤，无论俱乐部曾为其倾注多少钱财，他都无法继续参加比赛和训练。

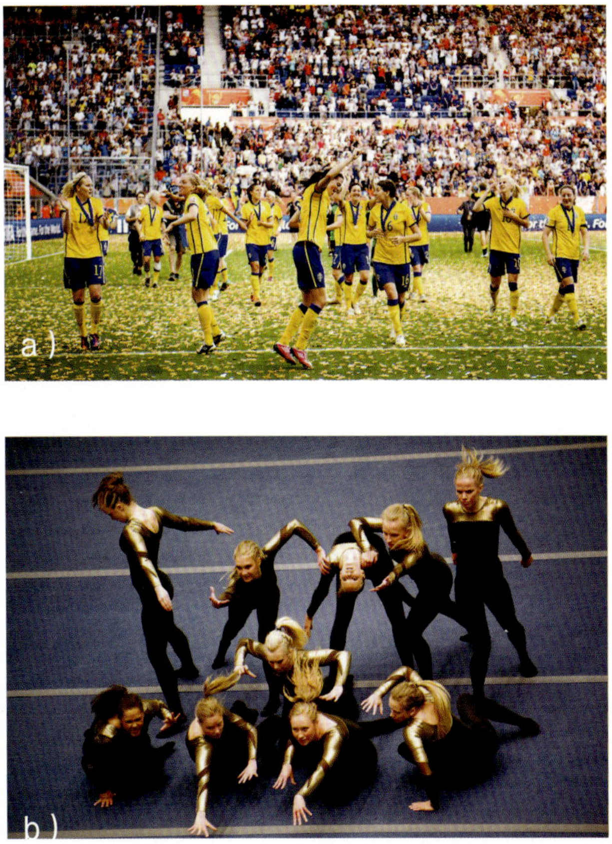

图1.1 a）瑞典女子足球国家队（图片来自瑞典足球协会，已授权）。b）团体体操（图片来自Bildbyrån，瑞典，已授权）。

在运动损伤和疾病的诊断、管理、康复和重返运动场等方面，我们的知识和经验需要不断发展和完善。为保障高质量医疗，运动医学领域的教育、研究和经验不可或缺。

20世纪70年代，医生开始与物理治疗师和体能训练师合作，为包括运动员在内的肌肉与骨骼系统损伤的患者提供帮助。此时，人们已意识到完善的运动医学服务系统的重要性。

对运动员健康的关注自20世纪60年代在欧美国家开始萌芽，在20世纪70年代得到发展。运动医学是一个广义的概念，包括生理学、骨科学、康复学、内科学和感染学，如果扩展开，还包括药理学、儿科学、妇科学和心理学等。运动医学在运动本身中的作用很复杂，涉及运动生理学，也包括对体力活动和健康生活方式的作用研究。

小贴士

运动医学的知识和研究应该与体育及医疗服务自然而完整地融为一体，然而，目前这尚未完成。

体育运动对全社会有很重要的作用。体育运动能给参与者带来快乐和满足（图1.2），也有益于社会团结，而且对青少年有明确的教育意义。

娱乐水平的体力活动和体育运动可能是各年龄人群身心健康的重要因素。体力活动也可用于治疗很多疾病。

体育运动可降低心血管疾病的发生率和死亡率，尤其可防止或减缓高血压的发生和发展。体力活动也可降低患糖尿病、结肠癌、肥胖和骨质疏松的风险，还有助于减少肌肉与骨骼系统疼痛的发生率。体力活动也对失眠、轻度抑郁和焦虑有积极的治疗意义[3]。然而，目前研究表明，现在的人们并不常活动，这可能在未来导致健康问题。

儿童和青少年时期是参与体育竞技最重要的时期，很多儿童和青少年在各种形式的体育运动中进行训练和竞赛。体育运动中竞争成分的可接受范围广受争议，但竞争被运动员视为训练动机的重要组成部分。在成长过程中以不同方式进行比赛是正常的，同时该时期运动员的身体和心智变化巨大，会产生特殊的、复杂的、有趣的运动医学问题。

高水平体育比赛赏心悦目，在电视、广播、网络中成为热点，也是人们茶余饭后喜欢讨论的话题。体育可带来兴奋，常可激发儿童和青少年进行某项体育运动的热情，世界各地的观众也常庆祝他

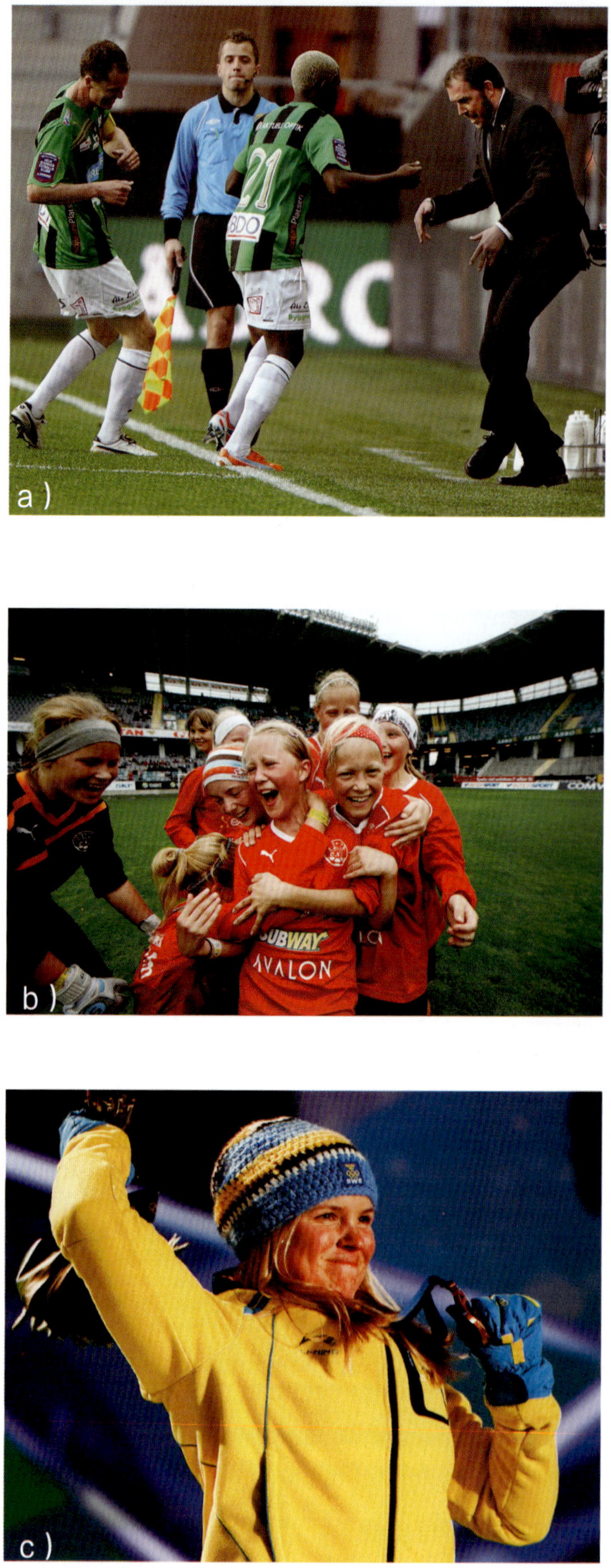

图1.2　愉悦也是体育运动的重要作用。a）体育运动为瑞典一支著名的足球队带来愉悦；b）体育运动为青年足球运动员带来愉悦；c）奥运奖牌不仅为运动员也为支持者们带来愉悦。图片来自Bildbyrån，瑞典，已授权。

们喜爱的运动员的胜利。这些运动员之所以能达到顶级水平，是因为他们进行了大量而系统的训练。高水平运动员多年来无论是在训练还是在比赛中都会挑战自我，寻找极限。无论是高水平运动员还是业余运动员，任何运动员的目标都应该是找到最适合本人的训练量效反应。运动表现研究希望通过研究不同训练方法和训练量的效果，分析提高运动员成绩背后的机制（图1.3）。

小贴士

如果没有针对最佳表现能力和训练方面的体育科研的帮助，高水平运动员是拿不了金牌的。

无论在转会中花费如何巨大，一旦运动员受伤，他就不能再为团队参加训练和比赛了。在大多数体育运动中，受伤是一个大问题。比如，在英格兰英超联赛中，任何时候都有10%的运动员是受过伤的。任何一个受过伤的人都知道不能参加比赛是多么令人沮丧。在大多数活跃的发达国家，运动医学研究通过促进康复与复原等对受伤运动员管理的探索，获得了宝贵的运动医学知识。未完全康复而过早开始运动是导致旧伤复发的一个常见原因。

体力活动、锻炼和体育运动中的损伤

参加体力活动、锻炼和体育运动可能会导致受伤和疼痛。对于现役运动员来说，受伤就意味着不得不暂停训练和比赛。除此之外，等待进行磁共振成像（MRI）或超声等检查、伤情的评估及处理决定也会消耗大量时间。这对于一些年轻运动员则更加关键，因为一次伤病可能导致年轻运动员提前退役。

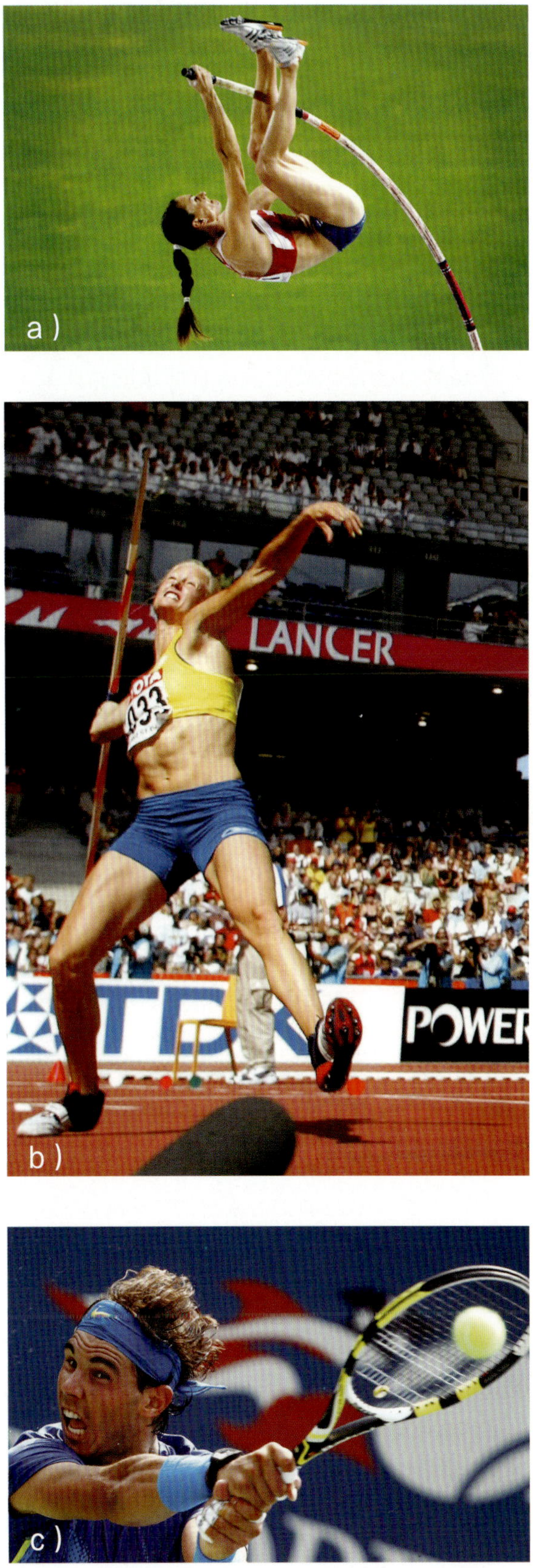

图1.3　顶级运动员不但对体能有极高的要求，对运动材料和设备也有很高的要求。图片来自Bildbyrån，瑞典，已授权。

处理高水平运动员的伤病通常需要很专业的知识，因为有些损伤非常少见且较难处理。除此之外，无论哪个级别的运动员都希望得到快速而准确的诊断、治疗和康复，这样才能尽快复原。

然而在很多国家，这种快速的医疗服务是无法实现的，很重要的原因是其他更常见的病优先级别更高。高水平运动员对伤后快速复原的强烈愿望大大推进了新的有效的疗法和康复治疗的发展。这些高水平运动员经常积极地参加有前景的新康复方法的测试，这些康复方法以后可用于针对普通人群的日常医疗服务。

小贴士

从高水平运动员的健康管理中取得的经验对促进公众健康很有帮助。

关节镜手术术后可快速康复和复原。运动医学在20世纪70年代引进关节镜手术，尤其是膝关节镜，这项技术在之后的30多年来一直被广泛应用，目前广为大众所接受，且得到了大幅发展。

很多损伤都会持续相当长的一段时间，运动员要想达到受伤前的运动水平，康复期可能长达几个月。一个博学的运动医学医生在最新的运动医学研究和实验的帮助下，可让运动员快速地、安全地复原。因此，治疗运动损伤的医生和物理治疗师需要的专业知识不仅包括运动医学，也需涉及实用的最新技术和该项特定运动的知识。

儿童和青少年的运动与训练医学

爱玩游戏、爱动是儿童的天性。然而，如果对儿童进行体育训练就需要清楚了解艰苦的训练对儿童造成的影响（图1.4）。那么问题来了：当一个孩子开始成为小运动员的时候，需考虑和学习哪些医学知识？在大多数运动中，由一个小运动员成长为年长的运动员需要一大步。在这些年中，其受到持久的损伤并因此结束运动生涯的风险并不小。因此，着重于儿童和青少年的运动医学研究需不断地推进并深入。

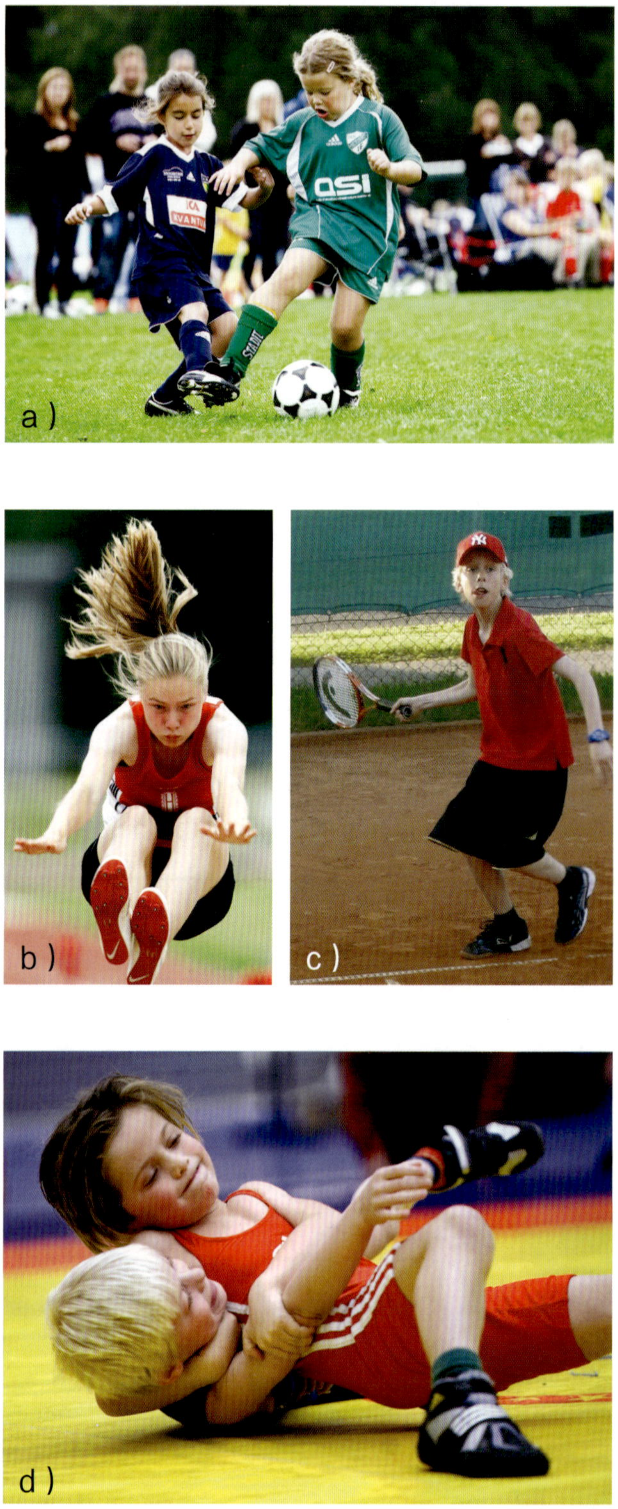

图1.4 儿童和青少年进行良好运动的例子。图片来自Bildbyrån，C Andrea Samuelson，瑞典，已授权。

骨骼的功能解剖

近几年的研究显示，足球、手球、排球和篮球的女运动员比男运动员更易损伤前交叉韧带（2.6倍）（图1.5）。目前大量研究正在试图揭示引起此现象的原因。已经被证实的因素包括激素、解剖、生物力学和平衡的性别差异，然而问题还远未被解决。目前，寻找降低甚至消除这些伤病方法的研究正在如火如荼地进行。如今，女性参与运动的权利已经和男性持平，然而两性受伤的风险却尚未持平。

训练和比赛的平衡

证据表明，运动中的疲劳损伤是训练或比赛和休息未达充分平衡（可能急性损伤也适用该理论）。因此，比赛和训练之间的康复期对于一些运动，尤其是顶级赛事来说十分重要。比如，网球运动员每天都在进行激烈的比赛，冰球运动员在国际冰球联赛中每周进行3~4场比赛，期间还需辗转各地。在一场激烈比赛之后，运动员如何得到最佳康复呢？体能的康复很重要，而组织力量，尤其是肌肉力量的康复同样重要。最佳的康复可减少伤病，保证运动员职业生涯的长度和效率，最终会给运动员带来更好的结果和更大的成功。

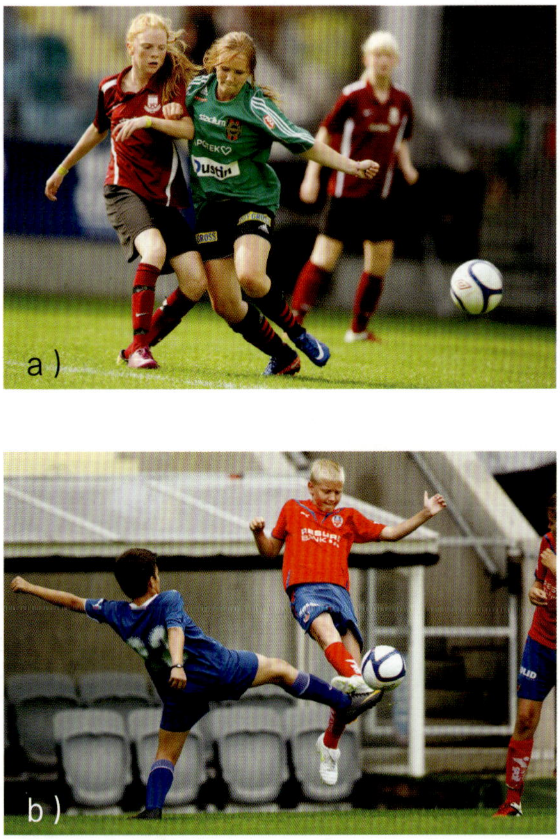

图1.5　年轻运动员，尤其女性，在青少年时期严重损伤膝关节如前交叉韧带的风险较高。图片来自Bildbyrån，瑞典，已授权。

医疗服务中的运动与锻炼医学

大多数运动损伤，如骨折、脱位、拉伤和扭伤等急性骨科创伤常规在医院或诊所由全科医生熟练地处理。然而，有一些运动的损伤并不常见，或属于疲劳损伤，难以诊断。全科医生对疲劳损伤的诊断、治疗、康复、复原和同等重要的损伤预防知识通常有限。这可能导致受伤的运动员辗转于多个医生，使其沮丧无比的同时增加不必要的社会负担。

> **小贴士**
>
> 最新科学经验和循证医学在运动医学中的运用是非常重要的，所有运动员都将从中受益。

运动医学研究的是可能对运动员造成困扰的各种伤病。每项运动，从娱乐活动到顶级赛事，会在不同年龄中出现一些特征性的问题。运动与锻炼医学可被视为运动员的职业健康保障。然而，运动科学和运动医学的资金支持很有限。如果顶级赛事公共融资中的1%~2%被指定用于运动医学的服务和研究，这些资金就能保证在损伤风险、预防和运动表现等方面拥有高质量的知识支持。然而，体育部门和全社会都未就此进行公开讨论。笔者相信，运动医学和体育之间的联系应更紧密、更公开。

为什么要支持运动与锻炼医学？

- 每个人都应量力而行地进行体育锻炼，同时也应知道受伤的风险。
- 运动医学与锻炼医学领域的知识和经验将使每个人受益。
- 很多损伤都是可以预防的。

运动与锻炼医学的背景和历史

历史

古代奥运会起源于公元前776年的希腊奥林匹亚，最初只持续1天，但公元前684年延长到了3天，公元前5世纪延长到了5天。古代奥运会项目包括跑步、跳远、铅球、标枪、拳击、摔跤和马术，其中马术是最重要的项目，之后很快也包括了五项全能和铁饼。古代奥运会在公元前776年到394年间每4年（奥林匹克周期）举办一次（图1.6），被视为最盛大的事件，也被上升为和平的象征。394年奥运会被禁止了，直到1896年才重新开始。第五届现代奥运会于1912年在斯德哥尔摩举办，正如现在的奥运会，它持续了好几周。现代奥运会吸引了人们的注意，并且也激发了人们锻炼身体的热情。

第一次将治疗性锻炼用于治疗伤病的人是公元前500年的希罗迪库斯（Herodicus），他推荐用严格饮食、持续体力活动和规律锻炼来保持身体健康。他也引进了按摩，可谓是“运动医学之父”。希罗迪库斯是“医学之父”希波克拉底（约前460—前370）的老师。希波克拉底提出，运动员受伤不是因为神摒弃了他，而是运动本身带来了伤病。盖伦（Galen）（约129—199）是公元2世纪杰出的外科医生，他在解剖学、身体和灵魂的联系方面所做的贡献在后续一段时间内得到了高度评价。他也是角斗士的队医，一旦有受伤情况便应召而来。

然而，直到1928年圣莫里茨奥运会，运动医学才正式成为一门独立的学科。这次大会决定了成立国际运动医学联合会（FIMS），运动医学这个词也应运而生。

第一次运动医学国际大会在阿姆斯特丹夏季奥运会时举办。FIMS目前仍然活跃。1954年，FIMS美国分会成立，次年更名为美国运动医学会（ACSM）。1960年，罗马奥运会的致死性兴奋剂事件之后，国际奥委会于1962年成立了医疗委员会，此后医疗委员会愈发活跃。

20世纪70年代之后，很多运动相关的国际医疗组织成立了，其中最著名的是国际关节镜-膝关节外科-骨科运动医学学会（ISAKOS）。其成立于1995年，合并了国际膝关节学会（ISK）和国际关节镜联盟（IAA）。ISAKOS是目前国际骨科运动医学组织的领军者，有非常活跃和关系密切的合作伙伴。

包括法国、荷兰、比利时、意大利、德国和波兰在内的各国运动医学组织在20世纪20年代开

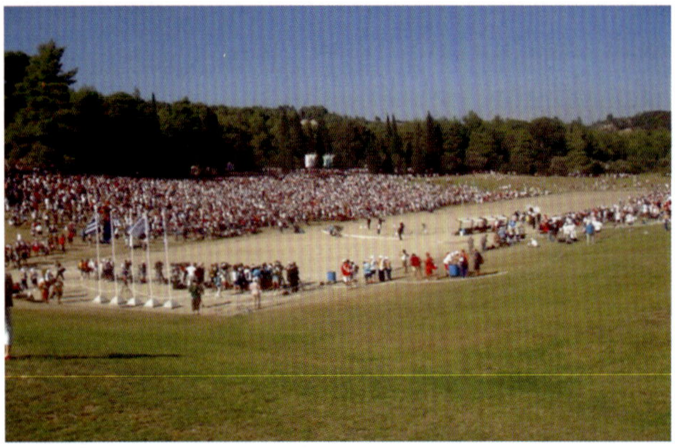

图1.6 希腊奥林匹亚的奥林匹克竞技场，公元前776年开始的古代奥运会在此举办，至394年因宗教原因被禁止。这张照片显示的是2004年雅典奥运会田径项目中192米长的跑道。

始逐步建立。1953年，英国运动与医学学会成立，最近更名为英国运动与锻炼医学学会（the British Association of Sport & Exercise Medicine）。如上文所述，ACSM成立于1954年，是世界上最大的国家运动与锻炼医学组织，成员超过45 000人。美国运动医学骨科学会（AOSSM）成立于1972年，由骨科医生及其他致力于运动医学的卫生技术人员组成。在美国，基本上每个专业的或高校的运动员队伍都配有一名队医，该队医是AOSSM成员。加拿大运动与锻炼医学学会（CASEM）成立于1971年，致力于使医疗在各个方面的体育活动应用中精益求精。

21世纪初，很多国家比以往更加积极地鼓励大家参加体育运动，并将体育运动作为一种治疗方法。为了反映这种观念的变化，很多国家的有关学会将“运动医学”更名为“运动与锻炼医学”，包括英国、美国、加拿大等国家的运动医学学会。在瑞典，“运动医学”更名为“体力活动与体育运动医学”。

值得一提的是，随着医疗委员会经济状况的改善和运动损伤问题的持续存在，国际体育联盟中包括足球、冰球、手球、篮球、田径运动在内的各个医疗委员会近几年在预防运动损伤中发挥了愈加重要的作用。

运动医学、运动与锻炼医学的组成

运动医学长久以来都是一门以与运动相关的伤病的预防、治疗和康复为中心的学科。运动与锻炼医学关注的不仅是运动和体力活动中的医学问题，还有体力活动和锻炼所能带来的益处。20世纪末期以来，运动与锻炼医学受到越来越多的关注，目前已被视为医疗中不可或缺的一部分。通常，体育运动都包含激烈竞争的成分，因此，对伤病的处理应达到最佳，且应快速、成功地使运动员康复到受伤前的运动水平。

很多医学学科都涉及运动与锻炼医学。广义上，运动与锻炼医学是多元的、跨学科的。这意味着治疗某一个运动员的某一种损伤需要不同领域的合作。除了医生，物理治疗师、教练、护士、“辅助医学”医生（如正骨、推拿和按摩技师），都可能成为队医组中的一员。

20世纪前半叶，全科医生是运动医学中的主力。从70年代开始，骨科医生开始逐渐变为主力，同时其他学科也开始发展。目前，很多“非骨科”学者在运动与锻炼医学中同样发挥作用，如生理学家、家庭医生和心脏内科医生；其他相关领域学者，如内科医生、儿科医生和妇科医生；以及其他运动科学领域学者，如生物力学、社会学、心理学、历史、教育和其他辅助医疗专业学者。

运动医学涉及所有水平的运动员，并不只是高水平运动员。就目前所有大型跑步比赛都有千万参加者的现状来看，这一点很显然。媒体将运动医学医生描绘成只为高水平运动员服务的形象，但是事实并非如此。高水平运动员遭受的问题中有一大部分在业余运动员中也很常见，这部分业余运动员占据运动医学医生患者的极大部分。高水平运动员人数较少，且常由少数顶级医疗专家接诊。

运动损伤

运动员会受伤，普通人日常生活中也会受伤。运动损伤可分为两类：急性创伤性损伤和疲劳损伤。创伤性损伤可发生在任何人身上，如交通事故中、工作中或其他情况。运动损伤通常涉及肌肉力量很好的运动员，且常在活动中发生，因此是较大力量和较高动能造成的损伤。这可导致运动员比非运动员受的创伤更加广泛、严重（图1.7）。另外，运动员大多较年轻，拥有良好的健康状况和愈合能力，这意味着损伤能良好地愈合，机体功能也能恢复正常。

小贴士

运动员不仅想从损伤中完全康复以能够重新参加比赛，他们更希望并且需要在复原时能恢复到受伤前的运动水平。

运动员对于快速康复的需求比非运动员强烈得多。因此，运动医学医生和物理治疗师需改进和完善诊断和手术技术，探索更快、更安全的康复方法。运动创伤学和运动医学骨科等学科获得的新知识和经验在促进骨科学的发展中起重要作用。

运动损伤的预防

运动损伤的危险因素很多，包括：

- 解剖差异，即先天危险因素。①不同类型的骨骼对线不良，如“X”形腿，即膝关节向内成角（膝外翻）；“O”形腿，即膝内翻或胫骨内翻。②高弓足，即足弓过高；扁平足，即足弓塌陷。
- 外来因素或环境因素，如在倾斜的路面或山上跑步、过量跑步或用脚尖跳跃。

小贴士

危险因素应尽可能通过分析受伤事件（损伤类型、活动时间）、损伤机制和严重程度等确定。

与特定活动相关的损伤形式有助于损伤预防方案的制订，该方案又可在其所涉及的体育活动中进行检验以证明有效。预防性矫正器和胶带可以减少损伤的次数和严重程度（图1.8）。

运动损伤包括疲劳损伤。疲劳损伤由过重运动负荷和正常运动频率，或正常运动负荷和过高运动频率导致。在轻负荷下，过高运动频率也可造成疲劳损伤。疲劳损伤的主要问题是不常处理这些损伤的医生可能会将其误诊为其他疾病。

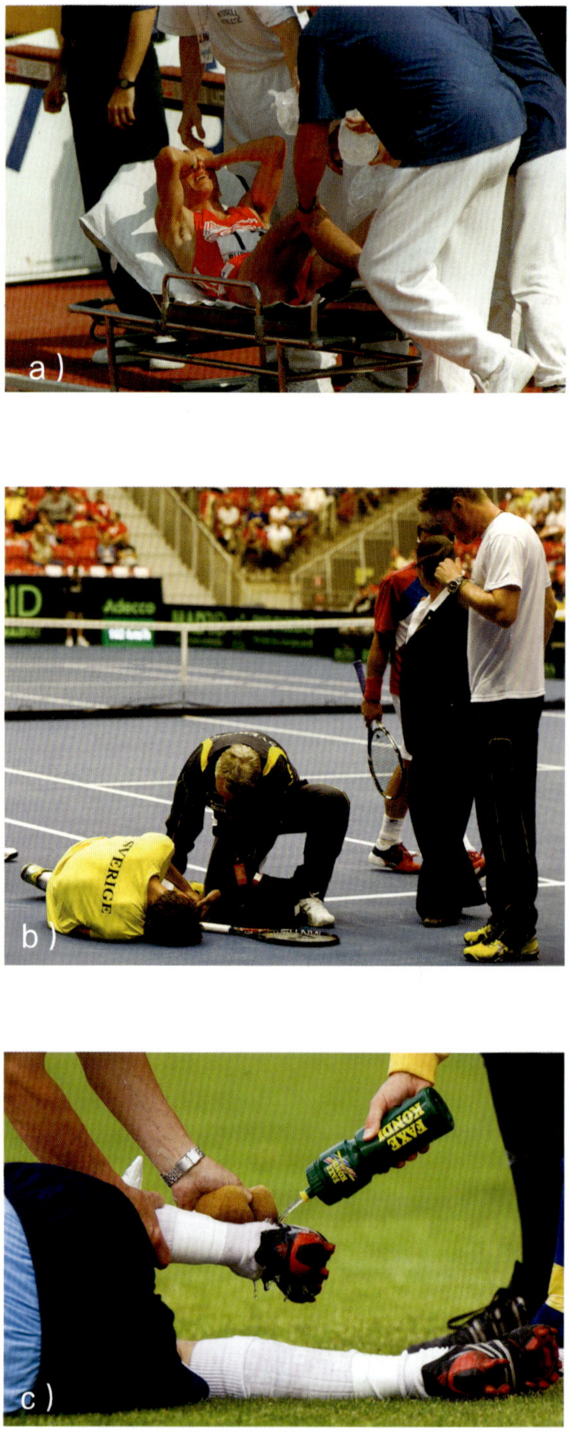

图1.7　对伤病的紧急早期处理很重要。**a）**长距离跑步比赛后的早期处理；**b）**、**c）**经验丰富的医疗人员快速就位进行处理。图片来自Bildbyrån，瑞典，已授权。

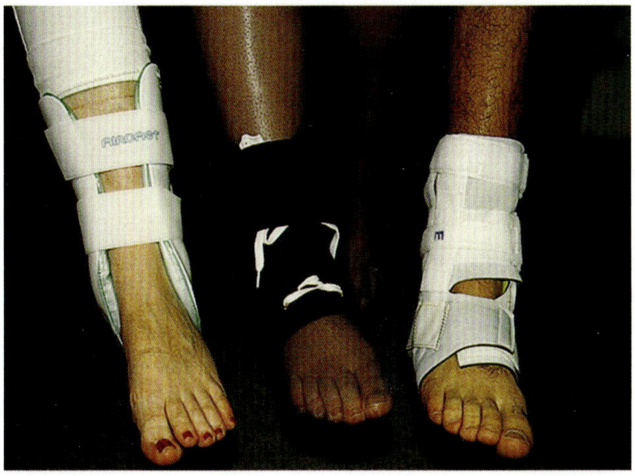

图1.8　踝关节矫正器（支架）在愈合阶段可有效地支撑骨骼和软组织。

运动损伤的预防中很关键的一点是进行赛季前体检，确定危险因素，如适应不良等生物力学改变。热身、拉伸、力量和协调训练、预防性矫正器和衬垫、运动鞋和场地、规则变化等知识同样非常重要。

尽管很多研究表明，通过推出充足损伤预防措施，如制订可行的预防计划，可节省大量用于运动损伤治疗的开销，但是不幸的是，为运动损伤预防研究筹集资金仍然非常困难。

体力活动和锻炼中的损伤保护

运动和其他类型的体力活动能降低很多疾病和损伤的发生概率。不活动的人患心血管疾病、糖尿病、骨质疏松、抑郁、结肠癌、乳腺癌的风险较高。

- 规律适度的体力活动，如走路、骑车或参与运动对健康非常有益。
- 无体力活动是全球人口死亡率的第四大危害因素（世界卫生组织）[4]。
- 老年骨质疏松性骨折非常常见，应在儿童和青少年时期通过体力活动加以预防。体力活动不仅可以在30岁前增加骨密度，在整个生命周期中也有积极影响。

运动科学

运动科学包括很多亚学科，如运动和锻炼生理学、生物力学、心理学和行为科学、体育历史和其他相关学科。运动和锻炼生理学研究的是运动员训练的长期和短期影响，包括力量、协调和营养。运动和锻炼生理学使我们了解健康人体的运作，尤其是通过对高水平运动员的研究。

小贴士

解剖研究结构，生理研究功能。

运动和锻炼生理学是研究协调、疲劳、力量、肌肉组成和功能的学科，在很多运动中取得了开创性的成果。运动和锻炼生理学持续发展，目前包括对健康科学和遗传的研究，这对于未来的运动医学发展影响巨大，尤其在训练计划的制订和康复方面。从某种程度上来说，遗传似乎比力量、肌肉大小、肌纤维组成和耐力的影响更大。探索到不同类型的运动伤病背后的遗传因素也不是不可能。

运动与锻炼医学中的内科成分

运动与锻炼医学包括涉及体育运动的伤病。运动员像任何人一样也会得“感冒”。这些疾病通常不是由运动直接造成的，但是体力活动可加重症状。一个不影响日常工作的小病（如感冒）可能导致体育运动无法进行。因此，应知道不同的体育比赛对参赛运动员的要求，这样才可对运动员是否需要因病或其症状退赛做出正确判断。

此外，体育运动也可用于疾病康复和疾病治疗。体育运动对很多疾病的治疗有很大帮助，如糖尿病、肥胖、类风湿、四肢血管疾病（间歇性跛行）、高血压、胸痛（心绞痛）及其他相似疾病。体育运动对哮喘的治疗有效，并能极大地帮助患者过渡到正常生活。因此，清楚内科疾病的后果很重要，而知道不同体育运动对机体的负荷和潜在问题同样重要。这有助于确定什么样的体力活动对某个人来说是能够承受的，哪种体力活动对某种病的治疗是有好处的。

运动中有可能发生猝死，尽管不常见。运动猝死的案例数量有限（每年2/100 000例）。很多国家有相关指南。指南包括对高水平运动员及高危人群进行有指向性的心脏检查。

一个医生不可能通晓全部知识。因此，运动医学需要一些特定领域的专家，如运动创伤学、内科学、心脏内科学、运动生理学等方面的专家。这些领域的专家需要相互合作，以成立一个负责运动员健康的大团队。

运动与锻炼医学专业

在很多国家，成为一名运动与锻炼医学医生首先需要从医学院毕业，然后在骨科、家庭医生、内科等科室做住院医师，最后在运动与锻炼医学专业接受进一步学习。运动与锻炼医学医生的工作不仅是治疗和预防肌肉、韧带、肌腱和骨骼的损伤，也需要处理可能影响运动表现的疾病，如哮喘和糖尿病。

在少数国家，运动医学是一个独立的专业。2010年，欧盟运动医学学会在欧洲进行的简易调查显示，运动医学在21个国家中是一个专业，在15个国家中是一个亚专业，总共有超过20 000名专业医生。

在很多国家，运动与锻炼医学仍是一个亚专业。大多数医生最初5~7年学习基础专业，然后再用3~12个月接受如运动医学等的亚专业的学习和训练。运动与锻炼医学医生的需求量越来越大，尤其是需要重点研究预防和康复方面的医生。在理疗中，运动与锻炼医学是一个独立的专业。

如何成为一名运动与锻炼医学的执业医生

学好基础医学课程很重要，不仅专业内的知识，其他相关知识也很重要。

小贴士

一名对某项运动很有研究的医生更易于深入理解该项运动的风险和问题。

运动医学医生需要理解伤病对于一名运动员的意义，以及运动员对快速康复的希望和需求如此强烈的原因。体育界对于最佳处理的期望非常高，通常不会接受"不要再从事体育运动"这样的建议。如果有可能，问题应该被解决而非被接受。

运动与锻炼医学中的伦理问题

医生、物理治疗师或体育教练及其他运动与锻炼医学相关人员必须知道该领域的基本伦理规则。运动与锻炼医学中的伦理规范与医学中的伦理规范大致相同，如医生的职责是守护运动员的生命健康，不对他们造成伤害，不将自己的意愿强加于患者。

小贴士

运动与锻炼医学的主要目的是守护运动员的健康。

保持医疗记录的完整性和准确性是所有医疗服务的基本要求，运动与锻炼医学也不例外。

参加体育运动，尤其是顶级赛事，运动员在挑战自我的同时时刻面临受伤的风险。但是，这不意味着运动本身很危险。相反，运动对健康很有益。这意味着运动与锻炼医学从业者，不管是医生还是物理治疗师，需在此方面有过硬的专业知识。除基本医疗知识外，知道特定运动对该种运动员的生理和心理要求也很重要。

- 参加体育运动对个人身体健康和社会有太多积极意义，以至于所有潜在问题包括受伤、兴奋剂、丑闻都瑕不掩瑜。
- 锻炼身体对每个人都有益。

如果运动员是儿童或老人，就要考虑一些其他危险因素。运动与锻炼医学工作者需要与儿童运动员的父母、监护人进行商権，探讨针对该年龄段的特殊情况的处理，以及比赛的优势和潜在风险。

需要严厉禁止运动与锻炼医学专家使用不符合医学伦理或与目前科学和循证医学相悖的方法和技术。

医生不应为了使运动员能继续比赛而帮助其掩盖疼痛，这样不仅会增加运动员受伤的风险，而且可能加重伤情甚至导致不愈合。对于封闭针注射的恰当应用目前还没有严格规定，但是总的来说，应避免麻醉承重关节。注射镇痛药在橄榄球等比赛中是被禁止的，但是大多比赛管理机构将决定权交于队医。封闭针的恰当应用目前没有严格规定，但是任何运动和比赛都需要健全的医疗原则指导其应用。

小贴士

参与或支持任何形式的兴奋剂使用都是不符合伦理的，使用兴奋剂就是作弊。

受争议的运动

大家都知道，拳击可为参加者带来益处，包括锻炼、自律和自信。另外，职业拳击鼓励并奖励对头面部的主动击打，因此可能造成拳击手的头部损伤，包括神经系统的损伤[5]。科学证据表明，拳击手被击倒时，其神经细胞可发生坏死。医生的主要职责是保护运动员的健康免受上述因素的威胁。因此，根据运动医学伦理规则，拳击不应作为表演形式。一些国家也因此禁止了职业拳击赛，尤其是儿童和青少年的职业拳击赛。

一些国家最近将综合格斗（MMA）作为一项公开运动。综合格斗允许运动员踢打对手头部，也允许勒住对手脖子直到他丧失意识。比赛医生及裁判有义务在运动员失去意识时结束比赛，然而他们可自由决定是否结束比赛。最近一些规则的改变使综合格斗变得比以往更安全（图1.9）。

脑震荡也是足球、冰球等一些其他运动的严重问题。近几年有关部门通过了一些预防性措施，如在足球比赛中，国际足球联合会（FIFA）医学委员会决定依据以下条文对场上的头部损伤及潜在脑震荡进行管理。

- 如果运动员的头部损伤可能为脑震荡，裁判需暂停比赛使运动员的伤情得到评估。伤情评估不应超过3分钟。如果伤情严重，运动员需在场上得到救治，或在场上紧急制动后等待转运至医院。
- 任何头部遭到创伤的运动员只有在接受伤情评估，并由队医向裁判证明运动员的身体能够胜任比赛之后才可被允许继续进行比赛。

头部创伤可增加脑损伤的风险。很多运动都可发生轻度头部创伤或脑震荡。反复头部创伤是阿尔茨海默病的危险因素，也可原发性地导致全脑障碍综合征（慢性创伤性脑病）[6]。最近研究显示，接受教育可在不同形式的头部创伤之后减少认知障碍的出现。相关研究正在由职业格斗者脑健康学会通过研究活跃的专业打斗运动员（拳击和综合格斗）

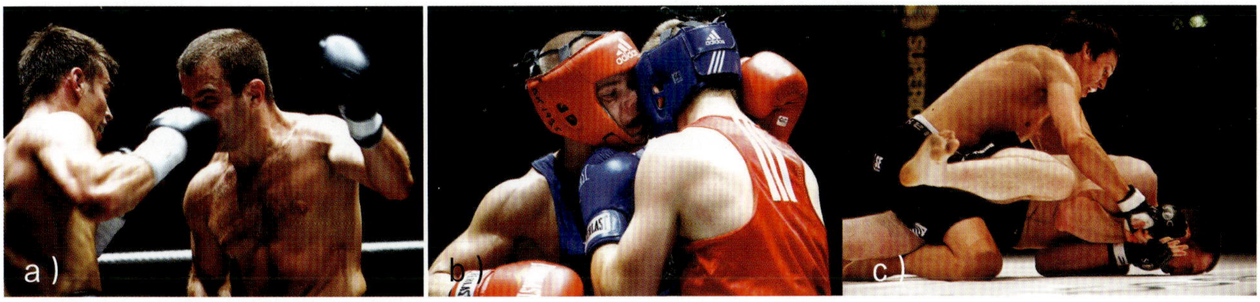

图1.9　目前，拳击由于其可增加脑损伤的风险而受到争议。**a）**职业拳击不允许使用头部护具；**b）**业余拳击可使用头部护具，因此可降低脑损伤的风险；**c）**综合格斗是一项具有脑损伤和长期损伤风险的运动。图片来自Bildbyrån，瑞典，已授权。

进行，且有希望得到用于评估积累性脑损伤对于认知和脑健康的影响的模型[7]。神经心理评估推荐用于随访脑震荡及评估受伤运动员的复原决定[8]。

- 所有运动员都应该受到最高伦理标准的对待及尊重。
- 从伦理角度来看，任何可能导致脑损伤的运动都是不能接受的。

运动与锻炼医学工作者的尊严和权利

运动医学工作者获得执业资格的先决条件是他们作为医疗专家的权威持续受到公认。应仔细在医疗人员的专家角色和运动员个人做决定的权利之间做出平衡。医生和物理治疗师要尽量理解运动员在面对来自运动本身的要求及外界压力时的反应（图1.10）。

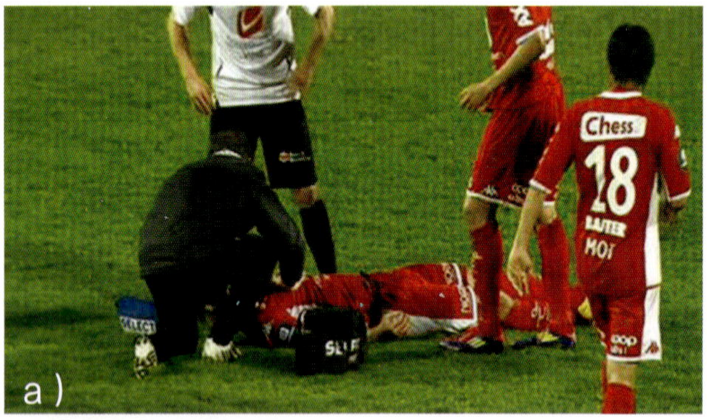

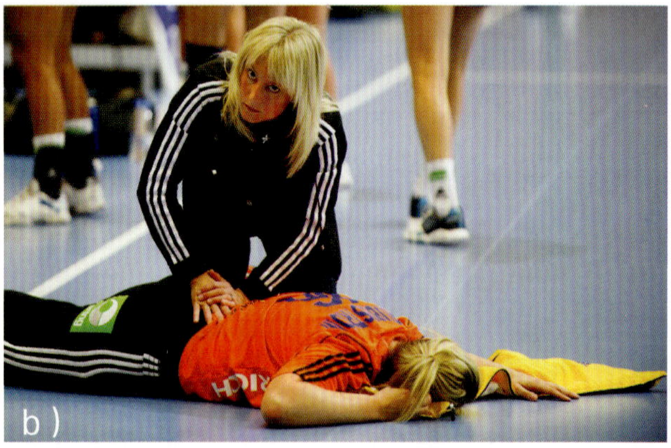

图1.10 队医的责任之一是对短期和长期的医疗行为负责。a）队医在场上进行损伤评估；b）物理治疗师在场上对运动员提供帮助。图片来自Bildbyrån，瑞典，已授权。

小贴士

医生和物理治疗师对某个损伤做出的医疗评估必须总是独立自主的，不应受到包括活跃运动员、教练、训练者和领队在内的参与该项运动的其他人观点的影响。

参考文献

[1] Health & Social Care Information Centre. 2012.

[2] GOLDBERG A S, et al. Injury surveillance in young athletes: a clinician's guide to sports injury literature. Sports Med，2007，37（3）：265–278.

[3] Physical activity in the prevention and treatment of disease summarizes the up-to date scientific knowledge on how to prevent and treat various diseases and conditions using physical activity, 2010. http://www.fyss.se.

[4] WHO. World Health Statistics，2009.

[5] PURCELL L K, et al. Boxing participation by children and adolescents: a joint statement with the American Academy of Pediatrics. Paediatr Child Health，2012，17（1）：39–40.

[6] BERNICK C，et al. Professional fighters brain health study: rationale and methods. Am J Epidemiol，2013，178（2）：280–286.

[7] BANKS S J， et al. The protective effect of education on cognition in professional fighters. Arch Clin Neuropsychol，2014，29（1）：54–59.

[8] NESELIUS S，et al. Neurological assessment and its relationship to CSF biomarkers in amateur boxers. PLoS One，2014，9（6）：e99870.

第2章　运动损伤的危险因素

个人危险因素

运动员和不运动的人都会受伤。运动损伤往往发生于肌肉力量强的个体，而且通常发生在运动中，因此力量较大、动能较高。这意味着运动员比不运动的人更易受到损伤且损伤更严重。另外，运动损伤的患者通常因年轻而有较好的愈合能力，这意味着损伤通常能修复，受损机体可恢复正常功能。

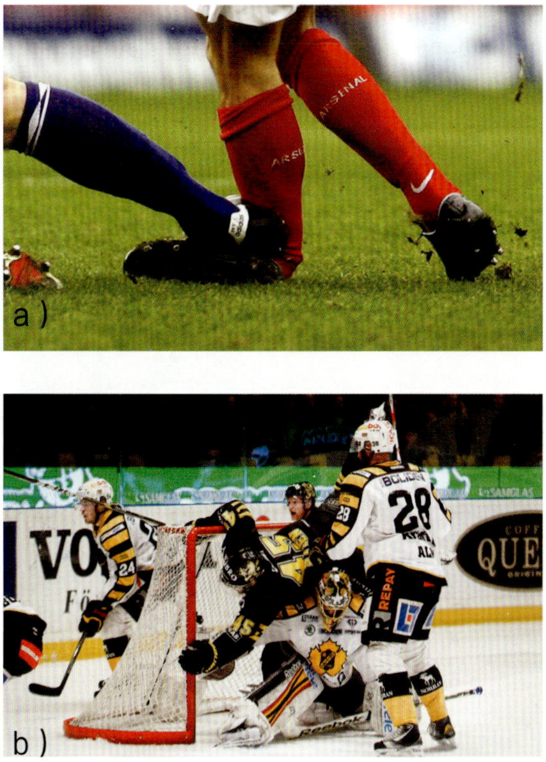

图2.1　在一些存在身体接触的比赛中，受伤的风险会增加。图片来自Bildbyrån，瑞典，已授权。

小贴士

运动员对损伤恢复的程度要求不仅是能够复原，而且是能够恢复到受伤前的运动水平。

运动员对损伤的处理和康复的要求比非运动员高。这就要求运动医学医生和物理治疗师等专业人员改进和完善诊断方法，发展更安全、更精细的手术技术和更有效的康复手段以确保运动员能尽快安全地复原。骨科运动医学（运动创伤学）为骨科和创伤医学贡献了新知识和经验。

危险因素——损伤主要原因的多因素模型（病因学）

为了理解损伤的发生，知道损伤机制和危险因素很重要（图2.1）。为了做到这一点，我们需要学习损伤的流行病学，这样才能研究出有效的预防措施。这是一项复杂的工作。这意味着运动员及其教练需要尽量了解运动中存在的主要危险因素及损伤是如何发生的。1994年，缪维森（Meeuwisse）研究得出包含内在和外在危险因素的模型[1]。内在危险因素即先天危险因素，包括年龄、性别、身体构成，外在危险因素包括天气、场地、规则和设施。从某种程度上讲，运动员的损伤可由多个“诱发事件”引起。这可能与生物力学相关，也可能与该项运动有关（图2.2）。

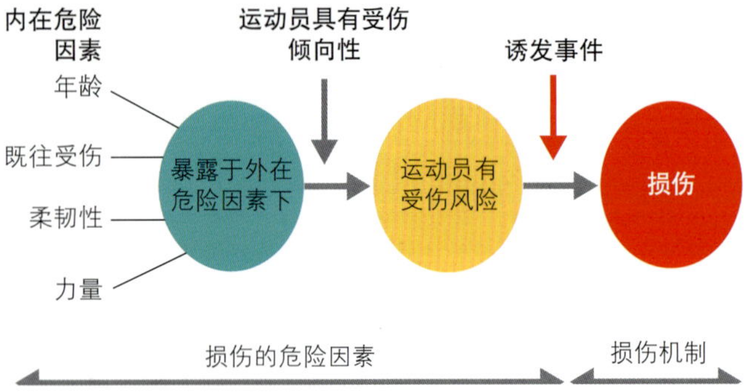

图2.2 损伤风险——导致损伤的多因素模型及可能的损伤机制分析。引自Meeuwisse，1994[1]。

内在危险因素赋予了运动员一种状态，而外在危险因素，如对抗和运动员的行为则直接导致运动损伤。不同因素之间互相关联，使运动员处于运动损伤的风险之中。近几年，越来越多的研究强调运动损伤的病因学模型应更加动态[2]，应包括反复参加运动的影响，无论运动员带或不带伤。

有效的预防依赖于在力学和运动角度对危险因素和损伤机制进行考虑并得到充足信息。

内在危险因素

内在（先天、身体相关）危险因素，除了性别、年龄和体重等一般因素，也包括多种解剖异常，如高弓足、足过度内翻、膝外翻和膝内翻，以及两侧解剖、平衡、肌肉力量和密度及关节松弛程度的差异。目前，最大的危险因素是既往受伤、不完全康复和过早复原。

内在（身体相关）因素可分为基础、原发和继发（获得）因素。基础因素包括性别、年龄、身体生长状况、体重和身高。原发因素包括原发内部错乱排列、腿的长度不等，肌肉不平衡或力量不够、柔韧性不足，神经肌肉协调性不足。继发因素包括运动力学链功能障碍和既往受伤等。

基础因素

性别：总的来说，性别和年龄在预测运动损伤时并无十分重要的意义。女性肌肉与骨骼系统的构成与男性不同，女性每千克体重中肌肉所占重量比男性少25%、骨密度更低、骨盆更宽、活动关节更多。这些因素使女性更易遭受“具有女性倾向性”的运动损伤，如骨盆的疲劳骨折和髌股疼痛综合征（图2.3）。

过去20年的研究发现，在足球、篮球、手球等团队项目中，13~18岁的女性比同年龄男性遭受前交叉韧带损伤的风险高2~4倍（图2.4）。在第6章足球相关运动损伤部分及第19章膝关节损伤部分有详细讨论。

年龄：年龄相关的肌肉与骨骼系统变化包括骨密度、肌肉力量、液体含量、代谢和肌腱胶原蛋白含量的下降。老人组织退行性变的程度较高，导致其对震荡的缓冲能力减弱，因此受伤风险增加（图2.5）。目前没有证据表明年龄是增加跑步损伤风险的原发因素。

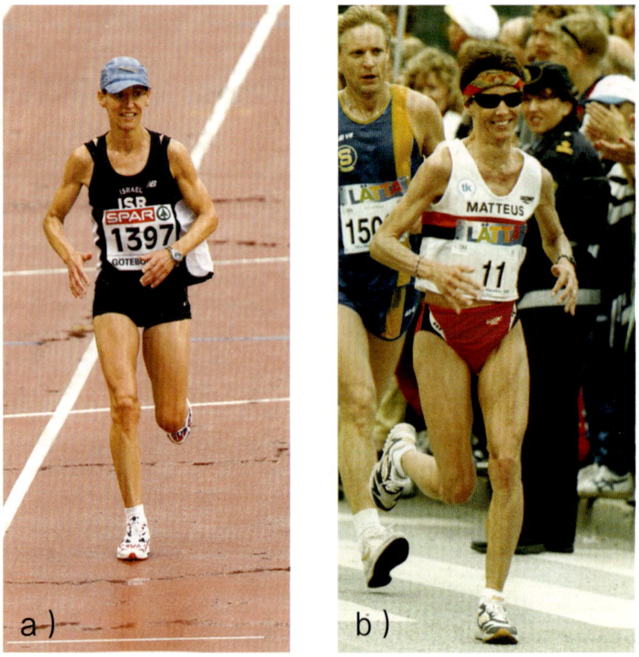

图2.3 女性在进行如长跑和跳跃运动时更易遭受“具有女性倾向性”的运动损伤。图片来自Bildbyrån，瑞典，已授权。

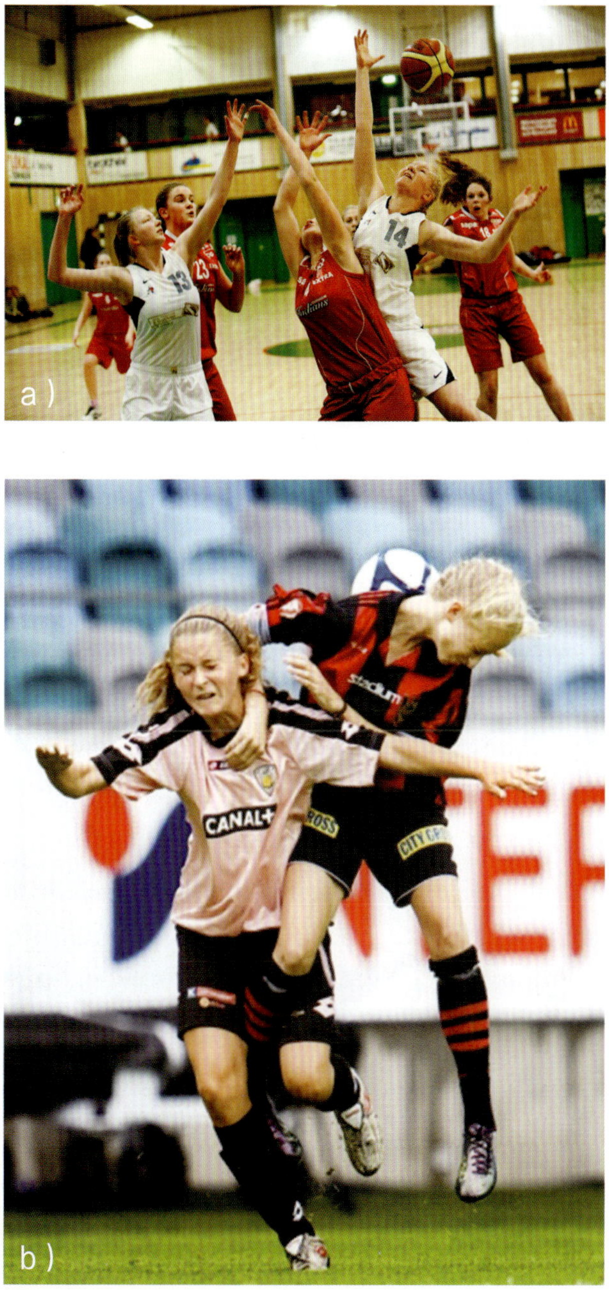

图2.4　年轻女运动员在进行篮球、足球、手球和其他类似运动时有较高严重损伤膝关节（如前交叉韧带）的风险。这常发生于起跳后落地的过程中。图片来自Bildbyrån，瑞典，已授权。

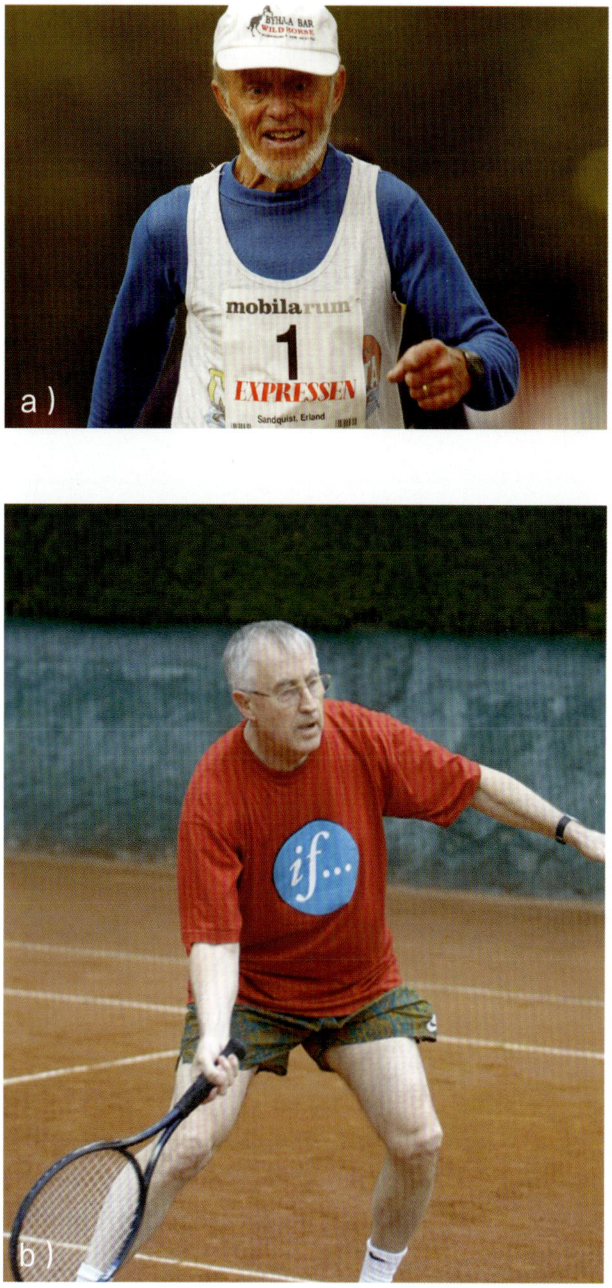

图2.5　参加体力活动和体育运动对各年龄段的人都有益，对老人尤其有益。**a）**来自Bildbyrån，瑞典，已授权。

身体生长状况：12~15岁的年轻人的肌肉杠杆作用、密度、关节活动度尚未达到平衡，协调能力尚不完善。肌肉肌腱复合体在这个年龄阶段相对较短。有一些疾病的诊断是与年龄或生长相关的，如胫骨粗隆骨软骨病（Osgood－Schlatter's disease）、骨突损伤和裂缝骨折。

体重和身高：尽管肥胖有时被视为长距离跑步的潜在危险因素，目前研究尚未发现体重和跑步损伤之间的关联。

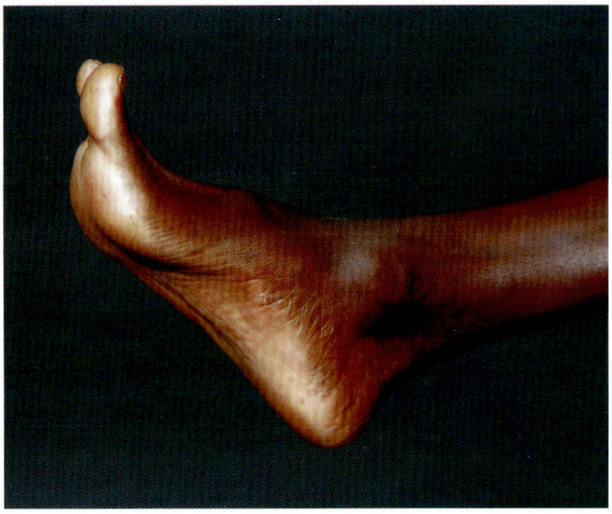

图2.6 高弓足，特点是足弓过高。

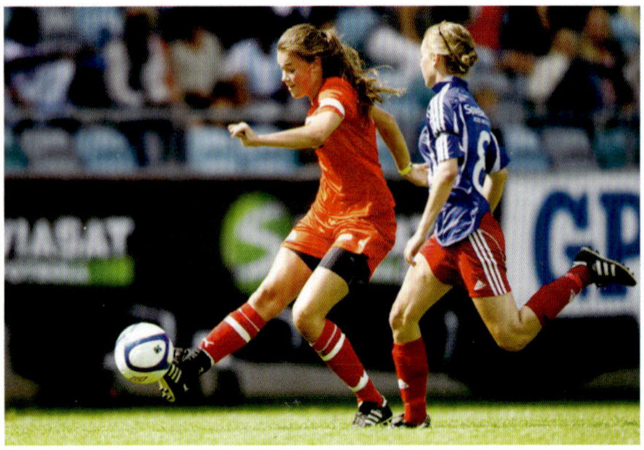

图2.7 即使没有身体接触，主动膝关节过伸也是危险因素，如足球运动中的主动膝关节过伸。然而，上述危险因素可通过增强肌肉力量来缓解，尤其是增强大腿主要肌肉如股四头肌和大腿后群肌肉的力量。图片来自Bildbyrån，瑞典，已授权。

原发性内在因素（详见第6章）

足部对线不良可分为扁平足和高弓足（足弓过高）（图2.6），其人群发病率均为20%。扁平足导致足在起步相时过度外翻。外翻在第22章有详细讨论。足过度外翻可生理性地诱发，也可由膝内翻（胫骨内翻位）导致。如果内翻角小于8度，受伤的风险很小；如果内翻角大于18度，跑步相关损伤的风险就会增大。

各类型的对线不良可发生在同一个患者身上。严重对线不良综合征可发生于一些跑步者，该综合征包括股骨颈前倾、髋关节内旋和膝关节外翻，膝关节外翻即所谓的膝关节外翻畸形，也就是小腿向外侧移位。也可合并或不合并膝关节过伸（图2.7）、髌骨倾斜角异常、Q角过大、胫骨内翻、功能性马蹄足和代偿性足内翻。

功能性腿长不等可由在倾斜路面上跑步导致。

功能性缩短也可由骶髂关节功能障碍，单侧足过度外翻，腰部肌肉疼痛、挛缩或肌肉不平衡导致。腿长不等导致骨盆向短侧倾斜、功能性腰椎侧凸、髋关节外展增加和内旋过度、膝关节外翻增加、腿外旋（图2.8）。与腿长不等相关的损伤包括髂胫束综合征、转子滑囊炎、急性腰痛和疲劳骨折。不伴随其他骨科异常的腿长不等通常不需要代偿。

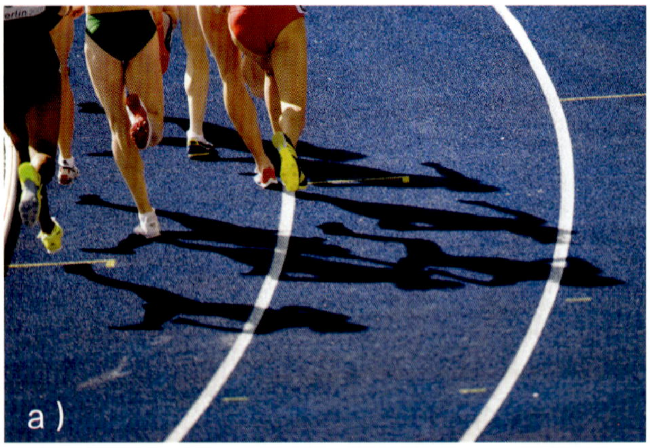

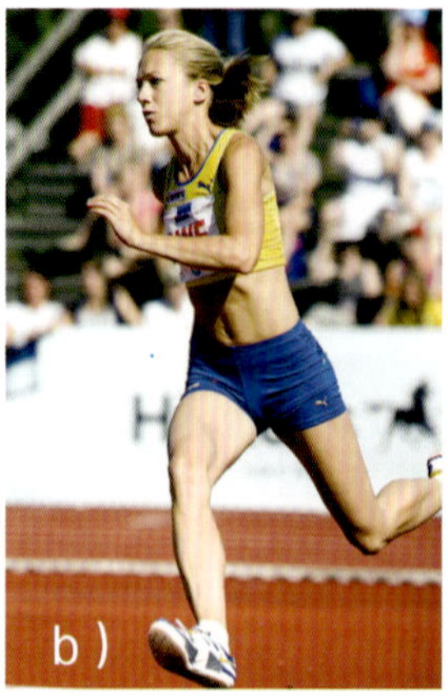

图2.8 **a**）功能性腿长不等可由弯道跑步或在路面跑步导致，且可增加短侧肢体的应力；**b**）在跳高的助跑过程中通常有足的旋转运动，可导致该侧腿短缩。图片来自Bildbyrån，瑞典，已授权。

结构多样性也与损伤易患性相关。跟骨的骨性突起（骨赘）可导致跟腱病和（或）跟骨后方的关节囊炎症。体积过大的三角骨（位于距骨后方的一块额外的骨）或距骨向后的突起可导致踝关节后外侧疼痛。各种类型的跗骨融合可引起负荷相关的异常疼痛。跗骨融合是异常的融合样组织连接，连接足后部到中部的两个原本分开的骨。额外的足舟骨可导致足中部疼痛（第22章）。额外的足舟骨还可向足内侧突出，导致穿鞋困难。

良好的柔韧性在预防跑步损伤中起重要作用（图2.9）。跑步导致腿后群肌肉和腓肠肌收缩。这使得局部柔韧性减小，可导致损伤。拉伸的习惯与受伤的风险似乎并不相关。相关研究指出，拉伸并不能增加跑步效率，因为拉伸可引起很多影响跑步表现的生理学和生物力学因素。

肌肉力量：在跑步运动中，肌肉的作用是稳定下肢及缓冲对关节和骨骼的冲击。由于其具有稳定及缓冲、吸收震荡的作用，肌肉力量不足可增加疲劳骨折的风险。

神经肌肉功能——协调性：平衡和运动控制能力障碍使跑步者易遭受运动损伤。任何形式的本体感觉障碍（关节位置觉，如在无视觉辅助的情况下进行运动控制）都会导致如踝关节功能性不稳定等问题，这就会导致运动员易受伤。

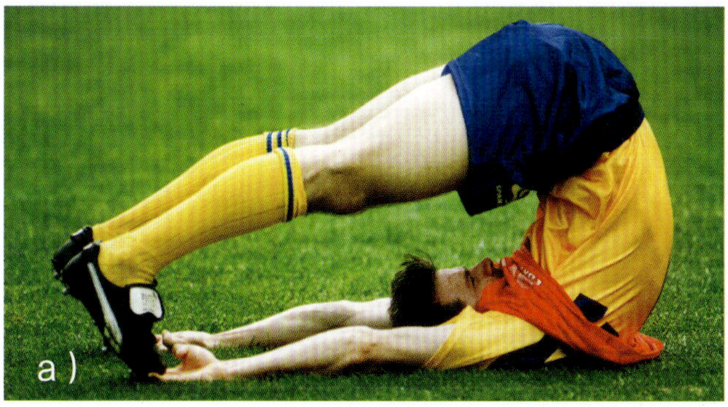

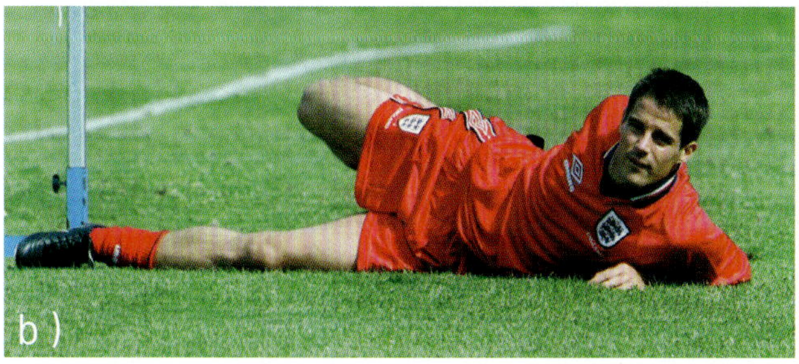

图2.9　柔韧性、力量和机动性练习是热身活动中的重要部分。图片来自Bildbyrån，瑞典，已授权。

韧带松弛：过度内旋时广泛韧带松弛可增加损伤风险。

继发性危险因素

动力链中，下肢可被视为一系列可运动的组件和连接，这些组件和连接在行走时形成向前的力。在起步相时，足接触地面，动力链关闭；在足抬离地面向前行进时，动力链再次打开。任何对动力链运行模式或力学转化机制的影响，都会导致步态变化及动力链其他组件的代偿活动。对于既往受伤或目前带伤的运动员，其动力链的损伤尤其值得关注。由于动力链的功能复杂，它作为跑步损伤的原发因素经常被忽视。

力学功能障碍：骶髂关节位置和运动改变很常见。尽管骶髂关节比较稳定且运动较少，但是研究表明，骶髂关节存在向前半脱位和旋转的可能，这可导致骨盆环不对称。上述功能障碍的特征为骶髂关节交锁和运动障碍，主要症状为疼痛。疼痛通常局限于骶髂关节，但也可放射到臀部和腹股沟区。为了准确诊断骶髂关节障碍，了解这些情况及关节的生物力学很重要。对反复损伤应做全面评估。

复发损伤和既往损伤：复发损伤和既往损伤是新发损伤的常见危险因素（图2.10）。30%的大腿后群肌肉损伤为复发损伤。复发损伤可被定义为“在运动员受特定损伤后，功能‘完全恢复’并复原后，再次遭受的同部位同类别的损伤”[3]。复发损伤又可分为再次损伤和损伤恶化。再次损伤是上次损伤完全康复后再次遭受的损伤。损伤恶化是上次损伤未完全康复，情况恶化。

大多数损伤或早或晚都会痊愈，但可能遗留瘢痕组织。MRI证明，运动员复原后1年，瘢痕组织仍存在。瘢痕组织的存在可导致肌肉力学传动系统的改变及瘢痕旁肌肉组织的形态改变。瘢痕组织与正常组织弹性不同，可导致该部位组织力量减弱，因而出现复发损伤。科学研究表明，有计划地进行和加强神经肌肉训练（加平衡板训练）能有效减少大腿后群肌肉的损伤。

多发和复发损伤可能提示动力链功能障碍。既往损伤会引起纤维化，导致关节粘连且活动度下降、功能障碍。关节损伤迁延导致关节慢性不稳定，甚至关节腔滑液微量渗出；也可导致肌肉反射受到抑制，因而步态改变。膝关节、踝关节或距下关节活动性减退导致其他部位负荷增加。关节不稳定导致肌肉退行性变及关节面等其他结构代偿性压力增加。

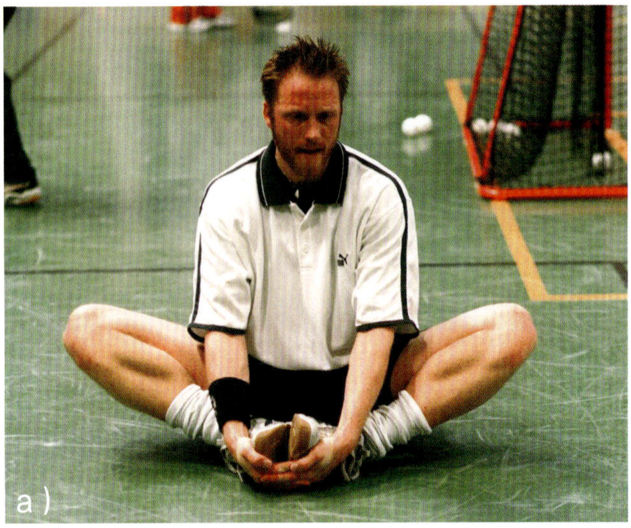

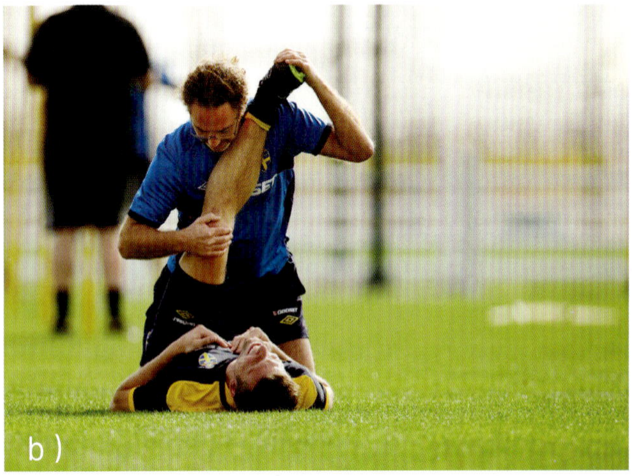

图2.10 预防复发损伤如内收肌和大腿后群肌的损伤复发很重要。**a）**拉伸腹股沟区内收肌是现代热身运动中常见的动作；**b）**大腿后群肌撕裂复发很常见，应通过充分热身运动避免。图片来自Bildbyrån，瑞典，已授权。

外在因素

外在因素包括环境因素，如天气、场地、设施和比赛等级。外在因素在跑步损伤的原因中占60%~80%。大多为不恰当训练。

不恰当训练

最常见的错误是突然改变训练程序，如增加跑步距离或频率。

跑步地形

过多下坡跑可损伤膝关节，因为身体垂直重力线通过膝关节后方，为此股四头肌需承受强大力量以保护膝关节。下坡跑可导致膝关节前方疼痛或跑步者膝（髂胫束摩擦综合征），给跑步者带来痛苦（图2.11）。

跑步路面

跑步路面与损伤之间有很重要的关联（图2.12）。在一些特定的体育项目中，某种场地可增加3~4倍的损伤风险。坚硬路面，如沥青或柏油路，可使关节和肌腱力学压力负荷过大，因此跑步损伤的风险较大。

在不平的或光滑的路面跑步也会造成损伤。在倾斜的路面向一个方向跑步会导致该侧身体应力过大。

跑鞋

跑鞋不合适会导致运动损伤，因为跑鞋可极大地（超过100%）改变特定解剖结构的受力。鞋也可影响运动损伤的位置、类型和频率。

不恰当的或磨损的鞋可导致拉力或应力增加。日常跑步中最好不要穿网球鞋或篮球鞋。

运动技巧

每种运动的运动形式都大相径庭。反复用拙劣

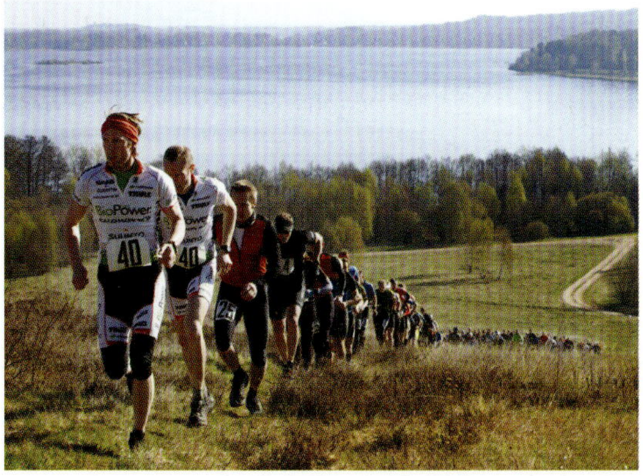

图2.11 在山上跑步或在不平路面跑步可增加膝关节的受力。进行该种跑步比赛可能需要付出代价。图片来自Bildbyrån，瑞典，已授权。

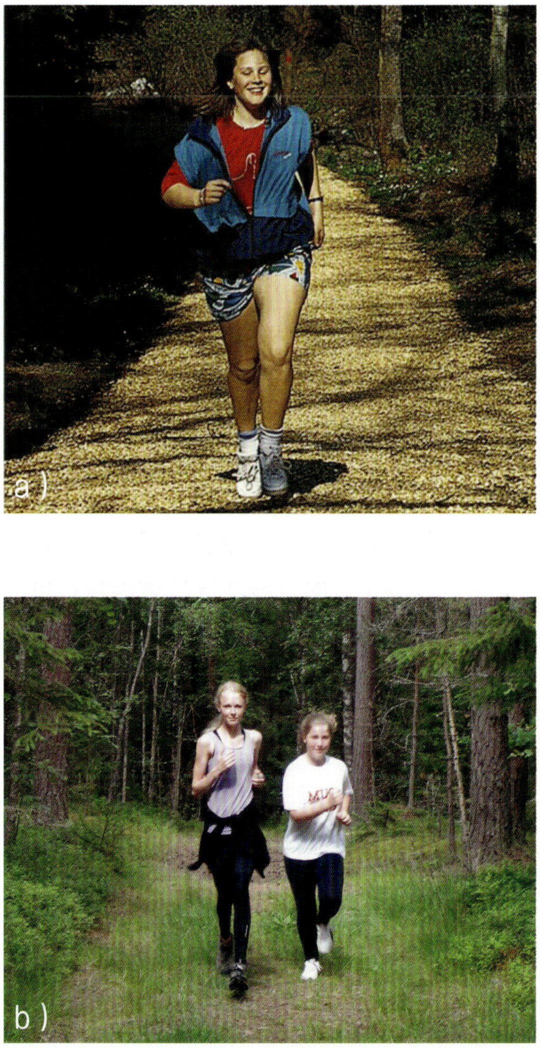

图2.12 在树林里铺满木片的路面或柔软路面跑步对小腿组织有保护作用。

的技巧进行运动几乎总会导致过劳损伤。

一般危险因素及其预防措施

一般危险因素包括不恰当训练、锻炼前不进行热身、重复单调的训练、未完全康复和复原。其他危险因素包括感染时进行锻炼、运动技巧不正确、装备过于简陋、不适应运动场地及训练和比赛时装备不充分。

了解某项运动对应的要求很重要。每种运动都有其独特的要求，这意味着分析某项运动对运动员的要求很重要。基本要求包括身体素质，如有氧和无氧能力、力量、速度、灵活度和技术（图2.13）。心理素质包括所谓的“必胜信念”、忍受痛苦的能力、战术思想等。

预防损伤的一般措施包括恰当的训练和比赛环境、遵循既定规则、适应环境、恰当的装备、合适的技巧、充分的热身、在团队比赛中也同样重要的量身定制的训练等。体力活动本身可具备预防损伤的效果。运动和体力活动可减少很多影响日常生活的疾病和损伤发生的风险。老人骨质疏松性骨折很常见。儿童和青少年时期的体力活动能增加骨密度，尤其在30岁以前可增加骨密度，进而可预防老年性骨质疏松性骨折的发生。

人们为了生活不得不努力工作。尽管生命在于运动，目前我们却用大多数时间或坐或躺。休息时心脏每分钟泵血4~5升，在活动时可增加到每分钟10~40升。休息时成人每分钟吸入6升空气，然而运动时每分钟吸入的空气量可达100升，一个训练有素的运动员甚至能吸入200升空气。

很多证据表明，强度再低的体育活动都有预防心血管事件发生的作用。运动中胸痛和无法解释的乏力是严重的警告。当上述情况发生时，应立即停止运动。

体育比赛不应在极度寒冷或炎热的环境下进行。天气寒冷时，选手通常应该充分热身。运动应规律进行，锻炼的频率应逐步增加。

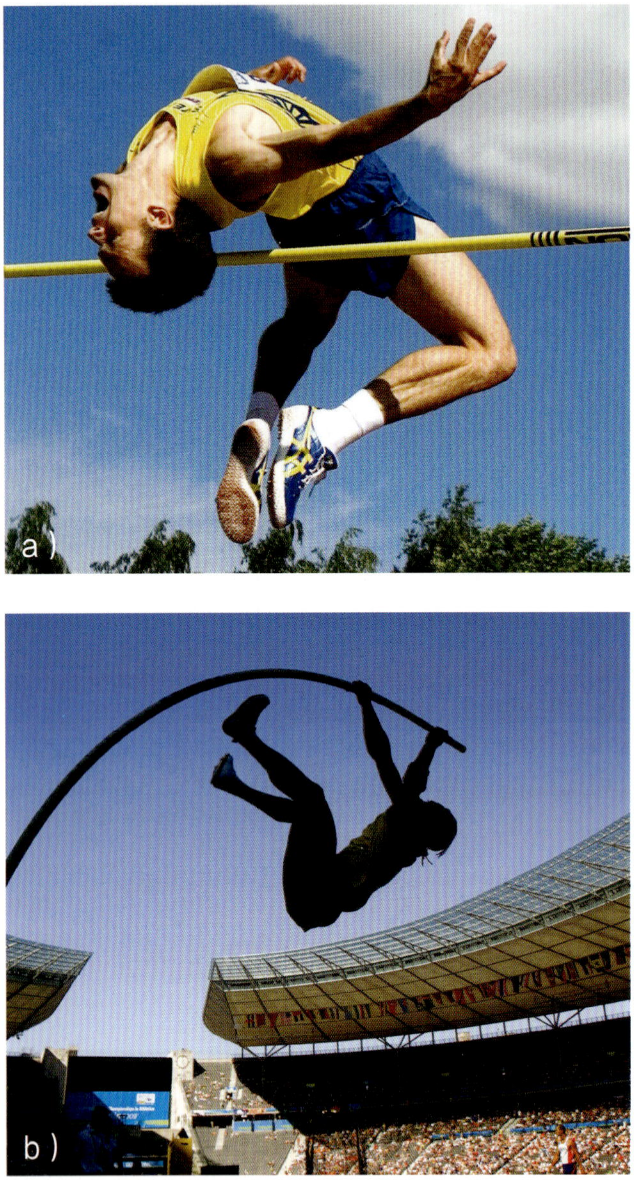

图2.13 最佳技巧最好在运动员年龄较小时学习。图片来自Bildbyrån，瑞典，已授权。

小贴士

生命在于运动，而不是休息。

感染

气道——呼吸道

通俗地讲，“感冒”指代了多种呼吸道感染。这些疾病通常通过直接接触传播或空气传播，如通过患者打喷嚏进行空气传播。

当感冒或上呼吸道感染即将发生时，患者会觉得畏寒、轻度发热并感觉乏力不适；可有肌肉酸痛，如同活动后；患者也可出现头痛。感冒常见症状包括流涕、咽痛、咳嗽和打喷嚏，如果由病毒感染引起则伴有38~39℃的发热且通常持续3~4天。在此期间，患者应平静地在家休息。控制发热可选用对乙酰氨基酚（醋氯酚，扑热息痛）或乙酰水杨酸类（阿司匹林）药物。

运动员如果发热则需在退热（无热）1周后才能恢复正常体育活动。如果出现以下情况则需就医以咨询、评估并进行必要的治疗。

- 发热持续4天以上。
- 退热后体温重新升高。
- 深呼吸时感到疼痛或活动相关的短暂腹痛。
- 咳痰。
- 鼻窦、耳部严重疼痛。

出现以上任何一项症状均提示细菌性感染，此时需使用抗生素治疗。如果患者出现吞咽时扁桃体疼痛、扁桃体红肿并常伴有白色假膜附着或颈部淋巴结压痛，则需就医。扁桃体炎需治疗，因其可导致一些严重的并发症，如心肌炎、肾脏或关节感染。

感染伴体温升高经常被忽视。然而，其可能同时累及心脏，如造成心肌炎。心肌炎最初可能只有轻微症状——乏力不适等。也可有胸痛、心悸，如同普通感染。症状可能太轻以至于运动员和教练觉得不应取消训练或比赛。心肌感染可导致严重并发症，包括猝死。

尿路感染

尿路感染包括尿道、膀胱、输尿管、肾盂和肾的感染。症状包括尿痛、尿频，有时可伴发热（尤其见于肾盂感染，同时伴背痛）。患尿路感染的患者需立即就医以接受诊断和治疗。

男性的前列腺可发生炎症（前列腺炎）。症状包括膀胱部钝痛、尿频、剧烈疼痛，有时伴有发热。应就医以接受诊断和治疗。尿路感染症状出现时应尽可能避免感冒。

运动员在感染并发热时需避免进行强体力活动。直到运动员退热1周以后才可重新恢复训练。大家在报纸上看到的误人子弟的“英勇事迹”并不值得倡导。

女性和运动

心肺训练和体育活动对男性和女性都有益处。然而，有一些疾病或综合征只影响女性，如女运动员三联征。女运动员三联征包括三组症状：饮食障碍（厌食与暴食）、月经消失（闭经）和骨流失（骨质疏松），发生这些症状的高峰年龄是青春期（图2.14）[4]。一些种类的运动易导致年轻女性出现上述症状，尤其是长距离跑步和艺术性体育运动，如体操、跳水、花样滑冰和芭蕾舞最易导致上述症状。上述症状与运动员开始训练的年龄、运动、营养及年轻运动员所承受的压力相关。

饮食障碍（厌食与暴食）

现代社会倾向于追求纤瘦的身材。一些女性因此感到压力，认为她们不得不减肥。对于女性运动员来说，减肥的压力可来自于外界，如来自试图提升训练和比赛成绩的教练，或来自花样滑冰、体操、游泳和跑步等运动。内在和外在的压力导致饮食习惯不良，即所谓的饮食障碍。饮食障碍涵盖了很多概念，从禁食、使用泻药、食欲抑制药或利尿剂，到完全进展为厌食与暴食。如果长距离跑步者在高度需要营养的活动中未得到充分补给，也可发生饮食障碍。

月经消失（闭经）

闭经的定义是月经连续停止3~6个周期。原因可为营养摄入不完全，而营养摄入不完全本身可导致肌肉与骨骼系统损伤。如果月经暂停6个月以上（排除妊娠），运动员则应就医并接受内分泌干预及骨密度测定。

骨流失（骨质疏松）

骨质疏松是最常见但又是最难以发现的主要疾

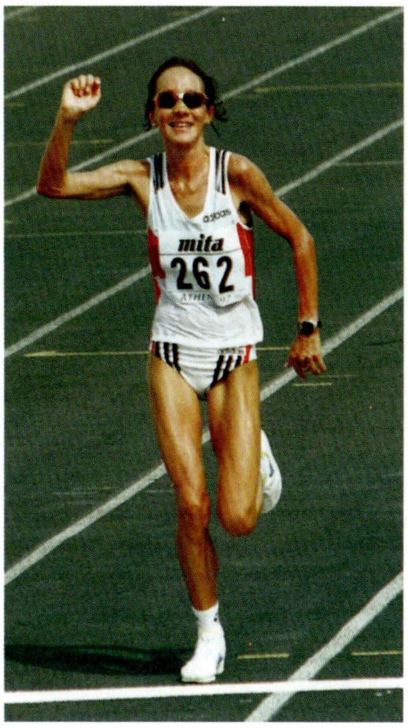

图2.14 顶级女性跑步运动员有患女运动员三联征的风险。图片来自Bildbyrån，瑞典，已授权。

病之一。每个女性和每四个男性中会有一个可能在一生中发生骨质疏松性骨折。骨质疏松的特点为骨质丢失、骨密度降低及骨结构改变（图2.15）。骨质疏松导致骨骼强度降低，骨折风险增加。骨质疏松可视为生物衰老进程中的一部分，但其程度因人而异。世界卫生组织（WHO）提出，基于对绝经后女性的髋关节、脊柱或前臂进行双能量X线吸光测定法测定的骨密度对骨质疏松进行定义。青年人比均值低2.5个标准差可视为骨质疏松。

骨密度通常在25~30岁达到高峰。之后随年龄增长，每年骨密度减少0.5%~1%。在女性，绝经后骨密度的减少会加速，达到每年2%~4%，80岁时骨质流失达40%~60%。在男性，性激素减少会加速骨密度的下降，但相对平缓。65岁以后，两性骨密度降低程度类似。

骨质疏松最常累及的部位为桡骨远端、椎体和股骨颈。原发性骨质疏松可由基因或激素导致，但也可与饮食和生活习惯（如心血管训练）有关。继发性骨质疏松可由潜在疾病导致。也可由某些药物反应导致。

危险因素越多，危险越大。最大的危险因素为老年、女性、超过3个月的皮质醇治疗和非创伤性骨折。不可控的重要危险因素包括老年、女性、既

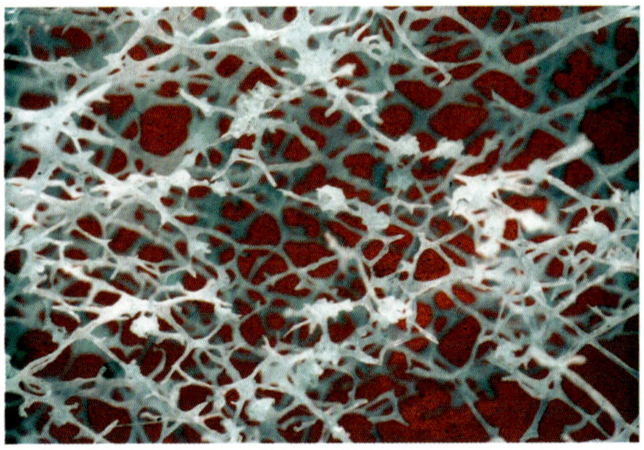

图2.15 骨质疏松。骨质疏松的骨小梁（骨松质）具有更大的空腔，也更细，在长骨骨端和椎体有海绵状骨。图片由Tommy Hansson教授提供，瑞典哥德堡大学Sahlgren学会。

往骨折和遗传因素。可控危险因素包括体力活动、低体重、吸烟、酗酒、易于摔倒、视野缺损、久居室内和接受可的松治疗。最相关的危险因素为老年和既往骨折[5]。

骨质疏松相关的骨折是世界健康问题，在斯堪的纳维亚尤其常见。瑞典中年女性一生遭受一次及以上骨质疏松性骨折的风险约为50%，而瑞典男性则为25%。

高强度体育活动后可发生闭经，而卵巢激素水平下降可导致骨质疏松。青年女性因无卵周期流失的骨质占绝经（月经周期停止）后流失骨质的2%~6%。骨质不会自己恢复。闭经的女性需服用钙片以维持机体钙平衡，但仅服用钙片并不能阻止骨质流失，应使月经周期重新启动。否则，应进行激素疗法（人工增加卵巢激素水平）以防止进一步骨质流失。运动员增重2%~3%对此有帮助。极端训练应避免，训练应调整到使身体舒适的程度。

健康成人通过积极的锻炼、饮食、钙剂和维生素D的补充可少量增加骨密度。体力活动是治疗骨质疏松的基础，且在任何年龄尤其是儿童和青少年时期对骨密度的保护有明确意义。体力活动适用于任何年龄，可通过个性化肌肉力量和平衡能力训练达到效果。训练有益，但应有辅助措施以减少在家跌倒或减药带来的风险，尤其是老人。髋关节震荡缓冲保护器可减少老人摔倒后髋关节骨折的风险。

小贴士

终身运动值得倡导。

根据美国一项报道，闭经见于40%女性运动员和60%存在饮食障碍的女性体操运动员。发生持续闭经则应就医。女运动员三联征除了可导致长期问题外，还可导致水、电解质平衡失调，心律不齐，抑郁和疲劳骨折风险增加。这些症状由于通常被隐藏或否认，难以发现。疾病诊断和治疗得越早，预后越好。

小贴士

对于疲劳骨折的女运动员，应警惕其是否存在饮食障碍、闭经和骨质疏松三联征。

妊娠

体力活动不影响正常妊娠，然而妊娠后体力活动应调整。好的身体素质可易化妊娠和分娩过程。大多数活跃的女性运动员在妊娠第4或第5个月停止比赛，调整为适当强度的训练。谨慎还是必要的，尤其在足球等存在身体冲撞和升高核心温度（体温）的运动中。

盆底肌功能障碍可导致大小便失禁、盆腔器官脱出、疼痛，并可干扰性生活。科学研究表明，盆底肌训练可用于预防和治疗上述盆腔障碍，且女性应在分娩后的前8周进行盆底肌训练。其他训练和比赛可逐渐恢复。产后血性恶露可持续2周，之后2~6周持续出现白色恶露。白色恶露停止且子宫恢复到正常大小后，运动员可重新开始运动。

是否母乳喂养由个人决定，决定权在母亲。母乳可为婴儿提供理想的营养，可降低婴儿患哮喘或过敏的风险。据报道，母乳喂养可降低母亲患乳腺癌和卵巢癌的风险。高强度训练可影响母乳分泌。哺乳期乳房比正常时大，且易受体力活动影响。

生活习惯

肌肉与骨骼系统包括骨、关节和韧带、肌肉、肌腱、神经和血管。肌肉骨骼系统倾向于根据是否进行活动而发生质量变化[6-8]。

骨

人体由206块骨组成，并有韧带、肌腱、肌肉和软骨加强。一段时间不活动或未进行训练的运动员可发生骨质脱钙，导致骨骼强度减弱、骨折风险增加。骨骼不承重时，如用管型石膏固定时，骨质吸收（占30%）和骨质生成减少（占70%）共同导致骨质流失，进而发生骨质疏松。在进行管型石膏固定时，负重（如果允许）比不负重情况下骨质流失较少。如果骨骼规律性负重，如进行体力活动，则会根据增加的负荷进行调整并增加强度。然而，非承重部位的骨骼强度降低并开始被分解。骨骼重建相对较慢，然而在损伤后的恢复过程中很重要，并且最重要的是，在儿童和青少年时期进行持续训练可使骨骼永久性改变（第23章）。

不同程度的应力和组织质量之间存在关联：在训练初期负荷越低，训练时组织适应越快、越好；初期训练负荷越高，休息时骨骼脱钙越快。反之亦然。

软骨

不进行运动之后很短一段时间软骨组织就会发生变化。尤其在受到压力的部位，软骨组织的水和蛋白多糖会持续减少、代谢增加。软骨表面软化、破碎、软骨细胞死亡、胶原纤维分解、软骨层下的软骨下骨脱钙。这些早期事件是可逆的，软骨/骨复合体可自行恢复。研究表明，8周不进行运动可导致永久性的改变，并启动骨质疏松的恶性循环。软骨损伤导致其不活跃。软骨组织没有血供，影响其损伤后的愈合（图2.16）

小贴士

软骨组织损伤后愈合能力弱。

膝关节中部承受压力的能力强，因此膝关节外周应避免承受压力。如果运动员尚未具有足够以极端姿势进行蹲坐或劈叉等承重动作的能力，则应避免做此类动作。维持软骨质量的最温和的活动包括不负重或低阻力运动。任何单边的、重负荷的运动都会造成损伤。

小贴士

中低强度活动是软骨损伤的有效治疗方法之一，即使已发生早期关节炎。中低强度活动包括力量训练、柔韧度训练、走路、骑车、水中训练等。

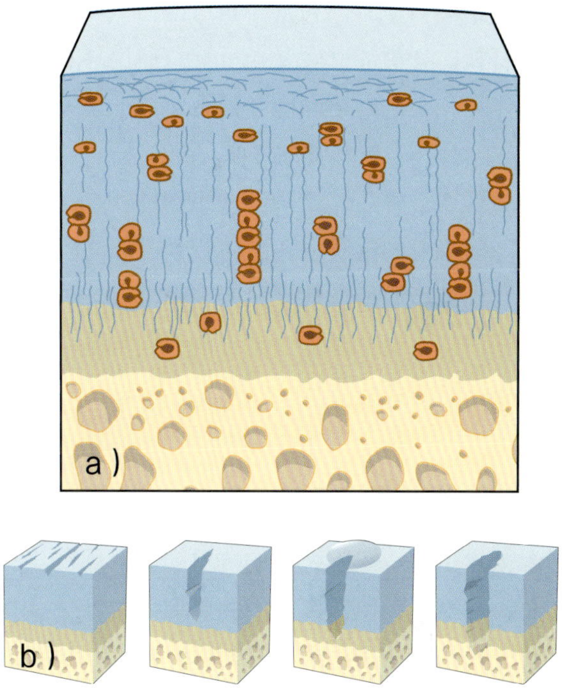

图2.16 a）健康的软骨结构；b）软骨组织从表面到连接于骨骼深面的损伤。

肌肉

肌肉组织在不进行运动或减少使用后1~2周开始退化。萎缩（组织退化）的程度与下列因素有关：

- 不进行运动的时间：不进行运动的时间越长，退化越严重。
- 不进行运动时期的肌肉紧张程度：受到拉力的肌肉组织的退化程度较无拉力者小。
- 损伤前状态：受训运动员被迫休息后肌肉退化程度似乎较未受过训练者大。

- 快肌纤维和慢肌纤维在不运动时期似乎会互相转化。
- 年龄和性别可对萎缩造成影响。

肌肉萎缩达不到功能不全的程度，然而不运动时肌肉萎缩的程度大于四肢周长减少的程度。严格制动6周后，股四头肌可出现30%~40%沿长轴或向心力量的减少，尽管计算机层析成像（CT）或MRI提示肌肉萎缩20%~30%，用卷尺测得的大腿周长只减小10%~20%。肌肉功能的减退比其横截面所示的体积减小更明显，因为其体积可能与该区域的神经支配有关，如神经支配受损可导致肌肉体积明显减小。休息和不进行运动同样损害肌肉肌腱复合体的功能，尤其在力量和弹性方面。

在规律锻炼后，运动员的肌肉体积会增加（肥大）。随着时间推移，四肢体积恢复，然而由于一些肌纤维被脂肪所取代，肌肉力量下降。锻炼使肌肉体积增加，退化延迟。良好的肌肉功能可通过使力以更好的方式分布而减小关节的外加负荷。

肌腱

不运动也可导致肌腱组织退化，虽然相比肌肉组织来讲更慢。肌腱组织的抗拉强度、弹性稳定性和总重量减少；肌腱组织中的胶原纤维变细、排列变乱，肌腱纤维间的横桥（交联）变少、变小。

运动员可通过规律运动保持连接组织的强度、延缓退行性变，退行性变也称“随着年龄改变”（图2.17）。训练也增加肌腱的机械性能（材料性能）和结构性能（抗拉强度）。

韧带

韧带是连接两骨之间的纤维组织。不进行运动导致韧带和关节囊强度降低。在一些案例中，韧带可收缩变短，导致活动度降低和不恰当的关节负荷。胶原组织的量通常减少。动物实验证明前交叉韧带的抗拉强度和弹性稳定性可因不进行运动而减少25%。规律锻炼可增加韧带的机械性能（材料性能）和结构性能（横截面积增加）。

纤维关节囊的内衬，滑膜对负荷和摩擦-压迫力非常敏感，易激惹。滑膜受刺激可产生大量关节滑液，导致关节腔内渗出。

肌肉与骨骼系统的不同组织的恢复时间不同。例如，软骨和骨骼所需时间最长，肌腱和韧带相对较短，肌肉则最短。这是因为不同组织更新周期不同。

康复和复原

不同组织受康复和复原的影响不同。总的来讲，使康复和复原的正面作用弥补不进行运动的负面作用需更长的时间。受创伤后的愈合周期和长期不负荷使骨骼肌功能大幅下降。目前尚未解决的问题是：上述肌肉的变化是否为永久性的，如果是永久性的，这些变化在肌肉重新负荷时对其功能恢复有何影响。

如果不进行运动的时间不超过6个月，骨骼对康复和复原的反应则很积极。在另一些案例中，骨质疏松则或多或少是不可逆的事实。

小贴士

不进行运动或完全无负荷的后果很严重，如何减少该不良后果需进一步研究和学习。

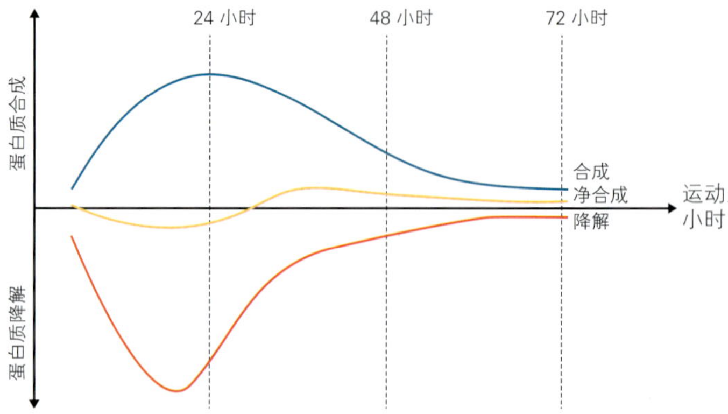

图2.17 一次运动后胶原蛋白的合成和降解。运动后24~36小时出现胶原蛋白净流失。然而，运动后36~72小时出现胶原蛋白净合成。因此，未充分休息的重复运动可导致胶原蛋白净分解、基质降解并导致肌腱病[9, 10]。

行为问题

反兴奋剂活动

使用兴奋剂不仅会危害运动员生命健康而且可增加运动受伤的风险。

> **小贴士**
>
> 使用兴奋剂不仅危险且不合法，更是一种作弊。

世界反兴奋剂组织（WADA）每年将禁止的药品和方法列成清单。列入清单的药品或方法需满足以下三条中的两条。

- 有提高运动表现的潜在可能。
- 有威胁健康的潜在可能。
- 与体育伦理相悖。

另外，禁止以某种药物和方法掩盖被禁药或违禁手段的使用。WADA可对特定情况给予豁免许可，并保留最终解释权。负责瑞典的反兴奋剂运动的瑞典国家运动联盟须遵守上述规则。国际体育联合会负责其相应运动的反兴奋剂工作。上述组织均接受世界反兴奋剂条约并遵守该条约（图2.18）。

如果运动员因哮喘等疾病服用糖皮质激素，则其可根据特别规定获得豁免许可。运动员和教练应反复向其内科医生确认药物是否安全。如果运动员因治疗需服用WADA所禁止的药物，则治疗用豁免许可（TUE）可给予运动员使用该药物的权利。制定TUE国际标准的目的是保证TUE批准的流程在不同运动项目和国家间保持一致。例如，以片剂、栓剂或注射入血管或肌肉形式进行系统糖皮质激素治疗需TUE的批准。糖皮质激素局部用于皮肤、肛门、耳、眼、鼻和口可在无豁免许可的条件下使用。类似的，注射入关节、肌腱附着处或关节囊是被允许的。

> **小贴士**
>
> 注意：使用饮食和健美补充剂具有很大摄入兴奋剂的风险。

营养补剂、健康食品或各种“自然”产品不属于药品。然而，上述产品尽管未出现在禁止清单上，却可导致兴奋剂检测出现假阳性。科学研究表明，在接受检测的来自各个国家的营养补剂中大约有15%含促进代谢的物质，如睾酮和去甲睾酮，而这些物质并未在产品说明书中标出[11]。上述物质无意中可导致兴奋剂检测出现阳性。

> **小贴士**
>
> - 运动员对通过食入或注射等方法进入其身体内的物质负责。
> - 如果运动员的兴奋剂检测阳性，他不能责怪任何人。
> - WADA应用“严格责任”制度。这意味着运动员即使未刻意使用禁药也会被认为使用了兴奋剂。

酒精和运动

饮酒习惯与年龄密切相关。大量饮酒的主要人群集中在男性和青年人，而中年和老年人则相对较少。

嗜酒的习惯50%由基因造成。酒精滥用可导致医学、心理和社会问题。

> **小贴士**
>
> 摄入酒精会影响运动表现，显著增加损伤风险。

运动和酒精水火不容。血液中很小浓度的酒精就可导致协调能力下降、反应时间延长。这在运动员出现酒精中毒症状前就可明显影响很多运动表现。在瑞典，在血液酒精浓度大于0.02%或每100毫升血液中酒精含量大于20毫克就构成犯罪；在其他国家，界限从0.05%到0.08%（每100毫升血液中酒精含量大于50~80毫克）不等。该血液酒精浓度相当于喝下一杯红酒或一瓶啤酒，足够引起记忆障碍和反应时间延长等症状。

机体对酒精的代谢速度恒定，体力活动或洗桑

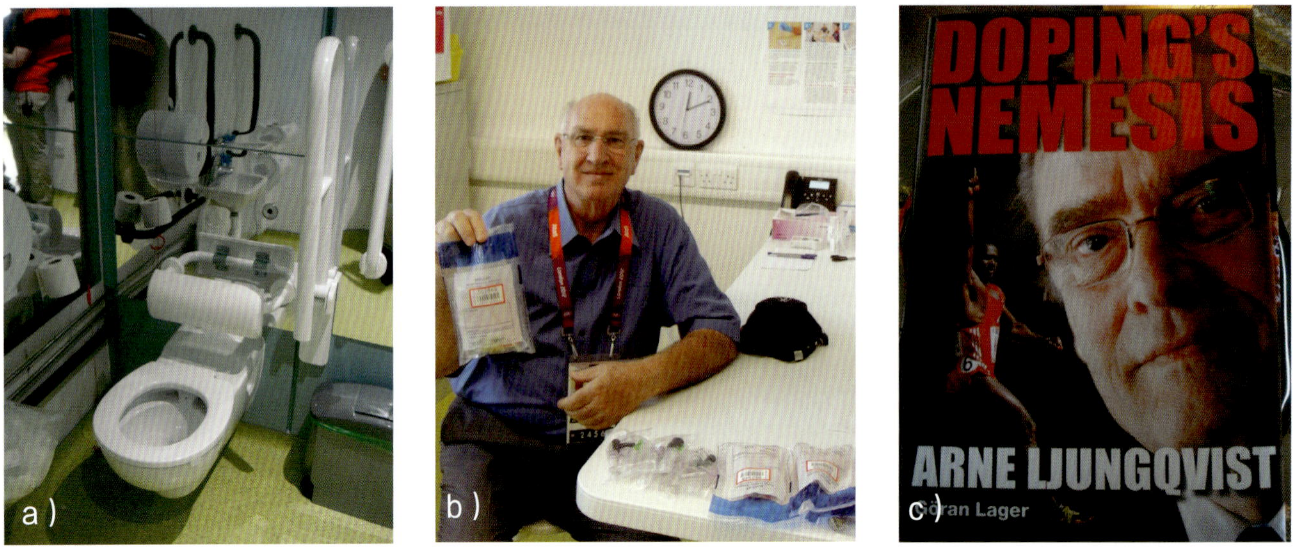

图2.18　每一场大比赛前，兴奋剂检测都在严格控制下进行。a）兴奋剂检测的尿样留取是在一间布满镜子的卫生间进行，以便对留取尿样过程进行监督；b）有经验的反兴奋剂专家控制整个程序。尿样送至特别认可的兴奋剂实验室进行分析；c）反对兴奋剂之战需要强大、博学的领导者的参与。

拿对其没有影响。值得注意的是酒精的代谢需很长时间，且如果酒精和食物一起摄入会减缓其吸收，因为酒精在胃中存在时间延长。酒精由胃、小肠或大肠吸收后，由血管转运入肝，体型不影响转运入肝的血流量大小。无论体型大小，酒精的代谢速率均约为每小时1毫升。唯一确定的能增加酒精代谢率的物质为果糖。

酒精可导致肥胖。这是因为酒精含有大量热量，几乎和纯脂肪一样多，即每克0.03千焦热量。一般如啤酒富含热量；1杯红酒和4个蛋糕所含热量相同。酒精含有的热量没有营养价值，是“空热量”。饮酒减少脂肪的燃烧功能，因此应避免饮酒。

酒精与运动相关损伤有因果关系，在饮酒运动者中，约有55%的人会遭受运动损伤，而非饮酒者为24%（$P<0.005$）。滑雪前12小时内摄入酒精可增加滑雪意外的发生。这被认为是残留酒精的作用，与酒精摄入并在体内残留导致疲劳有关。研究表明，酒精残留影响运动表现的程度为11%。

少量摄入酒精对训练效果的负面影响较小（但是理论上为零）。另外，大量摄入酒精会降低训练造成的肌肉组建能力，因为负责肌肉组建的激素在摄入酒精后可被抑制。

尽管酒精已代谢完毕，其后几天依旧对运动表现有负面影响。因为酒精有降低血糖的作用，有时可进一步降低运动表现。由于酒精的代谢如此缓慢，任何形式的酒精摄入，甚至啤酒都应在比赛日避免。

小贴士

酒精和运动水火不容。酒精不仅影响运动表现，也影响协调性、注意力和反应时间。

超重和肥胖

肥胖者通常活动量较正常体重者小，因此肌肉和骨骼强度小。大负荷与上述因素共同导致损伤风险增加、关节软骨退行加速。

肥胖是心血管疾病的危险因素（尽管很弱）。机体的脂肪组织可通过所谓的体重指数（BMI）测量，BMI为体重（千克）除以身高（米）的平方。

BMI可以用来估计身体脂肪的含量，尽管它不能对脂肪组织含量的百分比进行精确测量。

导致肥胖的原因几乎都是机体摄入热量大于消耗热量。医源性肥胖除外。过剩的热量则转化为脂肪组织。

坐位工作且不锻炼的人每天消耗8 000~1 0000千焦热量。健康平衡的食谱取决于年龄、生活习惯、体重和身高等因素。根据英国国家健康调查，西方男性每天需约10 500千焦的热量以保持体重，而女性需约8 400千焦。

小贴士

超重/肥胖可由以下措施解决：

- 减少食量，并确保食物营养价值高。
- 通过锻炼等体力活动增加基础代谢率。
- 上述两种方法最好同时进行。

液体

出汗、体液丢失和摄入

体力活动中，机体的内部体温（核心温度）增加。由于机体未能由风、热辐射或热传导充分冷却，机体开始通过出汗和从皮肤表面蒸发水分而降温。运动员开始运动后1.5~3分钟开始出汗，之后出汗量直线上升，至10~15分钟后稳定。在湿度更高的条件下该上升过程可持续更长时间。

机体的70%由水组成，水大多存在于细胞内。运动员出汗时主要动用细胞内水，因此可影响细胞代谢。体液丢失可很快导致运动表现下降，并在丢失量占体重的1%~2%时表现明显。

如果体液丢失达体重的4%~5%，运动员的运动表现则下降50%。进一步体液丢失可增加晕倒的风险，尤其在炎热天气的长时间比赛中（图2.19）。

水合作用

为了在长时间训练中使机体保持运动能力，补水很重要。时间较长、运动员体液丢失量较大的比赛中，在比赛时补充所有丢失的水分几乎不可能。因此，可在比赛前饮入足量的水。四肢的肌肉必须在比赛前夜补足水分。

运动员在比赛前1小时不应食入碳水化合物或甜点。由于残余胰岛素效应的存在，运动员可发生低血糖。通常体液补充应在比赛之前、热身运动之后进行。胰岛素效应可因此降低。如果比赛时间小于30分钟，运动员通常不需要摄入水分。

炎热天气时比赛，推荐每20分钟补充一次水和少量糖。盐不是问题，除非运动员的进水量达到经汗液丢失量，而上述情况几乎不会在精英比赛中出现。咖啡也可考虑。

渴感在补充出汗丢失的体液时并不是恰当的指标。如果运动员只在感觉渴的时候才喝水，那么只能补充需要量的1/2。运动强度大的运动员为防止脱水实际需要的水量比其认为的要多。

补充液体的组成应与机体在运动时丢失的体液相同。主要物质是水，然而也应含有糖。糖由肠道吸收入血液，再运送至需要糖的肌肉、大脑和神经系统。如果血糖过低，低于正常值，运动表现会受到影响。运动员会感到困倦、眩晕、饥饿，甚至可能晕倒。判断能力和警觉性受到影响时受伤的风险增加。

摄入含糖过高的液体也可造成不良影响，因为机体吸收高浓度糖的速度较慢。如果液体含糖量过高，则液体在胃中停留时间延长，可导致不适。机体吸收水分的速度与训练强度（除非很大强度）不相关，因此机体休息或运动状态对水分吸收无影响。然而，胃排空的速度是限制因素。高工作强度可降低胃排空的速度，此时如果运动员饮入含糖量

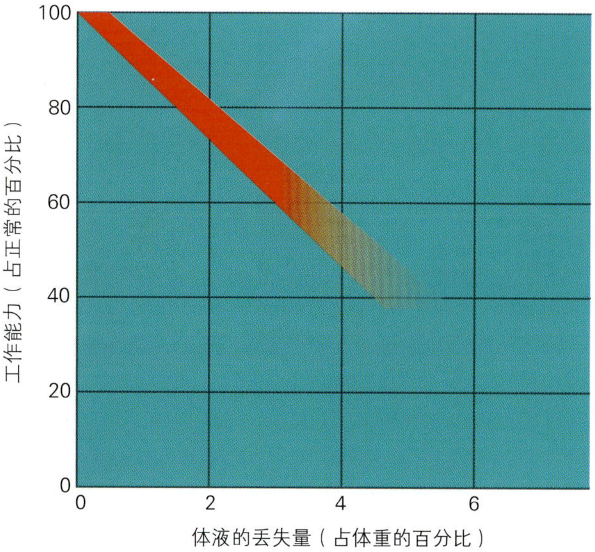

图2.19　体液的丢失量和运动表现下降之间的关系

很高的液体，胃排空几乎停止，这意味着液体无法按预期被排入小肠。因此运动员应在比赛的低强度阶段补水。在炎热环境中训练时推荐饮用白水。

训练和比赛中补充的水分口感应好（如做成柠檬味）并保持在25~30℃。由于一次饮入300~400毫升有困难，应间隔（15~25分钟）补水。进行定向越野、越野跑和北欧滑雪等运动应每隔5~6千米补水一次（图2.20，图2.21）。天气越炎热，运动员补水的频率应越高，为了在比赛中适应该模式，也为了保持好的训练节奏，训练阶段也不应例外，这与比赛同样重要。进行超过20~40分钟的活动时，运动员应重复补水，可加或不加糖。糖水可由运动员或教练配制，方法为在1升水中溶解25~75克普通糖或葡萄糖。糖浓度则为2.5%~7.5%，这也是目前市面上大多数运动饮料的糖浓度。在运动中，运动员应频繁、规律地补充糖水。冬天糖浓度应为5%~15%，夏天应为2.5%~5%。每天早晨应测体重，因为体重变化大多由于水平衡导致。

在长时间运动后，碳水化合物和蛋白质都会被消耗，如60~100克碳水化合物和最多10克蛋白质。补给餐应包含300~400克碳水化合物和40~50克蛋白质。在一些气候温暖的国家，盐的摄入尤其重要，然而在瑞典，加入少量盐也是推荐的。可补充包含糖和盐的液体（如果汁）。运动员也可在睡前1~2小时额外补充0.5~1升水。

营养

肌肉完成活动需营养。营养由机体储存的富含能量的物质分解而得到。能量用于维持体温于37℃并维持内部器官的重要工作。肌肉工作时比不工作时代谢增加50~100倍。

脂肪组织是机体的主要储能物质。肥胖男性有8~10千克脂肪组织（脂肪细胞及其连接组织），肥胖女性有10~15千克脂肪组织，这些脂肪组织分布于身体各处。每克脂肪消耗得到36千焦热量。

碳水化合物（面包、米饭和马铃薯富含碳水化合物）在肌肉和肝脏中以糖原形式储存。正常情况下，体内每千克肌肉组织含有10~15克糖原。燃烧每克糖原可产生17千焦热量。肌糖原和肝糖原总共有400~500克，因此可产生6 600~8 300千焦热量；这相当于顶级滑雪运动员或滑冰运动员在高强度比赛中运动1.5小时消耗的热量。因此，糖原是有限的仓库。

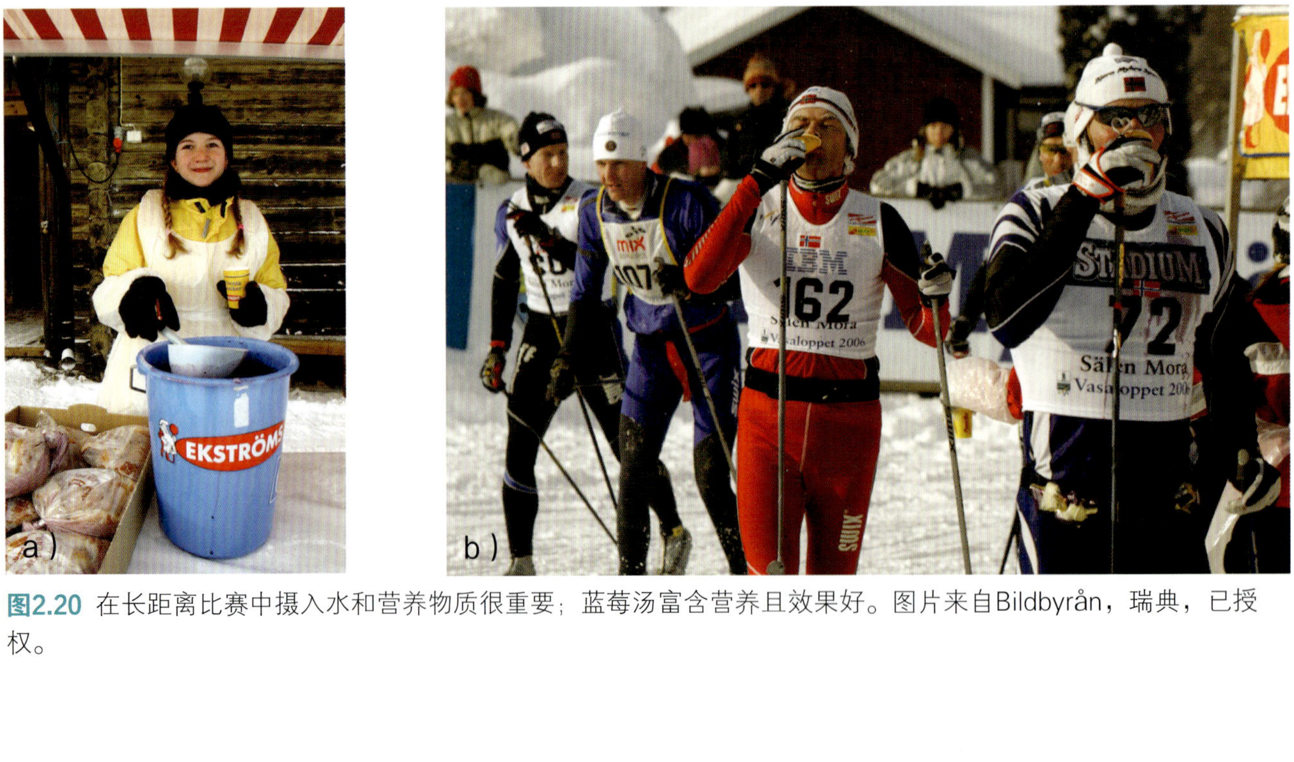

图2.20 在长距离比赛中摄入水和营养物质很重要；蓝莓汤富含营养且效果好。图片来自Bildbyrån，瑞典，已授权。

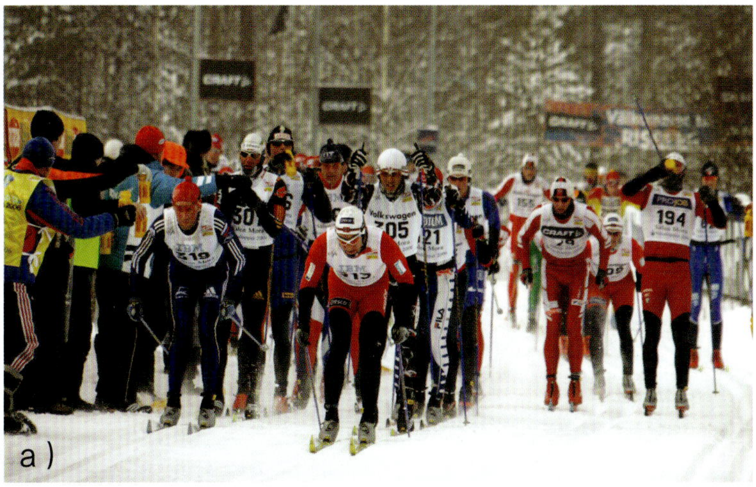
a）

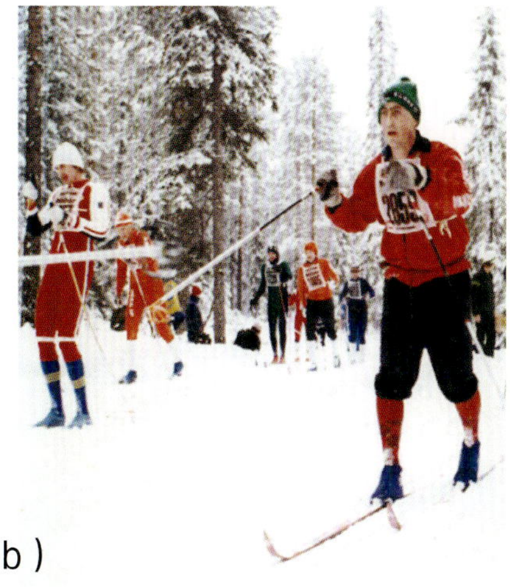
b）

图2.21　瓦萨滑雪比赛从瑞典萨伦到莫拉共超过89千米；超长时间比赛需要大量液体摄入。图片来自Bildbyrån，瑞典，已授权。

燃料的选择

糖原是葡萄糖（或碳水化合物）的储存形式，储存于肌肉和肝脏中。1升氧气燃烧碳水化合物和脂肪分别释放21千焦和20千焦热量。在高强度比赛中，运动员达到最大摄氧量，糖原是首先被消耗的燃料。无论运动时间的长短，糖原均是运动中的主要燃料。运动员为高强度训练储存的糖原可维持2小时。当糖原含量下降，机体逐渐燃烧脂肪，因此燃烧效率降低。这导致在一些比赛中，糖原缺乏有决定性的效果。

脂肪也是储能物质。脂肪酸和碳水化合物一样是好的能量物质。在运动中，大脑感到糖原即将耗竭时，脂肪成为主要燃料。肌肉训练得越精良，脂肪燃烧得越多。休息时或肌肉轻度活动且氧气转运器官压力较小时，脂肪作为主要燃料。当肌肉活动增加到最大值的75%，糖原成为机体的主要能量来源。正常情况下，糖原的储存对于少于1小时的比赛来说足够。如果比赛时间长于上述时间，应补充碳水化合物。

短时间比赛：少于1小时的比赛没有必要补充碳水化合物，因为机体储存的糖原通常够用。过多摄入碳水化合物可导致体重增加，因为糖原在肌肉和肝脏中沉积需结合大量水（1克糖结合3克水）。运动员应在比赛前至少3~4小时时吃一餐易消化的食物。

长时间比赛：运动员在进行持续时间为1~3小时的比赛前应花一些时间准备饮食。在高强度耐力比赛中，如徒步、跑步、定向越野、骑自行车、滑雪或划独木舟，糖原储存耗竭的风险很大。比赛前一天应食入富含碳水化合物的食物。补充糖原储备需2天。在此阶段不应进行时间过长或强度过大的训练，因其可干扰糖原的储存过程。

超长时间比赛：在持续超过3小时的比赛，如瓦萨滑雪比赛（89千米）或环威特恩湖自行车比赛（300千米），最终结果是在某种程度上依赖于机体最初的糖原含量。

> **小贴士**
>
> 糖原储存耗竭和低血糖会影响身体及心理表现，增加受伤风险。

在国外训练和比赛

如果想使在国外训练和比赛同预期的一样顺利，运动员及其团队需在很多方面对目的国家进行研究分析。做好准备很重要。

计划出国训练和比赛时，运动员及其团队应了解训练和比赛时目的地的天气和湿度条件。此外，也应考虑海拔因素及时差。基于上述数据，出发时间可进行调整以适应情况。同样应了解当地居民生活水平、卫生条件、当地可能存在的疾病及医疗水平。在大比赛前，队医应用充分时间实地考察比赛地点，为团队的到来做好准备。

时差——日节律改变

时差的造成是由于日节律被打乱。日节律为机体内部所固有，但受外界因素如阳光、温度和跨时区旅行影响和调整。出发地和目的地的时区跨度较大时，机体日节律可受到干扰，因此睡眠、体温、心脏和血液循环、精神、胃口、排便习惯和某些内分泌因素会受到影响。受到时差影响的表现包括乏力、失眠、困惑、眩晕、恶心、头痛等。

症状取决于日节律被改变的程度：

- 睡眠障碍导致淡漠和嗜睡。乘航线向西的飞机，如从欧洲到美国，日节律改变5~9小时，睡眠模式恢复正常需2~4天。这种让人烦恼的日节律破坏情况目前未进行过完全的统计。各人症状可有所不同。
- 越年轻的人适应日节律变化越快。有的人则必须调整自身以适应日节律的变化。
- 体温改变影响代谢，进而可影响表现；注意力可受到影响，有时可持续4~6天。
- 饮食习惯改变和食欲下降可导致排便习惯改变，因此可使肠排空速度改变。
- 激素平衡需4~10天恢复，在此期间运动表现会受到影响。女性月经周期可发生变化，导致月经提前或缺失。
- 褪黑色素可减少时差带来的不良影响。由于不同人对褪黑色素的反应不同，很难对其有效性进行评估。
- 时差导致的症状在1周之内可消除，长距离旅行也是如此。短距离旅行所需的消除时间较短。

小贴士

日节律每改变1小时，时差症状缓解所需时间则应加1天。

日节律打乱导致的症状可通过在出发前1周进行每天2小时的主动日节律调整而解决。如果适应需要在到达之后进行，则运动员及其团队需在比赛前提前足够时间到达，如从欧洲到美国需提前6~10天。

疾病预防

应用足够的时间调查前往目的国家需哪些疫苗，且哪些疫苗是强制的。针对特殊疾病如伤寒和霍乱的疫苗应在出发前接种，以预留机体产生免疫应答的时间。运动员应于留居疟疾疫区及返回后服用预防疟疾的药物。在前往不发达国家前应预防流行性黄疸。以前运动员在前往国外前通常注射丙种免疫球蛋白，可使其维持2个月免疫。目前有可使运动员获得长期免疫的疫苗。

留居于国外时，运动员可暴露于新细菌和病毒中，因此易患胃肠道和呼吸道感染。

小贴士

留居于国外时应格外注意个人卫生。

在很多国家，自来水对于暂时旅行者来说不适合饮用，因此应购买瓶装矿泉水。如果卫生条件堪忧，运动员应食用熟食，避免生冷食物如沙拉，以及甜点。水果吃前应削皮。如果不方便，水果应用矿泉水清洗。饮品应为矿泉水、软饮（需谨慎）、巴氏灭菌的牛奶或煮沸的饮料，如咖啡和茶。

对于露天游泳池，应仔细评估其是否足够干净。如果旅馆卫生不达标，运动员应冲澡而非泡澡。如果团队中有人患病，应隔离并就医以判断疾病来源。

小贴士

瑞典防止感染机构表明："接种疫苗是继使用洁净水后最有效的保护健康、挽救生命的措施。"

参考文献

[1] MEEUWISSE W H. Assessing causation in sports injury: a multi-factorial model. Clin J Sport Med, 1994,4:166–170.

[2] MEEUWISSE W H, et al. A dynamic model of etiology in sport injury: the recursive nature of risk and causation. Clin J Sport Med, 2007,17:215–219.

[3] TIMPKA T, et al. Injury and illness definitions and data collection procedures for use in epidemiological studies in athletics （track and field）: consensus statement. Brit J Sports Med,2014,48（7）:483–490.

[4] YEAGER K K, et al. The female athlete triad. Med Sci Sports Exercise, 1993, 25:775.

[5] Osteoporosis – prevention, diagnosis and treatment. A systematic literature review. SBU's conclusions and summary. Swed Med J Vol. 100, 2003,5:3 590–3 595.

[6] KANNUS P, et al. The effects of training, immobilization and remobilization on musculoskeletal tissue.1, Training and immobilization. Scand J Med Sci Sports,1992,2:100–118.

[7] KANNUS P, et al. The effects of training, immobilization and remobilization on musculoskeletal tissue. 2, Remobilization and prevention of immobilization hypotrophy. Scand J Med Sci Sports,1992,2:164–176.

[8] WOO S L, et al. Mechanical properties of tendons and ligaments. Biorheology,1982,19:397–408.

[9] ACKERMANN P W, et al. Tendinopathy in sport. Sports Health,2012,4（3）:193–201.

[10] MAGNUSSON S P, et al. The pathogenesis of tendinopathy: balancing the response to loading. Nat Rev Rheumatol, 2010, 6（5）:262–268.

[11] GEYER H, et al. Analysis of non-hormonal nutritional supplements for anabolic-androgenic steroids. Results of an international study. Int J Sports Med, 2004, 25:124–129.

第3章 运动损伤的预防与运动前准备

运动损伤的预防

以往，运动损伤的预防受到的关注程度有限，因此难以获得经济支持。20世纪90年代开始，该观念有所转变；2000年后，对运动损伤的预防的关注程度得到了大幅提高。损伤预防与治疗同样重要。损伤的成功预防从个人角度和社会经济学角度而言都是很重要的。

一般危险因素和预防措施

一般危险因素可包括不恰当训练、锻炼前未热身、单调重复的训练、不完全康复和过快复原。此外，感染时进行训练、运动技术不恰当、装备不充分、训练场地不适应和训练或比赛装备不充分（第2章）也是运动损伤的危险因素。了解特定运动对运动员的要求很重要。在一些运动中，装备是预防运动损伤的重要部分，也是规则的重要部分。

小贴士

每项运动都有其独特的要求，因此应仔细分析该项运动对运动员的要求，这样才能促进总体预防措施的制定。

运动对运动员的最基本要求包括身体生理学素质，如有氧和无氧能力、力量、速度、灵敏度和技术。心理素质包括所谓的“必胜信念”、耐力和战术意识等。

损伤预防的总体措施包括适当的比赛和训练环境、遵守既定规则、适应气候、合适的装备、适合的技术、充分的热身、在团队比赛中也同样重要的量身定制的训练等。体力活动本身也有预防运动损伤的效果。运动和体力活动可降低很多在老年时期影响日常生活的疾病和损伤的风险。老年人中，骨质疏松性骨折很常见。

小贴士

骨质疏松应在儿童和青少年时期通过体育锻炼进行预防，体育锻炼可增加骨密度，尤其在30岁以前；但如果坚持体育锻炼，其增加骨密度的作用将持续终生。

个人相关的危险因素

导致损伤发生的危险因素有很多。损伤的危险因素应尽可能明确。危险因素可包括内部（先天）和外部（外来）因素（第2章）（图3.1）。

内部危险因素包括性别、年龄、体重及多种解剖异常如扁平足、高弓足、膝内翻或膝外翻，以及解剖结构、平衡、肌肉力量和重量、关节活动度的两侧不对称。目前最大的危险因素被认为是既往损伤、恢复不充分和过早复原。

外部危险因素可包括环境因素，如气候、场

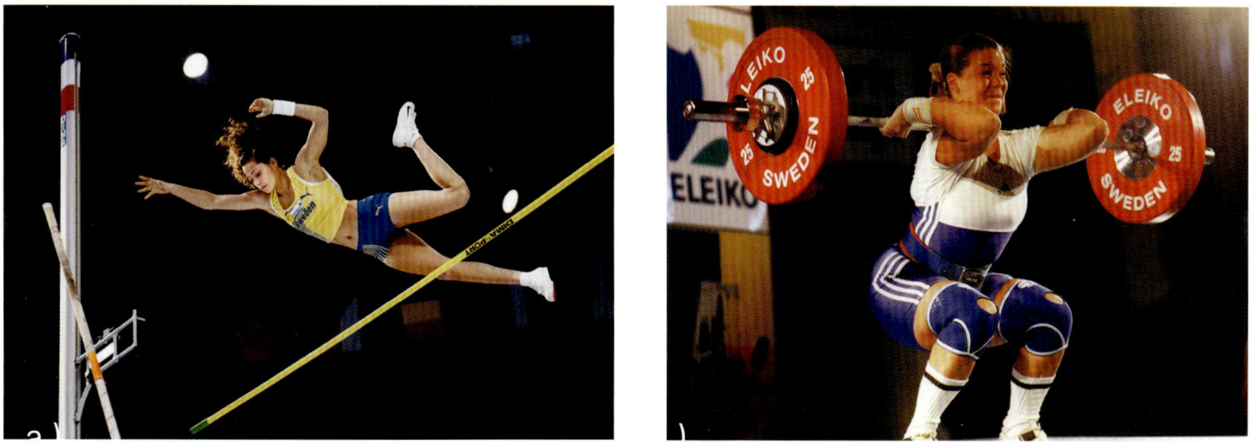

图3.1　存在很多危险因素的运动的例子。图片来自Bildbyrån，瑞典，已授权。

地、装备和比赛等级。

“预防的顺序”

针对运动损伤病因学的流行病学调查需要提纲挈领的模型。荷兰的威廉·范梅赫伦（Willem van Mechelen）及同事在1992年经研究得出了“预防的顺序”（图3.2）[1]。该模型直观反映出，为了得到运动损伤的预防措施，运动损伤问题必须在何种程度上被明确和描述。如果损伤评估基于流行病学调查结果，则上述理论更加正确。因此，明确定义运动损伤势在必行，而这在近几年已完成。

对运动损伤进行分析和建模时，发病率（损伤类型/活动时间）和患病率可表示为每10 000或100 000人中的病例数。“时点患病率”是指在某个特定时间点，处于某种情况的人口所占比例。某种运动损伤的发病率和患病率可通过在不同运动水平人群中开展该项运动的流行病学调查得出，运动水平即训练与比赛的时长。运动损伤的程度应由运动损伤的发病率决定，运动损伤的发病率可被表示为单位活动时间如每1 000小时的受伤次数。

导致损伤的因素和机制应被明确。可通过研究运动员的受伤经过获得。损伤即刻的照片或录像有助于理解损伤机制。一篇下肢损伤的危险因素的综述表明，目前研究对损伤的机制的理解有限[2]。

此后，可应用减少运动损伤的风险和严重程度的措施。上述措施基于步骤2。最终，步骤3的效果通过重复步骤1进行评估。

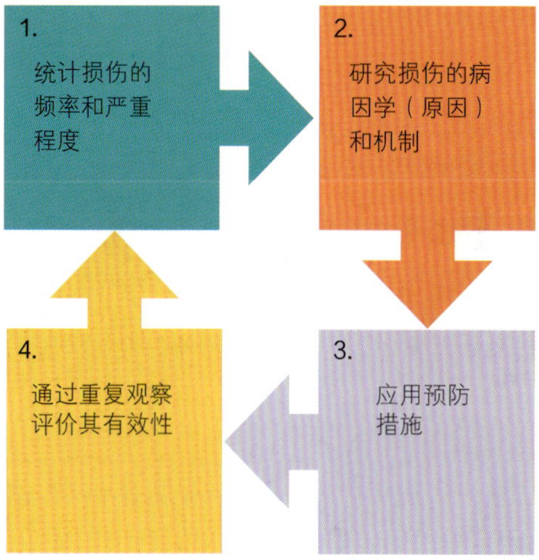

图3.2　如何对损伤的预防进行研究并落实。预防的顺序——运动监督模型。引自Willem van Mechelen等。

研究运动损伤的发病率、损伤机制和严重程度，对发展有效的损伤预防措施起帮助作用。接着，损伤的预防措施应在相关体育运动中进行检验以确保其有效性。预防性保护器具即所谓的矫正器的使用可作为上述过程的例子，预防性保护器具可减少损伤的次数和严重程度。

该模型后被其他作者进一步完善。梅乌韦塞（Meeuwisse）及其团队的模型考虑了重复运动的重要性，以及其是否导致适应、适应不良、损伤或损伤后完全/不完全恢复[3]。如果可能，下一步对于损伤的预防的研究应有策略地使用方法论并进行分析，包括不断改变危险因素以建立动态的病因学模型[4]。

研究要求	研究方法
1. 计数……	损伤调查
2. 了解原因……	前瞻性研究
3. 开发“潜能”……	开发损伤预防项目等 基础生物力学和临床研究
4. 了解哪些因素在作用……	采取对照研究，如随机临床试验（RCT）调查预防项目的效果
5. 了解施加的手段……	进行运动生态学研究理解项目实施的环境
6. 了解在……中哪些因素在起作用……	在真实的体育运动环境下进行研究，调查有效性（在自然，无对照的环境下）

图3.3 卡洛·芬奇的新模型损伤预防实践的平行调查，或称TRIPP[5]。

卡洛·芬奇（Carol Finch）提出新模型损伤预防实践的平行调查，亦称TRIPP（图3.3）[5]。该研究基于以下事实：一项研究只有能预防损伤才能被运动员、教练及体育组织和社团接受，且必须阐明损伤预防措施如何在运动中实施并继续改进。未来对损伤预防的研究应遵循TRIPP提出的成功路线。

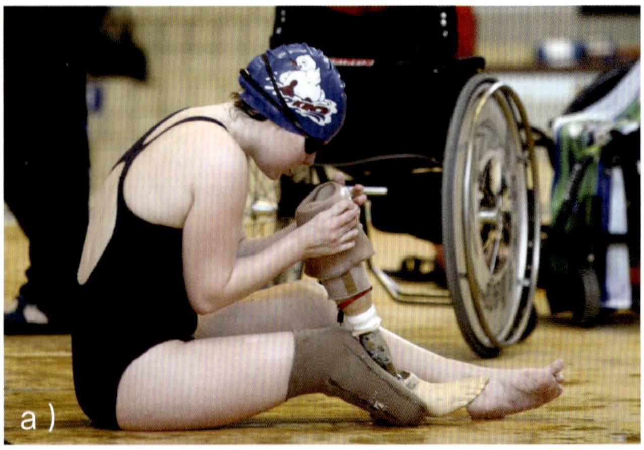

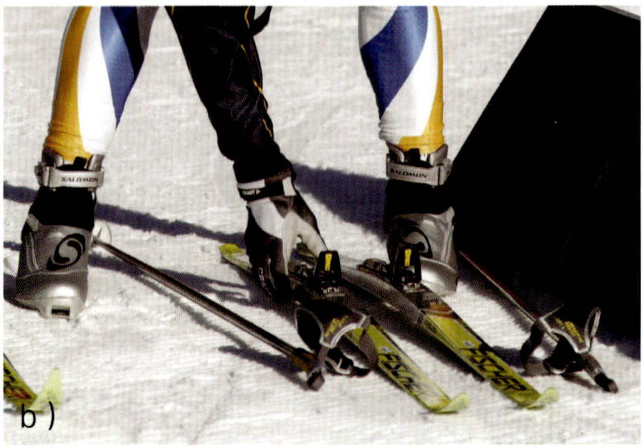

图3.4 训练和比赛的准备。应确认所有装备到位且可使用。图片来自Bildbyrån，瑞典，已授权。

小贴士

- 总体来说，运动损伤的预防是体育运动中最重要的部分之一。
- 运动损伤预防的研究应被给予比目前更有力的支持。
- 应对该领域心怀敬畏，因为运动损伤预防的研究及实施富有挑战性。

运动前准备

比赛前准备

台上一分钟，台下十年功。运动员需要锻炼肌肉、稳固关节和骨骼并增加整体神经肌肉功能。随时间的积累，积极训练将建立优秀运动表现的基础（图3.4）。整体健康的生活习惯和恰当的营养也是获得优秀成果的重要基础。

训练中承受巨大负荷的组织应有休息和恢复的时间。训练越艰苦，完全恢复所需要的时间越长。进行两次高强度的重复训练之间需1~5天的恢复期。强度较小、频率较低的训练可每天进行。在训练中休息很长时间或不认真进行训练的运动员无法在频率为每天一次的训练中获益太多。这些运动员应在适应阶段每周训练2~3天以在训练期间获得充足休息。

在特定运动中，为达到设定的目标，运动员及其教练应共同分析该目标对运动员的要求。除该运动的技巧外，存在其他影响运动员运动表现的因素。上述分析应作为细致的计划和训练的基础，且可基于以下问题进行。

- 运动中，什么因素影响我的表现？
- 上述因素中哪些是我可以通过训练改进的？
- 我应如何训练以有效地改进个人因素？
- 我对于每个因素应投入多少时间进行训练？且何时进行训练？
- 考虑上述因素，我应如何训练以将损伤的风险降到最小？

小贴士

训练和恢复期的强度和频率应依据以下情况调整：
- 运动员目前的身体状况。
- 运动表现可达到最佳。
- 损伤的风险可降到最小。

基础条件

优秀的基础身体状况对避免损伤很重要。创伤性和疲劳性损伤在身体状况不好的运动员中多发。

一段时间不进行运动将导致个人最大摄氧量大幅下降。在一项20世纪60年代开展的研究中，5名健康被试者被要求卧床20天，在此期间他们不进行任何体力活动。这相对较短的不进行运动的时期导致健康被试者的最大摄氧量下降了20%~45%。上述实验及相似实验表明机体可快速适应施加于其的体力活动。体力活动的需求降低时，心脏泵血功能下降。肌纤维数量下降（萎缩）、血容量降低。不进行运动可导致身体转运氧气的能力下降，因此肌肉将营养转化为能量的能力下降。

优秀的基础身体状况可通过持续进行有针对性的和综合的体力活动造就。训练应逐渐增加强度和频率。训练应缓慢进行，尤其对于老人。在患病、损伤或长时间休息后的复健阶段，应先提升基础身体状况再考虑重新开始比赛。

热身

热身的目的是确保身体组织和功能为体育运动做好准备（图3.5）。

小贴士

充分的热身有两大功能：
- 可预防损伤。
- 可提升表现。

只要运动员处于休息状态，肌肉的血供就相对较小，很多肌肉小血管关闭。当运动员开始体育运动时，因为肌肉小血管开放，肌肉血供增加。休息时肌肉的血供占全身血流的15%~20%，当进行高强度体育活动10~12分钟后，肌肉的血供占全身血流的70%~90%。当肌肉的所有血管开放并充盈时，肌肉可达到最佳表现。肌肉需要的能量是通过脂肪和碳水化合物燃烧产生的热量获得的，其产生的热量与肌肉工作量有关；血流将燃料带入肌肉并将代谢产物带走。

循序渐进的热身运动可显著降低损伤的风险，且可提升运动表现。同时，为即将到来的运动做生理学准备。热身运动应从大组肌肉开始，因为血流重新分配后主要供应该处。先系统热身运动后专项热身运动。例如，跑步者应着重于下肢肌肉和关节的热身。

肌肉和关节的拉伸运动很重要，然而应避免施加过量负荷使关节活动度超过其运动范围（图3.6）。

为何拉伸运动应为热身的第一步？

- 良好的柔韧性对损伤的预防很重要且有助于运动的成功进行，其目的是增加活动度。
- 坐位拉伸被视为有效且流行的方法，此时肌肉或肌肉群逐渐被拉伸至极限。一个拉伸姿势可维持10~60秒，通常20秒。
- 规律拉伸可增加肌肉力量和弹跳能力，但不影响跑步效率。

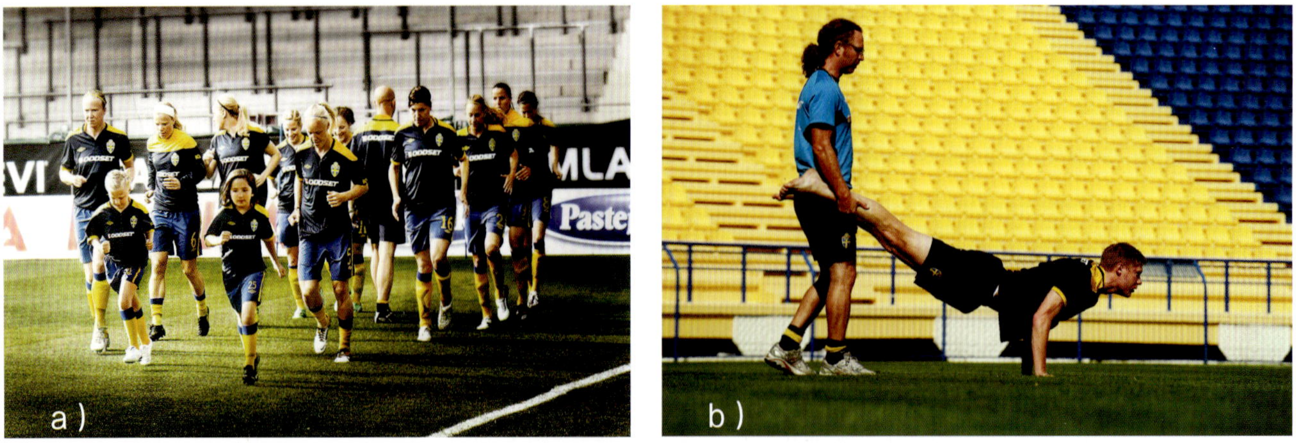

图3.5 热身运动可通过不同方式进行，但应彻底。应考虑运动员的年龄和需求。**a**）以团队方式进行热身（图片来自瑞典足球联盟，已授权）；**b**）独自进行热身（图片来自Bildbyrån，瑞典，已授权）。

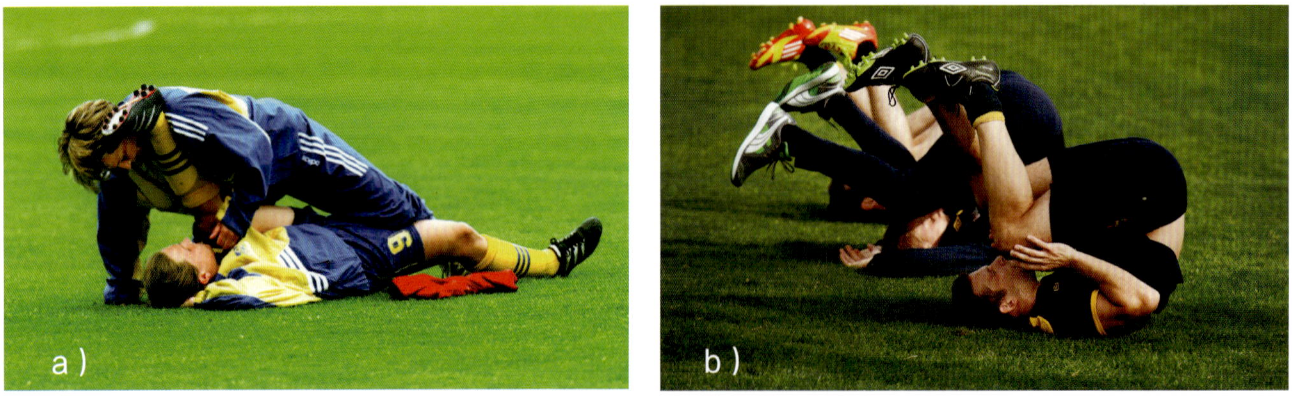

图3.6 热身运动应多样且包含不同种类的动作。**a**）被动拉伸应由有经验的教练进行；**b**）激活全身才是好的热身准备。图片来自Bildbyrån，瑞典，已授权。

最后一步包括技术和技巧训练，如跳远或跳高的起跳、神经肌肉训练及其他类似训练。训练的节奏可逐步加快。热身应持续10~30分钟，视运动而定。

热身后，运动员应更换贴身衣物，否则当汗液蒸发时肌肉会很快重新变凉。此外，强烈推荐运动套装或类似物以保持温暖。热身的效果10分钟后就会下降，因此热身和比赛的间隔时间不应长于此。

小贴士

热身是损伤预防和运动表现提升方法中的重要部分，应以训练和比赛为目的而开展。

训练和比赛后，运动员应进行冷身运动，如慢跑。轻度拉伸也可包括在冷身运动中。运动后拉伸可在拉伸温暖而放松的肌肉时增加其灵活性和柔韧性。

参考文献

[1] VAN MECHELEN W，et al. Incidence，severity，etiology and prevention of sports injuries. A review of concepts. Sports Med,1992,14（2）: 82–99.

[2] MURPHY D F，et al. Risk factors for lower extremity injury: a review of the literature. Br J Sports Med,2003,37:13–29.

[3] MEEUWISSE W H，et al. A dynamic model of etiology in sport injury: the recursive nature of risk and causation. Am J Sports Med,2006,34（10）: 1 636–1 642.

[4] BAHR R，et al. Risk factors for sports injuries – a methodological approach. Br J Sports Med,2003,37: 384–392.

[5] FINCH C. A new framework for research leading to sports injury prevention. J Sci Med Sport,2006, 9（1–2）:3–9.

第4章　运动装备——原则

体育运动飞速发展，运动员们也在不断打破一项又一项世界纪录。这得益于越来越多有天分的人参与到体育运动中来。专业运动员正以更早的年龄参与到体育活动中来，竞争得更久，同时也训练得更加努力。随着新的训练模式和技巧的产生，训练方法也在不断地进步。当然，最重要的还是要有体育精神。但也正因为体育的发展，运动损伤事件也在增加而且也更严重。

科技进步也越来越重要，它能帮助提升运动员的技术水平。新的材料不断地被研发出来，在有些体育赛事中这些新的材料与设计为新的技巧进步提供极大的助力。撑竿跳高就是这样一个以材料为技术和技巧带来明显改变的体育项目。撑竿跳高包含运动员将能量传递给跳高竿，最后再传回运动员自身实现跳高的过程。跳高竿的材料发展经历了从硬木到竹子，又从竹子到玻璃纤维和碳纤维的过程，这也证明了材料选用正确与否对撑竿跳跃成功与否有极大的影响。在用竹竿进行撑竿跳高的时期，一位名叫科尔内留斯·华麦丹（Cornelius Warmerdam）的美国人在1942年创造的世界纪录高度为4.77米。而随着1956年以后玻璃纤维竿的诞生，目前撑竿跳高的记录是一位名叫雷诺·拉维尔尼（Renauld Lavillenie）的法国人在2014年创造，高度为6.16米。

另一个例子是水上竞技体育运动员们所穿的游泳衣，游泳衣材料也在不断地进行科学创新。游泳衣材料一般是氨纶和尼龙的复合面料，其具有减少水中阻力的特性。有研究指出，如果穿塑料衍生品制成的高科技游泳衣（如现在被国际泳联禁止使用的聚氨纶游泳衣），能提高3%~7%的速度。

还有一个关于高效运动装备的例子——克莱普式冰鞋。克莱普式冰鞋是一种用于速度滑冰的冰刀，靴子底部附有的刀片通过前方的铰链与冰鞋连接。这使得刀片能与冰面持续接触更久。荷兰报道显示，通过使用克莱普式冰鞋能显著提高速度。因为这种新式冰鞋将滑冰过程中旋转的中心由原先的冰鞋尖端变为了铰链部。这种设计也更有利于冰面上动力转换。这项装备在20世纪90年代中期逐渐流行，现今几乎已占主导地位，但这种设备在短道速滑中被禁用。

本章将会讲述一些常用运动装备的使用，同时也有关于护具使用原则的讨论。

鞋

在人体的负重与移动中，足踝起着相当关键的作用。体育运动中，这种作用远比平时更大，大多数运动中，鞋子都是一件关键的装备。鞋子的机械性能与结构设计对预防损伤起着很重要的作用。

不同的体育运动对装备应具有的保护作用（如预防损伤的作用）要求不同。选择合适的鞋很重要（图4.1）。为了避免常见的可能出现的运动损伤，选鞋时运动员应该考虑以下几个因素：训练计划、鞋的表面性质、足的解剖、既往外伤情

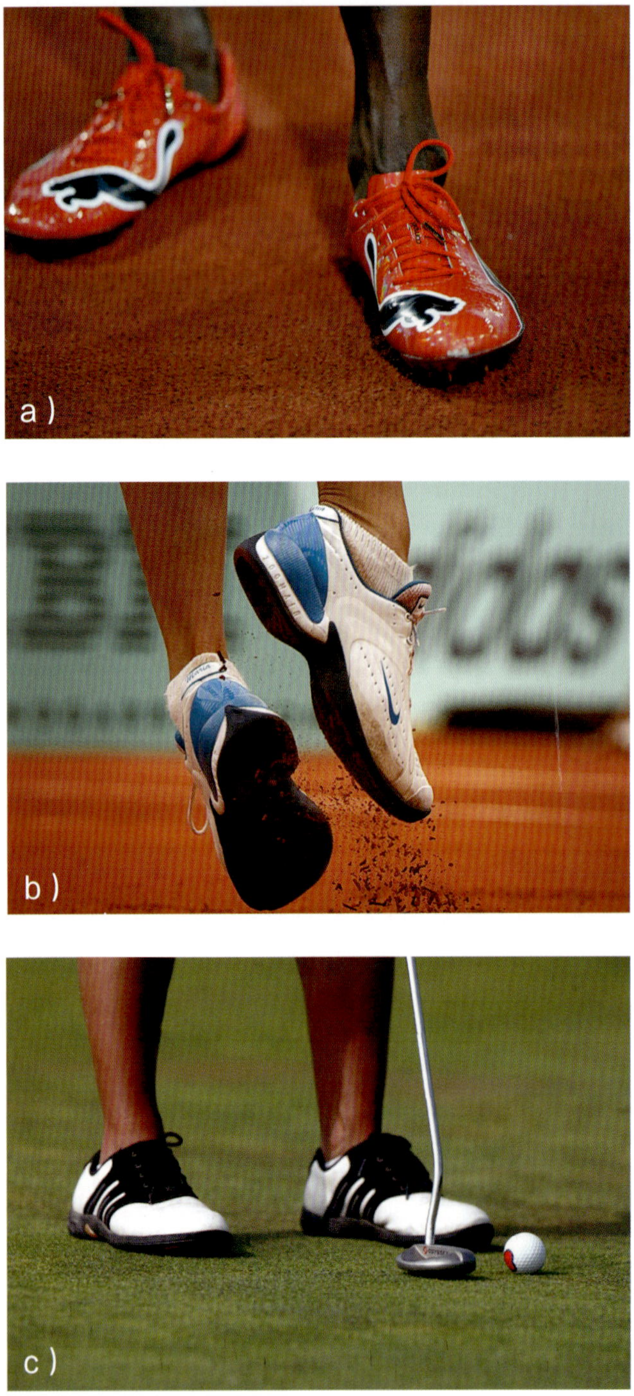

图4.1　运动鞋。**a）**短跑鞋；**b）**网球运动中的防粘土鞋；**c）**高尔夫鞋（有防滑钉）。图片来自Bildbyrån，瑞典，已授权。

况及所要参加的运动项目等。例如，对一名在柏油路面上训练的足球运动员，就不应该选带防滑钉的鞋。

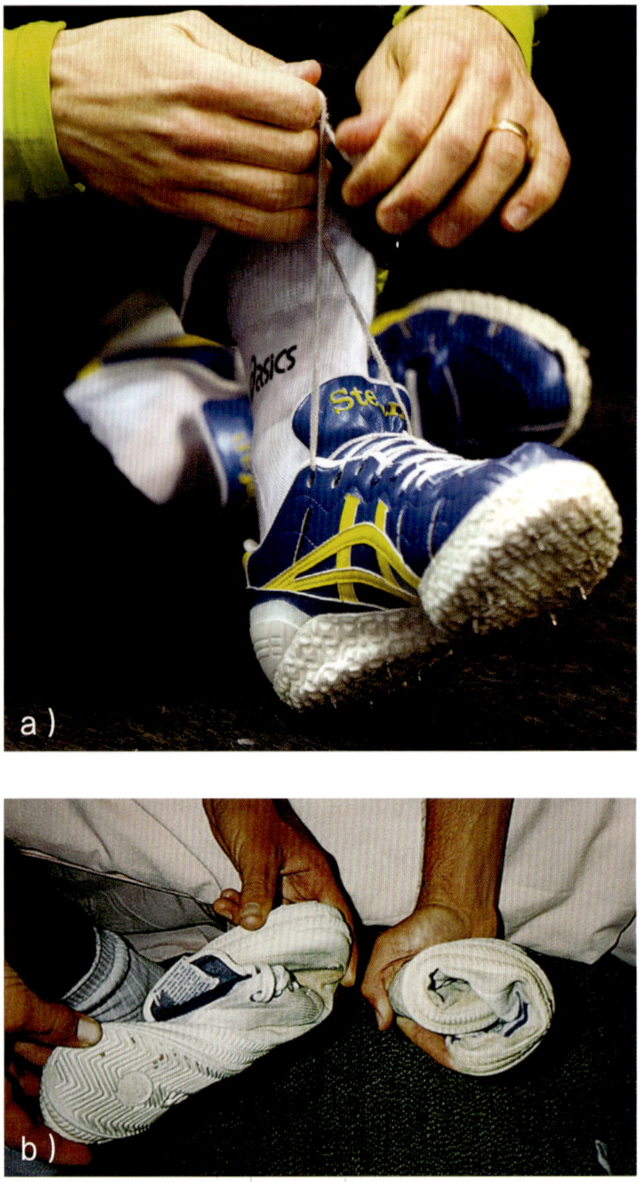

图4.2　运动鞋应根据运动员所参加的体育项目进行相应调整。**a）**跳高用鞋必须更注重稳定性（图片来自Bildbyrån，瑞典，已授权）；**b）**一双稳定性好，不变形的鞋。

运动鞋的构造与设计

具有良好减震功能的鞋底很重要，一双运动鞋应当由具有不同功能的层次组成。鞋的外底应当具备防寒防水的功能、足够耐用，同时应有合适的花纹可以提供满足运动需求的摩擦力。鞋的耐用性也与鞋内面耐磨程度有关。磨损的鞋底会改变受力方式，减少鞋底与地面的摩擦（图4.2）。

鞋底应当具有减震功能，尤其是鞋跟部，同时设计上应能起到分散脚面受力并支撑足弓的作用。鞋垫不仅材料要舒适，设计和韧性上也应能加强运动中对足弓的支撑作用。鞋垫表面既要柔软舒适也要对皮肤没有刺激，必要时可以替换和清洗。

运动鞋的鞋跟由固体材料构成，覆盖整个脚后跟区，与脚后跟紧密贴合。合适的鞋后跟尺寸能有效增强横向稳定性，这样踝关节及踝以下的关节活动时不容易发生侧滑，鞋跟也能充分起到减震的作用。许多运动都有专门设计的鞋。

小贴士

- 许多运动中最关键的装备是鞋。
- 选鞋的时候应充分考虑鞋的稳定性及支撑质量。
- 质量好、构造好并且合适的鞋值得购买。

装备及使用规范

体育运动方面的科技飞速发展对运动员来说有好有坏。成绩提高是以增加损伤风险为代价的。一个典型的例子就是现代速降滑雪；当前的滑雪鞋导致的损伤主要累及小腿及踝关节，而非过去的仅累及踝关节以上部位。

科技进步也为诸如撑竿跳高这类的田径运动带来很大提升，撑竿跳高中竿的材料进步也为跳高技术带来很大改变。

如果设计者一开始设计时就有医学方面的考虑，运动员就不会面临意外受伤增加的困境。只要存在风险因素，运动器材就需要配合相应的护具。一类装备的改变往往也会影响另一类的功能。例如，滑雪鞋鞋底的改变就影响了滑雪靴固定器的功能。此外，冰上曲棍球守门员的面罩开口设计也随冰球棍的设计改变而进行了相应调整。

小贴士

新的装备和器材设计中，医学方面的考量相当重要。

安全建议包括：

- 护具应当符合安全法规和政策规定。
- 装备和工具可能带来严重损伤，特别是使用者不遵守其相应的使用规定时。对于每个运动员和体育界领头人物来说，遵守规定很有必要。
- 如果在当前的规定下损伤风险反而增加，则需要改变现有的规定。
- 引进一项新的规则时，应当先慎重考虑可能带来的潜在损伤风险，再决定是否同意这个规则。

护具

护具能在短期或长期运动过程中预防或减少身体损伤。这是通过缓冲可能对身体部位造成损伤的力，并将这个力尽可能分散到更大的区域实现的。护具不应对运动员的活动和水平发挥带来障碍。人类适应性很强，正是因为这种适应能力，有些活动限制可能仅在首次使用护具时发生，但很快会被克服。

护具的设计标准以及产品说明在某些领域相当匮乏。因此有必要针对每个运动员的护具评估其效果。

小贴士

不当的护具设计可能带来错误的安全感，导致不幸与难以预料的结果。

运动员和观众对运动员的样子总会有一些先入为主的观念。如果这种观念能由全面客观的关于护具的重要性信息所引导，那么护具在体育运动中将得到更为广泛的推崇和使用，进而减少运动损伤事件的发生。

头部护具/头盔

头盔的目的是保护头部不受伤害。不同运动中对头部保护的要求也不同。需要头部护具的通常有拳击手、曲棍球运动员、冰上曲棍球运动员、板球

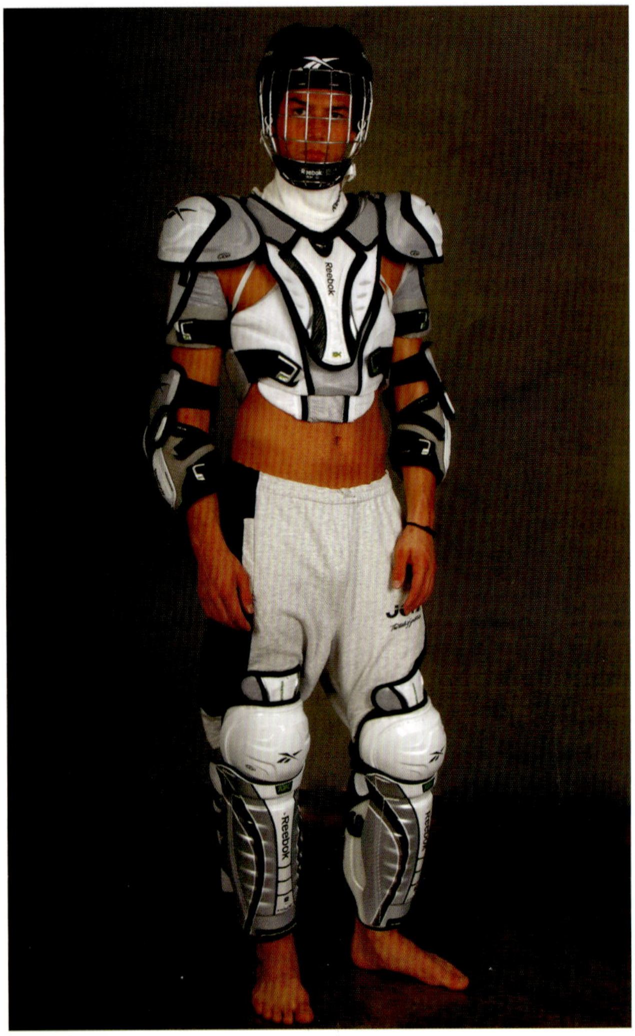

图4.3 护具必须经过严格的测试检验，确保能有效保护冰上曲棍球运动员的身体主要部位。

运动员、棒球运动员、自行车运动员、骑马运动员及赛车运动员。头部护具有时也在滑雪运动员和橄榄球运动员等中使用，由运动员自己决定是否佩戴。在速降滑雪和赛车运动中对头部护具的要求明显更高，因为这类运动有更大的能量冲击（第14章）。

头部应被保护，使其不与其他运动员、周边物体，以及曲棍球棍和球之类的运动装备发生碰撞（图4.3）。头部护具通常是头盔，头盔一般有坚固的外壳，外壳与头颅之间有柔软舒适的减震材料。头盔的使用是有争议的，有的人认为头盔会给人营造一种刀枪不入的假象，然而实际上头盔无法保护大免脑受许多微小的撞击。

护具在设计时应当考虑到每项运动都有其特殊性，从而尽量满足这项运动的需求。例如，棒球头盔应当扩大保护范围至超过耳部，以避免下颌部位受到损伤。混合武术头盔有耳垫，而水球头盔有耳罩，可防止鼓膜破裂。橄榄球运动员戴的头盔帽子部分是软海绵，可以在争球过程中保护球员的耳朵，避免形成“菜花耳”。滑雪头盔在滑雪护具里相当重要，滑雪运动员参加某些特殊滑雪比赛时，需要佩戴头盔避免自己在高速状态下摔倒或者在撞击旗门杆时受伤。

在美国、加拿大和澳大利亚，任何级别的橄榄球比赛中都必须佩戴橄榄球头盔。尽管这些精心设计的头盔已有很好的保护作用，但运动员仍旧无法完全避免头部损伤，如脑震荡等依然会发生。橄榄球头盔制造商们都在努力制造出更安全的产品，目前橄榄球头盔都有一个定期性能测试并给出年度评级。橄榄球比赛中头盔相当重要，未佩戴头盔者会立刻被视为违反规定并停止比赛，直到其佩戴好头盔才可继续比赛。英式橄榄球中禁用硬头盔。

在受到暴力冲击时，内衬柔软的头盔可以缓冲吸收力量。如果外壳是柔软的（如冰球头盔），在受到外力撞击时外壳会发生部分变形，这样冲击力就不会直接作用于头骨，能量就会被削弱，余下的能量则通过内部材料的压缩变形作用分散。由于过大的体积和重量可能增加运动员头颈部损伤的风险，所以头盔的体积和重量也很关键。

小贴士

头部护具发挥安全稳定性的前提是不会滑落遮挡视线。

在强制使用头盔的运动中，头部严重外伤变得很少见，其他和是否佩戴头部护具没有关系的头部损伤也并不严重。但是，我们应该指出，反复的轻微的头部外伤也能造成永久性损伤。在某些运动，如冰球和拳击中，头盔都有专门设计标准（图4.4）。

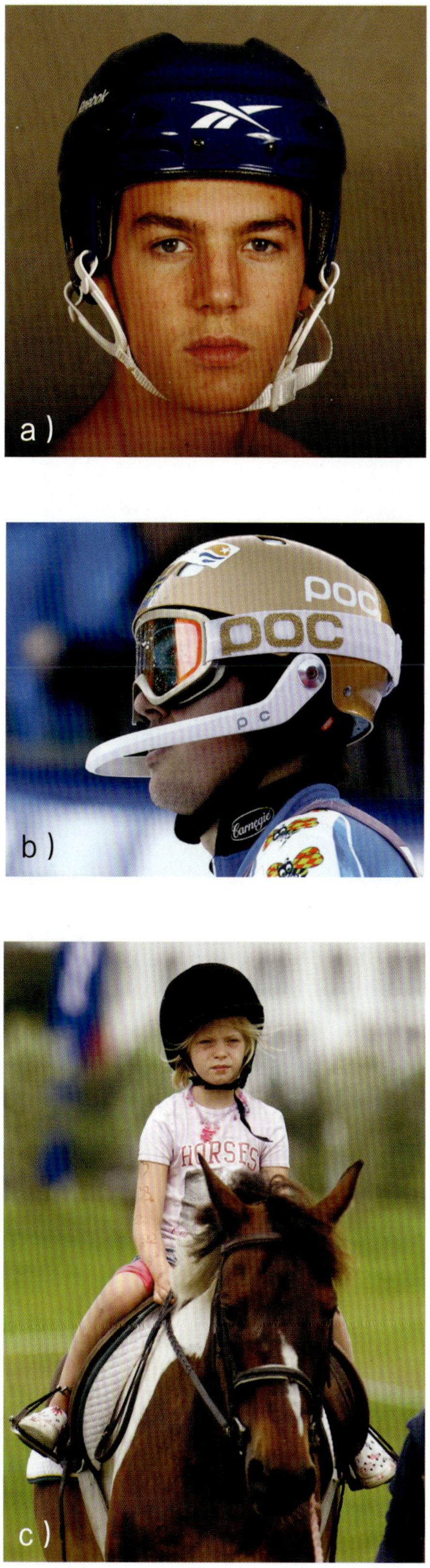

图4.4　头部护具/头盔。**a**）性能优良经过测试的冰上曲棍球头盔；**b**）高山滑雪竞速赛头盔；**c**）儿童骑马用头盔（必须是最高质量的）。图片来自Bildbyrån，瑞典，已授权。

头盔的安全标准

自行车、滑雪、曲棍球和冰上曲棍球头盔的设计有严格的标准。欧盟销售的头盔必须有产品认证标识，即头盔设计必须符合欧盟89/686/EEC个人防护装备指令相关规定。这是一项强制指令，所有在欧盟销售的头盔都必须有产品认证标识。成人的自行车头盔需要满足1078欧盟产品认证标准，儿童则需满足EN1080产品认证标准。也就是当一名自行车骑者以每小时20千米的速度摔倒在地时，其所受的力相当于一名步行者路上摔倒撞到头时的冲击力。

在美国，头盔必须通过ASTM国际的测试，ASTM旧称美国试验材料学会（American Society for Testing and Materials）。ASTM在国际贸易标准确立上是全球公认的领头羊。ASTM运动头盔标准适用于自行车、滑板、山地自行车、自行车越野赛、滑冰和滑板滑雪等运动赛事所用头盔（图4.4）。

自行车头盔

来自医院的研究表明，自行车头盔对脸部和头骨均有巨大的保护作用。到医院就诊的佩戴有头盔的自行车手多数不伴有头部损伤。依据科克伦（Cochrane）有关头盔在自行车手中预防头面部损伤起到作用的研究报告显示，头盔可以有效减少63%~88%的头部损伤，减少65%的面部（中、上部分）损伤[1]。对于这项研究结果有一些回应："一位Cochrane的合作者认为Cochrane的研究结论应当建立在数据可靠的基础上，如由随机对照研究得出。换言之，以上研究并未注意大脑损伤的类型与机制方面的科学依据，它提供的证据，最多只能说明硬壳头盔确实在颅脑损伤中对大脑有保护作用，然而硬壳头盔现在已极少使用了。"[2]

1990年，澳大利亚成为世界上首个颁布有关佩戴自行车头盔法规的国家。从2005年1月1日起，瑞典有法律规定15岁以下儿童在自行车骑行时必须佩戴头盔。骑行中没有佩戴头盔的儿童会被警察制止但不会被罚款，成人载一个未佩戴头盔的儿童则会被处以罚款。

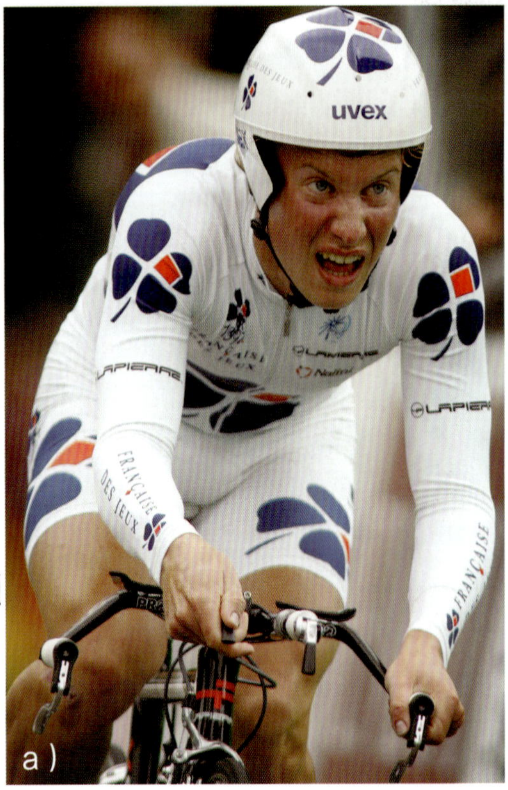

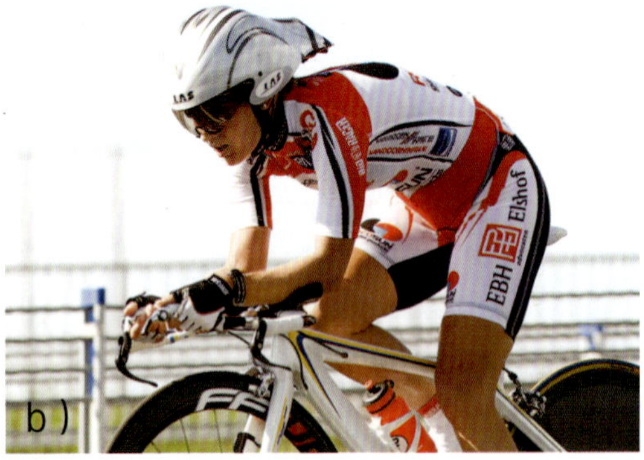

图4.5 佩戴特制头盔的精英骑手。图片来自Bildbyrån，瑞典，已授权。

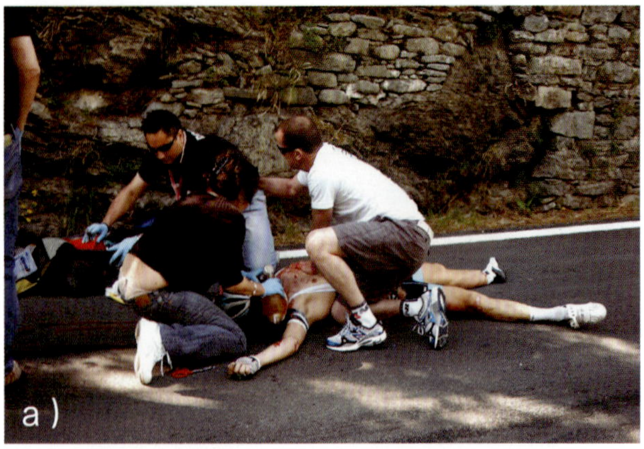

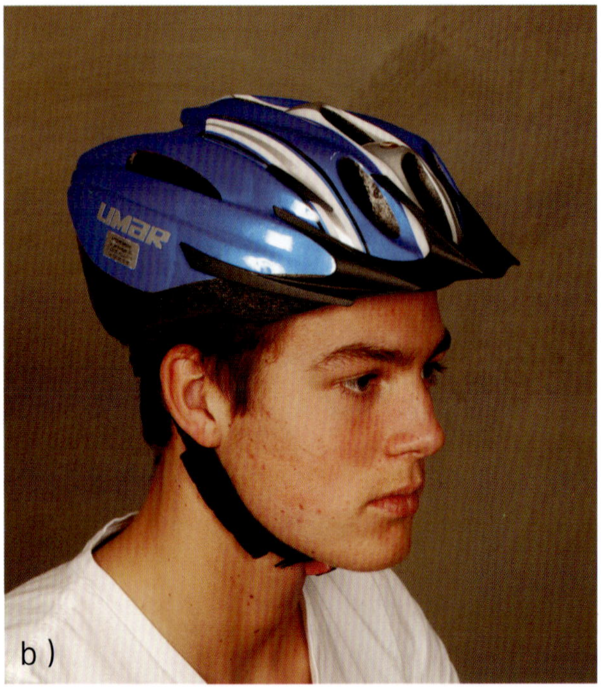

图4.6 所有骑自行车的人均应佩戴头盔。**a）**发生骑行事故时车手佩戴有质量较好的头盔保护头部（图片来自Bildbyrån，瑞典，已授权。）；**b）**一项普通自行车头盔。

2009年，瑞典道路与交通调查研究组织（VTI）发现，有27%的人骑自行车佩戴头盔。54%的人称他们经常不戴头盔骑行，VTI也发现每年瑞典约有1 300名自行车骑行者因头部损伤入院。平均每个患者的住院周期为1.7天[3]。

在英国，每年交通事故报道中约有19 000名是骑自行车的人，其中大约3 000人重伤甚至死亡。发生自行车事故大多数是成人，只有不到1/5是儿童。自行车事故发生率随着孩子年龄增长而增加，10~15岁年龄段的孩子发生骑行事故的风险远大于其他年龄段的儿童，其中也包括60岁以前的成人。因骑自行车发生事故死亡的人中一半是年龄超过65岁的。而其中40%的死亡事故完全可以通过佩戴头盔避免（图4.5，图4.6）。

小贴士

所有骑自行车的人均应佩戴设计良好且符合当前标准的自行车头盔。

通常自行车事故原因包括机动车驶入自行车道，机动车横穿自行车道，自行车驶入机动车道，岔路口处拐弯的自行车与直行的机动车或自行车碰撞，孩子骑自行车玩及骑行过快。

从致命性的颅骨及大脑损伤到轻微脑震荡或划伤，都是骑自行车人常见的头部损伤。医院的数据表明，超过40%的车手及45%的儿童因骑自行车发生头部损伤[4]。

许多人认为滑滑板和旱冰时佩戴自行车头盔能起到足够的保护作用。

面部保护

冰球运动员、击剑运动员和速降滑雪运动员常需要面部保护。这种面部损伤通常是因球或球棍的撞击，或与周边物体或对手之间发生碰撞，造成的直接创伤。不同运动中使用的面部护具的外形和大小设计都很关键。关于冰球守门员的面部护具设计有许多标准。

> **小贴士**
>
> 面部防护能防止永久性眼部损伤、撕裂伤、骨折和牙齿损伤。

青少年冰球及拳击运动员在大学毕业以前必须强制佩戴面部护具。所有年龄段的曲棍球运动员都应要求佩戴面部护具。有着全面部防护的运动员几乎不会有面部损伤发生。帽舌是由透明树脂玻璃制成，遮住脸的上半部分。帽舌主要能保护眼睛、鼻子和颞骨部分（图4.7）。

另一种是覆盖整个或部分面部的金属网格面罩。这种完全面部网格防护面罩可以防止眼部损伤、面骨骨折、面部撕脱伤及牙齿损伤（图4.8）。

护目镜

护目镜是速降滑雪、壁球及其他球拍类运动中必需的。护目镜能有效地防护撞击及雪、阳光和风（图4.9）。

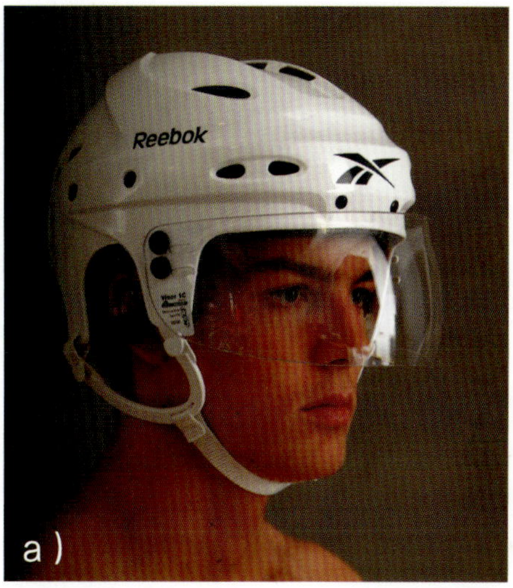

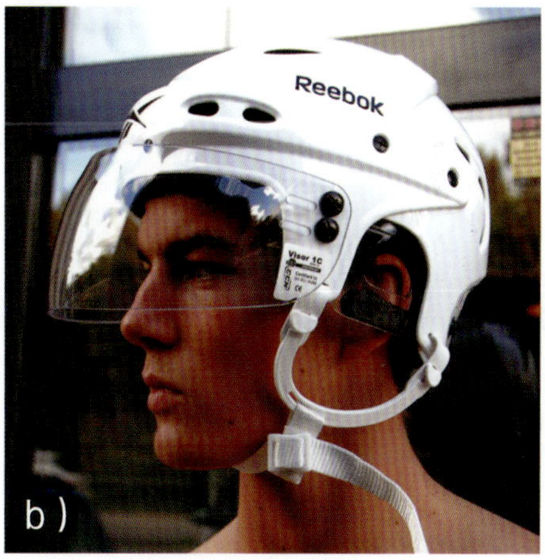

图4.7　带帽舌的冰球头盔。

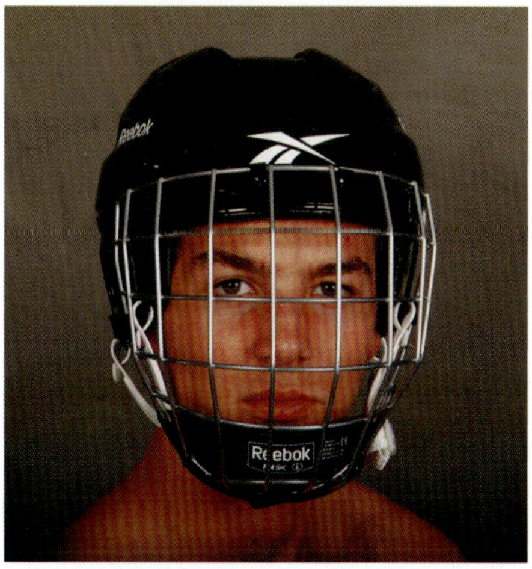

图4.8　每个参与冰球运动的人都应该佩戴能提供全面部有效防护的面罩，青少年、大学球员及所有女性运动员都应被强制佩戴这种面罩。

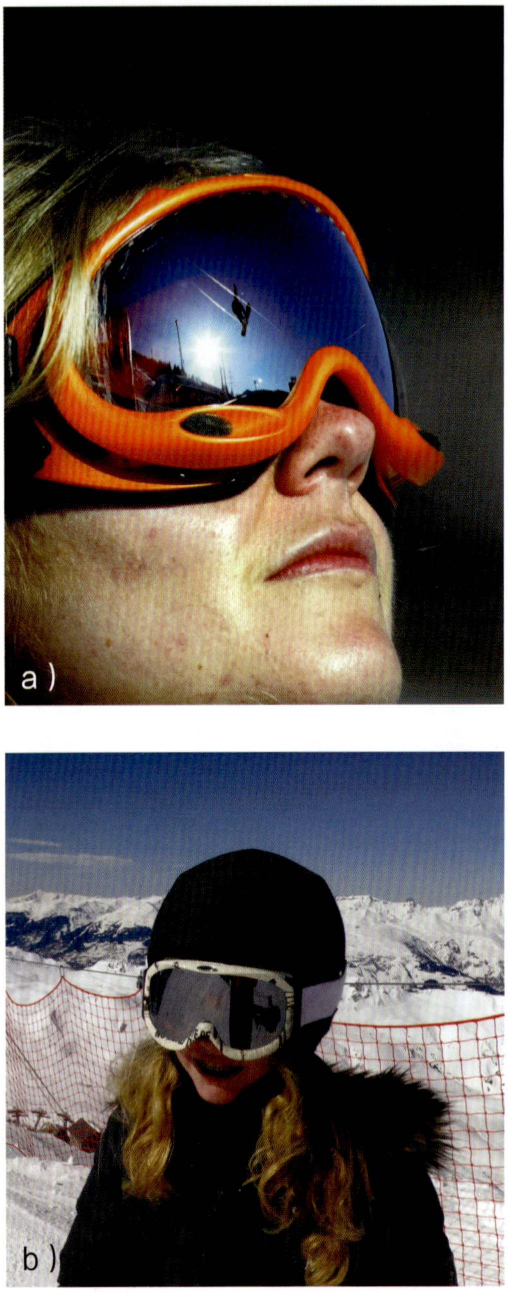

图4.9 护目镜在雪天和艳阳天是基本穿戴护具。所有类型的滑雪尤其是速降滑雪，以及壁球之类的球拍类运动都需要护目镜。**a）**图来自Bildbyrån，瑞典，已授权；**b）**图来自Kerstin Samuelsson。

护齿

牙齿损伤通常严重且代价昂贵。有报道，13%~39%的牙齿损伤与运动相关，其中2%~18%是颌面部损伤。男性受伤率是女性的2倍[5-7]。美国儿童牙科协会建议所有参加有组织的体育活动的儿童和青少年佩戴护齿。

由于牙齿缺失会影响颚骨发育，所以青少年发生牙齿损伤相对于成人更为严重。青少年拳击、冰球运动员按规定需要佩戴护齿。

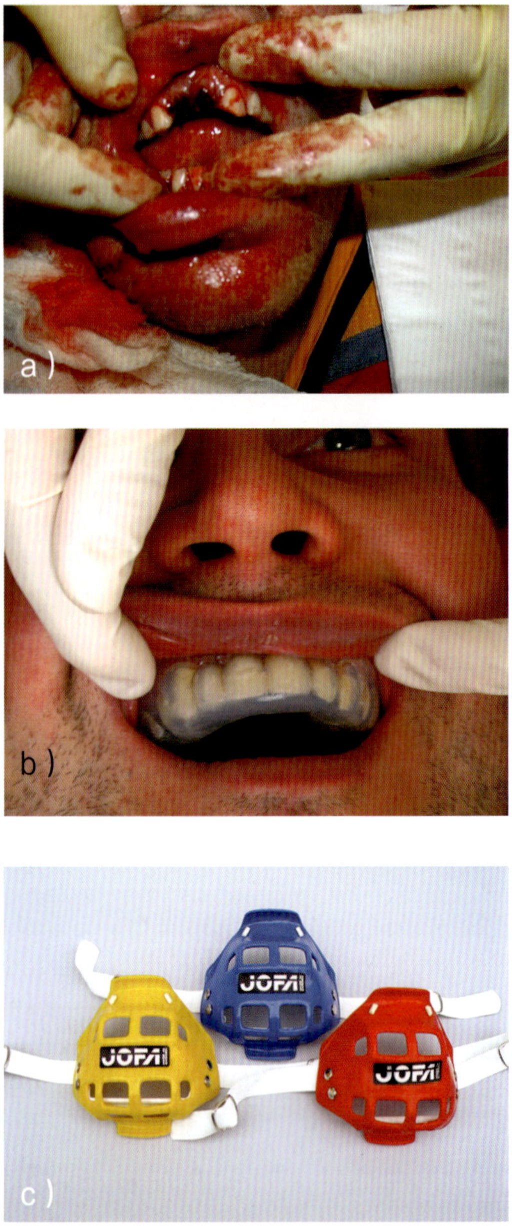

图4.10 冰球、美式橄榄球和拳击等运动中应注意预防牙齿损伤。**a）**冰上曲棍球运动中急性严重牙齿损伤；**b）**覆盖上颌牙的口内护齿（图片来自Paul Pincininni，渥太华，加拿大）；**c）**口外佩戴的护口器（图片来自Reebok/CCM）。

护齿有两种不同的构造设计：

- 覆盖上颌牙的口内护齿。
- 戴在口外的护齿。

最理想的护齿应当是这两种类型的联合应用（图4.10）。

其他口腔部位防护另有详细的标准。

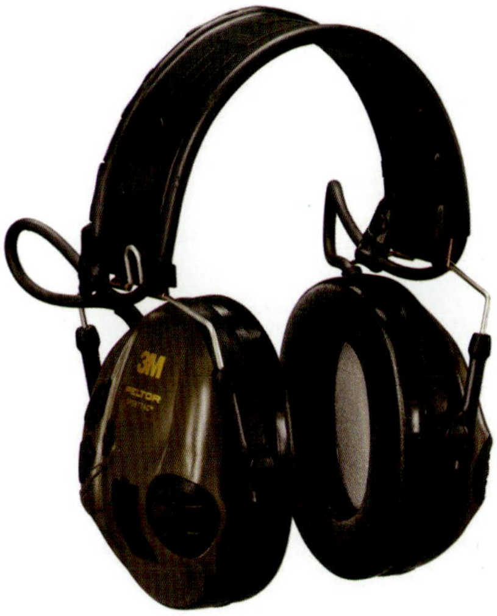

图4.11　在射击运动中，降低噪声的被动听力保护装置是很必要的。图片来自3M公司网站，瑞典。

耳朵和听力保护

参与射击运动的人应佩戴有效的护耳器，避免内耳损伤导致永久性的听力下降（图4.11）。值得注意的是，对于手枪射击运动者而言，用猎人护耳器是不够的。手枪射击用护耳器需要的阻尼更大（第14章及图14.9）。

颈部防护

护颈可以预防严重的危及生命的颈部损伤的发生（图4.12）。

马术中的安全防护背心（躯干保护）

就每小时严重受伤的风险而言，骑马要高于骑摩托车和赛车。在美国，平均每年有70 000~100 000人因骑马受伤来到急诊室[8]。

安全防护背心有很厚的垫料，能在骑手坠落时保护躯干。这些背心能帮助预防内脏、气管、脊髓及肋骨损伤。这种背心通常比较轻便（图4.13）。一般远距离骑手、马术选手、娱乐性骑手及竞技性骑手，都会穿戴这种背心。

有一项研究发现了穿防护背心和预防躯干受伤的关系。有效的防护背心不能只保护胸腹部，还要保护颈椎和腰椎[9]。

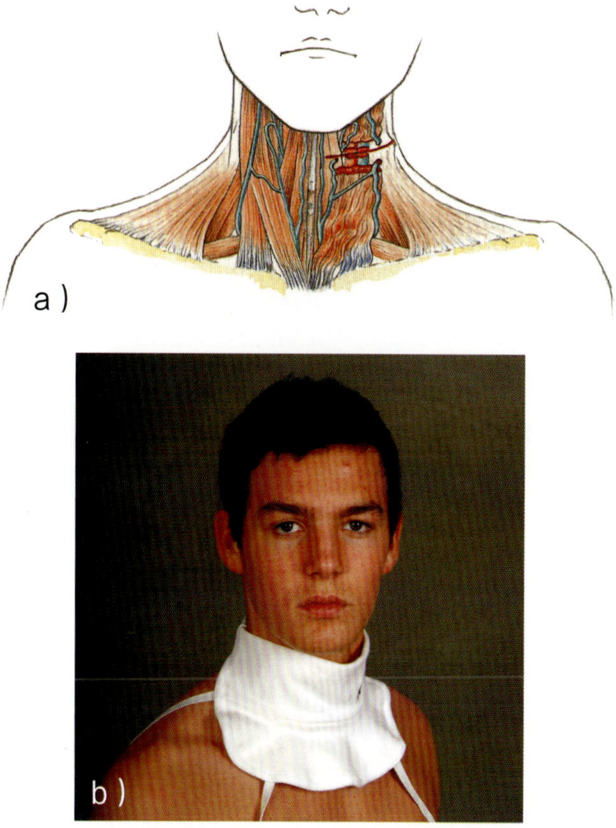

图4.12　**a**）颈部解剖示意；**b**）护颈，可预防穿透伤。

肩部保护

美式橄榄球、冰球及赛车运动中会使用到护肩。理论上其他类似赛马、骑自行车、速降滑雪和跳台滑雪等肩部损伤多发的运动中，也应当有类似的肩部防护措施（第10章）。肩部防护主要预防佩戴者肩部前面及侧面的损伤（图4.14）。

护肩应当起到保护肩关节的作用，将其受到的冲击力分散到周围更耐冲击的软组织。造成肩部损伤最常见的原因有：①倒下时肩部外侧撞击地面；②运动中拦截导致肩与肩的碰撞或肩与冰面地面的碰撞。这些原因的损伤通常因使用护肩可以避免。美式橄榄球的抢球过程中通常会发生肩上部碰撞。护肩主要是保护肩部区域，但设计上通常也能保护上胸部。护肩能预防许多肩部常见损伤，而且这些损伤通常难以治愈或需要很长时间去治疗。

小贴士

使用护肘，短期能预防肘滑囊和肘肩部的损伤，长期则能预防肘关节软骨损伤。

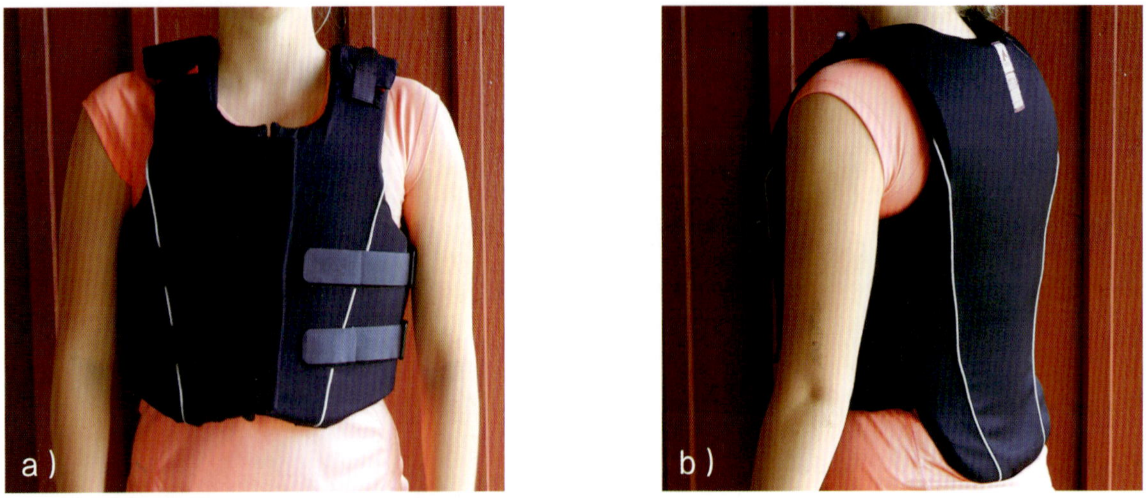

图4.13 骑马比赛及速降滑雪比赛中，一旦发生事故，安全防护背心将起到很大的保护作用。图片来自Linn Samuelson。

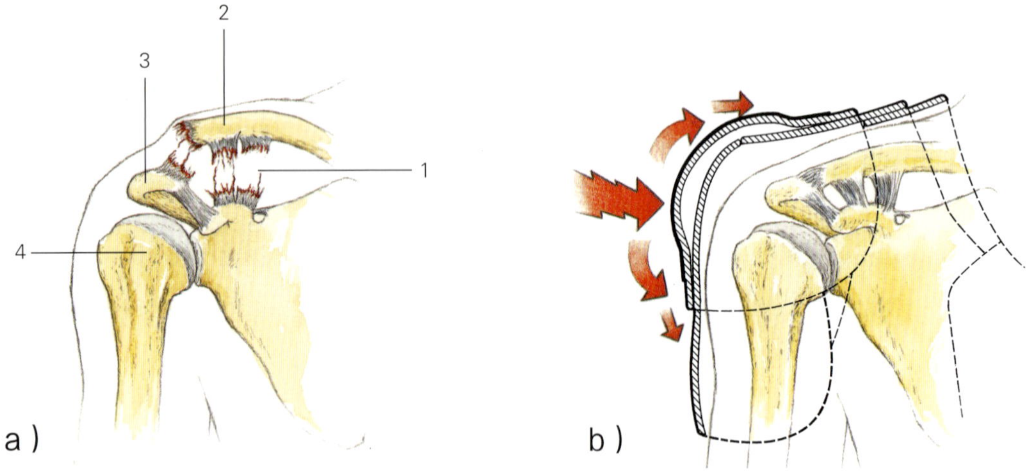

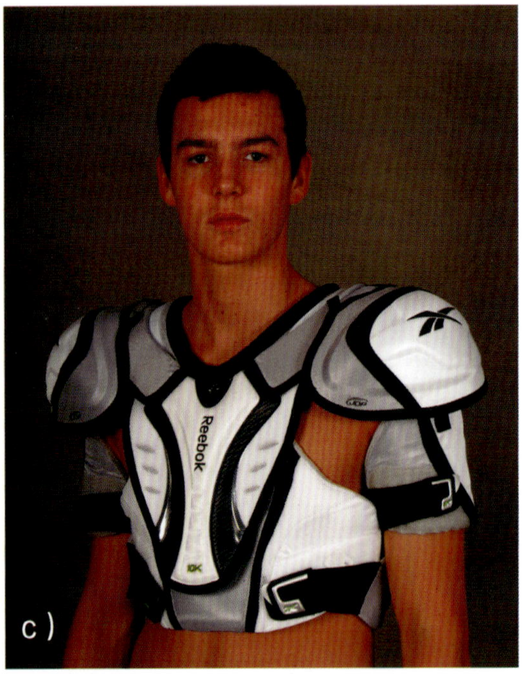

图4.14 肩部保护：常见损伤区域是肩锁关节。**a）**肩部解剖：1.肩锁韧带；2.锁骨；3.肩峰；4.肱骨。**b）**护肩构造设计原理；创伤发生时，冲击力会被分散到更广且耐受力更强的区域，从而避免了肩锁关节和肩肱关节的损伤。**c）**有效的护肩。图片来自Reebok/CCM，已授权。

肘部保护

在美式橄榄球、橄榄球、篮球、手球、排球和冰球等运动中会使用护肘。最常见的肘部损伤原因是运动员摔倒在地时肘部着地（第12章）。篮球运动中护肘和比赛服颜色相同。

护肘应当能充分保护肘尖部，缓冲肘部撞击地面时的冲击力（图4.15，图4.16）。

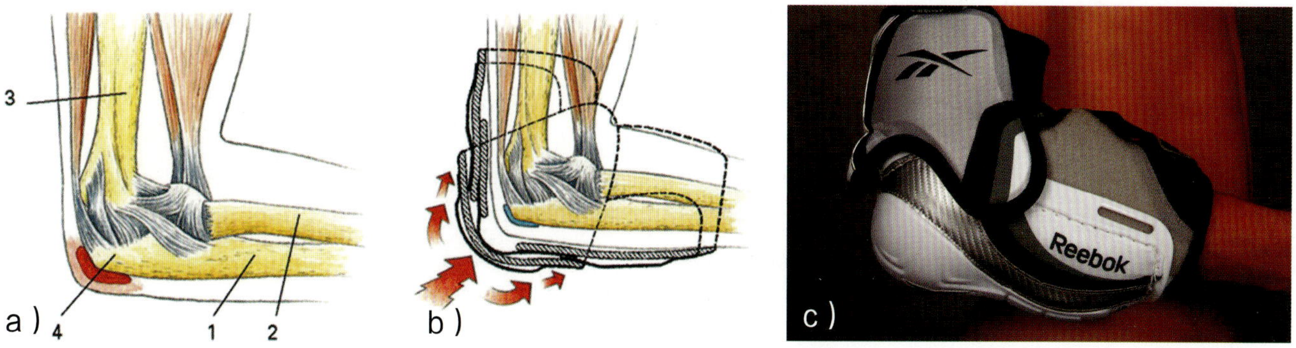

图4.15　护肘。**a）**肘部解剖，显示鹰嘴滑囊炎（肘尖后方黏液囊炎症），尺骨鹰嘴也是经常容易受伤的部位。1.尺骨；2.桡骨；3.肱骨；4.鹰嘴。**b）**肘部护垫使用设计原理，如冰球运动中，护垫能缓冲鹰嘴尖部的受力从而避免直接创伤。**c）**冰球中常用的有效的护肘。图片来自Reebok/CCM，已授权。

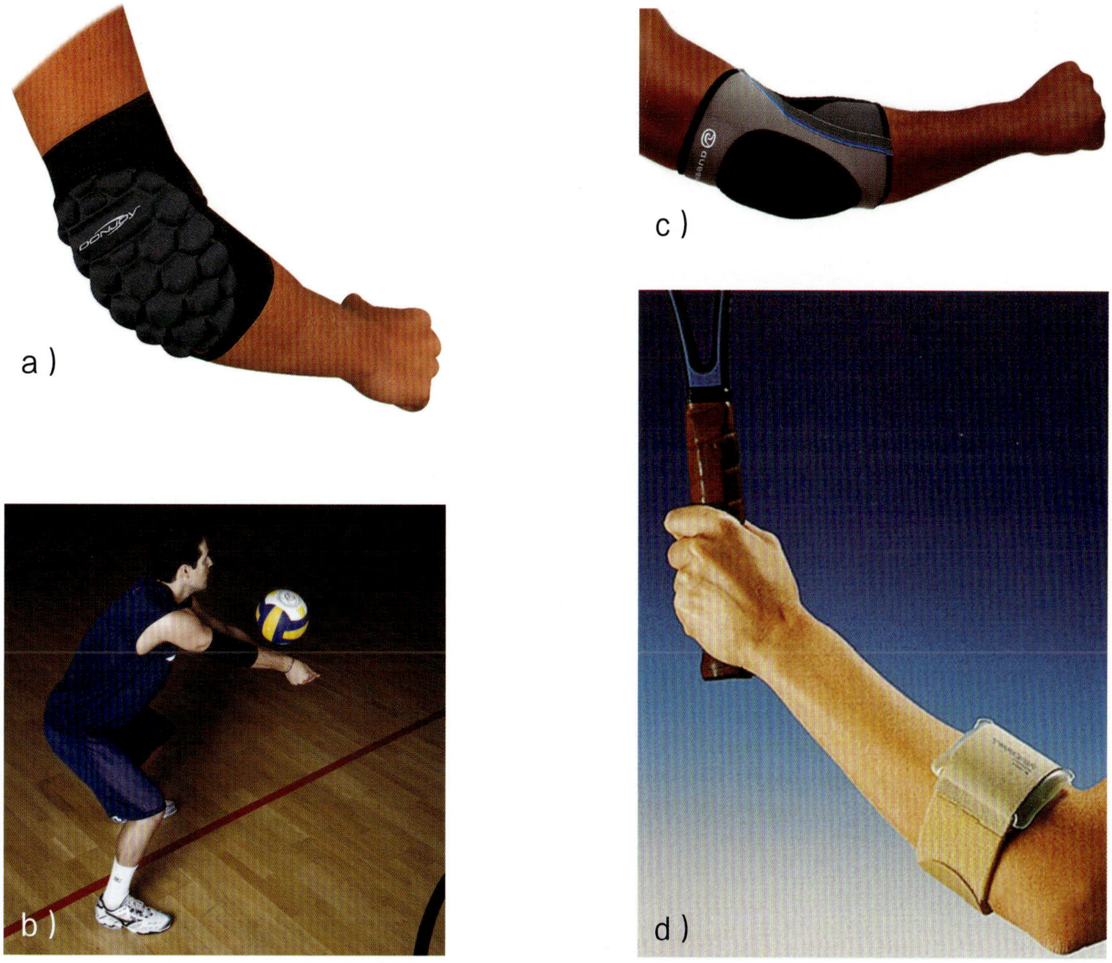

图4.16　护肘（矫正器）在许多运动中都有使用。**a）**、**b）**排球运动中使用的有后填充的护肘（图片来自DJO，LLC，已授权）；**c）**排球及类似运动中使用的护肘（图片来自Otto Bock Scandinavia，Rehband，已授权）；**d）**针对网球运动中网球肘使用的护肘（图片来自DJO，LLC，已授权）。

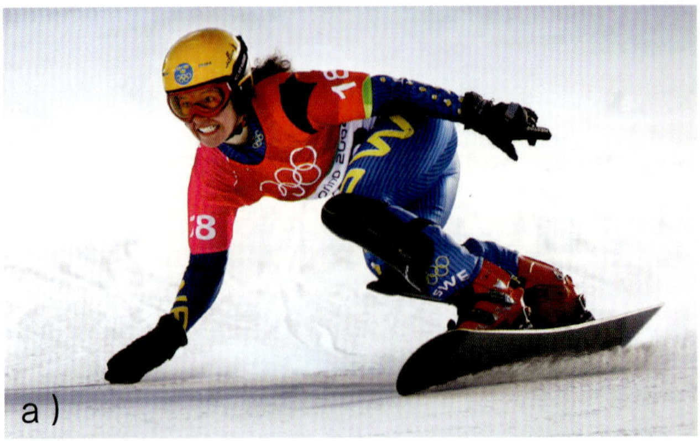

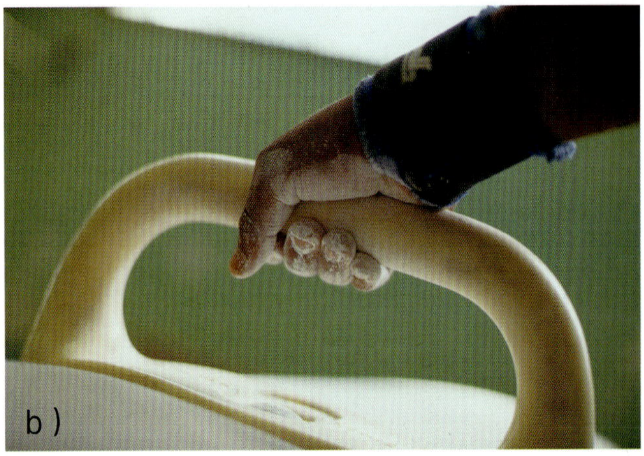

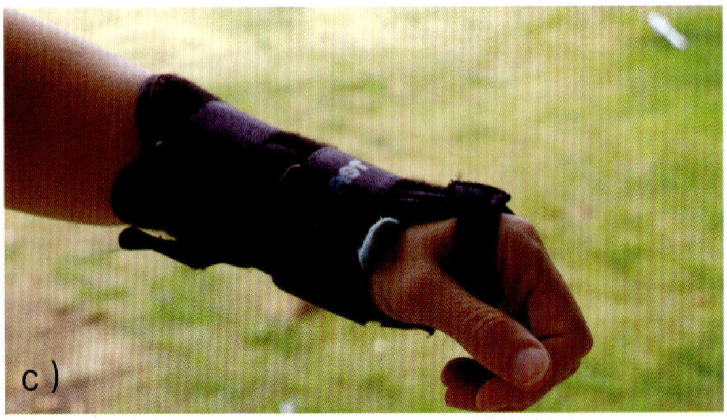

图4.17 腕部支具在很多运动中都有效且有保护性。**a）**腕部损伤在单板滑雪中很常见（图片来自Bildbyrån，瑞典，已授权）；**b）**腕部支撑护具在体操运动中很常见（图片来自Bildbyrån，瑞典，已授权）；**c）**腕部支具在日常生活中经常使用，如园艺（图片来自Linn Samuelson）。

腕部保护

护腕在滑板和单板滑雪者等运动中会有使用（图4.17）

腕部支撑在许多日常生活中也能起到很重要作用，如园艺、电脑前工作等。腕部支撑通常有很好的预防损伤作用。此外，护腕的使用并不会增加前臂和肩部的受伤风险。

许多腕部损伤发生在低速跌倒（第13章）时。护腕能吸收和缓冲这种类型跌倒造成的撞击力，从而达到保护腕部的作用。例如，单板滑雪中，护腕有可能预防手舟骨骨折等难治损伤的发生。

小贴士

护腕是个很好的运动护具，许多运动中都应使用护腕。

会阴护具/护身三角绷带

会阴护具用来在运动中保护男性生殖器部位。会阴护具应当能覆盖阴茎与睾丸，并能保护它们免受直接创伤。一些会阴护具是专门为某些运动设计的（图4.18）。有些接触性运动中有可选的硬质会阴护具，能起到附加保护作用。对于低接触性运动中，也有更加灵活且舒适柔软的会阴护具。

会阴护具能在阴茎和睾丸受到直接创伤时，对它们起到暂时的保护作用，避免严重疼痛的发生。由于这些器官有丰富的血供，创伤很容易造成会阴区出血，这种损伤可能难以治愈并引发永久性损害。泰拳比赛中有特殊防护，将打制的铁器用带子绑缚到身上起保护作用。

护臀

现在会使用到护臀的通常有冰球运动员、美式橄榄球运动员、手球守门员和场地曲棍球运动员。实际上，护臀应当得到更广泛的使用，但商店里可以买到的护臀很少。护臀应当起到保护股骨上段和髋关节的作用（第17章），一般设计成裤子的形式。

从短期的角度来看，护臀可以在被对手击倒臀部着地时起到预防疼痛和出血的保护作用；从长期的角度来看，护臀能通过分散创伤带来的冲击力来预防髋关节软骨损伤。

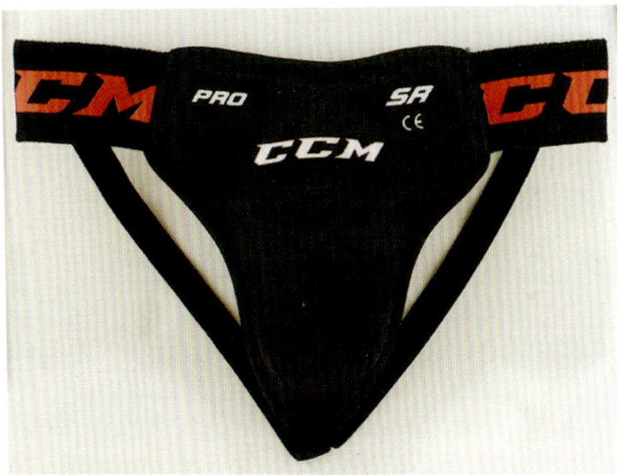

图4.18　冰球运动中的会阴护具（橄榄球/足球等用会阴护具见图15.8）。图片来自Reebok/CCM。

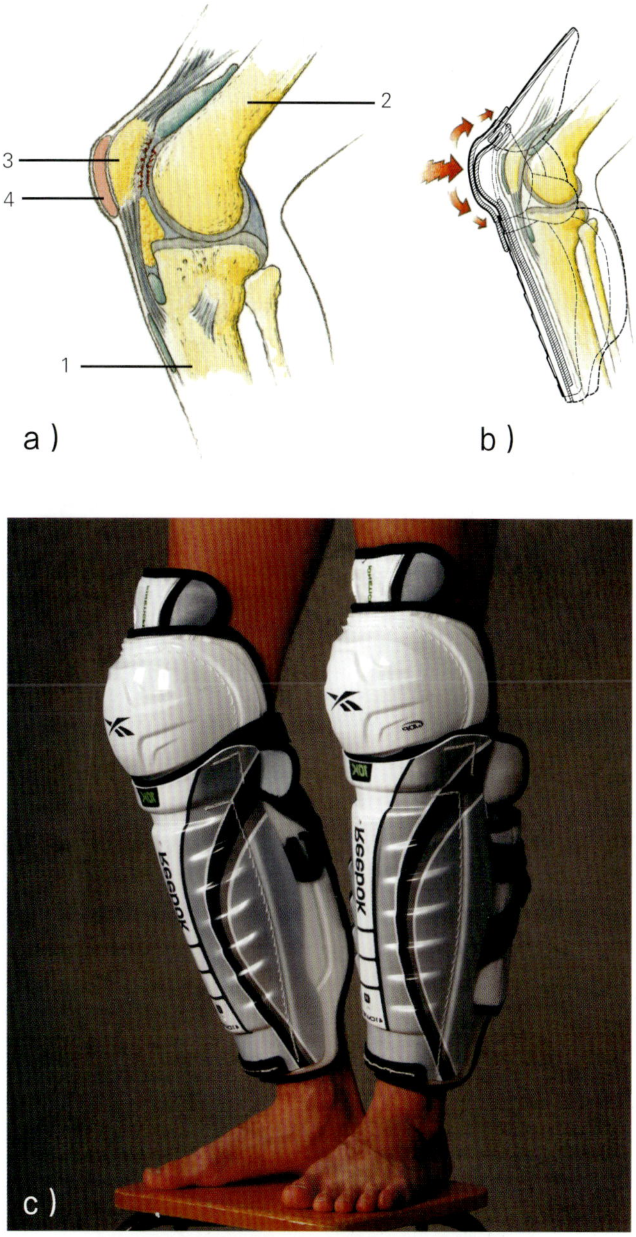

图4.19　冰球运动中使用的膝和小腿联合护具。**a**）膝关节解剖。1.胫骨;2.股骨;3.髌骨;4.滑膜囊。**b**）护膝设计原理，髌骨前部容易受到损伤。**c**）冰球中可能使用的同时覆盖膝关节和小腿的护具（图片来自Reebok/CCM，已授权）。

膝关节保护性和预防性支具

膝关节保护性支具仅在膝关节直接着地时能起到保护作用，并不能预防膝关节受到来自侧面或旋转性创伤，这种创伤一般会导致半月板和韧带损伤（图4.19，图4.20）（第19章）。冰球运动员使用的是膝和小腿联合护具，而篮球、手球、排球运动员和足球守门员等采用的是单独的膝盖护具。稳定的预防性矫正器和支具将在第5章详细描述。

膝关节保护性支具应当能减轻膝关节和小腿直接着地或受到撞击造成的损伤。髌骨尤为脆弱，需要得到充分的保护。膝关节保护性支具应能把创伤的力量分散到周围组织。

小贴士

敏感区域的保护很重要，如膝关节的关节软骨损伤就是可以通过保护避免的。

小腿护具

小腿护具常用于保护小腿免受球的撞击及与其他周围环境的碰撞（图4.21）（第20章）。为了减少远期的骨和软组织损伤风险，提高小腿护具的能量吸收（减震）性能是很重要的。

有意思的是，篮球比赛中护腿的颜色应当和比赛时穿的裤子颜色相同。

小贴士

小腿护具应当起到保护骨骼和软组织免受损伤的作用，或者至少能通过将小腿受到的创伤的力分散开至更大的区域减轻损伤程度。在足球运动中必须使用小腿护具。

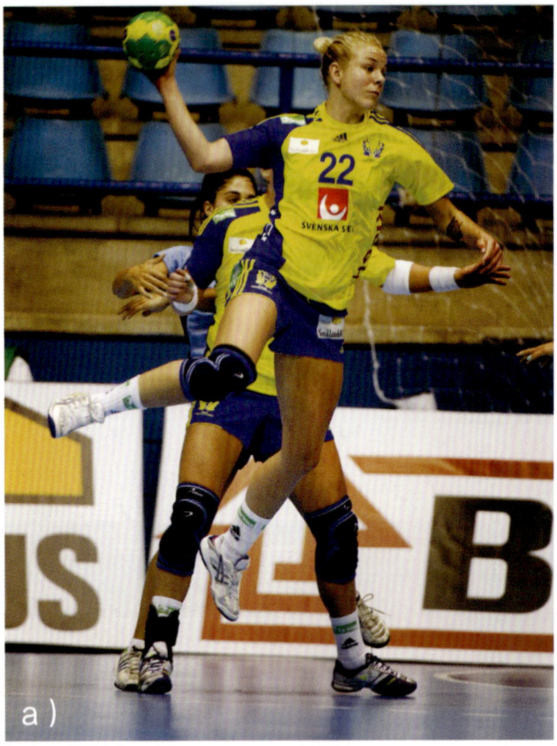

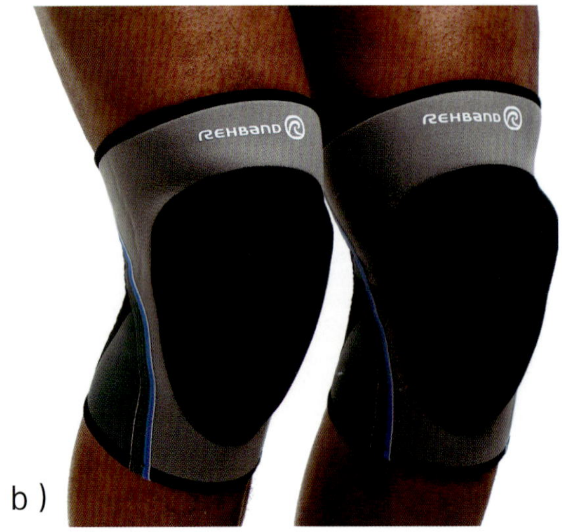

图4.20 由于手球和排球运动员经常摔倒，膝关节可能撞击地板，所以使用的护膝有额外的膝前填充材料。**a**）来自Bildbyrån，瑞典，已授权；**b**）来自Otto Bock Scandinavia Rehband，已授权。

足踝部支具

对于许多运动员来说，鞋子是至关重要的，因为鞋子能提供保护，预防负荷过度造成的损伤及扭伤。遗憾的是，运动员鞋类护具的保护性能发展有限。

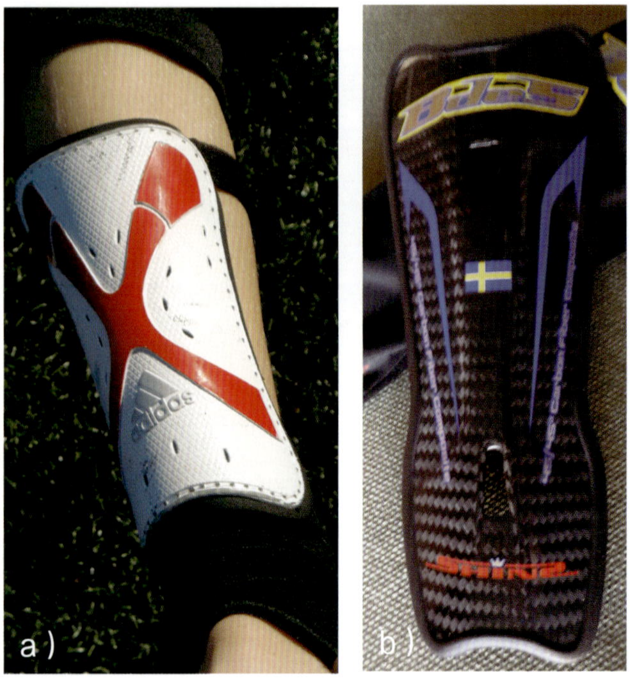

图4.21 足球运动中使用的小腿护具，能很好地覆盖小腿。

> **小贴士**
>
> 目前，我们对鞋类损伤预防和生物力学参数（如鞋同脚面的接触关系，鞋钉、条纹等鞋底设计等）所知甚少。

拳击手和冰球运动员的鞋对足踝部有天然的保护作用。滑雪靴同样给速降滑雪运动员提供了类似的保护。溜冰鞋和滑雪靴能保护踝部骨骼和韧带。关于足踝部损伤详见第21章和第22章，有关踝部稳定支具和矫正器描述见第5章。

滑雪板固定器

虽然滑雪装备不断在发展，但滑雪中受伤仍旧很常见。高山滑雪中一项很重要的保护就是滑雪板固定器，但前提是设计合理且预先调整好（图4.22）。滑雪者整体受伤率同滑雪板固定器相关。有的受伤事件发生正是因为固定装置的分离机制不合适所致，这直接使得滑雪者无法脱离滑雪板，或者在错误的时间脱离滑雪板。虽然近些年来，与滑雪板固定器相关受伤事件正显著减少，但所有滑雪相关受伤事件仍有30%与固定器性能缺陷有关，所以预防高山滑雪受伤事件发生的关键仍是提高滑雪板固定器性能。

有些类型的固定器有多方向分离途径，即它们能在滑雪者倒地的任意方向分离。但许多固定器仍有一定的分离限制，如仅在旋转、前脚掌横移或脚后跟前倾运动时能分离。少数的固定器有更多分离方式。滑雪初学者经常会跌倒，所以最好选择可多方位分离的固定器。

应妥善护理固定器，并定期进行常规性能检测。固定器应当经受严格测试，每个滑雪季正式使用之前至少进行一次测试。所有的装备包括滑雪靴、固定器和滑雪板均应保持清洁，滑雪者在开始滑雪前，必须全方面测试固定器的性能（详见第107页滑雪板固定器的重要性描述）。

滑雪杆和手套

双板滑雪者最常见的上肢损伤是拇指掌指关节尺侧副韧带的断裂。这类受伤某种程度上来说同滑雪杆的设计有关。一个好的滑雪杆设计应当是能轻易地脱离手握的状态（图4.23）。滑雪者也应该避免把手绑在滑雪杆上，以便于发生事故时轻松扔开滑雪杆。

和冰球、拳击选手一样，滑雪者也要佩戴手套。手套对保护滑雪者手部发生骨折或疼痛水肿有一定作用。手套也能预防拇指和手腕部的韧带损伤（第13章）

每个运动员应该对于自己从事的运动中可能存在的相关损伤风险有一定认识，并在计划使用相应装备前进行安全测试。如果所有运动员都遵从这项建议，那么许多运动的受伤率都会下降。

小贴士

每个运动员都应有避免损伤的自我保护意识。

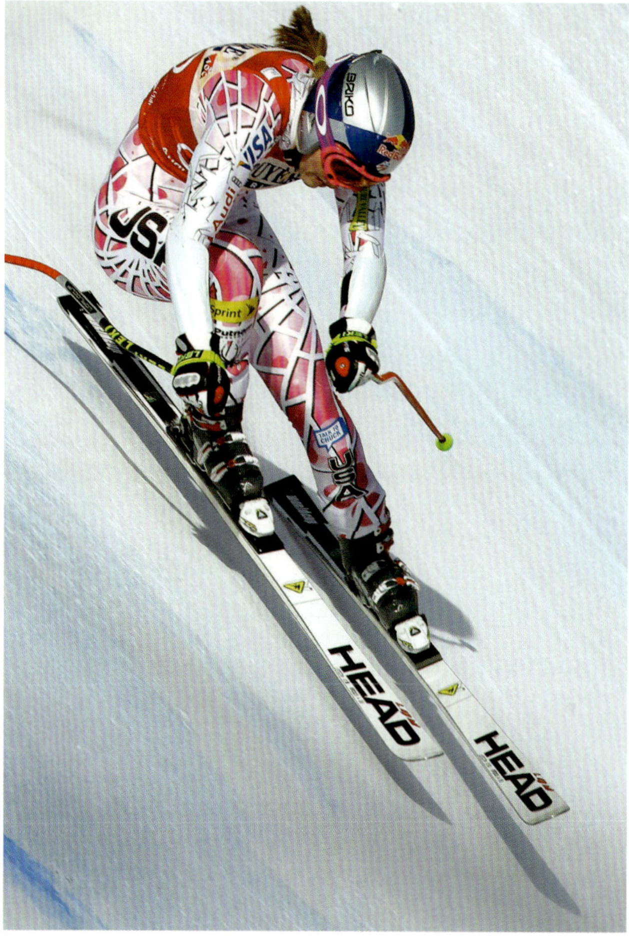

图4.22　高山滑雪中使用的滑雪板固定器，如果调整得当通常比较容易脱离，图片来自Bildbyrån，瑞典，已授权。

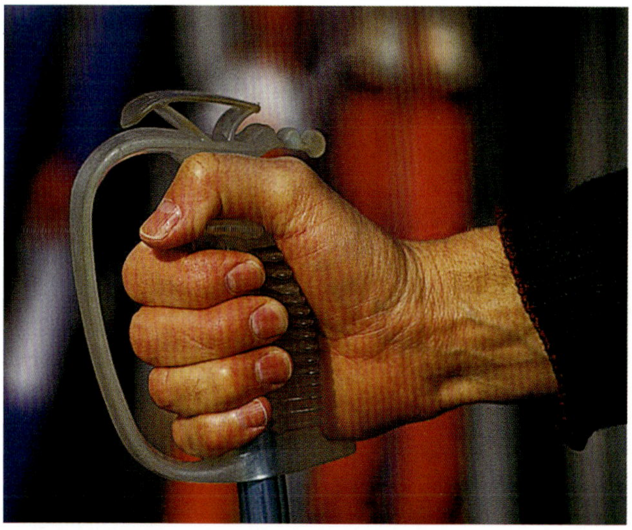

图4.23　滑雪杆能缓冲引起创伤的作用力，应该在滑倒事故中能轻易脱离。

参考文献

[1] THOMPSON D C, et al. Helmets for preventing head and facial injuries in bicyclists. Cochrane Database Syst Rev,2000,CD001855.

[2] CURNOW W J. The Cochrane Collaboration and bicycle helmets.Accid Anal Prev, 2005; 37 (3) : 569–573.

[3] NISKA A, et al. Single bicycle accidents. Analysis of hospital injury data and interview. VTI （The Swedish National Road and Transport Research Institute）, 2013. Mail: vti@vti.se

[4] https://www.gov.uk/government/statistics/reported-road-casualties-great-britain-annual-report-2012.

[5] ADA Council on Access, Prevention and Interprofessional Relations; ADA Council on Scientific Affairs. Using mouth guards to reduce the incidence and severity of sports-related oral injuries. J Am Dent Assoc, 2006,137（12）:1 712–1 720.

[6] KNAPIC J J, et al. Mouth guards in sport activities: history, physical properties and injury prevention effectiveness. Sports Med,2007, 37（2）:117–144.

[7] SMITH W S, et al. Sports-related dental injuries and sports dentistry. Dent Assist,1998,67（3）:12–16, 40, 46.

[8] THOMAS K E, et al. Non-fatal horse related injuries treated in emergency departments in the United States, 2001–2003. Br J Sports Med,2006,40（7）:619–626.

[9] HESSLER C, et al. Effectiveness of safety vests in pediatric horseback riding. Klin Padiatr,2012,224（7）: 443–447.

第5章　运动中使用的支具与胶带

支持绷带

根据不同程度稳定性的需求，使用的支持绷带类型也不同。

弹性绷带一般是棉制的，弹性不一。弹性橡胶绷带是由棉织物和橡胶混合而成，比普通弹性绷带弹性更好。发生类似踝扭伤这样的紧急损伤时，绷带可以用于固定敷料和冰袋在伤口区域，并且提供压迫作用。弹性绷带使用后一般是弹性延长状态，这使得其不适合长期使用。弹性绷带的优点是可以清洁后再使用。

黏性弹性绷带是结实有弹性的，而且它的黏附性能很强。黏性弹性绷带尤其适用于膝、踝和腕关节韧带损伤。黏性弹性绷带也可以用于预防性包扎。

自黏性弹性绷带是紧密包装的聚酯纤维非织布。这类绷带是自身黏附而非黏附在皮肤上，所以不会影响皮肤正常功能，也不会引起过敏。它在洗澡过程中不会脱落，而且湿了以后很快就能变干。自黏性弹性绷带也可用于伤后康复期预防性处理。它的稳定性和弹性均很好，可以内附不是太大的敷料。即便脚上应用了这种绷带也不会影响穿鞋。只要使用方法正确并且没有过度拉伸，自黏性弹性绷带可以作为预防韧带和软组织损伤的半永久性保护措施。

肌内效贴是一种新型弹性治疗敷贴，结合胶布绷带和非弹性运动胶带两者特点，不仅防水而且占空间小。该产品是一种可透气的薄型、含丙烯酸胶的弹性纱带，有的产品声称能延伸到初始长度的140%。

矫形器和支具

矫形器或支具是用来支持或调整关节的外部支持装置。矫形器和支具越来越多地运用到体育运动中，主要用于膝和踝关节，目前在肩部、肘部、手和腕部的运用在不断增加。

膝关节支具、矫形器及支持绷带

膝关节矫形器和支具覆盖膝关节上下部分，目的通常是支持或调整膝关节的对线。膝关节损伤通常比较严重，大学美式橄榄球运动员中，每年膝关节受伤的风险率为6%~22%，并且年轻女孩在足球、手球和篮球运动中的膝关节受伤风险率也在不断增加。膝关节支持绷带、支具也常在受伤后治疗或康复期使用。膝关节支具可分为3类：预防型、康复型和功能型。

预防型膝关节支具

预防型膝关节支具的设计目的是分散膝关节的负荷，并由此减轻内侧副韧带（medial collateral ligament，MCL）及前交叉韧带（anterior cruciate ligament，ACL）的应力。生物力学研究表明，当内侧副韧带和前交叉韧带受到外翻应力作用时，这种支具对他们有限制外翻保护作用。研究表明，这种阻力随着外翻应力增加而增加，在外翻角约20度时效率最高。然而这种作用仅在较低的非生理负荷状态下得到验证。并不是所有研究都表明美式橄榄球中使用的预防型支具能减少内侧副韧带损伤事件的发生，目前仍缺乏有效证据支持未受伤的膝盖需要常规使用预防型膝关节支具。受到偏倚和混杂因素影响，现有文献中并无相关高等级证据[1]。预防型膝关节支具的使用，可能带来腿抽筋和易疲劳等副作用。

康复型膝关节支具

因为能够进行早期受限活动，所以康复型膝关节支具治疗内侧副韧带损伤比管型石膏更高效。在膝部韧带损伤后第一周保守治疗中或某些膝部韧带外科手术中，运用康复型支具能对膝关节康复有很大帮助。康复型支具还有许多应用，如用于前交叉韧带术后，不过目前没有明确证据证明前交叉韧带术后支具使用的疗效。

小贴士

内侧副韧带术后，很有必要使用康复支具。

功能型膝关节支具

功能型支具有支撑膝关节的作用，在前交叉韧带损伤后维持膝关节功能而不会出现“打软腿”的情况。这种支具通过和韧带、半月板和肌肉共同合作发挥作用（图5.1）。功能型支具在下述情况中能提供支持作用。

- 内翻/外翻（侧–侧）：功能型支具有钢化或硬塑料结构，对膝关节内外侧均有加强固定作用。
- 通过防止过伸减少胫骨前移（胫骨相对股骨前向运动）。
- 控制旋转：要实现这点仍十分困难，目前也没有支具能真正控制旋转。

对这些支具而言，最难的部分是固定。大腿肌肉很发达，又是圆锥形，运动也难以控制，这些会让支具有下滑倾向，一旦支具发生下滑，就会导致膝关节运动轴线和支具的轴线不一致。

小贴士

- 已证实，支具对运动员日常生活有积极作用，但在进行体育活动时是否获益无明确证据。具体的固定效果及收益视人而定。
- 膝关节支具是前交叉韧带损伤后修复期使用的有效的保守治疗手段。

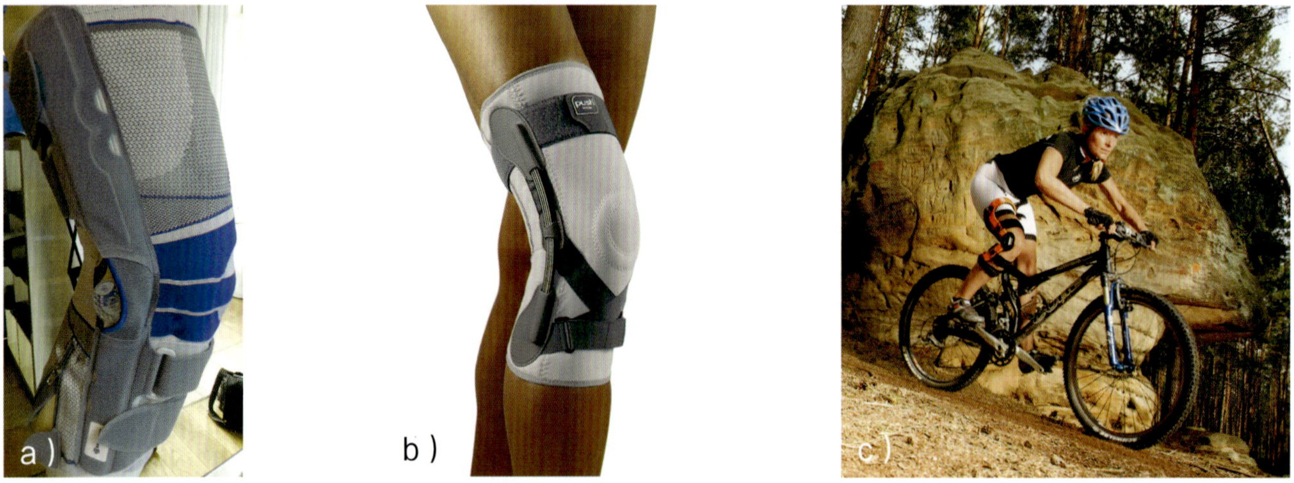

图5.1 功能型膝关节支具示例（膝关节矫形器）。**a）** Bauerfeind Genu Train S的柔软、轻型膝关节支具，有证据表明其对膝关节韧带损伤后处理有效。**b）** Albrecht ROM稳定器可作为术后支具使用（术后康复矫形器），网球、跑步、高山滑雪等运动中发挥类似功能性矫形器作用（图片来自Albrecht GmbH，德国，已授权）。**c）** 登山、山地自行车及一些接触性/非接触性运动中可使用非常规支具。非常规支具也可用于前、后交叉韧带和内、外侧副韧带不稳定者，起加强维持作用（©2014 DJO，LLC版权所有，已授权）。

生物力学研究表明功能型膝关节支具在低生理负荷和举重状态下有减少膝关节前脱位（前后向运动）的发生率。临床研究表明，尽管许多运动员可能穿戴支具后仍会有一些不稳定事件发生，但运动员佩戴支具还是有明显积极作用的。

髌股疼痛综合征支具

髌股疼痛综合征支具可用于预防髌骨脱位。这种支具通常还会与马蹄形的外侧支撑联合使用，从而起到稳定髌骨和预防横向半脱位的作用。内侧皮带可以提供额外的稳定性（图5.2，图5.3）。

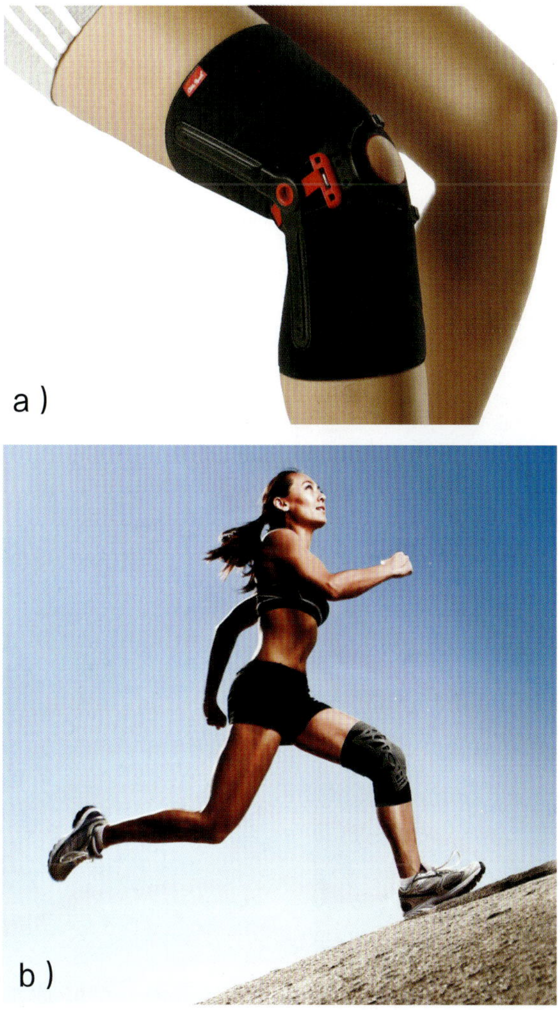

图5.2 髌–股疼痛综合征患者使用的膝关节支具（矫形器）示例。a）开口型膝关节支具：这类支具能在全方位运动中对髌骨起到最优的保护作用（图片来自Ottobock Scandinavia Rehband，已授权）；b）Don Joy Reaction膝关节支具可以吸收冲击，转移峰值负荷远离膝疼痛区，通过分散能量来帮助减少膝前区疼痛并从各个方向上实现髌骨的动态稳定（图片来自DJO，LLC，已授权）。

某些研究表明，这些支具能提高髌股疼痛综合征患者的运动表现。佩戴支具使得康复训练中的动态训练成为可能，也让患者得以早日回归正常娱乐和体育活动中去。

踝关节支具

约有15%的运动损伤都与踝关节损伤有关。为了减少这种事件的发生，运动胶带和支具被广泛用来支撑踝关节（图5.4）。踝部支具通常对运动表现无显著影响，不过可能在垂直跳运动中会使成绩稍有下滑。

生物力学研究表明，这些支具提供了一定的支撑作用，尤其是在负重的情况下。临床研究显示，

小贴士

踝部支具既可用于可活动踝关节，也可用于固定踝关节。可活动踝关节支具使用逐日增多。

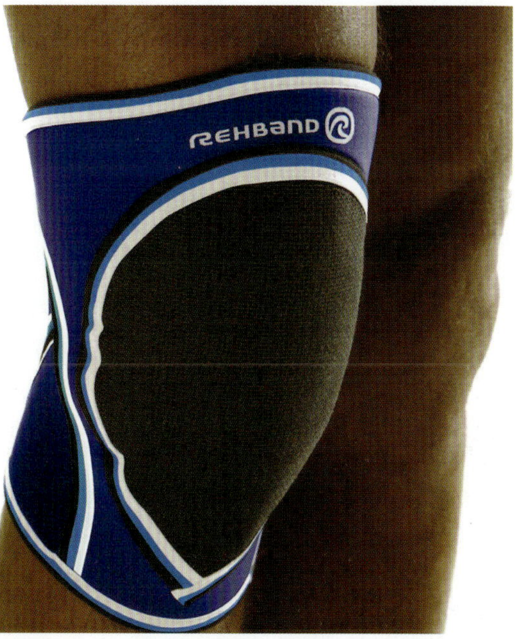

图5.3 强化吸收髌骨前部冲击的膝关节支具（矫形器），在运动员到处跑、经常会和地面亲密接触的运动中使用得很多，如手球和排球运动中（图片来自Ottobock Scandinavia Rehband，已授权）。

支具降低脚踝关节扭伤的严重程度，同时也减少复发。对于既往有过韧带损伤的运动员而言，使用踝部支具能降低再损伤风险率。在类似足球、手球和排球等的高危运动中，运用支具或支持绷带能显著减少踝关节扭伤事件的发生率。有证据表明，使用一定的外部支撑比不使用任何保护更好。

胶带的缺点是随着使用时间的延长其生物力学保护作用会不断减弱。如果直接在皮肤上缠绕胶带可能造成皮肤损害。使用保护性敷料可以减少皮肤损害风险，但同时这又会降低原有的生物力学保护效果。尽管如此，使用护踝总体上还是利大于弊。胶带式护踝目前很受欢迎，因为运动员们都觉得相比支具，护踝不会干扰自己的运动表现。胶带式护踝在精英运动员中有广泛的应用。

小贴士

- 使用踝关节支具预防踝部外侧韧带损伤已有有力的科学依据支持。
- 已证实，就功能结果而言，使用踝部支具有助于提高预后。
- 曾有过踝部扭伤的人应当被告知可以通过使用护踝（矫形器）减少再发生扭伤的风险。
- 有证据表明，使用一定的外部支撑比什么也不用有益。
- 踝关节支具治疗相对绷带式治疗更为经济，所以急性踝扭伤后或许应当考虑使用支具。
- 提高踝关节的平衡性及保证踝关节支具或绷带式护踝的用户体验很重要。

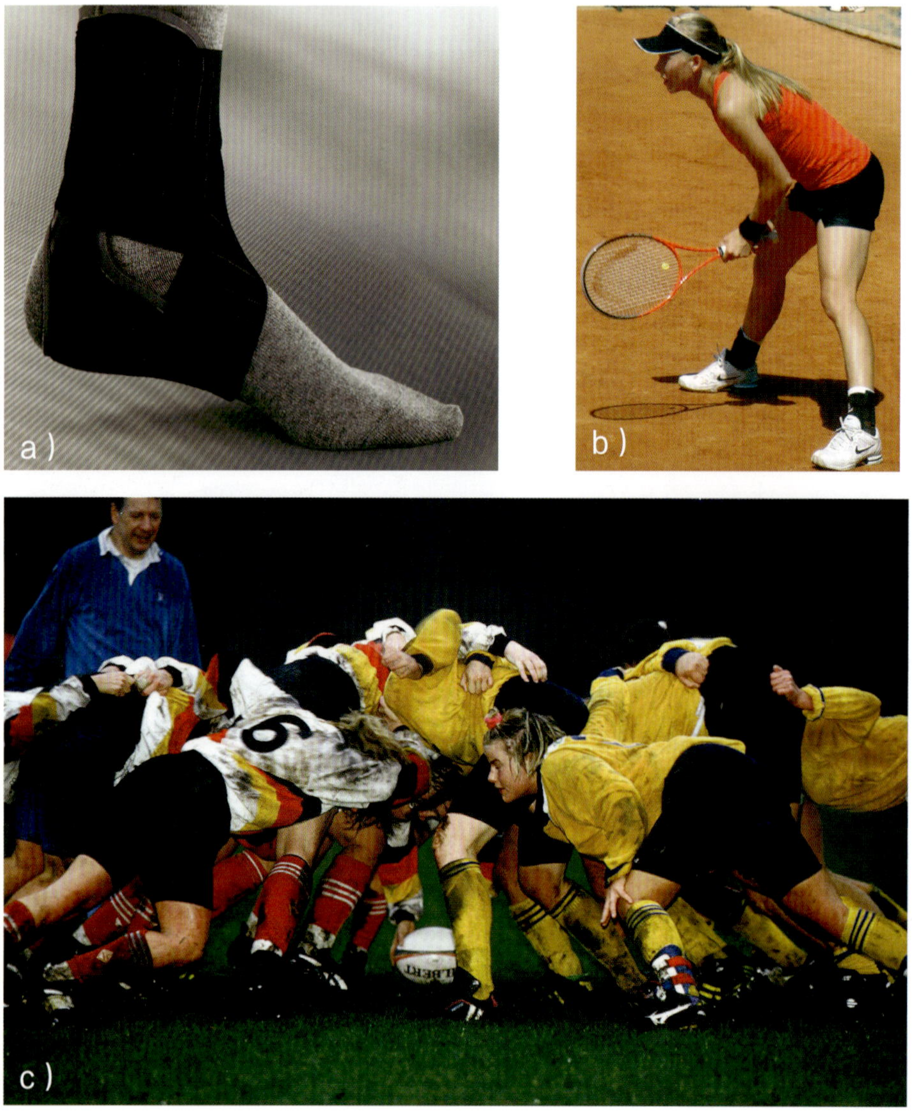

图5.4 踝关节矫形器十分有效。**a）**Aequi3–6型护踝（图片来自恩颐投资国际，已授权）；**b）**网球运动中预防受伤用护踝（矫形器）；**c）**许多团队性运动如橄榄球运动中使用的护踝（矫形器）（图片来自Bildbyrån，瑞典，已授权）。

踝关节支具对踝部损伤也是有效的，而且也得到了运动员的广泛使用，用得最多的可能还是业余运动员。随着踝关节支具设计的不断提升，它们的用途也可能增加。

在踝关节韧带损伤的治疗中，联合使用胶带、弹性绷带和踝关节支具有很好的效果。

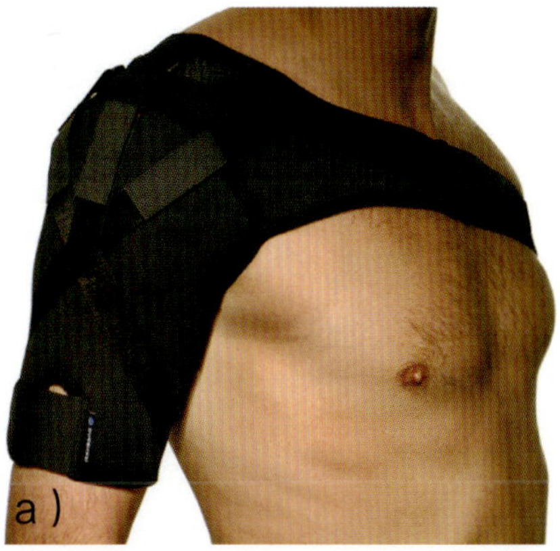

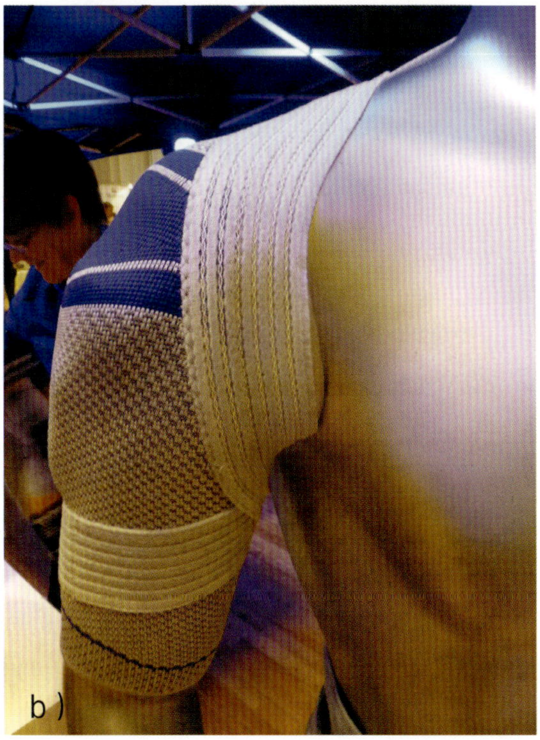

图5.5 肩关节支具（矫形器）能提供一部分支撑作用。**a）** Acro Comfor “T” 形肩部支具可用于肩关节前方多方向运动不稳定、肩锁分离及肌肉拉伤这些情况。定向肩带可针对不同个体进行肩关节活动限制（图片来自OttoBock Scandinavia Rehband，已授权）。**b）** Bauerfeind OmoTrain肩部支撑保护可对抗疼痛性旋转运动并能帮助维持臂横举运动，进而强化肌肉力量。这种支具在运动中可完全缓解疼痛。

肩关节支具和支持绷带

肩关节前向不稳定进行手术治疗效果很好，但有关支具的使用仍存在争议。市场上可以购买到的肩关节支具很少（图5.5）。这些支具能限制肩关节的外展和外旋，从而达到防止肩关节不稳定的目的。这些支具体积较大，会影响高技巧性运动员的表现。类似冰球运动员这样不需要做上举动作的可以使用这类支具。目前尚无有关肩关节支具的临床或生物力学研究。

肩关节支具举例：

- 用于减轻疼痛和炎症的常规肩关节支具。
- 可产生向下向后压力以限制肩锁关节脱位的肩关节支具。
- 适用于肩袖和肩关节脱位者减轻症状的肩关节支具。这类支具可用于越野摩托这类赛车运动中。

肘关节支具/绷带/矫形器

肘关节支具可用于网球肘或肘关节过伸损伤者。

网球肘所用绷带设计基于反作用力法则。位于前臂近端的弹力带在肌肉收缩时提供一个反作用力，限制肌肉扩张，进而减少肌肉可能产生的力。弹力带也可以分散受伤部位受到的压力，进而减轻肱骨外上髁受到的压力。反作用力绷带由此控制肌肉力量，并将过量的负荷分散到其他健全组织中去。它使得即使有网球肘的人也能进行持久性运动（图5.6）。

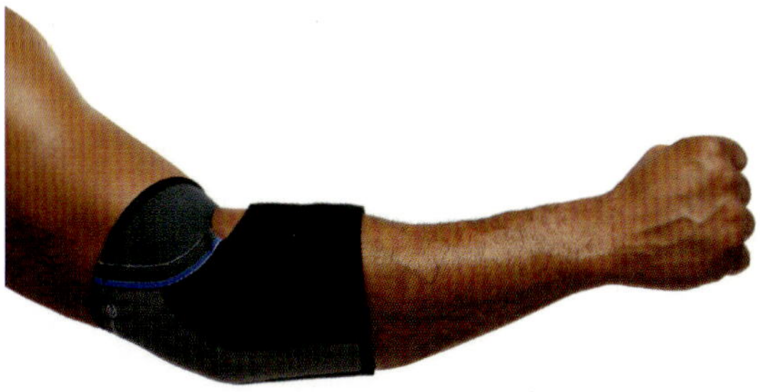

图5.6 网球肘、高尔夫球肘、鼠标手和类似情况使用的支具（矫形器）。它能减少激惹部位的肌腱张力，起到缓解疼痛作用，使人们在炎症和疼痛下仍可继续运动。图片来自OttoBock Scandinavia Rehband，已授权。

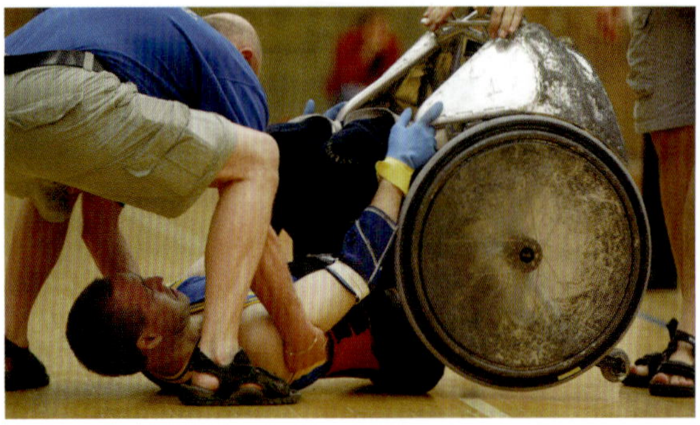

图5.7 具有减震作用的肘部支具（矫形器）在跳高或轮椅篮球运动摔倒时，对保护鹰嘴尖免受创伤有很大作用。图片来自Bildbyrån，瑞典，已授权。

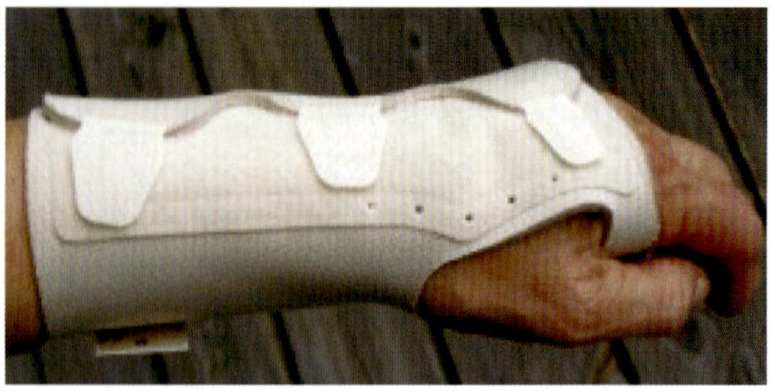

图5.8 腕部支具（矫形器）通过紧密贴合腕周骨发挥作用。这些护具不仅在体育活动中，而且在园艺和类似日常活动中能起到重要的预防受伤作用。

研究表明，反作用力绷带能减少前臂近端肌肉的肌电活动。对有网球肘的运动员，反作用力绷带能显著增加他们伸腕和抓握的力量，不过并没有影响疼痛感知的报道。

类似摔跤这类有身体接触的运动中可能发生肘部过伸损伤。应用肘部支具可以预防肘部过伸。在轮椅篮球这类可能肘部着地摔倒的运动中，肘部鹰嘴尖有时需要额外的保护（图5.7）。

小贴士

尽管科学证据有限，但这些支具对网球肘的治疗具有较大价值。

手腕部支具/矫形器

市场上有几种适用于腕部韧带损伤的腕部功能支具/矫形器，一般都能起到良好的效果。

支持绷带、矫形器和石膏也可用于桡骨远端骨折和手舟骨骨折（图5.8）。Stener病变（Stener’s Lesion）是一种尺侧副韧带损伤，可以通过使用护具治疗。这些护具通常需要适当的填充材料，原因是单纯硬性材料在许多运动中不被允许使用。病情较轻者可以通过绷带治疗。

小贴士

腕部支具/矫形器一般设计良好，能有效地预防和治疗长期腕部问题。不仅在体育活动中，而且在日常生活如园艺、绘画和蘑菇采摘等作业中均可使用。

石膏、防水石膏和夹板

当需要刚性支撑（如骨折和韧带损伤）或完全制动（如急性腱鞘炎）时，石膏和夹板是最佳选择（图5.9）。根据受伤的特点，打上石膏后仍可进行某些活动，如等长运动。原则上，石膏绷带和夹板应该包裹固定受伤部位以上的关节，而非受伤部位之下的关节。

人工合成材料可以制成坚固的石膏，思高（Scotch）石膏由玻璃纤维和塑料化合物组成，具有遇冷水变硬的特点。塑料石膏在冷水中浸泡5~7分钟后就可以塑形，然后便可包裹到受伤部位或作为夹板使用，30分钟后可以承受一定压力。按照受伤部位不同，这些石膏可以作为合适的临时性或永久性支持，并且沐浴和游泳不会对其有任何影响。

近几年塑料绷带发展迅速，出现了许多不同性能和颜色的绷带。

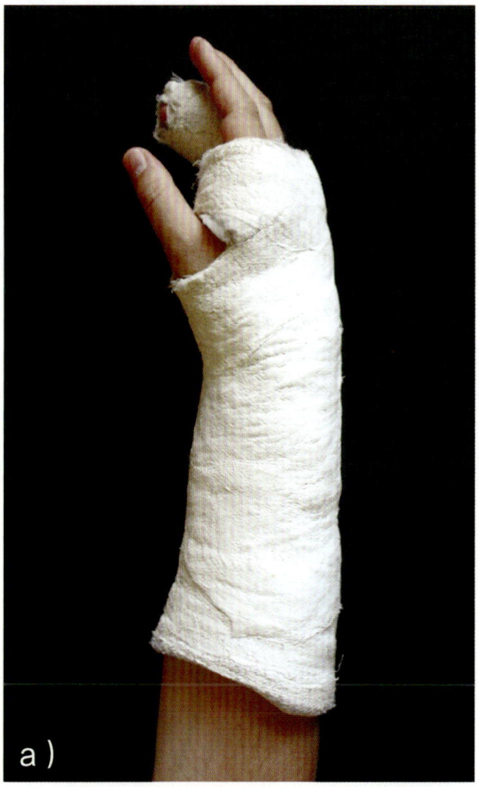

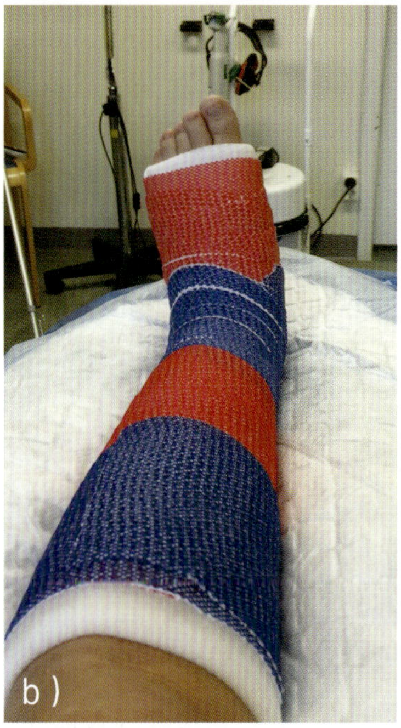

图5.9 石膏是有效的治疗方式，但是它们也会引起肌肉萎缩（肌肉体积和力量均下降），所以受伤部位一旦愈合或稳定，应立即取下石膏。**a）**第5指骨骨折使用的手部石膏；**b）**足踝部骨折和跟腱问题使用的小腿石膏。图片来自Maja Uebel，瑞典体育联合会，斯德哥尔摩，瑞典，已授权。

胶带

已知大约公元前300年，古埃及人就曾经使用过胶带。胶带目前使用很广泛，尤其是踝关节韧带损伤。胶带主要用于保护未受伤的踝关节韧带，也可用于预防损伤复发或恶化。踝关节韧带损伤刚愈合时，踝关节仍需要长期的康复锻炼来恢复力量和神经肌肉功能。使用合适的护具如胶带或绷带，可以减少康复期的复发风险。

此处提及的是硬性/无弹性的胶带也就是所谓的运动胶带，这种胶带可以和不同类型的黏性绷带/肌内效贴联合使用，并针对不同部位提供最佳的保护，同时保证足够的活动性。

小贴士

胶带的基本概念是支持保护身体的虚弱部位，避免活动过程中给这些虚弱部位带来进一步不良影响和损害。

此外，使用胶带时应该尽可能避免限制身体部位正常功能。然而即使胶带使用方法完全正确，这样的目标还是很难实现。所以使用胶带的目标应该是：

- 减少受伤事件发生的同时不影响使用者的运动表现。
- 维持受伤韧带的功能，如踝关节韧带损伤时使用的胶带不应过多，以免影响踝关节的活动度。

使用胶带的适应证

使用胶带的主要目的是给予关节及其周围组织坚强的支撑，避免受伤部位移动的同时不影响其他部位的正常活动。最完美的胶带使用能达到完全不影响活动，就像受伤之前一样（图5.10）。

小贴士

胶带可以起到稳定身体主要关节部位的作用，这些关节通常周围包围着许多致密柔软组织，如足、手腕这些皮肤不能自由活动的关节部位。

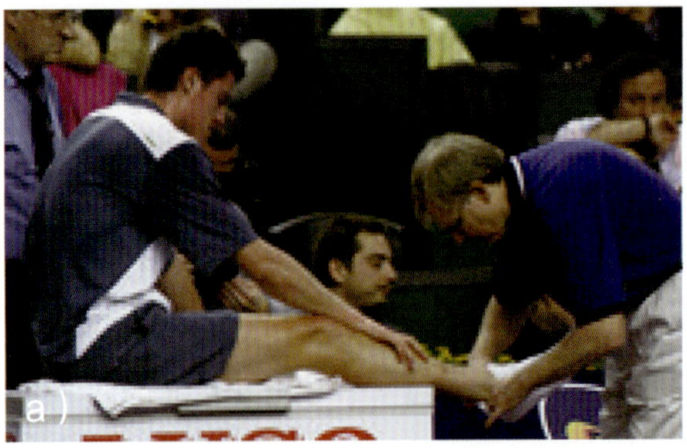

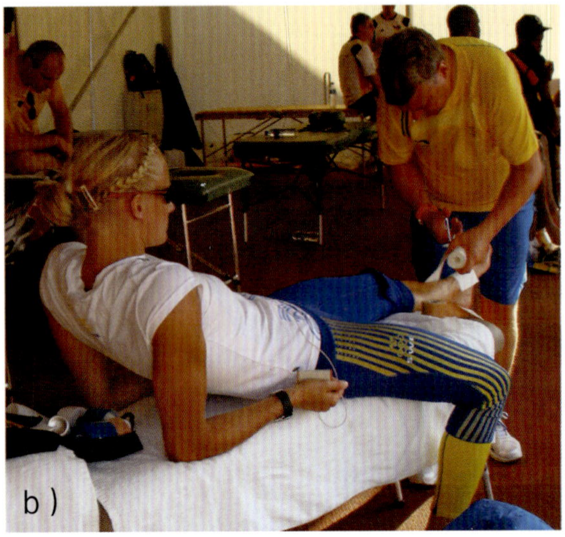

图5.10 在许多运动如网球、田径和大多数团体运动中，在正确的位置使用胶带对运动员良好表现有很大价值。每一位顶级运动员都需要一位胶带专家。a）网球运动中一位顶级运动员在使用胶带（图片来自Bill Norris，ATP世界巡回赛，已授权）。b）田径运动中顶级运动员在进行专业的胶带固定（图片来自Tommy Eriksson，瑞典体育协会，已授权）。

胶带对于诸如大腿部位的肌肉拉伤能起到的作用是有争议的，因为这些部位肌肉发达、形变很大，所以胶带能否在这些部位损伤时进行固定尚存争议。不过有一点是肯定有价值的，胶带的确可以起到压迫效果。

胶带和运动表现

踝部受伤后使用胶带会限制其2~3小时内的活动范围，如果使用的胶带黏结性能较差的话这个限制时间可能更短。正确使用胶带可以尽可能降低对运动表现的影响，生物力学方面对胶带不影响运动表现的支持证据较少，但临床上表示其影响不大。有关倾斜板的研究表明，胶带对不稳定的踝关节有促进本体感觉的效果，原因是激活相应区域的反射机制。

急性损伤

急性损伤时使用胶带是有风险的，在肿胀或出血的部位使用紧张的胶带可能导致严重的循环障碍。

小贴士

急性损伤时应经相关领域的有经验的专业医疗人员许可后，并在其监护下才能使用弹性胶带。

急性损伤使用胶带前应进行详细的医疗检查，包括精细的稳定性试验。如果有任何迹象表明存在完全性韧带，如踝关节、膝关节等处的韧带断裂则不能使用胶带。急性损伤后使用胶带可能给运动员一种错误的安全感，从而使得他们继续进行体育活动，这可能导致损伤进一步加重。

预防用胶带

有说法认为，健全的踝部预防性使用胶带可能增加膝关节损伤风险，因为它影响了正常的力学关系。有研究显示，这种说法是没有依据的，并证实预防用胶带可以减少踝关节韧带拉伤的发生。尤其在踝关节容易受到暴力伤害的体育运动中，如在足球、手球和排球运动中，这种预防性使用胶带相当有价值。

依附于踝关节的韧带及类似韧带经历反复撞击和受伤后会变薄弱、松弛、易拉伸。这种情况下胶带对增加关节的稳定性能起到很重要的作用。如果进行了预防性稳定措施，关节仍进行性不稳定，应当考虑外科手术治疗。

小贴士

一旦因为反复创伤导致关节出现慢性不稳定，胶带可以作为一项基本的治疗措施。

康复用胶带

对伤后经手术治疗或自愈后正处于康复期的人

而言，使用胶带最为有效。尽管胶带的实际运用价值并未得到证明，但运动员受伤使用胶带后继续进行体育活动的情况现在越来越多见。研究显示，膝关节胶带并不能起到有效的稳定效果。在膝关节内侧不稳定者中，使用的胶带在进行5分钟高强度体育活动后就没有任何支撑作用了。这种情况下，使用黏性绑带缠绕在大腿和小腿上可能有一定作用。

小贴士

受伤后正确的使用胶带是很有效的，但并不能认为胶带可以作为所有损伤的“灵丹妙药”。

胶带类型

最常使用的胶带是非弹性胶带，有不同的宽度，其中38毫米和51毫米宽度最常用。这种黏性胶带通常带孔，便于皮肤透气，蒸发汗液。有些胶带边缘是锯齿状的，这样能更方便地撕下来。在使用前将胶带充分拉直，可以在早期便提供稳固的限制作用，也可以减少将胶带勒太紧的风险。换句话说，胶带使用时应当充分伸展开，粘贴时角度应正确，并在正确的部位使用。

胶带使用方法

对于进行胶带固定的人而言，关键的是要有丰富的经验和相关领域的基础医疗知识，并且能预料到各种可能需要应对的情况。关于胶带技术的研究有限，佛蒙特大学实验室一项关于调整到位的足踝模型研究中，比较了四种不同的踝部胶带使用手法。利用力学测试装置模拟不同程度下胶带的负荷状态，并在胶带失效时得到相应的测量值。结果显示“8”字缠绕3层及以上时能起到最佳的承重效果（图5.11）[2]。

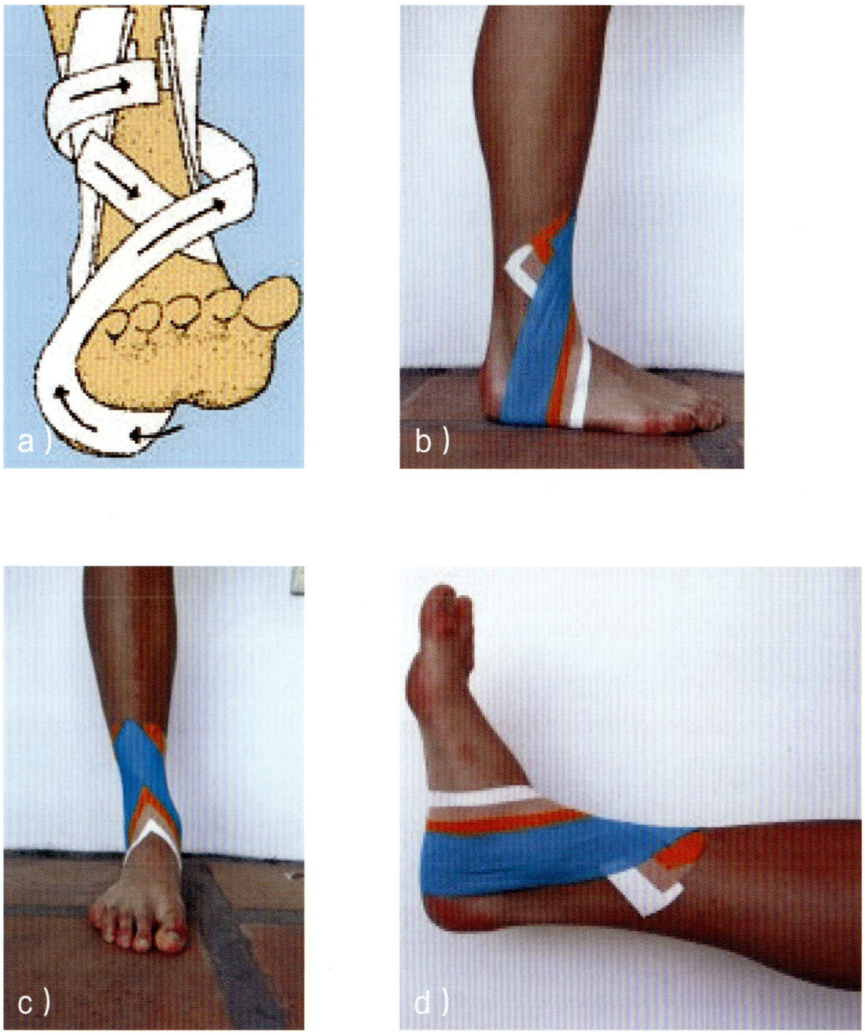

图5.11　应力对抗测试显示“8”字形缠绕3层及以上时能起到最好的效果。不同的颜色显示不同层胶带排布情况：白色、褐色、橙色和蓝色胶带。图片来自Tommy Eriksson，瑞典体育协会，已授权。）

踝外侧胶带固定

材料：非弹性运动胶带，肌内效贴布或黏性弹性绷带（图5.12）。

关节位置：足应处于90度（解剖学0度）位置并稍向外旋。

操作步骤：

a）首先用白色胶带在外踝上方2横指处缠绕小腿1圈作为锚定胶带，胶带末端绕至小腿前方稍向上斜以贴合小腿。

b）在第一层胶带上方约1厘米处平行缠绕第二层胶带。

c）找到第5跖骨底。

d）支持带1：使用褐色胶带从第5跖骨基底部开始呈对角线向跟腱方向缠绕小腿1圈，止于小腿后正中线。

e）支持带2：使用橙色胶带在前一层胶带上面自外踝（外踝和皮肤间应有细小的空隙，尤其是紧张的时候）向足内侧方向绕足背和足弓1圈，包裹

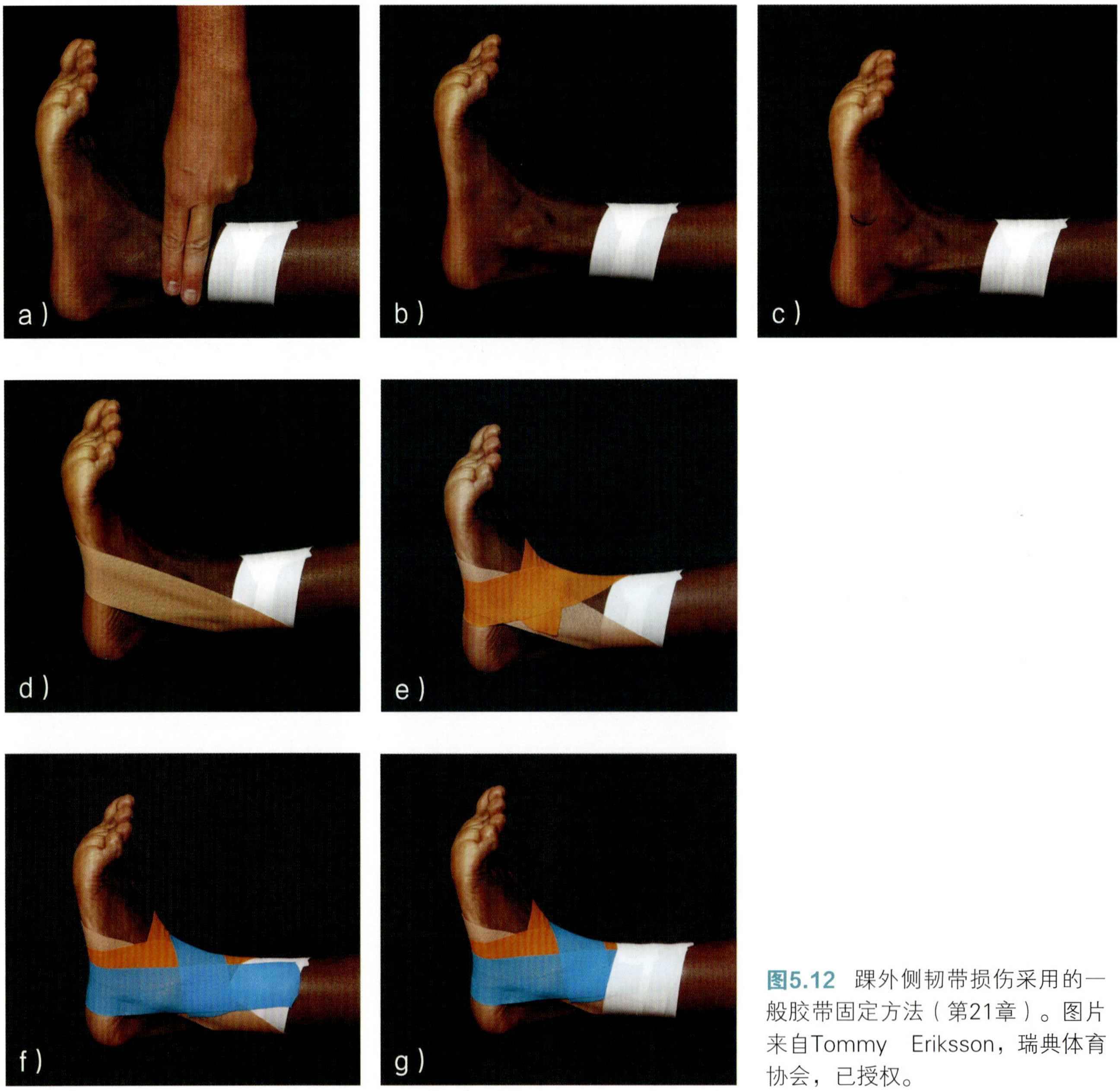

图5.12 踝外侧韧带损伤采用的一般胶带固定方法（第21章）。图片来自Tommy Eriksson，瑞典体育协会，已授权。

胫骨前肌腱后转向外侧，胶带前半部分包绕第5跖骨，然后向斜对角的白色锚定胶带拉紧，最终止于小腿后正中线。

f）支持带3：使用蓝色胶带自外踝稍高部位约1厘米处开始，角度比支持带2更向脚后跟倾斜，向足内侧依次包绕足背和足弓，在第五跖骨基底部后方拉紧胶带，并让胶带最终径直经过外踝止于白色锚定胶带。

g）最后再用一条白色胶带按照第一步缠绕小腿1圈。

踝外侧弹性绷带固定

材料：黏性弹性绷带或肌内效敷贴（图5.13）。

小贴士

- 使用黏性弹性绷带/肌内效贴布代替非弹性运动胶带时，尽可能将它们拉长到极限使得它们近似于非弹性运动胶带。
- 步骤图5.13c）~e）：从一开始使用绷带时便要给一定的拉力使其适度紧张，当绕向外侧时需更用力拉紧胶带。
- 使用非弹性运动胶带时，练习找到一个缠绕最佳角度。一个常见的错误是使用绷带对受伤关节矫枉过正，这会产生剧烈的、搏动性的足部疼痛风险。

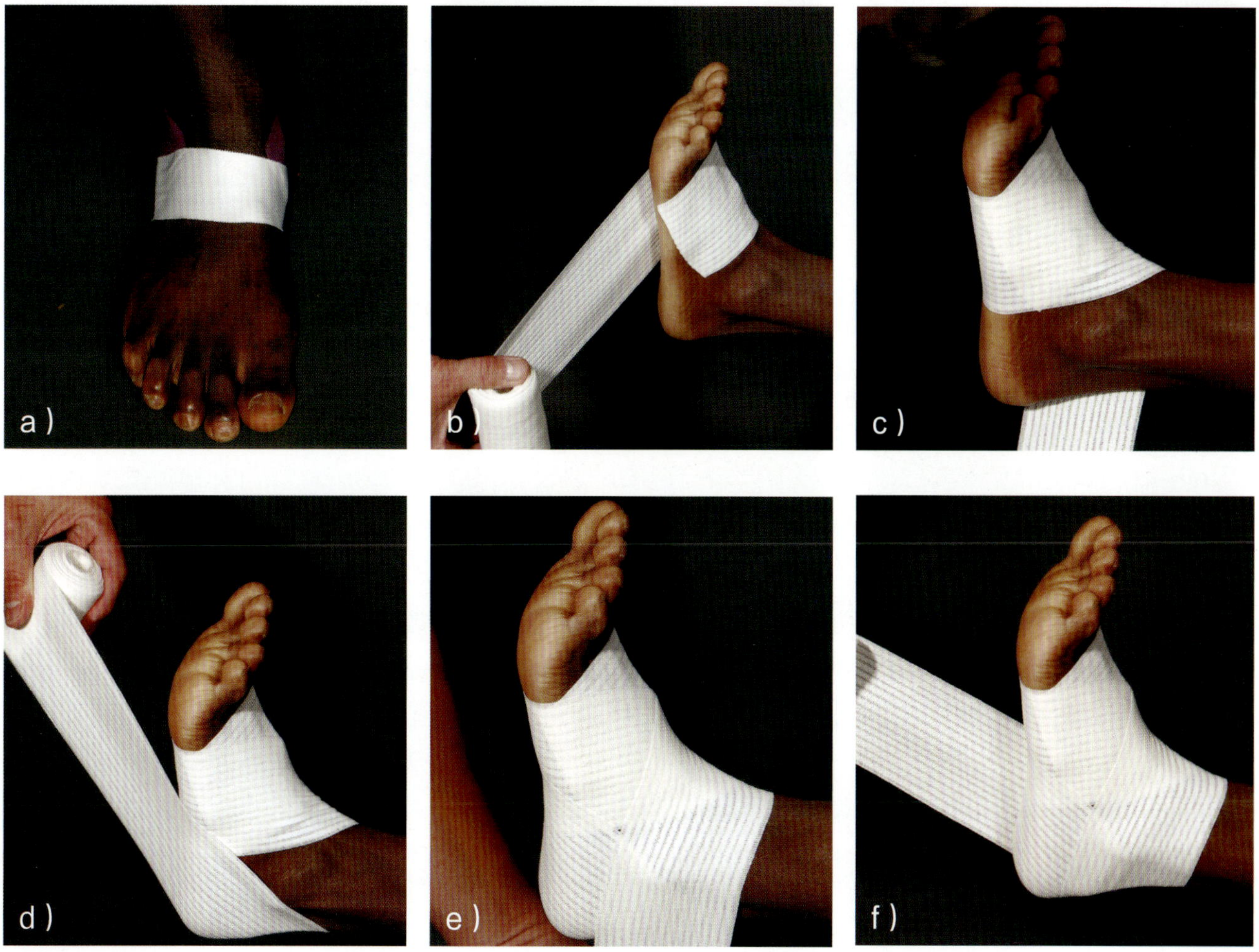

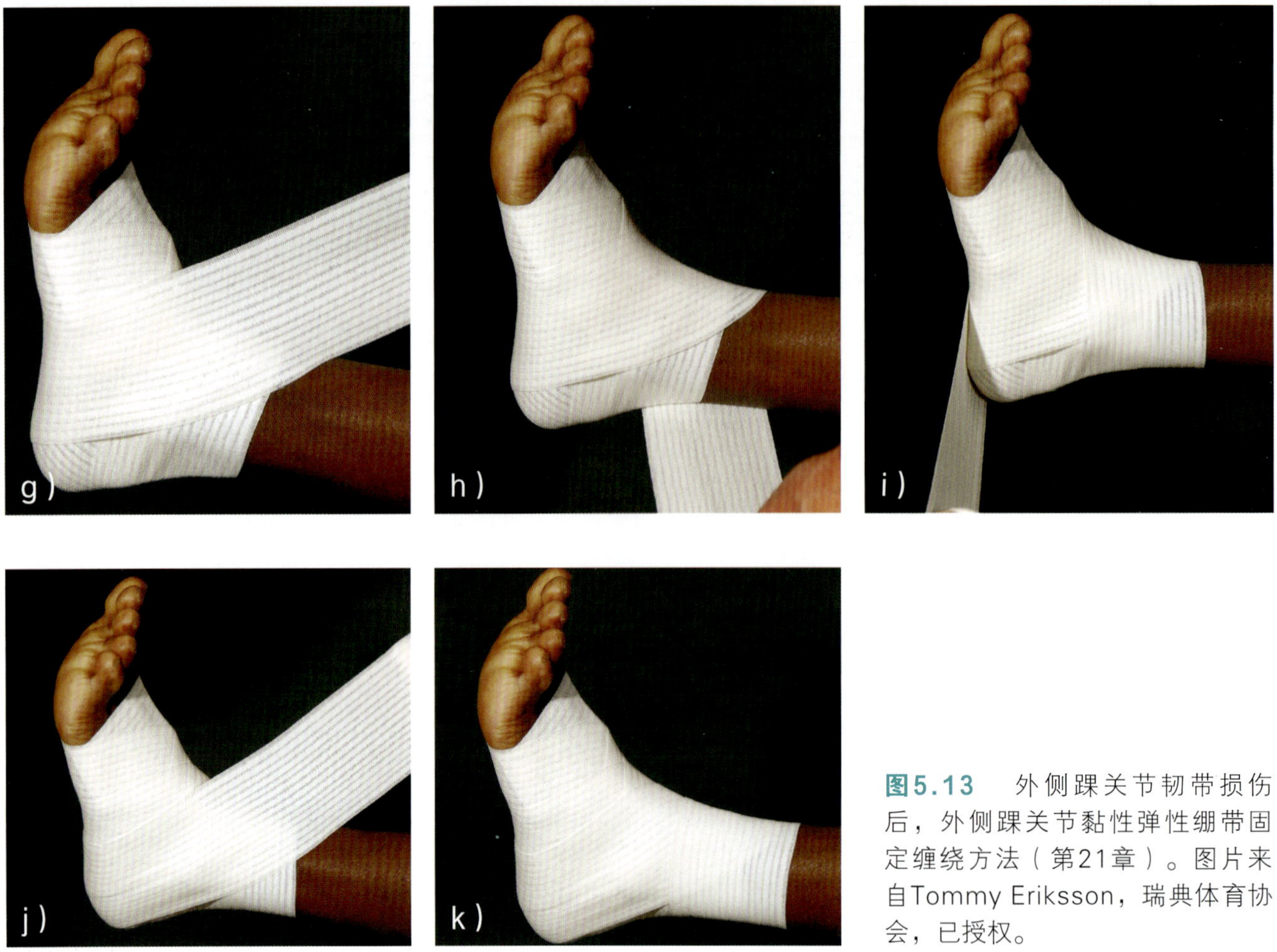

图5.13 外侧踝关节韧带损伤后，外侧踝关节黏性弹性绷带固定缠绕方法（第21章）。图片来自Tommy Eriksson，瑞典体育协会，已授权。

关节位置：足应处于90度（解剖学上0度）位置并稍向外旋。

操作步骤：

a）先在踝关节下方用白色弹性绷带粘贴足背作为锚定绷带。

b）从前脚外上方开始缠绕绷带，向内侧绕过足弓1圈再来到足踝外侧。

c）自足外侧拉紧绷带，将其拉向内侧，再向后缠绕跟腱，沿对角方向到跟骨外侧。

d）继续缠绕绷带经过足弓，绕至足踝前部并再次包绕跟腱。

e）再呈斜对角向下，经过跟骨内侧到足弓部。

f）把绷带拉到足外侧，经过第5跖骨基底部，再从踝关节前方到胫骨内踝。

g）在比之前稍高的位置经跟腱缠绕小腿。

h）围绕足后部外侧进行“8”字缠绕。

i）结束“8”字缠绕，止于小腿内踝。

j）再向上缠绕小腿。

k）绷带缠绕完成。

使用弹性绷带、黏性绷带或自黏弹性绷带的最佳缠绕方法是在踝部施压，主要在踝关节外侧提供稳定性，而非简单的“8”字绷带缠绕。简单的“8”字缠绕无法给踝后部足够压力。

足跟部疼痛的胶带使用方法

材料：非弹性运动胶带或肌内效贴（图5.14）。

关节位置：足应处于90度角（解剖学上0度）并稍向外旋。

操作步骤：

a）第一条胶带（白色胶带）缠绕足跟两侧，起止点在内、外踝的前方（注意胶带缠绕的是足跟，而非跟腱）。

b）将褐色胶带从第一条白色胶带内侧起点开始经过足底拉向白色胶带外侧止点。

c）平行于b）操作中的胶带（褐色），在其下方约重叠1/2的位置用橙色胶带，同样以白色胶带内

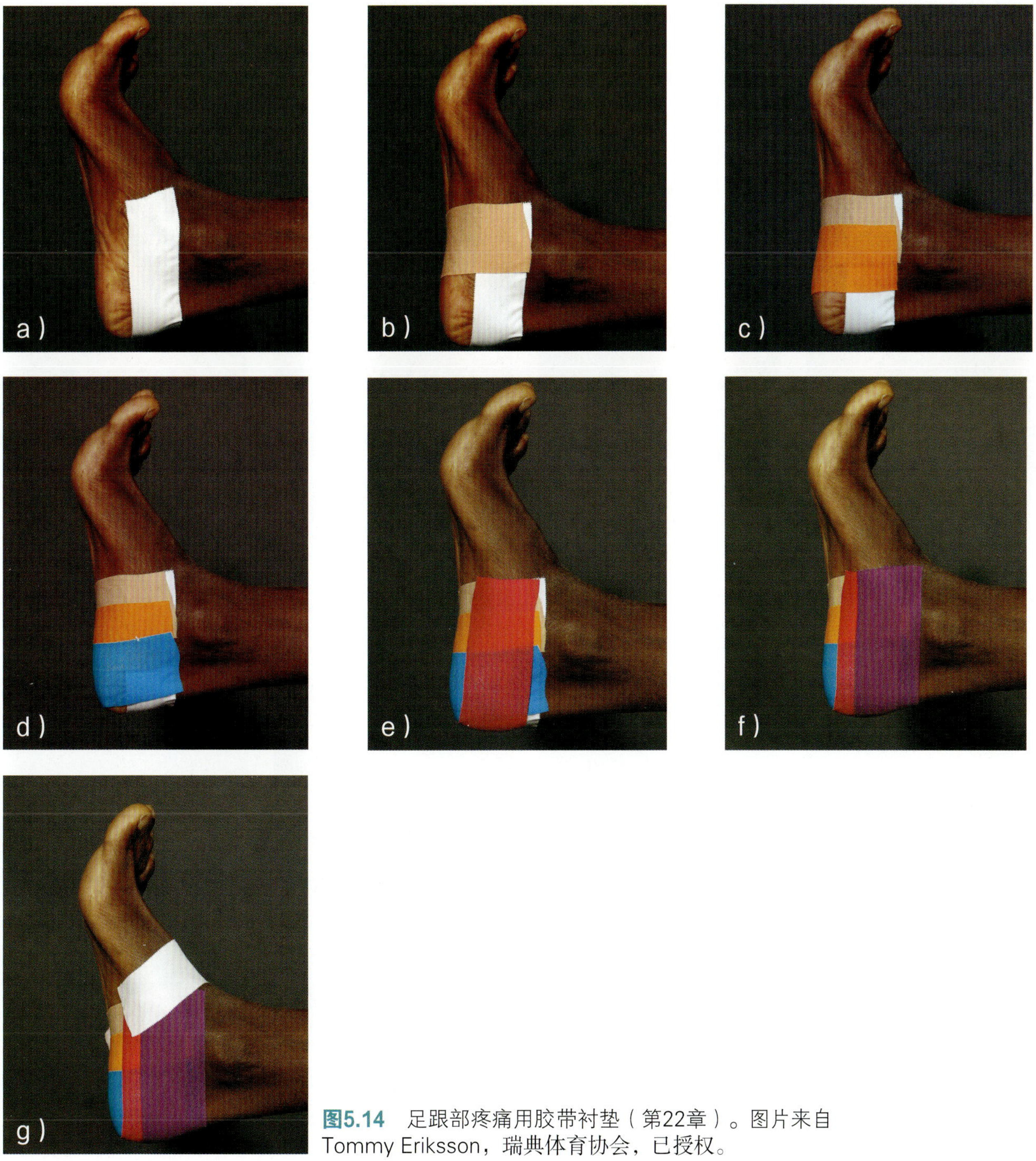

图5.14　足跟部疼痛用胶带衬垫（第22章）。图片来自Tommy Eriksson，瑞典体育协会，已授权。

侧为起点，拉向其外侧作为止点。

d）同操作步骤c），用蓝色带在c）胶带（橙色）下方重叠1/2的位置，以白色胶带内侧为起点，拉向其外侧作为止点。

e）加一条与步骤a）胶带（白色）几乎重合的红色胶带（同样注意胶带缠绕的是足跟，而非跟腱）。

f）再用一条紫色胶带在步骤e）胶带稍上方，紧邻内踝的下方，平行地缠绕足跟，止于等高的位置。

g）在足背加一条胶带（白色），将之前步骤缠绕的绷带的起止点结合在一起。注意不要影响踝关节背屈动作。

足底筋膜炎的胶带使用方法

材料：非弹性运动胶带或肌内效贴（图5.15）。

关节位置：足应处于90度（解剖学0度）位置。

操作步骤：

a）首先用白色胶带从足内侧第1跖骨头后方开始，向后拉伸经过跟骨，并绕过足跟，再从外侧足弓开始沿对角经过脚底拉伸至足内侧该绷带起点位

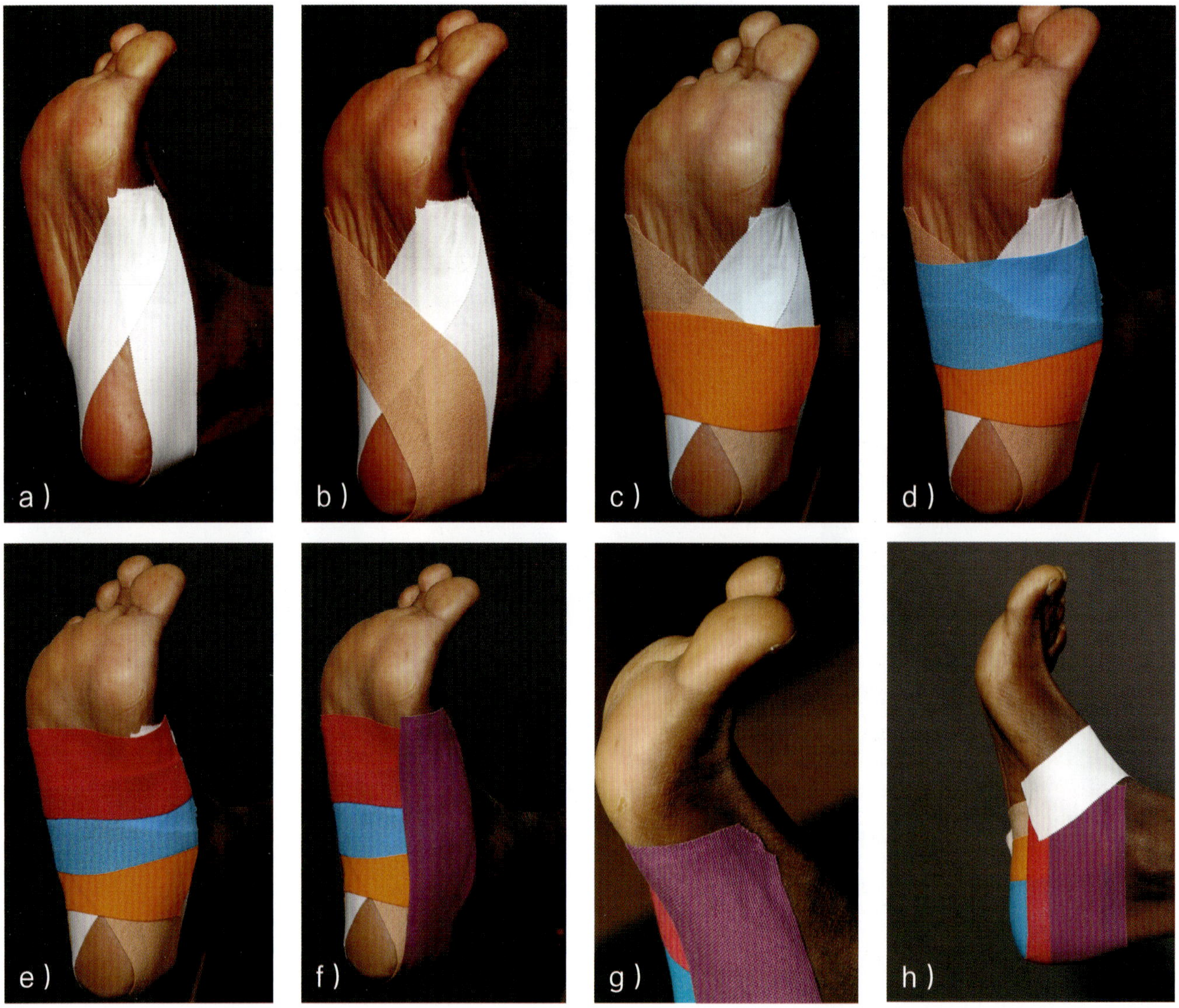

图5.15 足底筋膜炎的胶带缠绕手法（第22章）。图片来自Tommy Eriksson，瑞典体育协会，已授权。

置。

b）第二条胶带（褐色）起点为足外侧第5跖骨头，向后拉伸经过足后跟，并包绕足底跟，再从内侧足弓开始沿对角经过足底拉伸至足外侧该胶带起点位置。

c）第三条胶带（橙色）起点为足外侧跟骨正前方，覆盖步骤b）胶带（褐色），经足底绕至内侧步骤a）胶带。

d）第四条胶带（蓝色）在c）胶带前方与步骤c）胶带重叠1/2的位置平行缠绕，操作同步骤c），但是从内侧开始向外侧缠绕。

e）第五条胶带（红色）操作同前两步，平行于步骤d）胶带，在步骤d）胶带前方与步骤d）胶带重叠1/2处缠绕步骤e）胶带，方向由外向内。

f）这条胶带（紫色）起点为足内侧弓第1跖骨底，向后缠绕经足后跟和足外侧，止于足外侧第5跖骨头正后方。

g）展示紫色胶带起始部位。

h）用两条半长的胶带（白色）在足背部进行加固，以跖骨底正后方为起止点，确保不会刺激到下方肌腱。

跟腱损伤的胶带使用方法

材料：非弹性胶带或肌内效贴（图5.16）。

关节位置：足应处于90度（解剖学0度）位置。

操作步骤：

a）第一条胶带（白色）位于踝关节上方两横指处，缠绕小腿，胶带末端绕至小腿前方稍向上斜以贴合小腿。有时为了达到更好的稳定作用，可在上方重叠1/2的位置再缠一条胶带。

b）用一条直胶带（褐色）从跟腱上方第一条胶带处开始，向下拉伸经过足底再到前脚掌，止于跖趾关节基底部。

c）第三条胶带（橙色）从足内侧开始，调整方向缠绕至跟骨外侧，从外侧包绕跟骨，并沿对角线方向向上缠绕跟腱部，直达小腿内侧。

d）第四条胶带（蓝色）恰好同步骤c）胶带（橙色）方向相反，从足后跟外侧开始调整方向缠绕至跟骨内侧，从内侧包绕跟骨，并沿对角线方向向上缠绕跟腱部，直达小腿外侧。

e）用1~2条环形胶带（白色）缠绕足中段。

f）再用1~2条胶带同操作步骤a）缠绕小腿。

跟腱损伤的弹性绷带使用方法

材料：黏性弹性绷带（图5.17）。

关节位置：足应处于90度（解剖学0度）位置。

操作步骤：

a）从脚掌的跖骨基底部开始，拉伸黏性弹性绷带至其极限，沿足底正中纵向将绷带向上拉，越过跟骨到达小腿跟腱上方。

在踝关节上方两横指处用胶带（第一条锚定胶带）横向包绕小腿进行固定，在绷带近端留出2.5厘米的长度。

检查关节活动度；如果还需要增加足背屈的限制，在伸直踝关节的情况下，将绷带继续拉伸。记住肌腱上方的皮肤可能受到影响，所以缠绕绷带时尽量保证从上到下的皮肤不会皱缩。

b）向下折将弹性绷带超出胶带部分。

c）平行于第一条锚定胶带，在其上方1/2宽度的地方再缠绕一条胶带（第二条锚定胶带）固定，这样向下折的绷带的黏性面和第二条锚定胶带的黏性面相接触，能够更持久地维持绷带的张力。

d）足前部缠绕1圈锚定胶带（第三条），并在绷带远端留有2.5厘米长。

e）将绷带远端超出第三条锚定胶带的部分向后折叠。

f）同操作步骤c），平行于第三条锚定胶带缠绕1圈胶带覆盖操作步骤e）中折叠的绷带部分。应注意不能包裹限制脚趾的活动，所以缠绕范围尽量在跖趾关节底部后方。

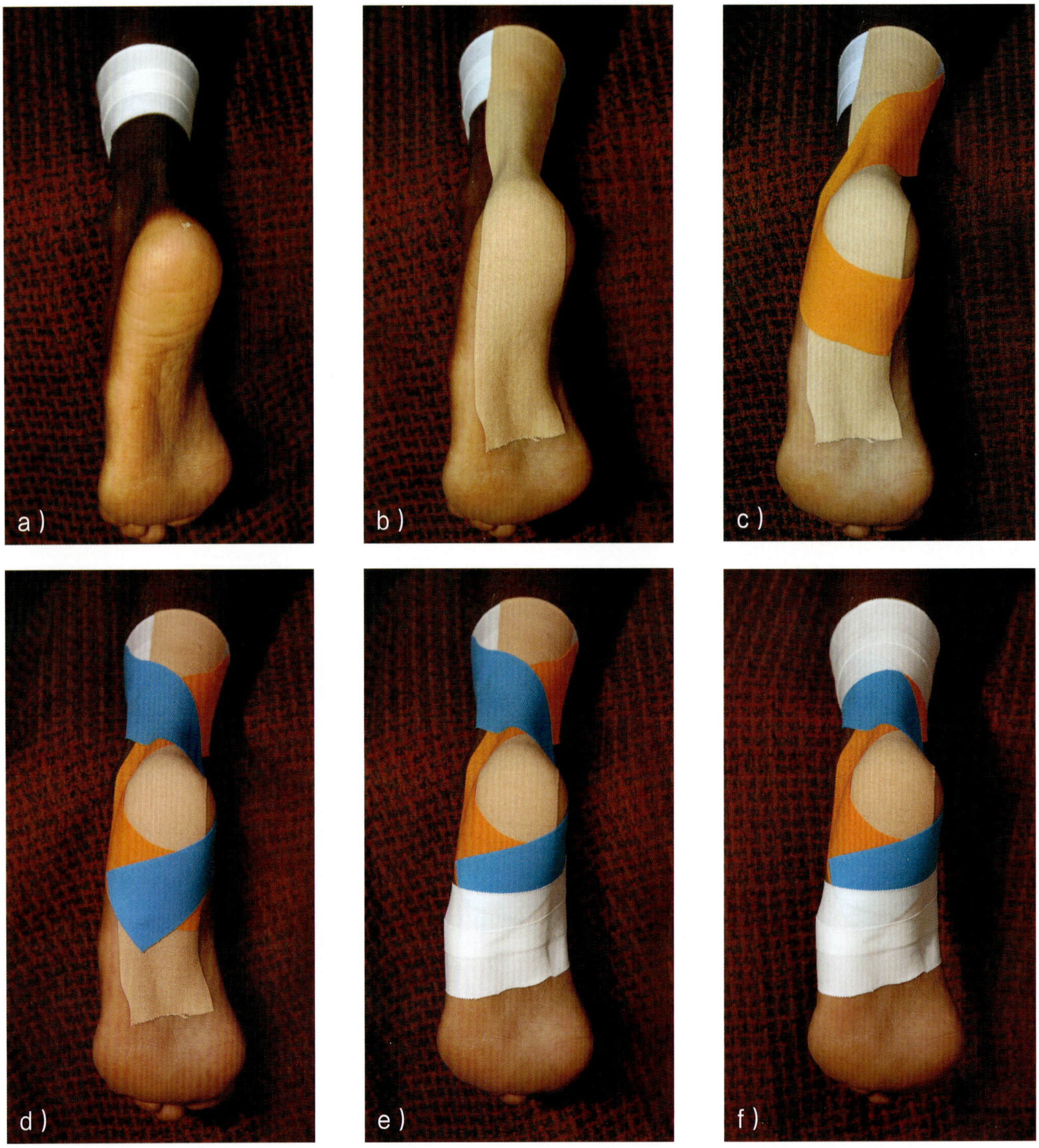

图5.16 跟腱损伤胶带固定手法。胶带固定的目的是减少活动过程中跟腱、小腿及踝关节前部承受的压力。这种胶带使用既可作为跟腱、小腿和某些踝关节损伤（如踝前碰撞伤）的部分治疗措施，也可作为预防性措施。图片来自Tommy Eriksson，瑞典体育协会，已授权。

小腿后群腓肠肌损伤（又称“网球腿”）的胶带使用方法

材料：黏性弹性绷带，肌内效贴或非弹性运动胶带（图5.18）。

关节位置：站立位踝关节跖屈0~20度，具体视胶带延展性而定，首先尝试脚与地面成70度（足跖屈20度）角位置缠绕，并尽可能使绷带伸展开来；或脚与地面成90度（足跖屈0度）位置，胶带伸展到极限后缠绕。

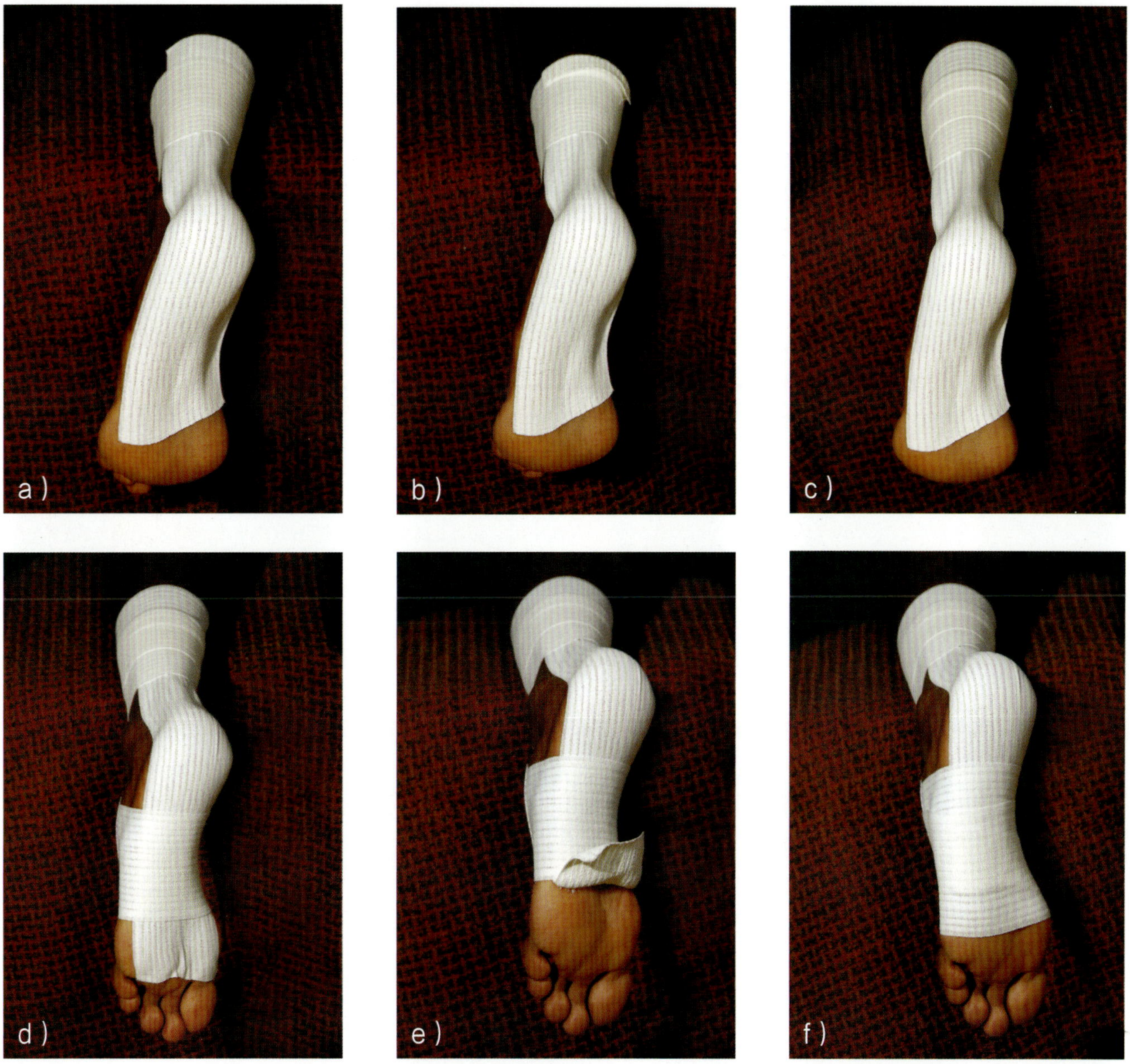

图5.17　黏性弹性绷带治疗跟腱损伤使用方法（详见第20章），这种绷带固定方法的目的是支撑和减少跟腱、小腿和踝关节前部在活动过程中受到的应力。这种绷带使用即可作为跟腱、小腿和某些踝关节损伤（如踝前碰撞伤）的部分治疗措施，也可作为预防性措施。图片来自Tommy Eriksson，瑞典体育协会，已授权。

操作步骤：

a）首先用一条褐色胶带自足跟下方开始，径直向上拉伸至小腿后部，覆盖跟腱和小腿腓肠肌，止于膝关节水平。

b）第二条胶带（橙色）从脚后跟内侧下方开始，向上拉伸至小腿外侧，包裹跟腱和腓肠肌外侧头，止于膝关节水平。

c）第三条胶带（蓝色）从脚后跟外侧下部开始，向上拉伸至小腿内侧，包裹跟腱和腓肠肌内侧头，止于膝关节水平。

d）在膝关节下方小腿缠1圈胶带（白色）固定。

e）再在小腿腓肠肌肌肉肌腱交界处缠1圈胶带（白色）固定。

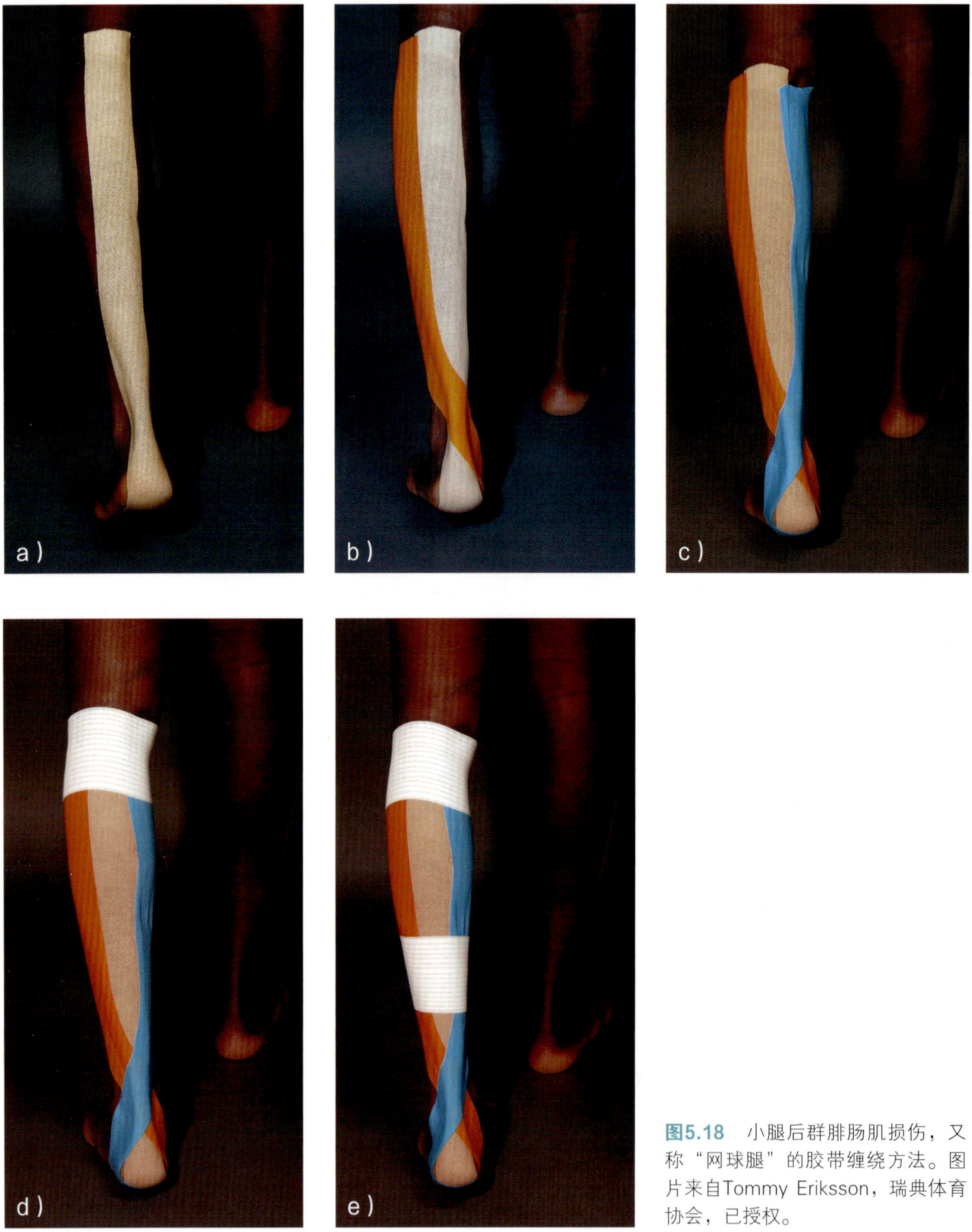

图5.18　小腿后群腓肠肌损伤，又称“网球腿”的胶带缠绕方法。图片来自Tommy Eriksson，瑞典体育协会，已授权。

膝关节内侧胶带固定的方法

材料：黏性弹性绷带或肌内效贴（图5.19）。

关节位置：站立位屈膝约20度，足后跟放松。

操作步骤：

a）用一条胶带（白色）在髌骨尖下方两横指处的高位小腿绕1圈作为锚定胶带。再用另一条胶带（白色）在膝关节上四横指处绕1圈作为第二条锚定胶带。

b）用一条拉紧的褐色胶带从腿内侧连接操作步骤a）中两条胶带，覆盖内侧副韧带。

c）第二和第三条固定胶带交叉覆盖内侧副韧带。首先是交叉胶带中的橙色胶带，从下方白色锚定胶带靠小腿内侧处开始，向外上方拉伸经过内侧副韧带，直至上方白色锚定胶带大腿外侧。然后，交叉胶带中的蓝色胶带，从下方白色锚定胶带靠小腿外侧处开始，向内上方拉伸经过内侧副韧带，直至上方白色锚定胶带大腿内侧。

d）为进一步加固髌骨，需要用一条如图所示的弹性绷带（红色）提供附加固定。首先将绷带一端撕开两半，一半绕在髌骨上方，一半绕在髌骨下方，从膝盖外侧向膝盖内侧绕（注：绷带开口的终端应在膝盖内侧）。

e）继续将d）绷带绕过膝关节后方，再将绷带的末端也撕开两半，同样一半在上，一半在下包绕髌骨。

f）继续缠绕步骤d）绷带（红色），使撕开的两半分别位于髌骨上、下方。

小贴士

如果愿意的话，在f）操作之前，可以在膝关节外侧进行同样的固定方式［步骤b）~e）中笔直和交叉方式］，这样能起到稳固整个膝关节的效果。

g）用一条白色胶带缠绕操作步骤a）中位于小腿的白色锚定胶带1~2圈。

h）用一条白色胶带缠绕操作步骤a）中位于大腿的白色锚定胶带1~2圈。

髌韧带稳定及减荷胶带

材料：肌内效贴和非弹性运动胶带（图5.20）。

关节位置：膝关节轻度弯曲的站立位。

操作步骤：

a）首先用一条相当于髌骨肌腱宽度的胶带（白色）贴到髌骨尖正下方，尽可能向两侧拉紧胶带，从而起到向内挤压肌腱的效果。胶带两侧分别止于髌骨内侧和外侧副韧带位置。

b）将一条胶带（褐色）的一端贴到膝关节内侧。再用另一条胶带（橙色）从外侧开始越过髌骨肌腱，连接到褐色胶带上，在髌骨内侧两条胶带黏性面对黏性面粘在一起。

c）将褐色胶带拉至膝关节外侧。这样做能起到将髌骨肌腱向外牵拉的效果，稍微会影响到髌骨运动，这种不平衡感最终一般能得到缓解。

d）和操作步骤b）刚好相反，将一条胶带（紫色）的一端贴到膝关节外侧。再用另一条胶带（蓝色）从内侧开始越过髌骨肌腱，连接到紫色绷带上，在髌骨外侧两条胶带黏性面对黏性面粘在一起。

e）向内拉紧紫色胶带，这样可以抵消之前操作中对髌骨肌腱的牵拉影响，最终起到向内挤压髌骨肌腱的效果。

f）再用一条髌骨肌腱同宽度的胶带（白色）贴在髌骨尖正下方，尽可能向两侧拉紧胶带，从而起到向内挤压肌腱的效果。胶带两侧分别止于髌骨内侧和外侧副韧带。

g）完成。

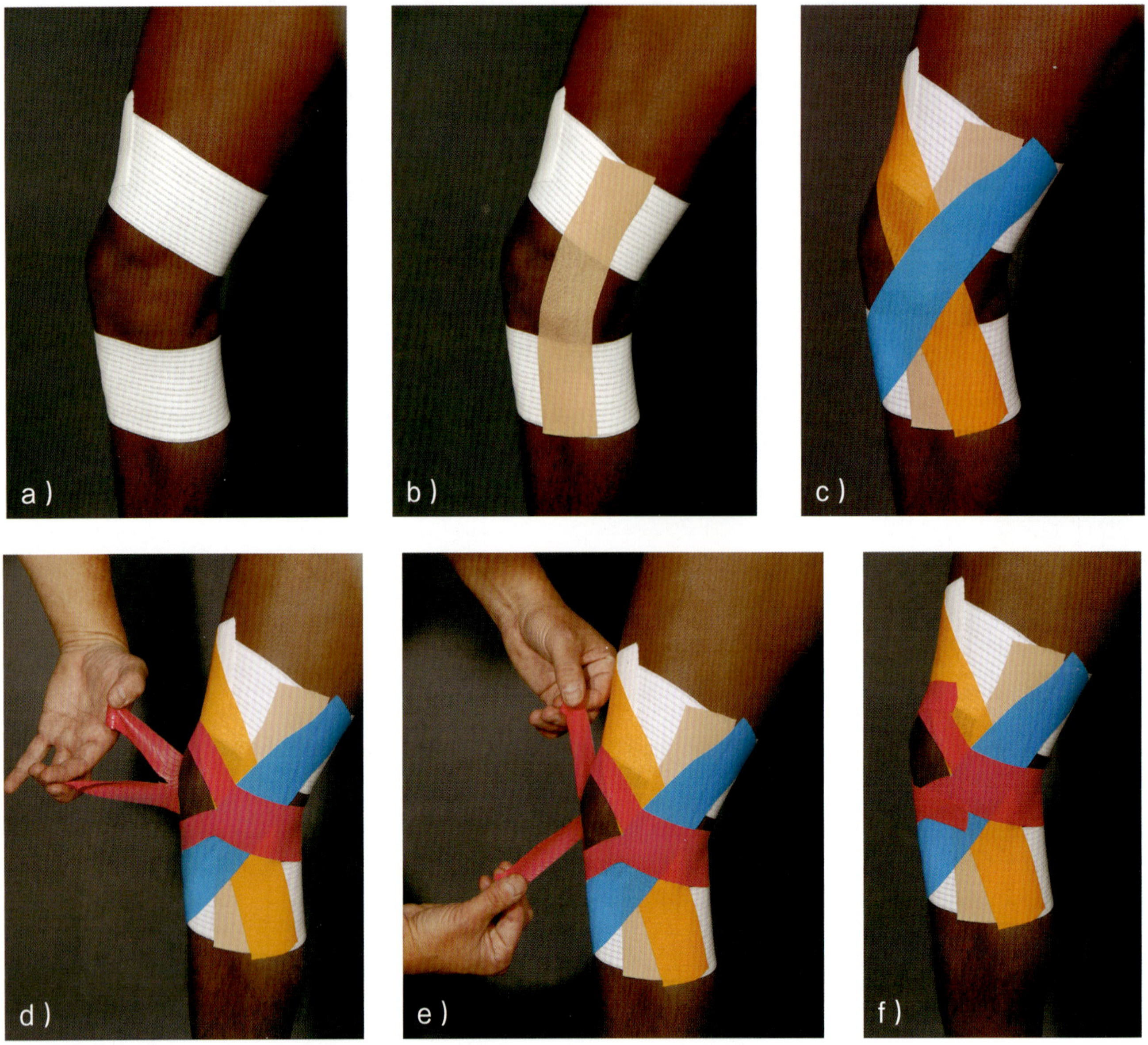

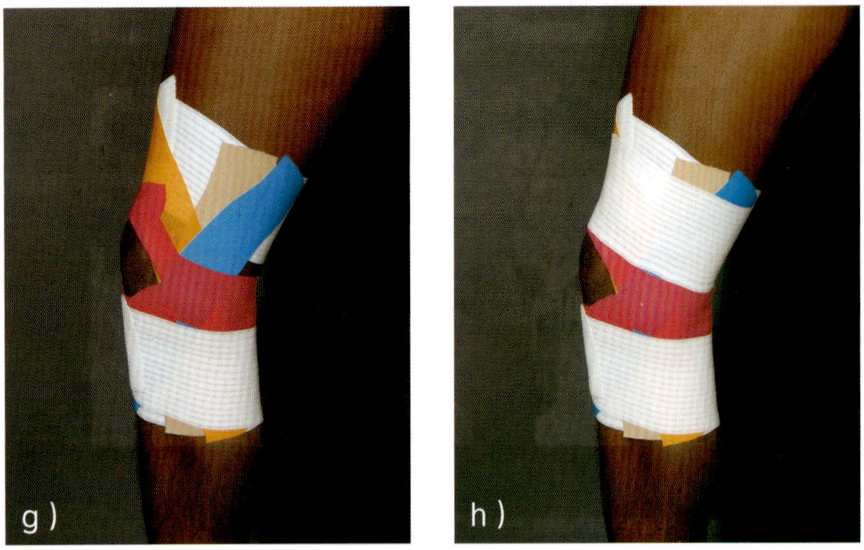

图5.19　膝关节内侧损伤主要为内侧副韧带损伤胶带固定法（第19章）。图片来自Tommy Eriksson，瑞典体育协会，已授权。

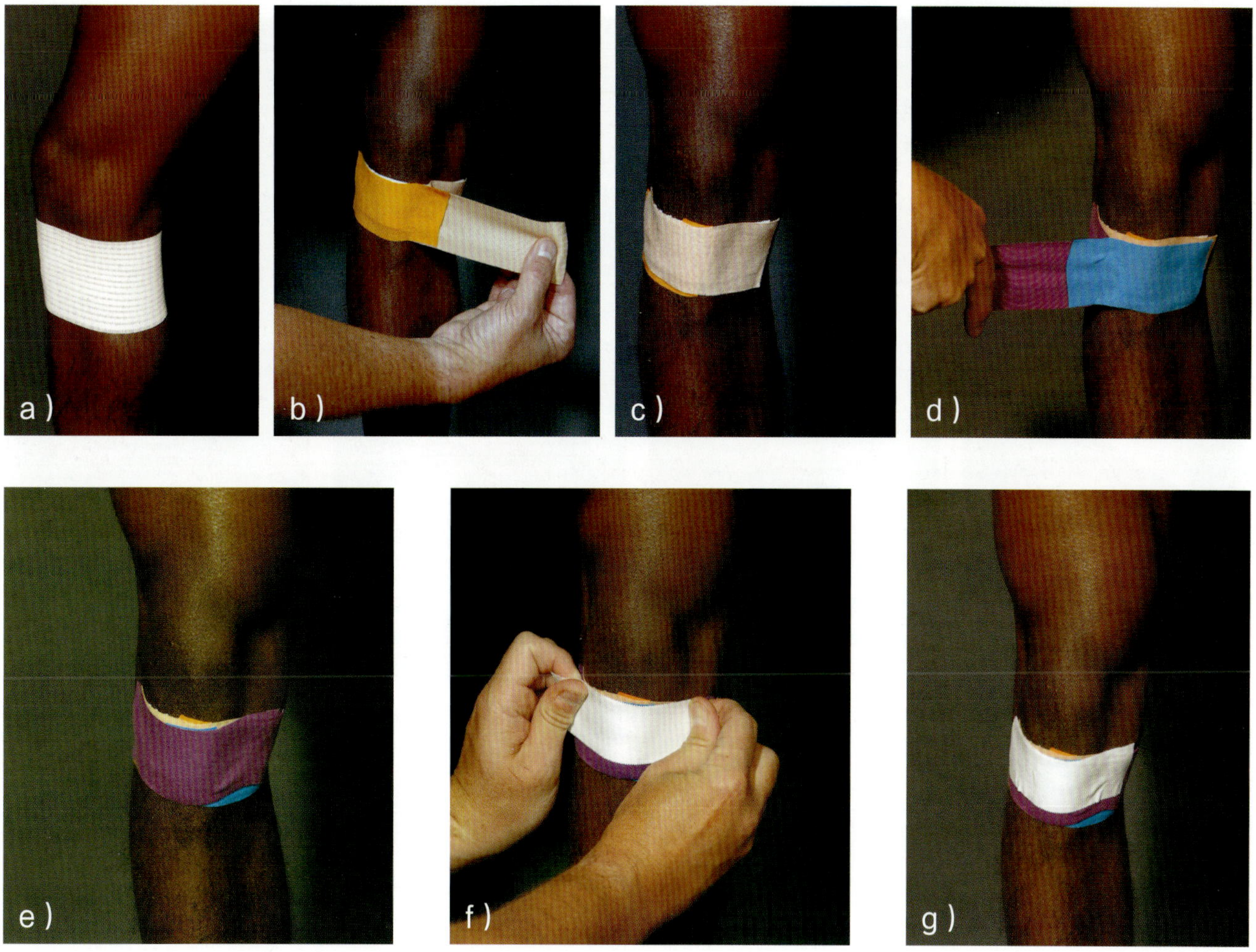

图5.20 髌韧带稳定及减压胶带使用步骤（第19章）。图片来自Tommy Eriksson，瑞典体育协会，已授权。

膝关节胶带固定

材料：肌内效贴或黏性弹性绷带（图5.21）。

关节位置：膝关节弯曲90~100度。

操作步骤：

a）贴胶带时，两头不需要绷紧，但中间部分需要拉伸到70%的程度。第一条胶带（白色）从小腿外侧开始，沿对角线向上至大腿内侧，其间覆盖髌韧带、股骨内侧及股四头肌中的股内侧肌。

将股骨内侧骨突处（股骨内侧髁）的胶带（白色）做成马蹄形。让这条绷带依次经过膝关节前方，髌骨正下方，最终连到小腿外上方。

b）把第二条胶带（褐色）打在第一条胶带对称的位置，从小腿内侧开始，沿对角线向上至大腿外侧，其间覆盖髌韧带、股骨外侧及股四头肌的股外侧肌。

c）在大腿中部髌骨上方两横指处缠一条橙色胶带。这条胶带两端均需延展70%左右，并确保下方两指宽的肌腱不受任何张力影响。

d）最后用一条胶带（蓝色）在髌骨尖正下方，包绕髌骨肌腱，拉伸方式同前［操作c）］。

“Stener病变”（一类滑雪损伤）用胶带固定拇指基底关节

材料：非弹性运动胶带或肌内效贴（图5.22）。

关节位置：手指伸直，拇指靠近食指。

操作步骤：

a）在拇指根部外侧缠一条胶带（白色）。从手掌中部开始，经过鞍状关节，止于手背位置。

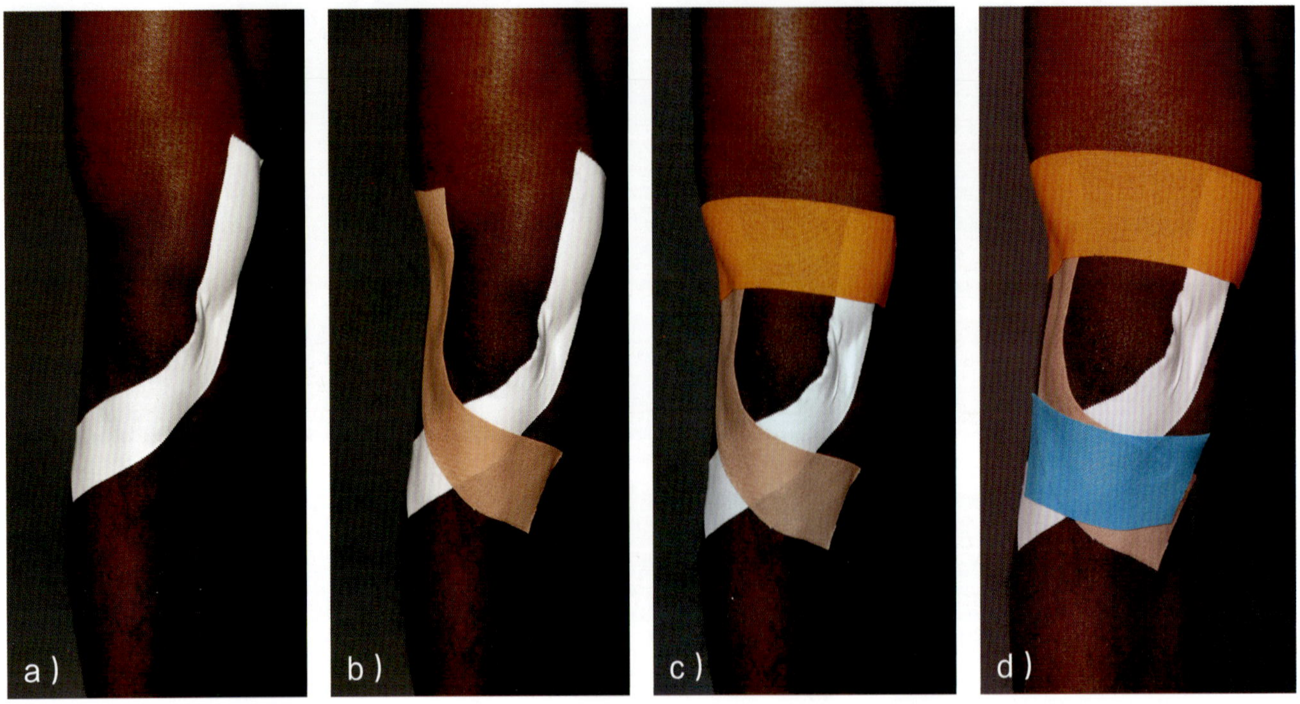

图5.21 膝关节胶带固定步骤（详见第20章）。图片来自Tommy Eriksson，瑞典体育协会，已授权。

b）打第二条胶带（褐色），同第一条胶带重叠1/2，在其后方包绕拇指根部。

c）再用一条胶带（橙色）固定之前的胶带，从拇指和示指之间的掌中部位，向手背中部缠绕。

常见的胶带使用风险

- 特定情境下，如急性损伤，胶带固定可能导致循环受阻。
- 长期使用胶带的作用是有限的，因此胶带固定不能作为长久解决问题的方案。因某些原因，需要持续使用胶带1周以上的情况很少。
- 如果胶带和皮肤长期接触可能会刺激皮肤。根据胶带的材料和黏性不同，有时胶带贴附在皮肤上长达1周也不会发生任何皮肤刺激反应。原则上每次使用胶带时，不能直接贴附在皮肤上超过数小时，如果不得不打破这种限制，胶带和皮肤之间应填充敷料。
- 胶带引发刺激性反应的原因可能与力学、化学或过敏相关。如果并发出汗、瘙痒和细菌感染等情况，刺激症状可能会加重。为了降低皮肤刺激反应，有些胶带中添加了氧化锌。

实践建议

胶带使用相关知识最初都是学来的，然后通过个人经验完善。只有通过不断地反复练习，才能学会又快又安全地使用胶带。胶带使用方法在图5.12~图5.22中有介绍，以下是一些需要特别强调的注意事项。

- 使用胶带的区域应事先剃除毛发。如果皮肤有破损或感染，应等其愈合后才能使用胶带。
- 使用胶带的区域要保持清洁。如果皮肤又油又湿，那么胶带就不能很好地同皮肤相贴合。黏合剂喷雾可以帮助加强胶带的黏附性。
- 在胶带和皮肤之间可以加上薄泡沫或低敏感弹性绷带作为保护性填充材料。如果会发生胶带长期黏附在皮肤上或皮肤敏感情况，就有必要使用这类保护性填充材料。
- 关节肿胀绝对不能使用弹性绷带，因为可导致循环障碍。

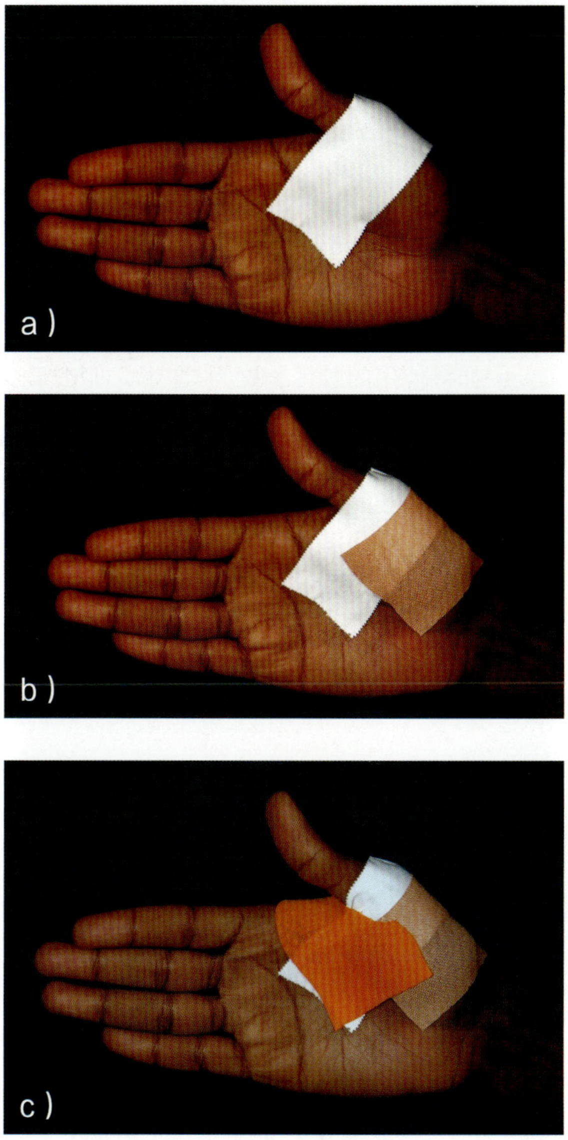

图5.22　一类名叫Stener病变的滑雪损伤，常用胶带固定拇指基底关节的步骤（第13章）。

- 原则上，胶带应从受伤部位远端下方开始缠绕，再用一条胶带经过受伤部位，就近连接受伤部位上下方的胶带。
- 胶带与胶带之间的贴合性通常比胶带和皮肤之间的好。因此，建议在受伤关节两侧的胶带上都留出一部分来以便于贴合。受伤的韧带应当完全不受力进而得到充分休息。例如，若足外侧韧带损伤，足外侧就应保持稍向上倾斜的位置，胶带从腿外侧开始缠绕，一直到踝的位置。
- 胶带上的皱褶必须抹平，因为这可能会增加皮肤磨损，增加发炎的风险。如果胶带上有“手风琴一样的皱褶”，那么胶带的作用可能会有所减弱。
- 松开胶带时应该小心。尽量使用推进式的方法分离胶带和皮肤，不要强行撕开胶带。胶带的边缘通常很难揭开，但有时通过挤压皮肤、推拉胶带可以揭开。可以用胶带刀或胶带剪移除胶带，也可以用胶溶剂。
- 给运动员缠好胶带后，还要记得询问对方的感受。如果有摩擦感或不适应立即调整胶带。

小贴士

谨记：

踝关节损伤后粘贴胶带方式因人而异，如粘贴胶带前应考虑运动员个体解剖特点及本身生理需求。使用胶带时应考虑胶带生物力学特性和对使用者本体感觉的影响。

胶带的发展和未来

对胶带的再开发或新发明中最有趣的是抗外翻包扎法和肌内效贴包扎法。

抗外翻包扎法

越来越多的短跑、跨栏和跳跃职业运动员有内侧足踝关节问题。这类问题的特点是有过劳症状、反复发作、活动时疼痛。现在抗外翻包扎法能治疗这种情况。包扎方法视运动员具体情况而定，而且使用这种新型黏性绷带，并不需要填充敷料。根据优秀运动员使用经历（虽然完全是主观意见）来看，这种治疗方法有较好的疗效。积极的临床结果只是一个好的开始，要进一步推广这种包扎方法还需要长期的生物力学和神经科学研究。

自1939年戴伊（Dye）首创了抗外翻包扎法后，这种包扎法便得到广泛应用。文献上记载抗外翻包扎法是有生理学依据的，并有一定程度生物力学证据：

- 增加足舟骨和足内侧纵弓的高度。
- 限制了小腿（胫骨）内旋及以跟骨为主要承重的站立姿势。
- 减少了脚接触负荷的时间。

也有研究证据表明抗外翻包扎法有神经生理方面影响：

- 这种包扎法可以减少动态活动时某些大腿肌肉的活动，如走路、跳跃、剪切运动和跳高运动。
- 少数研究认为会限制胫骨后肌约45%的活动。

众所周知的是：

- 尽管这类包扎法在运动10分钟后会失去其生物力学作用，但体会到的支撑效果将持续更久。
- 在这种胶带下填充保护性材料会减弱其生物力学效果。
- 支具和矫形器经常会替代胶带包扎，但事实是：
  - ✓ 短跑和跨栏这些运动中不会使用支具和矫形器。
  - ✓ 支具和矫形器起的支撑作用在训练中很有价值，但在顶级比赛中就不是这样了。
  - ✓ 如今许多顶尖运动员感觉到过去接受的胶带包扎都很粗糙，尤其是比赛的时候。

当前发展

胶带材料已经进步了很多，现在新型黏性胶带可以用于不同情况，也能在体育比赛中起一定积极作用。根据当前体育发展形势，胶带应当在弯道跑步和跳高等运动情境下都能发挥运动支持作用。

一种名为汤米（Tommy）包扎法的新型胶带包扎法能帮助许多有这类运动问题的运动员（图5.23）。

汤米抗外翻胶带包扎法

材料：非弹性运动胶带，肌内效贴，黏性弹性绷带。

关节位置：足应成90度（解剖学0度）角。

操作步骤：

a）开始之前需考虑：①使用黏性弹性绷带/肌内效贴时，除了足部背屈90度（解剖位置为0度）外，足还应内旋上翘。②步骤d）~f）：将黏性弹性绷带拉至最大弹性，模拟非弹性运动胶带。使用非弹性胶带时，绷紧胶带，再找到合适的角度粘贴。常见的错误是试图用胶带向上拽起关节，这容易导致疼痛。

b）首先贴1~2条锚定胶带（白色）；第一条锚定胶带位于踝上方两横指处，缠绕小腿下部，胶带的末端向上，以贴合小腿轮廓。

c）如果使用的胶带宽度为4厘米，那么第二条胶带与第一条需重叠50%。

d）将一条或多条直胶带（褐色的胶带）由足底沿内踝向上，转到后方的跟腱处。

e）如果运动员足部存在明显外翻，则需提供额外支持来矫正足跟。用一条褐色的胶带，从锚定胶带内侧开始向下，转向后外覆盖跟腱，越过足底后部转向外侧，提拉后足弓，止于小腿下段锚定胶带的外侧。

f）接下来用一条胶带（橙色）从内踝前方开始，向外越过足背并转向足底，绕过足底向上提拉中足弓，止于小腿下段锚定胶带的外侧。

g）再用一条胶带（蓝色），方向和橙色胶带相同，但位置稍高约1厘米，与橙色胶带重叠，进一步提拉后方的足跟。

h）接着1~2条胶带（红色），将胶带的起始位置继续向上移动1厘米，进一步接近足跟，直到其自然地伸展到踝骨内侧。

i）如步骤b）所示，用1~2条胶带（白色）缠绕小腿周围，覆盖小腿下段所有胶带的末端。

j）如果出现明显的外翻，从第5跖骨基底部的前足弓开始，由内向外增加一条白色胶带缠绕在足跟周围。

k）可以将胶带缠几个“8”字。确保它们的方向从内到外，以支持足弓。

肌内效贴（运动学机能贴）

日本的脊柱按摩师Kenz Kase博士和日本的Nitto Denko公司1970年合作研发了这种胶带，最近几年较为流行，其目的在于增强机体的自愈能力。这种

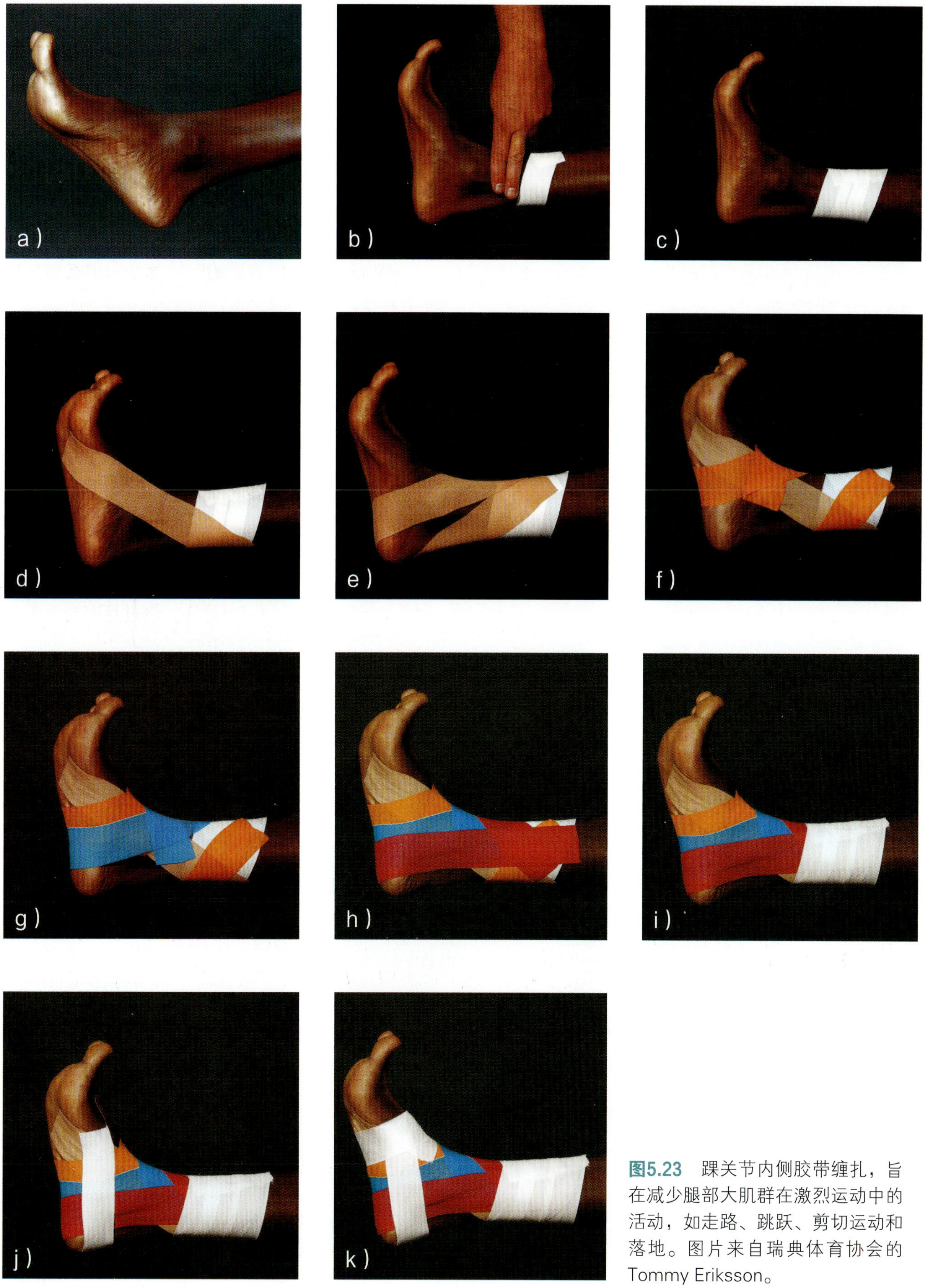

图5.23　踝关节内侧胶带缠扎，旨在减少腿部大肌群在激烈运动中的活动，如走路、跳跃、剪切运动和落地。图片来自瑞典体育协会的Tommy Eriksson。

胶带像皮肤一般轻薄、富有弹性，试图模仿皮肤的特性来传递机体的感觉信息。这种胶带能让关节自由活动。伤员能够缠着胶带进行淋浴和游泳。

肩部肌内效贴

操作步骤（图5.24）：

材料：肌内效贴，黏性弹性绷带，非弹性运动胶带（图5.24，图5.25）。

关节位置：运动员身体的准备位置很重要。站立位，手臂后伸并外旋70度。

操作步骤：

a）在肩膀前方的结节间沟下方开始粘贴胶带（4个手指宽度），保持胶带无张力。

b）将胶带拉伸50%~70%，沿斜方肌在肩胛骨下角附着的方向粘贴（取决于肩关节需要矫正的程度）。继续将胶带拉伸至肩胛骨尖端下方2~4横指，这是肌内效贴的操作常规。最后约2指宽的胶带确保没有张力。

其他肩部肌内效贴（图5.25）

关节位置：采用坐或站的起始姿势，手臂放松置于身体两侧。

操作步骤：

a）Fascia胶带技术。需将手放在三角肌中部，在向上粘贴胶带时，稍向上推动皮肤，运动员可以更容易地举起手臂（外展运动）。如果胶带粘贴的方向相反，那么就向下推挤皮肤。开始的4厘米胶带始终处于完全不拉伸状态。

b）拉伸胶带到最大弹性的50%~70%。

c）将胶带沿着肩中线越过三角肌。结束于肩锁关节处，同样保持最后4厘米胶带始终处于完全未拉伸状态。

d）仔细按压附着部位，使胶带平整地贴在皮肤上。

e）在开始和结束时各保持2指（4厘米）的胶带完全不拉伸。

颈部肌内效贴

关节位置：起始时颈部前屈。

操作步骤（图5.26）：

a）在枕骨正下方颈椎棘突的两侧粘贴2条肌内效贴，其中开始的4厘米不拉伸。

b）将肌内效贴拉伸至最大弹性的50%~70%，最后4厘米肌内效贴保持无张力，止于肩胛骨之间。

腰椎肌内效贴

关节位置：起始位置在不引起疼痛的前提下，

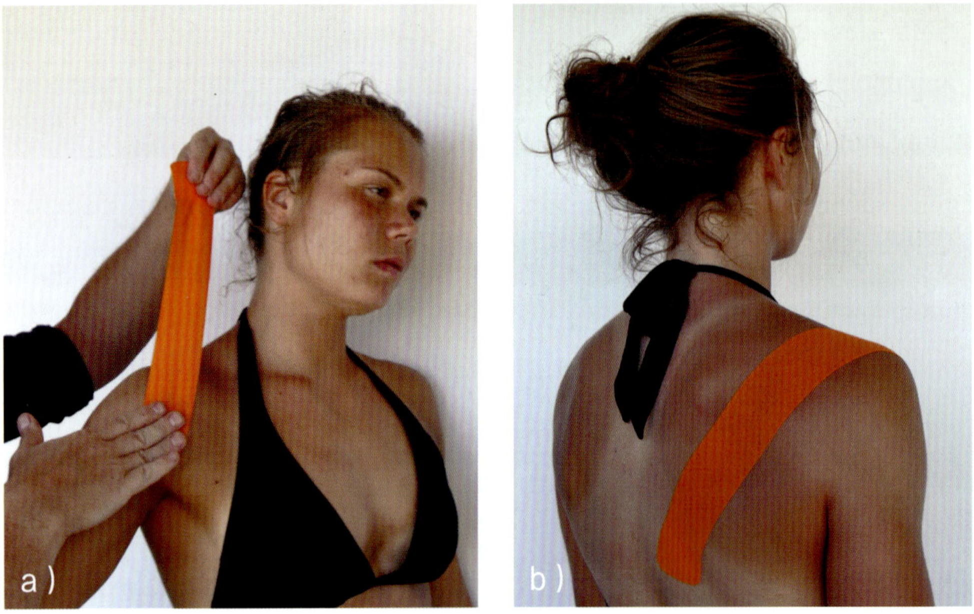

图5.24 肩部肌内效贴。图片由瑞典体育协会的Tommy Eriksson提供。

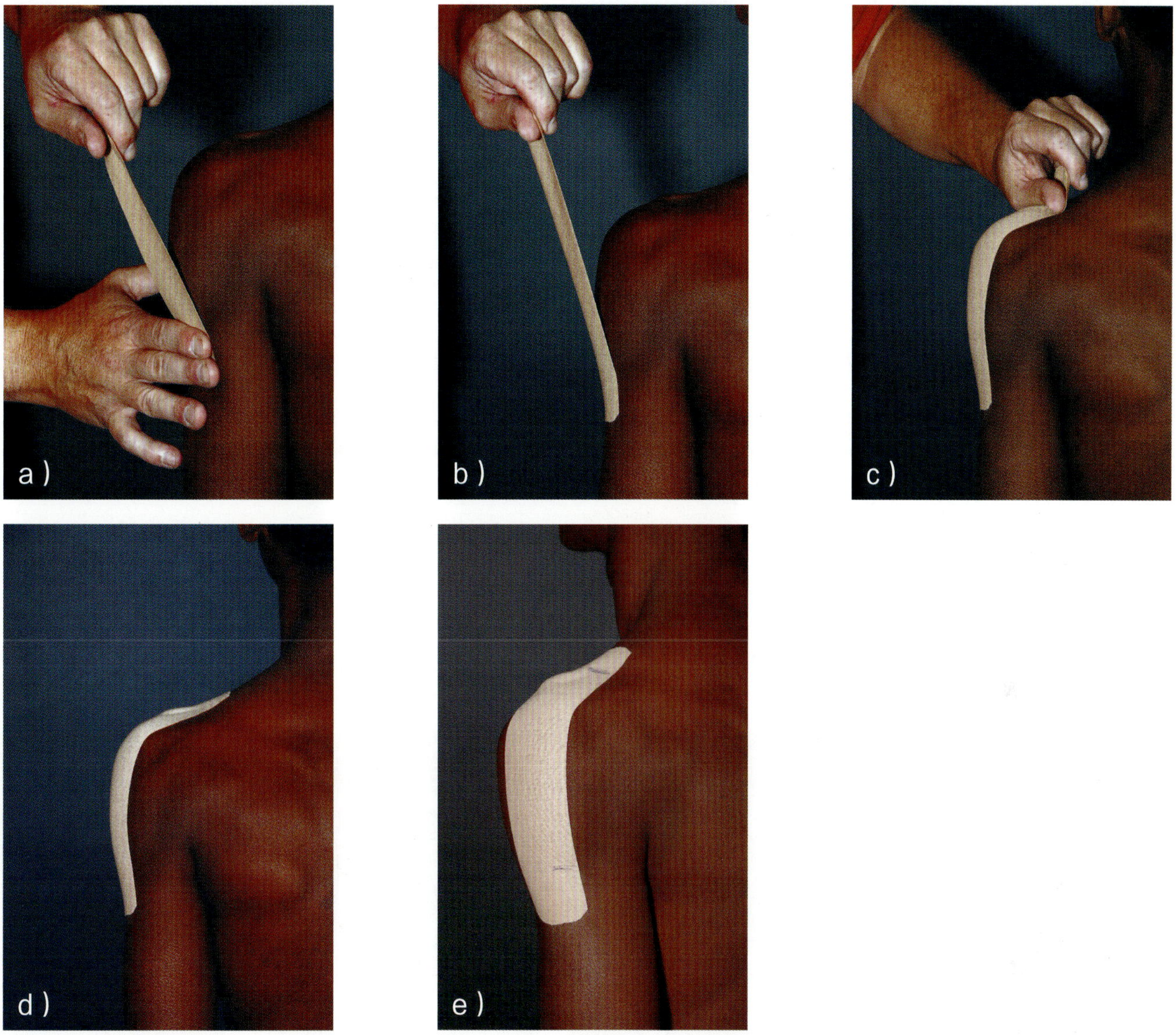

图5.25　其他肩部肌内效贴。图片由瑞典体育协会的Tommy Eriksson提供。

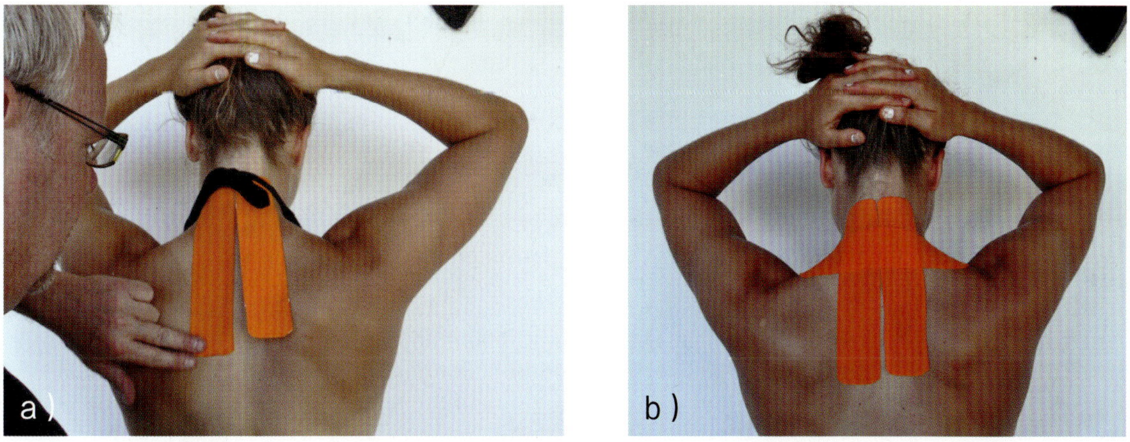

图5.26　颈部肌内效贴。图片由瑞典体育协会的Tommy Eriksson提供。

腰椎稍前屈。

操作步骤（图5.27）：

a）撕掉肌内效贴的衬纸。纵向拉伸肌内效贴到最大弹性的50%~70%，确保肌内效贴中点位于受伤位置，两侧各留大概4指的宽度，两端2指的宽度保持没有拉伸的状态。

b）重复步骤a），粘贴方向和步骤a）的方向垂直。

c）重复上述步骤，保持肌内效贴的中心覆盖损伤点，并形成对角十字第一部分。

d）继续重复上述步骤，保持肌内效贴中心覆盖损伤点，并且形成对角十字第二部分。

关于肌内效贴的效果，目前并无充分科学依据。使用此技术的人认为该方法的原理是使肌肉运动更加自如，从而促进"身体进行自身生物力学修复"。研究显示，相对完全没有使用肌内效贴的脚踝，使用非弹性胶带的踝部肌肉活动明显增加。肌内效贴对中重度的肌肉活动没有明显影响。

如果将肌内效贴用作弹性胶带，与非弹性运动胶带的组合可以有良好的价值。在疼痛时用手指或胶带牵拉皮肤，可以缓解疼痛。胶带颜色对胶带效果没有影响。

不过，这种新材料有很大的发展潜力，因为它不怕潮湿，并且可以不拉伸或完全拉伸，从而获得不同的张力。

遗憾的是，肌内效贴并不可以随意使用，虽然有些人甚至认为肌内效贴本身就具有治疗作用。然而，一旦所有相关问题都被解决，肌内效贴肯定会取得理所应当的治疗地位，这个领域将会很有市场价值。

最近的研究表明，应用肌内效贴（人体运动机能贴）并没有减少与肌肉、骨骼损伤相关的特定

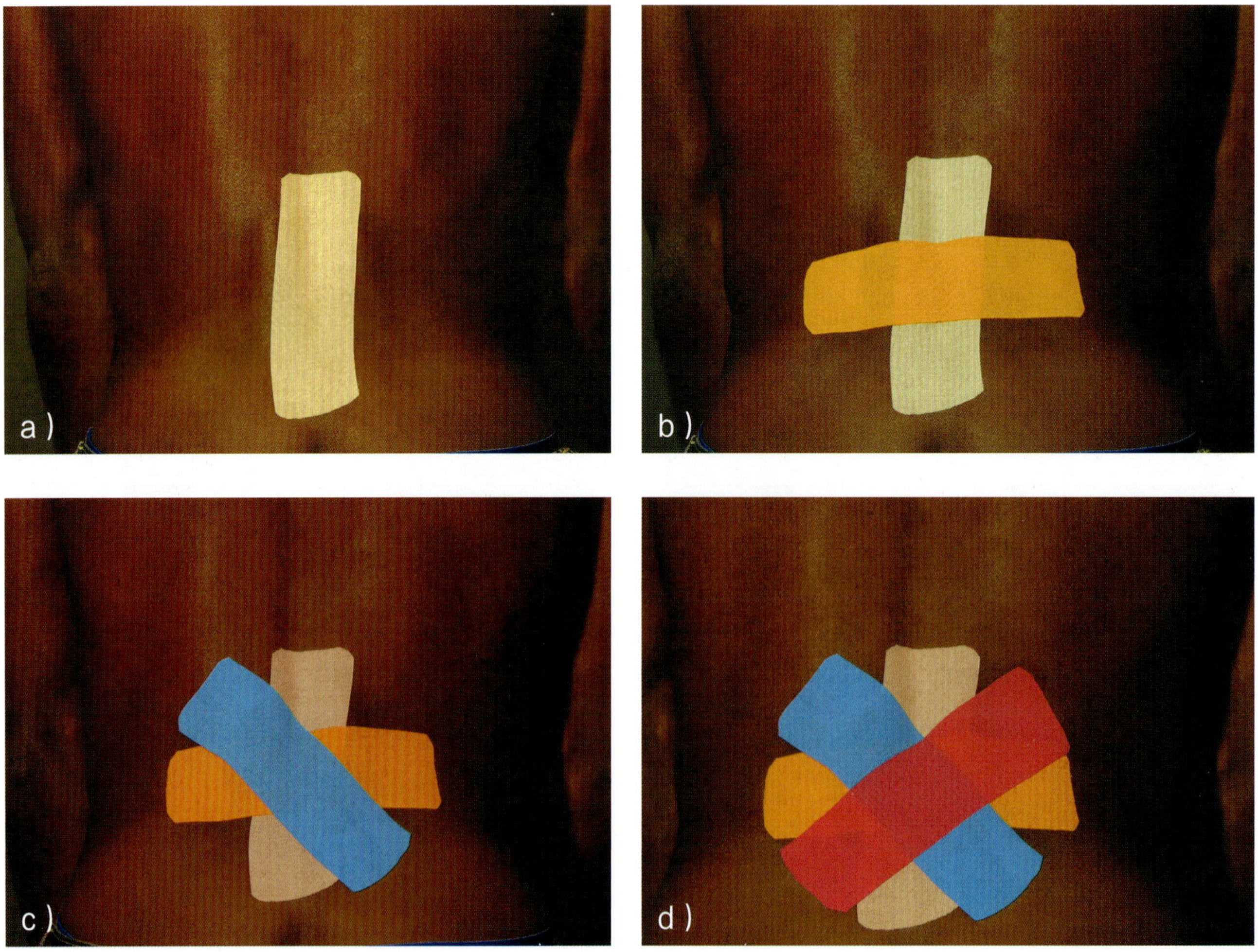

图5.27 腰椎肌内效贴。图片由瑞典体育协会的Tommy Eriksson提供。

疼痛，治疗效果也并没有优于其他方式[3]。笔者建议运动机能贴可以结合或者代替传统疗法。还有许多正在进行的研究正在探索这种胶带技术的有效性，但是还没有真正能够评估肌内效贴治疗运动障碍的有效的证据。显然该领域需要更多的研究。

小贴士

正确地肌内效贴使用技术可以获得一些临床收益。

总体而言，因为使用肌内效贴行动不受影响，还可以用于各个身体部位的各种损伤，这种创新的胶贴技术受到广泛的欢迎。受伤运动员用胶带的治疗经验是积极而重要的。然而，在明确确定该技术的疗效之前，还需要进行大量的研究。

小贴士

- 手指和踝关节的胶带运用在预防和治疗受伤方面是有效的。
- 胶带可以提供有限的机械支撑，如对脚踝的支撑，但也可能影响本体感觉，如改善神经肌肉功能。
- 胶带还可以在心理上提醒运动员必须刻意调节下肢的运动。
- 使用胶带的人应该积累经验，关注胶带的优点和局限性。

参考文献

[1] SALATA M J，et al.The effectiveness of prophylactic knee bracing in American football: a systematic review. Sports Health, 2010, 2（5）: 375–379.

[2] POPE M H，et al. A comparison of ankle taping methods. Med Sci Sports Exerc, 1987, 19（2）: 143–147.

[3] MONTALVO A M， et al. Effect of kinesiology taping on pain in individuals with musculoskeletal injuries: systematic review and meta-analysis. Phys Sportsmed，2014，42（2）: 48–57.

拓展阅读

BRIEM K E，et al. Effects of kinesio tape compared with non-elastic sports tape and the untaped ankle during a sudden inversion perturbation of male athletes. J Orthop Sports Phys Ther, 2011, 41（5）: 328–335.

DYE R W. A strapping. J Natl Assoc Chiropodist, 1939,29:11–20.

FRANETTOVICH M，et al. A physiological and psychological basis for anti-pronation taping from a critical review of the literature. Sports Med, 2008, 38（8）: 617–631.

KANNUS P，et al. Treatment for acute tears of the lateral ligaments of the ankle. J Bone Joint Surg Am,1991,73（2）: 305–312.

KEMLER E1，et al. A systematic review on the treatment of acute ankle sprain: brace versus other functional treatment types. Sports Med, 2011, 41（3）: 185–197.

ROVERE G D D，et al. Retrospective comparison of taping and ankle stabilizers in preventing ankle injuries. Am J Sports Med,1998,16（2）:228–233.

SINGLETARY S， et al. Bracing and rehabilitation for wrist and hand injuries in collegiate athletes. Hand Clin, 2009,25（3）: 443–448.

第6章 一些主要运动中的损伤防护

在体育运动备受媒体关注的今天，运动员的运动损伤和治疗成为他们成功的关键。因此，运动员通常也具有很好的医学知识和丰富的经验。我们选择分享以下运动的经验（其中有我们自己的宝贵经验）：跑步与跳高、投掷运动、网球、高山滑雪、足球和冰球运动。

跑步与跳高

田径运动包括跑步和跳高，是世界上最主要的运动之一，几乎是所有运动的基础（图6.1）。田径运动种类多、要求高，想要达到世界级的水平需要极为艰苦和繁重的训练。但不幸的是，田径运动员经常受伤。相关高质量流行病学调查较少，但是根据田径运动项目推算，每年的损伤发病率为61%~76%，其中80%~90%是下肢损伤，多数为过劳损伤如慢性肌腱损伤（肌腱病）和应力性骨折。

瑞典对田径各项运动的前十名运动员进行前瞻性研究，得到了科学可靠的结果（图6.2）。研究中关于田径运动损伤的定义如下：在调查的时刻（时点患病率）运动员由于运动损伤完全或者部分无法参与训练或竞赛，或在过去1年中（年

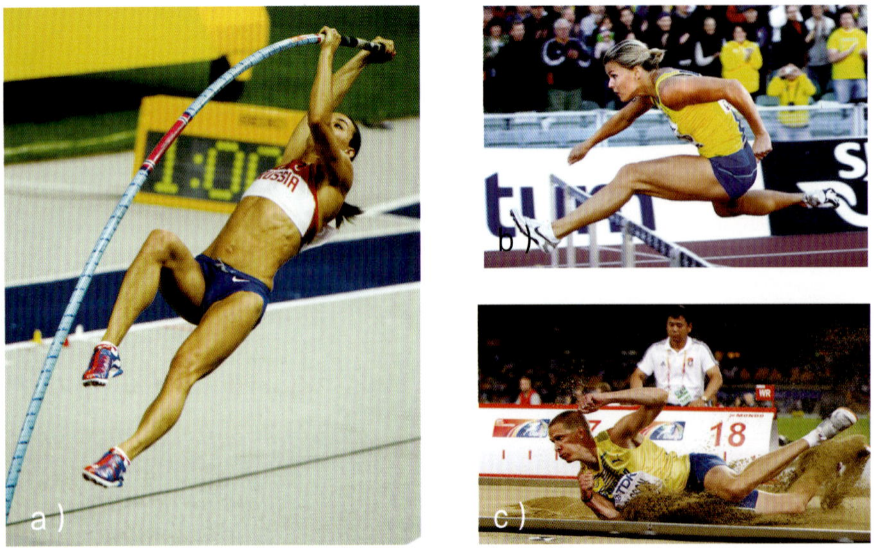

图6.1 材料科技、跳高和跑步技术的发展提高了田径比赛的成绩。图片来自Bildbyrån，瑞典，已授权。

患病率）“运动员由于运动损伤完全或者部分无法参与训练或竞赛”的时间至少达到了3周。患病率是显示个人在群体中特定时间发生特定运动损伤的流行病学术语。

该研究结果显示，整个赛季中，运动损伤时点患病率为35%[1]，68%的运动员（成人为73%，青少年为61%）每赛季至少受过1次伤[2]。在后续研究中发现，田径运动中的累计受伤概率为每1 000小时3.57次，大部分（96%）记录到的损伤均为非创伤性，过度使用造成的慢性运动损伤占了多数。在国际户外田径锦标赛上，每1 000名运动员中有100人受伤，其中有50~70人因为受伤导致退赛[3]。

投掷运动员经常发生腰部损伤，而短跑运动员经常有大腿肌肉的损伤。中长跑运动员和跳高运动员更容易损伤脚、脚趾和膝盖。成人运动员的脚、脚趾受伤在3周患病率和时点患病率上明显突出。女运动员下肢的损伤在3周患病率和时点患病率上更多。50%的成年运动员和40%的青少年运动员存在长期伤病，其中74%~78%的损伤位于下肢，主要为过度使用导致的损伤。

运动员对于运动损伤的发病率、危险因素及如何防护等科学知识掌握有限。为了促进该领域可靠的科学研究，最近有人发表了一篇关于如何定义和研究田径运动中的损伤和疾病的文章[4]。田径运动损伤包括跑步和投掷损伤。由于两者有显著不同，所以在下文分别描述。

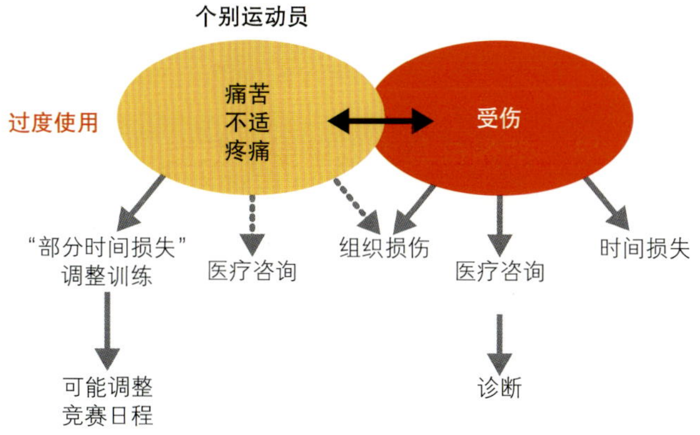

图6.2 田径运动损伤的大型研究中使用的定义简述。[1]

跑步

跑步是锻炼大肌肉群的有效方法，并被证明能有效地保持健康和预防心血管疾病。然而，跑步也是一种具有潜在风险的运动。尽管跑步的损伤比接触性对抗性运动的损伤概率少40%~50%，但仍然很常见。跑步运动受伤的平均年患病率为37%~56%，平均每1 000小时发生3.6~5.5次跑步损伤。对于竞技运动员，根据跑步的类型和长度不同，每1 000小时的运动损伤发病率为2.5~5.8次不等。

检查医生需要知道，大多数跑步者都对运动充满热情。当他们主诉跑步出现不适时，可以指导他们参加骑车、游泳和越野滑雪等负荷水平、负荷总量都较低的运动。

不同类型跑步有不同的特征。短跑的特征在于增加速度，增加爆发性，降低每步的冲击吸收和脚掌与地面的接触面积。而在长跑时，75%~80%的跑步者为脚后跟着地，另外20%~25%为前脚掌先着地（图6.3）。

跑步损伤通常由于下肢在跑步时反复受力而发生。脚和地面接触中期，地面对脚的反作用力是自身体重的1.5~5倍。若每一大步为1.6米，每千米需要625步。与地面接触时，下肢承受的压力达到体重（按68千克计算）的250%，跑步者每千米总共吸收136吨力，即每条腿每千米吸收68吨力。以每千米4.35分钟的配速进行跑步，脚的着地时间约为0.2秒，在1小时着地约为5 100次。由于这些巨大的负荷，即使较小的生物力学异常也可能导致压力和负荷显著集中。很多因素都可导致运动中的损伤，背景因素可以来源于外部和内部。

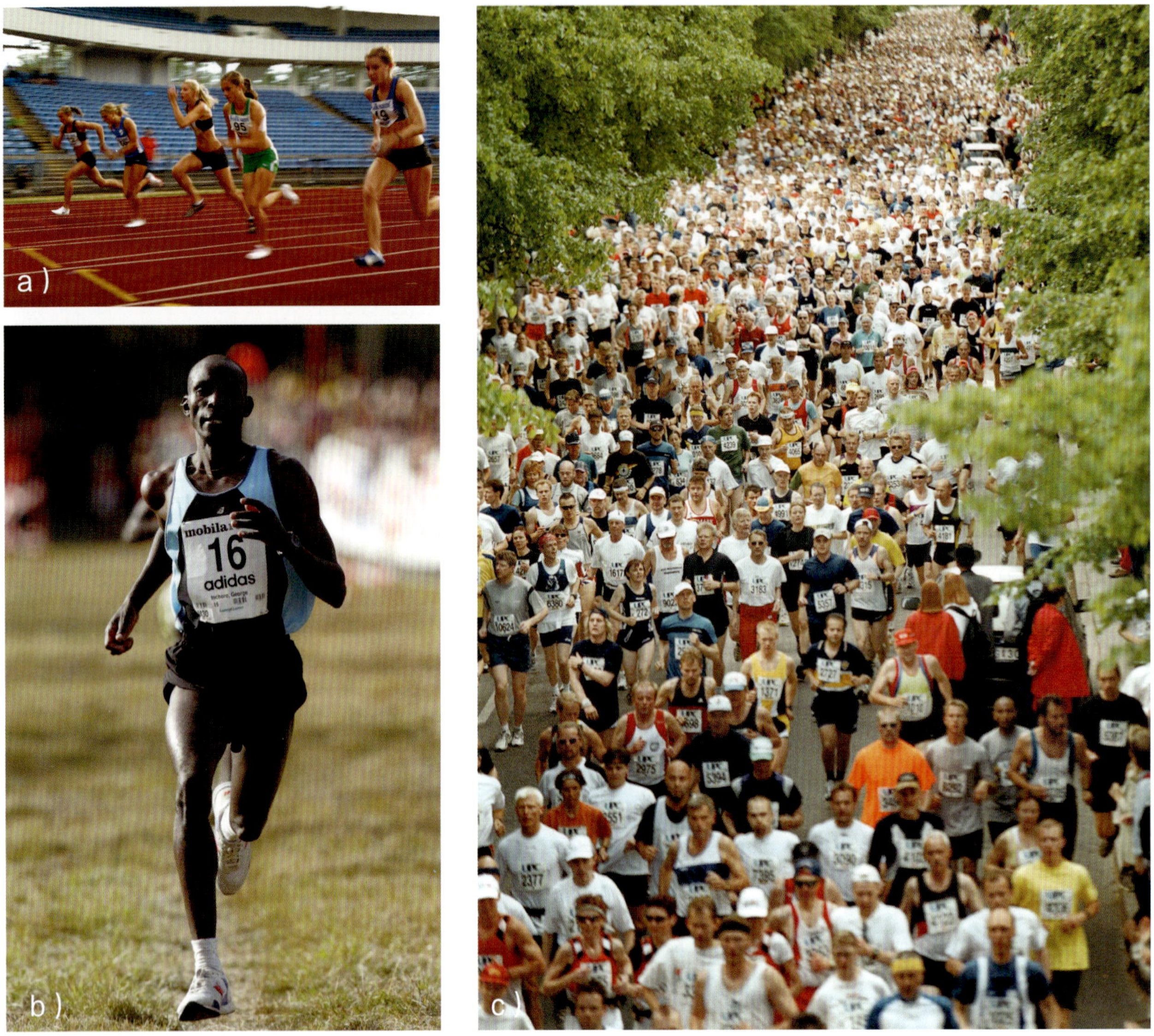

图6.3 不同的跑步类型有不同的特征。**a）**短跑跑步者；**b）**中长跑跑步者；**c）**马拉松跑步者。图片来自Bildbyrån，瑞典，已授权。

外部（外在、环境）因素

据报道，60%~80%跑步损伤的原因是外部损伤。其中大多是由于训练不当造成的。

训练不当

最常见的训练不当是训练计划的突然变化，如跑步距离延长或强度改变。例如，一个刚开始定期训练的初学者，或者一个正在恢复训练的受伤运动员，想要跑太多或跑太快，会导致过度使用。错误训练的具体例子有：

- 长时间的高强度运动，没有小强度训练日，或训练恢复时间太短。
- 增加跑步距离或强度，但没有必要的恢复和休息时间。
- 偶尔进行像马拉松或其他长距离跑步的剧烈运动或比赛。
- 重复的跑步训练。

跑步损伤率与绝对训练水平、相对锻炼强度及训练量成正比。每周的总跑量与损伤发生率有显著的相关性。跑步速度与损伤风险之间的关系尚不清楚。跑步经验尚未被认为与跑步损伤有明显的相关性。

在山地和不同的地形跑步

跑步下坡时可能会导致膝关节发生损伤，因为体重主要压在膝关节的纵轴后方，这需要股四头肌的强大支持来保护膝关节。在跑步下坡时，膝关节的屈伸及髌骨-股骨负荷都增加，膝关节伸肌的力量吸收及减速运动肌肉的收缩也增加。跑步上、下坡是造成跑步损伤的主要危险因素。然而，跑步损伤者的数量和地形之间没有相关性。跑步下坡可以引起疼痛综合征，如膝前疼痛或跑步膝（髂胫束综合征）。过强的跑步训练可能会导致跟腱过度使用（肌腱病）和足底筋膜炎（过度使用综合征和足底筋膜部分撕裂）等（图6.4）。

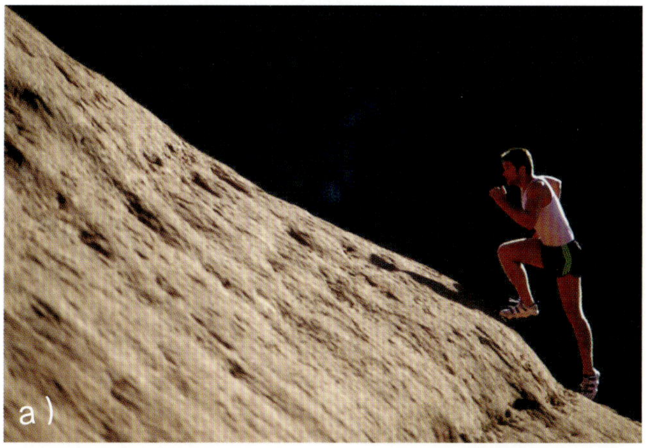

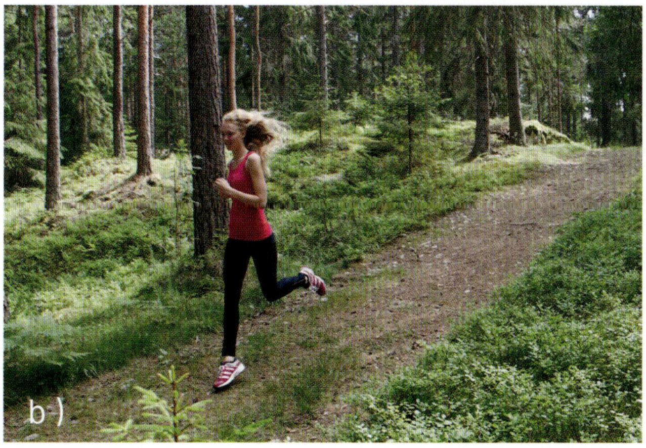

图6.4 在山上进行训练往往会有损伤问题。**a）**图来自Bildbyrån，瑞典，已授权；**b）**图来自Kerstin Samuelsson。

跑步路面

跑步路面很重要（图6.5）。某些地面可能会在运动中造成高于其他地面3~4倍的损伤频率。在沥青或混凝土等硬路面跑步时，力量冲击显著增加，关节和肌腱负担增加，可造成跑步运动损伤。在太软的地面上跑步，可能会导致关节过度运动，肌肉过度疲劳，亦可能导致损伤。而木屑地面能提供一个很好的跑步场地（图2.12）。

在不平坦地面、人造地面或者较滑的路面跑步也可能造成损伤。在斜坡上或沿同一方向倾斜的道路上跑步可能会导致身体一侧的压力异常，造成功能性长短腿，并可能导致跑步膝或大腿上部和外部的滑囊炎（大转子滑囊炎）。

跑鞋

跑鞋选择不好可导致运动损伤，因为鞋子可以将某些解剖结构的力学负荷改变100%以上。跑鞋还会影响跑步损伤的位置、类型和频率。有学者对三大主流品牌设计精良的跑鞋进行研究，并没有发现其对跑步损伤的影响有任何差异。

不合适或磨损的鞋子可能导致应力和应变增加。正常跑步时不建议使用网球鞋或篮球鞋。此类鞋的特性决定了它们无法预防跑步者的运动损伤。改进的跑鞋能使脚和小腿下段的损伤减少。最近一项研究表明，简化的跑鞋似乎增加了受伤的可能性，完全简约的设计明显增加了胫骨和小腿的疼痛[5]。有些人建议用赤脚跑来加强力量，治疗损伤和疾病，但对此观点的科学支持仍然十分有限（图6.6）。

跑鞋的减震对于预防受伤至关重要。好的鞋子增加了减震。当鞋子潮湿时，减震效果会被削弱，但也可以通过自身磨损来部分减震。当一双鞋跑步里程达到400千米时，减震效果减少30%~50%。并

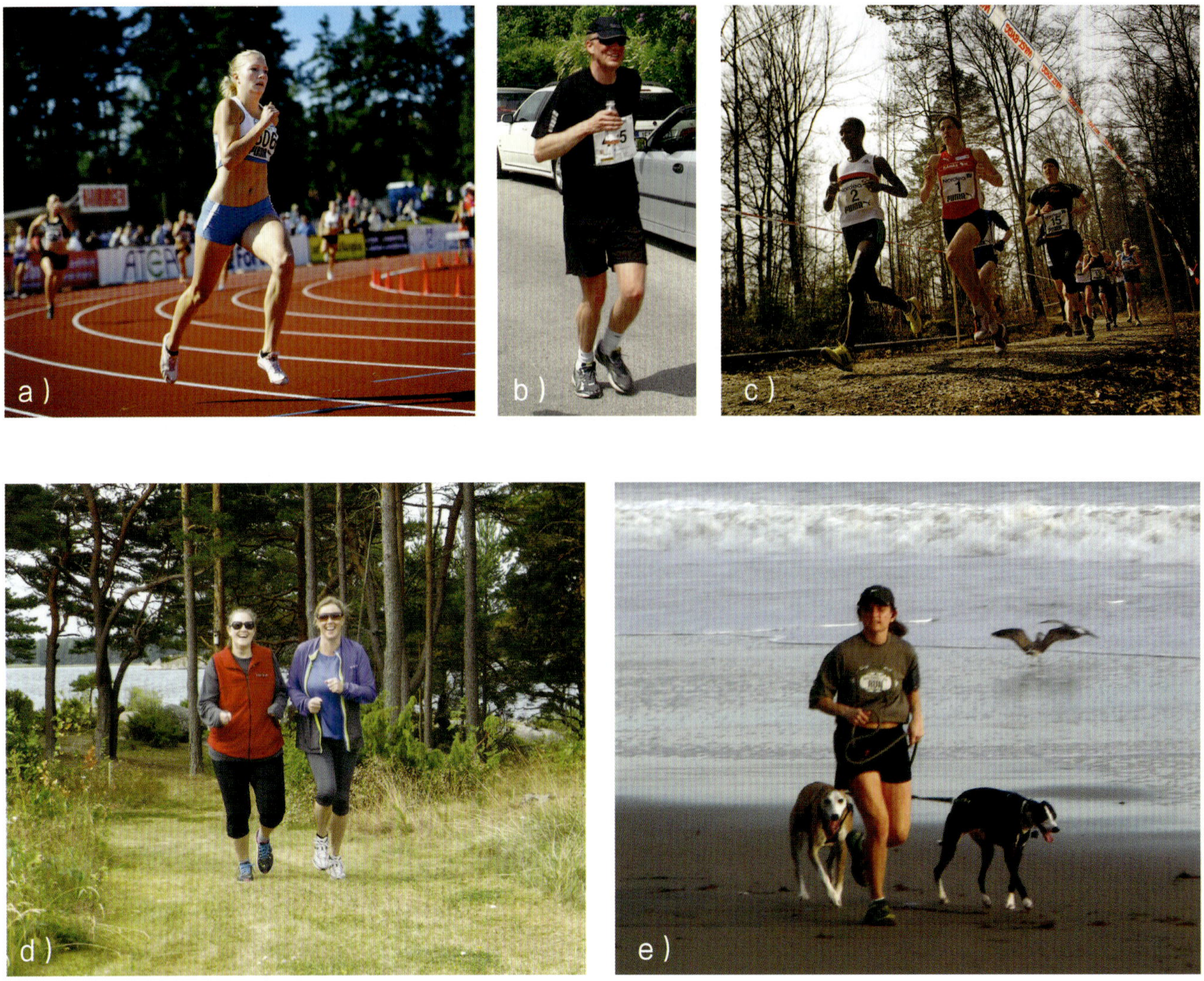

图6.5 在草地或跑道上跑步对预防跑步损伤很有作用。**a**）田径运动员通常都在铺设完好的硬质跑道上奔跑（图片来自瑞典田径协会）；**b**）在硬质表面如混凝土或沥青路上跑步会导致损伤；**c**）在跑道上或铺满木屑的树林中跑步，膝关节的负担会小很多（图片来自Bildbyrån，瑞典，已授权）;**d**）在漂亮柔软的场地（如草地）跑步是有益的，特别是在损伤康复的时候；**e**）在沙滩上跑步很好，沙子的冲击力较小，可能会减轻肌肉的损伤、酸痛。但脚可能会下沉，并且抓地力差，这可能会导致跟腱的一些不适。

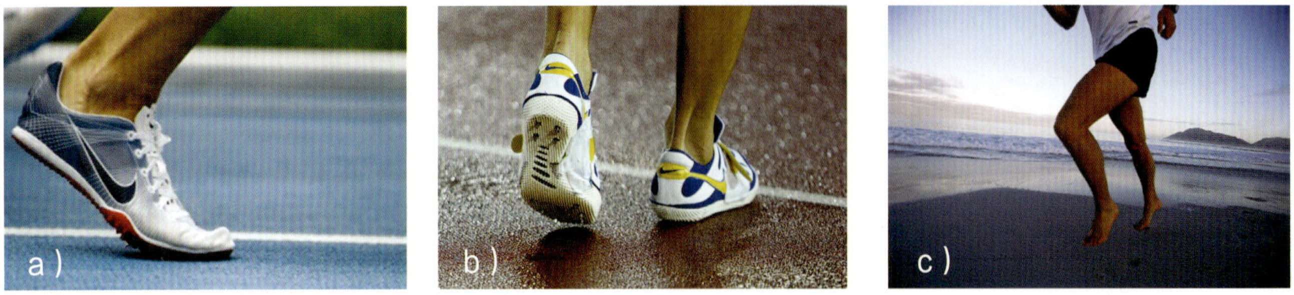

图6.6 跑鞋在田径运动的大多数项目中都很重要。**a**）短跑冲刺用鞋；**b**）跳高用鞋；**c**）可以在海滩或类似的地方赤脚跑步。在柔软的地面上跑步需要的能量比在硬地上多1.6倍。图片来自Bildbyrån，瑞典，已授权。

没有研究证明，具有足跟减震技术和针对跑步者脚型旋前控制的跑鞋对跑步者的受伤、骨关节炎及整体健康有影响，即推行这种鞋是没有依据的。

跑步技巧

运动方法因不同的跑步运动而异。长跑运动员通常会先脚后跟着地，然后转到脚趾着地，而短跑运动员则倾向于脚面着地或仅仅前脚掌着地。最常见的错误是脚后跟太用力着地，或当脚外翻过度时，可能导致过劳损伤。反复使用错误的跑步或跳跃技术很容易导致过劳损伤。

内部（内在、身体相关）因素

内部因素可以分为基础因素、原发因素和继发因素（获得性）。基础因素包括性别、年龄、身体增长，体重和身高。重要的原发因素包括身体的不对称，下肢长度、肌肉不平衡和力量不足等，以及灵活性和神经肌肉功能（协调能力）降低。获得性因素，如运动系统的功能受损和既往损伤也很重要（图6.7）。

基础因素：
性别
年龄
生长发育
体重
身高
原发因素：
下肢相对位置关系：足、胫、膝、髋、骨盆；下肢长度
结构变异
肌肉力量、灵活性、神经肌肉协调、韧带松弛度
获得性因素：
力学：足、踝关节、膝关节、髋关节、脊柱、骶髂关节
肌肉不对称、不平衡，局部肌力弱，局部肌肉运动范围减小
陈旧和复发损伤

图6.7　运动损伤的重要病因。

基础因素

性别：性别和年龄对于预测一般跑步损伤的风险并不特别重要。男女的肌肉骨骼系统差异很大，女性每千克体重的肌肉质量比男性少25%，骨密度较低，骨盆宽度更大，移动性更好。研究还发现，女性跑步者比男性表现出更大的髋内收、内旋和膝关节外展角度。这些因素可能使女性更容易发生特有的运动损伤，如骨盆应力性骨折，内侧胫骨应力综合征和髌股关节疼痛综合征。另外，月经紊乱是某些过劳损伤（如应力性骨折）的危险因素。研究表明，女性50%~60%有跑步损伤，而男性当40%~50%。总体来讲，女性的运动损伤风险并不比男性高很多。但如上所述，女性在某些特定的跑步损伤方面比男性明显。年轻女性比年轻男性跑步者有更高的损伤病率（在一定时间内的损伤次数）。

年龄：与年龄有关的肌肉骨骼系统的变化包括肌腱和其他组织的代谢和胶原蛋白降低；骨密度、肌肉力量、液体含量等下降。老年人的身体组织有较大退行性改变，导致减震作用降低，受伤风险增加。超过30~40岁运动经验丰富的人，髋关节骨性关节炎的发病率并没有增加。没有证据显示，年龄增长是跑步运动损伤发生率增加的主要因素。这可能是因为老年人主要为了快乐而跑步，速度较慢，距离较短，总体来说更加谨慎（图6.8）。

身体发育：年龄在12~15岁的少年在肌肉收缩、紧张度、关节活动度和协调上往往不平衡。肌肉肌腱复合体在这个年龄相对较短。一些疾病是与年龄和发育相关的，如胫骨粗隆骨软骨病（Osgood-Schlatter disease），骨突炎损伤和一些撕脱骨折。在快速生长阶段，青少年的训练计划中需要加入拉伸。

体重和身高：虽然肥胖通常被认为是长跑的潜在问题，但体重与跑步损伤之间的相关性尚未被阐明。进行性膝关节和髋关节疾病，如有些骨性关节炎和超重有关，因为跑步可能会加速关节退化。身高与运动损伤的频率无关。

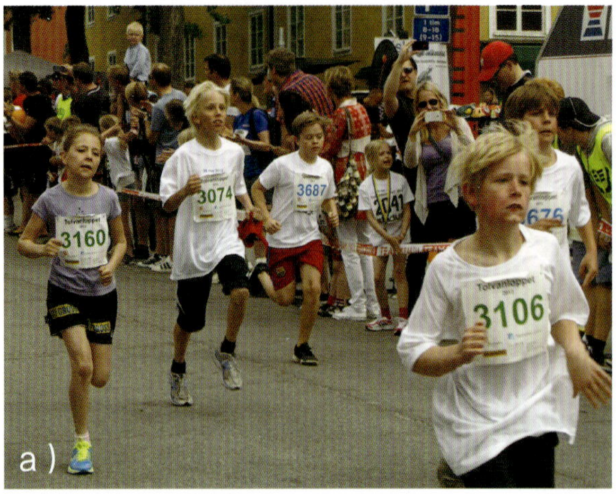

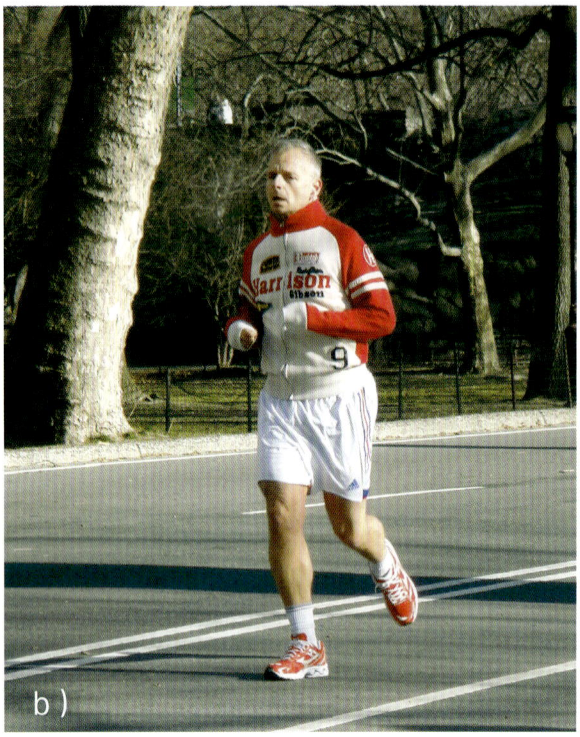

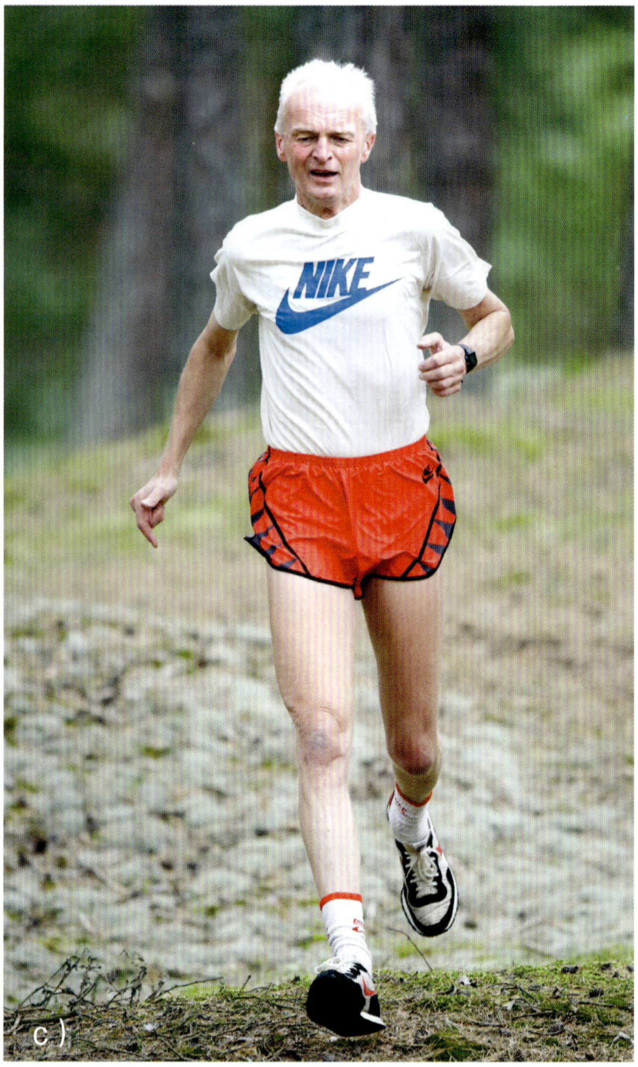

图6.8 跑步适合任何年龄的人 **a**）年轻人常喜欢快跑（图片来自Kerstin Samuelsson）；**b**）许多人即使是在沥青路上长跑也很享受；**c**）老年精英跑步者会坚持跑步，特别是在宽敞的步道上（图片来自Bildbyrån，瑞典，已授权）。

原发因素

足部的对线不良可以分为扁平足和高弓足，分别大约各占总人数的20%。扁平足会造成跑步时脚过度的外翻。外翻在第22章有详细讨论。过度外翻可以是生理性的，但也可能是胫骨内翻（小腿向内偏移）超过10度、马蹄足（脚指向下）、先天性马蹄内翻足和（或）前脚掌内翻（脚趾向内，内侧弓抬高）造成的。

许多优秀的跑步者有轻微的膝内翻。如果总内翻角度小于8度，则损伤的概率似乎较低，但如果内翻角度大于18度，则跑步损伤的发生率就会增加。

各种对线不良可以相互组合。跑步者中对线不良疼痛综合征的患者，其股骨颈向前倾斜（前倾）、髋关节内旋和膝关节外翻同时存在，伴或不伴膝关节过伸、髌骨角度异常、过大的Q角、胫骨内翻、功能性马蹄足和代偿性足外翻（图19.76）。对线不良疼痛综合征可能导致和正常跑步有关的许多问题，可以说有些具有这种缺陷的人根本不应该长距离跑步。

高弓足也可能与运动损伤有关。约有20%的受伤运动员有高足弓。具有高弓足的运动员距下关节运动减少，这导致足部只有三个点承重，即足跟、大脚趾和小脚趾的足垫，并减少了足中部的活动性、增加了足后部内翻。在脚着地时足跟保持内翻，纵向的足弓保持不动，脚掌不能放松。胫骨持续外旋，最终由于在跑步时足弓持续紧张，应力增加。在胫骨内旋减少时，应力通过足外侧部分沿着腿的外侧传导，增加了髂胫束综合征、转子滑囊炎、应力性骨折、跟腱病、腓骨肌扭伤的损伤风险，以及足底筋膜炎和中足疼痛的风险。这些疾病在高弓足跑步者中很常见。前面提到的三点承重通常会导致足底伤痛愈合不良。

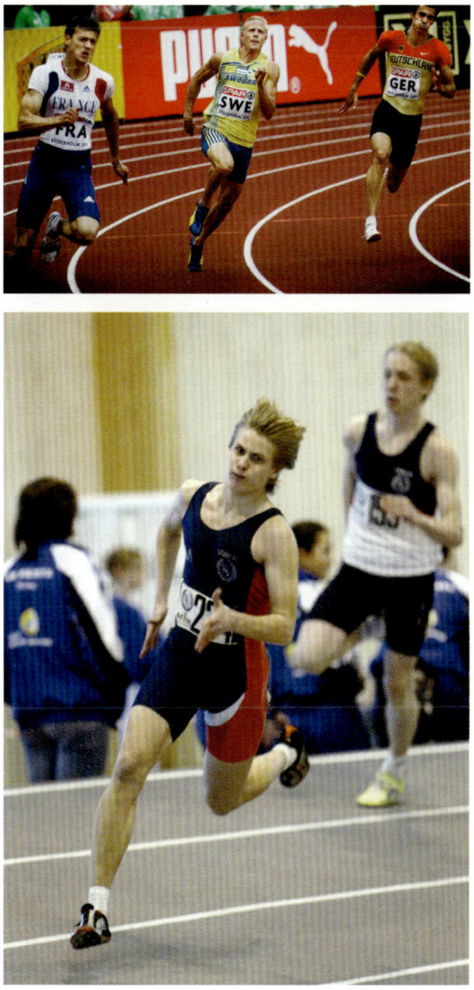

图6.9　倾斜奔跑，如果跨度太大就会导致长短腿。跑步中的弯道技术很重要。图片来自瑞典体育协会，已授权。

在倾斜的道路上（外部危险因素）跑步可造成功能性的腿部长短差异（图6.9）

功能性缩短也可使骶髂关节功能受损、单侧过度内旋、下背部肌肉疼痛、肌肉挛缩或不平衡的结果。腿部长度差异可导致盆腔向较短侧倾斜、功能性的腰椎侧弯、髋外展增加、过度旋前、腿部向外侧旋转增加。两条腿在跑步时不会同时着地，腿长的绝对改变不应该是一个问题。由功能差异所引起的软组织生物力学变化可导致负荷过重。

下肢长度与髂胫束综合征、转子滑囊炎、急性腰痛和应力性骨折等损伤相关。不伴其他骨科疾病的长短腿通常不需要矫正。当双腿长度差异大于22毫米时，通常需要矫正，因为这通常会导致骨科疾病。经受重复压力和应变的跑步者通常在腿部长度差大于5~10毫米时就需要矫正。

结构变异可能更容易造成损伤。高弓足合并跟骨后凸可能会导致跟腱和（或）滑囊的问题。距骨三角区过大（一个距骨后多余的骨组织），或一个突出的后跟都可导致后外侧脚踝疼痛。各种类型的跗骨融合（两个正常分离组织之间异常连接）可以引起与应力相关的异常疼痛。多余的足舟骨可引起足底内侧的疼痛（第22章）。

许多学者强调，良好的灵活性是防止运动损伤的重要因素。跑步会导致腘绳肌腱和小腿肌肉灵活性下降，可增加损伤风险。跑步后的拉伸和损伤发生率似乎没有相关性。

肌肉力量：肌肉能够稳定下肢，并能在运动期间吸收关节和骨骼受到的应力。由于肌肉在稳定性和减震方面的重要作用，肌肉无力会导致更容易发生应力性骨折。

神经肌肉协调：是指神经系统协调肌肉或肌肉群进行特定任务的能力。平衡失调和运动失控可使跑步者更容易受伤。缺乏任何一种本体感觉能力（不需要视力参与的运动控制）都会导致运动功能不稳定，使运动员更容易受伤。

韧带松弛：通常韧带和关节囊的广泛松弛会导致活动度增加（如过度旋前），可增加受伤的风险。

获得性因素

在动力链中，下肢能够在迈步时向前移动，被认为是一系列联动的可移动部分。当脚在触地阶段与地面接触时，动力链闭合，当脚抬起并向前移动时动力链打开。任何妨碍动力链的正常模式和力传递机制的改变都可导致运动时步态异常和代偿运动方式的变化。在伤病复发或有旧伤的运动员中，特别应该重视动力链的功能紊乱。由于动力链功能本质上非常复杂，经常忽视了其可能为运动损伤的主要原因。

继发或获得性功能障碍在运动损伤原因中的作用仍有争议。这种障碍通常是损伤后动力链组成部分的活动性增加或降低的结果。动力链的所有受损功能都可导致姿势和步态（跑步）的代偿性变化，这反过来可导致微创伤、组织损伤和明显的损伤。

机械性功能障碍：骶髂关节的位置和运动变化很常见。虽然骶髂关节大多是稳定的，活动度小，但有人认为其运动可以发生前半脱位和旋转，这可导致骨盆环结构的不对称性。这种功能障碍的特征在于骶髂关节的稳定性或活动度降低。疼痛作为主要症状，通常局限于骶髂关节，但也可放射到臀部和腹股沟。为了识别骶髂关节的功能障碍，医生需要有意识地了解骶髂关节的生物力学。治疗复发性损伤患者时，需要进行彻底的评估。

陈旧损伤：大多数损伤早晚会愈合，但可在组织中留下瘢痕。这种瘢痕可具有与正常组织不同的弹性，导致该区域更易损，从而使复发性损伤的风险增加。

小贴士

旧伤是导致新损伤最常见的危险因素。因此，必须对损伤进行治疗直到痊愈。当运动员得到充分康复时再谨慎地开始运动。

跑步损伤诊断

准确诊断跑步损伤往往很困难。了解损伤机制和各种诊断方法很重要。医生在处理过度运动造成的损伤时，往往只关注受伤部位。任何损伤都应该被视为动力链中的障碍，并且必须研究整个动力链，以便能够排除所有没有表现出症状的基础损伤或功能障碍。这种方法对于有旧伤或复发性损伤的人尤为重要。

损伤史（既往史）

运动损伤史很重要，因为它是诊断的基础。医生必须了解跑步的生物力学，特别是分析整个跑步过程，包括跑步距离的变化和训练的条件。跑步者穿的鞋子如果磨损严重或使用矫形器，也应予以考虑。知识渊博、经验丰富的医生大多数（超过90%的时间）能够通过很好地采集病史进行初步诊断。

体格检查

下肢整体的评估可以由跑步者站、坐、俯卧和仰卧进行。检查骨盆和躯干及整个下肢时，应仔细检查静态时关节的稳定性及动态时腿部位置和功能的对称性。应注意足部及下肢的任何生物力学不平衡。动态检查可以直接进行，包括步态、脚的功能运动、膝关节的功能、腿长度测量和骶髂关节功能测试。也可间接进行，如研究跑步者跑鞋的磨损方式。一个完整的功能检查可能会很有益处，包括测试动力链中的各个环节，并让跑步者在跑步机上跑步，由检查者或通过录像带进行直接分析。

X线片有时可能很有价值。如果怀疑关节损伤，如骨性关节炎或应力性骨折，可以拍摄X线片。骨扫描（闪烁扫描）在应力性骨折症状出现2~8天之后很有诊断价值，但如今已很少使用。MRI没有辐射，现在已经逐渐取代骨扫描。MRI可以像显示骨骼一样显示肌肉和肌腱等软组织的图像。超声检查已被证明在诊断腱损伤方面具有价值，如跳高膝、半月板损伤和跟腱损伤。关节镜技术的发展对几乎所有关节损伤的诊断和治疗都非常重要，但主要集中应用在膝关节、踝关节、髋关节和肩部的损伤。

由跑步造成的疲劳损伤常常难以诊断，因为这种类型损伤的症状往往范围很大，缺乏特异性。运动损伤的诊断不仅是找到受伤的组织，而且需要发现潜在的损伤机制。

> **小贴士**
>
> 根据彻底的病史问询和检查得到的合理诊断是成功治疗的基础

损伤预防

必须检查训练日程，并发现训练错误。能减少肌肉骨骼系统负荷的有效生物力学方法包括：

- 更换运动方式（改变跑步技巧）。
- 更换跑步路面（在较软的地面上跑步）。
- 更换跑鞋。
- 改变跑步的距离和频率（根据跑步距离的长度决定间隔时间）。
- 充足的恢复时间。

鞋垫（矫形器）

腿部的正常位置和动力链的对称性必须恢复。放置鞋垫（矫形器），无论是硬性的、半刚性的或是柔软的鞋垫（矫形器），都是治疗对线不良或不对称的正确方法。鞋垫通过重新分配地面反作用力，以及在站立、行走或跑步时重新对齐关节力线来提供足部支撑（图6.10）。

矫形器可以是骨科绷带，它对脚部的最大外翻角度、最大外翻时间、最大外翻速度、外翻时长及脚最开始接触地面的前10度的运动产生重要影响。不适当的矫正很常见，矫形很难达到脚后跟的精确对位，为了实现距下关节的中立位，需要进行前足的替代。通常的方法是测定和设置4度的内翻角度。尽管骨科矫形器和支架的使用很普及，但其作用仍然存在争议，而且确实存在失败案例。失败的原因可能是由于无法根据需要调整或更换矫形器和支架。

目前尚无研究证明这些高质量设备的确切效果。一般来说，超过80%的跑步者对矫正治疗满意，并且经常在使用矫形装置一年后就有了改善。大多数跑步者只需2~3周就能适应矫形器，比预期短得多。

选择具有缓冲支撑和适当摩擦等专业设计的跑鞋非常重要。穿跑鞋跑步提供了一个最大的外翻点，比赤脚跑步的时相要晚得多。合脚的鞋可以增

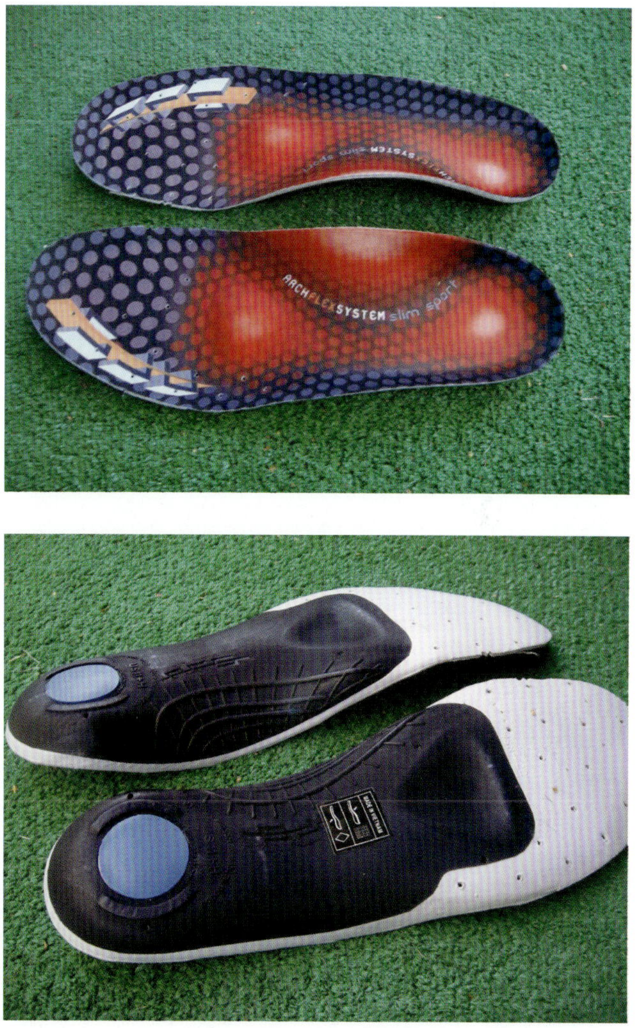

图6.10　许多人都使用支撑脚弓的鞋垫，即矫形器。此类鞋垫应该具有正确的解剖支撑和良好的减震能力。前足的支持（跖骨垫）可以是灵活的。这种动态支持有助于确保前足弓不会过度承重。

加缓冲。跑鞋的鞋底和鞋垫应该有良好的缓冲性能和稳定性，脚跟垫杯处也应有合适坚硬的支撑。

运动员可以进行拉伸练习，但是应该注意的是，拉伸可能会损害跑步能力，这可能包括许多有助于跑步性能的生理和生物力学的因素——拉伸明显限制了肌肉的伸展活动。如果运动员非常灵活，力量训练是合适的。良好的肌肉力量、平衡性、敏捷性和协调性非常重要，腿的正常力线、动力链的弹性和对称性也很重要。

治疗原则

治疗运动损伤时，准确诊断很重要。愈合阶段应确定治疗方案。治疗应尽快开始。

疼痛、肿胀和炎症的主要治疗是休息、减轻负荷、抬高患肢、冷敷、压迫、固定和运用保护性绷带。拐杖也常被使用。抗炎药物（非甾体类抗炎药，NSAIDs）很有效。增加结缔组织的胶原蛋白延伸性，减少关节僵硬和疼痛的热敷应在24~48小时后开始。可以使用热疗包裹进行局部加热。

应尽快开始康复锻炼。初始锻炼应按照缓慢加量的原则，根据疼痛程度和愈合状态逐渐加量。由于力量训练本身对关节的灵活性有负面影响，因此应结合包括拉伸在内的灵活性训练。已经恢复得不错但还不能跑步时，越野滑雪、游泳和骑自行车是不错的选择，水中慢跑也是很有益的选择。

应尽量避免手术，除非传统保守治疗完全没有效果。由于跟腱慢性部分撕裂后肌腱延迟愈合，当保守治疗失败时，外科手术切除瘢痕组织或变性组织是有效的。虽然术后康复期很长，但结果往往不错。

跑步损伤的类型及其位置

运动损伤可影响肌肉骨骼系统的大多数组织，包括肌肉、肌腱、筋膜、骨骼、半月板、滑囊、神经和软骨。经常过度使用的结构是肌肉和筋膜（27.2%）、肌腱和肌肉附件（21.6%）、关节面（15.9%）、肌腱和腱鞘（15.1%），滑囊、骨骼和神经（21.4%）。膝关节是最常见的损伤部位，占所有运动损伤的48%，其次是小腿（20.4%），足（17.2%），臀部（6.0%），腿/大腿 （4.2%）和腰椎（4.1%）。最常见的损伤见表6.1[6]。

小贴士

- 成功治疗的基础是正确的诊断。
- 决定治疗结果是否成功的唯一最大因素是患者的依从性。
- 医生必须在治疗前和治疗期间关注每位运动员的特殊要求。

表 6.1 最常见的跑步损伤

	男性（%）	女性（%）
髌股关节疼痛综合征	24.3	29.6
小腿肌肉劳损	7.2	11.4
髂胫束综合征	7.2	7.9
足底筋膜炎（足跟刺激）	5.2	4.0
髌骨肌腱疼痛	5.1	3.1
跟腱问题	4.7	2.7
足中部疼痛	3.1	3.8
	n = 2 359	n = 1 814

（表格来源：MacIntyre J G，Taunton J E，Clement D B,et al.Running injuries:a clinical surrey of 4173 cases. Clin J Sports Med,1991,1：81–87.）

投掷运动

投掷运动损伤在专业和业余运动中所占比例都在增长，对成人和青少年都有影响。易产生投掷损伤的运动有网球、其他球拍类运动、标枪、铁饼、铅球、篮球、手球，以及一些手臂上举的运动如游泳、棒球和排球（图6.11）。

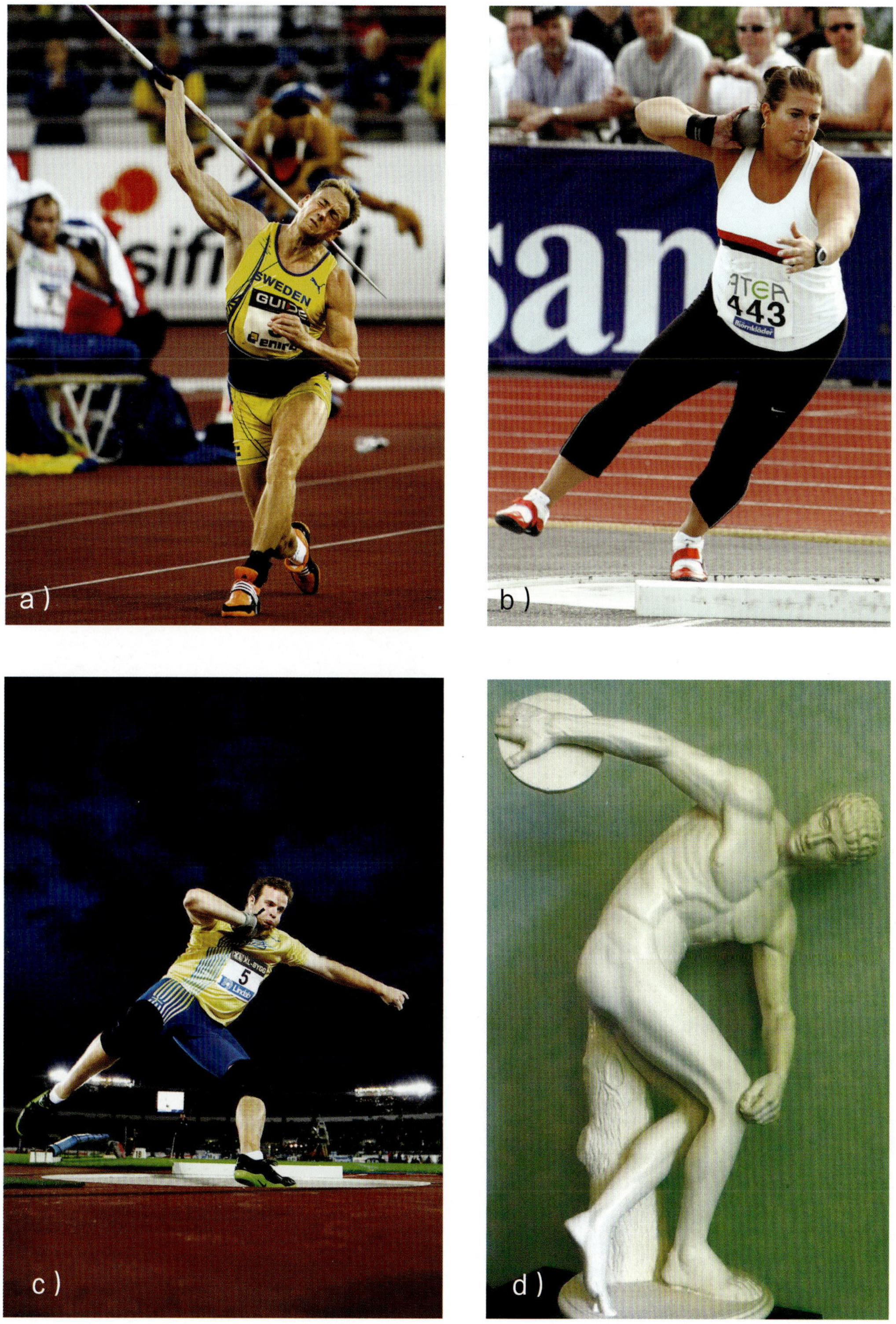

图6.11　标枪、铅球和铁饼运动对力量、技术和速度/加速度有着极大的要求，这也许会增加损伤的风险。a）标枪；b）、c）推铅球（图片来自Bildbyrån，瑞典，已授权）；d）投掷铁饼——一个古代的经典雕塑。雕塑展现了协调与平衡。

投掷机制

投掷的原理是将产生的能量通过一条动力链从身体较大的部分（腿和躯干）传递到较小的上肢（更加容易受损）。投掷被划分为以下相继发生的动作：迈步、骨盆旋转、胸廓旋转、伸展肘关节、肩内旋及屈腕。这个动作在生物力学上联合了肩关节（即盂肱关节）的旋转，躯干伸展及肩胛骨向胸廓靠近。投球时巨大的动力被传导到投掷臂，球被投掷出去后，需要通过进一步运动减慢手臂和身体的运动。

投掷（下文将会通过投手掷棒球进行举例，这是研究投掷机制最常用的运动）可以分为以下4个时期：挥臂、加速、减速及跟随（图6.12）。

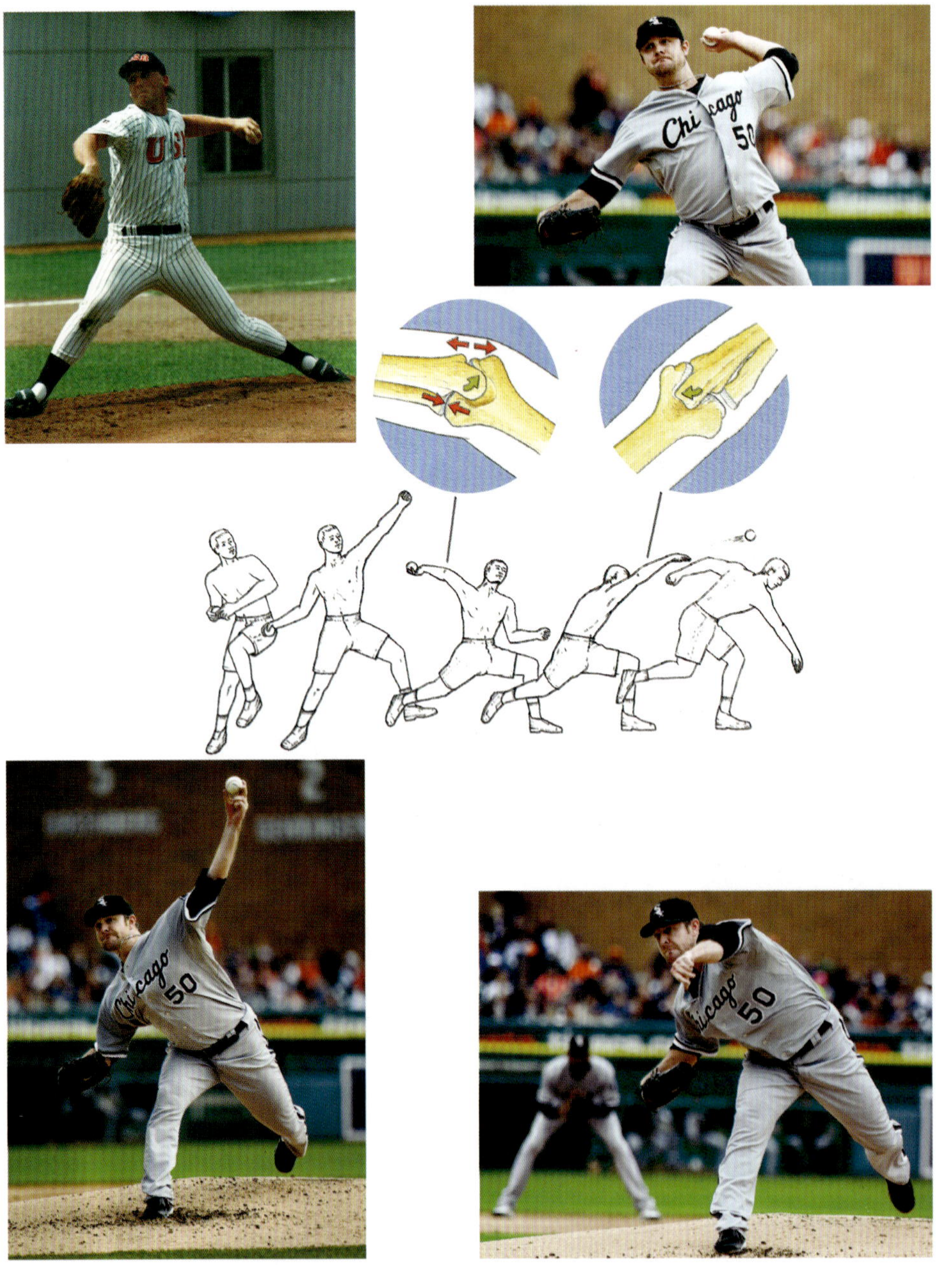

图6.12 棒球当中的投掷机制。图片来自Bildbyrån，瑞典，已授权。

投掷/网球发球可以更加详细地分为以下阶段：

1. 准备阶段（挥臂）

这个阶段以运动员通过采取一系列的发球姿势开始，包括外展、伸直及早期的外旋。在挥臂的过程中，肩膀是伸展、外旋及外展的，肘部屈曲大约45度。在这个时期，肩膀前部的结构处于适度的紧张。这一阶段使得运动员能够获得一个好的准备姿势。

2. 上臂向后拉（旋转阶段）

这一阶段开始于抛球，止于持拍的肩膀最大限度地外旋。

在这个阶段，运动员转向目标。固定支撑脚，上臂拉开并充分伸展身体。向前的动作开始于支撑脚髋关节的外展，之后膝、髋充分伸展。肩膀周围的肌肉稳定肩胛骨并使得关节盂固定。肩袖及肩膀其他的肌肉也起到稳定肩关节的作用。整个阶段，肩部始终处于外展约90度的位置。在向后动作的末尾，肩部向外旋转了150~180度。

此阶段运动损伤的风险发生于：

- 在肩胛骨过度旋转时。
- 肩关节囊前方紧张时，竞赛状态下肩关节囊会过度拉伸，肩关节活动度增加。投手投掷侧肩关节相对非投掷侧常多出10~15度外旋角度。
- 当肘部处于最大外翻角时（图12.13）。此时会产生侧向的压缩及张力，使得肘中部过度拉伸。

3. 手臂加速（加速阶段）

这一阶段开始于肩关节最大外旋位置，止于球拍击球。手臂加速是爆发阶段，这时身体由前屈位到中立位，球被释放。这个阶段投掷侧肩约保持90度外展。肩部内旋肌收缩以达到向内旋转的最大速度。肩袖的肌肉极其活跃以维持肩关节的稳定。

损伤的风险发生于：

- 肩部快速有力地向内旋转并内收时。
- 身体屈曲及肘关节伸展时。

4. 手臂制动（减速阶段）

手臂制动是一个短暂的阶段，开始于运动员击到球或投手释放球的时候。在这个时期，肩关节最大限度内旋到0度。此时产生一个肩部向后的力以抵消上臂的前向运动。在这一时期，小圆肌成为肩部最活跃的肌肉。

损伤的风险：

- 加速和减速阶段可导致肩部内旋肌的损伤。

5. 跟随

这一阶段在球拍和（或）手臂向前运动并开始减速之后发生。跟随开始于肩部最大限度的内旋，结束于手臂越过身体，运动员/投手达到平衡的位置。由于使身体的能量传递到了前腿，这一动作减少了发球/投掷手臂受到的应力。在整个跟随阶段肩后部的肌肉始终保持活跃。在这一阶段，前锯肌是最有效的肩胛稳定装置。另外，在跟随阶段，前臂处于旋前位。

损伤的风险包括：

- 肩部和手臂不得不反常运动以减速，这造成了背部肌肉极大的负担。
- 内旋的前臂造成了肘关节侧部的旋转和剪切力及肘背部的压迫。

在发球中腕部被迫向前有负荷过重的风险。

投掷运动中的器材

一个实用的设计实例是标枪。目前标枪被设计成更难以投掷的形式，从而改变运动员的表现。20世纪80年代，男子标枪比赛的世界纪录达到了有潜在危险的水平[由乌韦·霍恩（Uwe Hohn）创造的104.80米，德国]。随着距离增加，更频繁地出现水平着陆的现象（非投掷）。因此男子标枪在1986年由国际田径联合会（IAAF）进行了重新设计，通过在标枪中心进行加固使得标枪重心相对原先的位置前移了40毫米。标枪的头也被设计成钝角，以减少其空气动力学［图6.11a］。因此，投掷的距离减少了大约10%，目前的世界纪录是由捷克共和国的扬·泽莱兹尼（Jan Zelezny）在1996年创造的98.48米。

治疗

由于过度投掷造成的过劳损伤很常见。运动员在过度反复上举动作之后开始出现损伤表现的时候，必须限制活动以避免疼痛的加重及可能的进一步损伤。这些问题中的大多数通常可以通过休息和逐步恢复运动加以解决：具体内容参见第8章和第10章。

网球

网球是一项国际运动，吸引了成千上万的人。它既可作为竞技运动，也可作为娱乐运动。任何年龄都可以打网球，网球还被认为是老年人的理想运动（图6.13）。

网球是一项对身体、心理和情绪都有要求的运动（图6.14）。网球以身体大多数肌肉参与的短时爆发性运动为特征。这些动作在一场比赛或者训练

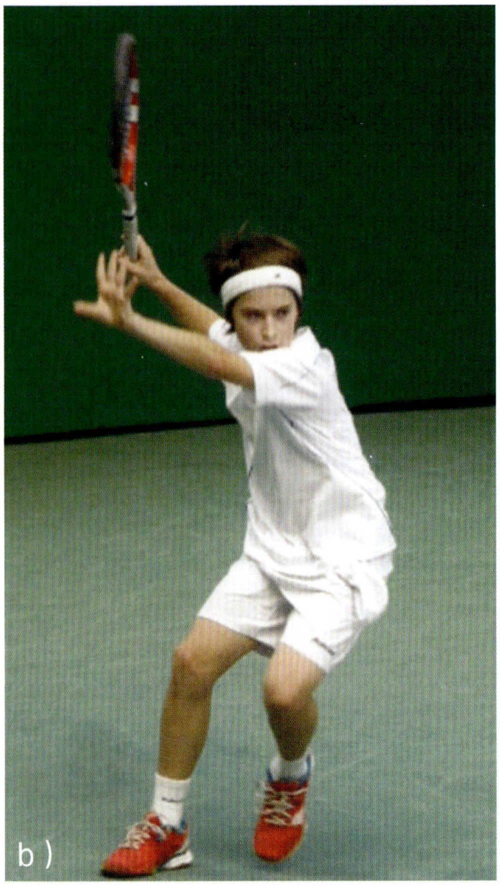

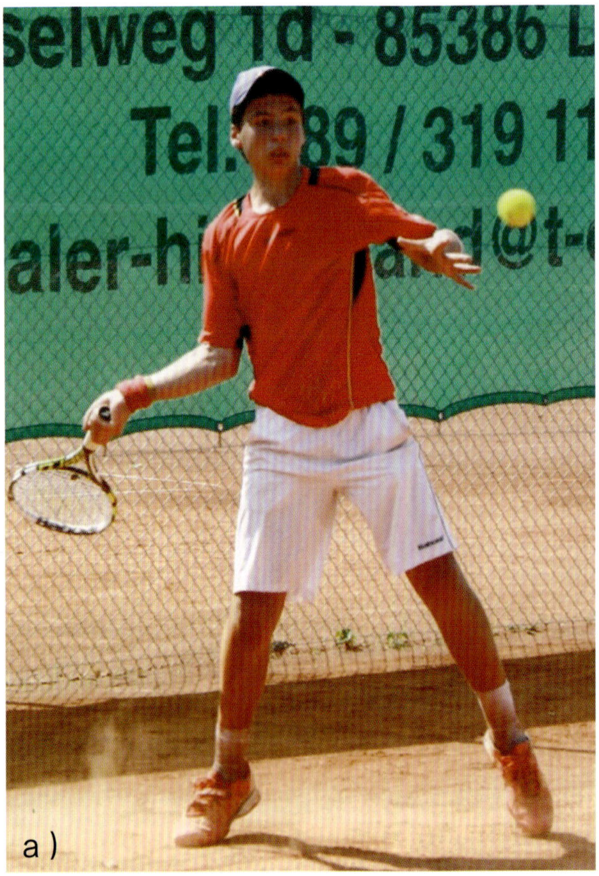

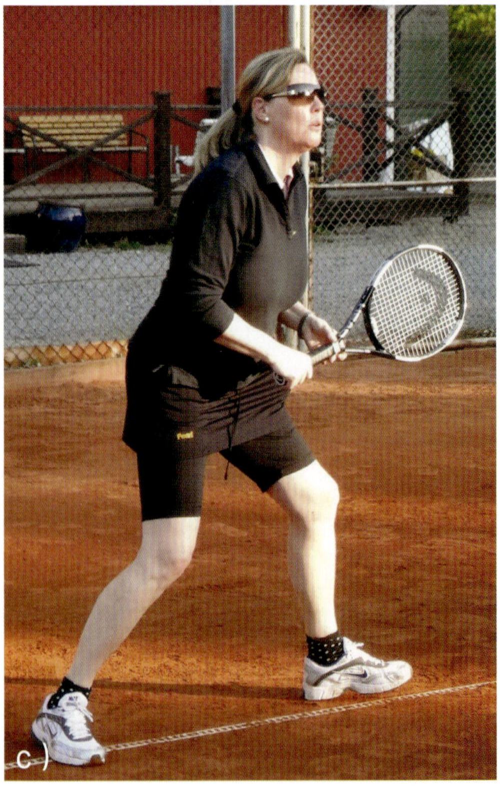

图6.13 网球运动适合于所有年龄段的人。**a）**由mårten Renström提供。

当中常常重复上百次。由于它没有时间限制，一场5局的比赛可以持续4~6小时。这些因素要求运动员得到良好的体能训练，既能在无氧条件下保持最佳状态，也能够在比赛中和比赛后有氧条件下尽快恢复体能。

我们知道很多关于网球运动在力量、运动范围及一定量的训练和比赛方面的固有要求。我们也知道随着时间的延长，肌肉、肌腱和骨骼中的潜在问题会开始显现。这常继发于组织广泛的适应性变化，这与解剖、生物及生物化学因素相关。这些适应性改变会导致上肢、背部、髋关节等的问题，在儿童和生长发育期的青少年中应该得到特别考虑。

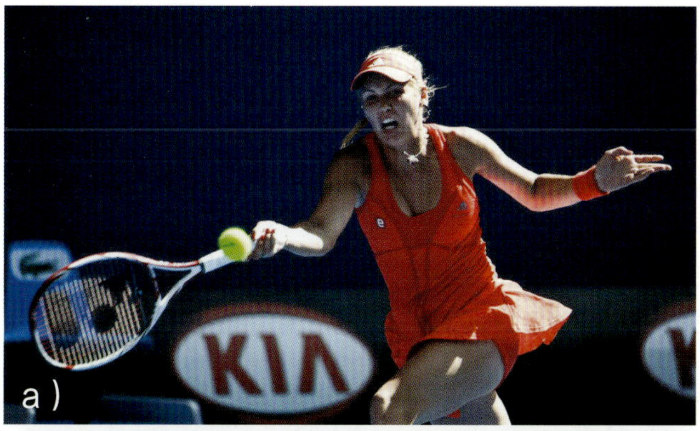

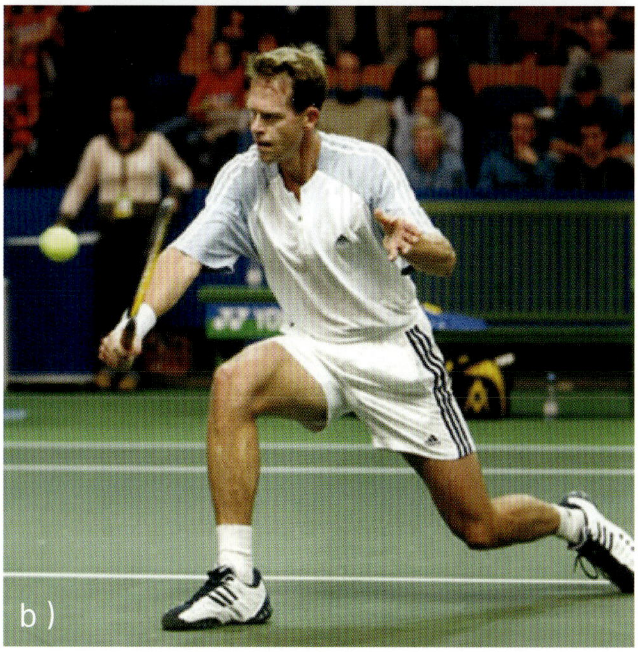

图6.14　网球运动员是真正的运动员。成为第一名或跻身世界前十是巨大的成就，这不仅要求杰出的体能同时也要有强大的心理和获胜的愿望。**a）**图来自Bildbyrån，瑞典，已授权。

小贴士

对于所有积极参与网球运动的人来说，理解网球力量的产生和分布、大负荷如何影响身体十分有用，只有这样的运动员才能够在有机会发挥他们最好潜力的同时避免继发的问题，预防损伤。

精英网球运动

网球世界由国际网球联合会（International Tennis Federation，ITF）负责青少年网球、戴维斯杯（Davis cup），并制定规则、监管药物滥用等；由职业网球联合会（Association of Tennis Professionals，ATP）负责男子比赛及世界巡回赛，由国际女子职业网球协会（Women's Tennis Association，WTA）负责女子比赛。精英网球的问题之一是比赛季时间长，对于男女来说普遍持续10~11个月。那些排名低或那些还未能达到他们自己期望表现的人常被迫去参加比赛，以进一步提高比赛的排名。男子的年终排名是基于来自19个比赛的总分数，它包括大满贯，8个ATP世界巡回赛1 000大师赛等。基础训练时间（从2011年增至大约6周）相较于比赛时期太过短暂，这给运动员带来了压力并且没有足够时间去恢复并进行有效训练。同时也增加了运动损伤的风险，给长时间的计划及在重要比赛的良好表现带来困难。因此，ATP及WTA缩短了赛季时间，尽管如此，它对于运动员能够有一个满意的恢复并能进行合理安排的基础训练来说依旧太短。

其他危险因素还包括逐渐增加的对体能的要求，其原因包括比赛的增加、速度的增加、比赛时间增加和技术的发展等。这项运动不仅在技术上得到了发展，球拍的材料、球、穿线等都更加现代化并且得到了提高（图6.15）。当涉及速度、动作及负荷时，外部因素对上身、核心及背部有着更多的要求。精英运动员的比赛以重复、非对称及困难的技术动作为特征。

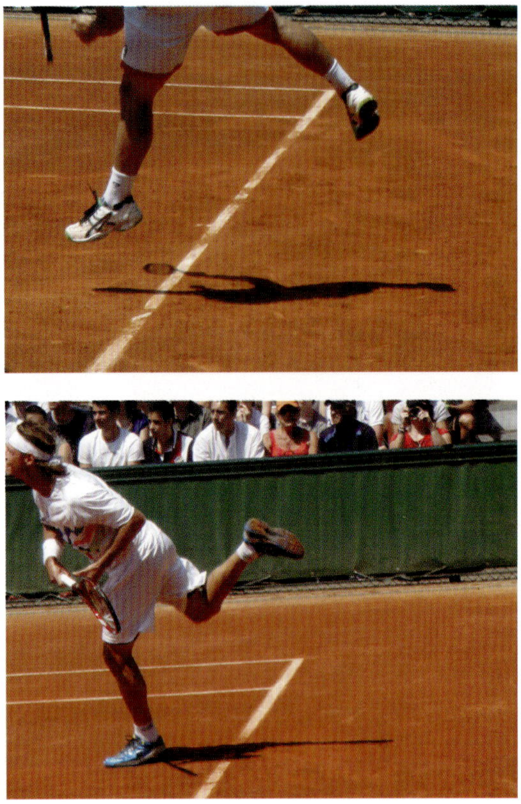

图6.15 设计良好的器材对于避免损伤很重要。这里使用黏土鞋在土地上发球。

网球运动需要高强度的加速、减速、变向、良好的平衡性及爆发力。一名精英运动员每个动作必须产生4 000瓦特（1匹≈735瓦特）的能量并动员全身参与其中。身体旋转的角速度约为350度/秒，肩膀的旋转速度为7 000度/秒。肘部以1 100度/秒的速度伸展。这些动作使球获得极快的速度。装在球场边缘底线后的两个特殊设计的雷达传感器，记录到女子球速达到了209千米/时，男子球速达到250千米/时。

世界精英大约1年训练1 000~1 200小时，每天训练1~3次，每周6~7天，几乎整年训练。在每次击球时，一条良好功能的动作链是将腿通过地面产生的推力通过躯干、肩传递到紧握球拍手臂的关键[7]。肩、肘和腕是这一动作链的力量传递器。如果这条链当中任何部分功能不佳，将会导致高风险的损伤（图6.16）。

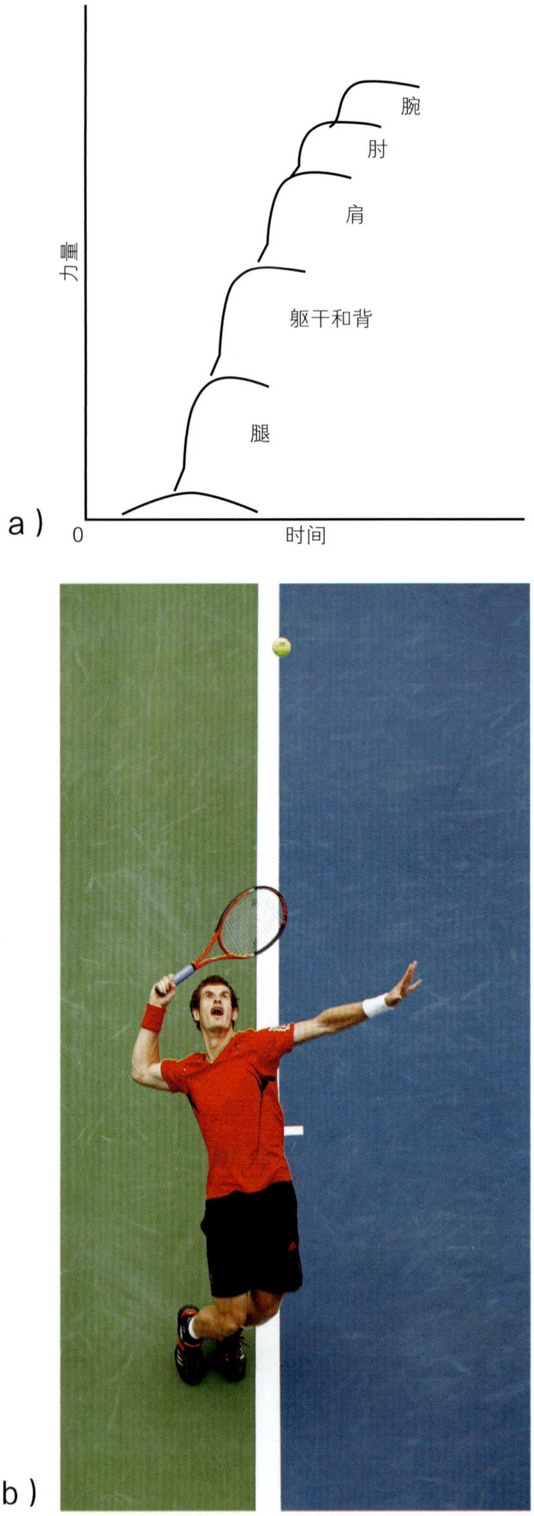

图6.16 动作链。一名网球运动员需要运用整条动作链，利用来自下肢的力量并向上传递。**a）**动作链的概念包含联系肌群去进行精确的运动以创造更大的力量（图片由Ben Kibler教授提供，莱克星顿，肯塔基，美国）；**b）**精英运动员利用整条动作链击球（图片来自Bildbyrån，瑞典，已授权）。

网球器材

网球器材可成为危险因素。

球拍的发展

网球器材如球拍可能带来危险。1965年，所有的专业网球拍均由木头制作，能够给予比赛中“好的感受”。钢制的网球拍在1965年由勒内·拉科斯特（Rene Lacoste）申请专利。1968年斯伯丁（Spalding）向市场推广了第一个铝制球拍。强度更高的金属材质能够适应更大的拍线拉力。1970年一个超大尺寸的铝制球拍“公主”由霍华德·黑德（Howard　Head）研发。最佳击球区也即所谓的“甜区”尺寸是以前的2倍。用现代复合材料制作球拍，促使动作风格变成了以力量和旋转为特点的技术。更坚固的现代球拍与更硬的网球相结合导致从球拍传递到运动员的振动更大[8]。用这种坚硬的球拍运动员感到很不舒服，因为他们要牺牲控制性。对比赛的动力学和损伤风险的潜在影响将会在下文进行讨论。

近年来出现了很多球拍变革。目前球拍平均71厘米（28英寸）长，重284~397克。球拍有着更宽的主体部分，使用了新的材料——石墨纤维以加强热塑性及黏弹性。目前最常见的球拍由铝或由石墨、玻璃纤维、硼及凯夫拉材料制作而成。有些球拍能够帮助减少手臂和肩部的损伤问题，但是有些却可能导致损伤问题；简言之，每次击球技术动作的不到位是导致前臂和肩部问题的主要原因。

开放式站位

随着使用上的改进，现今的球拍更加强大、坚固及轻盈。技术上的进步允许运动员可以更大力地击球，与此同时采取开放式的站位。这意味着他们可以采用开放式的站位打出制胜球。在开放式站位当中，双脚平行于球网，这使得跟随更容易（图6.17）。然而，开放式站位对身体有更大的负荷，同时对核心力量和平衡有较高要求。损伤的风险也会增加，这不仅限于核心、背部、肩部及肘部。开放式站位不断使得髋部在负荷与非负荷状态

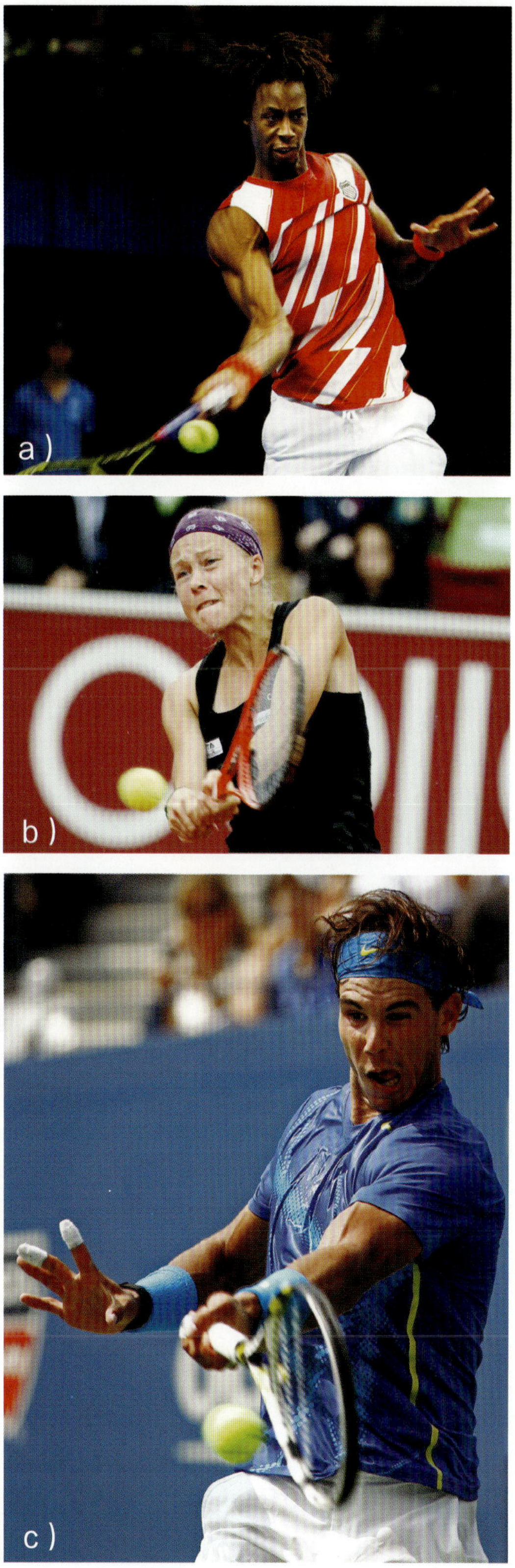

图6.17 如今顶级运动员在击球时采用开放式体位，也就是说，当他们击球时身体扭曲以使身体平行于球拍。a）右手正手；b）双手反手；c）左手正手。图片来自Bildbyrån，瑞典，已授权。

之间变化，因此增加了髋关节及其稳定结构如关节囊、关节盂、肌肉及韧带损伤的风险。核心及髋周的力量不平衡及糟糕的灵活性会增加这些风险。

握拍方式

对于非专业腕部损伤的网球运动员来说，不同的握拍方式与损伤部位有关：东方式握拍方式常导致桡侧损伤，如桡侧腕屈肌腱病和桡骨茎突狭窄性腱鞘炎；西方式或半西方式的持拍方法常导致尺侧损伤，如尺侧腕伸肌腱病和三角纤维软骨病（图6.18）。[9]

网球线

除了上述的损伤，网球肘也很常见。从预防网球肘方面来说，轻的球拍相对于较重的球拍更好、更健康。网球线也与网球肘的发病有关。目前网球线有尼龙线、肠线、合成肠线。肠线能够产生更好的控制感、更快的速度并减少对腕部的振动。许多顶尖的专业运动员使用聚羟基线，这种线能够增加顶尖运动员真正想要的旋转及控制。然而，这些顶尖的球员每次比赛前几小时就要给球拍重新装线，并且在许多情况下仅使用8~10局线就会变得僵硬，而用变僵硬的线打球是产生网球肘的主要原因。网球线越松球速越快。较紧的网球线提升了对球的控制性但是似乎会增加网球肘的风险。

草地

打网球有不同的场地，它们给身体带来不同的负担。草地，正如温布尔顿网球公开赛（简称温网）那样使跑步更顺滑，击球点更短从而减少跑动。在草地上球拍大多在较低的位置击球，可减少对手臂的压力。在草地上，切贴地球给予奖励。然而，草地对手臂要求很高，因为有更多无法预测的击球并且因为球拍击球时球速更快，会产生更多的振动及更大的张力。

肩部损伤

由于发球的增加，肩部成为精英运动员主要的损伤部位。法国网球公开赛（简称法网）45%的损伤及温网60%的损伤是由于发球所致。50%的总能量和发球能量产生于腿部、髋部及躯干。常见生物力学动作包括合适占位，屈膝到伸膝，髋与躯干反方向旋转（远离球场），后脚的髋向后，髋/躯干成30度，手臂竖起到肩胛平面/肩胛回收，即所谓的倒肩动作及长轴旋转。肩部产生总能量的13%，总力量的21%。

整体损伤

身体存在适应不良的风险。这种肩关节组织的适应不良发生于60%~89%的网球运动员。肩部内旋减少会产生一系列的生物力学改变最终导致肩部和肘部损伤。运动员肩部内旋减弱与同侧外旋增加同时发生。肩部内旋受限或减少使关节囊后部紧张，这会导致肩关节内的肱骨头前方被迫向前移位。过度外旋会导致关节囊前方和下部过度拉伸，从而使前方不稳定并在内部产生撞击。肩关节紧张度的增加可能是导致其他骨骼肌肉系统损伤的因素。

发球相关损伤的治疗

改变生物力学及生理需求是可能的吗？生物力学问题可以通过网球教练对技术和训练详细的分析加以解决。应学习击球及运动的模式。总体来讲，动力链的使用是至关重要的，包括如何利用下肢的力量产生适合的力量及击球前手臂有效旋转等。

损伤预防措施包括在力学上改变错误的动作，如发球阶段不完全的屈膝（见投掷机制）或发球时不完全竖起手臂，这些错误动作可增加作用于肩部及肘部的负荷。这些力学问题可以通过网球教练详细的分析并改变训练模式加以纠正。针对性的训练能够提高发球力量。减少比赛的数量或缩短赛季时间也可减少损伤。避免肩部组织因网球运动巨大的体力要求而适应不良的好方法是通过持续活动及足够的评估，使肩部越来越强壮。给予评估工作足够的资源对网球运动来说极有价值，尤其是在考虑到持续增长要求和负荷的情况下。组织适应不良时，

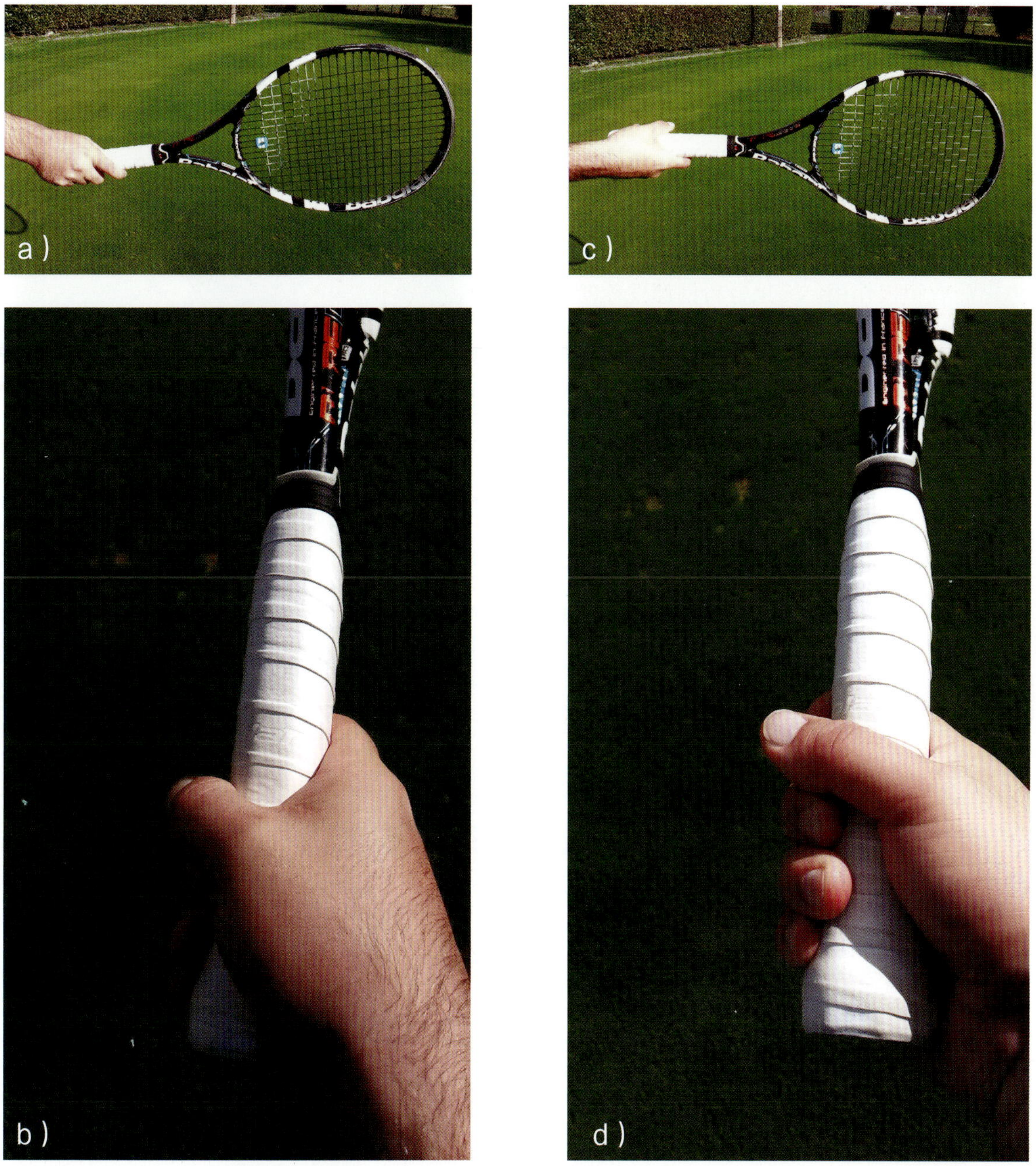

图6.18 网球运动员以不同的方式持拍，这也许会影响击球的生物力学及组织的生物力学特性，如肩部和手臂。有几种不同的抓握方法。运动员常选择的正手击球方法有4种：大陆式、东方式、半西方式、全西方式。**a）**大陆式握拍：像拿斧子一样持球拍。在发球的时候推荐，会产生更多的上旋。**b）**东方式握拍："与球拍握手"；常见于初学者。注意东西方的握拍方式是一样的，仅仅在于球拍的倾斜度发生变化。**c）**半西方式握拍。**d）**全西方式握拍，第2指间关节放于球拍较低的位置。球拍相对于传统的方式旋转了135度。这种握拍方式产生更多的上旋，运动员必须提前击球。不同握拍方式对前臂的损伤详见第13章。图片由Mårten Renström提供，伊斯特本，英国。

灵活性及力量的减弱会导致损伤。因此，对于运动员适应效果的规律评估是必要的。

躯干/核心稳定性的重要性

躯干/核心是联系上、下肢共同产生力量的主要身体部分。在发球过程中，仅少量的力量来自于发球手臂，更多力量来自于腿和躯干/核心的肌肉[10]。核心稳定性被认为能控制姿势及骨盆和下肢以上的躯干的运动能力。这种控制能使运动员达到最优的发挥，对动力链以外部位如发球当中的肩、肘、腕的动作和力量控制最佳化。许多人相信骨盆及其周围的结构是核心稳定性的基础并且尤其强调臀大肌作为稳定装置的作用，甚至臀中肌作为稳定装置也是重要的。减少髋部外旋对减少多种类型的膝损伤如膝前方疼痛有积极作用。一项分析网球发球时的数据显示，减少髋部20%的力量意味着手臂要以加快34%的速度或者多承担80%的力量向球传递同等大小的力。当不同的力作用时，维持核心稳定性以保护脊髓及其周围的肌肉是非常重要的（图6.19）。

小贴士

好的核心稳定性可减少运动损伤的风险。它能够使运动员有效地使用肌肉的力量，维持更好的平衡，稳定姿势并提高表现。

网球损伤

总的来说，打网球的人群运动损伤发生率很低，每人每年为0.05%~2.9%，但缺乏可靠的数据。Pluim等指出，网球相关文献中报告的损伤发生率差异很大[11]。总的来说，一般练习者主要的损伤发生于下肢（31%~67%），其次为上肢（20%~48%）、躯干（3%~21%）[12]。急性损伤多发生于下肢，而慢性损伤发生于上肢和躯干。躯干的损伤占所有损伤的5%~25%。而且网球并非不存在背部损伤！下背部损伤很常见，50%的精英运动员有至少持续1周的背部损伤的历史。在46.7%存在背痛的退休运动员中有异常的腰椎影像[13]。MRI发现椎间关节炎，滑囊及关节盘损伤在无症状的年轻运动员中很常见[14]。

最常见的网球损伤是像腘绳肌撕裂这样的肌肉撕裂（35%）、足踝扭伤（26%）。女性网球运动员足踝扭伤相对男性运动员比例更高（女性为9.7%，男性为4.5%）。

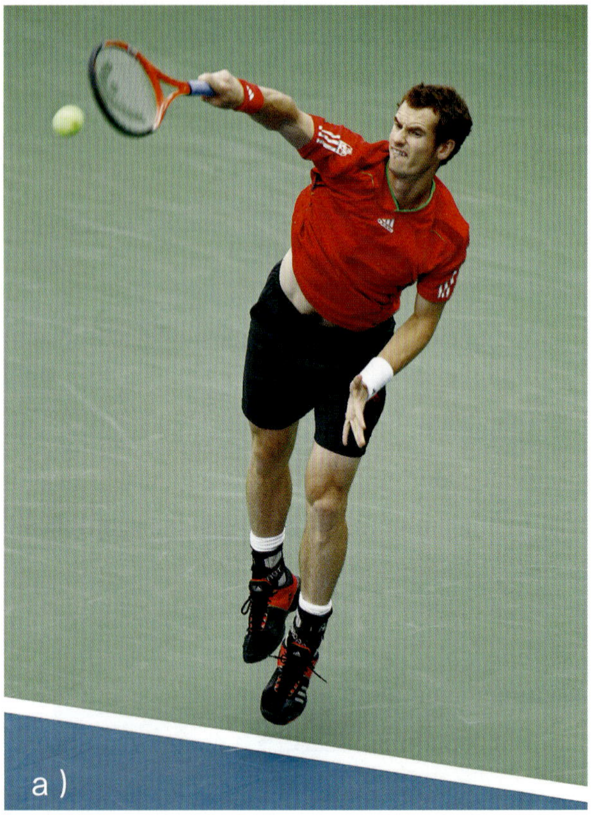
a）

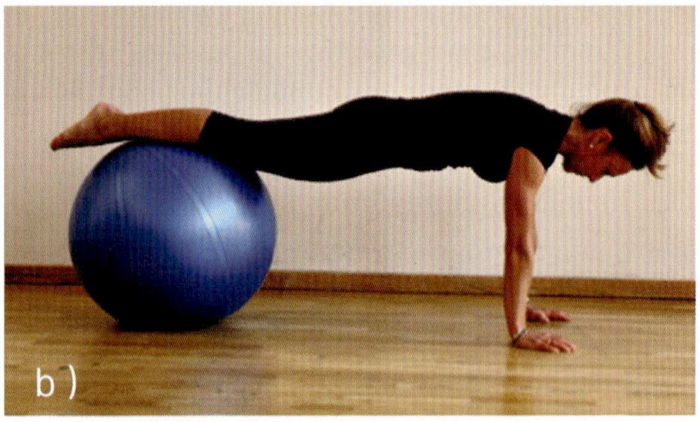
b）

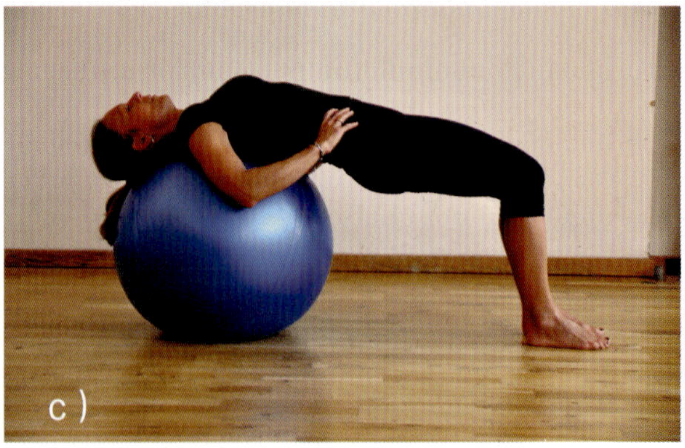
c）

图6.19 **a）**网球发球取决于好的核心稳定性及力量（图片来自Bildbyrån，瑞典，已授权）；**b）、c）**核心稳定性可以通过健身球进行有效的训练（图片来自Frohm/Heijne）。

精英/顶级运动员损伤

来自1994—2009年美国网球公开赛顶级网球运动员损伤趋势分析显示，每届比赛总计有76次损伤，其中44次为需要医疗救助的急性损伤（图6.20）。在比赛当中常见的损伤部位主要为踝部，其次是腕部、膝、足/趾及肩/锁骨[15]。

一项对148名专业球员的研究发现，有38%的球员因背痛放弃比赛，29%的球员患有慢性背痛。一项针对139名精英球员为期2年的队列研究发现，总的运动损伤率是13%，其中足舟骨损伤占27%，椎间盘损伤占16%，跖骨损伤占16%，胫骨损伤占11%。

业余运动员的损伤

在斯德哥尔摩，瑞典的地方俱乐部进行了一项为期2年的关于业余运动员损伤谱的前瞻性研究。损伤发生率对于男选手来说，1 000小时网球运动约有1.7次损伤，女性为0.6次。踝部扭伤、下背痛及肩袖损伤最常见。总体来说，业余网球的损伤率很低。然而大约50%的损伤需要停止网球运动约4周[16]。掌骨应力性骨折在高水平的业余运动员（n=7）中位于第2掌骨，其与打球密集程度相关。

多个研究报道了网球运动肩部损伤的患病率和（或）发病率。这些研究中，各水平的运动员肩部损伤的百分比为4%~17%[12]。

肩部是精英运动员上肢最常受累的部位，为25%~45.7%。许多精英运动员存在急性或者慢性过度使用肩袖导致的损伤。主要因网球发球而致，这是在击球动作中要求最高的。网球发球常需要最大的加速、减速及控制，与此同时，上臂需要重复不断地高过头顶。这是导致内旋肌损伤、外旋过度导致关节囊受到冲击，以及优势臂过度活动的主要因素。另外，强大的肩袖能够增加肩部的稳定性并且提供保护效果。

肩部损伤在各水平运动员中为4%~17%。他们常由于重复使用及肩胛骨反向运动，肩袖病变或者肱盂关节内旋不足，导致内部损伤和（或）盂唇病变。旋球相对于平球或切球给背部带来更大应力，会导致更严重的潜在损伤。

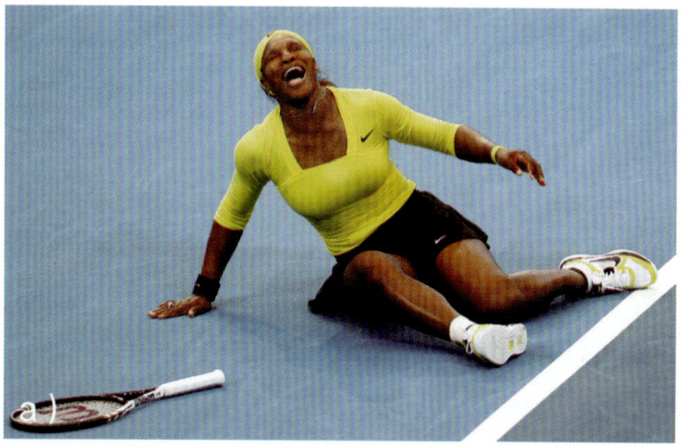

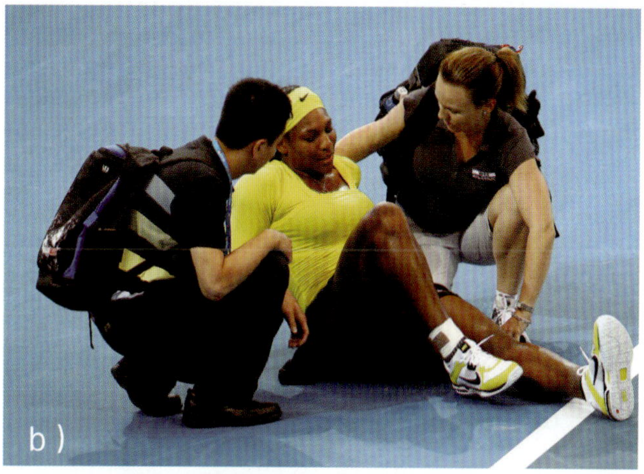

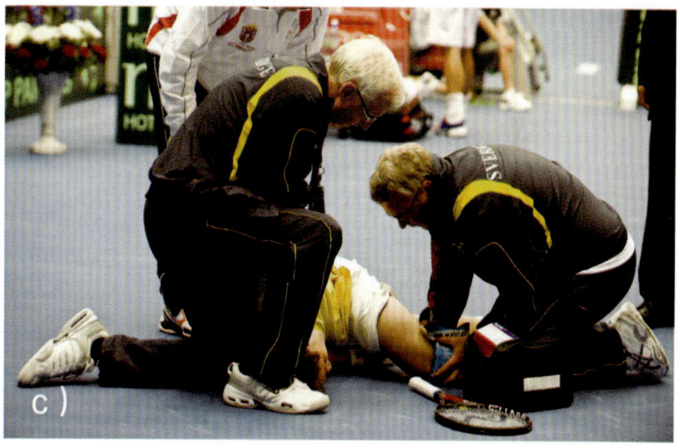

图6.20　**a**）痛苦的职业运动员。**b**）医疗人员迅速就位。**c**）迅速的检查及诊断对于正确的治疗急性损伤非常重要；图片为严重的膝部损伤。图片来自Bildbyrån，瑞典，已授权。

网球的医学服务及生理支持

ATP世界巡回赛及WTA在它们的全球比赛中已经建立了极其高效的医学服务。ATP世界巡回赛拥有15名全职治疗师，他们博学且拥有丰富的理疗经验（图6.21）。他们花费25周的时间在各个比赛场地工作，并且充分了解顶级运动员的状况。这样的医疗服务在其他许多运动当中并没有。其他一些赛事，也为球员提供额外的咨询，如皮肤病、营养、足踝、器械矫形及为提高训练表现的训练季咨询。

有些国家的网球协会建立了医疗队以便他们顶尖的和即将到来的年轻运动员整年都能在需要的时候获得内科医生、按摩师及物理治疗师的帮助。有些团队还拥有推拿师、正骨师及按摩疗法医生。许多国家使用美国网球协会、WTA 及ATP世界巡回赛研发的筛查系统并且也使用美国网球联合会表现评价系统。这些测试由功能测试（MAQ）辅助。MAQ训练的目的是有效发展球员的力量、灵活性及对神经肌肉的控制。筛查阶段主要关注肩部稳定性、膝部控制性及核心稳定性。ATP世界巡回赛中的测试使得建立预防损伤及增强表现规划成为可能。在巡回赛中，精英运动员被给予基于不足方面的个体化锻炼计划。

小贴士

网球运动需要制定策略来减少损伤，如预防。为实现这个目标，进行细致损伤和疾病登记来建立流行病学数据，研究损伤危险因素和损伤机制都至关重要。

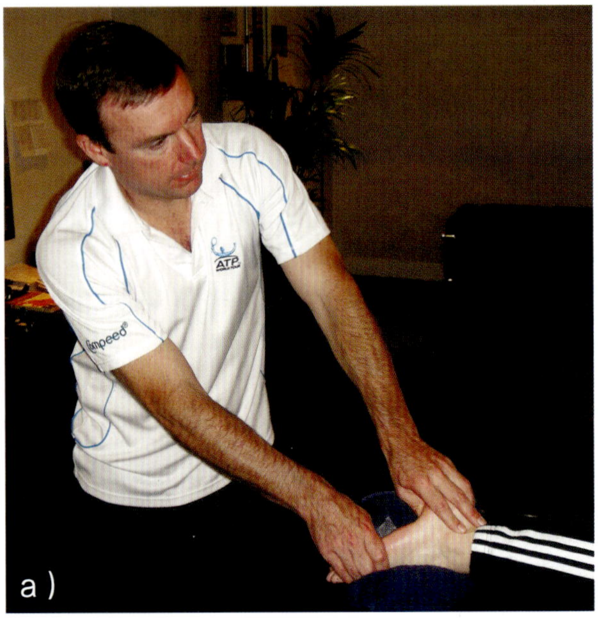

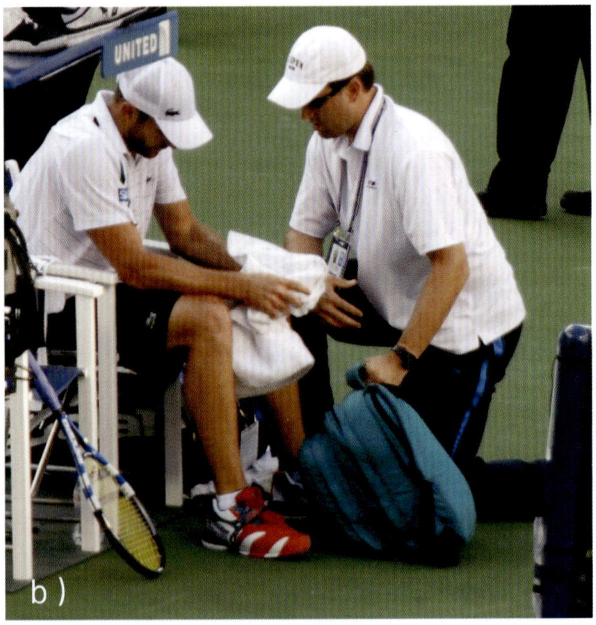

图6.21 a） a）有经验的ATP物理治疗师在一场大型网球锦标赛医疗室进行治疗；**b）** 有经验的ATP物理治疗师在一场大型网球锦标赛赛场进行治疗（图片来自Todd Ellenbecker， ATP，菲尼克斯，亚利桑那州，美国）。

高山滑雪

高山滑雪的雪板后跟固定，而越野滑雪、跳台滑雪和滑雪登山则使用非固定后跟的固定器。竞赛的高山滑雪包括4个项目：回转、大回转、超级大回转及速降（图6.22）。第一个回转比赛举办于1922年的瑞士文根。高山滑雪世界杯有2.5亿名电视观众。最近几年一个额外的项目被加到赛事当中，即所谓的自由式滑雪，包含雪上技巧、空中技巧、U形池及障碍滑雪项目等。

自从20世纪60年代，滑雪的人大幅增加，在美国增幅超过40倍并达到现今大约1 500万人（图6.23）。

高山滑雪也有一定的损伤风险。每个滑雪日，每1 000人中就有2.5人受伤。全世界范围内，大约每年有100万人因滑雪而受伤。在北美每年约有60万例滑雪或单板滑雪相关损伤，其中头部损伤占所有损伤的20%。

根据挪威研究人员进行的一项大样本研究，FIS（国际滑联）世界杯自由滑雪、速降及单板滑雪造成时间损失的损伤数目分别为27.6，29.8，37.8，

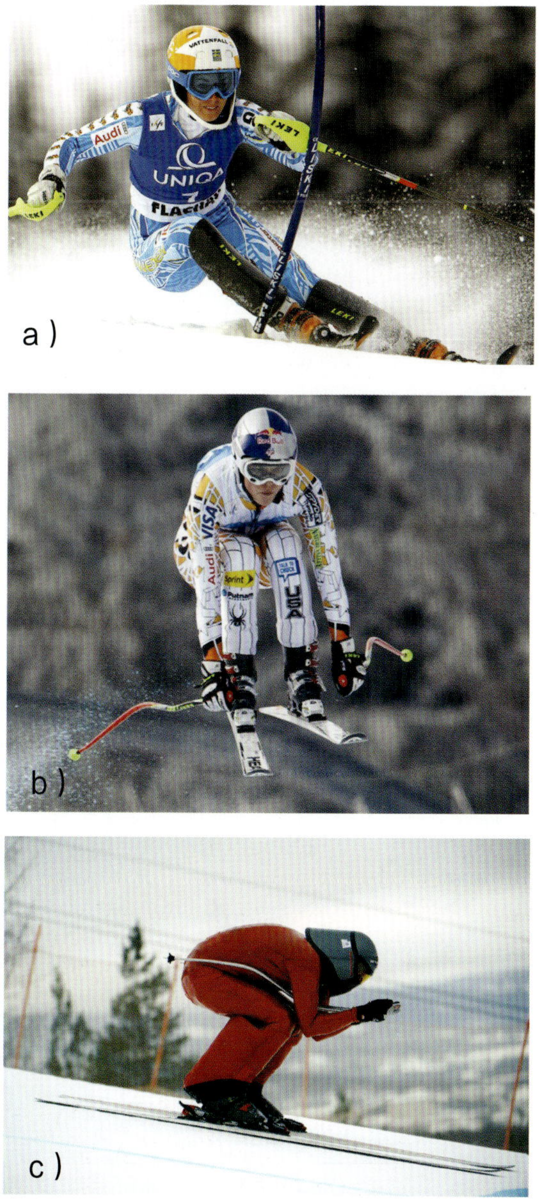

图6.22　高山滑雪。a）回转；b）速降；c）超过200千米/时的速滑。图片来自Bildbyrån，瑞典，已授权。

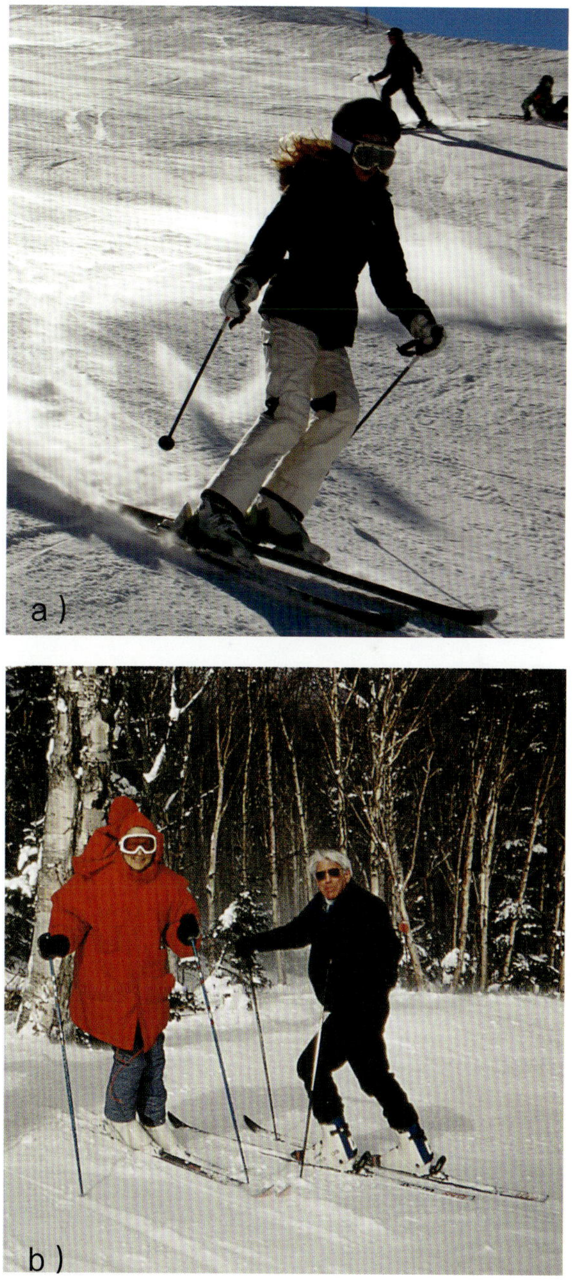

图6.23　a）许多常年积雪的国家高山滑雪很受欢迎（照片由Kerstin Samuelsson提供）；b）上年纪的人应保持身体的活跃，滑雪是一项理想的休闲运动，尽管其存在一定的风险。

每季度每100名运动员严重损伤数目分别为14.4，11.3，13.8[17]。在世界杯中大约1/3的运动员在高山滑雪、自由滑雪及单板滑雪中发生造成时间损失的损伤（图6.24）。

挪威医院中，总计17%的损伤来自滑雪及单板滑雪。许多损伤会导致长时间不能运动。损伤也会产生长期的效应，导致关节生物力学的改变，引起早发性骨关节炎及头颈部损伤。高山滑雪很有乐趣，但是必须要意识到这项运动中潜在的危险。既有好的装备又有相关知识的人才能玩得很好。

滑雪损伤的病因

滑雪相关因素

在滑雪者中，男性似乎较女性更加容易受到碰撞。避免鲁莽的滑雪习惯及在滑雪过程中注意坚硬的物体并谨慎地练习是避免损伤的重要前提（图6.25）。

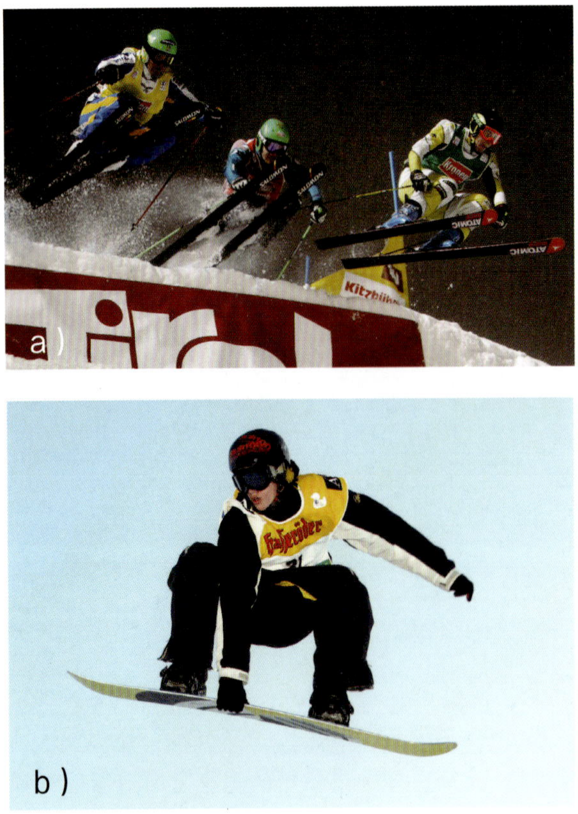

图6.24 高山滑雪现代变式的例子。a）障碍滑雪；b）单板滑雪。图片来自Bildbyrån，瑞典，已授权。

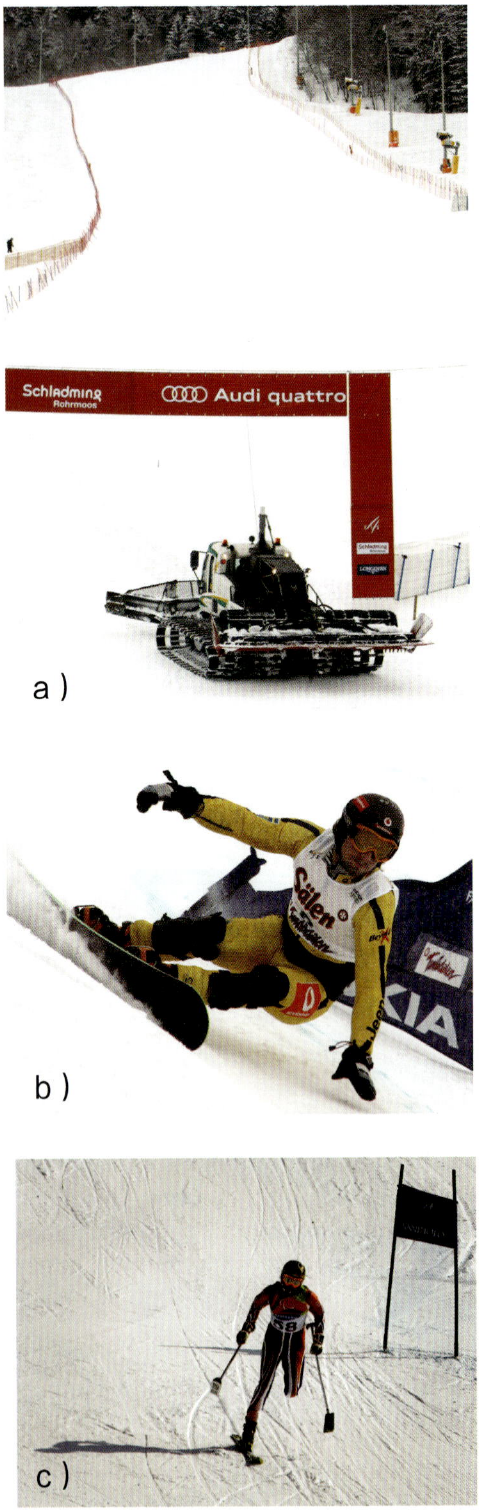

图6.25 高山滑雪或单板滑雪的山或斜坡一定要充分地修整准备。a）仔细地修整跑道及用机器准备非常重要；b）单板滑雪的雪道一定要完美；c）一名高山滑雪残疾选手。图片来自Bildbyrån，瑞典，已授权。

器材

从滑雪安全的角度来看，滑雪板固定器毫无疑问是最重要的器材。从20世纪80年代，由于滑雪板的杠杆作用导致腿扭伤的数量极大地减少了。在引进了所谓的卡宾雪板之后，总的损伤率减少了9%。还未适应固定器及未近期测试固定器的女性滑雪者有较高的损伤风险。固定器需要多次清洁、润滑，重新设定并且应该每个赛季至少进行一次检修。固定器应该受到定期维护并且不应借用别人的滑雪板，除非重新调整滑雪板连接处！

小贴士

规律地调节固定器是非常重要的，因为这样能够降低损伤风险。

目前还没有完美的固定器。雪靴应该舒适且合脚；它能够在腿部前倾及后倾的时候分担负荷。在与固定器相连的时候，靴子必须符合国际公认的标准。

小贴士

尽管一直在发展，但目前在功能上还没有能够保护膝关节及下肢避免损伤的固定器设计。

最近的研究显示，颅脑损伤是导致滑雪者及单板滑雪者死亡的首位原因。大多数的头或面部损伤，包括神经系统损伤或挫伤都非常严重。所有的项目中，女性的损伤率要高于男性。头盔明显减少了滑雪及单板滑雪中头部损伤的风险及其严重程度，并且似乎不会增加颈部损伤、颈椎损伤及有风险的代偿动作。头盔被极力推荐应用于休闲滑雪及单板滑雪[18]。10~15岁的滑雪者应强制使用头盔，使用率应达到100%。但是目前头盔在青少年中的使用率有轻微的下降[19]。

损伤类型

滑雪相关最常见的损伤是扭伤，占高山滑雪总损伤的23%。前交叉韧带（ACL）损伤是在速降及自由滑当中最常见的诊断，占据了膝关节损伤的38%。在世界杯水平的速降当中，每1 000次滑行就有3.2次膝部损伤。其他常见的损伤包括拇指的韧带损伤（10%）、擦伤及裂伤（8%）、肩部挫伤（5%），以及由于雪靴边缘导致的粉碎骨折及钳夹伤（4%）。胫骨骨折占据了所有损伤的3%~4%，这相对20世纪70年代明显地减少了。

在20世纪70年代早期，ACL仅占所有滑雪损伤的1%，但1980年以后，这种损伤明显增多了。内侧副韧带（MCL）损伤与滑雪者单独的ACL损伤有着很大的不同。ACL损伤是由于向后摔倒所致，损伤的人群常为经验丰富的男性。MCL损伤的常为女性。在一个特殊的研究中显示，ACL撕裂的人群相对对照组有着更硬及更高的雪靴。

近期的研究证实，女性运动员更易发生ACL损伤。这一发现提示核心力量对年轻滑雪比赛者是主要且重要的因素。有趣的是，优秀的高山滑雪者如果其父母有过ACL损伤的话，相对那些没有的人更易发生ACL损伤。

损伤机制

在20世纪70年代，滑雪损伤最重要的因素是过度外旋过程中对下肢较多的负荷。还有其他的机制也被提出，如胫骨相对股骨过度内旋（图6.26）。在20世纪90年代，学者对严重的损伤提出了新的损伤机制，尤其是对于ACL损伤。

一种常见的损伤机制是滑雪运动员向后摔倒，由于雪靴护腿部分导致胫骨前方承受一个前向的拉力［图6.27a］。女性滑雪者相对男性发生ACL损伤的风险高出3倍。通过对ACL完全撕裂者的观察发现，引起ACL完全撕裂的是雪靴。滑雪者跳跃后一只雪板着地同时轻微地失去了平衡，上身向后倒。雪板的后部最先撞击到雪，雪板固定在雪中，雪靴迫使胫骨向前运动。当滑雪者着陆时膝关节完全伸展，为了重新获得平衡，对侧的手向后伸。ACL撕裂实际发生于脚部平行地压在雪上的时候。现代雪靴固定前倾的设计导致了这种类型的损伤。

另一种导致ACL损伤的机制是滑雪者失控性摔

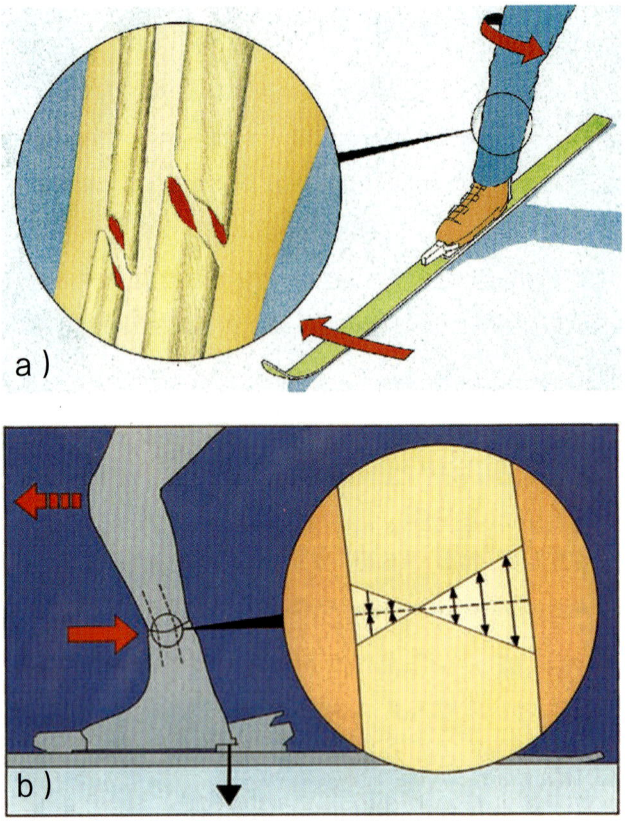

图6.26 滑雪的损伤机制。**a）**由于旋转导致的胫骨骨折；**b）**由于弯曲导致胫骨骨折。

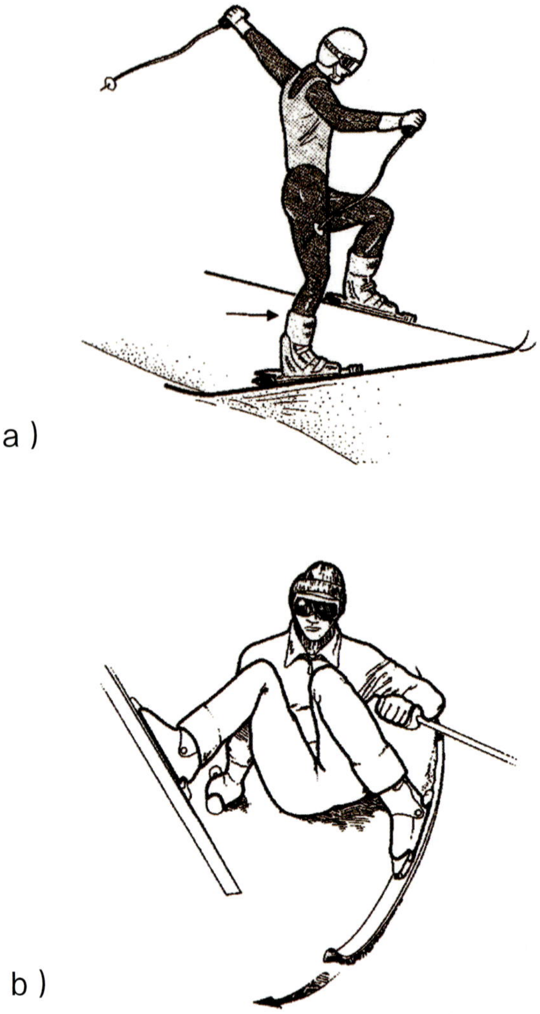

图6.27 在高山滑雪中有两种主要的膝关节损伤机制。**a）**在跳台、猫跳及变速滑中滑雪板尾部先着地使得滑雪者的身体及膝部受到拉伸。雪靴的后部撞击胫骨的后部迫使其向前运动，导致ACL撕裂。**b）**幻影脚：滑雪者向后倒，以一个角度坐在雪坡上。仅以雪板的内刃与雪面相接触。雪板转向并且导致胫骨相对股骨内旋，膝关节的韧带受到损害。这种损伤需要6个特殊条件：手臂向后，滑雪者失去平衡向后倒，髋部在膝部以下，山上板不承重，体重压在山下板的内尾侧，上身面向坡底；如果这些条件齐备，便会发生严重的膝损伤。Robert J. Johnson及Carl Ettlinger教授赠图，佛蒙特大学，伯灵顿，佛蒙特州，美国。

倒［图6.27b］。避免这种损伤的唯一方法是雪靴前方能够解开或允许踝关节弯曲。这种损伤机制仅见于滑雪之中，称为幻影脚。

当滑雪者向后摔倒时，雪板被抬起导致只有雪鞋后方的雪板内侧与雪地接触。这必然导致雪板转向并导致胫骨相对股骨内旋。在膝关节弯曲超过90度的时候发生损伤。这一机制会导致单独的ACL损伤或侧部、后侧部的膝关节损伤，可能比因雪靴向前拉伸引发的损伤更常见。

所谓的卡宾雪板，在过去的15年越来越受欢迎。新的研究显示，使用时向前摔倒导致的ACL损伤（51%）相对于向后摔倒（29%）更常见。有学者在世界杯滑雪选手中发现了一个新的ACL损伤机制。这种机制开始于外翻时负荷过重，使得MCL紧张，从而导致外侧关节腔的压迫。这种压迫和（或）向前拉或由于股四头肌收缩导致的胫骨上部向前运动，由于同时内旋胫骨，导致了ACL损伤。

固定器无法向上释放脚趾，高且坚硬的雪靴，部分解释了ACL损伤数量多的原因。显然，现代滑雪设备不能有效地保护ACL。大量严重损伤是由于双板滑雪所致，由于雪板-固定器-雪靴系统导致足部非自然地伸展，从而使身体无法避免强大的外力。多达30%的滑雪损伤可能是由不合理工作的雪板固定器造成的。

严重膝部损伤后重返滑雪

Nordahl等人总结了滑雪者在损伤后继续滑雪的因素[20]。针对男性滑雪者，研究记录其对自身能力、活动的策略、各方的支持及体能增强有信心。女性滑雪者不能够回复到损伤前高山滑雪比赛的水平，是由于缺乏各方的支持、体能退化，2/3的人表示伤后消极应对，且对自己的能力没有或缺乏信心。最重要的因素是家庭的支持及各方的支持，物理治疗师的帮助及足够的恢复时间。

小贴士

为减少滑雪的损伤风险，需要设计良好的固定器，适合的雪靴及规律的检查。所有的滑雪者需要通过规律且强度合理的训练来充分准备。

足球

足球在世界范围内是最受欢迎的运动，有超过2.65亿的注册运动员以竞技标准练习，更不要说还有很多孩子和业余玩家（图6.28）。注册运动员中约有3 000万女性，而其中活跃运动员的数量还在迅速增加。1904年成立的FIFA（国际足球联合会）是世界足球的组织管理机构，目前有200多个成员。而国家足联亦根据地理位置划归6个不同的地区足联管理，分别是南美洲、北美和加勒比地区、非洲、亚洲、大洋洲和欧洲。

FIFA和它的6个地区足联对运动员们的短期及长期健康负有责任。由医生和不同地区足联的专家组成的FIFA运动医务委员会负责提供医疗服务并对运动员的健康负责，其工作目标是促进每个国家足联建立自己的运动医务委员会并且每个地区足联拥有一个共同的运动医务委员会。为了实现这个目标，FIFA医务评估和研究中心（FIFA　Medical

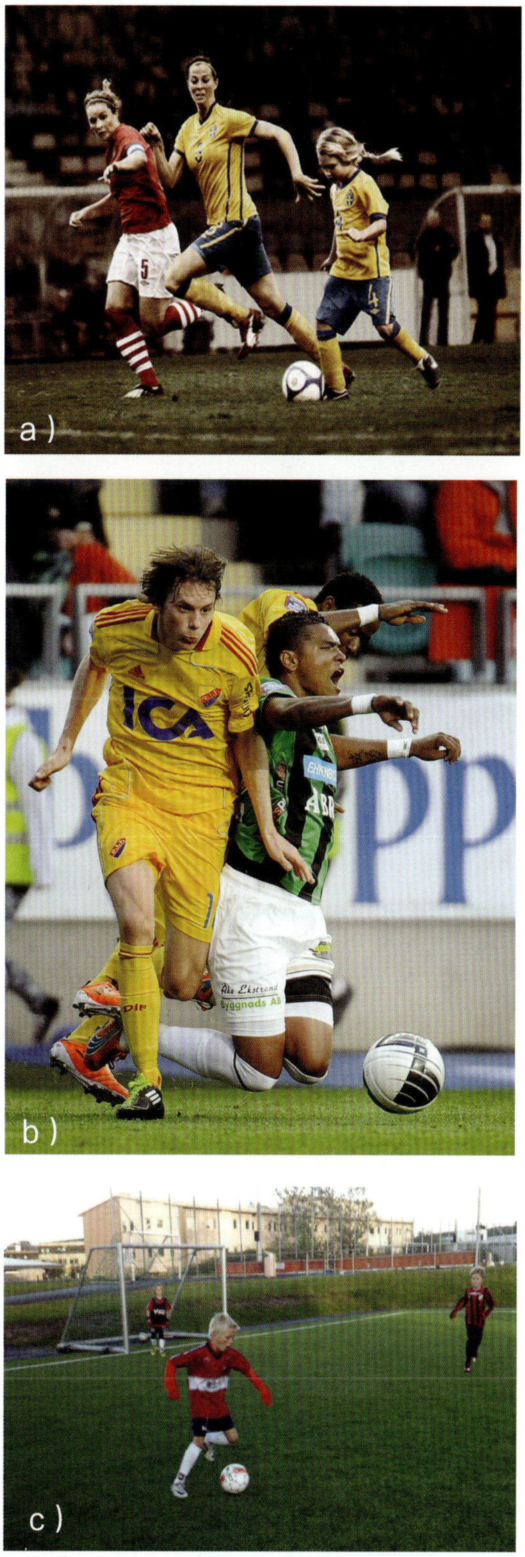

图6.28　**a、b）**足球非常有趣，是世界上最受欢迎的运动（图片来自瑞典足球协会）；**b）**一支在1984年由世界各地运动员组成的瑞典足球队（图片来自Tommy Holl，加尔斯，哥德堡，瑞典）；**c）**足球是世界最大的青少年运动，有数以百万计的活跃玩家（图片来自Henrik Peterson）。

Assessment and Research Center， F-MARC）于1994年成立，负责足球相关损伤和疾病的预防。在全球足球界中促进和传播关于诊断、治疗、康复和预防的知识也是F-MARC的任务。

F-MARC和它的6个地区足联在3个方面做工作以促进足球运动员的短期和长期健康。

- 同世界反兴奋剂机构（WADA）合作以反对和减少兴奋剂的使用。
- 对足球相关损伤和疾病进行流行病学研究，以作为预防措施实施的基础。
- 组织研究和教育项目（如“教育教育者”）以促进足球医学的发展。

FIFA认证了30余个中心，世界各地的大学和这些认证中心合作对于损伤和疾病的预防项目的实施至关重要。许多地方足球相关医学的预防和教育项目的评估正在起步。

足球最大的问题在于运动损伤发生率及严重程度与日俱增（图6.29）。一次严重损伤后导致永久伤残的风险在增加，如交叉韧带、半月板或软骨损伤继发的膝关节和髋关节的早发骨关节炎。这类损伤常常需要长时间的休息以确保康复，并且往往会导致运动员的运动生涯过早结束。此外，过度使用所致的损伤及其导致的长时间停训停赛的风险也在增加。

其他的问题主要是内科情况，如突发的心源性猝死、感染性疾病、哮喘、糖尿病、肥胖、营养不良等。这些情况在不同地区发病率不同，如感染性疾病在非洲较为常见。

足球相关运动损伤

足球相关运动损伤在竞技和训练中都会发生。儿童和青少年足球训练中运动损伤的发生率在13~19岁的运动员中较为恒定，每1 000小时训练可发生1~5例运动损伤。比赛的运动损伤发生率则倾向于随着年龄的增加而增加，在15岁以上年龄组中，平均每1 000小时比赛发生15~20例运动损伤。60%~90%的足球运动损伤被归为创伤性损伤，而另外10%~40%则属于过劳损伤。大多数（60%~90%）的损伤发生于下肢，而踝关节、膝关节和大腿是最易受累的部位。相比年龄更大的运动员，骨折在15岁以下的孩子中更为常见[21]。笔者总结出可能与预防未来年轻足球运动员损伤相关的3个主要研究方向：①比赛中严重的接触性损伤的数量；②年轻运动员骨折的高发生率；③成熟程度和青春期骨骼突然生长的影响。

男运动员每1 000小时比赛中平均有17~51例运动损伤，每1 000小时训练中有2~6例运动损伤，总体来说比女运动员略高一点。在2005年的瑞典顶级足球联赛，瑞典超级联赛（Allsvenskan）中，女足球运动员每1 000小时训练中有3.8例运动损伤，而男运动员则为4.7例；女足球运动员每1 000小时比赛中有16.1例运动损伤，而男运动员则为28.1例。然而，在损伤严重性方面男女没有显著差异。

60%~90%的足球运动损伤发生于下肢。其中约70%是创伤性的，如踝关节和膝关节的扭伤或挫伤、腿部肌肉的断裂；约30%是过劳损伤，尤其是

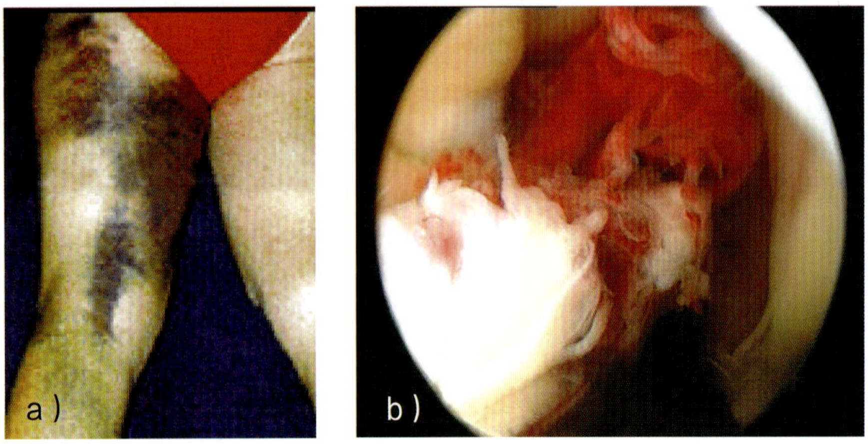

图6.29 不幸的是，足球运动员的肌肉和关节可能会发生损伤。**a**）皮下瘀血提示腘绳肌损伤；**b**）关节镜下可见前交叉韧带损伤。图片来自ArtroClinic，斯德哥尔摩，瑞典。

肌肉、肌腱、肌腱附着点及骨的损伤。无论男、女运动员，腘绳肌损伤在都是最常见。腹股沟或髋关节的损伤在男运动员中更为常见，而膝关节损伤在女运动员中更为常见。

膝关节韧带的损伤导致31%的男运动员和37%的女运动员暂别足球。在同样部位发生的新损伤或损伤复发的发生率在11%~22%。

损伤的危险因素

足球运动损伤的预防需要对损伤的危险因素、流行病学和损伤机制进行分析。这些危险因素被划分为内源性和外源性两类。

内源性因素和运动员自身相关，如年龄、性别、身高、体重、营养、力量、耐力，以及解剖异常如扁平足、膝内翻和膝外翻。

外源性因素则和运动员的训练环境相关，如操场、天气情况、规则、保护装备、鞋和地面的关系、犯规动作等。最近的研究显示，足球运动损伤的危险因素可能有气候及地面条件。

气候因素

总的来说，踝关节扭伤和前交叉韧带损伤更常见于在温暖气候地区训练和比赛的球队，而跟腱病变则更常见于较寒冷地区的球队。

草皮是受伤的危险因素

骨科文献中经常讨论合成材料所做的训练地面是否对运动员受伤有影响。生物力学研究显示，相比自然草皮，合成材料的训练场地使鞋与地面的摩擦力增加，理论上会增加受伤的风险。这种摩擦力的增加是韧带断裂的潜在危险因素，其机制多为非接触性原因。

人们越来越多地在人造草皮上踢足球。人造草皮发展很快，因为其具有相当多的优点，如不受天气的影响从而可用的时间更长。

第一代人造草皮，如AstroTurf，拥有较短的尼龙纤维，没有内填料（很少的垫料）。这种草皮在19世纪60年代应用在美国的阿斯托洛圆顶运动场。欧洲的第一个人造草皮球场是1975年瑞典哥德堡的Valhalla。最初的2年有对风险及运动损伤的危险因素的科学评估，研究者们观察到用防滑球靴在人工草皮上踢足球会使受伤率增加[22]。第二代合成草皮系统含有沙子填充物。如今已有第三代人造草皮（如FieldTurf），由较长的聚乙烯纤维组成，混合有（硅）沙和（低温）橡胶填充物，以及减震垫。

生物力学研究提示，相比自然草皮，鞋与地面界面摩擦力的增加理论上会增加运动损伤的风险。研究表明，人工草皮上的峰值扭矩及转动刚度显著增加。对橄榄球的研究显示，前交叉韧带损伤率在第三代人工草皮上更高。足球相关运动损伤风险的研究比较少。到目前为止，在足球中运动损伤风险和损伤严重程度上，自然草皮和人造草皮尚未发现有差异。但在损伤类型上存在差异，在人工草皮上踝关节扭伤更多、肌肉拉伤更少。

损伤机制

根据规则，足球允许运动员之间合理的身体接触，这也是导致运动损伤的原因。不正当的身体接触导致的损伤约占所有损伤的1/3，而其中相当一部分可以通过规则的改变或裁判员对规则的严格执行而预防。通过研究已登记的训练和竞技中的损伤及比赛的电视回放，可以发现严重运动损伤的机制。这些科学研究导致了规则的更改，不再允许从背后、面前或侧面进行铲球，因为这些动作可导致骨折或严重的膝关节损伤。

研究显示，对头部的肘击可导致脑震荡和其他头部损伤，并且其数量正在增加。近年来，禁止肘击的规定使得头部损伤的数量有所下降。

损伤登记

对竞技和训练过程中运动损伤进行登记是运动损伤预防的重要基础。登记的内容包括比赛和训练时间、受伤部位、受伤类型、严重程度、损伤机制、犯规动作及裁判对此的判罚。在登记中使用被广泛接受的损伤定义、损伤类型及严重程度是十分重要的。对创伤损伤及过度使用所致损伤进行区分十分必要。创伤是由瞬时的超负荷导致的，可能使肌腱断裂；而重复的负荷–超负荷的过程可以导致肌肉–肌腱复合体的炎症状态，导致组织损伤。

损伤调查

所有损伤中70%是创伤性损伤，而其中30%~50%是由于犯规动作引起的。其余的损伤是过度使用性损伤。70%~90%的损伤位于下肢，而其中70%是膝关节和踝关节的创伤性损伤（图6.30）。

身体接触所致创伤性损伤中所受的外部力量通常和内部力量（内部力量是指运动员个体加速或减速所产生的力量）有冲突，在比赛中发生于60%的男运动员和55%的女运动员。40%~50%的训练相关损伤发生于无身体接触的情况，由内部力量导致；而只有25%~35%是身体接触所致的。头部损伤占所有损伤的10%~20%，其中在男女运动员中均有80%是由于头–头碰撞和肘–头碰撞导致的（图6.31）。禁止肘击可以减少1/2这类损伤。

创伤性损伤和下肢急性肌肉肌腱断裂

最常见的损伤部位是踝部（约20%）、膝关节（20%~25%）、大腿（25%~30%）和腹股沟（约10%）。

踝部损伤

扭伤既可由内源性力量导致（如起跳后落地），

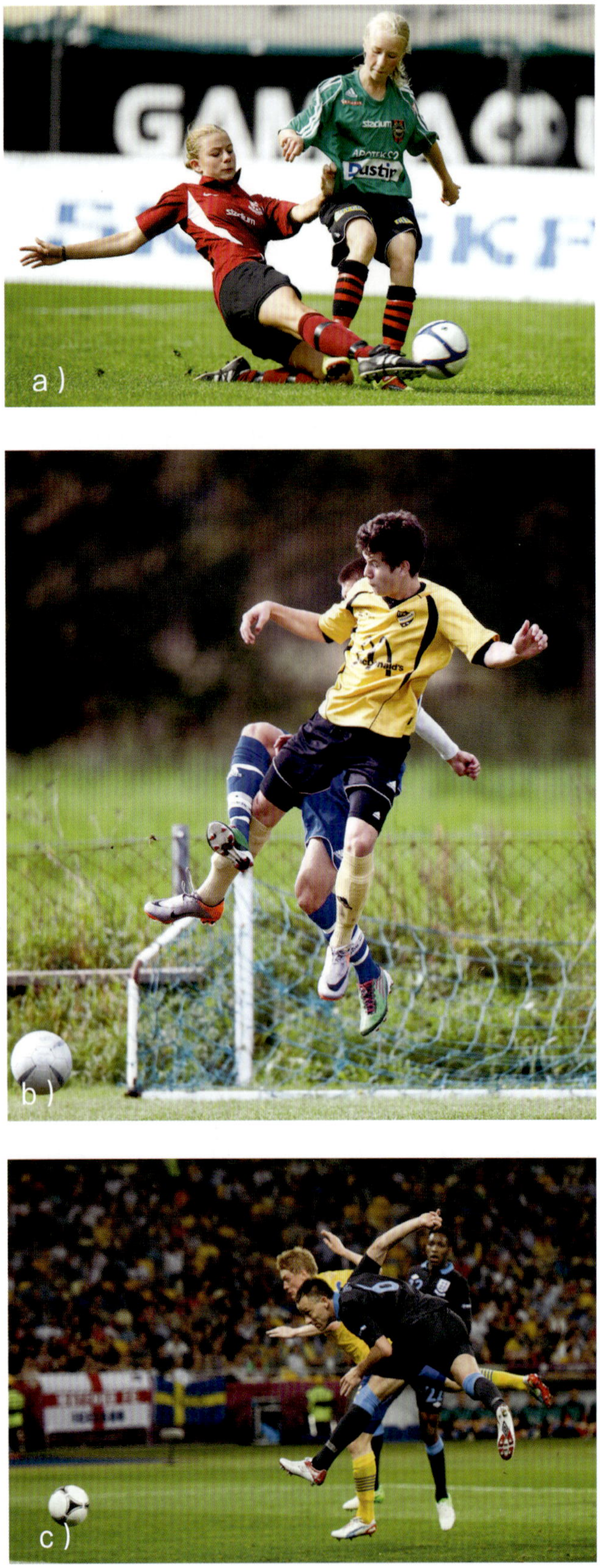

图6.30　铲球可导致运动损伤。**a**）侧面铲球；**b**）背后铲球可导致落地时的不平衡；**c**）铲球同时合并跳跃会增加运动损伤的风险。图片来自Bildbyrån，瑞典，已授权。

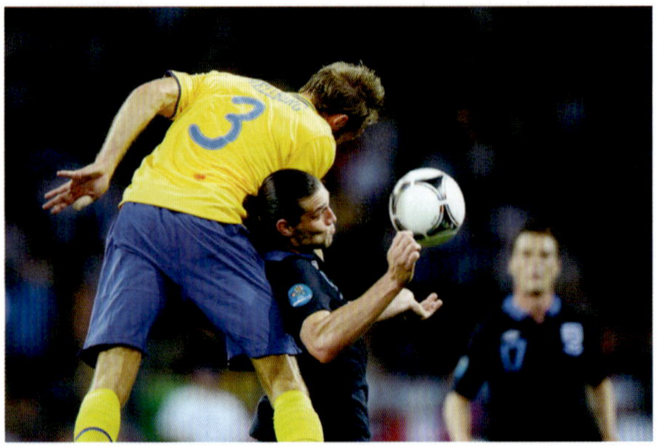

图6.31　肘击头部可导致脑震荡，且常会被裁判出示黄牌或红牌。图片来自Bildbyrån，瑞典，已授权。

也可由外源性力量导致（通常为对下肢的犯规铲伤）。最常见的是外侧韧带的损伤，而内侧韧带或联合韧带的损伤较少出现。过强的力量可导致踝关节骨折。

小贴士

前次受伤的踝关节再次受伤或损伤复发的风险比未受伤踝关节高5倍，而在初次损伤之后的6~12个月内损伤风险比未受伤踝关节高5~10倍。

预防

- 针对力量、耐力和平衡的预防性训练（神经肌肉、本体感受的训练）。
- 预防性使用胶带，尤其是在既往受伤或复发扭伤之后。
- 回归训练和比赛之前达到最理想的愈合时间和功能康复。
- 在踝关节前方、外侧及内侧使用覆盖小腿的护胫板。
- 选用具有适合于相应地面情况的防滑鞋和摩擦力的足球鞋（图6.32）。
- 在国家层面上更好地训练裁判员以提高对犯规的评估能力。
- 告知年轻运动员犯规的风险和尊重对手的重要性（图6.33）。

膝关节损伤

在男运动员中，大多数膝关节损伤是由于身体接触导致的外力及内力的作用造成的，而女运动员则常常是在无身体接触的情况下内力导致的受伤，主要为加速和（或）减速，起跳之后不适当的落地及旋转和剪切力。从背后、侧面或前面铲球犯规是导致严重损伤的重要原因。膝关节的损伤可能意味着足球运动生涯的终止。

预防

- 对腿部离心力量及大腿前侧股四头肌和后侧腘绳肌耐力的预防性训练十分重要，这些训练可提高膝关节的活动稳定性、平衡性（神经肌肉、本体感受的训练）及核心稳定性。
- 对于年轻女运动员，适当的落地技巧及肌肉力量的训练可以显著减少前交叉韧带的损伤。
- 在某些情况下，胶带、弹性发热护具和矫正器可有预防性或保护性功效。
- 选用具有适合于相应地面情况的防滑鞋和摩擦力的足球鞋十分重要。
- 通过功能测试和肌肉力量的评价来控制重返训练和比赛的最佳愈合时间和进行功能康复训练对于避免新损伤十分必要。

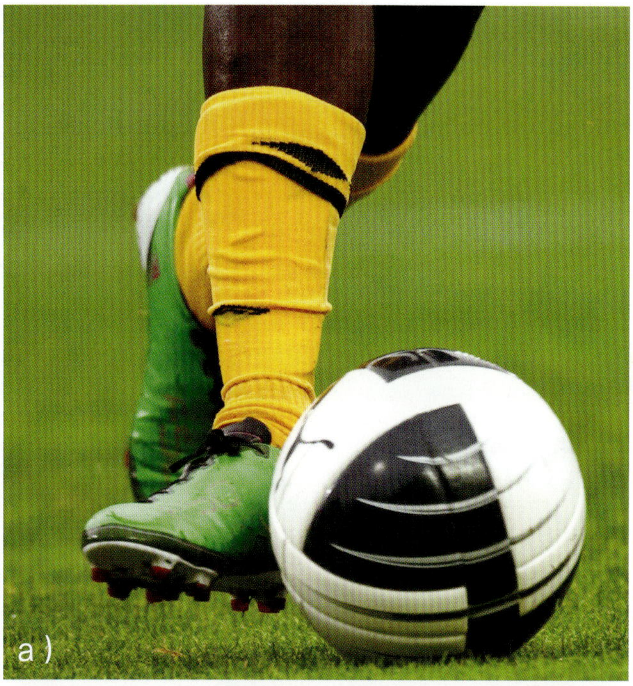
a）

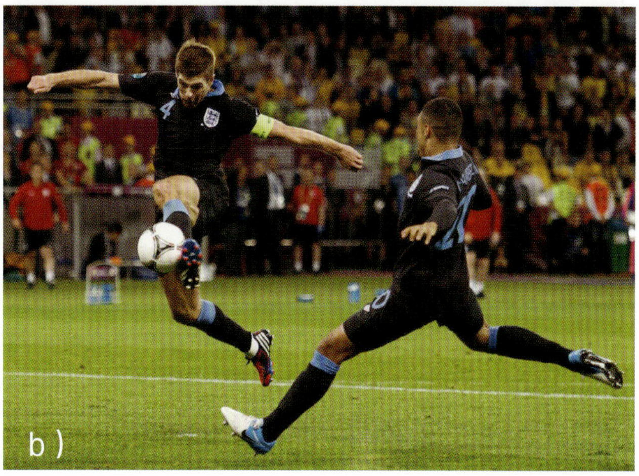
b）

图6.32 足球鞋应该如同脚的铸型般贴合脚面，运动员因而可以更“有感觉地”处理球。图片来自Bildbyrån，瑞典，已授权。

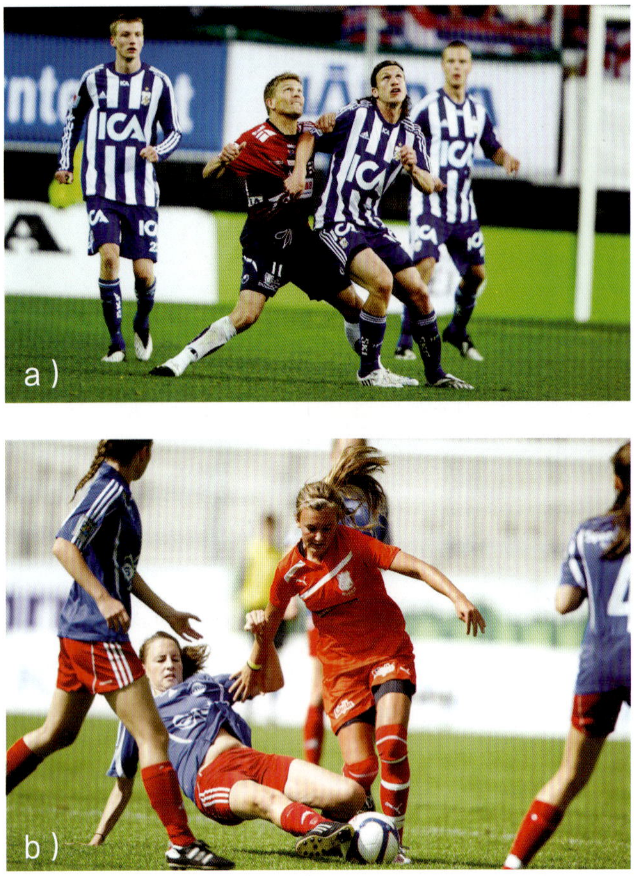

图6.33 可致膝关节损伤的情况往往与犯规相关，因其在足球运动中往往十分严重，应尽量避免。a）球技高超的进攻球员往往被防守得很好；b）滑铲是很难被控制的。图片来自Bildbyrån，瑞典，已授权。

关于预防的研究

F-MARC项目：足球领域的综合预防项目

FIFA 11是一个旨在预防足球运动损伤的预防项目，包含关于公平比赛的重要性的10项简单的练习和训练。瑞士的研究显示，如果完成此项目，训练中的受伤率可下降25%，比赛中的受伤率也可有12%的下降。此项目被推荐作为儿童、年轻人和休闲玩家的每场比赛和训练的热身。

FIFA 11+是一个要求更高、更为先进的预防项目，适用于所有水平的年轻、年长运动员。有研究显示，涵盖接触性损伤的情况下，该项目可以减少37%的训练损伤和29%的比赛损伤。这两个项目均被推荐作为比赛和训练前的热身项目。

膝关节损伤的预防项目

膝关节损伤在足球运动中是很常见的，尤其在青少年女运动员中更是如此。前交叉韧带损伤是足球运动员最糟糕的噩梦之一，导致部分运动员不得不放弃足球生涯且在未来生活中依然会受膝关节损伤问题的困扰。前交叉韧带损伤在年轻女运动员中的发生率是男运动员的2.6倍。

PEP项目是FIFA赞助的一个预防12~16岁女运动员前交叉韧带损伤的项目。这个项目显示，预防性训练是有效的。

膝关节控制项目是2008年由瑞典足联和Folksam保险公司发起的项目。该项目旨在通过培训足球教练、经理、运动员父母和运动员来训练膝关节控制力，以预防12岁以上女运动员的膝关节损伤。全瑞典有超过100名理疗师接受了膝关节控制力的项目培训。简单的热身练习（膝关节控制—预防运动损伤—更好的运动表现）被放在了一张光盘里。该项目开发了专门适用于足球的练习动作模式。这些练习也可做个体化的调整。

小贴士

膝关节控制项目的目的是使运动员在年轻时便学习正确的动作模式和良好的膝关节控制能力，提高核心力量、腿部力量、落地技巧、平衡性和协调性。

项目推荐俱乐部在训练中加入规律的膝关节控制练习。项目推荐俱乐部把膝关节控制练习加入热身运动，每周2次，每次10~15分钟。重要的是应谨慎地进行这些练习，并以学习动作模式和预防损伤为目标（图6.34）。

膝关节控制研究

膝关节控制研究是世界范围内最大的预防运动损伤的科学研究[23]。在瑞典的24个足球地区中有8个地区的500支由1992~1996年出生的女孩组成的球队同意加入该研究。最终，341支球队超过4 500名球员参与完成了该研究。

结果：使用膝关节控制训练的实验组前交叉韧带损伤风险是对照组的2/3。在该研究中，于赛季期间接受每周至少1次膝关节控制训练的运动员的急性膝关节损伤只有其他运动员的1/2，损伤包含了无身体接触的膝关节损伤和需要停训4周以上的严重膝关节损伤。

小贴士

总的来说，这个大型研究显示，一个简单的10~15分钟的练习项目可以显著降低踢足球的女孩的严重膝关节损伤概率。

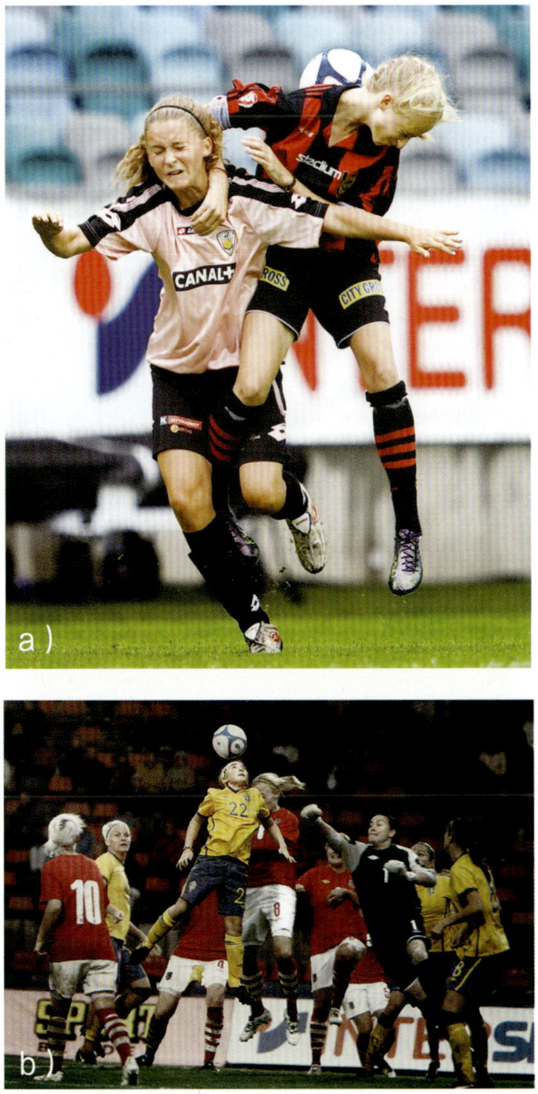

图6.34 年轻运动员的损伤常发生在身体接触的过程中，但起跳后落地也可导致运动损伤。a）来自Bildbyrån，瑞典，已授权；b）来自瑞典足联，已授权。

小贴士

对于所有运动员，特别是年轻运动员，还有裁判员、教练和其他球队成员，培训中强调公平比赛、预防性训练和其他预防措施十分重要，且在笔者看来对于运动损伤的预防有极为积极的影响。

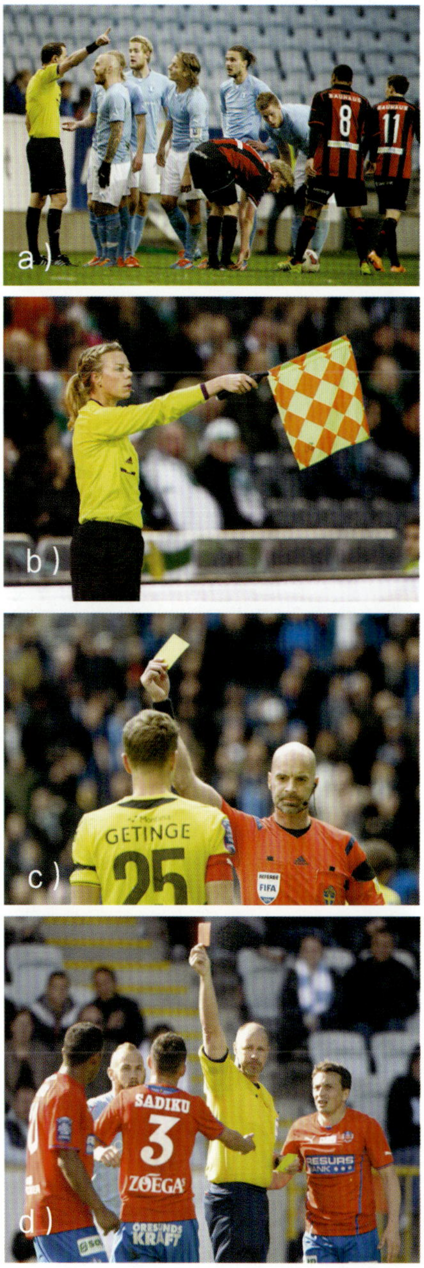

图6.35 受过良好训练且有勇气、但非蛮勇的裁判员对于比赛十分重要。a）一个好的裁判员必须有能力和运动员沟通并使其冷静，运动员不能围绕裁判员一圈来抗议；b）边裁的角色也十分重要；c）黄牌必须被严肃对待且被运动员尊重；d）红牌应在该运动员的行为对其他运动员有严重威胁的情况下使用。图片来自瑞典足联。

应加强对损伤判定和犯规相关损伤风险的培训，同时应加大对犯规球员的判罚力度（图6.35）。

大腿肌肉损伤

大腿的损伤主要为肌肉损伤，有时也涉及股骨。肌肉损伤是占主要位置的，且在过去10年中，在数量和严重性上有显著增加，尤其是大腿后侧的腘绳肌。

腘绳肌损伤是目前最常见的足球运动损伤。在顶级水平的足球运动中，37%的肌肉损伤累及该肌，其中83%损伤股二头肌、12%损伤半膜肌、17%损伤半腱肌。

常见的损伤机制是撞伤（钝性损伤）。例如，由其他球员的膝关节撞在受伤球员大腿前外侧，使肌肉紧紧压在下面的股骨上，导致组织损伤和深部组织出血。出血也可发生在爆发性动作中的突然超负荷时，此时常常伴随肌肉肌腱断裂。

犯规、不充分的热身、比赛强度和速度的增加及不充足的恢复时间均为导致损伤的重要因素。过早恢复训练及康复不完全者有极高的损伤复发、再损伤风险。在腘绳肌损伤中这种风险可高达30%。

预防

- 在损伤急性期做好充足的管理以减小损伤区域的瘢痕形成范围。
- 常规进行主要肌群的充分热身。
- 采用保暖措施——如在寒冷天气中使用保暖运动裤。
- 采用研究充分的预防项目，进行离心力量、耐力练习及拉伸，包含核心稳定力量和平衡力。
- 在比赛和训练开始前及过程中摄入充足的水和能量。
- 根据损伤严重程度、治疗和康复情况确定安全的停训和停赛时间。
- 处理犯规行为。

腹股沟疼痛和损伤

疼痛是腹股沟区的主要症状且常在重复超负荷后导致慢性疼痛（图6.36）。急性创伤性损伤并不常见。急性瞬时过度使用性损伤常导致耻骨联合内收肌起点处（通常为长收肌）、位于股骨内侧和后方的髂腰肌止点处及位于髋臼上方的股直肌起点处的断裂和撕脱。

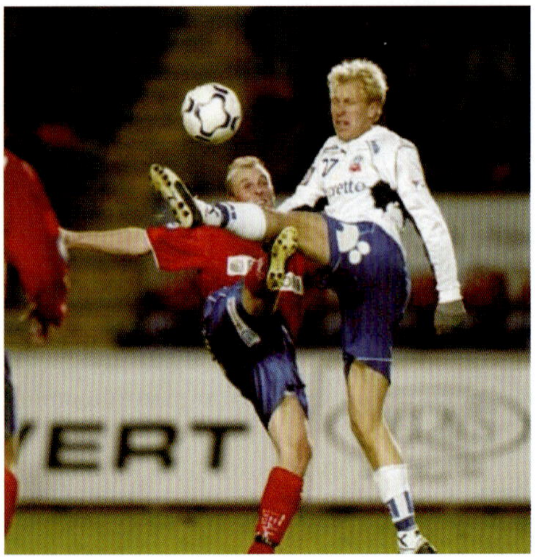

图6.36 足球运动中腹股沟损伤和疼痛很常见。图片来自Bildbyrån，瑞典，已授权。

位于耻骨联合上部的腹直肌止点处的断裂更为罕见。正在生长的孩子和青少年可能更易遭受肌肉从骨附着点处的撕脱（撕脱骨折）。

预防

- 对离心力量、耐力、平衡性、核心稳定性和拉伸的预防性训练。
- 在每次训练和比赛前进行充分的热身。
- 天气寒冷时使用保暖运动裤。

下肢的过度使用损伤

反复超负荷导致的组织损伤，易转变为迁延不愈的炎性疼痛综合征。超负荷发生的频率越高，重量或负荷越大，发生慢性组织损伤和疼痛的风险就越高；最危险的是最高的频率和最大的重量或负荷的结合。全部足球运动损伤中约30%是过度使用损伤，包括肌肉、肌腱、腱鞘、肌肉–肌腱连接处、肌腱骨附着点的损伤、黏液囊的形成及骨的应力性骨折。重复进行一项训练本身就是损伤的危险因素，如反复练习某一个技巧或射门。解剖因素（内源性因素）也可能是超负荷的原因之一。

预防

- 在相似的情况下可以使用经典的预防性措施。
- 急性期给予充分的治疗和康复是最重要的预防措施。
- 所有的训练均应循序渐进并留出充足的康复和组织适应的时间。
- 所有的负荷均会导致组织的强化和组织量的增加，即肥大。而缺少负荷则会导致组织量的减少及力量的下降（萎缩）。
- 所有负重训练的频率及重量均应逐渐增加，以留出适应时间。长时间的休息或制动会减少肌肉量、降低肌肉强度，此时所有训练应重新从低水平开始并缓慢增量。
- 全身耐力训练和速度是所有预防的基石。
- 预防性训练应和适当的技术训练及适合运动员年龄的力量训练同期进行。
- 热身时充分活动大的肌群，提高移动性、灵活性，拉伸肌肉-肌腱复合体，并在训练或比赛后进行冷身。
- 在比赛和训练开始前、过程中及结束后摄入充足的水和能量。
- 其他见第4章。

脑震荡

足球运动中脑震荡占所有损伤的2%~3%，这个比例和橄榄球运动的比例是相同的。脑震荡最常见的原因是两名运动员头部相撞，其他原因包含足球击中运动员头部或其他运动员的手肘或手臂击中运动员头部。问题是运动员往往不想离开赛场而停止比赛。

因此，FIFA和UEFA（欧洲足球协会联盟）决定对《比赛规则和裁判员指南的解释说明》（*Interpretation of the Laws of the Game and Guidelines for Referees*）增添以下补充规则：

- 在可疑脑震荡发生时，裁判员应停止比赛以允许队医对受伤运动员进行评估。原则上除非发生严重意外情况，评估不应超过3分钟。
- 任何遭受头部损伤的运动员均需要接受潜在脑震荡可能性的评估，并且只有在评估完成后，队医向裁判员确认该运动员的健康情况后，运动员方可继续比赛。

关于足球运动中脑震荡的研究有限，但其确实是一个日益严峻的问题。以下可能的预防措施至少应在年轻运动员中实施。

- 对正确的头球方式进行适当的指导。
- 根据运动员年龄选择合适大小的足球。球越小越不易造成损伤。
- 对于更年轻的球员则推荐采用“不头球”的规则。
- 使用有填充物保护的球门柱。

球队医疗团队应进入赛场内的情况总结

当球员遭受创伤并可疑受伤时，裁判员有权召唤边线外的医疗团队和队医进入赛场为球员提供医学支持。

足球比赛中可疑有以下两种情况时，队医可以在裁判员没有示意的情况下跑进赛场，分别是：

- 突发心搏骤停。
- 严重的头部损伤，如脑震荡。

根据FIFA的规定，以上情况应由医生全权处理。

冰球

冰球和班迪球是北半球冬天很受欢迎的两种团队运动。由于冰球和班迪球室内球场的数量迅速增加，过去对天然冰和气候的依赖近年来有所减少。冰球和班迪球室内球场的快速发展已使其由季节性运动变为全年运动，赛季则从9月到翌年4月或5月，同时也让冰球迅速向南传播到北美、南欧及向东传到西伯利亚和亚洲。以下关于冰球的运动损伤和预防大部分同样适用于班迪球。

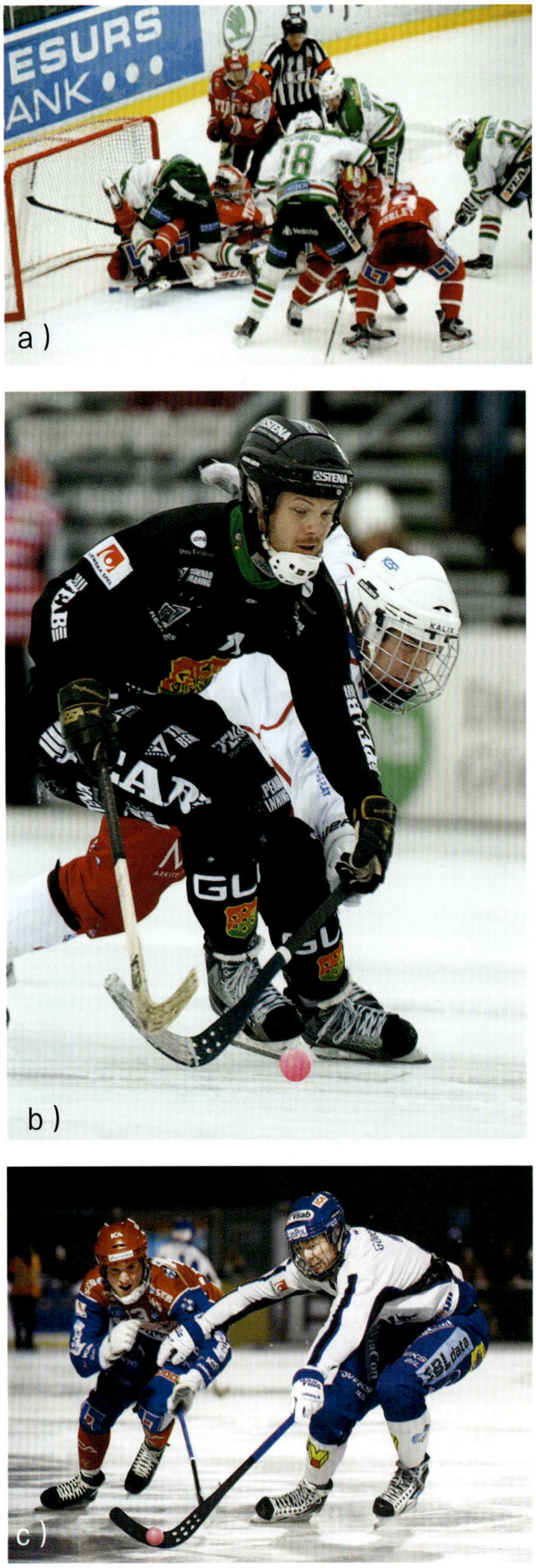

图6.37 运动损伤可以发生在冰上运动如冰球［a）］和班迪球［b）、c）］。图片来自Bildbyrån，瑞典，已授权。

冰球是一项快速且高强度的团队运动，运动员的速度可高达50千米/时，同时，规则也允许身体接触。球场表面十分坚硬且不能变形，周围由亚克力材料（Plexiglas）制成的界墙环绕。运动员同边框及球门撞击可以导致受伤。而如果接触冰球球杆、球及冰鞋上锋利的冰刀都会进一步增加受伤的风险。而使用球杆进行射门的时候球的速度最高可达160千米/时。

冰球的运动损伤有时会很严重，但在冰球中预防损伤的重要性很早就被认识到了。在体育运动发展史中，冰球、橄榄球和班迪球早期即开始使用保护性装备，并在之后修改了规则以减少损伤的数量并降低损伤的严重程度（图6.37）。瑞典冰球和瑞典公司在保护性装备的发展中走在了前面。很多成功的顶级运动员在20世纪50~60年代结合自身经验和想法为Spaps、WM（Jofa-）和ABC头盔的成功设计做出了贡献。同时，瑞典冰球协会建立了头盔的标准和检测方法，并且早期制定了冰球比赛中强制使用头盔的新规则。瑞典和加拿大的工业生产十分先进，是世界保护性装备发展的领头羊。

冰球组织

国际冰球联合会（IIHF）

国际冰球联合会成立于1908年，在它的管理下冰球成为一种全球性的比赛项目。联合会主要由北美（美国和加拿大）、欧洲北部和中部（俄罗斯和北欧国家）国家管理。这项运动在美国和欧洲均迅速向南传播。职业冰球在北美最为发达，其中精英队伍由国家冰球联盟（NHL）管理，而俄罗斯最近新建立的职业联盟KHL，囊括了西伯利亚地区，发展前景良好。在欧洲北部和中部，向全职职业联盟发展一直是主流。

冰球在北美和其他地区的重要区别之一是冰球场的尺寸，美国和加拿大的冰球场更小，以致比赛更为紧凑、身体接触更多，从而受伤的风险也随之增加。运动损伤的预防需要在使用共同定义的前提下，获得更多训练和比赛中有关受伤的详细数据。

而国家冰球协会（NHA）在获得这类可以促进损伤预防的基础中责任重大。国际层面上，已经有包括冰球、足球、手球等的数个团队运动项目在与国际奥委会合作，以创立共同的运动损伤定义和分类，这为全面了解和比较损伤及其机制并开启相应预防措施如修改规则等，提供了可能性。

国家冰球联盟

NHL于1917年在国家冰球协会解散之后成立。“最初六队”是波士顿棕熊队、芝加哥黑鹰队、底特律红翼队、蒙特利尔加拿大人队、纽约游骑兵队及多伦多枫叶队。联盟于1967~1968赛季规模扩大了1倍。如今NHL拥有30支球队。

NHL比赛在四角圆弧的长方形冰球场进行，场地四周由亚克力材料制成的界墙环绕，长60.96米，宽25.91米，长度和IIHF标准相近，但宽度则显著缩短。

在NHL中打架的运动员会受到重罚，而IIHF的规则则是将打架的运动员驱逐出场。通常受罚球队不能替补受罚运动员，因此在受罚时间内场上就会少一人比赛。NHL和IIHF的比赛规则稍有不同，如守门员的区域、头盔的规则、处罚的规则及暂停和回放规则。

运动员的安全逐渐成为NHL所重视的问题，尤其是在2010年之后的近几年。头部遭受撞击所致的脑震荡对精英运动员离开赛场有着重要的影响。为了减少冰上的高速碰撞，联盟最近通过了混合式无接触冰球条例。

瑞典冰球协会（SvIF）

SvIF是瑞典冰球比赛的组织机构，拥有约68 000名注册男子冰球运动员。女子冰球运动在瑞典起自20世纪70年代末期及80年代初期。在规则上主要的不同点是禁止女子冰球运动身体冲撞。根据美国大学对冰球进行的研究，由于这项规定，女性在冰球运动中的受伤率普遍低于男性。多年以来，冰球协会都对损伤预防方面表现出了极大兴趣，并在早年强制规定佩戴头盔，其后则强制年轻运动员戴面罩及成年运动员戴护镜。这些规则的制定最初不仅基于头部损伤如骨折、脑震荡、眼和牙的损伤的数量及严重性都在增加的统计数据，也基于协会对于发展头盔及面罩的标准和检测方法所做的努力。欧洲标准中，对个人防护用具的检测和批准由欧盟下属的一个消费者部门——个人防护用具部负责。

女子冰球运动

女子冰球运动于20世纪70年代开始发展，如今是世界上发展最快的女子运动之一。过去10年里，参加者的数量增加了350%。2011年，加拿大拥有超过85 000名女子冰球运动员，美国则有超过65 000名，芬兰有超过5 000名，瑞典3 000名，瑞士超过1 000名。女子冰球于1998年长野冬奥会上成为奖牌项目，这对这项运动是极大的促进。

女子冰球和男子冰球有一些区别，女子冰球中不允许身体冲撞，而且在比赛中女运动员需要佩戴保护性全面罩。

损伤和预防

冰球的运动损伤发生在比赛（75%）及训练（25%）中。据报道，精英运动员损伤率为每1 000小时比赛50~78例。创伤性损伤约占85%，过度使用性损伤约占15%。最常见的损伤部位是头、肩、臀及膝。头面部损伤占所有损伤的比例可达40%，其中包括3%~7%的脑震荡，更多的则是撕裂伤及牙科损伤。近40%的膝关节损伤导致时间的损失，如缺赛。约15%的腹股沟损伤导致时间的损失，而在背部损伤和肩关节损伤中分别为10%和10%~20%。最严重的是头部及颈椎的损伤，需要漫长的恢复期。这些损伤的发生率近年来有所增加。复发性脑震荡倾向于导致长时间的停赛及持久的损伤。

冰球中的损伤预防需要对内源性和外源性的损伤危险因素进行分析。特别重要的外源性因素有冰球场尺寸、亚克力材料的界板、球门、冰面情况、规则、保护性用具、犯规等。球员在球场上的位置也有影响，60%的损伤发生于进攻球员、36%的损

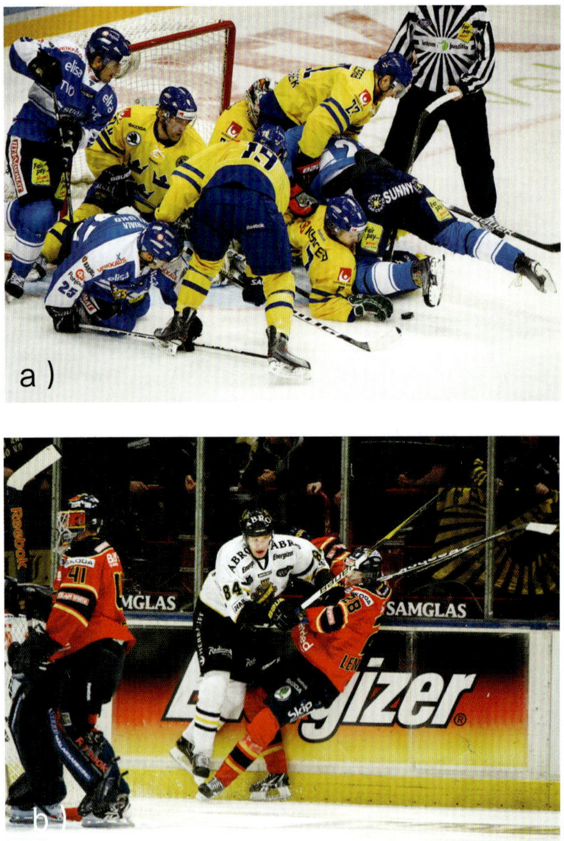

图6.38 冰球中的运动损伤机制多种多样。a）当有得分机会时比赛的激烈程度增加，损伤的发生风险也随之增加；b）撞击在界板上可导致严重损伤（图片来自Bildbyrån，瑞典，已授权）。

伤发生于防守球员，而4%的损伤发生于守门员。

损伤机制

冰球允许合理的身体冲撞和身体阻截。碰撞及有意的冲撞在高速情况下时有发生。在25%的损伤案例中运动员发生严重损伤的原因是碰撞在界板或冰面上。而接触冰球球杆，尤其是面部的接触，则导致了25%的损伤，冰球的球则导致了超过10%的损伤（图6.38）。

过度使用性损伤则占损伤的15%，通常影响的是下肢及背部的肌肉和肌腱。通过对录像回放进行分析可获知，对颈部或头部的肘击、摔倒在冰面上或撞击在界板上可导致头部、脊柱、肩关节或胸部的损伤。撞击在界板的边缘可导致肝、脾、肾的损伤。从背后冲撞犯规或从侧面膝部冲撞犯规可导致严重的骨或关节损伤和大腿肌肉出血（图6.39）。

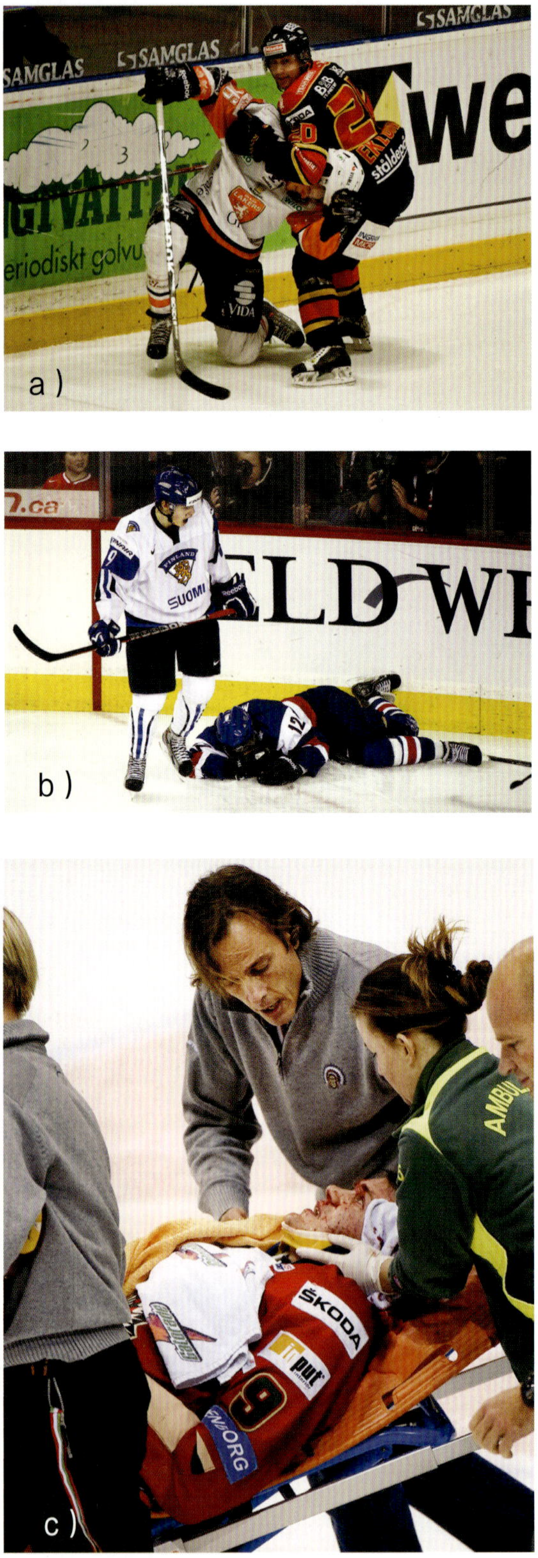

图6.39 违反规则必须受到处罚。a）头部损伤的原因多种多样；b）冲撞犯规可导致头部损伤；c）头部受伤的运动员被担架抬出。图片来自Bildbyrån，瑞典，已授权。

损伤调查／预防

头部损伤包括头皮撕裂伤、颅骨骨折和脑震荡，可以影响到颈椎。损伤机制可以是直接创伤，如头部遭受肘击或肩部的撞击，或是头部撞击到界板或冰面上，或是球或球杆击中头部。

面部损伤包括撕裂伤、面部骨折（下巴、面颊、鼻子）和牙科损伤，主要是由于面部被冰球球杆或球击中所致。

头部损伤预防措施

使用认证的头盔可以减少颅骨骨折、损伤及脑震荡的风险，但并不能预防脑的加速-减速伤的发生（冲击伤和对冲伤，如发生在创伤作用点及脑创伤点对侧的损伤）。冲击伤发生在运动的物体作用在静止的头部时，而对冲伤则发生在移动的头部撞击在静止的物体上时。

应制定相应规则并合理处理犯规情况。

面部损伤预防措施

- 使用认证的护镜或全脸保护用具显著减少了各种牙科和面部损伤。
- 使用个体化调整过的口内防护牙托可进一步减少牙科损伤。护镜则可减少眼部损伤。
- 运用规则处罚犯规行为。年轻运动员应当在运动生涯早期即接受关于受伤和犯规的风险教育。

小贴士

所有冰球运动员均应佩戴全脸保护用具。

牙科损伤

牙科损伤在相对年长的运动员中十分常见，因为他们中很多人并没有像他们应该的那样经常地使用防护牙托或全脸保护用具（图6.40）。有68%的年轻人确实总是使用口内防护牙托，但只有32%的人在比赛中能够恰当使用，而在训练中仅有51%的人能够恰当使用。牙齿保护用具没有被使用的原因有：运动员不确定其是否有用（43%），佩戴防护牙托会使人感觉不舒服（27%）或使人呼吸困难

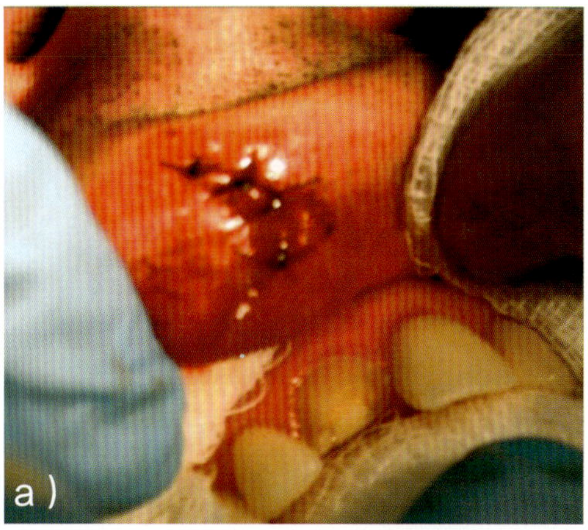

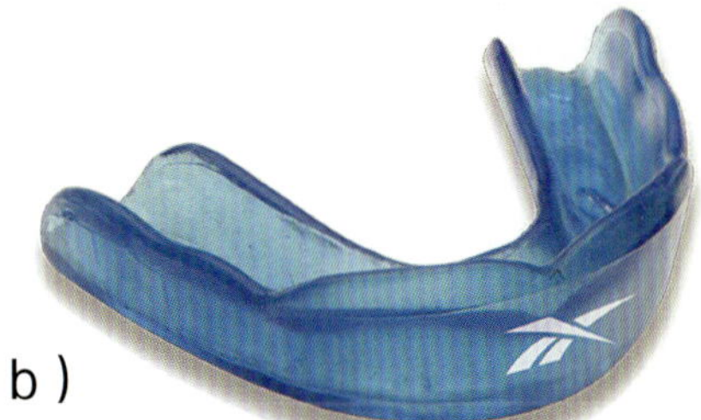

图6.40　**a**）牙齿及牙龈的损伤在冰球运动中并非罕见（图片来自Paul Pincinninni牙医，多伦多，加拿大）；**b**）防护牙托（图片来自Reebok/CCM，已授权）。

（24%），防护牙托不合适（12%）。

肩部损伤

肩部损伤包括创伤性肩关节脱位、韧带损伤和肩锁关节脱位、肱骨（上臂）和肩胛骨的骨折和软骨损伤。绝大多数为肩部撞击引起的肩关节直接创伤或是肩部撞击界板或摔倒在冰面上（图6.41）。

预防措施

- 使用有保护壳的护肩。
- 处罚犯规行为。
- 加强肩部肌肉的力量训练。

小贴士

在青年冰球运动中应当强制佩戴防护牙托及全脸面罩。然而，很多年轻运动员反映他们并没能以适当方式常规佩戴防护牙托。

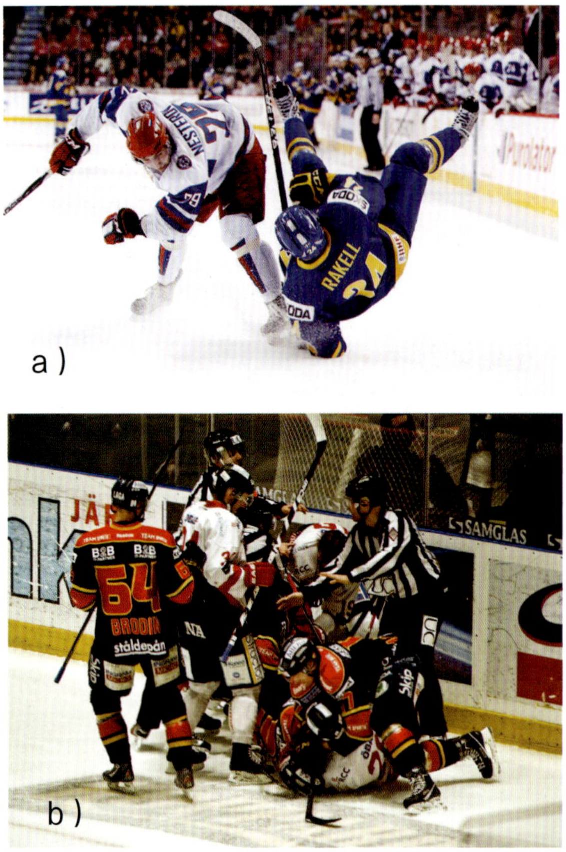

图6.41 肩部损伤可发生于：**a）**摔倒在冰面上；**b）**撞击在界板上（图片来自Bildbyrån，瑞典，已授权）。

腹股沟损伤

腹股沟损伤在冰球运动中相当常见。滑冰使得冰球成为一项非常高速的在有界板限定的区域内进行的团队运动。这使得滑冰技术极为重要，如快速转弯、骤停和向前向后快速起步的能力。因此，腿部、腹股沟区、背部及腹部肌肉则暴露在滑冰爆发性动作时的又大又快的负荷中。除此以外，射门也会产生很大负荷，尤其是在全身都参与的击射时更为显著，这可能是腹股沟损伤的危险因素之一。腹股沟损伤的例子有急性肌肉断裂、过度使用性损伤、腹股沟疝、股骨髋臼撞击征、应力性骨折等。

预防措施

- 在启动-停止-启动的不同时刻加强腹股沟和核心肌肉的力量是预防性训练的重要部分之一。
- 其他预防性措施见第116页“腹股沟疼痛和损伤”。

膝关节损伤

膝关节内部或其周围常见损伤的结构包括内侧副韧带、前交叉韧带和内侧半月板。关节软骨表面的损伤在股骨、胫骨连接处，髌骨、股骨接触处并不少见。在运动员摔倒在冰面这样的坚硬表面上时，可能会发生膝关节前部的关节囊内出血。

常见损伤机制

- 撞击导致膝关节外侧面的创伤。
- 从前方撞击导致的膝关节过伸。
- 跌倒在冰面上时髌骨着地。

预防措施

- 使用护腿和护膝，可以减轻髌骨的负担并防止膝关节过伸。没有护膝能够预防韧带（交叉韧带）损伤，但组合使用膝盖护带可能缓解该损伤。
- 处罚犯规性的阻截撞击。
- 加强股四头肌和腘绳肌的力量。

肌肉损伤

肌肉损伤机制可以是暴力创伤或大腿前外侧的撞击，如大腿肌肉撞伤导致的肌肉出血。

预防措施

穿在大腿前外侧有减震垫的裤子。

- 处罚犯规动作。
- 充分的急性期治疗可以减少并预防并发症的发生。

参考文献

[1] JACOBSSON J，et al.Prevalence of musculoskeletal injuries in Swedish elite track and field athletes. Am J Sports Med, 2012, 40（1）: 163–169.

[2] JACOBSSON J， et al. Injury patterns in Swedish elite athletics: annual incidence， injury types and risk factors. Br J Sports Med, 2013, 47（15）: 941–952.

[3] FEDDERMANN-DEMONT N, et al. Injuries in 13 international Athletics championships between 2007–2012. Br J Sports Med, 2014, 48:513–522.
[4] TIMPKA T, et al. Consensus statement on injury and illness definitions and data collection procedures for use in epidemiological studies in athletics (track and field). Brit J Sports Med, 2014, 48 (7) :483–490.
[5] Ryan M, et al. Examining injury risk and pain perception in runners using minimalist footwear. Brit J Sports Med, 2014, 48 (16) :1 257–1 262.
[6] MacIntyre J G, et al. Running injuries: a clinical study of 4173 cases. Clin J Sports Med, 1991, 1:81–87.
[7] VAN DER HOEVEN H, et al. Shoulder injuries in tennis players. Br J Sports Med, 2006, 40:435–440.
[8] MILLER S. Modern tennis rackets, balls, and surfaces. Br J Sports Med, 2006, 40 (5) :401–405.
[9] TAGLIAFICO A S, et al. Wrist injuries in nonprofessional tennis players: relationships with different grips. Am J Sports Med, 2009, 37:760–767.
[10] KIBLER W B, et al. Tennis injuries. Med Sport Sci, 2005, 48:120–137.
[11] PLUIM B M, et al. Tennis injuries: occurrence, aetiology and prevention. Br J Sports Med, 2006, 40:415–423.
[12] ABRAMS G D, et al. Epidemiology of musculoskeletal injury in the tennis player. Br J Sports Med, 2012, 46 (7) :492–498.
[13] SWÄRD L, et al. Back pain and radiologic changes in the thoraco-lumbar spine of athletes. Spine (Phila Pa 1976), 1990, 15 (2) :124–129.
[14] ALYAS F, et al. MRI findings in the lumbar spines of asymptomatic, adolescent, elite tennis players. Brit J Sports Med, 200, 41:836–841.
[15] SELL K, et al. Injury trend analysis from the US Open Tennis Championships between 1994 and 2009. Br J Sports Med, 2014, 48 (7) :546–551.
[16] Hjelm N, et al. Injury profile in junior tennis players: a prospective two year study. Knee Surg Sports Traum Arthr, 2010, 18 (6) :845–850.
[17] FLØRENES T W, et al. Injuries among male and female World Cup alpine skiers. Br J Sports Med, 2009, 43:973–978.
[18] HAIDER A H, et al. Eastern Association for the Surgery of Trauma Injury Control Violence Prevention Committee. An evidence-based review: efficacy of safety helmets in the reduction of head injuries in recreational skiers and snowboarders. J Trauma Acute Care Surg, 2012, 73 (5) : 1 340–1 347.
[19] STEENSTRUP S E, et al. Head injuries among FIS World Cup alpine and freestyle skiers and snowboarders: a 7-year cohort study. Br J Sports Med, 2014, 48 (1) : 41–45.
[20] NORDAHL B, et al. Experiences of returning to elite alpine skiing after ACL injury and ACL reconstruction. Int J Adolesc Med Health, 2014, 26 (1) : 69–77.
[21] FAUDE O1, et al. Football injuries in children and adolescent players: are there clues for prevention? Sports Med, 2013, 43 (9) : 819–837.
[22] RENSTRÖM P, et al. Valhalla artificial pitch at Gothenburg 1975–1977, a two-year evaluation. Sweden: Naturvårdsverket, 1977.
[23] WALDÉN M, et al.Prevention of acute knee injuries in adolescent female football players: cluster randomised controlled trial. Br Med J, 2012, 344:e3042. doi: 10.1136/bmj.e3042.

拓展阅读

BALIUS R, et al. Stress fractures of the metacarpal bones in adolescent tennis players: a case series. Am J Sports Med, 2010, 38: 1 215–1 220.

BURTSCHER M, et al. Injuries in alpine skiing. In: Renstrom PA (ed). Clinical Practice of Sports Injury: Preventions and Care. Oxford: Blackwell Scientific, 1994, 676–698.

DEITS J, et al. Patients with ice hockey injuries presenting to U.S. Emergency Departments, 1990–2006. J Athletic Train, 2010, 45 (5) :467–474.

EKSTRAND J, et al. Epidemiology of muscle injuries in professional football (soccer). Am J Sports Med, 2011, 39:1 226–1 232.

ENGEBRETSEN L, et al. Sports injuries and illnesses during the Winter Olympic Games 2010. Br J Sports Med, 2010, 44:772–780.

HAGGLUND M, et al. Previous injury as a risk factor for injury in elite football – a prospective study over two consecutive seasons. Br J Sports Med, 2006, 40:767–772.

HAGGLUND M, et al. Injuries among male and female elite football players. Scand J Med Sci Sports, 2009, 19 (6) :819–827.

JOHNSON R J，et al. Update on injury trends in alpine skiing. In: Johnson RJ，Zucco P，Shealy JE（eds）. Skiing Trauma and Safety，13th Volume，ASTM STP 1397th West Conshohocken，PA: American Society for Testing and Materials，2000 :108–118.

JAMES J，et al. Biomechanical aspects of distance running injuries. In: Cavanagh PR（ed）. Biomechanics of Distance Running. Champaign: Human Kinetics，1990 : 249–269.

KIBLER B. Mechanics and pathomechanics in the overhead athlete. Clin Sports Med,2013,32（4）: 637–651.

LAPRADE R F，et al. Epidemiology，identification，treatment and return to play of musculoskeletal-based ice hockey injuries. Br J Sports Med, 2014, 48（1）: 4-10.

LEE A，et al. Effects of modern ski equipment on the overall injury rate and the pattern of injury location in Alpine skiing. Clin J Sport Med, 2008, 18（4）: 355–357.

MAQUIRRIAIN J，et al. The incidence and distribution of stress fractures in elite tennis players. Br J Sports Med, 2006, 40:454–459.

NEUMAN B J，et al. Results of arthroscopic repair of type II superior labral anterior posterior lesions in overhead athletes: assessment of return to preinjury playing level and satisfaction. Am J Sports Med, 2011, 39:1 883–1 888.

PETERSON L. Prevention of injuries in hockey. The Swedish Sports Medical Association Anniversary Book，2002，27–34.

RENSTROM P. Tennis Handbook. Oxford: IOC，Blackwell，2002.

SOLIGARD T，et al. Comprehensive warm-up programme to prevent injuries in young female footballers: a cluster randomized controlled trial. Br Med J, 2008, 3 37:2 469.

TEGNER Y，et al. Ice hockey injuries: incidence，nature and causes. Br J Sports Med, 1991, 25:87–89.

VAN GENT R N，et al. Incidence and determinants of lower extremity running injuries in long distance runners: a systematic review. Br J Sports Med, 2007,41（8）:469–480; discussion 480.

YEUNG S S，et al. Interventions for preventing lower limb soft-tissue running injuries. Cochrane Database Syst Rev, 2011:CD001256.

第7章　损伤的处理：选择及可能性

在运动中疾病和损伤常常发生。对疾病和损伤的基本处理原则是越早得到治疗，其后出现的症状就越少，治愈和康复的时间也会随之缩短。本章会介绍不同情况下合适的处理方法及可能用到的工具（图7.1）。

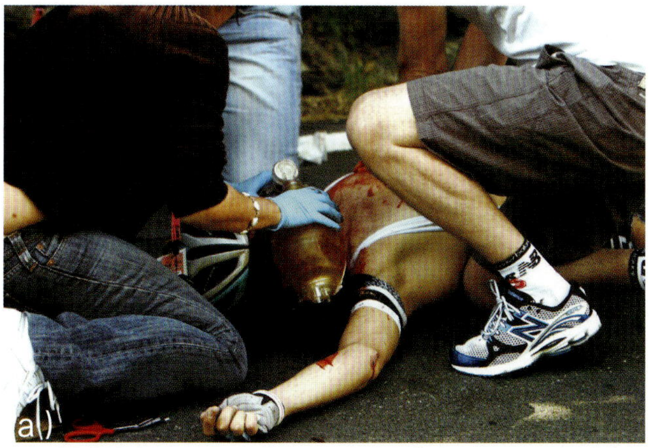
a)

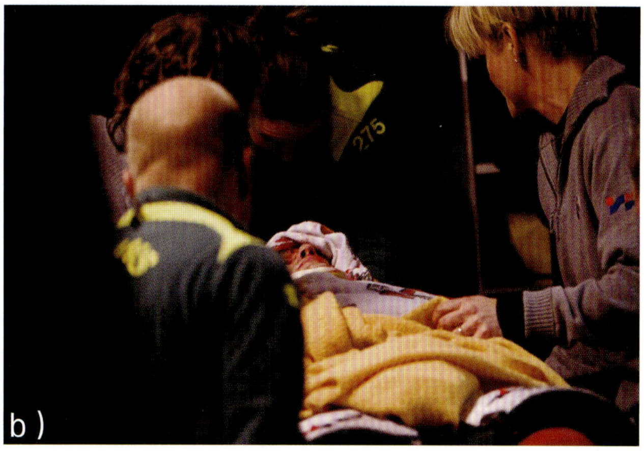
b)

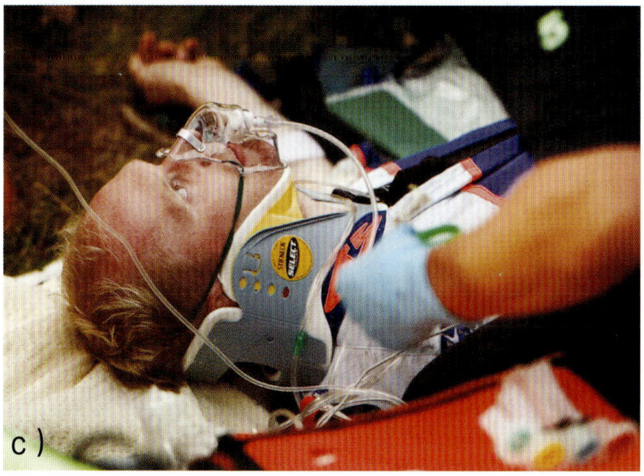
c)

图7.1　对损伤进行恰当的运动场紧急处理十分有益，可以促进损伤的康复，将损伤的后果最轻微化并缩短康复所需的时间。紧急急救处理有时是十分必要的，尤其是高能量创伤，如骑自行车、赛车等项目。图片来自Bildbyrån，瑞典，已授权。

场地安全及应急预案

训练和比赛场地中有好用的医疗设施是可以早期开始适当治疗的先决条件之一。

猝死

运动场中猝死十分罕见，通常因严重创伤所致，这种事件往往会引起媒体的关注。大部分死亡是突发的心源性猝死，往往发生在观众身上。据估计其风险约在每年1/500 000，即每年在一座大型足球场中发生0~2例。

在通常由心室纤颤（也称室颤）或心脏活动消失（心搏骤停）导致的急性心力衰竭中，紧急处理措施可有效提高生还率。

小贴士

包括常规心脏按压的心肺复苏应当立即开始，尤其是在除颤仪无法立刻使用的情况下。

心肺复苏（CPR）通常应在30秒内为失去意识的患者进行30次胸壁及其下心脏的按压，接着进行2~3次口对口或口对鼻人工呼吸，再进行50~60次新的按压。这种治疗应一直进行下去直到医务人员到达现场。根据国际复苏联络委员会的指南，心肺复苏的胸部按压深度应至少达到5厘米，且频率至少为100次／分。

运动场内应当备有可用的除颤仪。除颤仪是一个可用于使室颤或急性心搏骤停的患者恢复正常心律的仪器。利用除颤仪终止心脏颤动的过程称为除颤或电转复。除颤应在尽可能短的时间内完成，最好在0~3分钟（应考虑到达运动场内最远的距离所需花费的时间）。

除颤是除颤仪通过胸壁发放电信号以恢复心脏电传导的一种方法。自动体外除颤仪（AED）是可再充电的，在紧急情况下如何一步一步地使用它将在下面介绍。潜在的使用者应定期接受医务人员的模拟培训。除颤仪越来越频繁地在除运动场外的更多公共场所被使用（图7.2）。

对可疑心搏骤停的患者成功除颤的最大时间间隔是3~5分钟。每晚1分钟除颤，患者的生还率下降10%。当救护车到达时，医务人员会继续进行高级心肺复苏，包括气管插管和必要的药物治疗。

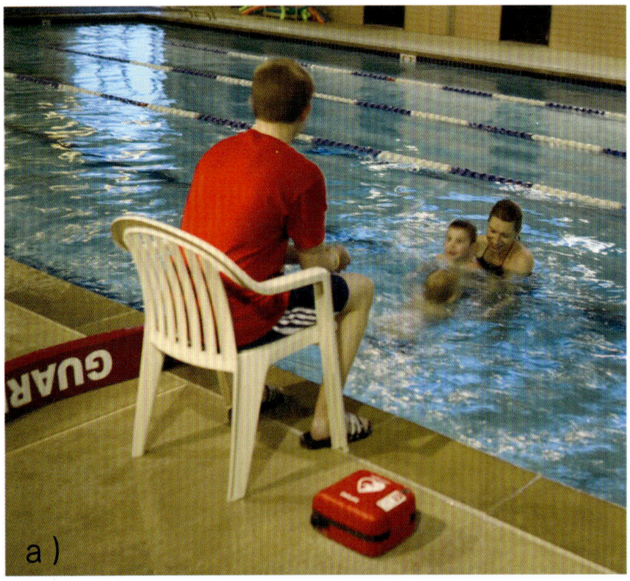

a）

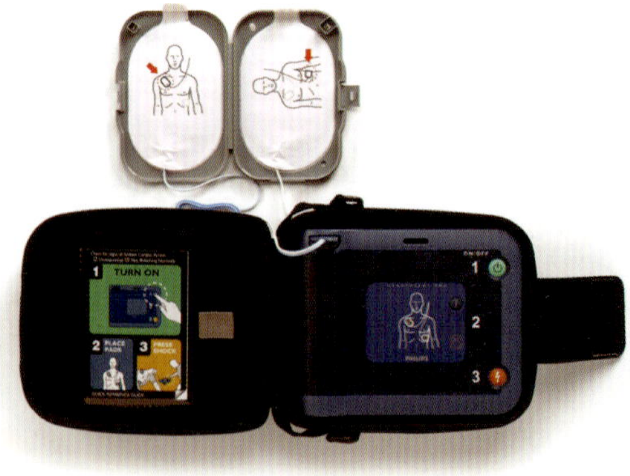

b）

图7.2 很多运动项目的场馆应备有可使用的自动体外除颤仪。第一个到达有可疑心脏问题的患者身边的人应当使用自动体外除颤仪。HeartStart FRx是一种常用型号，瑞典足联国家队使用这种除颤仪。图片来自Philips from Laerdal Medical。

小贴士

心肺复苏和除颤开始的时间对于心搏骤停患者的生存率是最为重要的影响因素。

除此以外，还应有其他可用的紧急医疗设备，如担架、心搏骤停的药物（如肾上腺素）、抗过敏的药物、骨折固定设备及脊柱板等。尽责且受过训练的人员应当在位。医疗团队应当有足够的能力且能够通力合作。实施治疗的人员应当对于如何使用设备十分熟悉。

医疗行动计划（MAP）——应急预案

推荐为运动场、学校及大型公共事件建立医疗行动计划，以增加重大事件期间的安全性，计划包含指定医疗负责人员、信息交流的途径、必要的医务人员、医疗设备、转运方式及有计划的规律练习。医疗行动计划应当清楚地阐明紧急处理是什么和如何安排下一步的转运。

医疗行动计划应当包含：

- 对运动场/体育设施的医疗资源的纸质版说明文件。
- 指定医疗负责人。
- 对特定医务人员的需求（医生、护士等）。
- 对医疗设备的需求，包括除颤仪、担架、医疗检查室。
- 应当使用何种信息交流系统及如何使用。
- 运动场内发生急性威胁生命的医疗事件（如心搏骤停）时应首先通知谁。
- 从运动场到最近的医院急诊科应采用何种交通方式，使用哪条路线。
- 运动场内的医疗安全性和现有的医疗急救系统（包括最近的提供急救服务的医院）是如何建立联系的。
- 谁负责组织医疗成员定期训练和练习，多长时间应当进行一次训练。

训练和比赛场地中有适用的医疗设施可供使用是早期开始适当治疗的先决条件之一。除颤仪应当在0~5分钟内可供使用。

运动场内的运动医学管理及设施

在运动场内安排体育活动的同时需要为观众提供医疗计划。运动场内严重意外的发生更常见于观众，而非运动员。

大型活动的医疗责任人应当是运动场内的医生；在小型活动中，如果可以达成共识，也可以由队医对受伤或突发严重疾病的观众进行医疗护理，官员和其他医务人员也可协助。

医生的医疗包及运动场内的运动医学管理

这部分是同Mats Börjesson教授等合作完成的[1]。

运动中疾病和损伤常常发生。基本处理原则是损伤或疾病越早得到治疗，其后出现的症状就越少，而之后治愈和康复的时间也会随之缩短。训练和比赛场地中有好用的医疗设施是可以早期开始适当治疗的先决条件之一。医疗团队应当是能胜任且有协作能力的。实施治疗的人应当对于如何使用设备十分熟悉。

医疗设备的需求是多种多样的，取决于活动的范围，运动员的年龄、健康状况，以及活动的场所。每个急救包必须适应需求。本章节将提供关于准备适当的基础医疗设备的建议，介绍适用于运动俱乐部、运动设施及学校等的急救包的内容，并讨论队医的医疗包内应含有哪些物品。

当举办运动比赛或体育活动时，还需要制订针对观众的救助计划。体育场内严重意外的发生更常见于观众，而非运动员。正如上文所提到的，推荐运动场、学校及一般的大型公共活动制订医疗行动计划。

体育活动前医疗团队的注意事项

- 充分准备。
- 将医疗团队聚集在一起讨论并计划医疗服务相关事宜。
- 医生和医疗团队同教练一样，是整支队伍的一部分。和教练建立良好关系是十分重要的。
- 在队伍或俱乐部内形成运作良好的医疗团队。
- 同邻近学科之间发展良好、广泛的联系，包括全科医生、心内科医生、核磁共振等放射科及检验室技术人员等。
- 必须尊重医学保密性，尤其是在和媒体接触的过程中。教练、训练员和其他人可以在运动员不知情的情况下对伤势进行评论，但医疗团队则不可以。
- 应当给予受伤的运动员及其教练充足的信息，坐在一起达成一个共同的意见。
- 对运动员和教练培训运动损伤预防及营养等的相关知识。
- 和运动员进行交流。医生对于运动队和医疗团队来说是医疗责任人，因此所有决定都应基于可靠的医学基础。这在运动员可能想要采用其他治疗时同样适用。
- 在体育活动中，如顶级球队进行足球比赛时，医生和物理治疗师应当和队伍一起坐在板凳上。

责任

医生对医疗工作全面负责。医生会记录下运动员的既往病史、新发受伤及相关疾病，同时应确保医疗包内物品的更新以满足基本需求并最小化药物滥用（使用兴奋剂）的风险。当涉及医学评价时，医生应当和大众传媒保持联系。对于精英运动员有时应出具国家级伤痛报告。

外出时，医生应注意检查旅店和餐厅的一般卫生情况、水质、菜单及食物摄入是否有限制。医生负责确保运动员遵守反兴奋剂规则，并应于兴奋剂检查时一直在场。

小贴士

建议：为了满足工作要求，运动医学医生不仅要具有广泛的医学知识，同时还应了解运动医学知识并承担运动医学责任。

运动医学的教育是必要的，可以通过国家运动医学协会获得，或通过各种各样相关的国家或国际课程及会议学习。

物理治疗师更多的是对运动员的生理准备而非训练负责。他们为受伤运动员设计热身及康复训练计划，并确保运动员完成替代性训练。物理治疗师应通过在群体和个人层面上进行宣教来促进损伤的预防，包括宣传康复相关知识，同时关注装备的发展，如胶带、吊带、支持装备等。在有些俱乐部中，这些工作由伤害防护员、按摩治疗师、整骨师及脊柱推拿治疗师负责。这些人员必须接受过良好的培训并拥有丰富的知识和优秀的判断力。

医生和物理治疗师应共同负责提供适当的紧急医疗护理、损伤和疾病的总体管理、预防性活动、记录的维持和损伤的报告。物理治疗师、医生和负责运动员生理情况的教练之间通力合作，可以为运动员带来适宜的训练。

物理治疗师的角色

一个医疗团队中可以由物理治疗师和（或）伤害防护员、按摩治疗师、整骨师、脊柱推拿治疗师及按摩师扮演“蜘蛛网上的蜘蛛”或“促进者”的重要角色，在完成自己的特定工作以外，还要在教练、运动员和医疗团队的其他人间构建联系和纽带。

装备经理和物理治疗师一起确保在训练或比赛前准备充足且有有效的材料和装备。必须有充足的饮品，运动员可在比赛或训练中饮用这些饮品以获得最佳的恢复。

医疗包

可供医生拿进赛场使用的小急救包

- 检查用：
  - ✓ 袖带式血压计、听诊器、压舌板、手电筒及叩诊锤。
- 撕裂伤用：
  - ✓ 抗生素应在存活的皮肤或组织上应用以预防感染，而消毒剂则可用在表面或器材上。例如，氯己定（溶液或敷料）或玻璃容器中的氯化钠溶液。
  - ✓ 手术刀。
  - ✓ 手套、无菌单×2、外科免缝胶带。
  - ✓ 吻合器×2、多重缝合包、缝合套装×2。
  - ✓ 可吸收绷带、弹性绷带、纱布、医用胶带、无菌敷料、局部伤口护理软膏。
  - ✓ 缝合套装×2、敷料×2。
  - ✓ 弹性多功能绷带（如Tubigrip），提供持久有效支持的同时还可保有活动的自由；手指绷带。
- 注射用：
  - ✓ 麻醉软膏、用于伤口冲洗的氯化钠溶液、注射前使用的棉签。
  - ✓ 注射器：5毫升注射器、10毫升注射器、20毫升注射器，止血带、胶带。
  - ✓ 药物：注射用肾上腺素以预防过敏或休克，吸入β_2受体激动剂。
  - ✓ 局部麻醉剂，如皮肤喷雾或利多卡因-肾上腺素。
  - ✓ 镇静药，如直肠用地西泮。
  - ✓ 注射用肾上腺素、吗啡、阿托品、甲泼尼龙（甲基强的松龙）。
- 其他
  - ✓ 棉球、剪刀、水疱及皮肤保护材料、口咽通气道。
  - ✓ 弹性绷带、黏附性胶带。

运动俱乐部用的一般医疗包

- 肥皂和海绵、一次性手套。
- 清创用品，如一次性包装的无菌生理盐水、伤口冲洗液和洗眼液。
- 急救包、无菌棉签、纱布、棉球。
- 弹性绷带、弹性黏附性绷带、弹性和非弹性胶带。
- 补片和医用胶带、泡沫状物。
- 剪刀、镊子、安全别针。
- 口腔用温度计、手电筒。
- 冰袋或冰。
- 一次性纸杯。
- 药物：
  - ✓ 止痛药，如阿司匹林和对乙酰氨基酚。
  - ✓ 鼻腔喷雾或一次性滴鼻液。
  - ✓ 治疗嗓子痛及类似症状的药物。
  - ✓ 出国比赛时：治疗腹泻的药物，如洛哌丁胺。
  - ✓ 软膏，如皮肤擦伤时使用的软膏、用于蚊虫叮咬的激素软膏、预防晒伤的防晒霜。
  - ✓ 葡萄糖。
  - ✓ 治疗过敏的抗组胺药。
  - ✓ 外用氢化可的松。
  - ✓ 用于治疗胃壁胃炎的质子泵抑制剂或相似药物。
  - ✓ 特定的处方药物可以在向相关医生咨询后补充加入（见下）。

处理和应用医疗包的内容时应审慎而有常识。如果对选择适当的治疗有争议，应向医生咨询。

医生的医疗包

医疗包的内容应当与医生所参与的活动相匹配。因此医疗包的内容十分个体化。以下是推荐的医疗包内物品。

- 如上所述的敷料。
- 氯己定。
- 无菌手套，根据需要选用无菌敷料。
- 一次性注射器和针头。
- 手术刀及刀片、持针器、手术钳、剪刀和止血钳。
- 异物钳、缝合材料，特别是一次性缝合套装。
- 听诊器、袖带式血压计、耳镜、眼用头镜、压舌板。
- 手电筒。
- 除上述药物，还需准备：
  - ✓ 镇痛抗炎药[非甾体抗炎药（NSAIDs），如对乙酰氨基酚]。
  - ✓ 注射用局麻药，如利多卡因。
  - ✓ 局麻滴眼液。
  - ✓ 治疗痔疮的药膏，如皮质激素。

- ✓ 治疗感染的药物——抗生素，如青霉素。
- ✓ 镇静类药物。
- ✓ 晕车药，如东莨菪碱和抗组胺药。
- ✓ 治疗过敏反应的药物。
- ✓ 治疗腹泻的药物，如洛哌丁胺。
- ✓ 治疗胃部症状的药物，如奥美拉唑。
- ✓ 治疗急性便秘的药物，如枸橼酸钠（柠檬酸钠）。
- ✓ 眼部抗菌软膏，如氯霉素。
- ✓ 耳部软膏和滴耳液。
- ✓ 治疗哮喘和急性过敏发作的药物。
- ✓ 治疗急性冠状动脉综合征的药物。例如，肾上腺能β受体阻滞剂，如美托洛尔片剂或注射剂，这是一种选择性β_1受体阻滞剂。
- ✓ 治疗运动诱发哮喘的药物。

运动场内应有应对紧急情况的特殊设备可供使用，包括：

- 有光源的喉镜。
- 不同尺寸的气管内插管。
- 鼻腔和口腔用的导管。
- 注射器（50毫升）和用来抽吸的大导管。
- 外周静脉导管。
- 静脉给药用的一次性三通管。
- 林格溶液，500毫升。

随着对所需用具的经验不断增加，以上所述的两种医疗包内的医疗设备也在不断增加。注意，要确认所有药物不在兴奋剂列表上。

对于运动员健康情况的了解可以极大地帮助医生进行工作。在赛季开始前和赛季中定期对运动员进行健康体检很有必要。这些检查目前在一些运动中是强制性的；有一些运动项目，体检的结果需报告给相关专业国际运动协会，如在足球赛季开始前向足球协会提交足球运动员的体验结果。很多情况下，如果医生了解运动员的病史（包括肌肉和关节的状态、之前的疾病和可能的药物需求），疾病和受伤是可以被预防的，或者治疗时间可以得到缩短。应当对于必要的药物申请药物豁免，如治疗糖尿病的药物的治疗性应用。

运作良好的运动场内应有的设备

在运动场内，运动员和观众的医疗安全均应是最优化的。

当紧急情况发生时，观众应当能快速得到治疗，尤其是当出现有生命危险的并发症，如心搏骤停时。医疗计划应当正式化为所谓的医疗行动计划。医疗行动计划应当包括：

- 对运动场或体育设施的医疗资源的纸质版说明文件。
- 指定医疗负责人。
- 对特定医务人员的需求（医生、护士等）。
- 对医疗设备的需求，包括除颤仪、担架、医疗检查室。
- 应当使用何种信息交流系统及如何使用。
- 运动场内发生急性威胁生命的医疗事件（如心搏骤停）时应首先通知谁。
- 从运动场到最近的医院急诊科应采用何种交通方式，使用哪条路线。
- 运动场内的医疗安全性和现有的医疗急救系统（包括最近的提供急救服务的医院）是如何建立联系的。
- 谁负责组织医疗成员定期训练和练习，多长时间应当进行一次训练。

除颤仪

在通常由心室纤颤或心脏活动消失（心搏骤停）导致的急性心力衰竭中，紧急处理措施对于增加生还率是必要的。通常应在3~5分钟内对可能的心搏骤停者进行成功除颤。心肺复苏（主要为胸外心脏按压和口对口人工呼吸）应当即刻开始。

小贴士

定期举行体育活动的场所应当在附近有可用的除颤仪。当转运时间超过2~3分钟时尤其应当备有除颤仪。

通常应当处于可用状态的设备

除了上述的医疗包外，以下设备也应当在有体育设施处、体育场和学校及类似的地方配备以供使用：

- 用于固定骨折的夹板或相似的装置。
- 可调节长度的拐杖。

- 配有毛毯的担架。
- 可作为支撑物的沙枕；用于如颈部损伤时，支撑颈部的颈托。
- 其他如前所述的装备。

总之，如果紧急情况发生时，患者应当能快速得到治疗，尤其是当发生如心搏骤停等有生命危险的并发症时。医疗计划（见上）应当正式化为所谓的医疗行动计划。

运动场内紧急急救处理

对危及生命情况的处理，见第126页（图7.3）。在以下情况出现时，受伤的运动员应尽可能被迅速地送往医院治疗。

- 头部损伤后的意识丧失或持续性头痛、恶心、呕吐和眩晕。
- 头颈部或胸部损伤后出现呼吸问题。
- 创伤后颈部疼痛，无论是否向手臂放射。
- 腹痛。
- 血尿。
- 骨折或可疑骨折。
- 非常严重的关节或韧带损伤。
- 非常严重的肌肉或肌腱损伤。
- 脱位。
- 眼部损伤。
- 伴有出血的、极深的撕裂伤。
- 伴有剧痛、麻木、肌肉疼痛或乏力的损伤，背部损伤后的下肢局部麻痹或瘫痪。
- 严重程度、诊断和治疗不确定的损伤。

最重要的是保证伤者有通畅的呼吸道，活动性出血得到控制，这样生命也许可以得到挽救。

运动场上的紧急医护

软组织损伤包括以下不同组织的损伤。

- 肌肉和肌腱的损伤，如肌肉拉伤、肌肉血肿、肌腱断裂等。
- 关节和韧带的损伤，如踝关节和膝关节的扭伤、脱位等。
- 骨折时的软组织损伤。

软组织损伤包括但不仅限于肌肉、肌腱和韧带的损伤，还包括区域内血管损伤。出血发生时常常弥漫性地向损伤周围的组织扩散。区域内的神经也可能受损。出血导致的肿胀可以增加损伤区域内的组织压力。组织因而会变得紧张和酸痛。增加的压力会影响疼痛敏感的组织并且会影响血液循环。血肿伴有肿胀和压力的增加会影响愈合过程（图7.4）。

当一处急性软组织损伤被控制住后，便转变为血肿。这个过程的废弃产物需要被运输走，而这主要依赖淋巴系统。血肿通常转变为瘢痕组织，导致

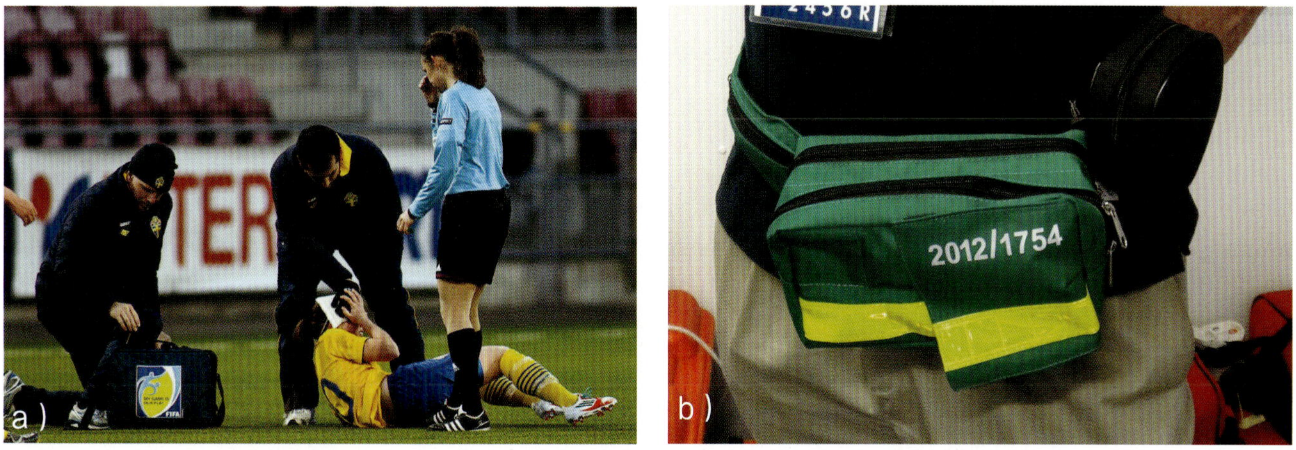

图7.3　受伤地点处的紧急管理。a）首次检查可以由物理治疗师或场上医生完成。图片来自Bildbyrån，瑞典，已授权；b）2012年伦敦奥运会上使用的急救包。

> **小贴士**
>
> 软组织损伤时，尽可能快地控制血肿十分重要。治疗应当立即开始。软组织损伤时正确地实施治疗并紧急处理通常决定着损伤愈合的速度和程度。

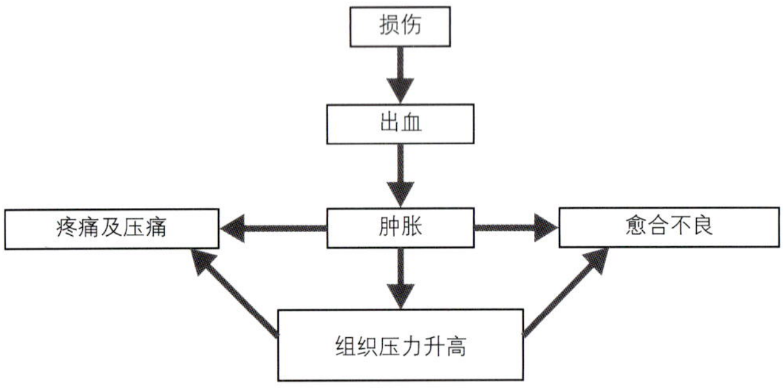

图7.4 组织损伤时的恶性循环。

肌肉、肌腱、韧带等的组织强度降低。瘢痕组织过早承受负荷可导致其断裂并再次出血。

运动损伤可以有很多不同的形式，因此不太可能建立一套标准化的流程来确定如何最好地处理它们。可以草拟一些指南，以指导损伤发生后如何尽早进行初步诊断和就地处理。

损伤发生处的即刻就地处理

- 对损伤程度的初始快速检查可以由物理治疗师或场边医生完成，偶尔也可由教练完成。
- 更加详细的检查可以在场下或更衣室内进行。
- 受伤运动员的衣物应当被脱下，矫正器和绷带应当被去除，以获得受伤区域的良好暴露。
- 应当分析事件发生的顺序。倾听运动员对于损伤是如何发生的描述及运动员的不适症状。
- 仔细检查受伤部位，是否有擦伤、肿胀或裂伤等。
- 对受伤肢体进行简单的功能检查：伤者的患肢可否正常活动，有或没有负荷的情况下是否都可以正常活动，活动时是否有疼痛或不稳定感。
- 检查受伤区域。软组织或骨骼有无压痛，是否在软组织中能感受到间隙。

> **小贴士**
>
> 总的来说，出血越少，血性渗出就会越快消失，受伤组织中的瘢痕组织形成便也越少。

- 如果有肿胀、压痛，或于活动或有负荷时感到疼痛，应当给予下文描述的治疗。

加压绷带（compression bandage）

对于软组织损伤的基本治疗方法是减少血肿的范围，如使用加压绷带、抬高患肢、快速冰敷和休息。所用绷带的类型应取决于肿胀的严重程度和所需应用的压力大小（图7.5）。

加压绷带的使用是为了提供压力，限制损伤区域内血肿的发展。压迫治疗通过对浅表静脉的控制性压迫，使得静脉的直径缩小并迫使血液回流入深静脉系统。这使得机体的凝血机制更易发挥作用。

在下肢或踝关节损伤时，加压绷带很容易从脚趾向上缠绕至小腿。压迫应当尽可能快地进行（图7.6）。可以同时应用冰袋。同时使用冷敷和敷料是可以实现的。如果最初24小时内没能使用冰袋（见下文，冷疗），应在皮肤和绷带之间应用泡沫垫以提供更加适合解剖结构的压迫。夜间也应使用轻度加压绷带。如果损伤的部位和大小允许，加压绷带可以在冷疗完成后保留几天。应保留或重新缠绕绷带数周，直到肿胀消退。在加压治疗完成后，可以使用支持性绷带。

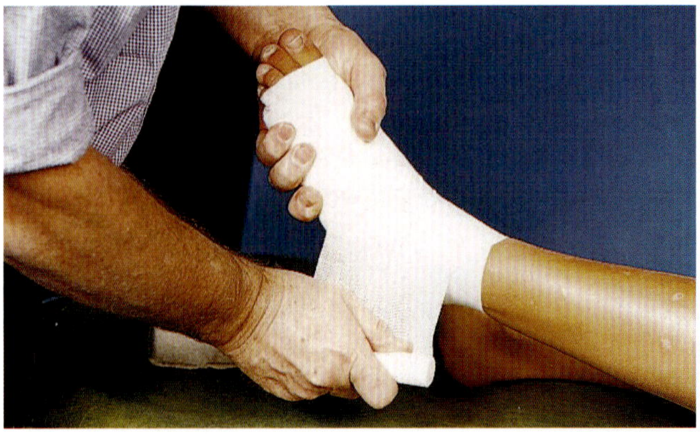

图7.5 急性损伤时为了限制肿胀或水肿，立即使用加压绷带进行压迫是有效的治疗手段。

使用弹性或黏附弹性绷带或自黏附性弹性绷带进行踝部包扎最好是能够在足踝周围提供压力并为外踝提供支撑，而不仅仅是简单的“8”字包扎（不能在足踝后部提供足够的压力）。这种形式的绷带包扎适用于存在肿胀的急性期；该期足部并不处于愈合过程。绷带包扎可以通过使用一些“8”字或运动胶带来加强，以达到预防进一步损伤的效果。

还有一种使用压迫绷带的方法如下［由戴尔·里斯（Dale Reese），瑞典北雪平足球俱乐部设计）］：

- 将脚保持中立位，从外侧开始在前脚掌上缠绕绷带，将脚趾露出。
- 压力绷带：将绷带拉至其75%~90%的弹性。
- 加压绷带：将绷带拉至其50%的弹性。
- 将绷带保持相同程度的拉伸直到完成小腿的压迫缠绕。
- 为了给受伤的韧带提供最大的压力，可在外踝周围放置马蹄形的泡沫橡胶，最后也可在内踝周围放置泡沫橡胶，但这取决于肿胀的大小。
- 从大脚趾开始直至踝关节前方缠绕绷带3圈。
- 继续缠绕脚踝内侧的绷带。
- 在外踝后方和跟骨后方斜行缠绕绷带。
- 继续将绷带缠绕在踝关节前方和足底，并将其拉至足内侧内踝下方，以及斜行拉向跟骨后方。
- 将绷带缠绕过踝关节前方并从内侧覆盖跟骨，再拉向外侧。
- 继续以“鲱鱼骨”样图案向腿部缠绕绷带。
- 用胶带或钩子固定绷带。
- 注意可以在第6步后、开始第7步前补充使用“8”字包扎法。

小贴士

加压绷带应尽可能快地于损伤发生后应用，因为它是最有效地控制出血和减少后续肿胀的方法。绷带不应缠绕得过紧。

冷疗

当发生软组织损伤时，首先应控制出血，因为出血会导致肿胀、疼痛、压痛及血肿。尽管使用冰袋冷敷的主要作用是缓解疼痛，但其亦可以将出血控制在一定程度。使用冰袋10分钟可减少50%的局部肌肉血流量[2]。损伤发生后的最初3~6小时，损伤区域应尽可能地局部降温，这可以控制血肿的产生。损伤第1天应当每隔20~30分钟冷敷1次。损伤第2天冷敷的作用是缓解疼痛。

小贴士

冷疗对于急性出血只有很小的作用，而以上所推荐的压力绷带和加压绷带的联合使用则可以早期控制出血并减少血肿形成。

对机体组织的治疗很重要，可达到局部镇痛的效果，因此受伤运动员可能感觉良好并想要回归他们所从事的体育运动（图7.7）。提供治疗的人有重大责任。如果损伤需要使用冷疗，这个损伤通常达到一定的严重程度，即继续体育运动可能损害愈合能力。在这件事上常识必须占上风。

冰敷一段时间后，血管会出现收缩，因而损伤区域血流量下降。通过这种机制，可使损伤区域肿胀减轻、愈合加速。不过冷疗的效果有限。研究显示，对大腿肌肉进行外部冷疗10分钟可以在2厘米的深度内一定程度上降低温度和肌肉血流量[3]。但冷疗并不能使深部肌群达到这种程度的血流量减少。急性出血止血的有效方式是使用上述的外部加压绷带或压力绷带。

小贴士

局部冷疗约10分钟可以使2厘米深的组织温度下降及血流量减少。

当出现伴有出血或骨损伤的广泛软组织损伤的证据时，伤者在损伤愈合前不能继续从事体育运动。损害对运动员的未来健康是没有任何好处的。

冷疗通常在损伤发生后24~72小时使用，每小时冷疗15~20分钟。运动员可能会在每个治疗周期中先感到冷，而后是烧灼感和疼痛感，最后则是接受治疗的肢体出现麻木感。

冷疗可以十分方便地用于损伤治疗是因为：

- 冷疗可使伤者快速感受到症状好转，主要是疼痛的减轻。

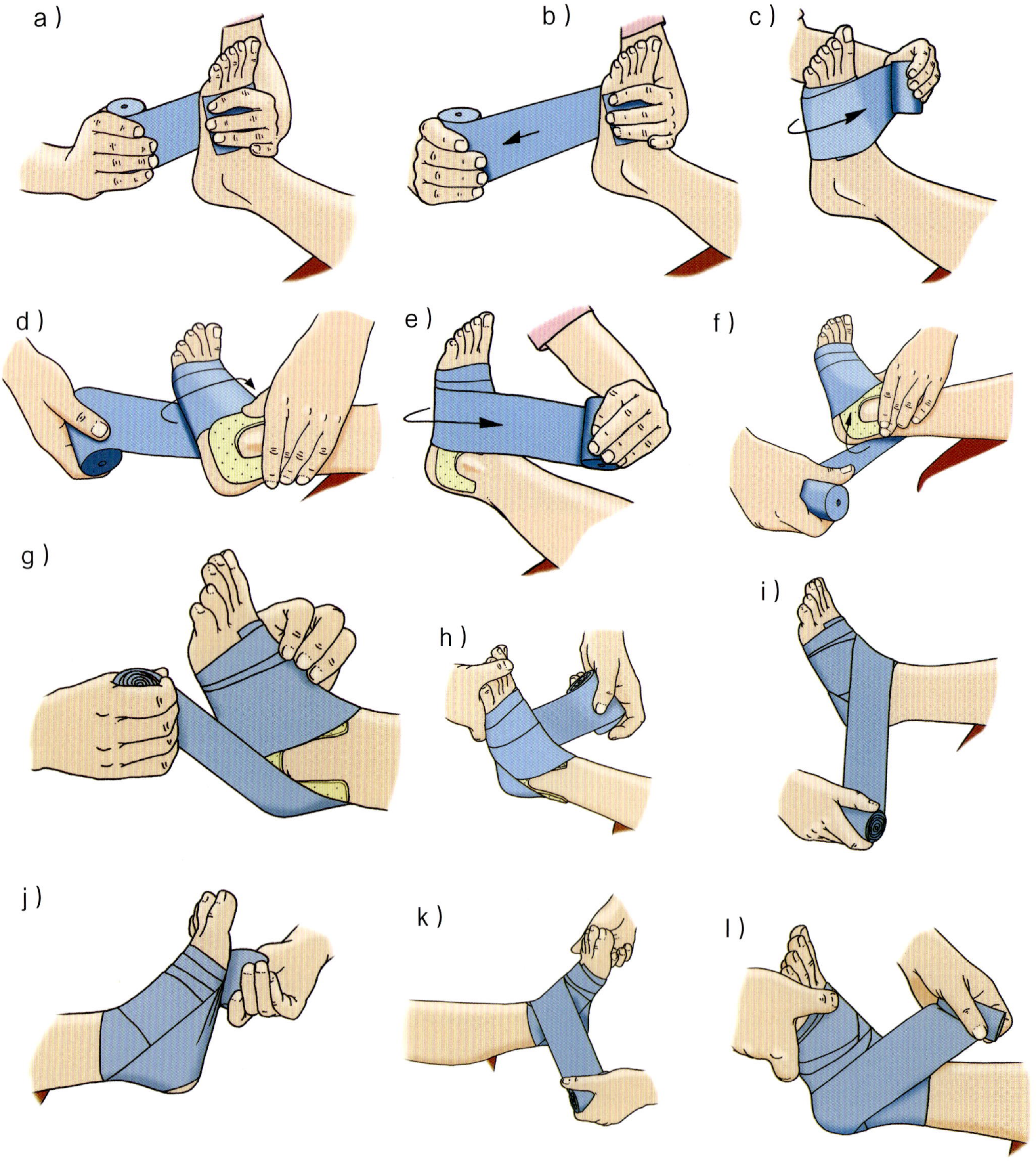

图7.6

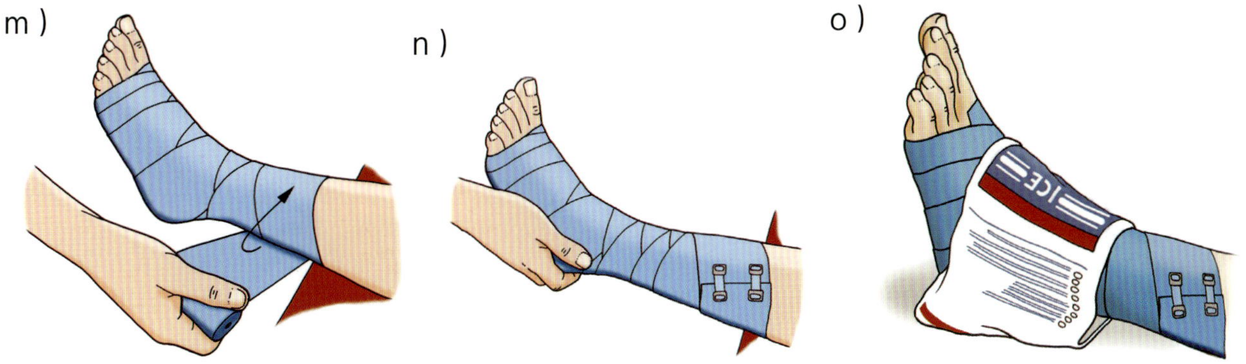

图7.6（续）　踝关节加压绷带的使用方法。**a**）将脚保持中立位，从外侧开始在前脚掌缠绕绷带，脚趾露出。**b**）压力绷带（pressure bandage）：将绷带拉至其75%~90%的弹性。**c**）加压绷带：将绷带拉至其50%的弹性。**d**）从前脚掌开始向受伤区域缠绕绷带时保持高压迫力。在向近端缠绕的过程中稍减轻压力。**e**）为了给受伤韧带提供最大的压力，可以在距骨周围放置“U”形泡沫橡胶。**f**）继续缠绕绷带直至脚踝。**g**）继续缠绕脚踝内侧的绷带。**h**）绕过足跟向外踝后方和下方斜行缠绕绷带。**i**）继续在脚的下面及内侧缠绕绷带。**j**）继续缠绕，越过外踝并绕过足跟。**k**）绕过足跟向内踝后方和下方斜行缠绕绷带，绕过足底之下并绕过足外侧。**l**）绕过并包裹足跟。**m**）继续缠绕足上部。**n**）继续“8”字绷带缠绕法，随之向上沿小腿缠绕绷带。**o**）用胶带或钩子固定绷带。图片来自Torsten Larsson，厄斯特松德，瑞典，已授权。

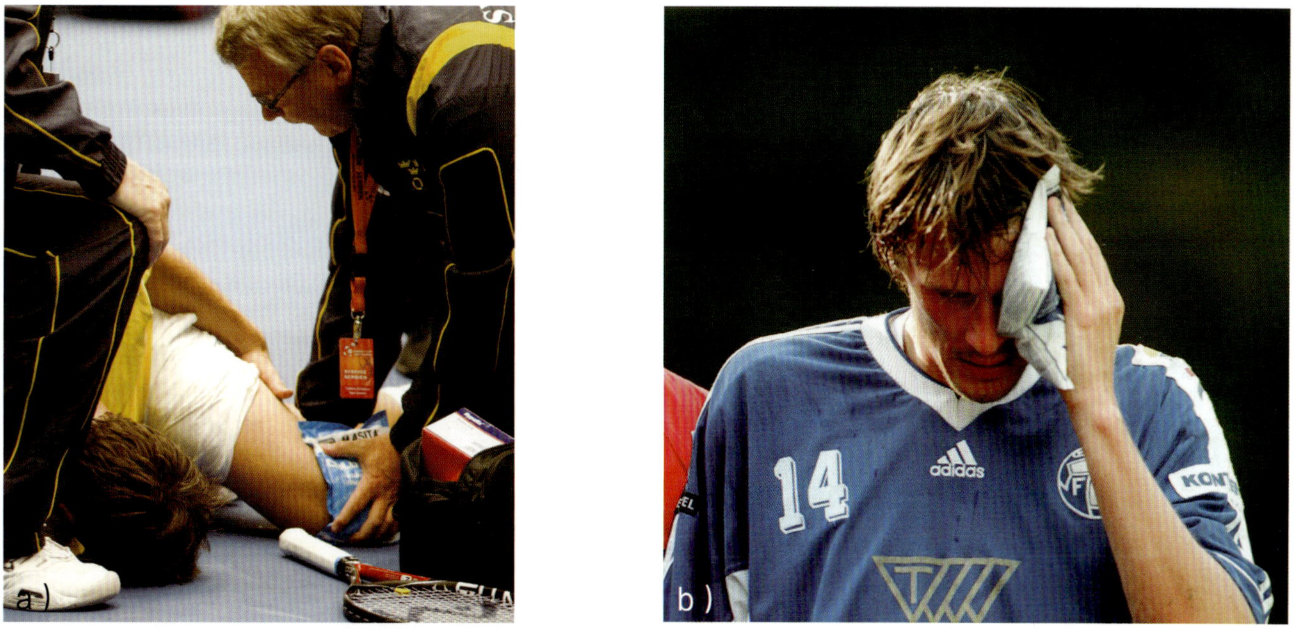

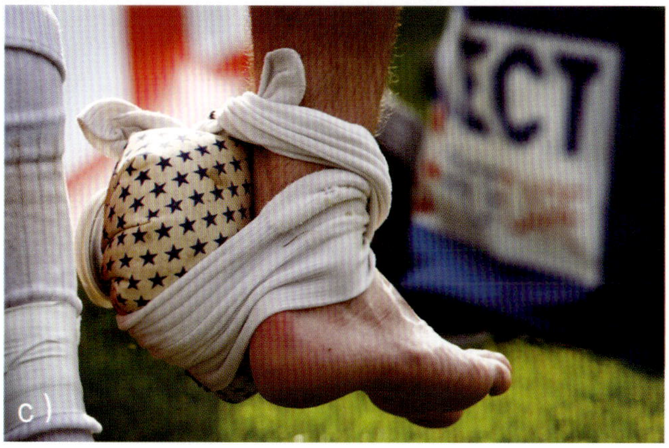

图7.7　局部冷疗有多种形式。**a，b**）冰袋是常见的给受伤运动员冷敷的方式；**c**）冰绷带通常在紧急情况下供运动员使用。图片来自Bildbyrån，瑞典，已授权。

- 冷疗十分容易实施，伤者对冷疗的耐受好。
- 几乎没有禁忌证。
- 冷疗并不昂贵。

冷疗主要用于缓解疼痛。冷疗有几种不同的类型，其效果部分取决于冷疗的方法。将大量碎冰直接置于皮肤上或将伤肢浸泡于冰桶中可以有很好的效果。所谓的冷喷雾，则对肌肉没有任何生理作用。需要警惕的是，使用零下温度的冷疗存在产生冻疮的风险。

冰按摩

冰按摩最初用于肌肉肌腱超负荷训练后或康复训练前，作为摩擦按摩和局部缓解疼痛的方法。这个技术包括用冰在区域内进行5~10分钟小范围的按摩直至达到麻木的效果。

冰袋和预成型的冰绷带（冰护腕）

含有冰块或冰片的冰袋十分受欢迎，因为它们既有效又易使用。冰袋或冰护腕应当使用15~20分钟且不应该直接置于皮肤上。可以用干净的手绢或类似的东西置于皮肤和冰袋或冰绷带之间。弹性绷带通常在其上使用（图7.8）。冰袋通常可以调整形状使其与身体形状相适应，损伤区域通常应举高到心脏平面以上以使肿胀最小化。

预成型的冰绷带内有冰水，因此有部分压缩力。这样就使得其既有冷敷效果又有加压绷带的作用。缺点是这种装备比较贵。

冷却凝胶包

可重复使用的冰袋通常是由坚固的乙烯基外壳内含半流体物质（凝胶）组成的。它可以被冰冻激活（冷冻至0℃下）。也有一些一次性冰袋在10℃时仍保有冷疗效果。通过用力按压这种冰袋或将其用力击打在坚硬表面上来使其内的液体和晶体混合，从而诱发产生冷却效果的化学反应。

冷却凝胶包可以放在包中，携带方便。它的可塑性强，容易适应身体的形状，可以将冰敷材料与抬高患肢措施一起使用。缺点是价格比较贵，且不像真正的冰那么凉。

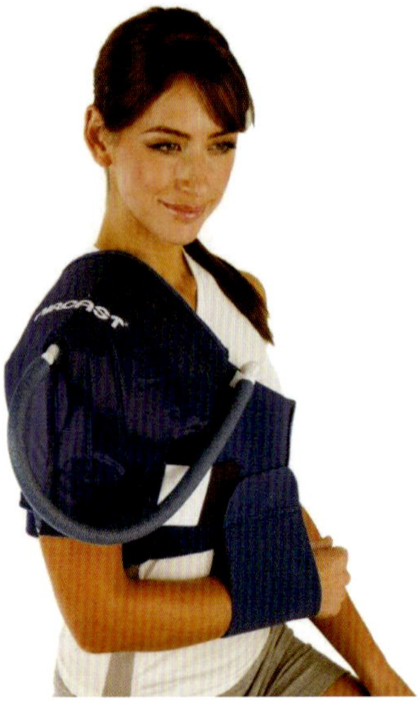

图7.8 在预成型的冰绷带中冰水可以在隔离开的贴身“包裹”中流动，同时还保有部分压缩力。通过这种方式可以实现冰敷和压迫的联合作用。©2014 DJO/LLC，图片来自Aircast/DJO，已授权，版权所有。

冰浴、漩涡冷浴

在炎症阶段用冰浴和漩涡冷浴，结合了冰的镇痛作用和水的浮力，从而使得运动员能够在炎症早期进行运动训练。水温应为10~15℃，治疗时间应为5~15分钟。当疼痛缓解后，伤肢可以从水中拿出并且开始进行运动训练。

冰水

无冰袋可用或损伤范围太大而无法使用常规一次性冰袋时，可以使用冰水冷却损伤部位（图7.9）。

> **小贴士**
>
> 冰水或冰袋不应直接用于开放伤口。

冷喷雾

冷喷雾可以在诸如胫骨、指关节、踝关节等皮肤和骨骼十分贴近的部位仅需局部镇痛时使用（图7.10）。冷喷雾产生的冷却作用仅能穿透皮肤3~4毫米，对其下的损伤组织没有作用。反射性深部血管收缩很可能仅仅有微小且短暂的作用。当停止冷却后，如停止向皮肤使用冷喷雾，冷却区域的毛细血管灌注增加，会导致相反的不利效果。使用冷喷雾时亦存在皮肤发生冻疮的风险。

在临床使用中，冷疗有很多不同的方法，并且不断有基于经验的指南出台。有文献综述显示，有边缘性证据表明冷敷加锻炼是踝关节扭伤或术后的最有效方法。几乎没有证据表明在压迫基础上加冷疗有显著作用，但这仅限于住院治疗的患者。没有关于冷疗的最佳模式或持续时间的证据[3]。

休息

总的来说，受伤运动员应当休息1~2天，且受伤区域不应承重。因此应当协助受伤运动员从受伤地点向家或医院转运。在急性期，拐杖可以起到很大的辅助作用。

抬高

抬高患肢可以减少受伤区域的血液供应，且血肿的废弃产物可以更容易地被运走，使得肿胀范围得到限制。抬高伤腿时伤者应平躺于地面，保持伤腿与地面的角度大于45度。这可以通过在腿下放置4~5个枕头或一把凳子来实现。

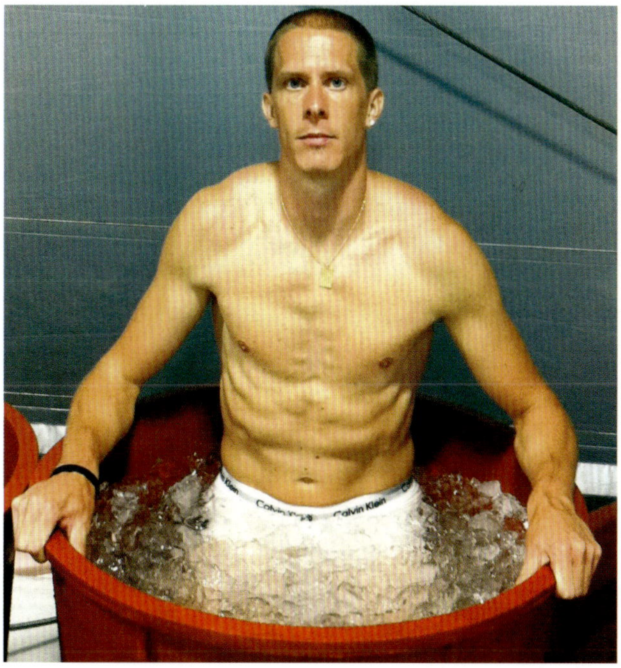

图7.9 冰浴或冷水浴常被顶尖运动员用作恢复方式。图片来自瑞典体育协会，Tommy Eriksson。

> **小贴士**
>
> **记住**
>
> - 冷疗主要用于缓解疼痛。
> - 冷的镇痛作用可能会掩盖损伤的真实严重程度。
> - 因此直接和（或）太快回归运动项目可能会极大地增加损伤的严重程度。

如果存在广泛的出血和肿胀，如有条件，应保持受伤部位抬高1~2天。其后也可在可能时将肢体轻度抬高。

疼痛管理

对软组织损伤进行的上述治疗——冷治疗、压迫和休息，通常有良好的疼痛缓解作用。镇痛剂不应常规在初始阶段使用，因为可能会妨碍尚在进行的对伤情的评估及可能需要的医学检查。

软组织损伤后1~2天的治疗

当软组织损伤程度表现为伤者不需要药物治疗，但仍伴有患肢的渗出、疼痛和功能不全时，可

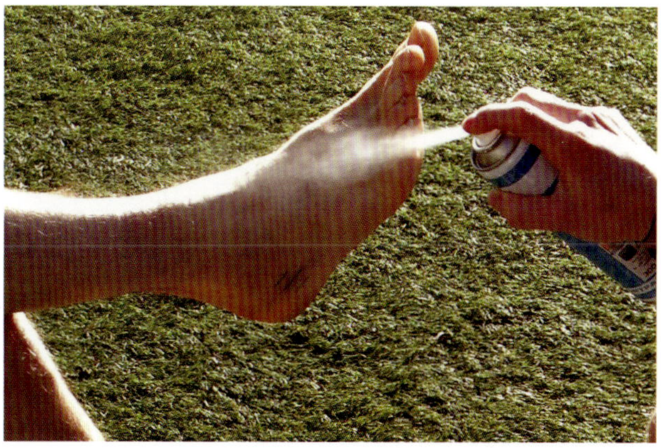

图7.10 在运动中使用冷喷雾很常见，冷疗可以缓冲疼痛，但冷喷雾的效果甚微。如果损伤被现场第一反应人员判定对运动员不危险，运动员感到疼痛，但若疼痛减轻则运动员可继续比赛，那么冷喷雾就可能被使用。图片来自Erik Nexborn。

以继续以下治疗。

- 加压绷带，数小时后可以用支持绷带代替。
- 如果寻求缓解疼痛的方法，可以使用额外的冷疗。
- 休息，直到急性期症状消失。
- 抬高受伤的身体部位。下肢损伤时，如果运动员必须走路则可以使用拐杖。

软组织损伤的身体部位在确诊前都不应承受负荷或使用。如果有广泛的持续性出血或疼痛、功能障碍，且不确定正确的治疗方法时，应当联系医生。出现以下情况时受伤运动员应在1~2天内去看医生。

- 肌肉、肌腱、关节或韧带损伤有延续性症状。
- 严重疼痛。

小贴士

通常情况下，如果诊断不明确就应联系医生。

2天后的治疗

除了本章所述的治疗方法外，尚有一些特定的锻炼方法在长期治疗中扮演重要角色。第9章会对它们进行讲述。

休息并去除负荷

损伤发生时，伤肢的休息通常是必要的。应当避免会引起疼痛的活动。为了达到最好的结果，有时候让运动员卧床休息也是可以的。在过度使用性损伤和一些伴有肿胀的韧带损伤时，弹性黏附性绷带或胶带对运动员很重要，可以对受伤的身体部位提供支持以令其休息。推荐手术后短时间的休息。通常，应当休息到使用受伤肢体时不再感到酸痛、肿胀和疼痛时。

即使受伤的肢体正在使用固定敷料或支持物治疗，身体其他部位的训练和耐力训练都还是可以进行的。下肢损伤使用固定敷料的运动员可以通过骑行或相似运动来保持体能。使用固定敷料治疗的肢体应当抬高，而受伤肢体的肌肉应当进行重复的等长收缩训练。

小贴士

损伤后急性期休息和去除负荷十分重要。然而长时间的休息和去除负荷对组织会有不利影响，如导致乏力和萎缩。早期运动训练是必要的，并可以在情况允许时逐步增加负重。

可供选择的临床治疗方案

热疗

数千年来热疗被用作多种疼痛的治疗方法。经验显示，热对于炎症状态相关的疼痛有积极作用。炎症是机体对抗事故或过度使用性损伤的防御机制。意外损伤如踝关节的韧带损伤和肌肉断裂通常在急性期使用冷疗和绷带来限制损伤区域的出血。一旦损伤发生，2天后便可开始通过热疗帮助愈合。在愈合期损伤区域内灌注量增加可能是有价值的，因为其对愈合过程有积极影响。

然而如果损伤急性期使用热疗，则会导致血管舒张、凝血缓慢、组织渗出增加。这会使损伤区域出血增加、肿胀加重、周围组织压力升高，从而使受伤运动员感到更加强烈的疼痛，且愈合时间也会延长。

小贴士

软组织损伤至少2天后才可开始热疗，对受伤肢体的按摩开始时间也是相同的。

热疗最重要的作用可能是影响胶原纤维。跟腱由多达90%的胶原纤维和10%的弹性纤维组成。胶原是黏弹性的，意味着跟腱承受负荷越快，也就会变得越坚硬（弹性降低），同时延展性（可塑性）也就越低。热可以增加弹性和可塑性。因而胶原纤维在接受热疗后延展性会增加，对传统康复手段的反应性会更好。热疗对关节僵硬和肌肉痉挛也有良好疗效。因而也可降低损伤的风险。

热疗可用于预防或康复期，特别是在过度使用性损伤、肌肉肌腱断裂后遗症等状况下。热疗也是训练、比赛前或寒冷天气时热身训练的重要环节，因为它可增加关节的延展性。

小贴士

热疗可缓解疼痛、增加渗出，使胶原纤维更具延展性，在预防和康复中有重要价值。

急性炎症后使用热疗可以增加血流量并促进损伤区域的愈合。随着血流量的增加，细胞更新率会增加，与此同时可以抵消肌肉痉挛或周围组织的轻微疼痛。热疗自然应当在体育活动前进行，因为它可以使结缔组织更具延展性，因此动作幅度也会随之扩展。热可以穿透多深的组织取决于治疗方法。

浅表热疗

浅表热疗方法通过传导、对流和辐射方式转移热量。热穿透深度不超过1厘米。涡流浴盆将热量和水按摩结合以升高皮肤表面温度，缓解肌肉痉挛、疼痛，并协助运动训练。治疗时将需治疗的身体部分浸在37~40℃的水中，持续20~30分钟。

蒸汽加热敷袋

蒸汽加热敷袋可以提供稍比涡流浴盆深的组织浅表蒸汽加热。该敷袋由帆布面料做成的分隔仓及其内的硅凝胶组成，并置于恒温水中保存。蒸汽加热敷袋可包裹在毛巾或市售热袋中使用，用时置于损伤区域20分钟。

冷热交替浴

冷热交替浴结合了冷疗和热疗，可以在亚急性或慢性损伤中减少水肿，并恢复运动范围。用一个涡流浴盆或容器装满10~15℃的冷水和冰，用另一个装满37~43℃的热水。受伤的身体部分在两个容器中每20分钟左右以3:1、3:2或4:1的时间比例在热水和冷水中交替浸泡，或进行4或5个循环。该治疗应以冷疗作为结束。

即使仅使用淋浴花洒也可达到完全相同的效果。使用可以忍受的冷水，之后再使用可忍受的热水。同时活动伤肢，可增加疗效。

保温器

保温器由合成材料制成，可以提供保护和支持。它可以储存某特定区域内身体产生的热量从而促进愈合。它在休息和训练或比赛中同样有效。保温器由精致的、有渗透性的、低液体吸收和高保热的材料制成。它们是有弹性的，可以使它们保持原位而不妨碍受伤肢体的活动。除此之外，它们还可提供支撑并产生压力，肢体肿胀时也可使用。它们有各种不同型号，适合大多数关节和不同的损伤（图7.11）。

已有临床测试评价保温器对于运动损伤预防和治疗的效果，测试结果很好。通过缓解疼痛、增加组织弹性、保持并拓展活动范围，它们不仅能辅助膝关节和踝关节韧带损伤的康复，还能治疗肌肉损伤和骨关节炎导致的疼痛。

小贴士

保温器是热疗的一种简单形式，并对现有治疗是很有价值的补充。它们对于体育运动或其他活动导致的过度使用性损伤或创伤性损伤的治疗和预防均有作用，在休息和训练时同样有效。

深部热疗

超声

超声波的频率较人耳能探测到的声波高，可被定义为频率超过20千赫的声波。超声波的穿透性和频率成反比（频率越低，超声波穿透得越深）。在超声波束穿透组织的过程中，能量被吸收并产生热量。超声能量可使深达10厘米的组织温度升高。使用超声治疗的适应证是深部的疼痛和炎症反应。该

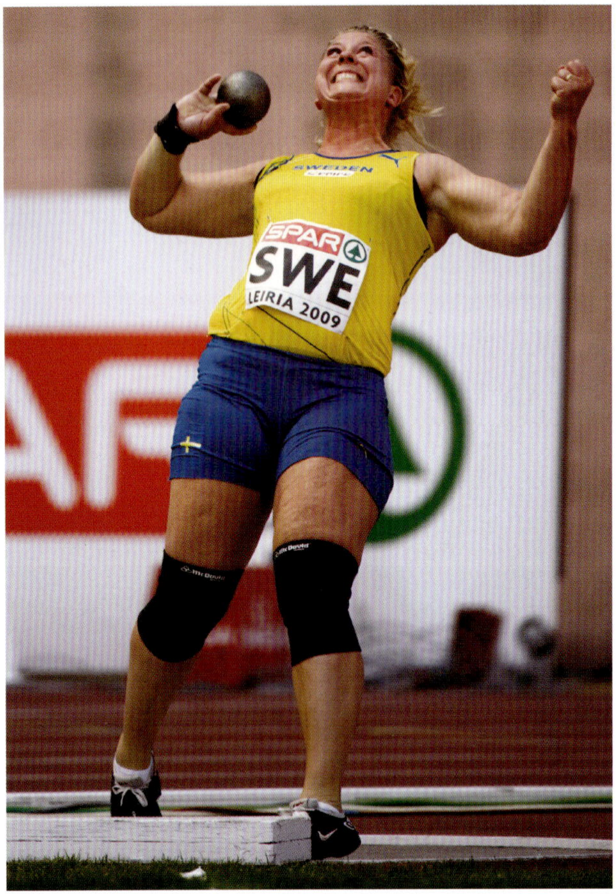

图7.11 运动员常使用保温套（有人称之为氯丁橡胶套）以预防损伤或早期损伤的复发。图片来自Bildbyrån，瑞典，已授权。

技术特别适用于肌腱附着处疼痛的治疗。

超声可以缓解疼痛的同时，还可增加胶原纤维的延展性。超声和拉伸的结合被证实是有效的。它可能对不同组织中的钙沉积有影响，但尚存在争议。

超声透入治疗

超声透入治疗是指使用超声波的机械能量来介导的治疗，如糖皮质激素通过超声透入治疗由皮肤进入更深层的组织。在一项研究中，使用氢化可的松药膏超声透入治疗的患者，其中68%感到疼痛缓解并有活动范围的增加；与之相比，仅接受超声治疗的患者该比例为28%。治疗后5分钟可在10厘米深的组织中发现药物，但尚不清楚药物可停留多长时间。该治疗应在炎症反应，如肌腱炎、滑囊炎、挫伤或关节炎的急性期后期使用。该治疗的优点是可以将药物直接应用于损伤部位，但其与抗炎注射治疗相比扩散性稍差，可以用于不能注射时。

电刺激治疗

神经肌肉电刺激应用越来越广泛（图7.12）。该刺激是将电脉冲应用于一组肌肉，通常和肌肉康复治疗联合进行。它有三种被认可的应用：

- 经皮神经电刺激疗法（TENS/TNS）：通过对感觉神经的经皮电刺激可以减少疼痛。TENS治疗使用电池供能的设备刺激靠近皮肤的神经，较弱的电流通过固定在疼痛区域皮肤上的电极产生。TENS可以刺激机体对疼痛感觉的自身再调节。对TENS治疗的反应有个体差异，对于有些患者可以明显缓解疼痛。TENS产生效果的机制可能是由于激活了阻止疼痛信号到达脑部的脊髓“闸门机制”。
- 肌肉激活：电刺激可用在部分术后病例中，包括肌肉量严重减少的情况。
- 愈合刺激：电刺激的愈合作用需要更多的研究。尽管电刺激已知可以控制疼痛，但推荐其作为康复的常规方法时还需谨慎。

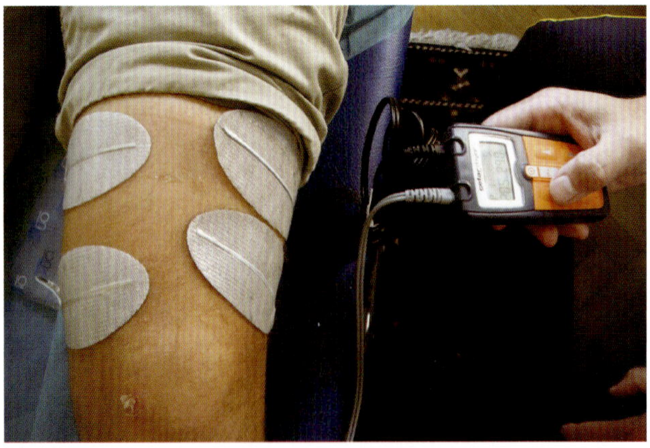

图7.12 神经肌肉电刺激治疗越来越多地被用于软组织损伤的管理，如网球运动中。该治疗十分有效。

小贴士

治疗应由经验丰富的物理治疗师进行。

离子电渗疗法

离子电渗疗法在皮肤表面使用中度电流，旨在暂时增加皮肤通透性而使药物更易穿透皮肤。药物中的带电分子可被驱动进入受损组织。药物可被置于相同极性的电极板下，因而药物分子可被电极板排斥而进入受损区域的皮肤。抗炎药物、镇痛药物和有麻醉效果的药物可以用于如跟腱病变等情况。

激光治疗

有证据显示，激光用于背、颈、肩和膝关节等部位疼痛和炎症的治疗可以缓解炎症过程。

针灸疗法

针灸是传统中医的重要组成部分。现在正在全球范围被越来越多地广泛应用。传统针灸基于每半侧身体有12条经络，各自代表特定器官系统的假设。沿着这些经络有一些穴位和特定器官相连接，而这些穴位可以被不同形状和长度的针刺激，从而对相关器官产生作用。经络和神经的解剖路径之间的关系尚未被解释。针灸的作用可以通过针的旋转或将针与低压电源相连（电针）而得到增强。

对针灸的科学评价尚不完整且不确定。高质量的综述显示，针灸对部分但非全部的疼痛类型有效。然而，其确实使相当数量的人受益。

小贴士

针灸对一些有运动损伤的人可以是十分有效的疗法，但对另一些人则不是。这意味着伤者和治疗者必须找到他们自己的康复方法。

按摩

有证据显示，按摩在很多古代文明中被使用。如今在体育世界中其亦有广泛的应用。按摩包括对肌肉的揉、捏、挤、捶。传统按摩有五种手法：轻擦法（滑动或滑行）、揉捏法（揉）、轻叩法（有节奏地敲击）、摩擦法（与肌纤维交叉或平行）和振动（摇动）法。

在治疗肌腱的过度使用性损伤时，最初使用的是深部交叉摩擦法，即轻轻向侧面挤压肌肉和肌腱，以增加组织弹性，如皮肤对抗皮下组织、结缔组织膜对抗肌肉。按摩师从浅表层逐层向深部结构进行，以使全层均可像组织超负荷之前那样自由滑动。

过去，很多人认为按摩会增加肌肉的灌注，从而缓解疼痛、僵硬和酸痛。有些人认为按摩可以预防肌肉损伤、加速愈合，并是艰苦的训练或比赛后恢复的一部分。

然而，更多的近期研究表明，尽管按摩可使浅表皮肤循环增加，但没有证据提示按摩能增加肌肉血流量。但与此结果相反的是，僵硬、酸痛和疼痛等感觉仍可以通过按摩缓解。

由于不同个体对按摩的反应不同（取决于按摩的力度），因此推荐运动员在赛前使用和之前相同的按摩。如果运动员不能适应按摩，则应避免。一项对用力按摩的研究显示，按摩结束的即刻，1/3的人等速肌力增强，1/3的人减弱，而1/3的人没有变化。

按摩力度不应太大，但应根据个体的反应进行调整，且可以从肢体远端向心进行。如果由经过良好训练且知识丰富的按摩师进行按摩，可以使软组织活动性增加，并因其可产生愉悦感和放松感而有利于保持良好的心理状态（图7.13）。

小贴士

在合适时间进行适当按摩后，很多运动员感觉良好，这是很有价值的。但应注意的是，人们对于按摩背后真正的机制和作用并没有很好的了解。

水按摩

水按摩通常在热水中进行。受伤的身体部分浸润在水中20分钟，在这段时间内水中注入高压空气，产生和人工按摩相似的效果。涡流浴盆或波浪浴盆的使用使得整个身体或部分身体可以交替浸在

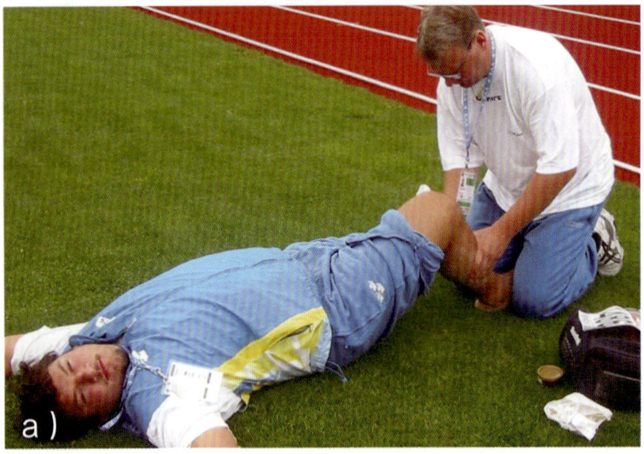

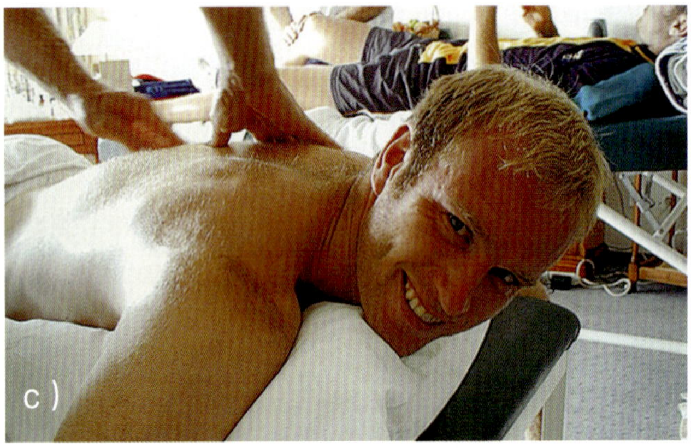

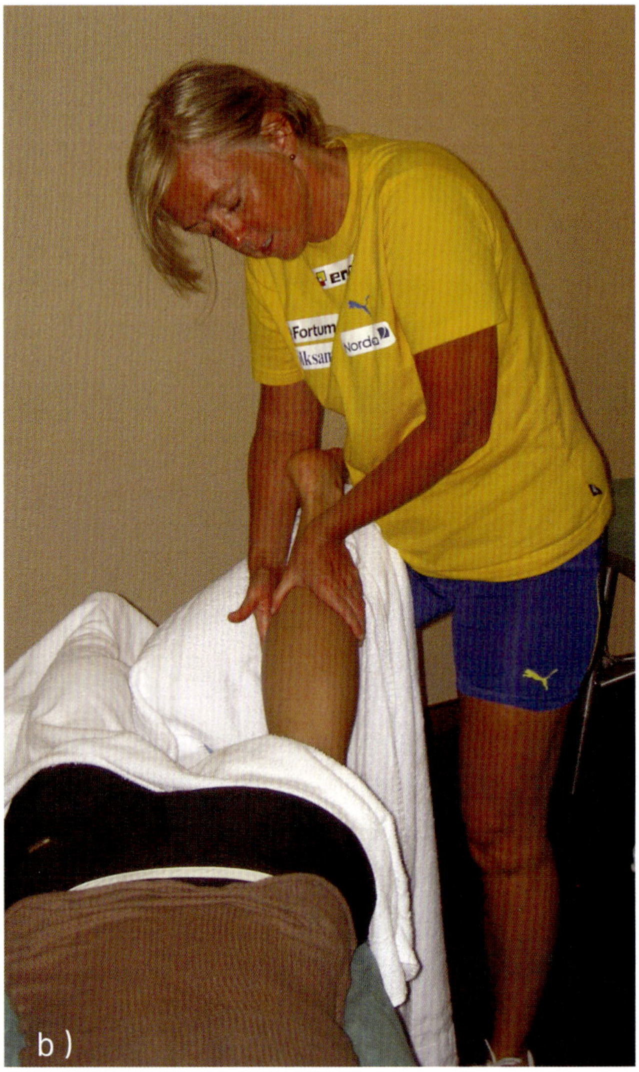

图7.13 按摩可以提供良好的放松。**a)** 运动场上的按摩（图片来自Tommy Eriksson，瑞典体育协会，已授权）；**b)** 在适当环境中进行的按摩可以使运动员得到真正的放松（图片来自Tommy Eriksson，瑞典体育协会，已授权）；**c)** 按摩也有助于产生幸福感和放松感。

热水和冷水中，而这可以刺激循环并促进愈合及康复。

药物

在运动损伤，如软组织损伤的治疗中，有时也使用药物。运动中主要使用的是治疗疼痛和炎症的药物。

镇痛药和抗炎药

乙酰水杨酸包括阿司匹林等。它们对疼痛有良好疗效，特别是头痛、关节痛、肌肉痛，并且同时有抗炎的效果。对于更严重的疼痛，如骨折，乙酰水杨酸的效果不太理想。这类制剂可有局部黏膜损伤等的不良反应，表现为胃部疼痛或出血。

对乙酰氨基酚对于疼痛的作用与乙酰水杨酸一样好，但其对于炎症的作用则不大。该类制剂有解热作用且不良反应较少。

既有抗炎又有镇痛作用的药物

所谓的联合制剂，在运动医学中应用广泛。最常用的制剂是双氯芬酸钠，其既有抗炎效果也有镇痛作用［不良反应有胃灼热（烧心）和消化不良等］。萘普生和布洛芬也很常用，它们有相对较好的镇痛和抗炎作用，作用也相对长效（可有烧心和消化不良等不良反应）。如今双氯芬酸钠和类似制剂有凝胶剂型，可以应用于损伤区域的皮肤，并可被吸收入组织。这种局部治疗形式可以减少消化道不良反应。

可的松局部注射

可的松注射在特定的过度使用性损伤中是十分有价值的。但这种治疗不应直接作用于肌肉或肌腱，因为它可能导致组织乏力，在承受负荷时可能导致断裂。可的松注射可以直接作用于肌肉或肌腱附着处或周围腱鞘。但这种治疗后应免负荷运动休息7~14天，从而避免断裂的风险。在一些情况下，局部麻醉药的注射对损伤的诊断是有价值的。

软膏、涂抹油和凝胶

运动中软膏可用于皮肤问题的初始治疗，也可用于肌肉疼痛或僵硬及胫腓骨疲劳性骨膜炎。有些软膏可以促进皮肤循环并在局部产生温暖的感觉，但通常对如肌肉灌注量等深部情况缺乏作用。使用软膏和涂抹油按摩对运动员的心理作用是不可否认的。含有药物的凝胶使得局部治疗更加容易。此类制剂可以穿透皮肤并作用于局部。

小贴士

皮质类固醇的注射治疗：

- 如果其他治疗没能达到目标效果，该治疗可能是有效的替代选择。
- 不应直接注射在肌肉或肌腱中。
- 疗效通常较为短暂，如网球肘约为6周。

参考文献

[1] BÖRJESSON M， et al. Time for action regarding cardiovascular emergency care at sports arenas: a lesson from the arena study. Eur Heart J，2010, 31（12）:1 438–1 441.

[2] THORSSON O. Cold treatment of sports injuries. A recent literature review. Läkartidningen（Article in Swedish， Abstract in English），2001, 98（13）:1 512–1 513.

[3] BLEAKLEY C， et al. The use of ice in the treatment of acute soft-tissue injury: a systematic review of randomized controlled trials. Am J Sports Med, 2004, 32（1）:251–261.

拓展阅读

DREZNER J A，et al. Force recommendations on emergency preparedness and management of sudden cardiac arrest in high school and college athletic programs: a consensus understatement. Prehosp Emerg Care, 2007, 11: 253–271.

ERIKSSON B，et al. Sport， Health and Disease. University Press， 2011.

NILSSON B，et al. Medical Service National Team. Swedish Handball Federation， 2002.

第8章　治疗原则与选择

本章以各种组织为基础阐述了肌肉骨骼系统损伤治疗的一般原则。有关特定损伤的详细信息，参阅各章的内容。

骨骼损伤

骨骼损伤在运动中很常见，特别是在足球、冰球、曲棍球、手球和地板球等接触运动中，以及个人运动如滑雪、体操、骑马和摩托车赛等运动中（图8.1）。

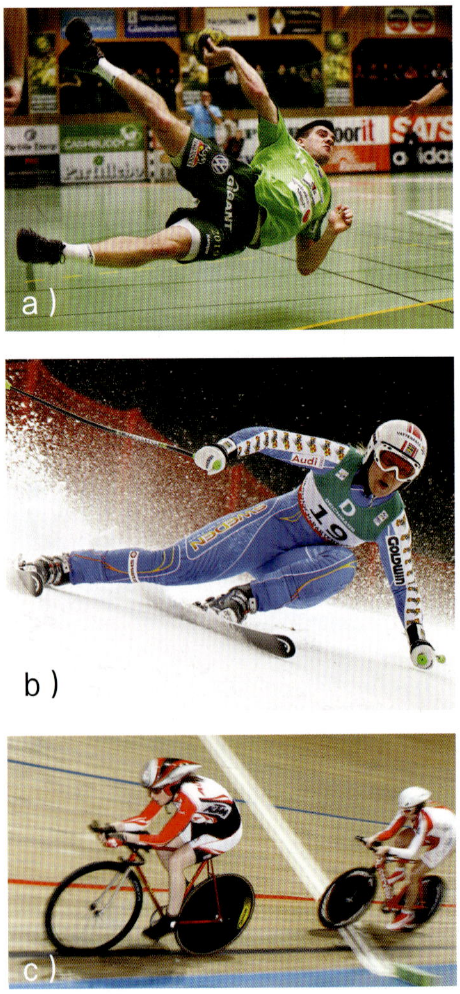

图8.1　一些运动有受伤的危险，如手球、高山滑雪和自行车比赛。图片来自Bildbyrån，瑞典，已授权。

骨骼的功能

人体骨骼具有三大主要功能：

- 形成承受体重同时保持直立的坚实基础。这些任务主要由骨盆、脊柱和下肢承担。
- 给肌肉、肌腱和韧带一个牢固的锚点，从而产生有效的运动模式。
- 保护身体脆弱的软组织。

骨骼是活的组织，并且根据19世纪的沃尔夫定律（朱利叶斯·沃尔夫，1836—1902，德国整形外科医生），骨骼会适应它所承受的负荷从而应对即时环境的变化："如果特定骨骼上的负荷增加，骨骼将随着时间的推移自我适应，变得更强，以抵抗这种负荷。"这意味着运动会使骨骼强壮，缺乏运动会使之变弱。

跑步是涉及平面上的负荷运动，可以使骨骼变得更强壮。骨骼能通过变得更强壮来应对外界压力，也以此应对破坏，如骨折。骨组织中的细胞可以去除由于骨折而死亡的骨组织，并用新的健康骨代替。骨中一定程度的压力有助于愈合过程，但过多的压力会伤害愈合结构；要寻找一个平衡点。愈合过程的中断可导致骨折愈合不良。

骨骼对挤压的抵抗力比拉伸和（或）扭曲更强。因此，绝大多数骨折发生在骨骼扭曲或弯曲的时候。当弯曲骨骼时，外侧承受张力，这就是骨折开始产生的地方。反复张力可导致应力性骨折。

小贴士

骨骼上的一定量的压力有利于愈合过程并维持其强度，但过多的压力会损伤愈合结构。

骨骼骨折

骨骼骨折被认为是严重的损伤，因为它不仅是骨骼受损，还包括骨折周围软组织的损伤，即肌腱、韧带、肌肉、关节软骨、神经、血管和皮肤的损伤。骨折由直接创伤（如拳击或腿被踢击）或间接损伤（如脚被卡住或严重的跌倒使骨骼断裂）引起。

损伤类型

骨折分为不同类型，如横形骨折、斜形骨折、螺旋形骨折及粉碎性骨折（图8.2）。如果骨折后骨骼刺穿皮肤，这种骨折称为开放性骨折或复合性骨折。如果皮肤完好则称为闭合性或单纯性骨折。开放性骨折的感染风险高，需要进行特殊治疗。如果骨折穿透相邻的关节面，则称为关节内骨折。撕裂性骨折是指骨骼与肌肉、肌腱或韧带间的附着被撕毁。

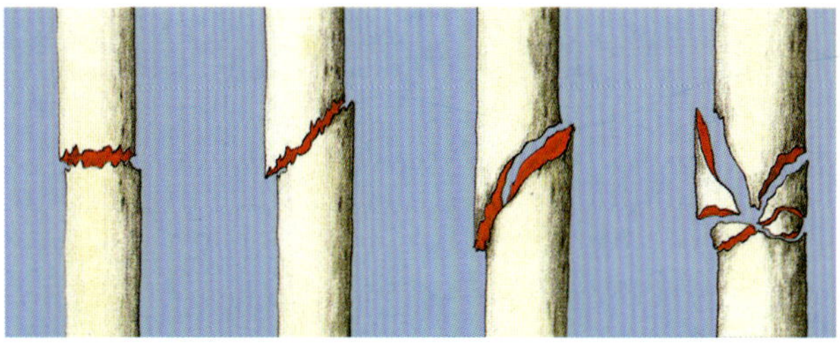

图8.2 骨折的不同类型。从左起：横形骨折、斜形骨折、螺旋形骨折、粉碎性骨折。

骨骼移位在骨折中很常见。移位可以是横向倾斜，成角，缩短和（或）旋转。在所有这些情况下，治疗的目的都是使骨骼回归正确的位置。关于儿童和成长期个体的骨折，见第23章。

相关软组织损伤

骨折周围的软组织常常在创伤中受损，因为它们易被尖锐的骨折片损伤（图8.3）。在严重的创伤下，广泛软组织损伤的风险更大。软组织损伤可导致出血增加，可使愈合复杂化，这可能是比实际骨骼损伤更严重的问题。骨折时很少有血管和神经受损，但在严重错位的四肢骨折存在这类风险。

部位

有些损伤是某些运动特有的。例如，足球运动中，常见的运动损伤是小腿骨折；体操运动员的骨折主要发生在前臂；赛马骑手和自行车运动员的锁骨骨折发生频率最高。

症状与诊断

骨折的特征：

- 受影响区域皮肤肿胀并持续变色。
- 运动或负重时骨折部位疼痛及压痛。
- 骨折断端错位及反常活动。
- 一些骨折可以几乎无症状，如股骨颈和上臂的骨折，由于骨端部牢固地楔入彼此，使骨折处变得稳定。

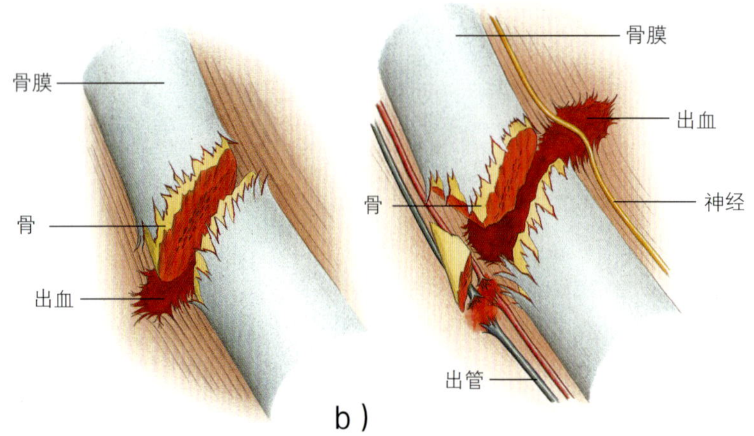

图8.3 骨折周围的软组织常因创伤而受损。**a）** 骨折伴随软组织损伤和出血；**b）** 更严重的创伤导致的骨折会伴随严重的软组织损伤，可导致出血加剧，从而阻碍愈合过程。

治疗

针对骨折的所有治疗形式都遵循一种基本原则：

- 断裂的骨折碎片必须复位。
- 防止骨碎片移动直至愈合。

如果出现疑似骨折，运动员或教练应当：

- 用无菌纱布、绷带或干净的衣物遮盖开放创口。
- 用夹板固定患肢。
- 稍微抬高患肢。
- 做好送往医院的准备，尽快进行X线检查。

如果没有夹板和敷料可用，可以使用任何可用的工具，如干净的手帕、皮带、吊带、衣物或其他运动器材。固定非常重要，因为它可以有效缓解疼痛并减少损伤。可将受伤的手臂包裹固定在身体上，或将伤腿固定在健腿上。用绷带或夹板固定的范围应包括骨折两侧的关节。如果需要手术，受伤人员必须禁食水。任何严重移位都应迅速纠正，以减缓出血，减轻疼痛及改善血液循环。

没有移位的骨折应使用石膏模型、支架或夹板固定支撑受伤的肢体从而支持保护受损的骨骼。当用石膏模型固定的患肢出现疼痛、肿胀或麻刺感时，必须联系医院调整或更换石膏模型。由石膏粉制成的石膏模型较重，必须保持干燥；由玻璃纤维制成的石膏模型较轻，并更加耐用且比传统石膏粉透气性好（图8.4）。

对于某些骨折而言，有限范围内的关节活动度（ROM）练习会有积极效果。物理治疗师提供的治疗往往意味着更快恢复训练和进入赛场。夹板、矫形器（支撑绷带），以及外固定架（在某些情况下使用）都是固定骨折的器械。

出现骨折时，应闭合性（非手术方法）或开放性（手术方法）地复位骨的断端。手术复位时，骨

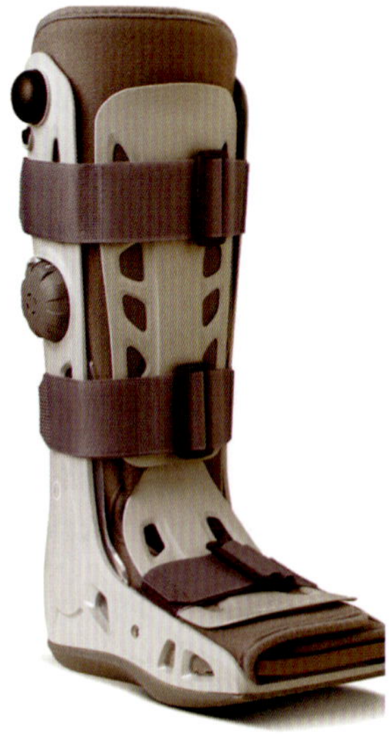

图8.4 功能性“行走靴”，用于治疗小腿、脚踝或足部的骨折。

折断端会用钢丝、螺钉或钢板、针或钉等固定，这些棒状器具会穿过骨骼中心的骨髓，这种手术方法称为开放式复位和内固定。许多时候固定之后可能仍然需要石膏或夹板固定。不过这种情况下这些都可以在短时间内移除。有时，不需要石膏固定也可以开始活动。

当骨折周围的皮肤和其他软组织被严重损坏时，可以使用外固定器，直到达到可以进行手术的状态。外部固定时，金属针或螺钉被置入骨折部位上方和下方的骨折断端。这些金属针和螺钉与皮肤外的金属棒相连。这样的装置会成为一个稳定的框架，使骨骼保持在适当的位置从而愈合。外固定经常用于开放性骨折。

康复

所有身体部位，包括没有被包裹在石膏或绑带中的部位，都必须通过肌肉收缩或运动来激活（第20章），以保持良好的循环和维持肌肉质量完好。被石膏固定的肌肉可以进行静力锻炼；如果可以运动也可以进行动态肌肉锻炼。

石膏或夹板治疗的持续时间根据不同的骨折部位、骨折的严重程度和愈合进程的速度决定。腕部骨折通常需要夹板固定4~6周，小腿骨折通常需要石膏、绑带或夹板固定至少3个月。之后的康复锻炼和恢复期应该和治疗时间相当。要记住，一些骨折可能需要几个月才能愈合。

应力性骨折（疲劳性骨折）

应力性骨折又称疲劳性骨折或不完全性骨折。应力性骨折是由于在高强度运动（如长距离跑步或跨栏跑步、跳高及打篮球、排球手球等）中过度使用而造成的损伤（图8.5）。应力性骨折是指骨骼上的小裂纹，也就是由于反复的极端负荷导致的骨骼“梗死”，出现于肌肉因疲劳而不能吸收这些反复撞击带来的额外冲击时。这种骨折主要发生在长时间重复的负荷之后，并可能在此之前存在对骨膜的刺激［骨膜炎是骨膜（即围绕骨的结缔组织）的炎症］。

病因

应力性骨折可能出现于高频率的正常负荷（如长跑运动），正常频率的高负荷（如背一个朋友作为负重反复进行100米跑）或高频率的高负荷（如进行高密度高强度的举重训练）。最后这种组合是最危险的，不只产生应力性骨折的可能性大，产生其他组织过度使用损伤的可能性也很大。运动员下肢的应力性骨折发生率较高，和骨骼厚度及髋关节旋转的增加有关。如果有腿长差异或高、低足弓，发生应力性骨折的可能性会更大。每周锻炼超过100千米的运动员和打篮球的人都更容易受到这种伤害。遭受应力性骨折的主要是年轻人。女性的风险总体较高，并且月经周期紊乱、饮食失调、口服避孕药等都会增加骨折风险。女运动员三联征，即闭经、饮食失调和骨质疏松症，可以导致有氧健康水平降低，过去1年连续6个月以上的停经和低于7个月的下肢力量训练，这些都和应力性骨折的发生有显著关联。

关于应力骨折的发生机制有两个理论。

- 疲劳理论：基于以下事实，肌肉在长时间和重复性的工作中，如在跑步过程中，疲惫不堪使得它们不再能够缓解步伐落地带给骨骼的负担。于是负荷直接转移到骨骼上，骨骼会因此疲劳并可产生骨折。
- 过载理论：基于以下事实，某些肌群收缩时可

小贴士

应该注意的是，不锻炼的人也可能发生应力性骨折。例如，骨质疏松症或其他疾病可导致骨骼变弱，正常的日常活动也可导致应力性骨折。

小贴士

7岁以上所有年龄段的正常活动的健康个体，其骨骼正常且无创伤，也有可能发生应力性骨折。

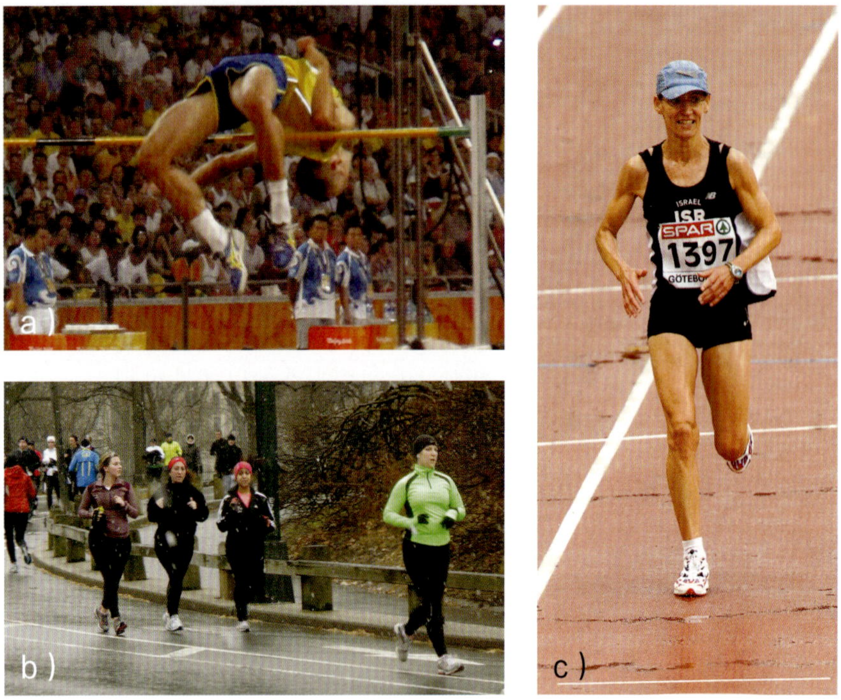

图8.5 一些运动本身可能是产生应力性骨折的危险因素。**a）**涉及许多在坚硬表面跳跃的运动可能是危险因素（图片来自Tommy Eriksson，瑞典田径协会，已授权）；**b）**、**c）**在坚硬和湿滑的表面长距离跑步可能是危险因素。**c）**图来自Bildbyran瑞典，已授权。

导致骨骼弯曲，这意味着对骨骼更大的负荷。例如，小腿肌肉的收缩可导致胫骨像绷紧的弓一样向前弯曲。小腿肌肉反复收缩后，可能会发生胫骨疲劳和骨折。

锻炼不足的运动员比其他运动员更容易遭受应力性骨折。那些抱怨骨骼疼痛（特别是在锻炼中腿部骨骼疼痛的运动员），很可能产生了应力性骨折。

部位

44%~50%的应力性骨折发生于小腿（胫骨），12%~16%发生于腓骨，16%~20%发生于跖骨，6%~8%发生于股骨。跟骨、舟骨、肱骨、骨盆和椎骨不太容易受伤。25%的应力性骨折是双侧的，8%~12%是多发性的。同一个部位不会发生两次应力性骨折。几乎所有的身体骨骼都可能受到应力性骨折的影响。跑步运动员容易在腓骨下1/3处出现这种骨折，骨折通常位于外侧踝上方5~7厘米处。跳高运动员经常在腓骨上1/3处发生应力性骨折。

当疼痛持续超过6~8周时，应怀疑跖骨可能发生应力性骨折。步兵容易出现这种类型的骨骼损伤，因此这种骨折也被称为“行军骨折”。早在1855年，Breithaupt在军人中发现脚痛和肿胀的现象，就对行军骨折进行了描述。跑步运动员中，行军骨折最常发生于跖骨颈部，而舞者则常发生于近端骨干。

在其余的脚部应力性骨折中，近端第5跖骨骨折——琼斯骨折（Jones fracture）通常需要手术治疗，或石膏固定并进行无负重的治疗。足舟骨的应力性骨折可能难以诊断。MRI不仅可以帮助确诊，还可提供关于骨折性质和程度的信息。股骨颈是较脆弱的部位，运动员很可能会在此处产生应力性骨折。这个部位的骨折几乎都需要手术治疗，以避免血管损伤、股骨头组织死亡（坏死）及骨折移位。

小贴士

运动员不能忽视腹股沟疼痛，因为这可能是应力性骨折的征兆。

相关运动

参与跑步、跳跃、网球、体操、手球、排球、篮球和跳舞等运动的人员都很容易产生应力性骨折。应力性骨折发生率最高的是跑步（69%）。球拍类运动应力性骨折的发生率为5%，篮球为4%，健身课为8%，其他运动为14%。

对54个顶级足球队，其中共有2 379人参与进行的一项研究表明，在总计118万小时的运动中发生了51次应力性骨折，损伤发生率为0.04次/1 000小时[1]。因此，可以预计在有25名球员的足球队伍中每3个赛季会发生一次应力性骨折。

症状和诊断

- 约50%应力性骨折的症状在没有受到外伤的状况下急骤发生。在其余的病例中，症状更加隐蔽。
- 疼痛和活动有一定相关性。在出现症状的第1周，运动员在运动中可能会感到疼痛，但在休息时无症状。强度更大的训练会增加疼痛，最终会产生训练后的钝痛。这种疼痛常常会在夜间复发。
- 在骨折部位可能会感觉到局部肿胀和明确的压痛。
- 如果存在上述症状，应进行X线检查。应注意，约50%第1次X线检查显示不出断裂迹象。应力性骨折的典型X线影像显示愈合的迹象——新形成的骨膜，明确区域的骨骼组织变硬及骨痂形成或明确骨折线——这样的影像在最初症状出现的2~3周后最先呈现。只有40%~50%新鲜损伤的影像变化可以被观察到（图8.6）。如果在第1次检查时没有发现应力性骨折迹象，而症状仍然存在，则应在2~4周后重复检查。X线检查阳性结果的情况下不需要进行复查。
- MRI无辐射，是仔细研究应力性骨折的首选方法。
- 如果强烈怀疑存在应力性骨折，医生可以用核素扫描试验［骨扫描（骨闪烁扫描术），图8.7］检查骨骼，以发现骨骼异常。骨扫描可以测量骨代谢或骨重建方面的数据，而大多数其他成像技术不能做到这一点。通过骨扫描，可以在首个症状出现后2~3天看到骨骼的变化。三相扫描被认为具有100%的灵敏度。不过存在可能是所谓假阴性的风险。该方法的主要缺点是缺乏细节，即骨骼骨折不能与由肿瘤或感染引起的其他组织损伤进行签到，这些损伤都具有局部增加的信号强度。这项技术目前使用得越来越少。

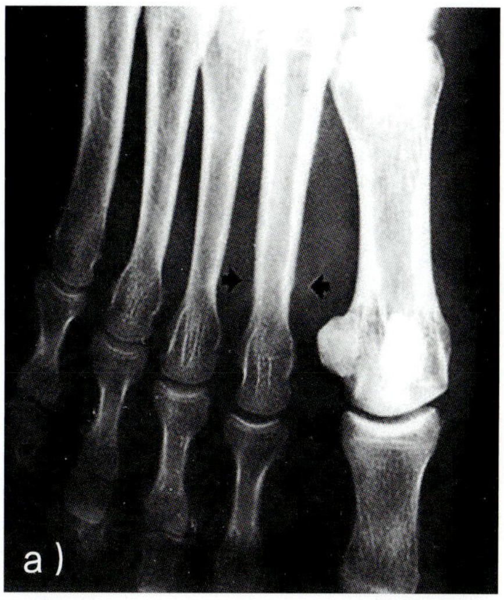

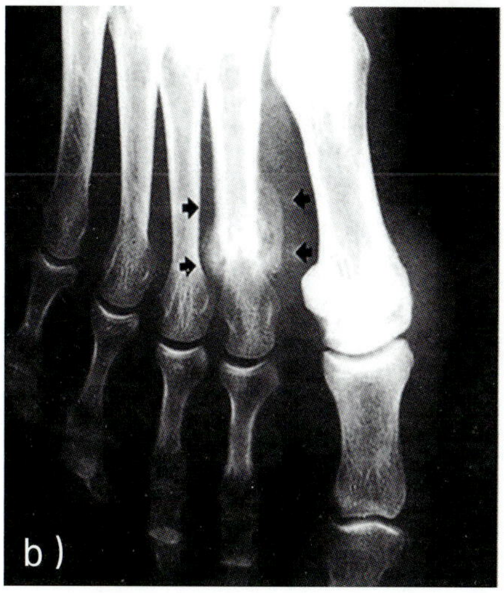

图8.6 应力性骨折的X线影像。**a）**第1次检查时拍摄的图像显示出应力性骨折的迹象；**b）**1个月后拍摄的图像显示应力性骨折周围愈合的迹象。

如果存在应力性断裂，则三相扫描的所有相都可能产生阳性反应。胫骨内侧的骨膜炎只会在核素骨扫描这个测量骨代谢的功能测试中变为阳性。注射放射性同位素后3小时可以定位像骨膜炎这样的炎症问题。这可以称为第三或延迟相阶段。应力性骨折的诊断由局部增强的信号强度决定。

- 在某些情况下，可以使用CT和MRI进行额外的图像分析。CT可用于估计应力性骨折的程度。CT可以提供非常精细的骨骼细节图像，但是由于存在辐射，应当在有特定征象出现时使用。

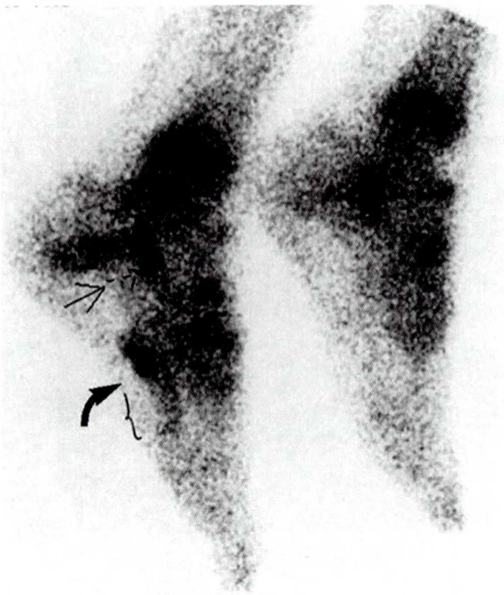

图8.7 骨闪烁扫描术有时也是有价值的。箭头显示了放射性同位素吸收增加的一个区域，这是应力性骨折的征兆。

治疗

当出现应力性骨折时，运动员应：

- 取决于受伤的性质，休息2~8周，直到疼痛消退，并且在X线片上可以看到愈合。
- 通过游泳或骑自行车等无负重活动来进行调理训练。
- 如果上述可以毫无痛苦地完成，当局部酸痛消失时，可逐渐恢复日常运动模式。

医生应：

- 开具用于减轻负荷的拐杖，特别是出现胫骨或股骨骨折时。
- 当出现严重疼痛，或当骨折局限于胫骨、腕部的手舟骨、足部的足舟骨或近端第5跖骨时，应石膏固定或用踝矫形器治疗2~6周。
- 用X线检查监控愈合过程。

其他治疗包括：增加钙摄入、解决月经失调、冲击波治疗和低频脉冲超声。电液波生成疗法正在试验中，有些医生使用双膦酸盐治疗，其能抑制破骨细胞（骨细胞）的活化并减少骨转换。

如果运动员要在合理的时间内返回训练、除外并发症的风险，通常需要手术。

小贴士

必须特别注意股骨颈，胫前内侧，第5跖骨近端和足舟骨骨折的愈合。它们是潜在的严重患病部位，因为可能存在愈合不良、延迟愈合和完全骨折这些很大风险的问题。

预防

应力性骨折可以而且应该避免。可能的危险因素应被分析和消除。运动员与他（她）的教练、医生和物理治疗师应仔细检查锻炼方法和设备，特别是鞋子。记住，身体组织需要时间来适应。女性的风险因素是女运动员三联征，即月经紊乱、骨密度低和营养摄入不足。应进行骨形态和生物力学异常分析。

小贴士

应力性骨折可以而且应该避免。要分析可能的危险因素，如有可能应消灭之。

胫骨内侧骨膜炎（外胫夹，胫骨内侧应力综合征）

胫骨内侧骨膜炎是由胫骨内侧骨膜反应引起的小腿疼痛综合征。组织样本可显示慢性炎症的迹象。这种情况可能是胫骨的疲劳反应或疲劳骨折（应力性骨折）的前兆。术语“外胫夹”是模糊的，但仍然用于这种情况。

疼痛和触痛会局限于胫骨下1/3处。通常认为，此种损伤的原因是沿内侧胫骨（背部附着的肌肉）产生的慢性炎症和骨组织的变化（应力断裂之前的状态）。关于诊断和治疗，请参见第471页。腿部疼痛的另一个原因是骨筋膜室综合征。

骨骼疾病

骨质疏松症（脆骨症）

骨质疏松症是全球最常见的骨骼疾病。几乎所有绝经后的女性由于激素的变化和更静止的生活方式，都会受到该疾病的影响。所有45岁以上女性中有1/2患有放射影像确诊的骨质疏松症，75岁时发病率上升至90%。骨质疏松症也可发生于年轻女性，是女运动员三联征的症状之一。

骨质疏松症是指骨骼吸收矿物质的能力降低，导致骨密度降低（图8.8，图8.9）。最常受影响的骨骼是腕部的桡骨，脊柱的椎骨和股骨颈。原发性骨质疏松症的风险因素可能是遗传、激素、饮食或生活方式，如正在进行耐力训练者。继发性骨质疏松症可以由潜在的疾病或药物反应引起。

骨骼由钙和磷（胶原纤维除外）组成，这使得骨骼坚硬。活动减少、衰老及部分激素失衡和营养问题会引起骨骼脱钙。随着骨质流失增加，骨骼会更容易受到伤害，产生大骨折和微裂缝（不能立即检测到的骨折）的风险增加。

骨折有很多危险因素，如激素因素，使用某些药物（如可的松），吸烟，身体活动减少，钙和维生素D摄入量低，种族、个人或家族中有过骨折史。

骨质疏松症可以通过健康的生活方式进行预防，包括正常的体力活动和足够的钙和维生素D的摄入。体力活动可以增加大多数人的骨密度，不论哪个年龄段，体力活动都应当是生活方式的重要组成部分。经常运动能促进绝经后女性的骨量和骨骼活力。在饮食外补钙，可以作为预防措施，但应该仅在医生指导下进行。均衡饮食非常重要。如果产生了骨质疏松导致的疼痛，通过运动来防止骨骼和肌肉进一步削弱就尤为重要。止痛药有时会有帮助。

国际运动医学联合会（FIMS）汇编了以下关于骨质疏松症运动的建议，本书获得许可转载于此。

- 体力活动是骨骼正常发育并保持其承重功能的重要因素。旨在增加肌肉力量的锻炼，这对于不承重的骨骼尤为重要。
- 最近已经证明，对于在体力活动时增加机械负荷，发育中的骨骼会比完全发育的骨骼有更好的反馈。这表明儿童期和青春期的定期运动是预防晚年生活中骨质疏松症的重要因素。
- 过度的耐力训练可能导致激素变化，包括月经紊乱，最终会对骨骼结构产生负面影响。

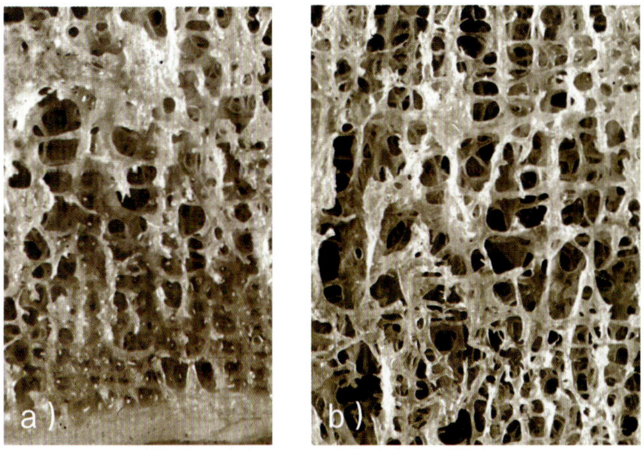

图8.8 a）正常骨小梁；b）骨质疏松症骨小梁。图片由瑞典哥德堡大学Sahlgren学院的Tommy Hansson教授提供。

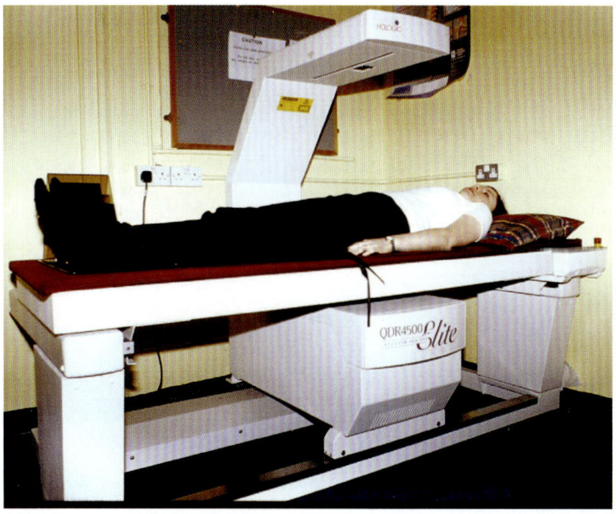

图8.9 骨质疏松症的程度可以由双能X线吸收测定仪（DXA）测量的骨矿物质密度（BMD）确定。图片由爱尔兰都柏林三一学院的Moria O' Brien提供。

- 在绝经期不推荐使用锻炼替代雌激素治疗。
- 锻炼可间接降低骨质疏松症骨折的发生率。因为锻炼可增加力量、敏捷性和协调性，从而降低了跌倒的风险。老人的锻炼计划应该考虑这一点。

小贴士

发育中的青少年应该进行活跃的体力活动，因为这对未来生活中的骨骼有积极的增强效果。

关节和韧带损伤

关节由骨的相对端之间的关节表面及其上的关节软骨组成。关节有多种结构。通常一端为凸形，称为关节头，而另一端为凹形，称为关节窝，两者或多或少紧密地配合在一起。髋关节的关节窝几乎完全包裹关节头，而膝关节、肩关节、手指关节的关节窝则较浅。

骨骼末端通过由结缔组织组成的关节囊连接。关节囊内衬有滑膜，滑膜能分泌滑液。在某些压力很大的地方，关节囊被紧密的条状物加强，这是结缔组织中的韧带，用于支撑并防止过度运动。同时关节被肌肉和腱包围。

关节的稳定性受主动和被动结构的影响。锻炼时肌肉保持关节的主动稳定性，运动员可以对其产生影响。关节的被动稳定性主要由韧带维持。关节充分的被动稳定性是关节具有良好功能的先决条件。

韧带损伤

韧带损伤在运动中很常见，主要影响膝部和足踝。它们也经常发生在肩关节、肘关节和手部，其中拇指特别容易受伤。

韧带附着于构成关节的两块骨（图8.10）。韧带为关节提供稳定性而不限制其正常运动。它们不能主动地影响关节活动，但可在其运动范围内从外部保持“绷紧”的状态。韧带的微观结构使其对拉伸应力有良好的保护效果，但对压力和冲击的保护效果很小。

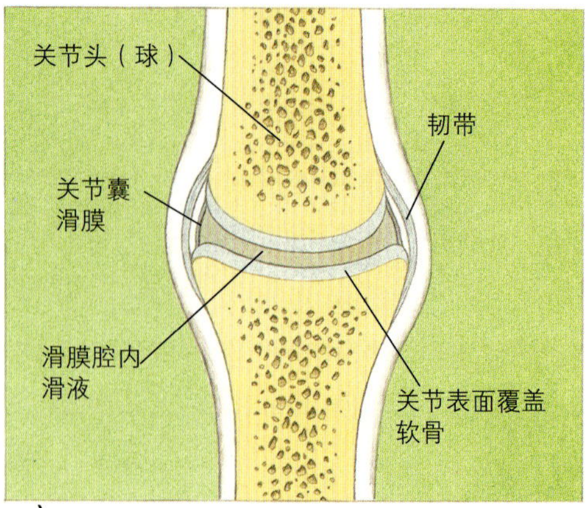

a）

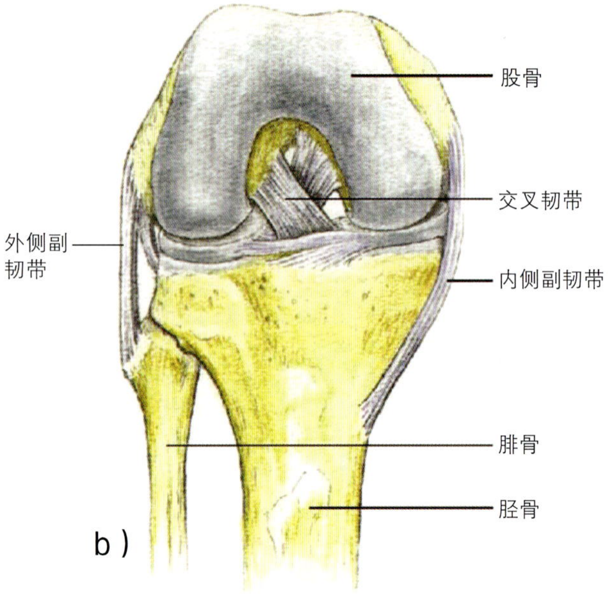

b）

图8.10 a）关节示意；b）膝关节前面观。

当外力超过韧带的韧性时，韧带就会受损；而其韧性和施力的速度有关。这就是为什么相对较慢的损伤过程往往会导致撕脱骨折（骨片被附着其上的韧带撕脱下来）而不是韧带撕裂。在快速的损伤过程中，韧带比骨骼更早受到影响，因此韧带的中间物质易被撕裂。

损伤类型

韧带扭伤包括从几根纤维撕裂到韧带完全断裂这中间的任何情况（图8.11）。由于治疗和预后不同，在区分部分韧带撕裂和全韧带断裂之间是有益的。部分撕裂仅影响韧带或韧带附着部，有时会影响稳定性。

- 韧带的一部分已可能在组织中破裂，而其余部分是完整的。
- 韧带附着物的一部分可能已经被撕掉，并连着或不连着骨片。
- 韧带的完全断裂是指大部分或全部纤维撕裂，并且关节不稳定。
- 整个韧带可能已经撕裂，并且端部可能彼此分离。
- 整个韧带附着物可能从骨骼脱落。
- 韧带附着的骨骼可能已经移位。

部分撕裂可以分为Ⅰ级撕裂（仅有少数撕裂的纤维）或轻度Ⅱ级断裂（少于1/2的纤维撕裂）。这两种情况下，关节都能保持稳定性。严重Ⅱ级撕裂是指超过1/2的韧带撕裂；Ⅲ级撕裂是指韧带完全撕

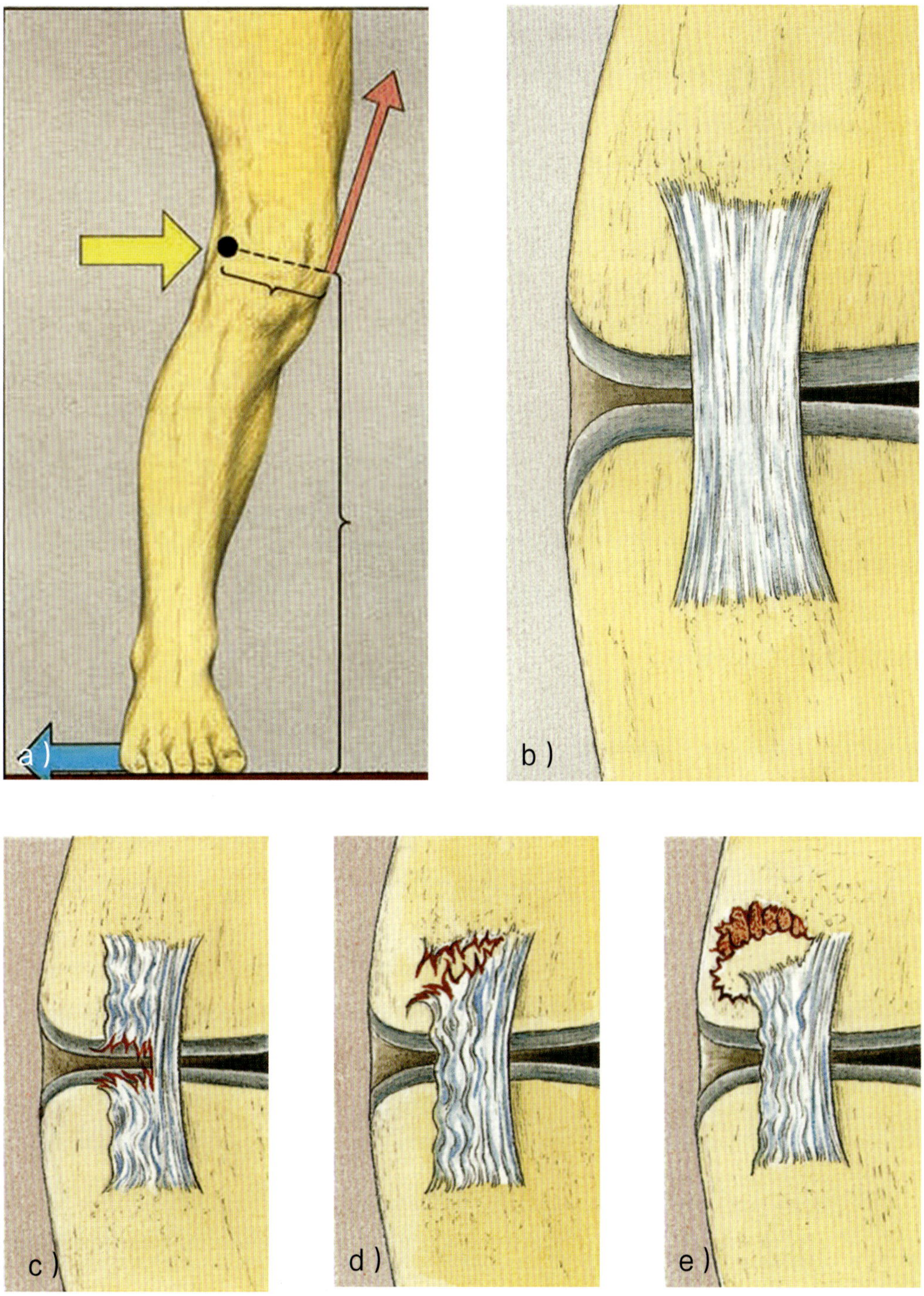

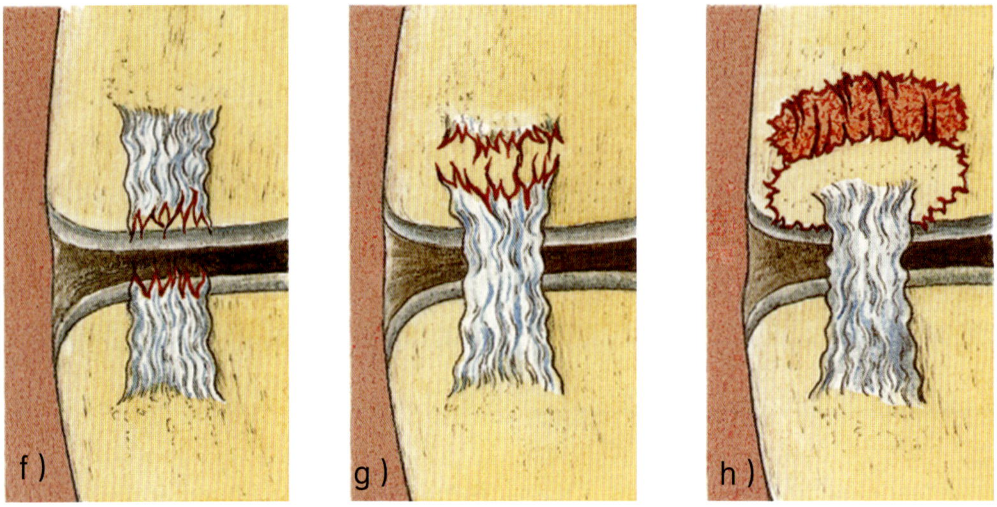

图8.11 韧带损伤。从关节外侧作用的力可导致不同类型的伤害。a）作用于膝关节韧带的生物力学力；b）正常韧带；c）韧带组织部分撕裂；d）软组织附着处部分撕裂；e）部分撕脱的韧带附着物；f）韧带组织完全断裂；g）韧带在骨附着处的完全断裂；h）骨骼附着物完整撕脱（原创）。

裂；在这两种情况下，关节或多或少存在不稳定。

在韧带断裂后，周围组织经常发生出血，导致皮肤变色。当关节或关节囊发生韧带损伤时，出血可以填满整个区域。有时关节软骨也可受伤。

症状和诊断

- 出血可导致关节周围青蓝色变色，以及关节和韧带周围肿胀及触痛。
- 运动和负重期间疼痛；可有触痛。
- 不稳定性，取决于关节类型和受伤程度。
- 如果诊断不明确，可以在MRI上看到关节损伤的程度。如果怀疑有韧带损伤，则必须测试关节稳定性。

治疗

当有严重的损伤时，应尽快治疗。

- 使用绷带（弹性绷带、矫形器或夹板）固定。
- 压迫绷带以止血。
- 关节降温（冰袋）。
- 休息和减轻负重（拐杖是有价值的工具）。
- 患肢抬高。

医师应：

- 检查关节稳定性。当有严重疼痛时，可以在全身麻醉下测试稳定性。
- 进行X线检查排除骨折。
- 当关节保持稳定时，可以通过早期活动锻炼进行治疗。根据受损的性质和部位，包扎或矫形治疗或许有益。早期活动锻炼很重要。
- 确定是否应该保守治疗；如果存在关节不稳定，考虑是否需要手术。保守治疗包括早期小心的运动锻炼，此时关节由矫形器、绷带、夹板或石膏支撑。

康复

肌肉活动和运动锻炼在康复阶段至关重要，并应由运动员、教练、医生和理疗师之间协同合作完成。韧带损伤一般需要6周以上才能愈合。如果受损韧带是关节囊的一部分（如膝关节的内侧副韧带），则只要已经使用了支撑矫正器，运动康复可以提早开始。如果受损的韧带在关节内（如膝关节前交叉韧带），关节也可以提早开始活动。通常，对关节进行早期运动锻炼很有必要，但锻炼不能和医师治疗相冲突，也不应影响愈合过程。

所有在关节周围产生渗液的损伤，如所有有出血、肿胀和压痛的扭伤均应被视为韧带损伤。

愈合

韧带损伤的愈合与其他组织损伤愈合的反应相同。炎症细胞的积累启动了该区域的修复工作，它们清除死亡组织并准备形成新的组织。然后，血管侵入该区域，从而可以开始产生新细胞，并且最终在细胞之间形成支持组织。新组织仍然不成熟，因此完全愈合必须要有一个成熟过程，这可能需要几个月的时间。早在损伤后6~12周，组织在大多数情况下就可以变得足够强壮，运动员可以在此时开始锻炼以强化关节。部分撕裂时锻炼可以更早开始。

脱位

所有关节都被关节囊和韧带包围。如果发生脱位，关节周围的关节囊和韧带必定有部分产生了撕裂。脱位可自然导致关节囊和韧带损伤，有时甚至可导致关节软骨和骨骼受伤。愈合时间取决于组织损伤的程度。

完全脱位（脱臼）是指两骨相对的接合面已完全分离。非完全脱位（半脱臼）是指两骨接合面部分接触，但是它们的解剖位置并不正确。这也可导致关节囊和韧带损伤，有时甚至是软骨损伤。

部位

完全脱位最常发生于肩关节、肘关节、指关节和膝关节；非完全脱位最常见于膝关节和踝关节。锁骨和肩胛骨之间的关节既可发生完全脱位，也可发生不完全脱位。

症状与诊断

- 活动时疼痛。
- 关节畸形。
- 肿胀和压痛。
- 不同程度的关节不稳定。
- X线检查显示存在骨折（也可以确定是否是完全脱位）。

治疗

医生要对脱位骨骼进行复位，即让脱位的关节复归原位。复位可在局部麻醉下进行，也可在全身麻醉下进行。复位后的治疗旨在恢复关节稳定性和功能。根据关节不稳定的程度，医生要建议适当的治疗方法。在关节严重不稳定的情况下可以进行手术治疗。复位后治疗包括：①早期活动，如举重锻炼；②固定，即采取石膏或其他固定方法，持续1~6周，并进行功能锻炼；③如果有严重关节不稳定可以进行手术。年轻运动员容易出现功能脱位，训练和复健状况不令人满意的情况下尤易发生。脱位有时会由于神经系统和血管损伤而变得复杂。

半月板和关节盘损伤

膝关节半月板损伤详见第419页的描述。有些个体的肩锁关节和胸锁关节有半月板或关节盘。在腕部远端桡骨和尺骨之间存在一个小的关节盘。有关椎间盘的讨论在第339页。

关节软骨损伤

骨关节表面被平滑、洁白光亮的软骨覆盖。关节软骨可由外伤导致损伤。最常见的损伤是由重复的轻微冲击导致的骨关节炎（关节磨损）。

关节软骨损伤是运动员常见的问题。目前，对韧带损伤更积极的治疗，以及关节镜检查和MRI检查的应用，让我们发现关节软骨的损伤发生率比以前认为的更加普遍。在进行手术治疗的急性和慢性膝关节损伤患者中，有超过40%的患者存在软骨损伤。

20%~70%的前交叉韧带损伤患者有慢性症状。关节软骨损伤是一个严重的问题，特别是对年轻运动员来说，继续体育运动会摧毁受损关节，甚至断送体育生涯。

软骨功能解剖

由于关节软骨覆盖着关节的骨表面，使得关节的平滑运动成为可能，软骨起到了减少骨端之间摩擦的作用并增加了关节的减震能力。关节软骨由软骨细胞和围绕软骨细胞的支撑物质（基质）组成。软骨细胞仅占约5%的软骨组织，位于深层的细胞呈圆形，位于表层的细胞为扁平形（图8.12）。

软骨细胞组成了含有蛋白质纤维、胶原蛋白的支持物质。这种纤维状、紧密黏合的物质给组织带来拉伸强度。软骨细胞产生糖胺聚糖（黏多糖），一种由蛋白质和碳水化合物组成的物质，能吸引水，使软骨具有70%的含水量。糖胺聚糖的水结合能力有助于软骨组织的减震功能。当关节不受压时，活性的糖胺聚糖将来自关节液（滑液）的水吸入支持组织。在受压时，关节液被压回到关节处，使得软骨的含水量降低。在滑膜中形成的滑液，将营养物质和氧气输送到软骨组织。滑液的另一个重要功能是润滑关节软骨表面，使它们之间的摩擦减小。软骨表面之间的摩擦力甚至低于冰面之间的摩擦力。

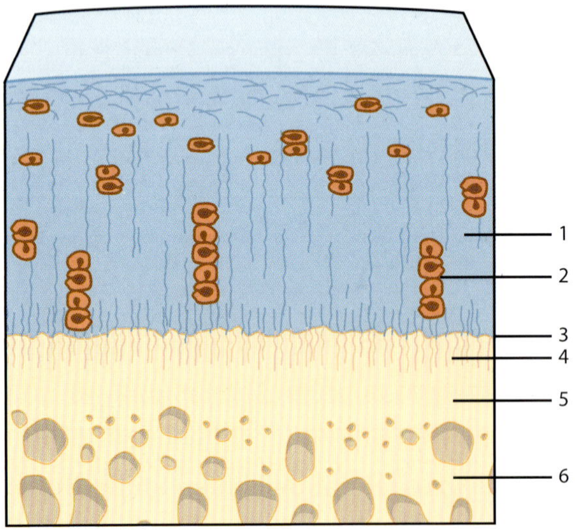

图8.12 软骨和骨骼结构。1.软骨支撑结构（基质）；2.软骨细胞；3.边界钙化软骨；4.钙化软骨区；5.骨关节面（关节盘）；6.骨小梁。位于软骨下面的骨是软骨下骨和骨小梁（骨松质）。

关节软骨组织很独特，它缺乏血液供应、淋巴管和神经。缺乏血液供应意味着软骨不能被炎症组织过程修复，使得愈合依赖于通过滑液流入的营养物质和氧气，导致软骨组织代谢缓慢。该区域缺乏神经意味着软骨组织的损伤不会引起疼痛。因此，当软骨组织受到损伤时，疼痛来自周围的组织，如滑膜及最靠近软骨或骨膜的骨组织。

损伤机制

关节软骨的损伤可由扭伤、脱位和挫伤（钝性创伤）导致。半脱位及半月板和韧带损伤常可导致软骨损伤。关节软骨还可由重复的微创伤（即反复发作的小创伤）而受损。关节中包括软骨组织的永久性缺陷可由骨折引起。关节的解剖异常可能是重复性微创伤和关节表面过载的促进因素，这可能最终导致软骨过度使用性损伤。

复发性创伤可导致关节软骨损伤。

关节软骨损伤分级

关节软骨的损伤可以是浅表的（部分的）和深层的（全部的），甚至包含其下的骨骼损伤（骨软骨损伤）。

浅表关节软骨损伤涉及软骨厚度的1/2。这些损伤不会愈合，但是也不会变得更糟，除非它们处于承压的区域。

深层或完全软骨损伤贯穿整个软骨组织，但不伤及软骨下骨。损伤的软骨组织不会愈合，而是越来越多地磨损，最终导致骨关节炎。骨软骨损伤（包括软骨和骨骼）穿透软骨下骨板向下延伸到骨小梁骨组织并引起出血。出血进而导致炎症反应，即形成新的血管和成纤维细胞（结缔组织细胞），以及参与组织愈合的骨髓干细胞开始向内生长。

关节软骨损伤有Outerbridge（奥特布里奇）分级（图8.13）和国际软骨修复协会（ICRS）分级（图8.14）。后者分级中，Ⅳ级包括对骨板和下层骨骼的损伤。伴随关节软骨损伤，松动的组织块可能分离，进而破坏正常关节功能。

愈合和修复

关节软骨具备很少甚至没有能力愈合和修复损伤。浅表和完全软骨损伤的组织支持物质（基质）会因为机械磨损和从损伤的软骨细胞释放的酶而发生降解。软骨细胞在关节软骨损伤后的10~14天确实会形成修复组织，但由于一些未知的原因，修复活动之后会停滞。

软骨组织支持物质的降解最终导致骨关节炎，因此关节的两个相对的软骨表面都受损是严重的状况。如果受损伤的人持续高水平的运动，即使没有韧带不稳定或解剖不正常的关节，软骨损伤也会迅速发展成严重过度使用性损伤。

软骨组织缺乏修复能力部分归因于软骨细胞被包绕在基质中，不能移动到受损的区域以形成修复组织。骨骼和软骨损伤可以通过骨髓的结缔组织细胞侵入损伤区域而愈合。这样形成的纤维修复组织耐磨性差，具有较小的冲击吸收性能，最终可导致骨关节炎。

部位

关节软骨损伤最常见于膝关节，也可见于踝关节、肘关节、肩关节和髋关节。韧带损伤和解剖异常的关节常伴有关节软骨损伤。

急性关节软骨损伤

关节软骨损伤分为急性关节软骨损伤和慢性关

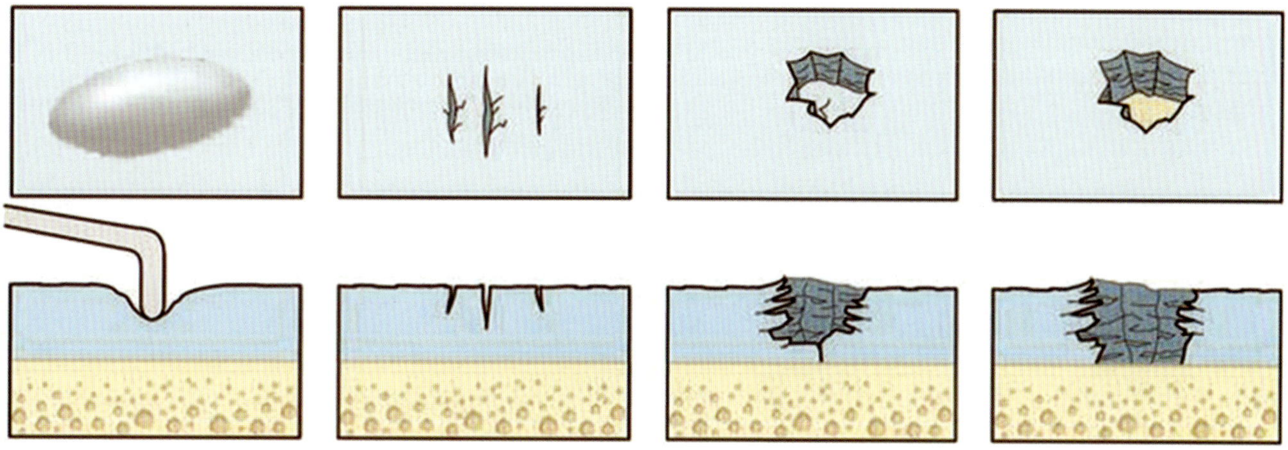

图8.13 关节软骨Outerbridge分级。上图显示损伤的上斜视图，下图显示损伤的侧视图。从左至右：I级：仅软骨表面有凹痕；Ⅱ级：软骨表面磨损增加伴随软骨组织上半部分裂缝；Ⅲ级：加重的软骨裂缝，但未触及骨骼；IV级：软骨完全缺失及骨骼暴露。

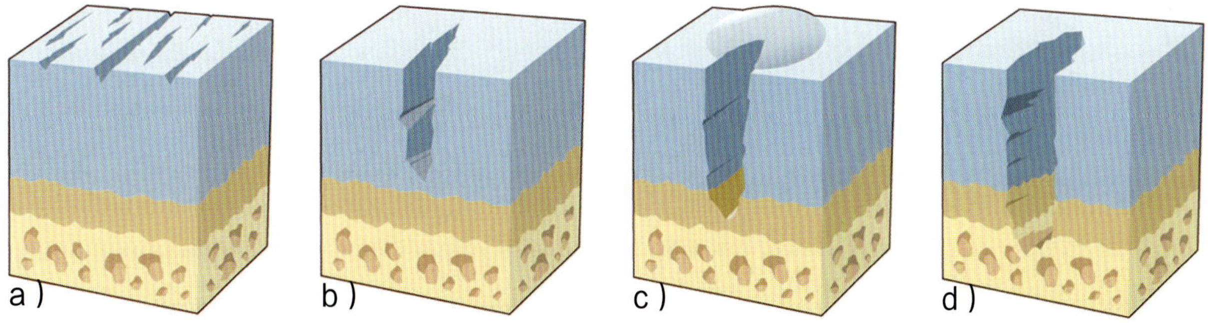

图8.14 国际软骨修复协会的关节软骨分级。蓝色表示纯软骨，棕色表示钙化层，黄色表示软骨下骨。**a）**I级：几乎正常，表面受伤。软组织和（或）表面裂缝（裂纹）。**b）**Ⅱ级：异常。损伤延伸至软骨厚度的50%。**c）**Ⅲ级：严重异常。损伤深度超过软骨厚度的50%（IIIA级）；损伤延伸至钙化层（ⅢB级）；损伤下降到软骨下骨板，但不能穿透（IIIC级）；软骨表面空泡形成，影响软骨及其与软骨下骨板的附着（软骨分层的风险）（IIID级）。**d）**IV级：极度异常。损伤涉及软骨下骨板和骨小梁。

节软骨损伤。

症状与诊断

- 关节可能遭受过扭伤、脱位和（或）挫伤。
- 出血导致肿胀。
- 运动或关节受力时产生疼痛。
- 运动或受力时关节锁定、滞涩。
- 关节在运动过程中可有骨擦音。

治疗

运动员应当：

- 用冰给关节降温。
- 使用具有支持和压迫功能的弹性绷带。
- 损伤部位限制活动和受力，有时拐杖很有帮助。
- 抬高受伤肢体。
- 寻求医疗指导。
- 在关节不受力和冲击的情况下进行锻炼。

医生应当：

- 进行临床检查，包括关节稳定性检测。
- 进行X线和MRI检查来排除骨折或软骨撕裂及骨软骨碎片。
- 如果肿胀、疼痛，可用注射器抽出可能存在的关节液。
- 用关节镜检查关节以确定诊断并清除任何松动碎块。
- 在受伤后的几天内，固定或取出松动的骨块或软骨碎块。
- 在最初的6~8周进行早期运动锻炼，以训练关节活动度，并允许小心地让关节受力。

慢性关节软骨损伤

如果运动员在2~3个月后仍然有症状，应采取进一步的诊断和治疗措施。

症状和诊断

- 活动期和之后出现疼痛和肿胀。
- 运动时关节锁定、滞涩。
- 受影响的关节压痛、积液、肿胀，受力时疼痛。
- X线、MRI和骨扫描可能有必要。
- 进行关节镜检查以评估损伤的大小、深度和位置（图8.15）。

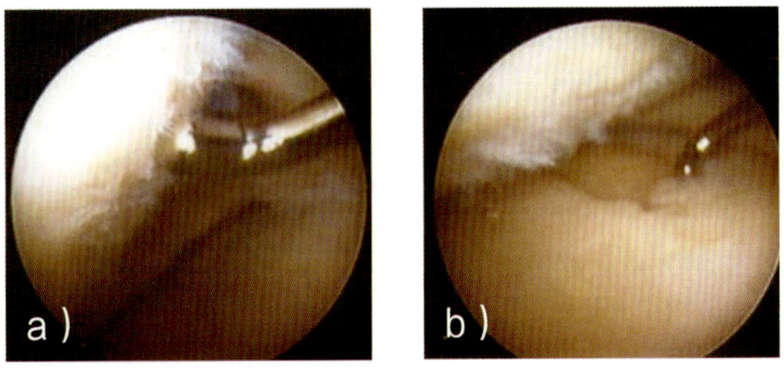

图8.15 使用探针评估关节软骨损伤。**a）**股骨髁上的软骨损伤。**b）**胫骨髁上的软骨损伤。

保守治疗

保守治疗旨在减少或改变锻炼和运动活动量，训练肌肉力量、耐力和神经肌肉控制（本体感觉），并使用抗炎药。

手术治疗

骨髓刺激治疗

首先需要去除影响关节功能的软骨瓣松动。之后可以进行钻孔，微压裂或使骨关节表面新鲜化，以允许血管向内生长，让结缔组织愈合损伤（图8.16）。治疗最常在关节镜下进行。

以下技术会被用到：

- 在受伤区域的下层骨质上钻几个孔直至骨髓空间。
- 微压裂：在下层骨质上制造小圆形裂缝（孔），让血流进入受伤区域形成结缔组织。适用于1~3平方厘米的小损伤。
- 磨削性关节成形术，使骨表面新鲜从而允许下层骨中小血管的血流能形成结缔组织，愈合损伤。

组织工程治疗——自体软骨细胞移植

自体软骨细胞移植（ACI）适用于软骨损伤，特别是膝关节的损伤（图8.17）。

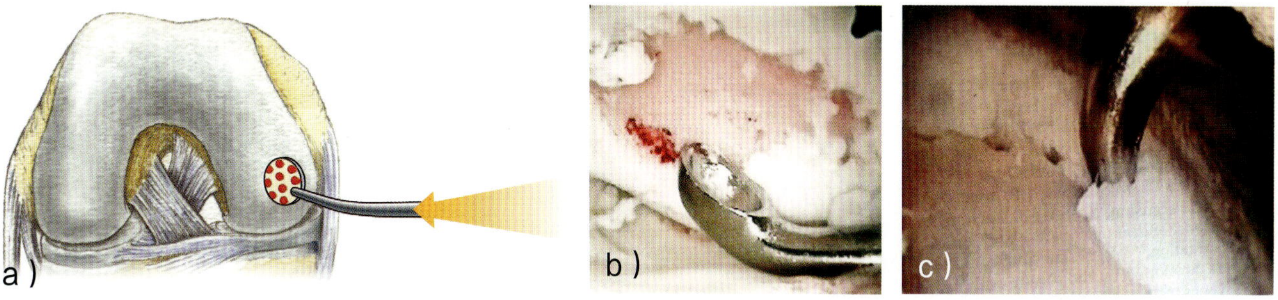

图8.16 软骨损伤的微压裂治疗，通过在下层骨上形成小的圆形孔，在受伤的区域制造出血。**a)** 膝关节大腿骨（股骨）下面的微压裂示意；**b)** 在关节镜下观察到相应的损伤，所有损伤的软骨组织都被移除，露出浅表容易出血并且周围具有稳定边界的软骨下层骨板；**c)** 使用专用仪器在骨髓中以4毫米间隔在骨板上产生毫米大的孔。由美国科罗拉多州Richard Steadman博士、Bill Rodkey博士提供。

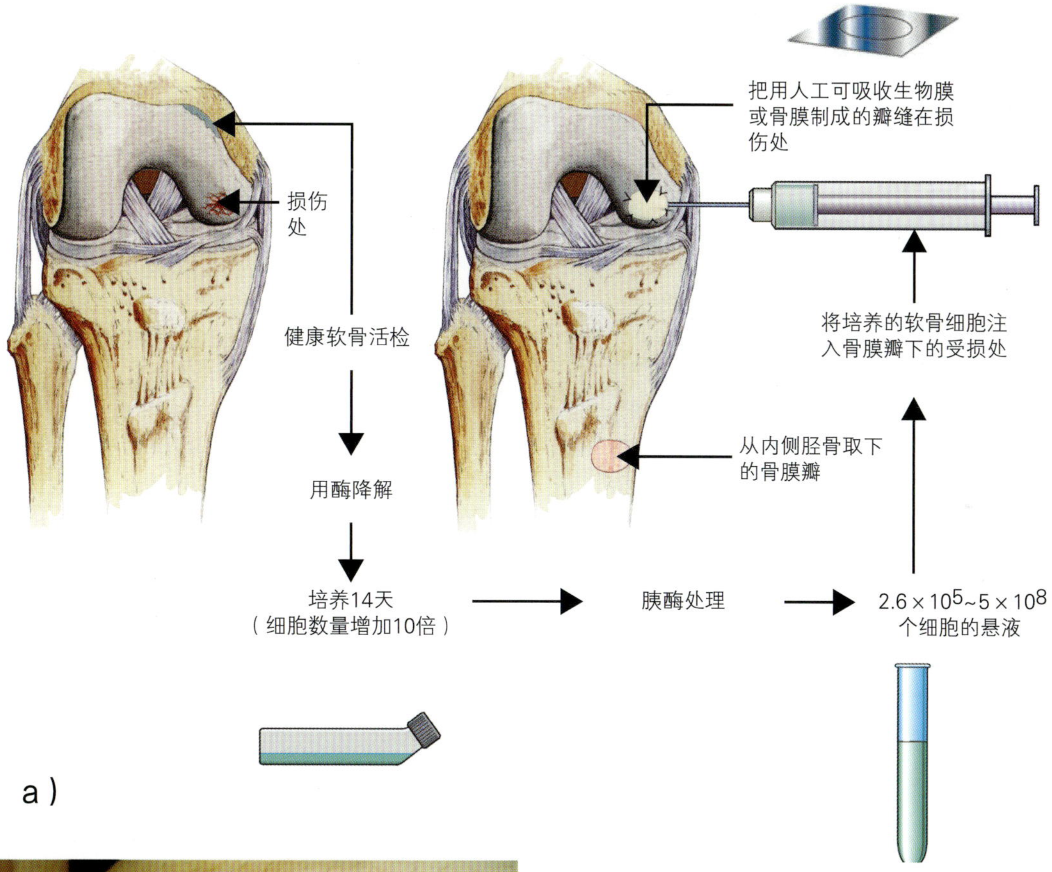

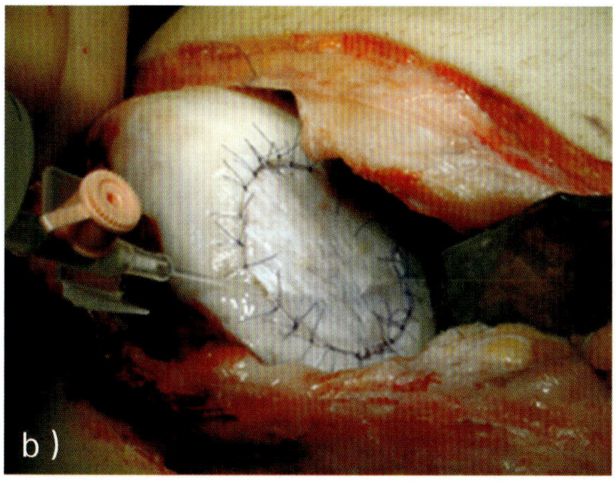

图8.17 自体软骨细胞移植在许多关节中有效，但可能在膝关节中最有效。它是由Lars Peterson教授首创。**a)** 使用骨膜的ACI技术示意；**b)** 手术中实施使用骨膜的ACI。如今还可使用人造可降解膜。

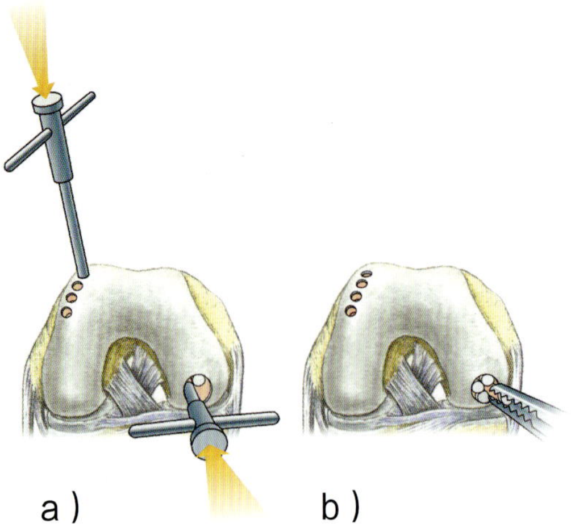

图8.18 可以通过移植骨和软骨柱来治疗软骨损伤。a）它们可以从较少受力的区域取出；b）此后，它们被移植到受伤区域中的相应钻孔内。

在关节镜检查时，从未受伤的、较少受力的软骨提取小软骨片（活组织检查）用于培养软骨细胞。患者在2~5周后接受手术，去除损伤的软骨组织。然后将培养的细胞注射到被骨膜或人造可降解膜覆盖的损伤区域中。此方法长期效果很好。ACI适用于2~16平方厘米的严重损伤。

自体骨软骨移植柱状骨和软骨

这些柱体可以从膝关节较少受力的部分提取，植入到受损区域的相应钻孔，效果较好（图8.18，图8.19）。这种技术适用于1~4平方厘米的损伤。

康复

最重要的是尽早开始训练关节活动度。这要在教练、训练员、医生和理疗师的合作下完成。锻炼

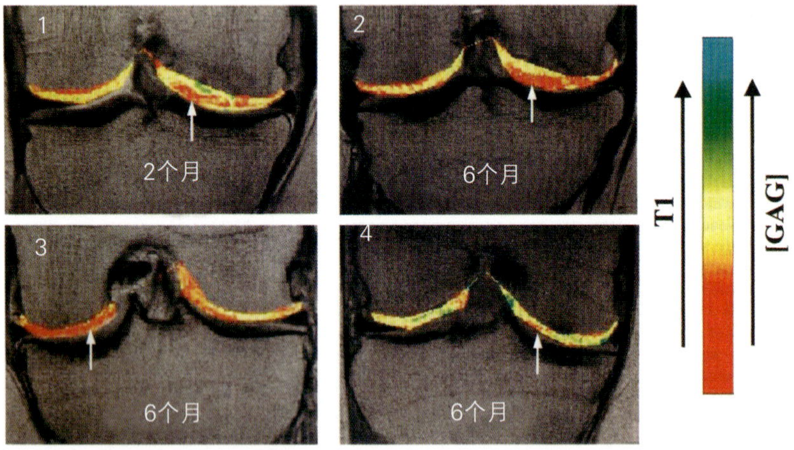

图8.19a 自体软骨细胞植入后糖胺聚糖含量的评估。静脉注射对比剂。这种对比是为了在关节软骨中寻找带负电的糖胺聚糖（MRI延迟增强软骨成像，dGEMRIC）。加载对比后，进行MRI检查。强度由右侧的刻度表示，其中红色代表低含量，蓝色代表高含量的糖胺聚糖。1.ACI后2个月进行MRI检查;2~4.6个月后的MRI检查。可以看出，股骨和移植区域的关节表面中糖胺聚糖的浓度低（参见2个月和6个月的箭头）。

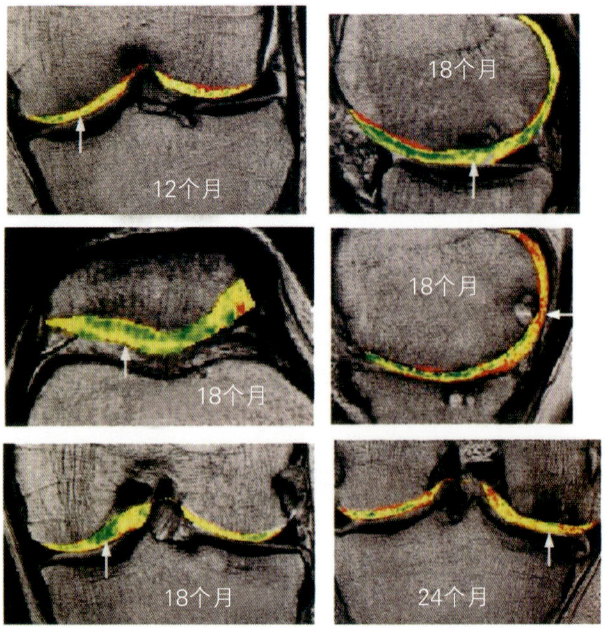

图8.19b 12和24个月后的MRI检查，其中股骨和移植区域的关节表面中的糖胺聚糖含量均为正常（参见箭头）。18个月后可见髌骨关节表面正常骨含量。该MRI技术可用于监测ACI后组织的愈合和成熟，以评估运动员何时能够重返竞技运动场。由美国波士顿塔夫茨大学医学院的Arnold Sheller 博士提供。

方案应该包括力量训练，逐渐增加关节受力和体重负荷。这些程序应根据个人情况单独设计，参考运动员回归定期训练和未来比赛的安排。

预后

由于关节受到机械和化学破坏，未治疗的关节软骨损伤可进展为骨关节炎。如果早期进行诊断，并以最佳手段治疗关节软骨损伤，运动员具有良好的预后。

关节中骨和软骨碎片脱落（剥脱性骨软骨炎）

关节中的骨和软骨碎片脱落意味着骨和软骨的一部分与其周围部分分开了。如果骨骼碎片坏死，则不能愈合，并且永久分离（图8.20）。

剥脱性骨软骨炎（OCD）是一种比较罕见的疾病，每年每10万人发生15~30例。75%的OCD发生于膝关节内股骨关节表面。6%的病例发生于肘关节，4%的病例发生于踝关节，膝关节（髌骨）、肩胛关节和髋关节较少发生。OCD可见于5~10岁的人群，也见于40岁的人群。然而，它最常见于10~20岁人群，男性比女性发病率高2~3倍。OCD可分为青少年和成人两种类型。

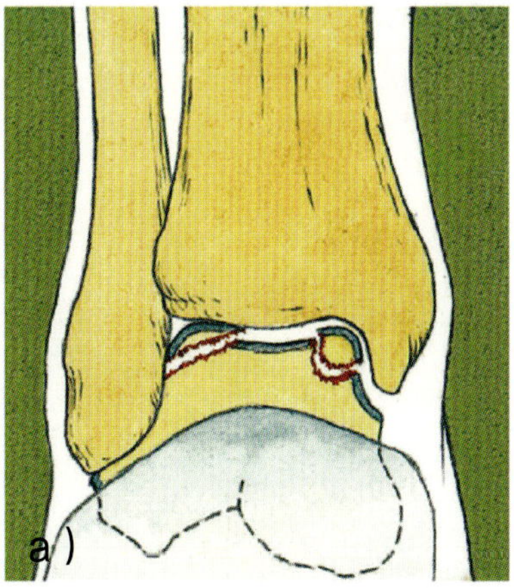

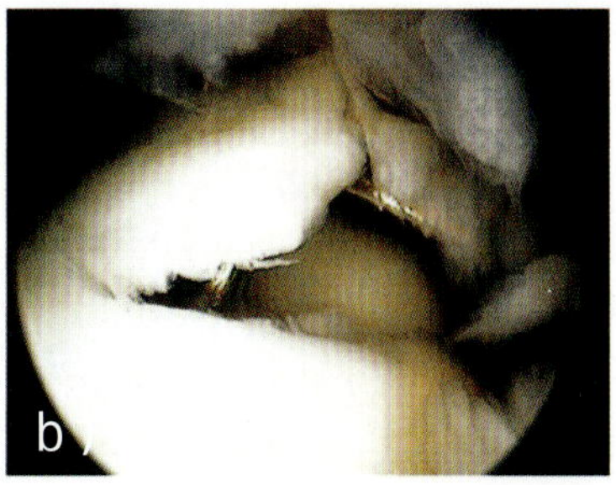

图8.20　踝关节中骨和软骨脱离（分离性骨软骨炎）。a）边缘和中间脱离；b）踝关节镜检查见软骨损伤。

- 青少年型：影响生长的个体，直到长骨的生长完成，即当生长板（骨骺）已经闭合时。
- 成人型：也影响生长板闭合后的年轻人。

> **小贴士**
>
> 患者越年轻，越早检测到病情，治疗结果和预后就越好。

损伤机制

现已经提出许多OCD的病因。胫骨平台［与圆形关节表面（股骨内侧髁）的外侧部分接触，并与其相撞］的创伤或反复的微量创伤，是膝关节OCD产生的原因。关节的重复过度受力，如发生在脚踝或肘部的扭伤都有可能发生关节中的骨和软骨的分离（如投掷肘）。血液变化与血液供应减少也是OCD发生的原因。由于OCD见于年轻、活跃的人群，因此被认为是与运动相关的。OCD也可能与遗传有关。

处理骨和软骨碎片在关节中的脱落时，重要的是区分附着的嵌入物和脱落的碎片。完全脱落时游离体会在其脱落的表面留下开放缺口。

症状与诊断

- 弥漫性关节疼痛。
- 碎片区域局部压痛。
- 常见锁定、滞涩，或有“无力感”。
- 关节复发性积液：X线和MRI检查可辅助诊断。
- 关节镜可以指导治疗，可以去除任何游离的碎片和组织瓣，可以测试碎片的稳定性。
- 骨扫描可以证明诊断并为治疗提供指导，现今很少使用。

治疗

仍在发育中的青少年运动员出现稳定的碎片时医生应当：

- 给运动员开具休息处方，同时训练肌肉力量。
- 使用石膏或支具固定，建议青少年运动员停止体育活动3~4个月，直到愈合。
- 如果保守治疗无效应进行手术治疗。

青少年和成年运动员出现不稳定的碎片时，应：

- 在急性病例中，如果在关节中诊断出游离体或部分脱落的碎片，可以清理新鲜骨表面，有时可以进行骨移植。用钉或销固定不稳定的碎片，在愈合过程中钉或销会被身体吸收，特别是发育中的个体。
- 清除任何游离体。
- 对于轻微损伤，应使用钻孔、微压裂和磨粗糙下层骨骼。该过程可增强软骨下骨的愈合潜力；也可以应用骨软骨柱，将其移植到受损区域的钻孔中。
- ACI使用的是自身软骨细胞，在较小和较大的损伤中都可以应用。
- 手术后康复通常有两阶段——固定和理疗。

愈合并返回训练

青少年OCD在保守治疗后，必须通过MRI或关节镜检查进行愈合的随访，有时还要在回归体育活动之前进行骨扫描。运动员训练关节的肌肉力量和活动性很重要。

成人和（或）手术后的OCD应该在重返体育活动前进行MRI或关节镜检查。

预后

青少年型的预后更好，特别是早期开始治疗者。如果病情影响膝关节的受力表面，20~30岁的80%的病例报告有骨关节炎。如果存在软骨骨块松动必须除去，否则，20年后患骨关节炎的风险接近100%。

关节疾病

关节骨骼部分被没有血液供应的软骨覆盖，这意味着软骨损伤后愈合不良。关节软骨有减震功能，并能减少摩擦。关节软骨通过滑液膜（滑膜）即关节囊的最内层形成的滑液，获得营养供应。滑液还可减少关节运动过程中的摩擦。

骨关节炎（磨损关节、骨关节病）

骨关节炎（OA）关节表面的软骨会出现分解和磨损，并且最终可在下层骨中产生变化。病情随年龄增长而恶化。OA可以分为原发性和继发性两种。

原发性OA在女性和糖尿病患者中最常见。原因不明。肥胖似乎与OA的发病无关，但肥胖可加速损伤的恶化。

继发性OA可在关节损伤或疾病发生后发生。原因可能有：①关节表面开裂，包括软骨损伤、韧带损伤和脱位；②创伤后OA或感染、类风湿关节炎等。关节的反复或不正确的受力，如足球运动可导致髋关节或膝关节OA。

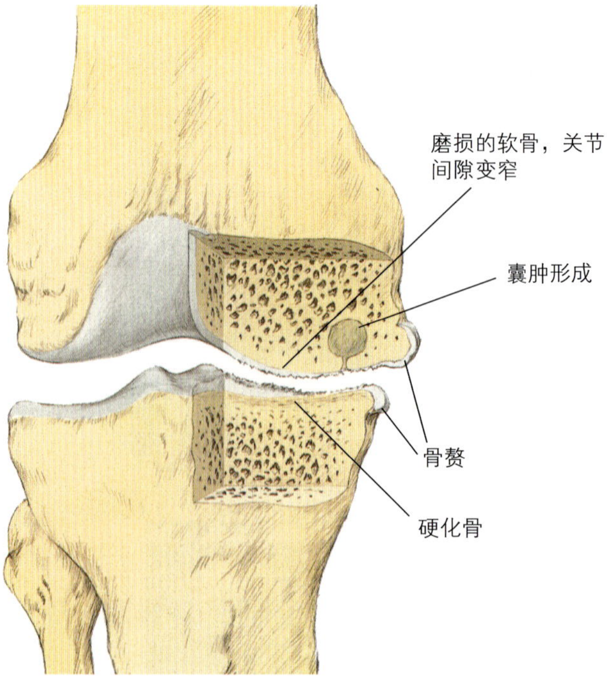

图8.21 膝关节OA。软骨被磨损至骨，骨将作为关节中的受力表面。骨变得更致密（硬化），并形成囊肿。随着关节囊变得骨性，可形成骨赘（骨增生）（图19.63）。

病理变化

最终阶段的关节变化在原发性和继发性OA中是相似的（图8.21）。在原发性OA中，软骨软化，软骨表面最终会变得不均匀并磨损；开裂发生，并可穿透到下层骨，这和继发性OA开始阶段一样。逐渐地，软骨磨损到骨，随后骨会被用作关节的受力表面。同时，骨骼发生致密化（硬化），在某些地方可形成囊肿。由于滑膜细胞重组成骨，骨性增生物（骨赘）形成，使关节变形。OA最常见于膝关节和髋关节。脚踝很少出现。关节的X线检查可以在受力时检测到这些变化。

症状与诊断

疼痛。疼痛是最重要的症状。虽然在日常活动中可能不存在疼痛，但是由于关节的过度负荷，疼痛可能突然开始。一开始疼痛缓慢增强。在运动员身上，疼痛可随着锻炼而消失，在训练或比赛后可再次出现。OA严重时，静息状态也会疼痛。疼痛还可影响夜间睡眠。

关节变化。患有关节炎的关节有多种症状，包括肿胀、僵硬、肌肉萎缩、酸痛、痉挛、局部高热，以及由于韧带松弛引起关节不稳定进而导致的异常关节运动。

僵硬。受影响的关节可出现晨僵和启动时疼痛，也可发生关节活动性逐渐减小和跛行。

影像变化。由软骨、骨囊肿、骨赘（骨刺）和硬化（骨骼密度增高）等原因导致的关节间隙缩小的图像可以确认诊断。另外有可能发生滑膜分泌增加的症状。

关节镜可以提供早期诊断。

MRI可以提供OA的特征和结构的详细描述。近年来，随着技术的进步，关于骨关节炎在MRI上的变化和进展的研究取得了较大的成果。

最近已经开发出使用造影剂的MRI（dGEMRIC，即MRI延迟增强软骨成像）。这种技术增加了检测关节软骨损伤和基质成分的敏感性。

治疗

骨关节炎的变化是不可逆的，即它们不会愈合。为了缓解症状并抑制关节软骨的降解，有以下几种治疗途径。

- 损伤和疼痛的关节应减少负荷。如果膝关节或髋关节受到损伤，建议休息和减少某些运动，如跑步。进行健身运动时可以改为骑自行车或游泳。
- 积极运动和力量训练应在理疗师的指导下进行，有时可以在游泳池中进行。应避免被动活动关节，即关节因另一个人的操作而活动。
- 热处理，如超声波、短波或热敷可能会产生一些心理安慰作用。可以使用具有保温疗效的氯丁橡胶套。
- 如果有一侧患膝关节或髋关节OA，可用健侧使用手杖获得支撑。轻便的手杖可以起到减震作用。
- 可以使用各种类型的绷带、矫形器、支架减轻关节受力。
- 可以使用抗炎药和止痛药。
- 严重病例，可能有必要手术（第437页图19.65，图19.66）。

骨关节炎与运动

患有关节炎的运动员应首先进行体格检查，然后向他们推荐合适的运动。评估应个性化。通常，不推荐初期OA运动员停止运动，但往往需要改变运动形式。例如，骑自行车和游泳可以减少出现症状的关节受力，比跑步更合适。给予足够的时间进行积极的运动和积极的肌肉训练，从而延缓衰退。髋关节或膝关节置换术后的体力活动应与治疗医生协商进行。

类风湿关节炎

类风湿关节炎（RA）是一种自身免疫性疾病（身体自身免疫系统的疾病），触发原因不清楚。临床表现为一种慢性炎症状态，影响关节、肌腱、腱鞘、毛囊和肌肉等身体组织。女性RA比男性高3倍，通常在20~30岁或45~55岁时出现。RA也可在童年时期出现，并可有更严重的进程。特殊危险因素是吸烟和遗传因素。

病理变化

RA主要是指滑膜的炎症，同时伴随某些蛋白质（纤维蛋白）的沉淀。炎症引起液体分泌增加，导致关节肿胀。炎症组织从关节磨损处向内生长，并像地毯一样覆盖在软骨表面（血管翳）和周围的韧带与肌腱上。同时，破坏从软骨表面延伸到骨骼，在骨骼形成囊肿。

最终，炎症反应随着形成不同程度的瘢痕组织而愈合。与此同时，关节囊中的结缔组织比例增加，变得稠密，从而限制了运动和愈合，而让肿胀增加。

症状与诊断

- 关节疼痛和肿胀。
- 关节僵硬在早晨最明显。
- 关节异常，肌肉无力和肌腱变化。
- 通常，疾病在几个恶化（复发）期之中进展。在此之间，有或多或少的无症状期（缓解）。

符合以下8项中的3~4项，但是必须包含（4）~（8）项中的2~3个，可诊断为RA。

（1）晨僵。

（2）至少一处关节疼痛或压痛并伴关节疲劳。

（3）至少一处关节肿胀或积水。

（4）至少一处其他关节肿胀。

（5）对称性关节肿胀。

（6）皮下出现结节状增厚的肌腱（RA典型症状）。

（7）放射影像显示RA的典型变化。

（8）血液检查显示RA的典型变化。

治疗

像OA一样，RA无法治愈。然而，可以限制恶化的程度，减轻症状。

- 一般身体训练和物理治疗。
- 抗炎药。
- 皮质类固醇治疗。
- 持续缓解症状的药物，如非甾体抗炎药（NSAIDs）和（或）减缓疾病活动的药物，如皮质类固醇和改善病情的抗风湿药物（DMARDs）等。
- 疾病晚期在局部使用可的松和金制剂治疗。
- 严重病例进行手术。

类风湿关节炎与运动

RA不是运动的障碍。应鼓励患者尽快进行调整过的体力活动，因为它具有积极作用。患有RA的运动员应主要从事主动运动，即肌肉活动的运动。推荐步行、游泳和越野滑雪。

其他关节疾病

关节感染

感染可以通过来自其他感染中心的血管到达关节，如尿路感染、性传播疾病、呼吸道感染、鼻窦炎、牙科和肠道感染。开放性关节损伤、手术或关节取样也可引起关节感染。关节感染应该由医生来处理。

痛风

痛风是指尿酸结晶沉淀在关节，95%的痛风患者是中年男性。通常是第1跖趾关节（大脚趾）受累，急性痛风症状表现为强烈疼痛和发红，逐渐加重的局部发热和肿胀。症状持续数天至一周。慢性形式的痛风可以累及多个关节，表现与关节其他慢性疾病相似。可以通过检查血尿酸来辅助诊断。

建议对痛风患者进行体检，用有针对性的方法治疗，包括抗炎药，饮食和积极休息。

肌肉损伤

肌肉的收缩性对呼吸、工作、交通、体育运

动、体力活动及平衡与定位等至关重要。

肌肉损伤是运动医学中最常见的损伤之一，但它们也是最常被误诊的，常因此得不到适当的治疗。由于大多数运动员在受伤后不久就可以继续进行日常活动，所以很容易低估伤病的程度。有研究表明，大多数运动中，肌肉损伤占运动损伤的10%~30%。研究还发现，在足球比赛期间发生的所有损伤中，肌肉损伤超过运动损伤的30%。近年来，在许多运动（如足球）中，大腿后部的腘绳肌损伤最常见。

肌肉可受到直接创伤以及瞬时、严重超负荷的伤害。肌肉损伤分为撕裂和出血（血肿）。

- 撕裂（拉伤）可分为完全撕裂或部分撕裂，而且可以进一步分为扩张撕裂（由于拉伸引起的肌肉应变）和压迫撕裂。
- 由于损伤导致的出血（血肿）可以位于肌肉间（肌肉外部）或肌肉内（肌肉内部）;出血在肌肉内部或外部，诊断和治疗有显著不同。

肌肉损伤通常是良性的，但对于运动员来说往往很麻烦，因为治疗不足可导致运动长期中断。要了解如何预防和治疗肌肉损伤，有必要了解正常的肌肉结构和功能。

肌肉结构

人体约有340块明确定义的肌肉。身体最大的肌肉是臀大肌，即臀部的肌肉。骨骼肌占总体重的44%。肌肉前端有起点（头部），后端有止点（附着点），在这之间是执行收缩功能的肌腹部分。肌肉用肌腱附着于骨骼。

骨骼肌由数千个细长的、称为纤维的肌肉细胞组成，含有收缩单位、肌原纤维。它们是由更小的结构肌丝组成。肌丝分为2种：位于肌纤维内的肌动蛋白纤丝和肌球蛋白纤丝，正是它们产生结构上的力。当肌肉缩短（收缩）时，肌动蛋白被拉入肌球蛋白之间。肌纤维结合在一起成为肌肉束（肌束），它们又连接形成肌腹（图8.22）。在一些肌肉中，肌腹可分为几个较小的肌腹。每块肌肉都有起点（或头部）。有2个始部的肌肉称为双头（二头肌），有3个的称为三头（三头肌），有4个的称为四头（四头肌）。

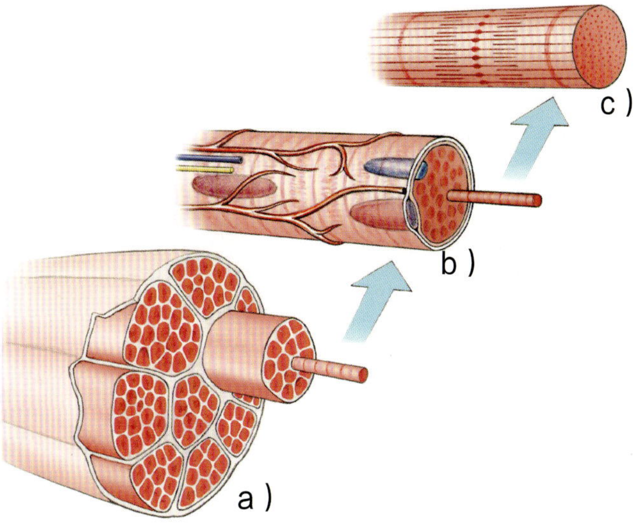

图8.22 肌肉结构示意。a）肌束；b）具有血管和神经的肌纤维; c）肌原纤维（收缩单位）。

肌纤维有两种不同的类型。慢肌（Ⅰ型或红色）和快肌（Ⅱ型或白色）。慢肌纤维从脂肪获得能量，使肌肉更耐用，适合耐力训练，如长跑。快肌纤维由存在于肌肉糖原储存器中的葡萄糖供能，并在不使用氧气（无氧能量）的情况下转化能量。慢肌纤维小于快肌纤维，且具有较低的强度并且收缩相对较慢；慢肌纤维有小血管和毛细血管组成的很大的网络，但有较少的神经，耐力较好。慢肌纤维对静态、低动态训练反应非常好，而快肌纤维对高强度的动态锻炼反应较好。

快肌纤维分为两个子类：Ⅱa型和Ⅱb型。Ⅱa型快肌纤维的特点是高强度和良好的耐力，Ⅱb型快肌纤维的特点是耐力很差，但爆发力很强。当肌肉被激活时，慢肌纤维首先启动，然后是Ⅱa型纤维启动，最后是Ⅱb型纤维启动。Ⅱc型肌纤维仍在研究中。Ⅱ型肌纤维经过非常长时间的耐力训练，可以获得利用氧气供能的能力，此为Ⅱc型纤维。

肌肉组成有很大的个体差异。最常见的是有等量的快肌和慢肌纤维。在运动员身上，擅长耐力运动的运动员肌肉主要由慢肌纤维组成，而短跑运动员主要由快肌纤维组成。当运动员想要练习一种特定的运动时，掌握肌纤维分布的知识很重要。

通过运动，运动员可以对肌肉实现以下影响：

- 肌肉酶活性增加。
- 在有氧运动时，细胞中发生氧化的单位（线粒体）数量增加。
- 为产能过程而储存的燃料增加。
- 肌肉毛细血管网增加。
- 力量训练使肌肉体积增加（肥大）。

总而言之，这些效应增加了肌肉的力量、耐久性、耐力和“爆发性”。各种类型的肌肉训练见第197页。

肌肉肌腱复合体损伤

肌肉和肌腱被看作为一个整体单位。原则上损伤可以发生在肌肉附着于骨骼处、肌腹、肌肉肌腱移行区、肌腱和肌腱始部及附着到骨骼和骨膜处。实际上，不论负荷如何，肌肉损伤最常发生于肌肉和肌腱移行区（图8.23）。

为了防止肌肉肌腱复合体损伤，重要的是保持良好的力量训练和充分的热身练习。经过静力训练的肌肉可以承受更多的负荷，并且具有比未热身的肌肉有更强的拉伸性。

肌肉拉伤

肌纤维是一个高度专业化、复杂的单位，反应灵敏，可快速地适应变化。受伤的肌肉组织可以在短时间内愈合，可在3周内形成纤维。损伤可能会引起出血，出血可以是广泛的或局限的。这种出血可通过阻碍肌纤维末端之间的接触来机械地影响愈合过程。控制出血可以增加快速和完全愈合的可能。因此，竞技场上用压力绷带和降温处理进行急性治疗是非常有价值的。

运动中发生的不同类型的肌肉撕裂：

- 由于过度伸展或离心过载导致的扩张撕裂或肌肉拉伤。这种撕裂位于肌肉或肌肉附着点表层部分（图8.23）。这些拉伤是由于运动员肌肉收缩期间的力的积累而产生的，并且经常出现在离心（减速）和向心收缩（加速）发生变化之时。
- 直接创伤导致的压迫撕裂或肌肉损伤。肌肉通常处于收缩状态，于是在外伤导致向肌肉下的骨骼压迫肌肉时就可产生这类损伤，如在足球运动中当膝关节击中大腿时（图8.24）。这种撕裂可能导致大量出血，通常位于靠近骨头的深处位置。

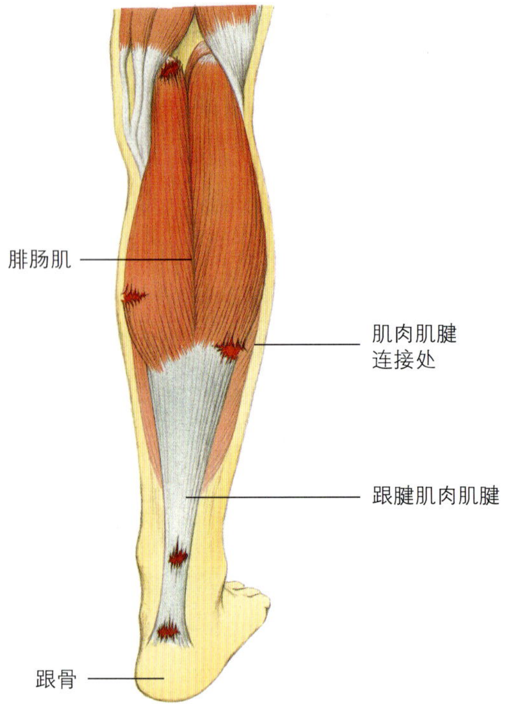

图8.23　跟腱肌肉肌腱复合体损伤。损伤可发生于肌肉在骨上的附着点、肌腹、肌肉肌腱移行区、肌腱、肌腱起点，以及骨、骨膜的附着点。

肌肉完全撕裂是指肌肉中的所有纤维都被撕脱，肌肉功能丧失；肌肉部分撕裂是指只有一部分肌纤维被撕脱，而有一部分功能完好，二者有显著的区别。

导致肌肉撕裂的因素包括：

- 由于训练不足或缺乏热身，肌肉的准备不足。
- 由于损伤后康复不足，肌肉变弱。
- 肌肉可能以前已经有广泛的损伤，在肌肉中形成了瘢痕组织。这种瘢痕组织通常比肌肉具有较少的弹性，因此具有发生新损伤的风险。

- 超负荷或疲劳的肌肉比充分休息的肌肉更容易受伤。
- 紧张的肌肉不能承担关节的全程运动，可在需要敏捷性的体育运动中受伤。
- 长时间受冷的肌肉正常收缩力降低，从而增加了受伤的风险。
- 由于过度受力引起的肌肉拉伤——扩张撕裂。

短跑运动员、跳伞运动员和足球运动员，即需要在短时间内发生最大爆发性肌肉收缩（张力）的运动中容易发生扩张撕裂（图8.24）。当拉伸力高到超过肌肉强度时，就会发生撕裂。例如，肌肉离心收缩过程中的过载（即肌肉在拉伸时进行制动）。再如，突然停止或减速（离心收缩），快速加速（向心收缩），两者的危险组合，如转弯、跳跃等。

这种类型的撕裂通常位于在两个关节上工作的表面肌肉，如大腿后侧的肌肉（腘绳肌），它能弯曲膝关节并伸展髋关节。在短跑期间，腘绳肌没

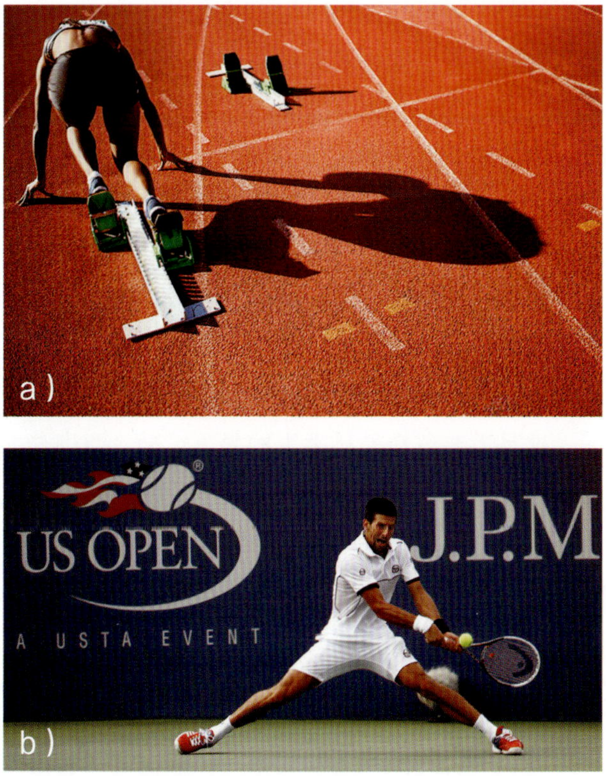

图8.24　肌肉膨胀撕裂的危险因素包括：突然停止、减速（离心收缩）、快速加速（向心收缩），或起始、突然停止、或转弯、跳跃中两者的危险组合。图片来自Bildbyrån，瑞典，已授权。

有足够的时间同时执行由敏感的神经肌肉系统控制的这两个功能。如果该系统被干扰，可增加肌肉拉伤的危险。扩张撕裂也可发生在大腿前侧（股四头肌），小腿（腓肠肌）和上臂前侧屈肌（肱二头肌）。

扩张撕裂可分为一级和二级（部分）肌肉撕裂，三级（完全）肌肉撕裂。

- 一级（轻度）扩张撕裂是指小于5%的肌纤维撕裂。力量和运动控制的丧失很轻微。然而，主动或被动的伸展运动会在伤口周围区域引起疼痛和不适。记住，对于运动员来说，小的肌肉撕裂可能与广泛的伤害一样麻烦。
- 二级（中度）扩张撕裂是指明显较大的肌肉撕裂，但肌肉未撕裂。任何肌肉收缩的尝试都会引起疼痛。
- 三级（重度）扩张撕裂是指肌肉完全撕裂。

症状与诊断

- 受伤过程产生剧痛，同样的疼痛在收缩肌肉时也会出现。静息时肌肉疼痛通常很小。
- 在部分撕裂的情况下，肌肉可能由于疼痛无法收缩。完全撕裂时肌肉无法收缩。
- 部分撕裂时，可感觉到肌腹有一定空隙。完全撕裂时，可能会感觉到空隙覆盖整个肌肉范围。肌肉可能“肚皮朝上”并形成局部肿胀。
- 触痛和肿胀常发生于患处。
- 几天后，皮肤可出现变色发青，通常在患处下方。变色是肌肉出血的征兆。
- 受伤的肌肉可发生痉挛。
- 受伤区域的视诊和触诊可以确定肌肉拉伤的程度。
- 包含或不包含阻力的功能测试通常是确诊的最佳方式。

愈合

肌肉伸展过度会导致该区域的肌纤维和血管破裂，断端回缩，受伤区域充血。随着通过血管和细胞向内生长的血运重建启动的初始炎症反应，开始

了血液和坏死组织的吸收和修复。同时有两个阶段进行受伤肌肉的修复，并且可能相互竞争：

- 新肌纤维形成（再生）。
- 产生瘢痕组织（结节化）。

骨骼肌具有较强的再生能力，但新形成的肌纤维比原来短，并与非弹性瘢痕组织混杂在一起。如果瘢痕组织覆盖了大面积的肌肉，则会限制肌肉收缩能力。如果肌肉中不同部位有不同的弹性，则又会增加新拉伤的风险。因此，肌肉损伤总是伴随长时间的恢复。

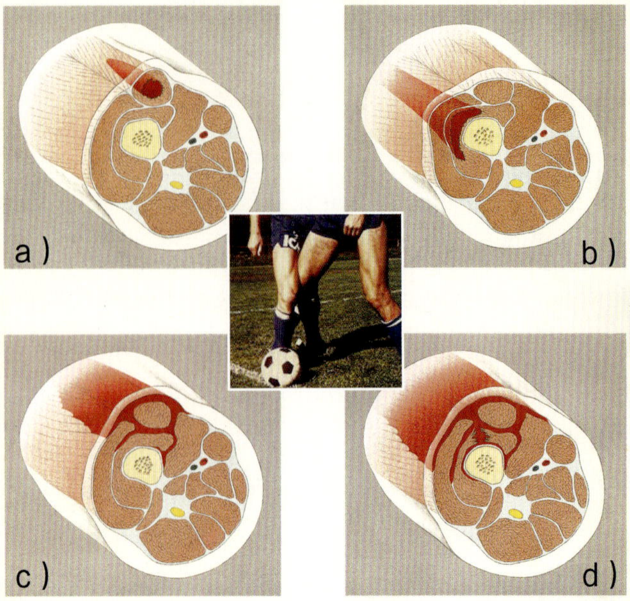

图8.25 大腿的外伤可引起肌肉出血。顶向大腿的膝关节会将肌肉压在骨上，从而引起肌肉血肿，即所谓的挫伤。a）表面肌肉血肿；b）深层肌肉血肿；c）肌肉血肿；d）具有肌肉内扩散的深层肌肉血肿。

小贴士

受伤的肌肉可能在运动员的整个活动期间都需要进行训练，因为旧伤通常会增加出现新伤的风险。

创伤后肌肉撕裂——压迫撕裂

对肌肉的直接创伤及通过创伤向下面的骨骼压迫肌肉，通常会在肌肉收缩时引起深部肌肉的撕裂和出血。压迫撕裂也发生在浅层肌肉中，症状与扩张撕裂引起的症状相似（见上文）。

肌肉血肿（出血）类型

当运动员从事体育活动时，会大量重新分配心脏泵出的血液（心输出量）。肌肉中的血液灌注从静止时的约0.8升/分（心输出量的15%）增加到肌肉剧烈工作时的约18升/分（心输出量的72%）。因此，肌肉中的血液流动在诸如体育运动的活动中是非常可观的（图8.25）。肌肉出血的程度与肌肉灌注成正比，与肌肉紧张程度成反比。然而，损伤的影响取决于出血位置及程度。治疗、愈合和康复将取决于肌肉血肿的类型、位置和大小，以及整体组织损伤。

肌内血肿

肌内血肿可能由肌肉拉伤或肌肉挫伤引起（图8.25）。出血从受伤的肌肉内开始，周围包裹着未受伤的筋膜。肌肉内的压力增加，直到压力使血管收缩并止血。肿胀延续或每小时持续增加，伴随如酸痛、疼痛和受限运动等症状，以及降低或失去肌肉功能。发生肿胀是因为血肿通过渗透作用从环境中吸取液体。随着肿胀的增加，压力增加，如果组织没有循环，则会发生坏死，即急性骨筋膜室综合征，这是需要急性外科手术的紧急情况。肌肉功能可能降低或完全丧失。如果肌筋膜受损，出血会扩散到肌肉间（见下文）或周围组织之间的空间，压力不会阻止循环，并且组织坏死的情况不会很严重（见下文）。

肌间出血

当肌筋膜与周围血管受损时，肌肉之间可能发生出血。出血最初导致压力增加，使出血在肌肉之间扩散，于是压力又迅速下降。肌间出血的特征是血液渗出，受伤后1~2天在受伤部位以下的区域会由于重力而显示出来。出血压力很小，容易扩散，肿胀迅速。肌肉的力量等功能会在受伤后立即恢复。如果积极治疗，肌间出血有可能在无明显肌肉力量减少的情况下快速恢复。

肌肉撕裂和肌肉血肿的治疗

无论出血原因是什么，运动员或教练可以通过以下方式停止或减少出血。

- 静息。
- 压迫包扎受伤部位周围（加压包扎止血）。
- 给受伤区域降温以缓解疼痛。
- 抬高伤肢。

减少负重——如果撕裂位于下肢，受伤者需要使用拐杖直到确诊。手臂受伤时，有些形式的塑料或石膏夹板可用于减少受伤区域受力。

在损伤发生之后，身体自身防御出血的机制——凝血功能会立即发生作用，并持续数小时。这种机制在2~3天内都有活性。在此期间，炎症修复过程从消除血块的血运重建开始。然而，这种修复组织在新的创伤或新的应变或压力之后非常容易出现新的出血。

患有肌肉拉伤和出血的受伤者总是需要休息和减轻负荷1~3天才能限制瘢痕形成，并允许肌肉细胞再生。现已清楚，损伤后短暂休息再进行训练对受损肌肉的恢复和力量都有更好的效果。

> **小贴士**
>
> 肌肉损伤应首先固定受伤的肌肉，避免肌肉活动，以限制损伤的程度，避免干扰关键的早期愈合过程。
>
> 肌肉损伤发生后的1~3天不推荐按摩，因为按摩含有重复的轻微创伤。热疗法也不被推荐。

如果怀疑有较大的肌肉撕裂或肌肉血肿，受伤者应该去看医生。

医生会将受伤者送到医院观察大的肌肉血肿中心。出血和肿胀可能加速进展，使血液供应减少，肌肉内的压力增加。如果不经治疗，可出现并发症。如果出血很小，且伤害的性质和程度不确定，受伤者可以遵医嘱休息1~3天。在急性期难以确认存在何种损伤类型，在损伤前3天，应该假设可能是严重的肌肉损伤。

> **小贴士**
>
> 必须对受伤部位进行连续反复检查，以便能够区分肌间血肿和肌内血肿。
>
> 肿胀快速减轻和肌肉功能快速恢复表明是肌间血肿。
>
> 肿胀不变或加剧和肌肉功能的永久性降低提示肌内血肿。

48~72小时措施

损伤的48~72小时应考虑以下4点问题。

- 肿胀是否减少？如果没有，表明是肌内血肿。
- 出血是否扩散？远离受伤部位的皮肤是否变色？如果没有，表明是肌内血肿。
- 肌肉受损的能力是否恢复或改善？如果没有，表明是肌内血肿。
- 出血是不是部分或完全肌肉撕裂的症状？

达成正确的诊断很重要，因为肌内血肿或完全撕裂的肌肉过早开始活动会引起难治的并发症、进一步出血，对于有些病例会增加瘢痕形成的风险。这可增加延长愈合过程和产生永久性损伤的风险。进一步的治疗取决于诊断。

72小时后的措施

初次急性治疗后，轻度部分撕裂、肌间出血和轻微肌内血肿可以以此积极治疗。

- 持续用弹性绷带加压包扎。
- 局部热处理；交替使用冷、热疗可以获得很好的疗效。

小贴士

根据损伤类型不同，肌肉训练应该在休息2~5天后进行。

积极肌肉训练应按照以下顺序进行。

- 无负重的静态肌肉训练。
- 轻度负重的静态肌肉训练。
- 有限动态肌肉训练与主动运动直到疼痛阈值。
- 增加动态运动负荷。为了缓解疼痛和肿胀，运动后可以进行冷治疗。
- 增加ROM与拉伸。对具有和受伤肌肉相反功能的肌肉（对抗肌）进行训练很重要。
- 神经肌肉运动——协调训练、功能和本体感受训练。
- 逐渐增加受伤肌肉的活动和负荷。如果是一条腿受伤，运动员可以在开始跑步之前进行骑自行车训练和游泳等水上训练。
- 特殊训练。

如果受伤肌肉的疼痛保持不变，应更加怀疑是肌内血肿和组织损伤。为了诊断，医生应：

- 更新局部检查。
- 测量肌内（室内）压力。如果受伤部位有液体，可使用粗针进行关节穿刺，抽出液体进行分析。
- 超声或MRI：超声检查可提供损伤程度和愈合过程的充足信息，且易于操作，在急性期可提供充分详细的信息。超声检查可以动态地进行（即在肌肉活动时），因此该检查在肌肉损伤的监测中具有很大的价值。
- 手术。

确诊后，有以下几种治疗方法。

- 在大多数情况下，推荐在应用弹性绷带和减轻负荷休息1~3天后，一旦疼痛和活动能力允许就开始主动肌肉训练，有时可使用抗炎药物。
- 需要手术的情况很少。

存在广泛出血，特别是肌内出血

完全撕裂，超过1/2肌腹撕裂的部分撕裂，特别是撕裂发生于周围没有类似功能肌肉的肌肉类型，或配合工作的肌肉失去功能（对比胸大肌），这些情况下重要的是通过去除血肿并缝合肌肉断端将肌纤维末端组合在一起。瘢痕组织使肌肉具有不同弹性的区域，这可增加瘢痕肌肉出现新伤害的风险。因此，重要的是去除血肿并且将损伤的肌纤维彼此并置并缝合。通常，手术后需要打石膏或应用绷带治疗一段时间。

康复

手术后的康复计划在医生和运动员的共同参与下制订，要考虑损伤部位和严重程度。如果训练在早期开始，愈合较快，可改善肌肉血液循环，提高肌肉抵抗力。静态肌肉训练可以与医生协商后在手术后不久就开始。此后，伤者通过动态运动训练（从无负重的训练开始）逐渐增强肌肉力量和活动性（图8.26）。

小贴士

制订正确的锻炼计划对于愈合至关重要。

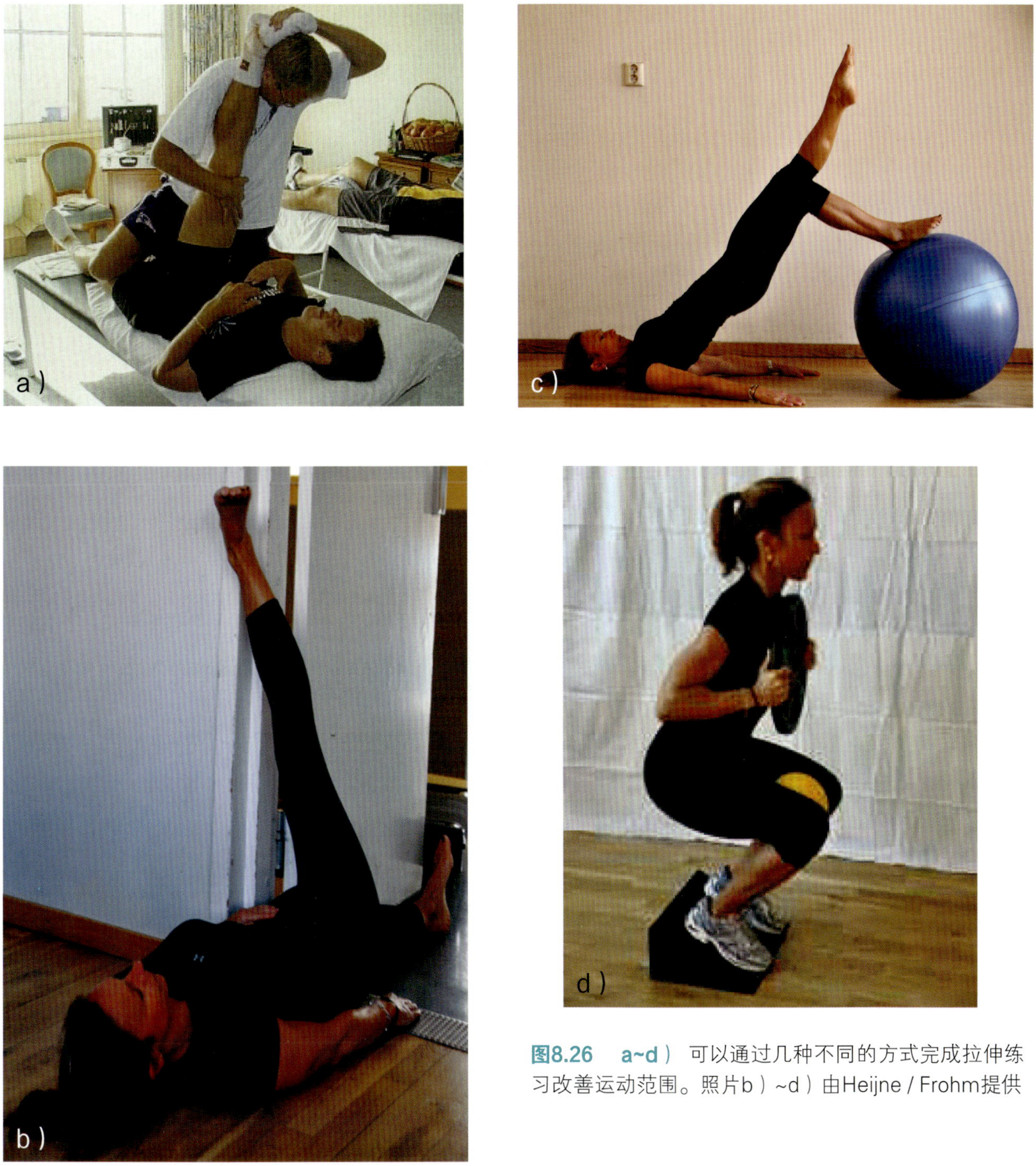

图8.26 a~d） 可以通过几种不同的方式完成拉伸练习改善运动范围。照片b）~d）由Heijne / Frohm提供

愈合

如果肌肉最大负荷下不发生酸痛和疼痛，则肌肉是完好的。当伤者恢复了充分的肌肉功能，周围关节恢复了充分活动性或其他正常运动模式时，受伤者可以恢复全面训练。

通常，较小而轻度的肌肉损伤愈合时间较短，常为1~3周。中度肌肉撕裂的愈合时间一般为3~16周不等，取决于撕裂的大小和位置。肌内血肿通常伴有小组织损伤。在这种情况下，愈合时间可以估计为2~8周。伤者可以在1~2周后恢复体育活动。当肌肉组织损伤较大时，可能需要几个月的时间愈合才能安全返回运动场。在进行决策之前，应使用

MRI或超声检查。

受伤的运动员恢复体育活动之后，应先进行心血管系统锻炼和逐渐增加负荷的肌肉训练，再进行速度训练。

小贴士

一名肌肉损伤的运动员，在受伤完全愈合之前不应该进行比赛，即更严格的训练应在运动员完全没有症状时开展。否则，再次受伤的风险很高。

肌肉损伤的并发症

通过瘢痕组织愈合

肌纤维在超负荷时受伤，会发生肌肉出血和撕裂，是因为肌肉收缩性不足。撕裂的肌纤维之间的空隙充满血块，并转化为瘢痕结缔组织。如果肌肉在受伤早期受到严重的压力，就会发生瘢痕愈合，使肌肉产生具有不同弹性的区域，从而可能会发生新的损伤——撕裂或出血。如果瘢痕组织导致的问题持续存在，则可能需要手术切除（图8.27）。然而，这很少实施。

肌肉血肿并发症——骨化性肌炎

如果对组织损伤和出血的早期急性治疗不充分，深层肌内血肿最终会钙化并转化为骨骼。如果愈合过程由于重复的创伤或压力而中断，则骨化会继续进行。这种钙化和骨化的发展导致组织中具有不同弹性和强度的区域，这将增加创伤，导致进一步出血的风险。骨化是一种慢性炎症过程，意味着医生一直无法进行积极治疗（图8.28）。如果运动员在该区域的肌肉功能受损和僵硬程度比较严重且持续时间超过6~10周，并且有明显骨化边缘的放射学证据，则应考虑手术治疗。这样的手术是有争议的，因为被认为有骨化复发的风险。经验表明，6~8周后手术切除骨化结构可以获得非常好的结果。受伤者8~10周后可以重新开始体育活动训练。

肌肉拉伤可能被视为肿瘤

完整的肌肉撕裂有时可能在后期被误认为是肿瘤。在检查中可以发现肿胀，并且受伤者认为尺寸有所增加。必须对这些病例进行调查，以使受伤者得到正确的诊断。这种情况的典型例子如下：

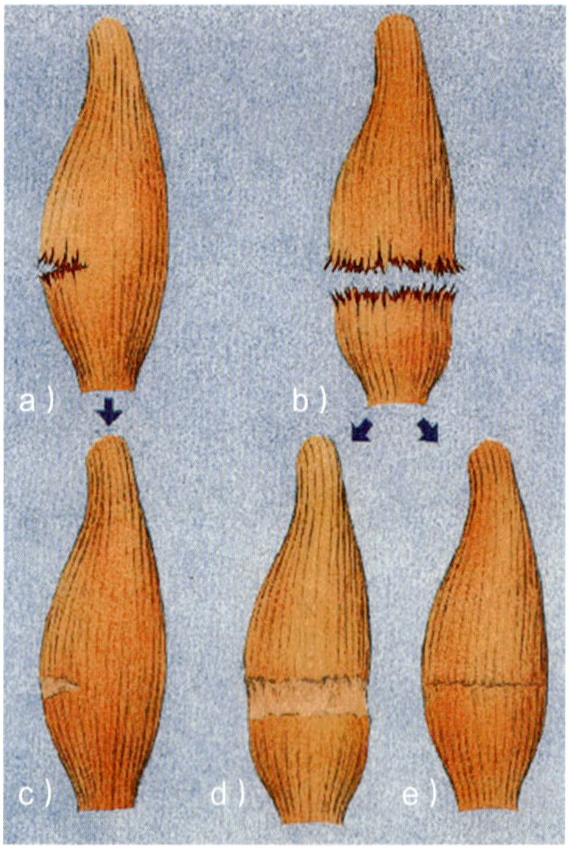

图8.27 肌肉损伤后愈合的原理。a）部分肌肉撕裂；b）完全肌肉撕裂；c）愈合的未经手术的局部肌肉撕裂；d）通过瘢痕组织愈合的未经手术的完全肌肉撕裂；e）经过手术操作的完全肌肉撕裂的愈合；血肿已被去除，撕裂的肌肉被缝合在一起。

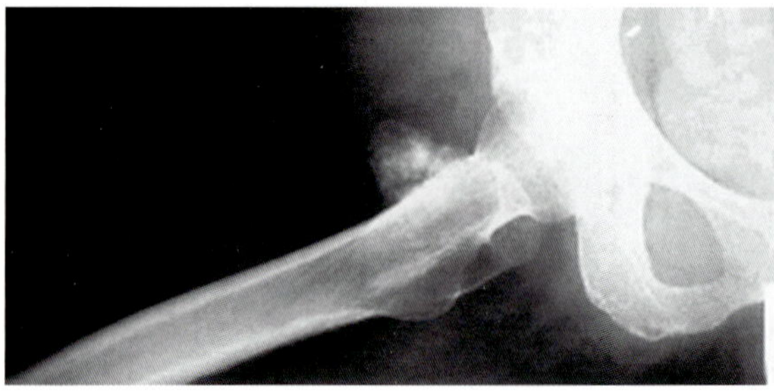

图8.28 骨化性肌炎。X线检查显示股骨上部周围的骨化结构。

内收肌位于大腿内侧，可使脚向内移动（内收）。内收肌起于耻骨，附着于股骨。内收肌部分撕裂通常发生于位于耻骨的始部，而完全断裂通常发生于股骨。内收肌完全撕裂可以不引起疼痛或其他重要问题。通常由于大腿上出现结节而被注意到。这种结节会被误认为肿瘤，但其可能只是代偿性生长。因为撕裂后长度缩短，肌肉起点和止点之间距离更短，因此受损肌肉被迫工作更多。新的附着由瘢痕组织形成。在这种情况下，做出“陈旧性内收肌完全撕裂”的诊断并不难。临床检查在放松状态和收缩状态下都必须进行。

肌肉炎症（肌炎）

肌炎比较少见，主要发生于大腿、背部、肩部和小腿肌肉。

症状与诊断

- 受影响的肌群在使用时疼痛。
- 如果负荷加强和使用频繁，症状会加剧。
- 检查发现肌肉有疼痛、僵硬的部位。
- 肌肉痉挛。

治疗

运动员可以：

- 使用抗炎药。
- 减少训练以使肌肉休息。
- 局部热疗，使用常规放松练习。
- 可以尝试按摩。

肌肉痉挛

肌肉痉挛的特点是肌肉突然出现痉挛、疼痛导致肌肉收缩及肌肉使用困难。很多人都有过肌肉痉挛的经历。运动员在剧烈艰苦活动期间和之后可出现肌肉痉挛，如有加时的足球比赛或长跑比赛。肌肉痉挛经常发生于网球运动员和酷热条件下比赛的运动员。

病因

比赛结束时足球运动员出现的肌肉痉挛可能是肌肉变化引起的。这些变化包括肌肉出血后的残留状况、肌肉中的小撕裂或运动员的体格状况，如营养缺陷。支持“神经肌肉控制变化”假说作为运动相关肌肉痉挛病因的主要病理生理机制的研究数据正在积累[2]。

天气炎热时的长时间运动，运动员可遭遇严重的水流失（脱水），导致肌肉痉挛。确切的因果关系还不清楚，但是糖原储存耗尽和盐分缺乏可能会导致病情发生。应该指出的是，支持运动相关肌肉痉挛病因的“电解质耗竭”和“脱水”假说的科学证据非常有限。

肌肉痉挛的直接原因尚不清楚，但是妨碍循环的因素可能会对此有影响：袜子过紧、鞋跟过紧、肌肉中乳酸积聚、静脉曲张、寒冷和感染。

治疗

运动员可以：

- 通过基础训练、热身、伸展运动和使用正确的设备防止肌肉痉挛。
- 确保营养均衡，水分充足，盐分储备和糖原储备充足。及时补充流失的体液和盐分（电解质），特别是高温环境时。
- 在急性痉挛状态下停止运动并反方向活动。例如，如果运动员小腿肌肉痉挛、足部向下屈伸，应轻轻地屈曲膝关节，并使足部垂直于腿部。轻微的肌肉拉伸可解决痉挛。可以结合轻柔的按摩对痉挛肌肉施加轻微压力（图8.29）。

运动员反复痉挛时推荐医生对其进行全面的体格检查。

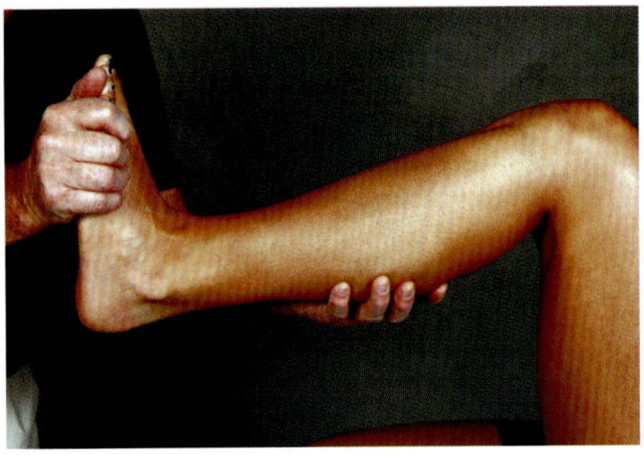

图8.29 小腿肌肉痉挛很常见。可以通过激活与痉挛肌肉作用相反的肌肉来阻止痉挛。

延迟性肌肉酸痛

延迟性肌肉酸痛（DOMS）或迟发性肌肉疼痛，即疼痛、压痛、僵硬、有时有肌肉肿胀，这些症状可能会在强度较高的锻炼后数小时内发生。主动和被动的动作都会产生疼痛，肌肉感觉虚弱。许多运动员在秋末和早春时期感到酸痛，这是因为他们改变运动场地，训练强度过大，或者没有把鞋子调整到适合地面。尤其是运动过程中当肌肉在共同收缩期间伸长（离心负面工作）时，可能发生症状。

肌肉收缩能力涉及最小的肌纤维，即所谓的肌原纤维。未经训练的人可在运动后一天至几天出现肌肉酸痛。这种疼痛被认为是由于"撕裂"了所谓的肌肉中的Z带造成的。研究人员最近已经观察到运动后肌肉中双重的并且加宽的Z带，以及肌节（是肌原纤维的最小收缩单位）数量的增加。当肌肉休息时，这些变化将消失。Z带不含有任何感觉受体，因此不产生任何疼痛，但是当它们撕裂时，会同时撕裂肌肉的小血管（毛细血管）。这些现象结合小出血可引起肿胀，反过来又会引起酸痛。该机制尚不明确。总之，最近的研究结果表明，肌纤维的变化其实是同种东西的重新组合。肌肉酸痛是无害的，通常会在几天后消失。

可以通过让训练适应运动员的健身水平和运动场地来防止肌肉酸痛。适当的设备至关重要。

- 主动加热或按摩可以迅速减轻DOMS。
- 即使运动员肌肉酸痛表现出初始的肌肉僵硬，也可以继续运动，尽管运动员的运动速度会有所降低。
- 应逐渐增加运动强度，特别是在初期阶段。
- 加热和轻微活动可以减轻疼痛。
- 具有加压作用的衣服可以有效减轻DOMS的肌肉损伤。

肌腱损伤

在运动医学中，肌腱损伤是一种反复出现的诊断和治疗问题。如果这种损伤得不到有效治疗，损伤题可能会变得长期或持久。

肌肉末端通常为肌腱，肌腱附着于骨骼，肌肉收缩的作用在这里被传递至骨骼。肌腱的主要功能就是将肌力传递给骨骼。肌肉仅在收缩时产生肌肉力量，引起肌腱的张力作用。肌腱的形态、长度、血管量和腱鞘大小具有很大的解剖学变异性，以及生物化学和生物力学多样性。体育活动加强了常被使用的肌腱。运动中跟腱的最大受力估计为近9 000牛（1牛≈0.1千克力），即运动状况下，跟腱几乎承受了900千克力或12.5倍的体重。然而，在肌腱损伤中，力的速度相比力的大小对损伤的程度有更大的决定作用。肌腱具有相对较高的拉伸应力抗力，但不具有对剪切应力的抗力（比较纸张承受剪刀的一对刀片的应力：组织中的剪切应力能使薄片断裂），并且抗压能力小。肌腱由提供机械强度的胶原蛋白和弹性蛋白组成，使肌腱具有弹性。

静息肌腱中的胶原组织通常是波浪形的，但是如果拉长延伸超过2%，则胶原纤维被拉伸，波形消失。伸长达到4%~8%时，胶原分子的交叉部分开始撕裂，胶原纤维彼此滑脱；当延伸达到8%~10%时，肌腱功能丧失，最弱的纤维撕裂（图8.30）。

在以下情况下，肌腱最为脆弱：

- 肌腱没有准备，没有充分的热身就暴露于张力下。

- 肌腱受到来自一定角度的压力。
- 肌腱在拉伸时受到外界创伤。
- 相关肌肉被最大限度地激活并紧张。
- 肌群被外力拉伸。
- 肌腱相对肌肉较弱。
- 以上风险适用于所有年龄段的所有运动员。

肌腱损伤在运动中很常见，因为运动活动导致肌肉肌腱复合体的力量集中在肌腱上。肌腱组织能迅速适应目前的情况。然而肌腱可能受出现过载（阻力急剧增加）或过紧（持续重复运动而不增加阻力）。不管是突然出现的还是由于重复应变引起的累积过载，当细胞周围的支撑组织（基质）不能适应载荷（图8.30）时，就会发生肌腱损伤。

肌腱损伤分类

肌腱损伤大致分为撕裂（完全和部分）、过度使用损伤伴有肌腱退行性病变（腱鞘炎）、临床意义的肌腱过度使用损伤（肌腱病）、骨骼附着处（肌腱骨膜炎）和肌腱鞘（腱鞘炎）的过度使用性损伤。

“腱炎”是传统上用于肌腱区域（包括肌腱、腱鞘和黏液囊）疼痛状况的术语。然而，现已阐明，肌腱损伤中炎症反应非常有限。大多数情况下，损伤与退化过程相关，即损伤随着肌腱弹性的降低而增加。肌腱纤维中的疲劳损伤可能是肌腱疼痛的一个促成因素，可能会发展成慢性肌腱病（肌腱病），特别是在年轻运动员中。

退化（降解）的特征在于由胶原蛋白（构成肌腱的蛋白质）组成的单个腱纤维的分解，变得碎片化并失去取向。细胞代谢变化，有新的胶原蛋白分子和蛋白多糖形成，小血管网络（毛细血管）扩张，有极小的炎症细胞浸润。退化会导致小的撕裂引起组织分解。最终结果是细胞尺寸变小（细胞萎缩）（图8.31）。

供氧不足、营养不良、激素变化、慢性炎症和高龄等都是导致肌腱退化过程的因素。这个过程是由过载、疲劳、虚弱和可能的血管变化引起的。大多数自发性腱断裂（97%）之前存在肌腱组织的损伤。

肌腱退行性损伤经常发生在血液循环不畅的

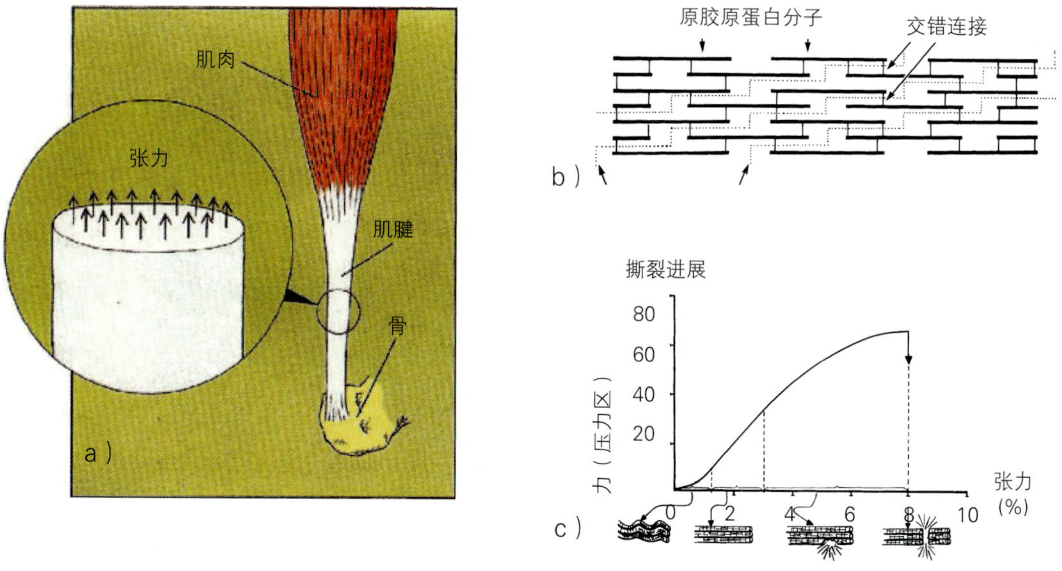

图8.30 a）肌腱中的张力示例。b）分子水平的肌腱中的胶原蛋白。交联剂将胶原蛋白（原胶原）保持在一起。交联的撕裂可以在纤维方向的受力过程中引起胶原的损伤和平移，从而导致肌腱在纤维方向上的撕裂。c）从不受力的肌腱到完全撕裂的应力和应变曲线。

部位。例如，跟腱损伤常发生于跟骨附着肌腱附近2~5厘米处，冈上肌的肌腱损伤常发生于距离上臂（肱骨）肌腱附着处1~2厘米处。由于血液供应减少，机体的炎症修复能力较小。基于肌腱解剖，可鉴定出三类病变：

- 肌腱组织退化（肌腱变性）。
- 肌腱鞘单独发炎（腱鞘炎）。
- 肌腱变性和腱鞘炎的结合。

肌腱病是肌腱疼痛、肿胀和肌腱功能下降的临床名称。

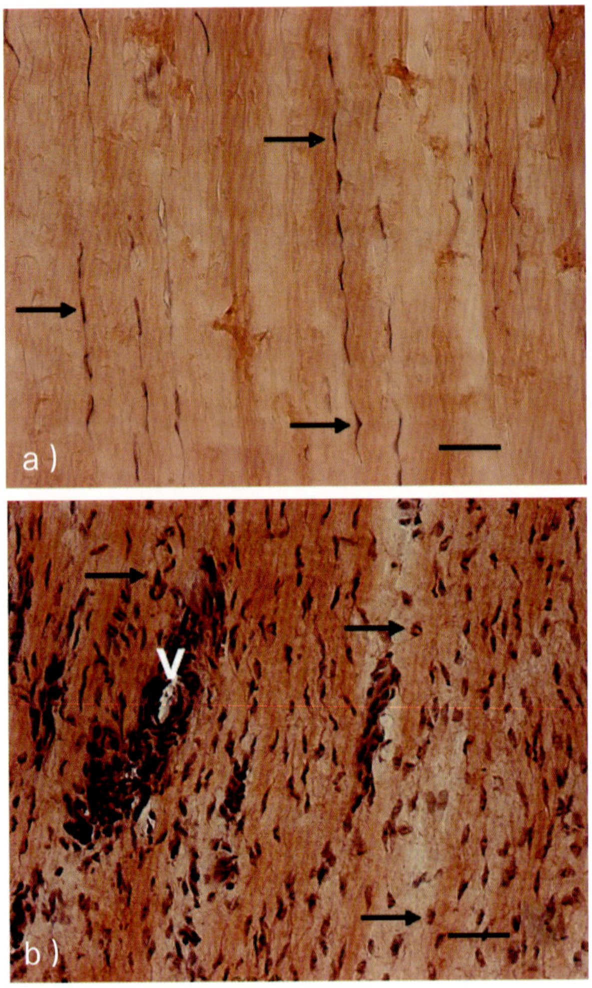

图8.31 正常和受损肌腱（腱鞘）的微观图像。**a**）正常肌腱，显示平行的胶原纤维和均匀的胶原结构，其沿着腱的轴线定向；**b**）肌腱的病理（变性）变化，即肌腱变性，具有细胞过多，波状胶原结构和血管分布增加的特点。

肌腱损伤的背景因素

大多数肌腱中的肌肉骨骼损伤是不适当的训练引起的，如跑步距离突然增加或活动方式改变。训练频率增加，在不平坦或坚硬光滑的表面或软沙上跑步也是危险因素。按照过渡到其他训练条件产生损伤的规律，运动员改变训练方式或使用其他肌群时，主要会产生过渡损伤[3]。过渡损伤与训练频率增加有关，具体风险因素有尝试提高竞技水平、不正确的训练、新设备或更换设备、环境变化（如新的地面或改变高度）、日常训练程序的频率变化、持续时间和强度变化、新技术、身体发育、恢复不足和受伤后重新训练及高强度训练等。

在矫正小腿解剖异常时也可发生肌腱损伤。足外翻（足底过度向外旋转）时，如扁平足，可增加跟腱的局部张力，增加肌肉骨骼损伤的风险。过度外翻会增加后胫骨应力综合征的风险。

诊断

良好的结果是基于准确诊断的适当治疗，需要仔细地询问病史和彻底的临床检查。由于MRI的发展，对肌腱损伤和其他软组织损伤的了解得到显著改善。这种基于计算机的图像分析不仅提供对正确诊断的支持，还可以评估损伤的程度。我们可以得到多层的软组织图像，并且可以对如踝部周围的腱损伤内部的异常进行详细分析。通过MRI，可以展示腱鞘，并详细描述肌腱病变过程（图8.32）。然而，这种检测十分昂贵。

超声是另一种越来越常用的诊断肌腱病变的方法。它是功能性的，可以用于在动态活动期间检查身体部位并追踪监测愈合过程。该方法十分便宜。超声技术作为一种诊断工具很有价值，但要求检查人员操作熟练、经验丰富；另外它不能反映全部范围的病理变化。

小贴士

肌腱的超声检查能提供非常有价值的信息。

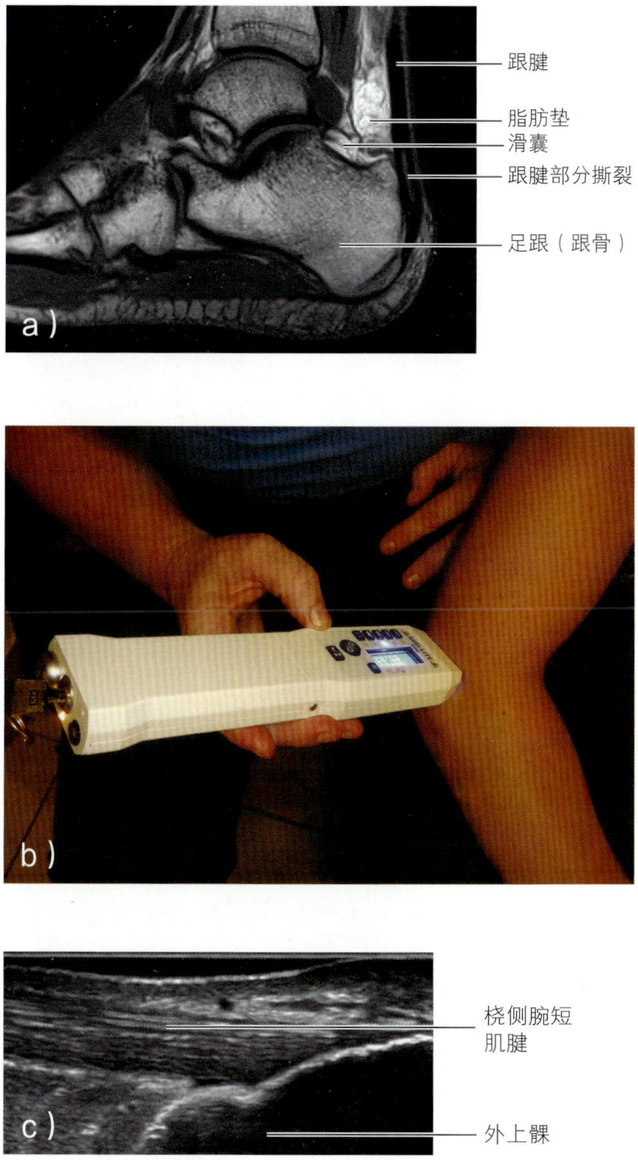

图8.32　肌腱损伤的诊断可以通过几种方式进行。**a）**跟腱MRI通常是确保正确诊断的非常安全的检查；指示线标示出部分跟腱损伤。**b）**、**c）**附着于肘部的外上髁桡侧肌腱超声；“网球肘”的损伤位于此处，主要涉及此腱。

治疗原则

诊断决定了如何治疗肌腱损伤。治疗要随愈合进展而变化。肌腱强度不仅直接取决于胶原纤维的数量和大小，还取决于其走行方向。由于拉伸和运动对纤维有积极作用，必须尽可能早地适当地运动肌腱。要尽早开始活动。可以在各种支架限制下运动，以减少施加在腱上的力。运动训练应尽量在受伤后2周内开始。

肌腱的离心训练

在大多数情况下，训练计划以疼痛程度为指导；慢性肌腱损伤对功能负荷和水平至关重要。

损伤愈合后，薄弱组织仍然会存在一段时间。对于慢性病症，疼痛的历史记录决定了哪些后续行动是适当的，以及需要进行哪些调整来进行活动。如果正确执行训练计划，运动员可能会在最后10次重复中越过疼痛阈值。如果不发生疼痛，说明运动员可能没有让肌腱承受足够的力。随着肌腱不断加强，疼痛随之减轻。

同轴和向心锻炼在康复计划中占有一席之地，但在慢性损伤中，离心运动最为有效（图8.33）。离心运动可以增强肌腱的治疗效果，并可在超负荷伤害后刺激再生，离心运动效果好时，甚至有时可以避免手术。

以下锻炼的目的在于在离心受力时加强腱对延伸力矩的抵抗力：

- 拉伸——保持拉伸位置15~30秒，重复3~5次。
- 离心运动——第1天和第2天从缓慢的节奏开始，逐步推进；第3~5天进入温和的节奏；第6天和第7天达到快速的节奏。然后增加外部阻力并重复程序。
- 静力拉伸。
- 用冰敷5~10分钟缓解肿胀和疼痛

拉伸

拉伸在肌肉骨骼损伤的治疗中起重要作用（图8.34）。该方法有明确的理论基础，但流行病学证据和基础科学证据不足。在生物力学效应方面，肌肉肌腱复合体的柔韧性和强度可有一些改善。尚不清楚哪种技术或程序可以提供最大的敏捷性。实验表明，使用“收缩—松弛—拮抗收缩”的方法通常比“收缩—松弛”或“收缩—保持—松弛”的方法更好。不过，不同方法之间的差异很小。

目前没有强有力的证据表明，在训练或比赛之

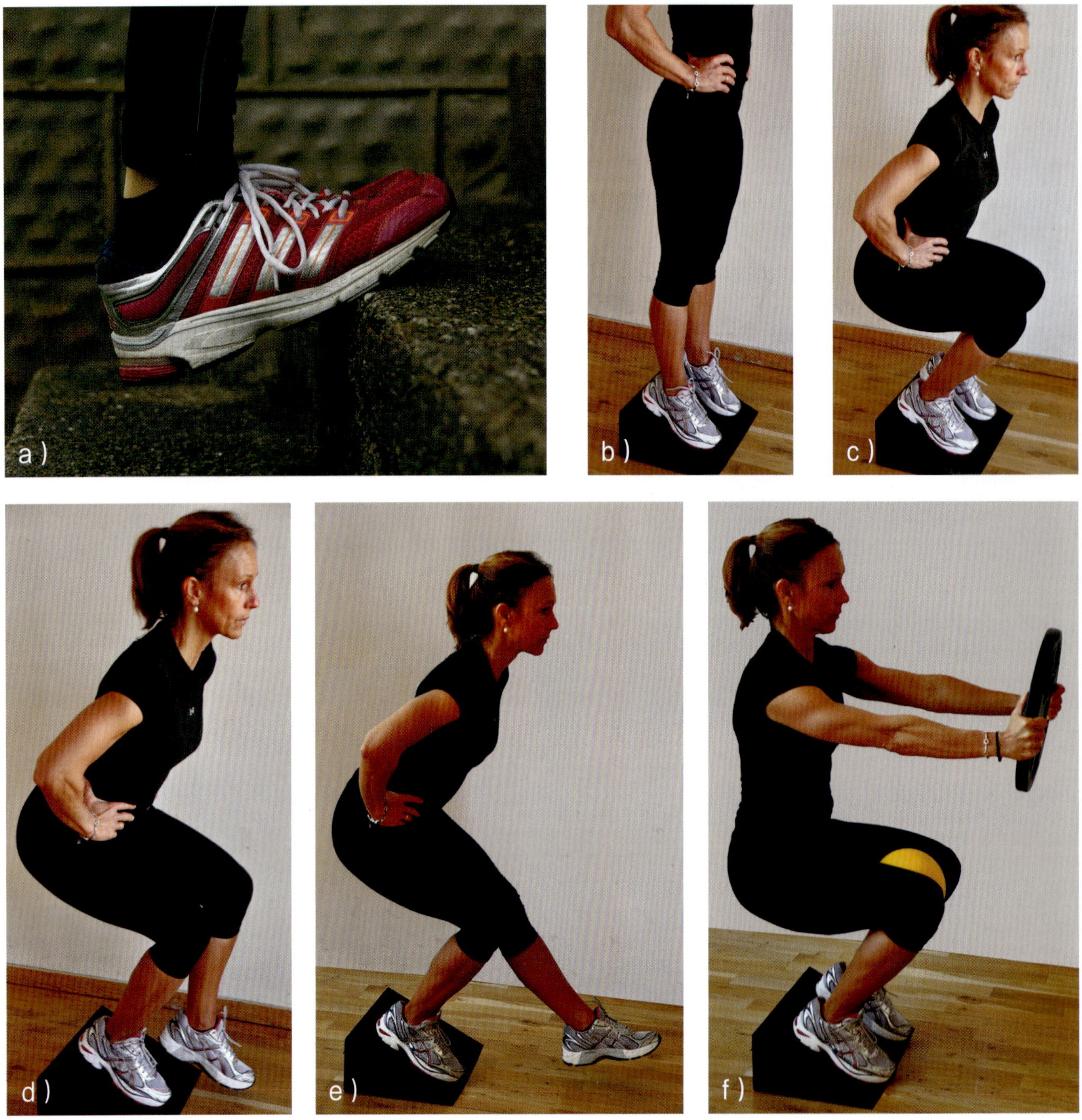

图8.33　离心运动。**a）**跟腱的离心运动，一种有效的训练技巧；**b）~f）**髌腱的离心运动，经常在倾斜的平面上进行。

前拉伸会降低受伤的风险。在静态拉伸期间，肌腱单元的机械性能在该拉伸过程中会受到影响，但是这种机械效应会在数分钟内消失。拉伸对最大ROM有一些促进作用。

手术治疗

腱损伤后持续疼痛和功能减退可能是保守治疗失败、需手术治疗的指征。这种情况如今已经越来越少见，因为保守治疗现在取得了很大的进步，可以有效地使受损肌腱愈合。目前的手术技术旨在消

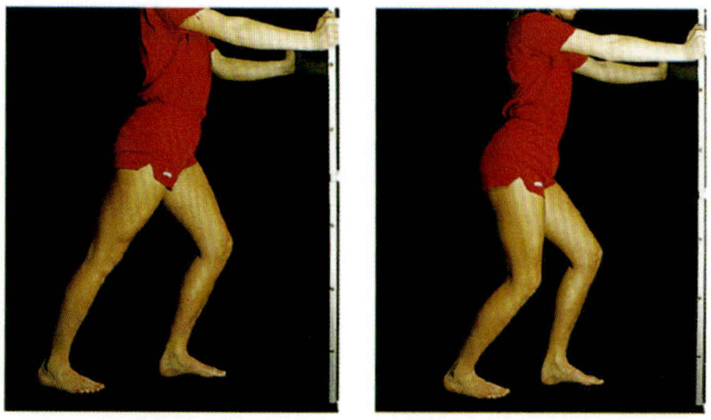

图8.34 根据伤害的大小和位置调整拉伸技术（右图）。腓肠肌和比目鱼肌的拉伸（左图）。

除病理组织并重新激活愈合。目前，可以使用内窥镜进行手术，即洞眼手术。外科手术涉及对组织的显著刺激以触发其生物修复机制。其结果是肌腱的重组而不是复原。目前还没有任何科学证据表明应该何时及如何进行肌腱过度使用性损伤的外科手术治疗。然而，有许多明确记录的案例表明手术结果成功，这与保守治疗缺乏成功一起成为顶级运动员将手术治疗列为首选的原因，以及保守治疗失败之后进行手术治疗的原因。

总结

治疗运动员的慢性肌腱受伤需要长期的经验，与物理治疗师合作。治疗的成功离不开正确的诊断。损伤的根本原因应得到解决和纠正。治疗成功的关键通常是对训练程序的审查和改进。矫形装置通常用于矫正解剖异常，对踝关节内侧肌腱有问题的人很有帮助。由于超负荷引起的肌腱损伤需要仔细治疗。

小贴士

慢性腱损伤仍然是骨科运动医学的主要挑战之一。

完全肌腱撕裂

往往发生于退行性变化的肌腱，常见于年龄较大的运动员。他们往往已经在再次训练前休息了几年，后来恢复了体育活动。完全肌腱撕裂主要见于网球、羽毛球运动员，足球、手球、篮球运动员，跳远、三级跳和跳高运动员及跑步运动员（图8.35）。完全肌腱撕裂在年轻运动员中是严重损伤。

症状和诊断

- 当发生伤害时，运动员可能会突然感到“噗”的一下，并伴随着剧烈的疼痛。
- 伤者肌腱及其相关肌肉不能正常运动。
- 通常可以感觉到肌腱有明显的压痛和缺口。
- 肿胀；如果有皮肤变色，表明出血。
- 仔细检查可以确诊。

部位

最常发生完全撕裂的肌腱是跟腱、冈上肌腱、肱二头肌长头腱、髌骨远端的髌腱和髌骨近端的股四头肌腱。

治疗

运动员或教练可根据第5章的指导处理急性损伤。医生可以根据受伤的部位来选择不同的治疗方案。

表演运动员和老年运动员中，有时优先选择非手术治疗，如上臂肱二头肌长头腱完全撕裂时，通常采取保守治疗。完全跟腱撕裂也可以成功进行保守治疗，即石膏或矫形治疗后进行经过调整的功能训练。一般来说，运动训练应尽早开始。

大部分情况推荐手术，因为肌腱可以通过适当的伸展运动被尽早激活。这样，胶原纤维将被拉直，并且可以在肌腱中恢复正确的纤维方向强度，同时减少肌肉质量的损失。不同病例的治疗手段可能有所不同。

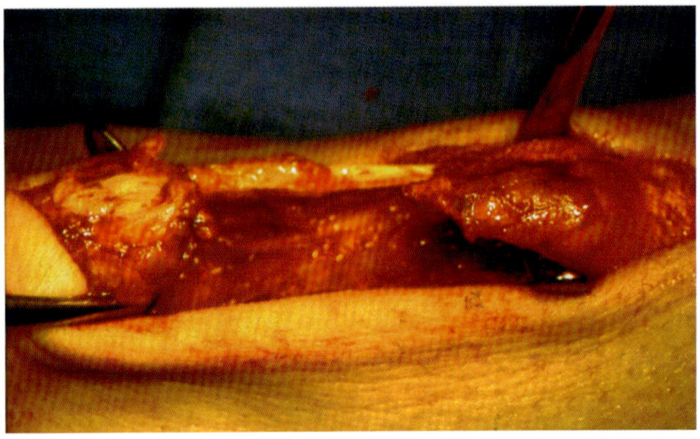

图8.35 完全跟腱撕裂。术中可见完全断开的肌腱；两断端中间的是跖腱。

部分肌腱撕裂

对于部分肌腱撕裂（一级和二级撕裂），受伤的运动员并不总是知道损伤已经发生，而是认为自己患了肌腱炎。部分肌腱撕裂可分为急性和慢性损伤。

症状和诊断

急性部分肌腱撕裂可出现以下症状：

- 发生于某些情况下或某些运动中的突然疼痛。
- 受损区域在负荷测试时疼痛。
- 受损区域有明显的局部压痛。
- 由于出血引起的肿胀，可能有皮肤变色。
- 发生伤害后的初期时间内可以感觉到肌腱有小空缺。

慢性部分肌腱撕裂可出现以下症状：

- 受伤者长期有突然疼痛的感觉，而受伤事件往往被遗忘。
- 疼痛出现在热身运动期间，然后消退，但随后以更强大的疼痛返回。
- 当相邻的关节抗阻力活动时，受伤区域产生疼痛。
- 局部强烈压痛和增厚。有时可发生肿胀。
- 超声和MRI检查可用于评估损伤位置和程度（图20.24）

部位

无论是急性部分肌腱撕裂还是慢性部分肌腱撕裂，最常发生于跟腱，也可见于髌腱、肩部回旋肌腱群和内收肌长腱。

治疗

在急性部分肌腱撕裂中，运动员或教练应立即采取以下措施：

- 确保受伤区域冰敷，绷带加压包扎，抬高受伤肢体并使其休息。有时拐杖可以作为很好的支撑。
- 当诊断和治疗存在不确定性时应寻求医疗建议。

医生应：

- 进行石膏固定，在急性阶段对其进行足部支撑或给予支持性绷带。
- 规定逐渐增强的锻炼计划。
- 开具抗炎药。

如果急性部分肌腱撕裂没有得到适当的治疗，损伤部位就会有损伤组织形成，这通常很难愈合。如果愈合延迟，损伤将导致与慢性腱炎相同的症状。因此，必须从一开始就以正确的方式对肌腱进行治疗。大多数被忽视的肌腱损伤最后会引起慢性退行性疾病和炎症性疾病，这些是所有运动损伤中最难治疗的疾病之一。

部分撕裂（腱鞘）后如果继发慢性肌腱病，运动员或教练可以：

- 应用包括拉伸和离心运动的锻炼程序。
- 接受理疗。
- 使用支持性绷带、胶带或夹板使受伤肢体不受力。
- 使用保温袋。

医生可以：

- 开具抗炎药物。
- 如果症状持续，功能受限，则应进行手术。

为了防止瘢痕和肉芽组织的形成，即使是小的局部撕裂，治疗也需要非常谨慎；否则，病情会转入慢性，极难治疗。肌腱损伤发生的时间越长，就越需要手术。如果跟腱损伤22个月以上，需要手术的概率为38%。约10%~20%遭受跟腱过度使用性损伤的运动员迟早要进行手术，其中70%~80%的运动员能够重返赛场中。然而，运动员完全康复需要6~8个月。10%~20%的受伤运动员需要再次手术，而其中3%~5%的运动员会被迫结束体育生涯。

腱鞘炎

由于持续重复发作的单侧运动或重复的机械负荷，腱鞘可发生炎症反应，并可引起肌腱的轻微炎症反应。这就是为什么肌腱损伤有时可转为慢性，并且难以治疗。

部位

腱鞘炎（也称肌腱旁炎）主要影响跟腱。其他易发炎的肌腱和腱鞘有上臂肱二头肌的长头腱、冈上肌腱，以及手腕及踝关节周围的伸肌腱。

症状和诊断

- 急性期受损的肌腱在运动期间和运动之后出现疼痛。
- 可以感觉到肌腱的弹响。
- 对于慢性损伤，最初的疼痛往往会在热身运动中消失。
- 肌腱或腱鞘肿胀、增厚、弥散性压痛。
- 功能减退。
- 肌腱的X线、超声和MRI检查可以显示组织中肿胀和钙化等炎症变化。

治疗

腱鞘炎发生时，运动员或教练可以：

- 在急性期冷疗受伤部位。
- 积极休息直到无痛。
- 局部使用加热手段和保温措施。
- 如果经过上述治疗仍然存在问题，请看医生。

医生可以：

- 一旦愈合情况允许，立刻开展训练计划：开始是无负荷的静力运动，然后是动态训练，包括离心运动和轻柔的伸展运动。当超过疼痛阈值时，停止锻炼。
- 给予伤者石膏或绷带。
- 开具抗炎药。
- 采用高压电流刺激。
- 采用超声波或短波疗法。
- 手术。

肌肉–肌腱与骨骼附着处的炎症（肌腱骨膜炎，骨突炎）

肌肉骨骼附着处是从肌肉–肌腱向软骨逐渐转变，然后到骨化软骨直至骨骼。软骨形成丝状“屏障”，阻止骨骼和肌腱之间的连接产生血液供应。这就解释了为什么肌腱损伤往往需要很长的愈合时间，有时会转为慢性。

重复撕扯附着于骨和骨膜上的肌肉或肌腱时，会发生轻微的出血撕裂，从而导致炎症反应。发育中的个体很少会发生肌肉或肌腱的骨骼附着处炎症，因为他们的肌腱和肌肉比骨骼更强壮。相反，他们会出现骨骼的炎症和撕脱，如膝关节的胫骨粗隆骨软骨病（Osgood–Schlatter disease）和跟骨炎（附着炎）。

部位

肌肉和腱的骨骼附着处炎症最常发生在肘部（网球肘、抛掷肘或高尔夫球肘）、内收肌群（大腿内侧）附着处、髌骨近端和远端的肌腱附着处、跟腱在跟骨的附着处和足底筋膜在跟骨的起点（足底筋膜炎、跟骨骨刺）。

症状与诊断

这种状况有以下特征。

- 肌肉或肌腱的骨骼附着处有疼痛。
- 可能存在轻微肿胀和功能减退。
- 用手指压迫肌肉或肌腱附着处时出现明显的局部压痛。
- 在相应肌肉收缩时，肌肉肌腱附着疼痛增加。

- 用手指按压相应肌肉或肌腱附着处时，出现明显的局部压痛。
- 相应肌群收缩时，肌肉－肌腱附着处的疼痛加剧。

治疗

运动员或教练应：

- 避免可引起疼痛的活动（拐杖等可能有帮助）。
- 急性期使用冰袋冷敷受伤部位，以减轻疼痛和水肿。
- 使用支撑绷带或胶带。
- 急性期后局部热敷并使用保温袋。

医生可选择以下治疗方式：

- 使用绷带、胶布或管型石膏。
- 开具解热镇痛药物。
- 开具运动处方，如静态肌肉训练。
- 嘱患者夜间用夹板固定患处。
- 伤者休息1~2周后如症状仍持续，医生可给予伤者局部注射糖皮质激素。
- 使用冲击波治疗。
- 若病情迁延或疼痛持续，应考虑手术治疗。

预防

- 运动员应练习适当的技巧。
- 运动员应使用与运动相适应的器材和装备（应逐渐适应新装备，如运动鞋等）。
- 应为运动员量身定制运动服装和器材。
- 应牢固基础训练，并实施风险领域的相应训练。

滑膜囊损伤

滑膜囊多位于承受压力或摩擦的部位，如骨和肌腱之间、肌腱之间、肌腱或骨与皮肤之间（图8.36）。滑膜囊可提供富有滑液的滑动表面并能将压力分散于更大面积，从而减小摩擦。在髋、膝、足、肩和肘部均有恒定的滑膜囊。滑膜囊有时与关节腔相通，如膝关节后方的半膜肌-腓肠肌滑膜囊（Baker’s cyst囊）与膝关节囊相通，髋关节伸肌后方的髂耻滑膜囊与髋关节囊相通。当局部区域受到持续的压力或摩擦时，如受到异常突出的骨质、金属植入体或假体的压迫时，可形成新的滑膜囊。

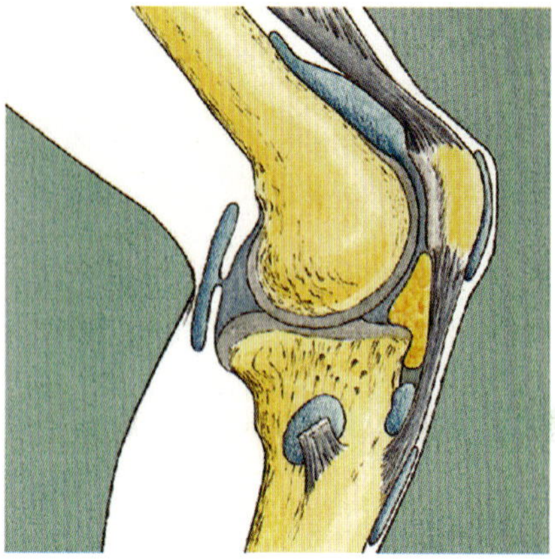

图8.36 与膝关节囊相连的滑膜囊。

病理状况下，滑膜囊的病变可分为炎症状态、滑囊炎及滑膜囊血肿（即创伤引起的出血）。

滑膜囊的炎症——滑囊炎

滑囊炎根据病因可分为摩擦性滑囊炎、化学性滑囊炎和化脓性滑囊炎（由细菌感染引起）。滑囊炎可以是炎性或感染性疾病的一部分，如类风湿关节炎、痛风、结核或强直性脊柱炎（Bechterew）病。

摩擦性滑囊炎

当肌腱经过某一滑囊反复运动，尤其是当该区域存在较大压力时，可产生摩擦性滑囊炎。涉及重复动作的运动，如网球、慢跑等可导致摩擦性滑囊炎。摩擦性滑囊炎主要累及肩关节、肘关节、髋关节、膝关节、足跟及足趾部的滑膜囊。

症状与诊断

机械刺激引起炎症反应，进而导致滑膜分泌滑液，产生局部肿胀及压痛。指检滑膜囊时常可有波动感（即液体从一侧移动到另一侧的感受）。炎症严重时，滑膜囊上方的皮肤可出现红、肿和皮温升高，尤其是当滑膜囊较表浅时。典型症状为：

- 肿胀。
- 局部皮温升高。

- 皮肤发红。
- 压痛。
- 轻微活动或压力可诱发疼痛。

治疗

运动员应当：

- 在疼痛缓解前休息。
- 使用冰袋冷敷损伤部位。
- 使用绷带压迫滑膜囊。
- 解除滑膜囊区域的外部压力（如使用中央带有间隙的泡沫敷料）。
- 用氯丁橡胶袖套充当压力绷带。
- 若肿胀严重，局部皮肤发红，疼痛严重或持续存在，应及时就医。

医生可选择以下治疗：

- 嘱患者休息，可将患处以夹板固定数日。
- 穿刺吸出滑囊液，吸出后可用压力绷带压迫患处。
- 局部注射糖皮质激素。
- 给予抗炎药物治疗。
- 若症状持续，可行手术切除滑膜囊，有时需将引起摩擦的骨质磨平。
- 行滑囊镜（即用关节镜检查滑膜囊），如有必要可切除滑膜囊。

化学性滑囊炎

化学性滑囊炎是由在炎症或退行性病变条件下产生的物质在肌腱组织中堆积导致的，如钙化和尿酸盐堆积等，因此在临床上应以对上述病理条件的治疗为主。化学性滑囊炎的症状和治疗大体与摩擦性滑囊炎相同。滑囊炎在穿刺并注射糖皮质激素治疗后即可好转。长期慢性炎症则通常需要切除滑膜囊。

化学性滑囊炎常见于30岁及以上从事球拍类或投掷类运动的运动员。化学性滑囊炎可见于肩峰下滑膜囊（位于肩胛骨的肩峰与覆盖肱骨头的肩袖之间）。炎症可由于冈上肌腱的钙化脱落进入滑膜囊形成。有时继发性滑囊炎可为假性痛风的前驱症状（焦磷酸盐沉积）。

化脓性滑囊炎

化脓性滑囊炎可因血行感染或病原菌经皮肤破损处（如擦伤处）直接侵犯滑膜囊导致。化脓性滑囊炎更易发生于位置浅表的滑膜囊，如肘关节处或髌骨处的滑囊。发生化脓性滑囊炎的运动员常有污染的擦伤，如在红土球场上受伤的足球运动员。

症状与诊断

- 严重疼痛、肌肉酸痛。
- 可有发热。
- 滑膜囊周围组织严重红肿。
- 相应部位功能严重受损。
- 若感染持续，应行X线检查，以评价骨组织是否受累。

治疗

运动员应当：

- 休息，患处制动。
- 用肥皂水清洗感染处以保持清洁。
- 尽快就医。

医生可进行以下治疗：

- 马上开始抗感染治疗，抽吸脓液，应用抗生素。
- 可用绷带或石膏铸型制动患处。
- 若出现蜂窝织炎征象，应静脉应用抗生素。
- 滑膜囊置管引流。
- 若感染持续，可手术切除滑膜囊。

滑膜囊内出血——滑膜囊血肿

滑膜囊血肿最常见的病因是直接创伤，如运动员跌倒等。滑膜囊血肿也可由间接创伤引起，如肌腱断裂出血流入滑膜囊，或关节腔内出血流入与之相通的滑膜囊。滑膜囊内出血可引起化学性炎症，若出血严重，形成血凝块可与周围结缔组织粘连或形成游离体。组织粘连和游离体可反复引起炎症，造成病情迁延。

部位

滑膜囊血肿多见于身体部位经常撞击地面的运动员，如手球和排球运动员。此类损伤常发生于肘部尖端（尺骨鹰嘴滑膜囊），股骨上端外侧（大转子滑膜囊），髌骨前方（髌前滑膜囊）和肩峰下关节囊。

症状与诊断

急性期可出现以下症状：

- 肿胀（血液充满滑膜囊）。
- 强烈压痛。
- 患处疼痛和功能损害。
- 可有皮肤发红、皮肤损伤，甚至开放性损伤。

治疗

运动员应当：

- 冰敷患处以减少出血，包扎开放伤口。
- 使用压力绷带。
- 减少受损关节囊负荷。

医生可进行以下治疗：

- 关节囊穿刺引流（图17.27）。
- 使用压力绷带，可应用石膏夹板。
- 缝合开放伤口。

关节囊内出血可导致组织粘连及游离体形成（图19.87），若不及时治疗，可导致病情迁延。

周围神经损伤

周围神经为感觉性、运动性或感觉-运动复合神经，复合神经损伤可导致运动和感觉障碍。周围神经损伤相对常见，若不及时治疗可对运动员产生灾难性的影响。外周神经受压迫或受到过度牵拉时特别容易受到损伤。当神经纤维通过骨与皮肤间的浅表处走行时，如腓总神经通过腓骨上段或尺神经通过肘后内侧时，可因强力挤压或打击受到损伤（图8.37）。骨折或脱位可导致相应区域的神经纤维受到过度牵拉而损伤。

投掷动作，如投掷棒球，可过度牵拉肘部走行的尺神经。足底过度内旋可导致腓神经损伤。神经纤维被牵拉30%~70%时可发生机械性断裂。血供不足导致的神经损伤相对少见，可见于神经卡压、骨筋膜室综合征，也可与骨折或脱位相关。直接创伤导致的神经损伤少见，如跌倒或撞击硬物导致裂伤的同时引起尺神经或腓神经等纤维断裂，这类损伤也可因接触性运动（如冰球、曲棍球中的抢断动作）导致。

症状与诊断

以下周围神经损伤的症状在急性期可能不明显，因此诊断可能存在困难。症状可隐匿，运动员诉麻木、刺痛及肢体放射痛或肌肉无力。

- 可存在疼痛和传导性疼痛（牵涉痛），疼痛可引起肌肉力量减弱。
- 为准确评估肌肉力量，可局部注射麻醉剂暂时缓解疼痛和牵涉痛，以确定诊断。
- 对抗阻力的肌力测试很重要，因为神经的运动支损害可导致肌肉无力和瘫痪。
- 肌肉容积下降（肌营养不良/萎缩）可在损伤数周后出现，并逐渐加重直至严重萎缩。
- 若怀疑外周神经损伤或神经根损伤，则必须检查反射。
- 可有感觉异常，如麻木、刺痛和疼痛。
- 针对不同类型的神经损伤有相应特殊检查。例如，蒂内尔征（Tinel sign），用手指轻叩神经损伤处，可引起麻木感或刺痛感，并沿神经支配区扩散。
- 肌电图（EMG）可鉴别周围神经损伤并评估预后。EMG检查包括2部分：绘制神经传导路径（包括感觉和运动传导路径）和通过电极记录肌肉电活动。上述检查应在伤后3周进行。当怀疑有外周神经丛损伤或神经根损伤时，应行EMG检查。EMG可证实损伤存在并评价其严重程度。EMG检查通常由神经科医生进行。

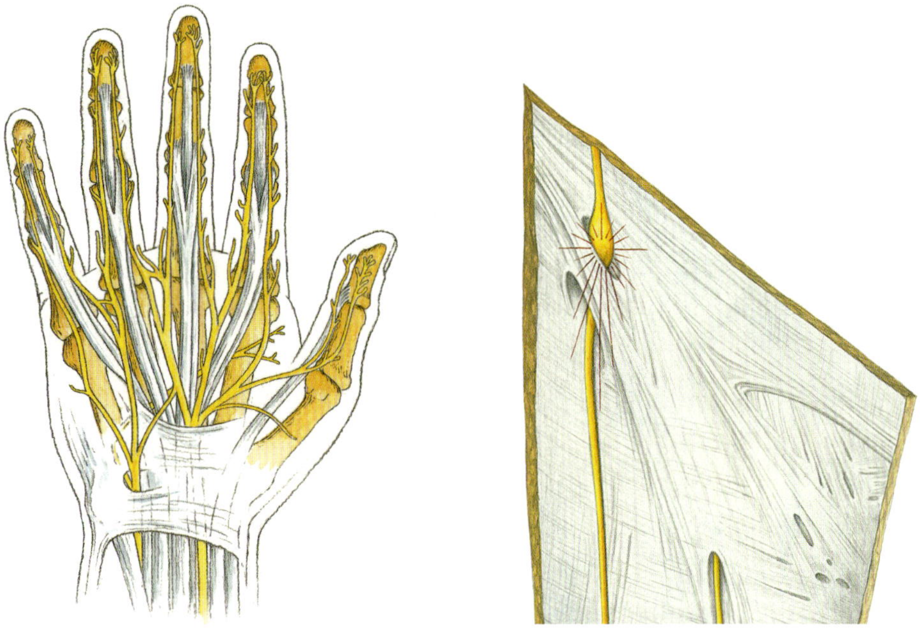

图8.37　因神经受到压迫导致刺痛举例。手部和腹股沟区的炎症和肿胀等可导致神经受压。

治疗

大部分情况下，这些损伤可自行愈合，但有时也可导致永久性功能丧失。当压迫和卡压导致的神经损伤时，应及时解除压迫。治疗取决于损伤的机制、类型、部位和症状。

预后及重返运动

一般，近端（靠近身体中央）的神经损伤恢复神经功能的可能性较小，预后差。很多因素影响损伤神经的愈合和再生。例如，受损区域的瘢痕组织形成可干扰组织愈合的过程。若在神经纤维（轴突）再生的过程中损伤因素持续存在，受损神经及相应肌肉功能的恢复将会延迟。评价神经损伤的预后需要考虑很多因素，医学专家的建议和EMG检查可提供有价值的参考信息。

周围神经损伤最常发生于上肢。损伤常发生在摔跤、篮球、排球、曲棍球等接触性运动或投掷运动中，肩部突然受压向下时。胸长神经和肩胛上神经也可受损，二者对于支配投掷动作中肩胛骨和肩部的运动十分重要。肩关节脱位中，腋神经损伤的发生率为9%~18%。正中神经受压可导致腕管综合征；尺神经和桡神经也可受压。下肢神经中以坐骨神经最为重要，其较少在运动中受到损伤，但与下腰部问题相关。腓总神经是坐骨神经的延续，可在沿腓骨后部下行的部位受到损伤，可产生小腿和足外侧的麻木、疼痛和无力，同时可导致踝背屈无力。腓神经外侧的浅表分支（腓浅神经）受到卡压可引起小腿下部外侧的放射痛。胫后神经向足底走行经过内踝部的踝管时受到卡压可出现踝管综合征，引起麻木和疼痛。股外侧皮神经、髂腹股沟神经、股前皮神经、生殖股神经和闭孔神经可在腹股沟区受到卡压时引起腹股沟区疼痛。

早期发现神经损伤十分重要，及时消除导致损伤的生物力学因素，恢复神经功能可避免神经功能的永久性损伤。创伤引起的运动神经损伤可能十分严重。

其他损伤

裂伤

裂伤是运动员的常见损伤，常见于接触运动，如足球、冰球、曲棍球；但马术运动员、跑步运动员和自行车手在坚硬路面上摔伤时也可引起皮肤裂伤。裂伤的方式决定了它的严重程度，裂伤的分类包括切割伤、撞击伤、撕裂伤、砍伤、刺伤、火器伤和擦伤。裂伤可从皮肤表面延伸至深层的肌肉、肌腱、血管和神经。

伤口附近区域的运动，伤口的污染、感染、出血，裂伤边缘间的损伤可影响裂伤的愈合，因此应主要针对这些因素进行治疗。

治疗

运动员可采取以下措施止血：

- 抬高患肢。若裂伤发生在上肢或下肢，如有可能伤者应取侧卧位或仰卧位，抬高患肢。一般情况下，这足以将血止住。
- 若出血严重且不停止，应闭合伤口。双手按压于伤口两侧，用力将伤口闭合，同时保持患肢抬高，如有可能最好有他人帮助。保持手指不直接接触创面可降低感染风险。特殊情况下无人协助时，伤者可以手直接压迫裂伤伤口止血。
- 尽快使用加压绷带。裂伤的全部边缘应加压对合。可使用折叠敷料或干净的手帕压在伤口附近的软组织上增加压力，并用弹力性绷带或纱布固定（图8.38）。不应使用止血带止血，加压绷带的压迫时间也有限制，不应超过10~20分钟。如果需依靠加压绷带才能止血，伤者应急诊就医。

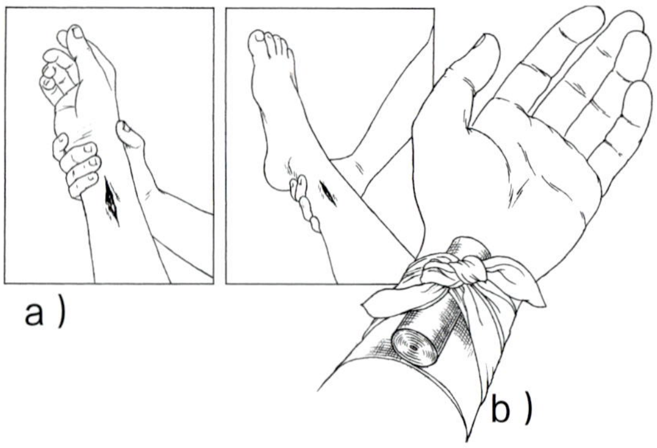

图8.38　开放伤口的处理。**a）**抬高患肢；**b）**使用加压绷带处理伤口举例

清理伤口

受污染的浅表裂伤和擦伤应在6小时内仔细清创，超过这一时间，细菌将大量繁殖并侵入组织，伤口将发生感染。务必将所有污物清除，尤其是处理表面擦伤时，因为可能有肉眼看不到的小破损存在。严重污染的擦伤可用肥皂水和软毛刷刷洗数分钟。一般性的清理完成后，应用清洁水或盐水全面冲洗伤口，并以无菌敷料覆盖。若伤口有渗出，应每日更换敷料。使用凡士林处理的油纱布可促进伤口愈合。小而浅表的擦伤在仔细清理后无须做进一步处理，则愈合会更好。

较深的裂伤伤及皮肤层和下方的结缔组织，肌腱、肌肉、血管和神经也可能受损。这种情况下，伤口多张开，常合并较严重的出血。钉子或钉鞋导致的刺伤十分危险，应及时就医处理。脚掌的伤口可能需要使用开口的泡沫敷料处理，这样可将行走的压力均匀分散在足部。深部裂伤的清创应彻底，有时医生需要切除坏死组织。

小贴士

若在伤后6小时内未能及时处理裂伤，则将其视为感染伤口。这是裂伤处理基本原则之一。

深部裂伤、出血严重和伤口张开（即裂口两侧边缘不接触）的裂伤需要缝合。

若需要缝合，应及时联系医生，最好在伤后6小时内。

裂伤伤口感染主要表现为疼痛、肿胀、皮肤发红、局部压痛。感染伤口中的细菌可通过淋巴系统播散至淋巴结。例如，腿部的感染可播散至腹股沟淋巴结。受到感染的淋巴管可表现为皮肤上的红色条纹，伤者可出现发热、全身不适、局部淋巴结肿胀和压痛。这种情况即所谓的“丹毒”，伤者一旦出现这种并发症，必须就医。一般的处理包括局部消毒、抗感染治疗、石膏固定等。伤者如出现发热和全身症状，则应卧床休息。

预防破伤风

在户外发生的裂伤均有发生破伤风的风险。瑞典在1950年后为所有婴儿接种了破伤风疫苗。破伤风疫苗需注射3次，每次0.5毫升，前两次间隔至少4~6周，第三次应在第二次后至少6个月接种。疫苗的保护作用可持续数年。只接种了1~2次的人不能受到完全的保护，但只要在10年内完成3次接种即可保证免疫效果。需要医生处理的裂伤通常在处理后加强接种1剂破伤风疫苗。

小贴士

如果裂伤处有细菌感染征象，运动员应当休息。

水疱

运动员最常见的伤病是水疱。手部的水疱可见于滑雪、篮球、网球、羽毛球、壁球、手球运动员和桨手等。水疱破裂时形成创面，可引起剧烈疼痛。

轮椅运动员常发生压疮和水疱，由于损伤部位感觉障碍和循环不畅，治疗通常较为困难（图8.39）。

治疗

水疱的治疗方法如下：

- 当水疱引起的轻微不适刚刚出现时，应停止活动以免加剧疼痛。可使用橡皮膏保护疼痛区域，注意不要使用胶布，否则可引起更大的水疱。
- 如果形成了水疱，应注意保持水疱完整，因为它能有效防止细菌感染。一般不应刺破水疱，但若水疱很大，可在水疱边缘使用无菌针具将其刺破。可根据水疱大小裁剪环状的泡沫敷料

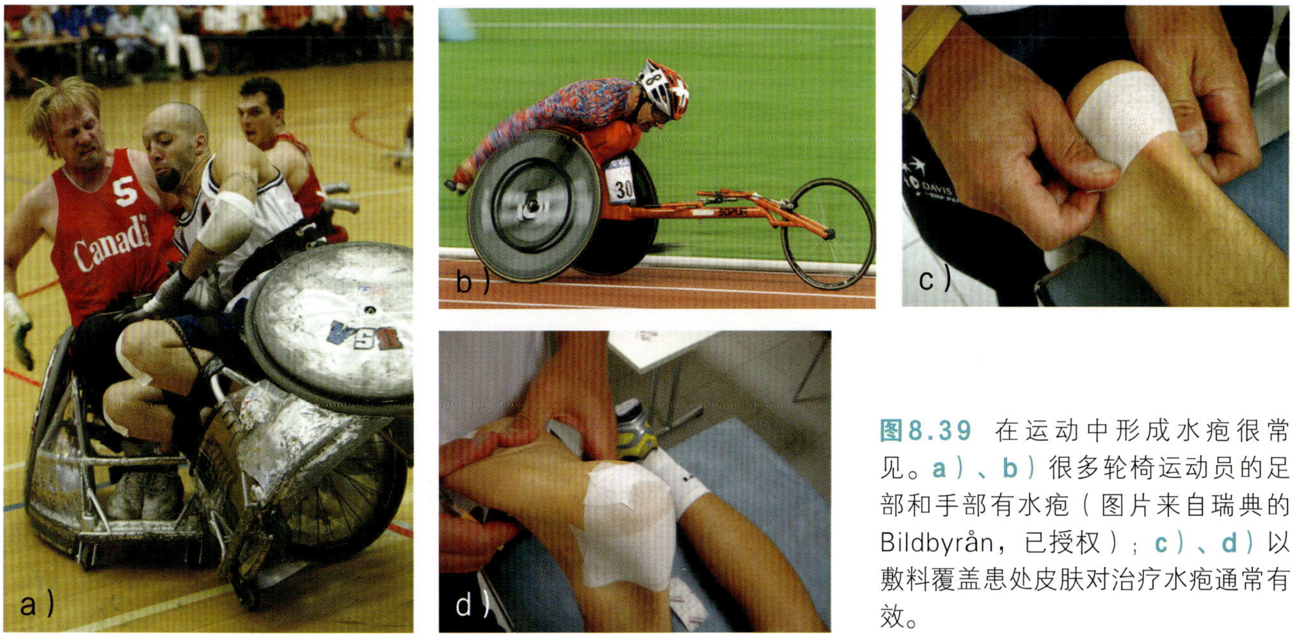

图8.39 在运动中形成水疱很常见。a）、b）很多轮椅运动员的足部和手部有水疱（图片来自瑞典的Bildbyrån，已授权）；c）、d）以敷料覆盖患处皮肤对治疗水疱通常有效。

保护水疱免受外压。

- 若水疱自行破裂，应使用肥皂水或消毒液彻底清洗创面，并使用无菌非黏性敷料或凡士林纱布保护创面并用纱布和弹性绷带等固定。

预防

- 训练和竞赛中应使用适当的装备。应正确穿着和使用运动鞋。如有可能，在运动中应佩戴手套。
- 应选择正确尺码的袜子，保持袜子干燥、洁净，以防止袜子打褶。
- 应经常更换袜子。
- 注意保持个人卫生。应每日洗脚，可使用水杨酸类药膏涂抹足部，以软化皮肤胼胝（老茧），使皮肤更光滑。
- 可在训练前用黏性敷料保护敏感部位的皮肤。

水疱的预防非常重要。水疱是可以预防的，但如果处置不当，不起眼的小水疱也可引起感染并引发严重问题，最终运动员不得不在较长的时间内停止训练。

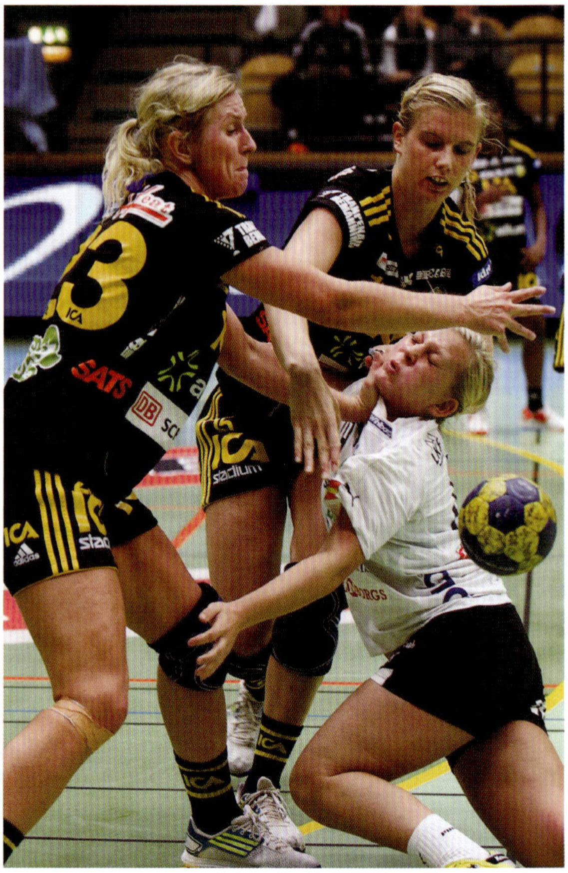

图8.40 在人造草坪上运动时，跌倒可导致擦伤。图片来自Bildbyrån，瑞典，已授权。

摩擦灼伤

在合成地面或用合成树脂处理过的地面上训练或竞赛时，有在摔倒时发生摩擦灼伤的风险（图8.40）。身体在运动中接触地面可产生擦伤。灼伤通常只涉及皮肤的表层，轻者仅有皮肤发红，不需要做特殊处理。如果产生了水疱，则应以干净纱布覆盖。若皮肤表面破损，则产生了不断渗出的裂伤创面，需及时清理包扎以防止感染，具体处理见前文。

预防与治疗

运动员可采取以下措施：

- 确保合适的穿着和装备以保护易受损伤的身体部位，防止摩擦灼伤发生。
- 在身体暴露处涂抹油性软膏，以减少可能的摩擦。
- 如发生摩擦灼伤，应使用肥皂水彻底清理裂伤，并覆以凡士林纱布，以胶布固定。

运动性短暂腹痛（exercise-related transient abdominal pain，ETAP）

跑步运动员没有经过充分的热身就开始跑步时，可在数分钟后感到上腹部锐痛。这种情况并不罕见。疼痛可出现在腹部的左侧或右侧，更常发生在饭后运动过程中。深呼吸可加重或缓解疼痛。最近一项研究发现，70%的跑步者在过去的1年中经历过这种情况，而在一次跑步赛事中有约1/5的参与者会发生这种情况[4]。

造成疼痛的原因至今仍不清楚。一些研究提示，单纯机械性的因素可能是疼痛的诱因。固定腹腔脏器的结缔组织在餐后承担了额外的负荷，饱餐后进行体育运动可造成这些结缔组织的微小撕裂和出血，引起疼痛。血液不能携带充分的氧气供应横膈的呼吸肌也可引起疼痛。此外，体力运动时引起肝、脾等腹腔脏器的血液重新分布，也可能引起疼痛。腹壁结构中的腹膜受到激惹也可以很好地解释疼痛现象，目前这一理论正在研究中。

ETAP的特征是局限性腹痛，最常见于左、右侧肋弓下方的腹部，但也见于腹部的其他区域。疼痛严重时可表现为锐痛和刺痛，较轻时表现为钝痛、牵拉痛或痉挛性痛。

治疗

- 避免在饱餐后3小时内参加训练或比赛。
- 跑步时身体前倾或暂停跑步，疼痛可在继续训练时消失。
- 用力挤压，就像手中拿了一块石头。很多运动员感觉这样可以使疼痛消失，但这一现象产生的机制尚不明确。
- 躺在平面上，向上弓身体以拉伸腹部。

参考文献

[1] EKSTRAND J, et al. Stress fractures in elite male football players. Scand J Med Sci Sports, 2012, 22（3）: 341–346.

[2] SCHWELLNUS M P. Cause of exercise associated muscle cramps（EAMC）– altered neuromuscular control, dehydration or electrolyte depletion? Br J Sports Med, 2009, 43（6）: 401–408.

[3] LEADBETTER W B. Cell matrix response in sports injury. Clin Sports Med, 1992, 11（3）:533–578.

[4] MORTON D, et al. Exercise-related transient abdominal pain （ETAP）. Sports Med, 2015, 45（1）: 23–35.

拓展阅读

ACKERMAN P W, et al. Tendinopathy – an update. Sports Health, 2012, 4（3）: 193.

FINE BURG J, et al. Peripheral nerve injuries in the athlete. Sports Med, 1997, 24（6）: 385–408.

FYFE I, et al. The use of eccentric training and stretching and the treatment and prevention of tendon injuries. Clin Sports Med, 1992, 11（3）: 601–624.

GARRETT W. Muscle strain injuries. Med Sci Sports Exercise, 1990, 22: 436–438.

HERBERT R D, et al. Stretching to prevent or reduce muscle soreness after exercise. Cochrane Database Syst Rev, 2011, CD004577.

JÄRVINEN T A, et al. Muscle injuries: biology and treatment. Am J Sports Med, 2005, 33（5）: 745–764.

JÄRVINEN T A, et al. Muscle injuries: optimizing recovery. Best Pract Res Clin Rheumatol, 2007, 21（2）: 317–331.

KEARNEY R, et al. Insertional Achilles tendinopathy management: a systematic review. Foot Ankle Int, 2010, 31（8）: 689–694.

LANE NE. Epidemiology, etiology, and diagnosis of osteoporosis. Am J Obstet Gynecol, 2006, 194（2 Suppl）: 3–11.

MAGNUSSON P, et al. Current concepts on stretching. A position paper. Eur J Sport Sci, 2006, 6（2）.

MORAN D S, et al. Imaging of lower extremity stress fracture injuries. Sports Med, 2008, 38（4）: 345–356.

NIH Consensus Statement. Osteoporosis prevention, diagnosis, and therapy. 27–29 March, 2000, 17（1）: 1–45.

TAN S C, et al. Achilles and patellar tendinopathy: current understanding of pathophysiology and management. Disabil Rehabil, 2008, 30（20–22）: 1 608–1 615.

TRINH T Q 1, et al. Surgical management of juvenile osteochondritis dissecans of the knee. Knee Surg Sports Traumatol Arthrosc, 2012, 20（12）: 2 419–2 429.

TUAN K, et al. Stress fractures in athletes: risk factors, diagnosis, and management. Orthopedics, 2004, 27（6）: 583–91; quiz 592–593.

WIDUCHOWSKI W, et al. Articular cartilage defects: study of 25, 124 knee arthroscopies. Knee, 2007, 14（3）: 177–182.

第9章　运动康复的原则

为运动员服务的康复团队在预防运动损伤和运动医学的康复治疗方面起到十分重要的作用，团队成员包括医生、物理治疗师、运动训练师和力量训练教练。每种运动都有其独特的动作模式，不同肌群要承受不同类型的负荷。物理治疗师和运动训练师的任务是向运动员强调热身运动的重要性，根据不同运动的特点对运动员的力量和柔韧性训练提供适当的建议，并根据运动员的个体需求提供针对性的训练建议，从而提高运动员的运动功能，进而提高运动员的运动表现，防止运动损伤。因此，掌握这些动作模式的相关知识对物理治疗师和运动训练师十分重要。

运动治疗和物理治疗

当损伤愈合后，我们需要恢复受损部位原有的功能。这时，物理治疗师的建议十分重要，他需要确保在均衡的负荷下利用适当的动作使正确的肌群得到训练。

如果计划进行手术治疗，术前和术后的物理治疗都很有价值。例如，患者在接受半月板手术前，锻炼大腿肌群就十分重要，因为它们可起到稳定膝关节的作用，如果在术前得到了充分锻炼，则可加速康复进程。运动训练师和物理治疗师的一部分工作是评估运动员的功能状态。通过分析功能损害的原因和后果，才能设计出针对肌肉、关节和韧带的治疗计划。治疗方案包括各占一定比例的柔韧性、力量和协调性训练，同时应结合休息、对运动员的激励，以及减轻疼痛和肿胀的措施。

对于功能障碍性疾病的治疗，如肌肉损伤引起的关节不能活动，应建立在神经肌肉刺激的基础上，因为其可以增强神经与肌肉间的连接。当关节不能活动后，神经肌肉的连接就会发生紊乱，引起关节周围的肌肉紧张（肌张力增高）。相应的治疗目的是使紧张肌肉放松从而增加关节的活动范围。应缓慢、平稳地进行肌肉拉伸，以防止肌肉反射性地快速收缩（拉伸训练）。

在任何力量训练中，承载正确的负荷量都十分重要（图9.1）。伤后的训练应与损伤的类型和程度、愈合阶段相适应。

任何力量训练都不应超过疼痛阈值。在第一阶段，通常不施加外界负荷，进行肌肉等长收缩训练，之后逐渐增加训练频率和负荷。当等长收缩训练不再引起疼痛时，可开始进行动态训练。水疗对生理功能的康复提供了一种更积极的早期干预方式。不能进行传统的肌肉训练时，可以使用肌肉电刺激进行训练（神经肌肉电刺激，NMES）。

在水中训练可减轻受损关节（或受损的身体部位）的负荷，但会使心血管系统承担较大负荷，这对生理功能的康复有利（图9.2）。

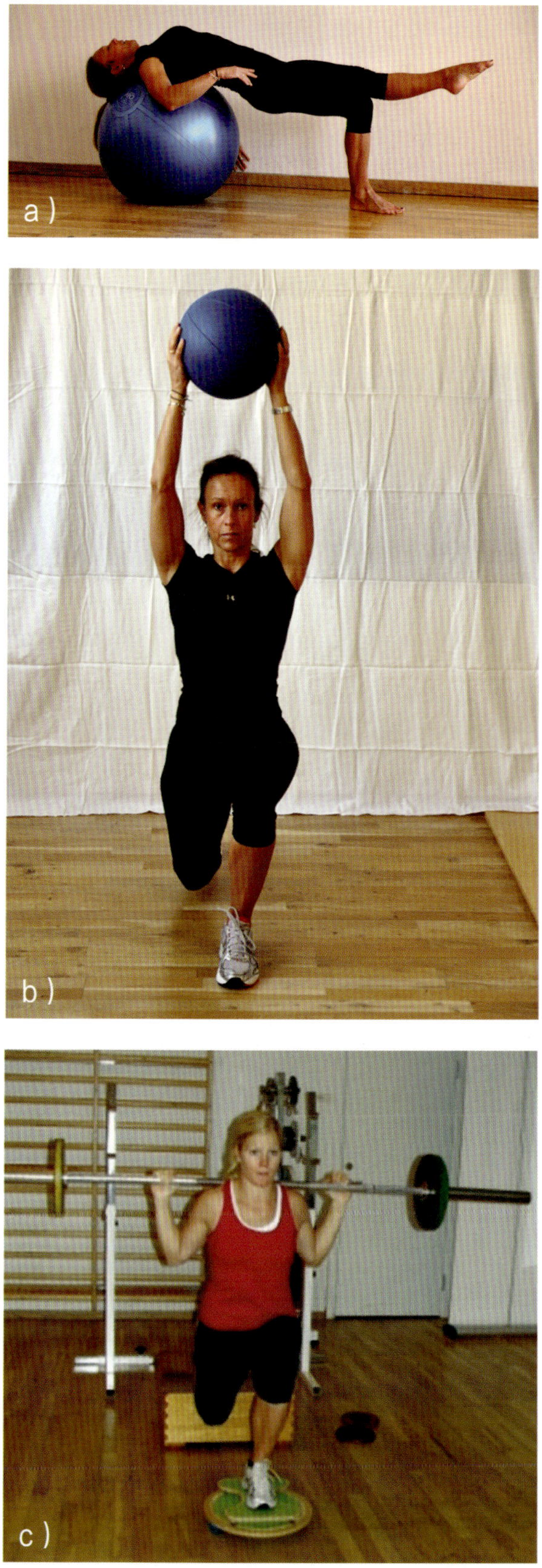

图9.1　不同负荷下的力量训练。a）在瑜伽球（表面）上做臀桥；b）持球弓步训练；c）负重弓步训练。图片来自Heijne / Frohm。

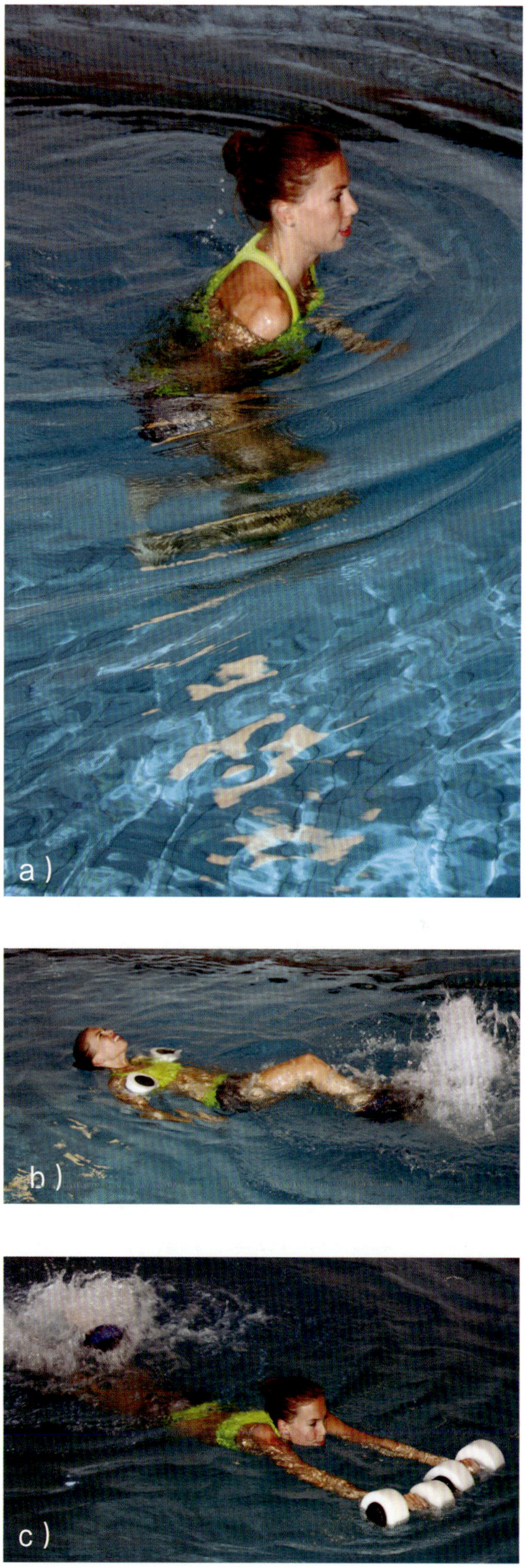

图9.2　用不同方式在水中训练。图片来自Heijne / Frohm。

应避免对受损部位进行单独或特殊训练，而应针对运动项目设计一个包括所有元素的综合训练方案。

应重视对愈合过程的监测，以避免损伤部位过度活动造成愈合延迟。运动员常不能耐心等待损伤痊愈，而过早地开始激烈的训练。另外，来自教练、父母、队友甚至赞助商和队伍经理的外界压力，常迫使运动员迅速回归赛场。

小贴士

通过上述讨论，我们可以看到康复团队中的物理治疗师和运动训练师起着重要作用，他们监控着训练计划，确保训练形式和强度设置合理。

物理治疗师和运动训练师应比现在更多地参与运动损伤的管理（图9.3）。他们不仅应参与损伤的康复过程，还应参与功能训练、运动项目的针对性训练，以及运动员重返运动前的评估测试。

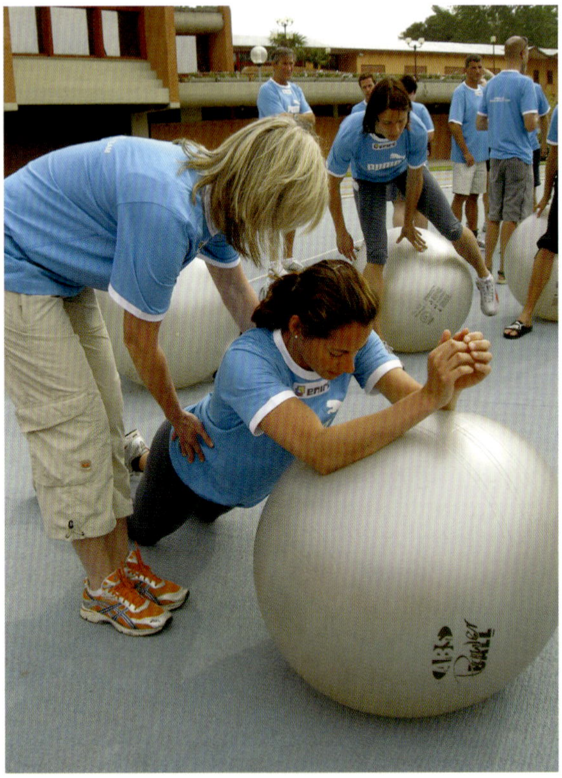

图9.3 物理治疗师在赛场上提供指导（感谢瑞典运动协会的Tommy Eriksson提供照片）。

运动损伤与康复中的心理因素

受伤个体对损伤的情感反应仍不明确，但有研究发现，运动员可能产生包括震惊、悲伤、愤怒和愧疚在内的混合情感。有研究表明，队友、医护人员、教练和父母等外界因素及运动员的内在因素，也就是个人信仰，决定了运动员对康复治疗的依从性，进而影响他们重返运动的可能性。

运动员的自我效能，也就是他们对完成某项具体任务的信心，如在前交叉韧带手术后完成康复，对运动员能否回归运动至关重要。影响他们自我效能的因素包括：

- 在康复过程中逐步设立合理的阶段性目标。
- 与伤后成功重返运动的运动员的交流。
- 受伤运动员参加的非训练性团队活动。

小贴士

运动员伤后重返运动时常存在恐惧心理，这种心理被认为是“对再次受伤的恐惧”，医护人员、教练和队友应重视伤者的这种心理。

运动康复的原则

康复的目的是减少受伤组织的瘢痕形成，保持组织的力量、弹性和收缩力。对相关肌肉、肌腱和关节的训练目标为：

- 恢复关节的正常活动性（即活动范围）。
- 拉伸肌肉和肌腱组织，使之达到理想的长度。
- 提高肌肉的力量和耐力。
- 提高肌肉、肌腱附属物、韧带、关节囊及其附属物和关节软骨的强度。
- 提高组织的稳定性、平衡能力、协调性和本体感觉能力。

生物力学

生物力学是一门研究外力和内力对器官和细胞影响的学科。生物力学研究的一个热点是力（包括内力和外力）对骨骼肌肉的影响（图9.4）。运动负荷可以使关节、肌肉和肌腱受伤，尤其是当准备活动不充分时。对肌肉或肌腱等组织造成损伤的力量不一定很大，一个较小的力量长时间的重复作用或短时间内快速的反复作用也可导致组织损伤。另一方面，短时间内作用于全身的较大力量，如跳高的起跳动作或投掷铁饼的动作，常造成四肢多处组织的损伤，如肌腱、骨骼、软骨和韧带。

我们可以把身体视为一连串关节的连接体，某一关节附近的活动或受力将被传导到附近的关节。在这一系统中，一个薄弱或紧张的关节将影响整体运动的实施，进而影响运动表现[1]。

小贴士

在设计个体化训练方案时，应考虑生物力学的作用。

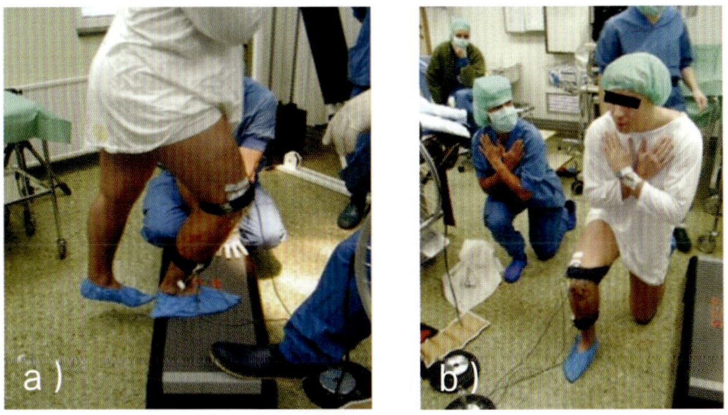

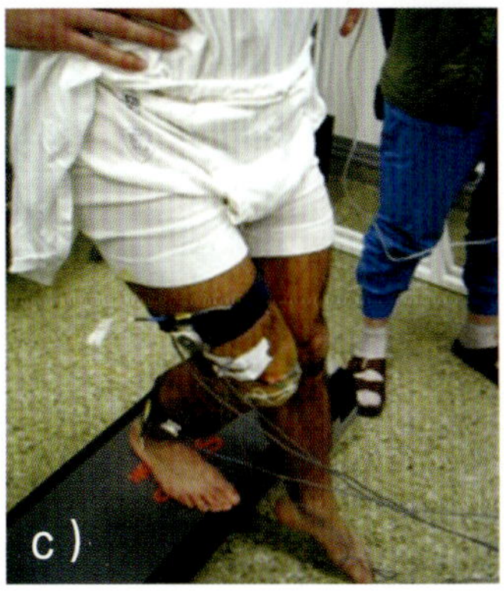

图9.4　膝关节的生物力学。图中展示了不同运动状态下前交叉韧带张力的测定。a）上台阶；b）弓步；c）下台阶。图片来自瑞典斯德哥尔摩卡罗林斯卡医学院，Anette Heijne于2007年发表的博士论文，已授权。

关节活动范围

关节活动范围（range of movement，ROM）受关节面、韧带、关节囊、关节周围肌肉和肌腱长度及延展性等因素的限制。关节囊和韧带的弹性相对较差，可保证关节的被动（力学）稳定性，而肌肉和肌腱控制关节的主动（功能）稳定性。

肌肉、肌腱和韧带均含有胶原成分。例如，肌腱含有90%的胶原纤维和10%的弹性纤维。胶原纤维在肌腱、肌腱附着点及肌肉与肌腱的过渡区平行排列。静息时这些纤维没有张力，但在运动中它们会因受到牵拉而紧张。胶原组织可能是弹性的（可拉伸的）或是可塑性的（可压缩的），且具有很高的黏滞性（惯性）。由于胶原组织既有黏滞性又有弹性，组织可以以极快的速率接受负荷。肌腱的负荷增加越快，肌腱就越坚硬，同时弹性降低，而当负荷增加较慢时，肌腱的弹性和塑性相应增加。

至少要牵拉6秒才能改变肌腱中胶原纤维的弹性。在体温为36℃或稍高于正常范围的情况下，胶原纤维的弹性和塑性增加。因此，在进行关节活动范围和灵活性训练前，温和而充分的热身运动十分重要（图9.5）。局部热敷后逐渐拉伸直到疼痛阈值可以将肌腱中的胶原纤维延长至最长。拉伸应在局部热敷后15~20min内进行，否则将失去热敷的效果。

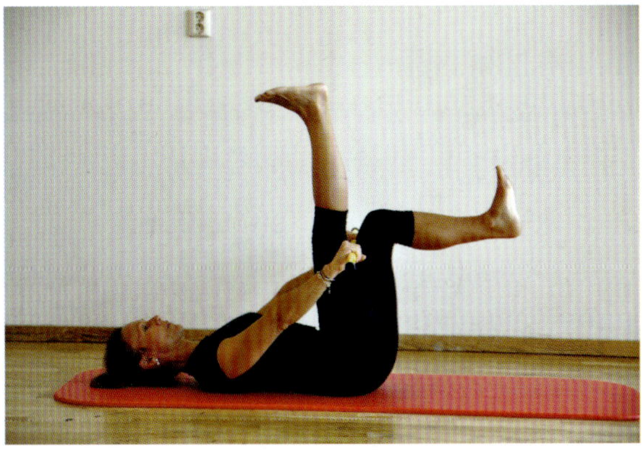

图9.5　在进行静态核心肌群激活的同时进行腿后肌群的主动拉伸。图片来自Frohm/Heijne。

所有康复的目标都是达到无痛的全范围活动，但不一定等到完全达到这一目标才开始力量训练，只要力量训练不引起疼痛即可。热疗可以通过增加局部血流量、减轻疼痛促进关节活动范围练习，从而增强组织的延展性。进行关节活动范围训练的同时，可以增强关节软骨的营养交换，润滑关节。

训练形式可以是被动训练、无负荷的主动训练或负荷下的主动训练。关节活动范围的被动训练是在不动用组织收缩的条件下进行早期关节活动。在康复的早期，为保证组织愈合充分，通常使用被动的方式训练，而这时主动训练可能引起疼痛。关节活动范围的主动训练需要肌肉收缩带动关节活动，当康复治疗取得进展，能安全地进行肌肉活动是首选的训练方式。

小贴士

关节活动范围训练的主要目的是增加关节本身的灵活性，而拉伸的主要目的是增加关节周围组织的灵活性。

拉伸

使关节达到无痛的全范围活动是运动康复的一个重要的目标，而柔韧性决定了活动行为的流畅性。大多数人都认为足够的柔韧性是良好的运动表现的前提，同时有利于防止运动损伤，尽管这一结论主要是通过观察而非实验研究得出的。现代研究提示，拉伸可能对长跑的跑步效率产生负面影响。拉伸的目的是增加肌肉、肌腱、筋膜和关节的柔韧性。

拉伸运动包括：①静态拉伸；②本体感觉神经肌肉促进疗法（proprioceptive neuromuscular facilitation techniques，PNF）；③弹震伸展。

静态拉伸是一种十分有效并广受欢迎的技术（图9.6）。静态拉伸要求被动拉伸肌肉，并将肌

小贴士

应该对短缩程度较严重的肌肉进行针对性的柔韧性训练以保持或增加关节活动范围。

小贴士

请训练伙伴帮助拉伸时，其应受到过相应的培训，并应小心控制施加在关节上的力度。

肉保持在拉伸位置10~60秒（常为20秒）。被动拉伸是静态拉伸的一种，这种方法借助外力移动肢体的位置，可借助助手（训练伙伴）、弹力带或其他装置完成。

由于静态拉伸一般不会意外超过相关肌肉的拉伸极限，它可能较弹震拉伸更为安全。受伤后康复训练中应包括静态拉伸运动。多数情况下，伤后不久即可开始静态拉伸，但如果有肌肉或肌腱的损伤，在获得医生允许前应推迟这一训练。

一般而言，应在受伤区域压痛消失、肌肉静态收缩不引起疼痛后，开始静态拉伸。但是以拉伸引起疼痛程度作为指标，静态拉伸也可以作为一种评估受伤肌肉或肌腱愈合进度的方式。瑜伽强调配合呼吸动作达到良好的拉伸效果，是一种很好的柔韧性训练方法，而且广受欢迎。

PNF也是柔韧性训练的一种技术，在PNF训练过程中，主动肌与拮抗肌交替进行等长收缩、等张收缩和休息。这种训练通常需要一个伙伴，内容为10秒的肌肉收缩与10秒的放松拉伸交替。

弹震伸展运动涉及重复的小幅度跳跃运动。由于在快速的拉伸过程中肌肉承受的力量可能会有些不受控制，甚至会超过肌纤维的极限，因此普遍认为这种训练的安全性相对较低。但如果运用得当，这种拉伸方式还是有效的。例如，在足球运动前的热身环节中，弹震伸展可作为最后一部分，使关节

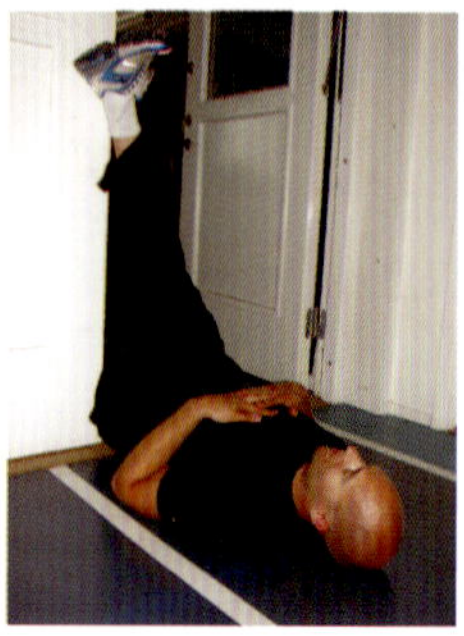

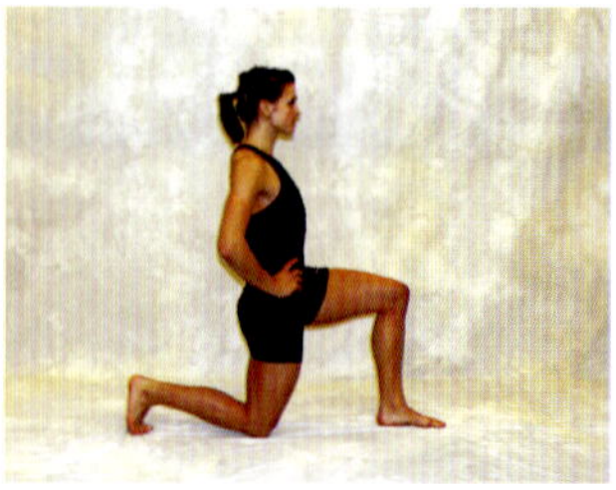

图9.6 静态拉伸。图片来自Frohm/Heijne。

和肌肉对之后活动中运动方向的快速变化做好准备，并减少动作中拮抗肌的激活。但在康复训练中很少用到这种方法。

在柔韧性训练中，均应先进行热身，缓慢地拉伸肌肉并将动作控制在引起轻度阻力或肌肉轻度紧张的程度。为提高柔韧性，应每天进行训练，每个动作持续至少20秒，重复5~6次。运动前的热身过程应包括拉伸，以使肌肉做好活动准备；运动后进行拉伸则可以避免肌肉酸痛并提高柔韧性，因为此时肌肉温度较高，且较为松弛。

小贴士

近期对拉伸训练的新认识：

- 静态拉伸过程中肌肉和肌腱的机械特性会发生改变，但这种改变在几分钟内就会消失。
- 拉伸通过提高组织对伸展的耐受力而增加关节最大活动范围，而非通过改变肌肉-肌腱单位的机械特性达到目的。
- 目前的研究认为，运动前的拉伸运动不能显著降低运动损伤的风险。
- 规律的拉伸运动能加强肌肉力量和跳跃能力，但不影响跑步效率。

动作分析

研究发现，受损神经肌肉的控制和力量不足会增加急性运动损伤的风险，非功能性的动作行为可能容易导致运动损伤。

运动中存在创伤性（包括急性和慢性）和过劳损伤。一些研究发现，平衡和力量等神经肌肉控制的不足会增加急性过劳损伤的风险。灵活性不足、解剖上的不对称及躯干稳定性的不足等会增加慢性过劳损伤的风险。

物理治疗师经常遇到肌肉和（或）关节功能障碍的运动员，这时可进行针对性的功能性动作分析，如瑞典国家运动联盟的“Bosöns 9+ 筛查组合”（图9.7）。进行这种分析的目的是发现引起疼痛及功能障碍的病因，并通过主动动作训练纠正动作上的不足。身体左右侧均需进行这项分析。

这种实验组合很容易进行，对测量装置的要求也很低。但这些测试在运动损伤的预防、康复和运动能力开发方面的作用还有待进一步研究。

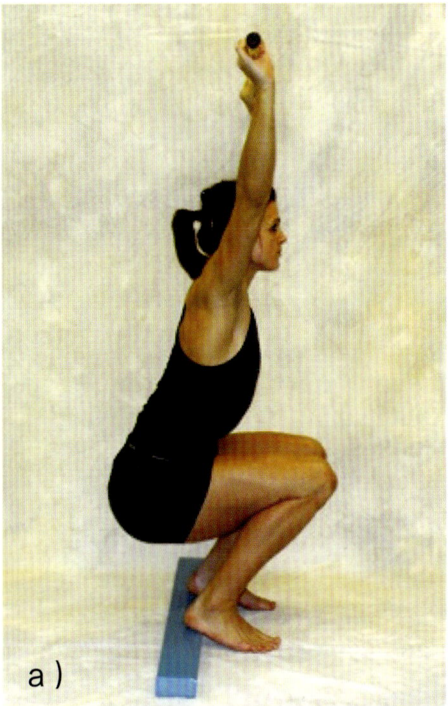

a）

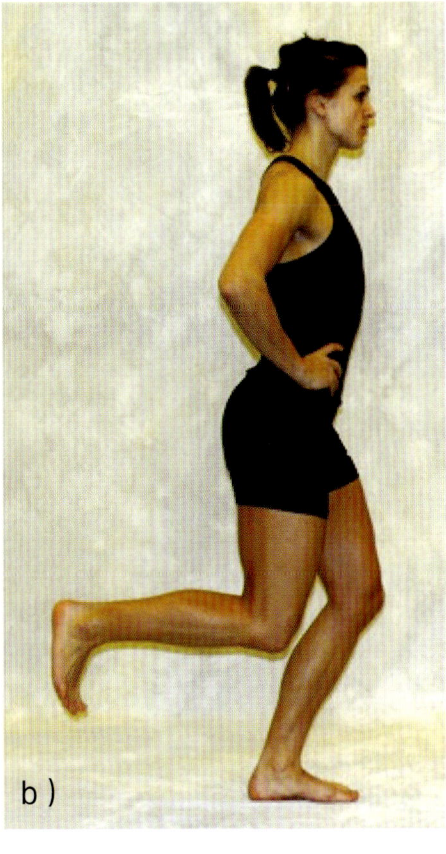

b）

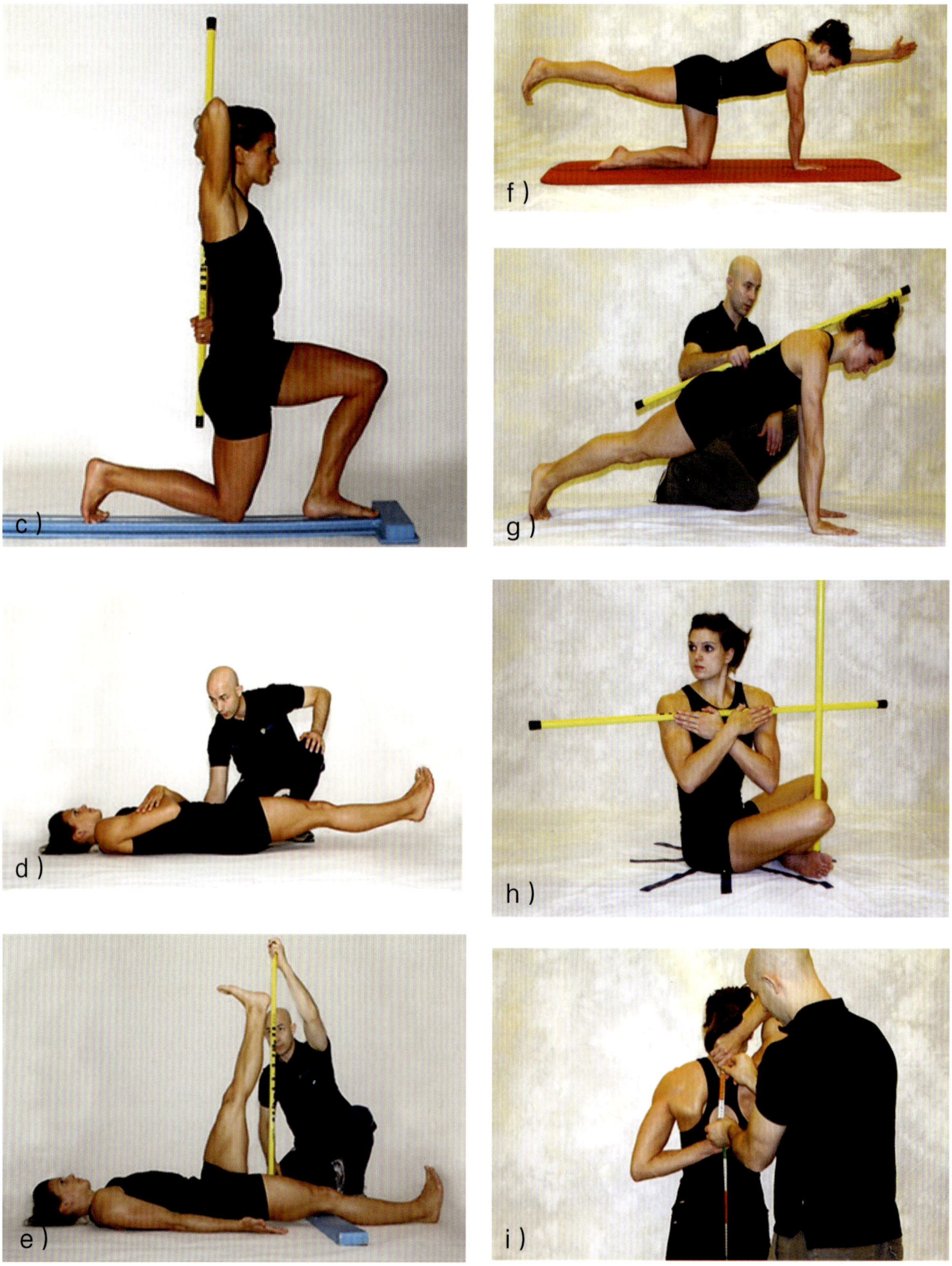

图9.7 瑞典国家运动联盟的测试组合“Bosöns 9+ 筛查组合”项目。**a**）深蹲；**b**）单腿蹲；**c**）弓步；**d**）屈髋；**e**）直腿抬高；**f**）对角支撑；**g**）俯卧撑测试；**h**）坐姿转体；**i**）肩关节活动度。图片来自Frohm等，已授权[2]。

力量

力量是肌肉对抗阻力产生力的能力。在任何康复方案中，肌肉力量的发展都是重要的组成部分。肌肉无力或力量不平衡可导致动作异常和运动表现的下降。只有当对组织提出比日常所需高的要求时，生理能力才能得到提高（超量原则）。负重训练中需要考虑的另一原则是所谓的“特异性原则”，也就是练哪里，哪里才会变强。这一原则适用于训练中在特定关节位置和特定速度下才会激活的肌肉。

为了有效提高肌肉和肌腱的运动能力，需要对他们施加高于平时的负荷。渐进性抗阻训练法（progressive resistive exercise，PRE）是损伤后恢复肌肉力量的常用训练方式。训练中，十分重要的一点是要让超负荷的组织得到足够的休息时间。

肌肉收缩是所有动作和运动的基础。肌肉收缩有3种形式：

- 等长收缩（静态收缩）：肌肉收缩过程中肌肉不产生长度变化（如伸手静态托举重物）。
- 向心性收缩：肌肉收缩过程中肌肉长度缩短，肌肉两端附着点靠近（如上楼梯时股四头肌的运动）。
- 离心性收缩：肌肉收缩过程中肌肉长度延长，肌肉两端附着点相离（如下楼梯时股四头肌的运动）。

在肌肉从离心性收缩转为向心性收缩或与之相反的过程中，存在肌肉或肌腱撕裂的风险。

运动损伤后的肌肉训练

肌肉力量与肌肉横断面面积（也就是单个肌纤维的直径和肌纤维的数量）成正比。横截面积越大，肌肉收缩力越大。使肌细胞的收缩更加协调也产生更大的肌肉收缩力，这一过程称为神经适应。肌肉收缩的力量与其收缩的速度成反比。等长收缩可产生最大的收缩力。肌肉收缩的速度越快，参与收缩的运动单位越少，产生的收缩力越弱。

力量训练不仅可增强肌肉力量，也可加强其附属结构的强度。由于代谢相对较慢，肌腱、韧带和骨骼强度的提高不如肌肉力量提高得快，在训练成长中的运动员时应注意这一点。在运动损伤后的康复训练中，力量训练应达到疼痛阈值。为缩短康复时间，可按以下顺序对损伤区域肌肉进行训练。

> **小贴士**
>
> 向心性收缩主要起到加速的作用，而离心性收缩则起到减速的作用。损伤常在减速过程中发生。

静态（等长）训练

很多关节和肌肉在损伤后可以马上开始进行等长收缩训练（图9.8）。为了获得最好的效果，肌肉收缩的强度应达到疼痛所允许的最大限度。以等长收缩的方式逐渐增加受伤组织的负荷而不引起相应关节或肢体的运动，这样就比较容易避免超出疼痛阈值和组织强度极限。

静态训练开始时每天进行肌肉收缩的次数较少，此后逐渐增加。连续进行的肌肉等长收缩中应安排休息时间，以便及时清除代谢组织产生的乳酸。如有可能，物理治疗师应经常检查训练效果，确保训练没有引起新的问题。如没有医学或结构上的禁忌证，只要肌肉等长收缩训练不再引起疼痛，即可在严密监控下开始动态训练。膝关节伸肌和屈肌都可以进行这种训练。

动态训练

若伤者使用有绷带，在绷带被取掉后，并已经得到医生允许可活动关节后，方可开始动态训练。首先只能使用身体重量或肢体重量作为负荷。随后，可以通过增加外部负荷逐渐增加负荷，如用哑

> **小贴士**
>
> 在加大负荷前，应先增加肌肉收缩重复的次数。

铃进行训练（等张训练）（图9.9）。

肌肉的活动一定会增加关节的负荷。在负重的动态训练（等张训练）中，当关节活动到特定位置时会受到最大负荷。这意味着在训练中，关节可能在较为薄弱的位置负重超过最大负荷。做等速训练可以大幅降低这种风险，但等速训练需要特殊的训练装置。

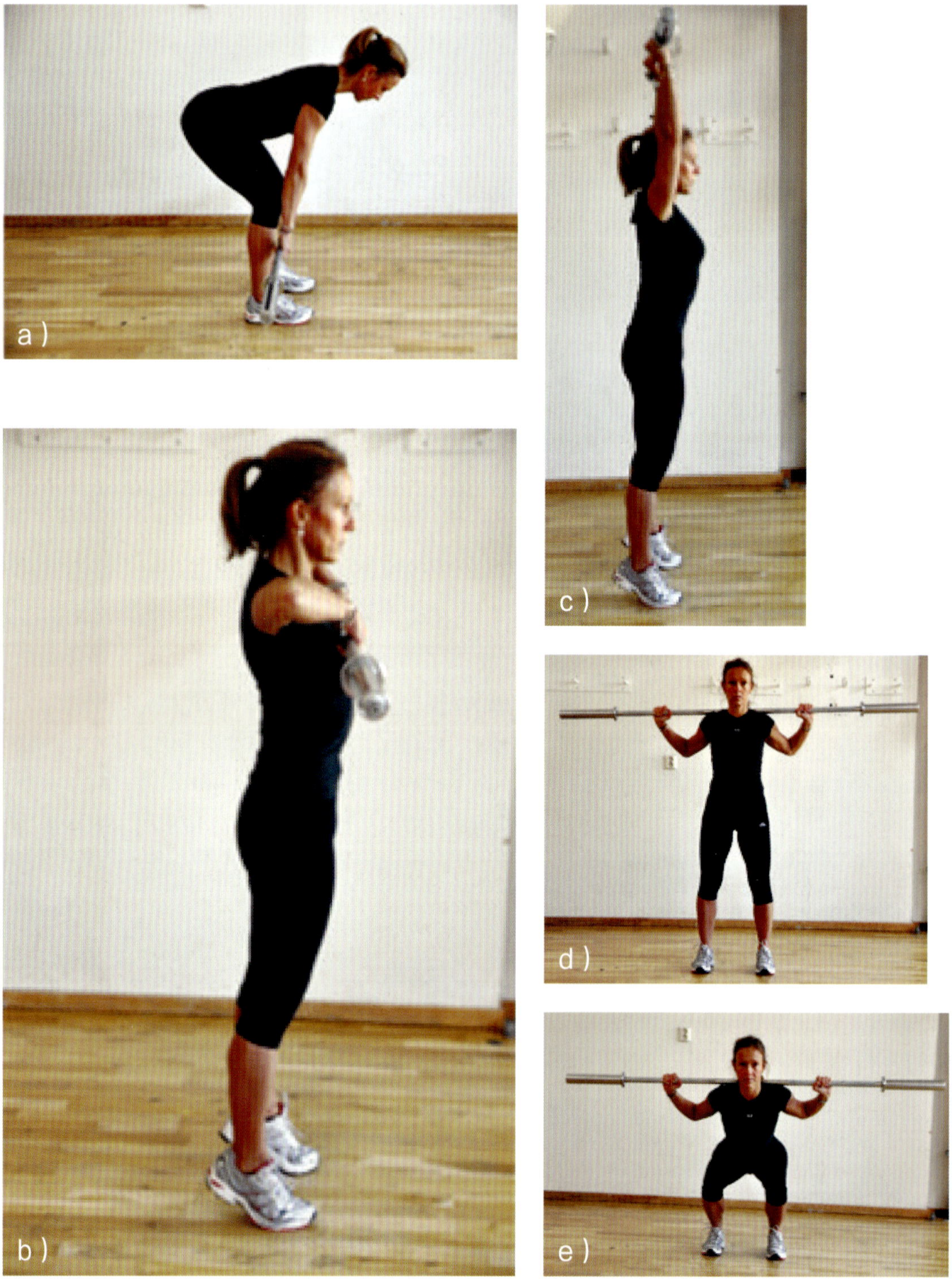

图9.8 力量训练有很多种形式，其中一种叫“五步法”，由不同功能动作构成的一个动力链。图片来自Frohm/Heijne。

等速训练中运动的速率是恒定的，通常以角速度表示（度/秒）。运动的速度由物理治疗师或运动训练师决定。关节活动范围内，阻力的大小随伤者用力的大小而改变，这样就可以在全关节活动范围内都以不引起疼痛的最大阻力进行训练。只要训练者能将自己力度控制在疼痛阈值之下，受损组织负荷过重的风险就可以得到控制（图9.10）。

这种训练使肌肉的耐力和血液供应在承受更大的负荷前得到提升。应牢记的一点：增加负荷时关节承受的力量可能很大。例如，训练膝关节时在踝关节上负重，会使膝关节的负荷增加10倍。

接下来应考虑到超量原则，即逐渐增加外界负荷而减少训练重复的次数。

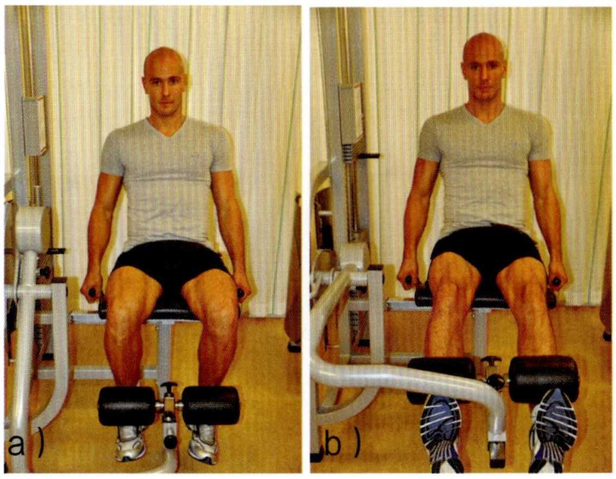

图9.9 利用器械对膝关节的肌肉进行力量训练（等张训练）十分有效。**a）** 腘绳肌的力量训练；**b）** 股四头肌的力量训练。图片来自Frohm/Heijne。

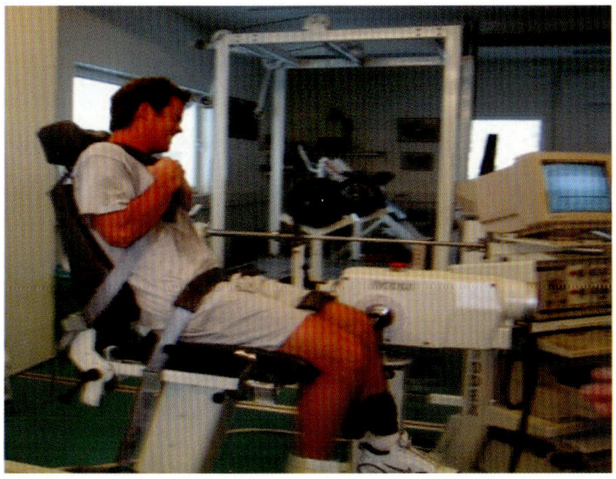

图9.10 股四头肌和腘绳肌的等速力量测试。图片来自Anna Frohm。

小贴士

力量训练应当在早期从小负荷开始，逐渐增加训练频率而非增加负荷。

动态训练对提高肌肉的等长收缩力效果有限，除非在慢速下进行，这时其与静态训练相似。同样，静态训练对提高肌肉的动态力量效果有限。因此，康复中进行的所有训练都应进行针对性设计，应与目标运动项目的运动要素相关。

总结

总而言之，等长（静态）训练尤其适用于肌肉–肌腱损伤或损伤肢体不能运动时的早期康复。动态等张收缩训练适用于后期的康复，但也可以用于某些损伤高危区域的预防性训练，以增强或维持一定程度的力量。动态等速收缩训练则不是那么困难，因为如果一定范围内存在容易引发疼痛的位置，可以通过设定较高的运动速度降低在相应位置的阻力。另外，不论是以高速还是低速进行，等速训练都应提供相应的最大阻力，从而显著提升力量。以不同的恒定阻力进行训练可单独锻炼某个特定的肌群，促进肌肉的离心收缩并有利于灵活性的训练（图9.11）。

经过一段时间的早期康复训练后，可使训练计划中的最后几个动作超过疼痛限制，以提高疼痛阈

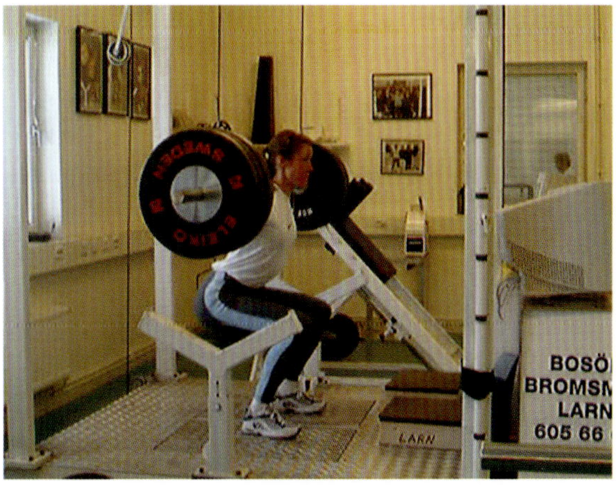

图9.11 在特制的高重量级训练器械上进行大负荷离心收缩训练。图片来自Anna Frohm。

值。

小贴士

受伤后进行力量训练前需要考虑以下几点：

- 所有力量训练前都应进行热身运动。
- 所有训练均应从无负荷开始，且不应超过疼痛阈值。
- 应逐渐增加负荷，但在加大负荷前应先增加一定负荷下的运动次数。
- 应避免进行不对称的训练。
- 在所有的力量训练中，休息和恢复都是很重要的一个环节。
- 力量训练应与柔韧性训练相结合。
- 在康复后期，力量训练应尽可能针对相应的运动项目进行。

开放和闭合动力链训练

运动损伤及其导致的废用（失用）对关节、肌腱和骨骼肌的本体感觉存在不利影响。为重建正常力量和本体感觉功能，应进行不同种类的训练，其中就包括开放和闭合动力链训练这两种方法（图9.12）。

在开放动力链（open kinetic chain，OKC）训练中，肢体近端固定，远端通过相对不受限制的运动范围施力。开放动力链训练包括杠铃颈前推举、坐位投掷等针对躯体上半部的训练与坐位伸腿和卷缆绳等针对躯体下半部的训练。开放性动力链训练可显著提高动作的峰值力量，但最常用的一些开放动力链训练会局限在某一个关节或平面动作上，这会使训练动作与有用的功能性动作之间的一致性不足，从而限制训练提高本体感觉和力量的作用。

在闭合运动链（closed kinetic chain，CKC）训练中，远端固定，近端相对不受限制，包括引体向上、俯卧撑等针对躯体上半部的训练，以及蹲起、弓步等针对躯体下半部的训练。这类训练大多利用训练者自身的体重提供部分或全部阻力，训练时手或脚的位置固定，躯干进行相对运动。闭合动力链训练多包括多个关节同时沿不同轨迹的动作。大多数闭合动力链训练是负重的，而且至少会在一定程度上刺激主动肌群与拮抗肌群同时收缩。以上因素减少了关节承受的剪切力，增强了关节和肌腱的本体感觉活动，提高了姿势的稳定性。

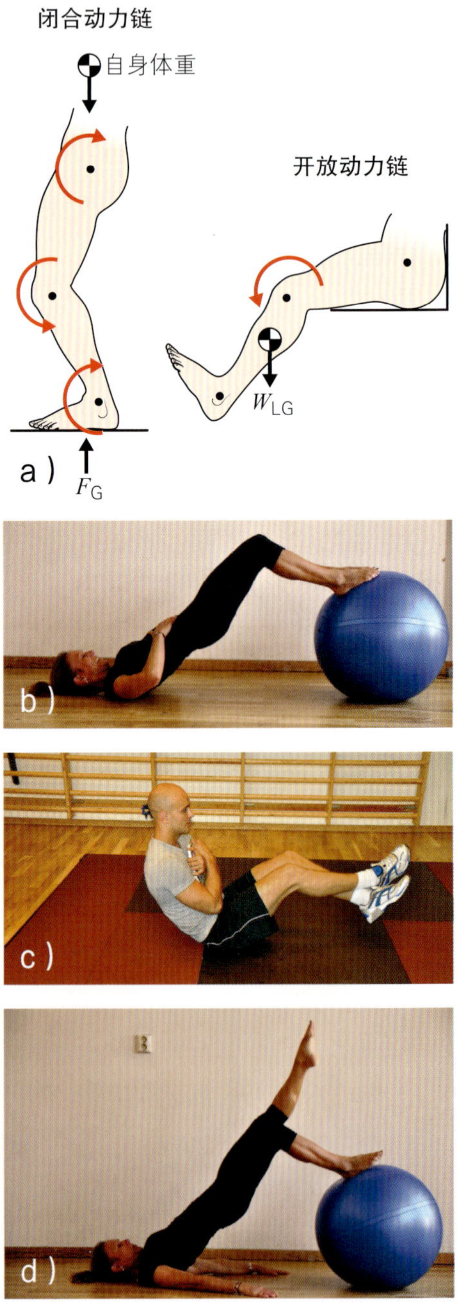

图9.12 开放和闭合动力链训练。**a）** 闭合动力链和开放动力链；**b）** 闭合动力链中肢体远端（如足部）固定，近端部分相对不受限制；**c）** 开放动力链中肢体远端（如足部）不固定，但肢体近端相对固定；**d）** 远端可活动的闭合动力链训练。

小贴士

总的来讲，人们认为闭合动力链训练相对柔和，造成受损肌肉和关节进一步损伤的可能性较小，因此更适合在康复训练的初期进行。在一段时间后再将闭合动力链训练与开放动力链训练结合进行。

为达成最大效果，闭合动力链训练常需与开放动力链训练结合进行。

开放动力链和闭合动力链在重建力量、本体感觉和运动功能的过程中均起到重要作用。

稳定性

稳定性训练可以定义为锻炼局部、内部肌肉的训练，即围绕关节，保持关节和骨骼稳定性的小肌肉（单关节肌）训练。这些内部肌肉不易疲劳，作用是维持姿势的稳定性。如果这些肌肉没有经过良好的训练，或其功能因疼痛而受到抑制，则外层的肌肉（多关节肌）将替代它们发挥作用。外层的肌肉耐力较弱，易导致身体受力不均，最终引起疲劳和疼痛。外层肌肉主要负责肢体远端的活动（即胳膊和腿的活动）。因此需要让不同的肌肉分别得到正确的训练，通过肌肉间的协调保证深部关节的稳定性和肢体远端的灵活性。关节的稳定性由关节周围的肌肉骨骼组织形成的阻力提供，良好的稳定性对远端关节提供保护（图9.13）。

稳定性良好的特征是具有控制躯干在骨盆上方的位置及活动的能力，这样才能在运动的身体中通过脊柱向下产生理想的力量传导和动作。核心肌肉将单关节肌与多关节肌相连，从而产生稳定性并保证动作的流畅。

不同稳定区

肌肉的力量是从躯干核心传导到上下肢的，在躯干开始运动前核心肌群就已经被激活了，中枢神经系统通过控制肌肉协同收缩产生一个稳定的基础。

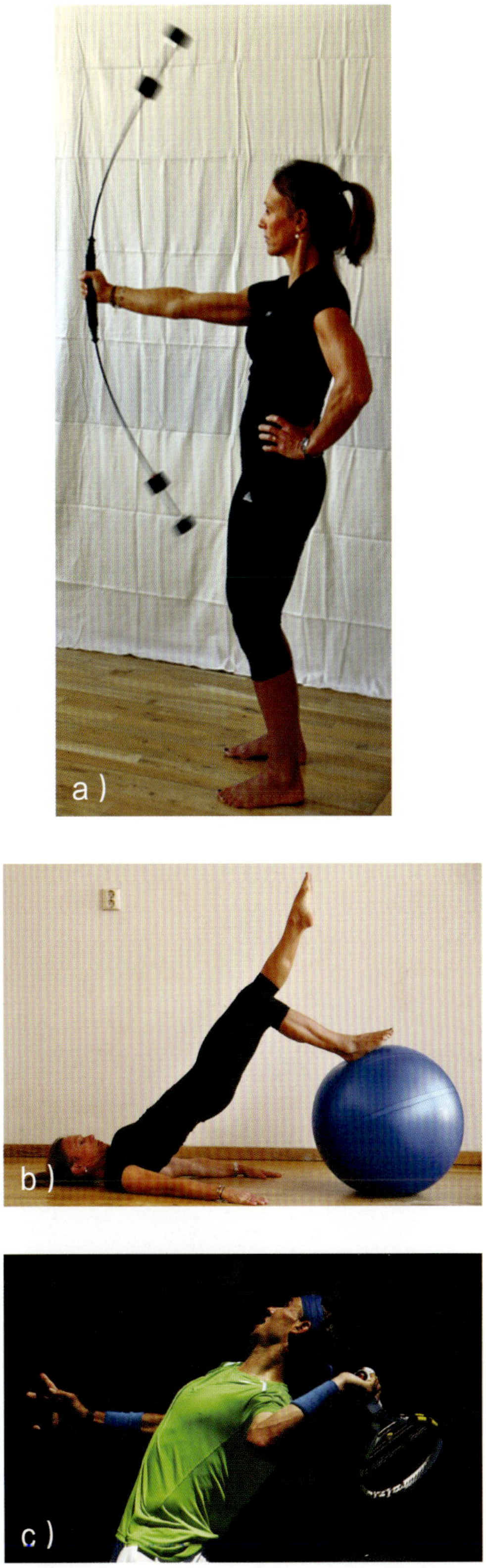

图9.13　在大部分运动项目中，肩部和身体核心的姿势稳定性很重要。**a**）通过弹簧杆训练肩部稳定性；**b**）通过瑜伽球训练核心稳定性（图片来自Frohm/Heijne）；**c**）网球运动中，有力的发球需要良好的核心力量和核心稳定性（图片来自Bildbyrån，瑞典，已授权）。

核心肌群

核心稳定肌肉主要是躯干的局部肌肉，即多裂肌、腹横肌、闭孔内肌。竖脊肌、腹直肌和闭孔外肌等整体肌也起增强核心稳定性的作用。腰椎和臀部肌肉，如腰大肌、臀大肌和臀中肌也辅助增强核心稳定性（图9.14~图9.16）。

上肢

除躯干外，提供良好稳定性的另一基础结构是肩胛骨及其附属肌群。应加强上、中、下斜方肌和前锯肌的力量。肩袖（即肩胛肌肉）对稳定肩关节起到重要作用，因此提高上述肌肉的灵活性和力量十分重要（图9.17）。

下肢

足部和膝关节的稳定性对于避免前交叉韧带撕裂等膝关节损伤至关重要。正确的单腿深蹲有助于提高下肢的稳定性，训练时需要保持足部、膝关节和髋关节位于同一平面上，另外在不稳定平面上进行的训练也能提高下肢稳定性。股四头肌四个头的灵活性和力量均很重要。

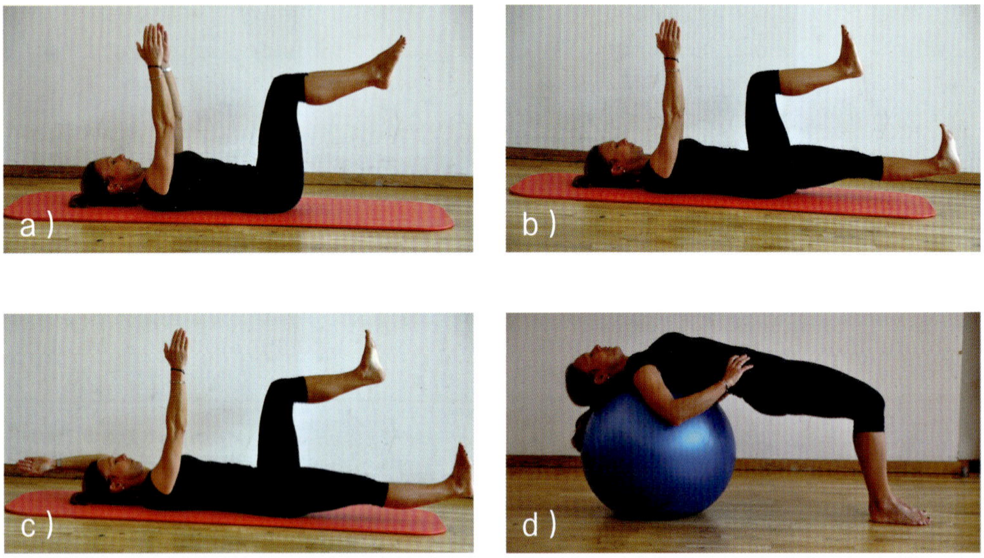

图9.14 在仰卧位进行核心稳定性训练。**a）~c）**进行仰卧位核心稳定性训练时，移动重心的位置（即移动上肢和下肢的位置）；**d）**利用瑜伽球进行训练。图片来自Frohm/Heijne。

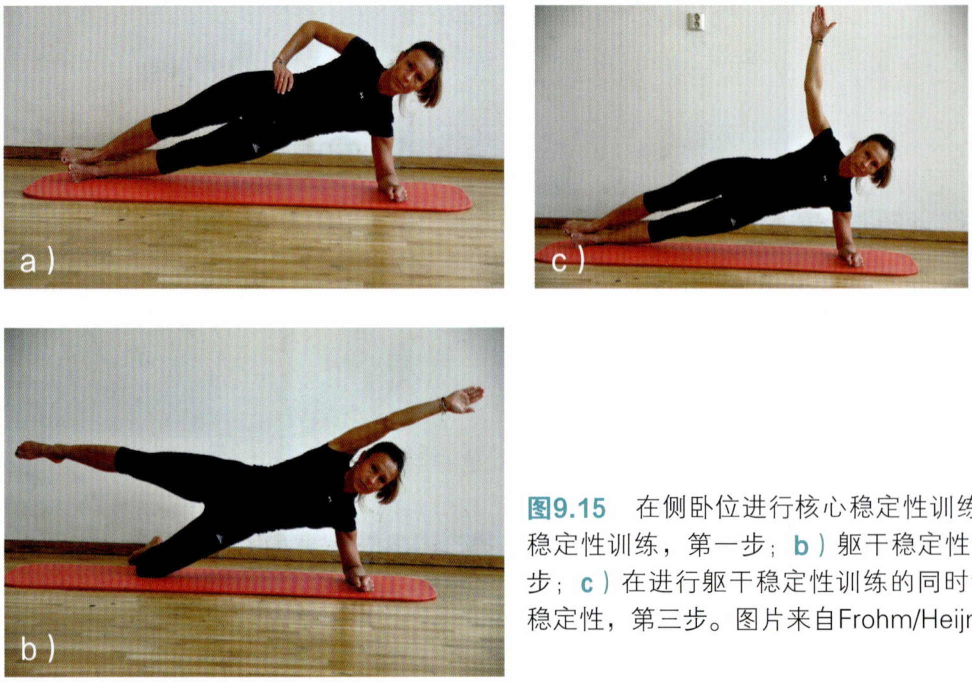

图9.15 在侧卧位进行核心稳定性训练。**a）**躯干稳定性训练，第一步；**b）**躯干稳定性训练，第二步；**c）**在进行躯干稳定性训练的同时训练肩关节稳定性，第三步。图片来自Frohm/Heijne。

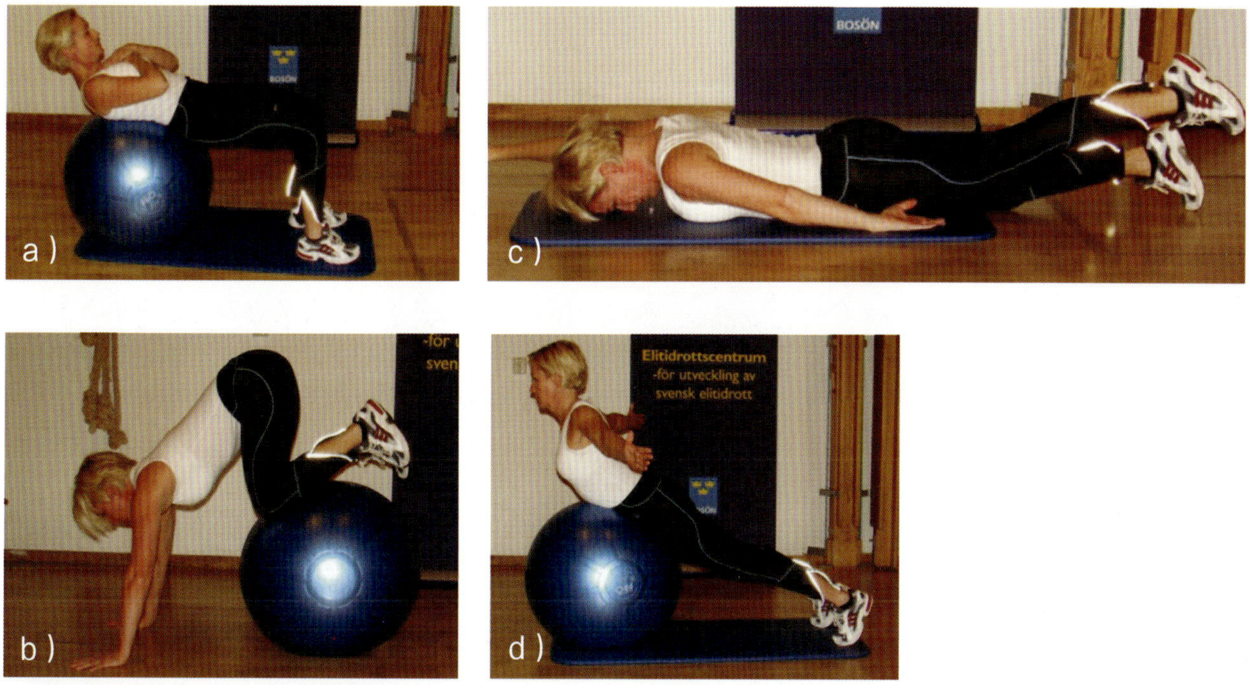

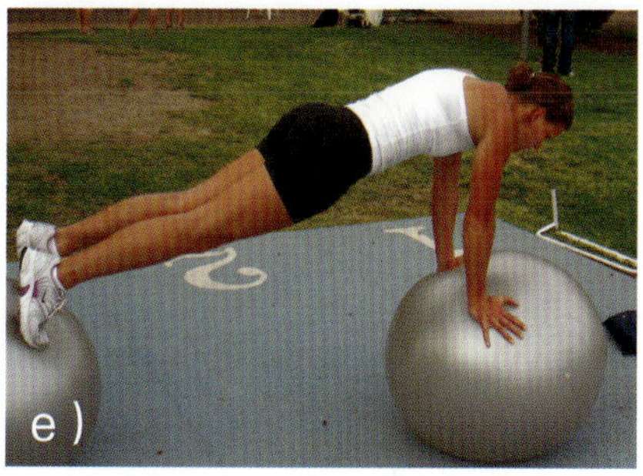

图9.16 利用瑜伽球进行稳定性训练。**a）~d）**来自Frohm/Heijne；**e）**来自瑞典运动员协会，Tommy Eriksson摄，已授权。

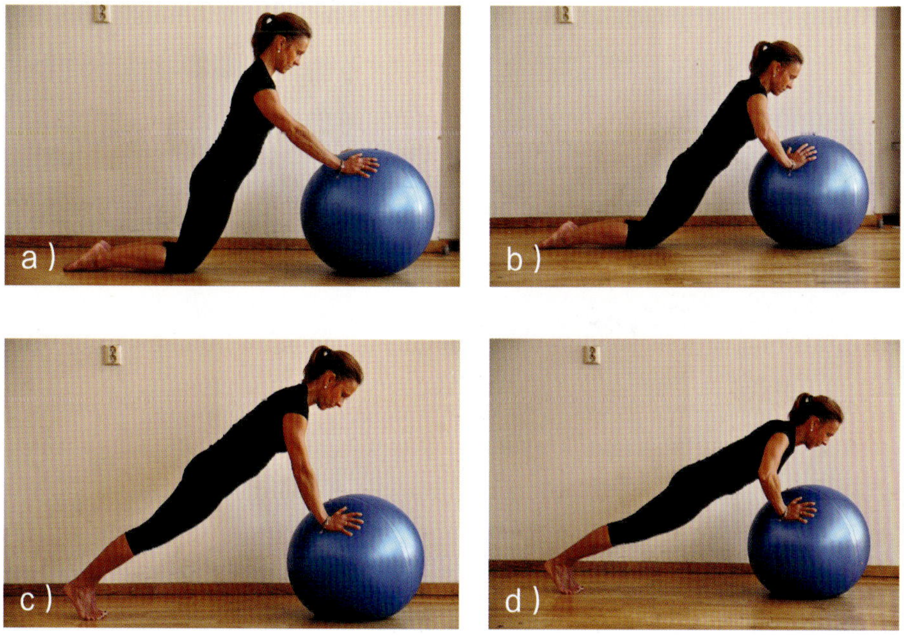

图9.17 **a）**利用瑜伽球进行肩部稳定性训练；**b）、c）**通过俯卧撑训练肩部稳定性；**d）**增加训练难度。图片来自Frohm/Heijne。

小贴士

稳定性训练应根据以下建议开展：

- 训练时应保持身体挺直，因为在运动中经常需要在这种姿势下保持躯体在四肢运动时的稳定。
- 运动中在各个方向均需要良好的力量和稳定性，因此也应当在各个方向进行训练。
- 在提高训练复杂性、难度和负荷前，应确保训练者有足够的深层稳定性。
- 在稳定性训练中，动作的质量十分重要，因为它决定了训练或康复的效果。
- 应在康复计划的早期就开始稳定性训练。

爆发力——瞬间释放的最大力量

在短时间内产生最大力量的能力，即爆发力。爆发力对大多数运动员而言是一项重要的特性。因此，所有康复计划的最后阶段，当训练者培养出良好的力量、稳定性、柔韧性和平衡能力后，均应进行爆发力的训练。有的运动员很强壮，但不一定有很好的爆发力。为了获得良好的爆发力，有很多不同的负重训练方法，包括大重量训练、爆发力量训练、弹震训练和敏捷性训练。通过结合所有训练方法，可以达到最好的训练效果（图9.18）。

爆发力训练应采取可控的形式，因为训练中机

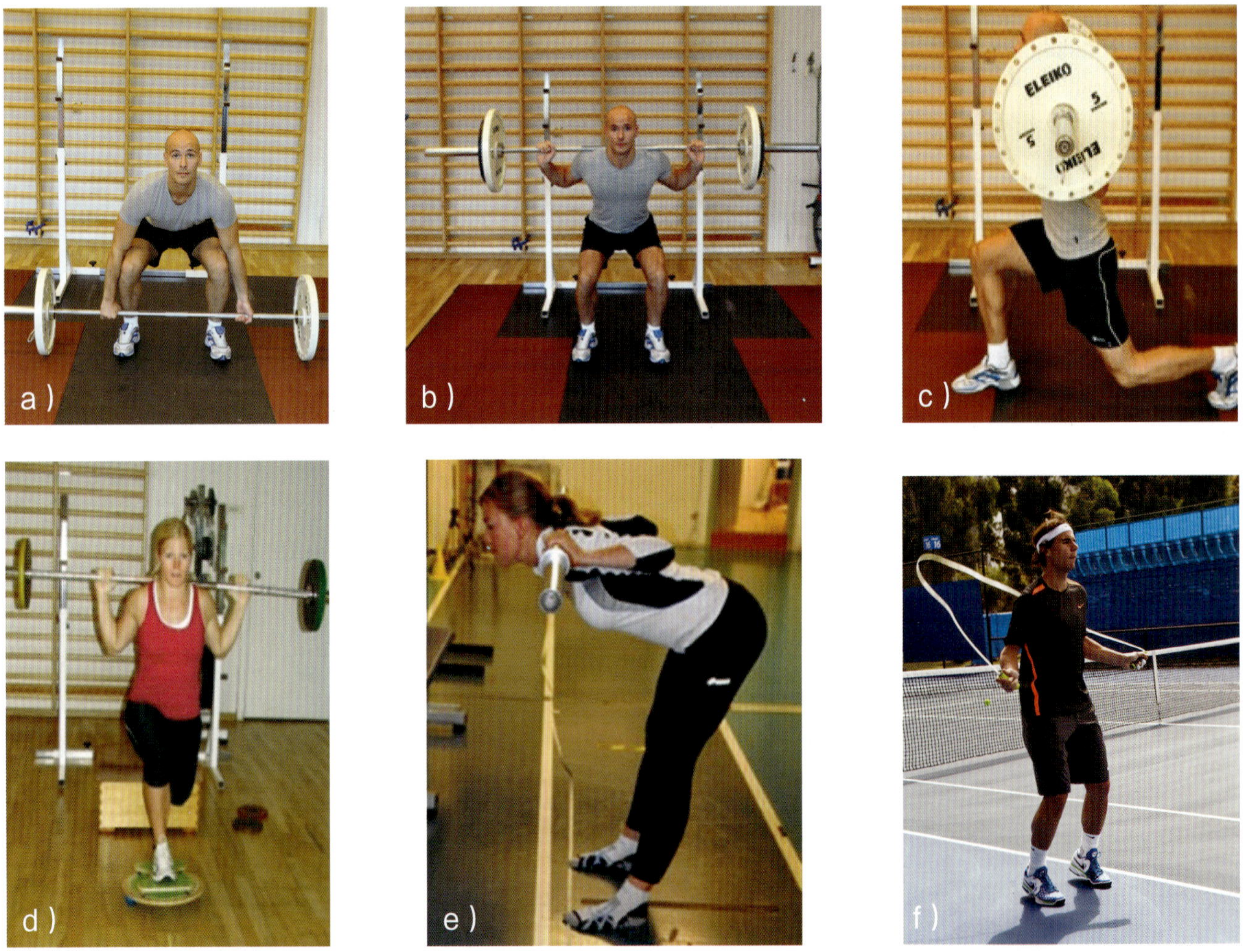

图9.18　有很多种力量训练方法可以提高爆发力，包括下肢的功能力量训练。a）、b）屈膝举重训练爆发力；c）右脚在前，负重弓步，然后做“剪刀步”（跳起来交换腿的位置，将后脚移动到前面，前脚交换到后面），落地时为弓步姿势；d）负重单腿跳；e）核心和背部训练（图片来自Anna Frohm）；f）跳绳在多数情况下是有效的，顶级运动员也能通过跳绳增强爆发力（图片来自Bildbyrån，瑞典，已授权）。

体通常要承受很高的负荷。训练负荷通常为运动员一次能举起的最大重量的20%~60%，但训练的速度要快。在某些情况下，需要重点考虑爆发力训练在某种程度上可以用极大负重的慢速训练代替。爆发力训练在一些情况下与增强式训练类似。

增强式训练

想在一项运动中获得成功，需要有专业技能、速度、力量和爆发力，需要将运动中各动作成分协调起来。力量和耐力可以通过健身训练和力量训练提高，而速度和动作的协调性则需要专门的训练技巧来提升。增强式训练是一种将动作速度、神经肌肉协调性和力量结合起来的训练方式（图9.19）。

增强式训练利用了骨骼肌内在的伸长-缩短循环特性，强调神经系统的可兴奋性。训练开始时对肌肉快速离心拉伸，在肌肉爆发式的向心收缩前引入了张力，并在相反的对等运动中释放预拉伸引入的能量，从而使肌肉产生有力的收缩。

想象一下，一个要进行立定跳远的运动员，在起跳前的最后一步，屈膝屈髋，使股四头肌受到离心牵拉，当回弹时，股四头肌快速进行向心收缩，产生驱动运动员向前跳跃的爆发力。相反，想象一下如果这个运动员最开始不拉伸股四头肌，不做反冲动作，他能跳多远？

在受伤后，神经肌肉间的传导通路因为废用而减弱。想安全而成功地重返运动，恢复这一机制十分重要。由于增强式训练十分剧烈，相应组织要承受很大负荷，因此训练需要谨慎进行。参与这项训练的运动员受伤部位应当有正常的关节活动范围和柔韧性，具有近乎正常的力量，且运动员应在相应的康复阶段。训练计划应采取渐进的方式，从小幅度的动作开始，逐渐过渡到幅度较大的弹跳。训练计划还应包括目标运动的针对性练习。增强式训练间的休息时间应设为3~5天，以使肌肉得到充分休息。

小贴士

必须强调的是，增强式训练应当在康复训练的末期开展，因为这种训练需要良好的力量基础，且会产生很大的爆发力。

神经肌肉电刺激

神经肌肉电刺激（neuromuscular electrical stimulation，NMES）是运动医学康复中广受认可的一种物理治疗方法。NMES能有效地在伤后或术后早期控制肌肉容量的损失（肌萎缩）和改善肌肉功

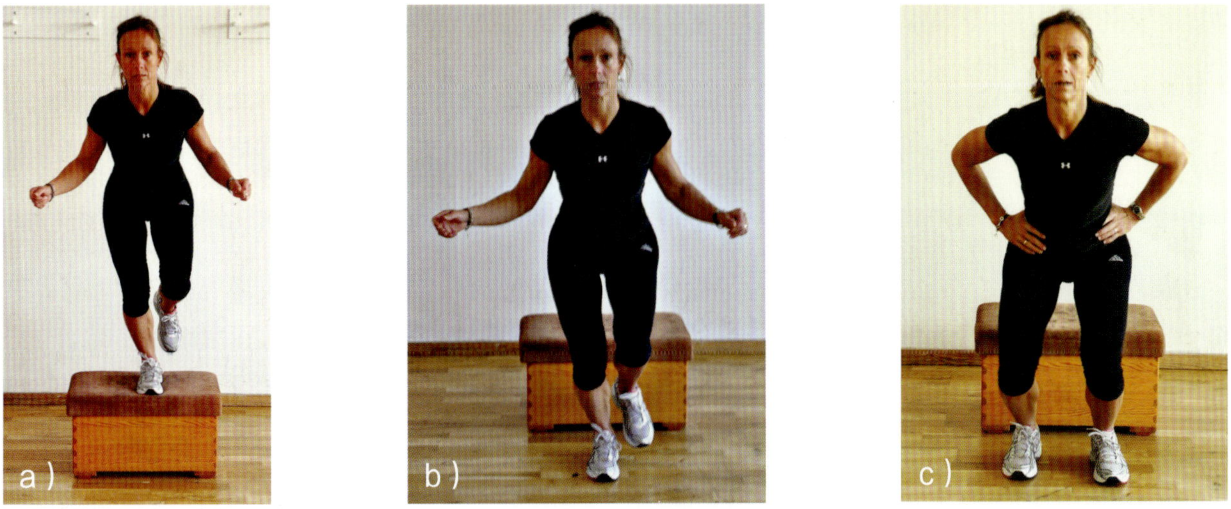

图9.19 垂直跳台阶是增强式训练的一种形式。**a)** 右脚落地前的准备动作；**b)** 右脚落地；**c)** 双脚同时落地。图片来自Frohm/Heijne。

能。有研究证实，这一方法也可以有效提高健康受试者的肌肉力量和肌肉容量。研究者观察到，运动损伤后，失去力量的主要是快缩肌纤维（II型肌纤维），而电刺激相比单纯锻炼能更有效地保持肌肉力量。为了达到最大效果，NMES需要使用较大的刺激强度，而这在一些情况下会在刺激时造成疼痛，也可能在最初几次刺激后导致肌肉酸痛。因此，NMES应在物理治疗师的监督下使用。这一方法应作为其他物理治疗的辅助手段，且应在康复治疗相对后期与灵活性、力量、协调性和功能性主动训练结合使用（图9.20）。

本体感觉和协调性

本体感受器是位于肌腱、关节、肌肉和韧带中的特殊感受器，对拉伸、张力和压力敏感。这些感受器探测到位置和运动的变化，并立即将其反馈给运动中枢，从而使运动员能修正动作，防止受伤。运动损伤和其导致的动作无法完成或运动能力废用会改变这些感受器的功能，导致其反应时间延迟、平衡感觉不足、运动控制减慢。这可导致恶性循环，增加再次受伤的风险。

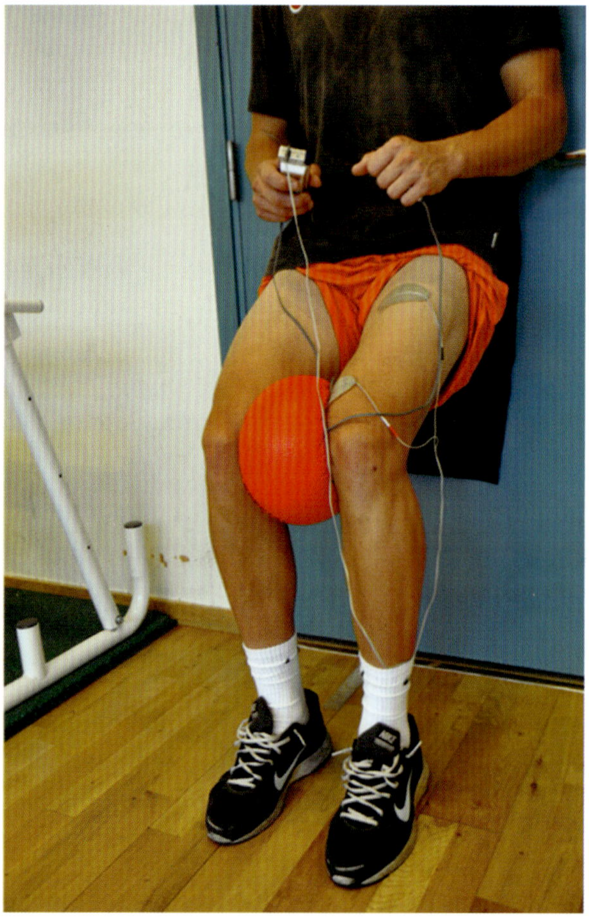

图9.20 对大腿前内侧肌肉（股内侧肌）的神经肌肉进行电刺激。图片来自Frohm/Heijne。

协调性和本体感觉是相联系的。动作的完成需要肌肉利用本体感觉的反馈执行特定指令。运动损伤影响特定技巧所需的时机掌控、运动节奏和判断力。

完整的康复训练计划必须包括对这些本体感受器的再训练。训练活动应从在平衡板（带有一个360度转动支点的摆动板或双极摇杆板）上保持平衡或者在平地上闭着眼睛走猫步开始，然后逐渐过渡到某项运动的针对性训练，如跑“Z”字形路线、倒退跑和跑“8”字形路线等（图9.21，图9.22）。当运动员可以高效且无痛地完成某项技巧训练时，应提高训练强度。可以通过增加运动器具并加入进一步的敏捷性和协调性技巧训练，如投球、踢球、抓球等。如果运动员能在无痛的情况下以可控而流畅的动作完成这些任务，就可以考虑重返赛场了。

> **小贴士**
>
> 本体感觉训练是康复训练中最重要的训练项目之一。

心血管系统的耐力

良好的心血管系统的耐力是健康的必要组成部分，在康复过程中绝不能忽视这方面的训练。心血管系统的耐力也称为有氧能力，是指身体在较长时间内维持次极量运动的能力。这一能力主要取决于心血管和肺的工作效率。这一系统的能力退化得很快，通常停止训练1~2周内就会开始退化。

在康复过程中，应在保证训练安全的前提下尽快开始有氧训练，以防止退化的发生。上肢受伤的运动员通常可以在恢复的早期在不引起不适的前提下开始在固定骑行台上骑行。下肢运动损伤相对比

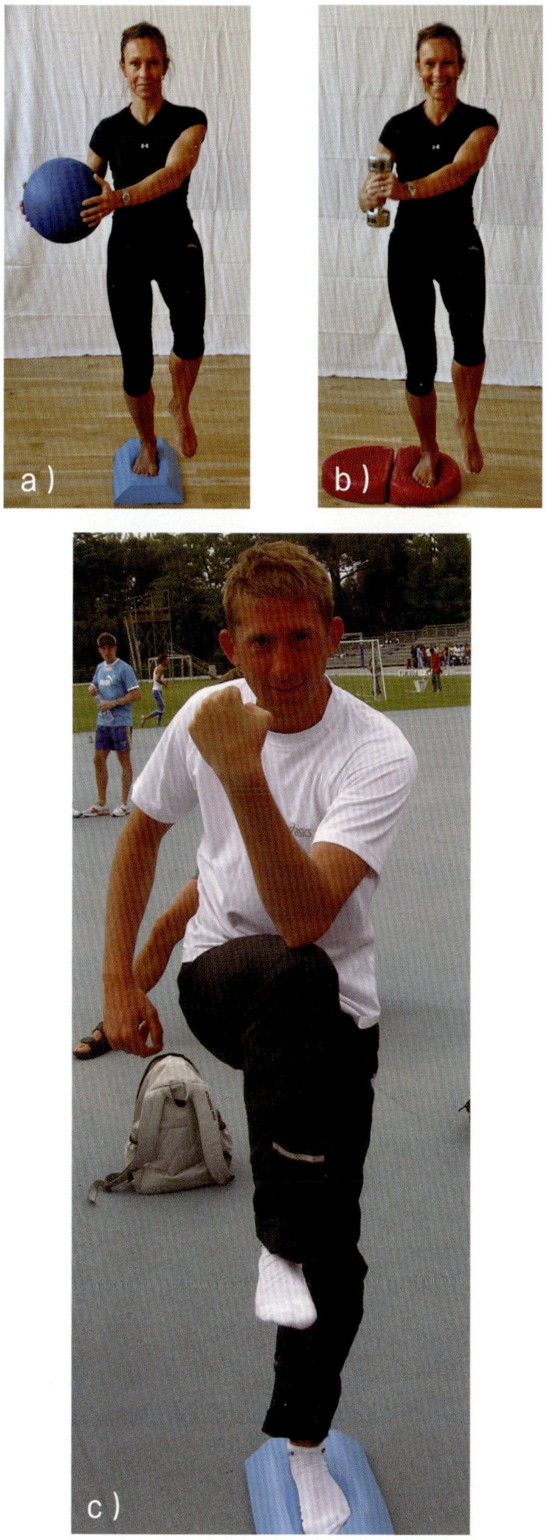

图9.21 以不同方式开展的平衡训练。**a）、b）**在不稳定平面上进行平衡训练，同时移动重心位置（图片来自Frohm/Heijne）；**c）**根据个体情况调整的平衡训练（图片来自瑞典运动员协会，Tommy Eriksson摄，已授权）。

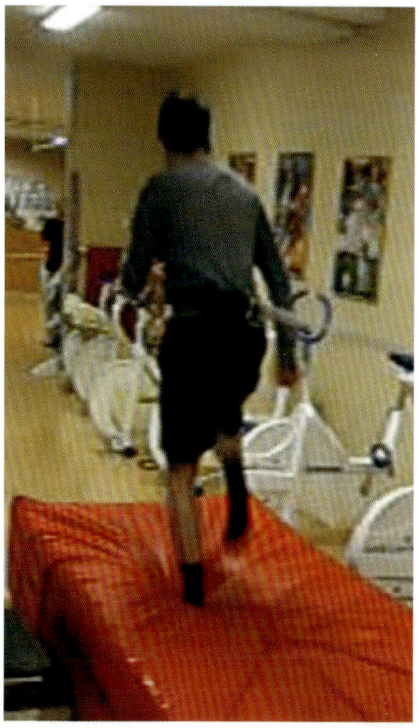

图9.22 在厚垫上跑步。图片来自 Annette Heijne。

> **小贴士**
>
> 为保持心血管系统健康，推荐每周进行3~5次20~30分钟的有氧训练，心率应达到运动员最大心率的70%~90%。

较难处理，但也有很多可以在早期安全开展的无负重有氧活动项目。游泳、固定骑行台训练，甚至划船都可以纳入到训练计划中。

针对特定运动的技巧训练

在所有康复训练中，某项运动对运动员的特殊要求均应在康复计划中予以整合。每种运动都会对运动员有特定的要求。功能的进步是由一系列活动完成的，包括对活动的适应、早期开始的促进特定运动技能的交叉训练等，从而使运动员逐步重建起必需的技能，安全高效地进行运动。这些功能训练使力量、耐力、灵活性、协调性和敏捷性相继提高。康复训练中的这一步骤对于减轻运动员对重返运动的焦虑和担忧十分重要。

重返运动，然后逐步重返赛场

运动员是否已经准备好并适合重新开始运动？这一问题的最终决定权在医护团队手中，但运动员身边的教练、家庭、经纪人等对这一决策也有影响。如有可能，应当用客观的医学检查技术，如超声检查、MRI等证实损伤的愈合，以确保重返运动的安全性并降低再次受伤的风险。

小贴士

安全重返运动的标准包括无痛的全关节范围活动；双侧力量正常且对称；有能力达到运动的要求且不需要中场休息且不引起疼痛和肿胀。

应当在运动员重返运动前进行相应运动的针对性测试。这些测试在不同时间的结果应当是稳定的，以确保运动员的测试结果不是侥幸。近年来不同组织（如美国运动医学学会，ACSM）提出了几种测试方法。一般而言，运动员损伤侧的运动能力达到其健侧（就四肢而言）90%或以上时，方可重返运动。但这一标准仍有争议，例如损伤侧的力量是否应达到健侧的100%或以上方可重返运动，因为有研究发现在长期的康复过程中健侧肢体也会丧失功能和力量。在伤后重返运动时，正常且功能完好的激活模式也同等重要。虽然不是所有损伤都可预防，但状态良好、身体强壮的运动员再次受伤的风险可以降低。

参考文献

[1] THOMEÉ R, et al. Muscle strength and hop performance criteria prior to return to sports after ACL reconstruction. Knee Surg Sports Traumatol Arthrosc, 2011, 19（11）: 1 798–1 805.

[2] FROHM A, et al. A nine-test screening battery for athletes:a reliability study.Scand J Med Sci Sports, 2012,22（3）:306–315. doi:10.1111/j.1600-0838.2010.01267.

拓展阅读

HEIJNE A, et al. Strain on the anterior cruciate ligament during closed kinetic chain exercises. Med Sci Sports Exerc, 2004, 36（6）: 935–941.

MYEr G D, PATERNO M V, FORD K R, HEWETT T E. Neuromuscular training techniques to target deficits before return to sport after anterior cruciate ligament reconstruction. J Strength Cond Res, 2008, 22（3）: 987–1 014.

第10章 肩部运动损伤

约30%的运动员都会在职业生涯中出现肩部损伤。肩峰下撞击综合征和肩袖损伤是最常见的损伤类型，分别占全部肩部损伤的27%和24%（图10.1~图10.3）[1]。

研究显示，在大学生运动员中，棒球运动员最易出现肩峰下撞击综合征，而垒球运动员最易出现肩峰下撞击综合征和肩袖损伤，游泳运动员最易出现肩峰下撞击综合征、肩袖损伤和肱二头肌腱损伤，网球运动员最易出现肩峰下撞击综合征和肩袖损伤。

肩部疼痛十分普遍，特别是在那些需要把手高举过头顶的运动人群中，但也同样会出现于其他人群。横断面调查（在某个时点符合条件的人群所占总人群的比例）显示，在瑞典斯德哥尔摩，40~60岁的人群中有15%~25%的人存在肩部问题。自1998年起，瑞典的肩关节手术量就以平均每年10%的速度增长，到2004年其肩关节择期手术量已达到了6 500例/年[2]。

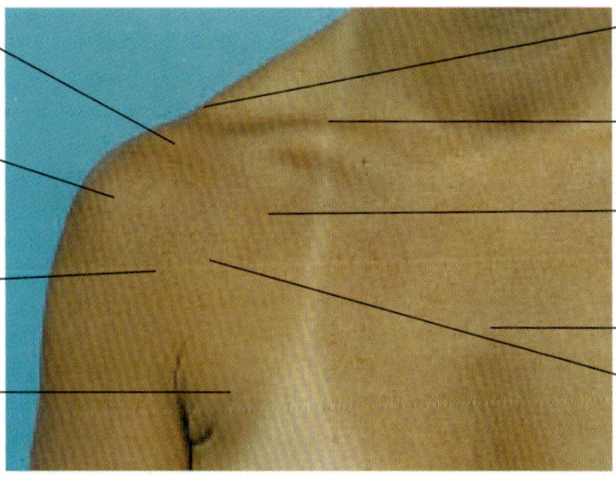

图10.1

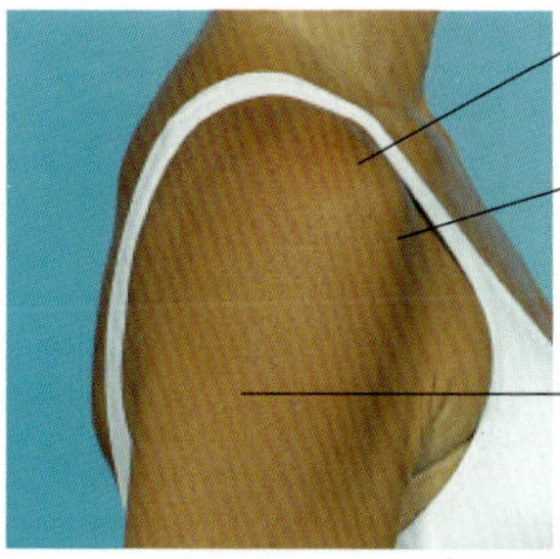

图10.2

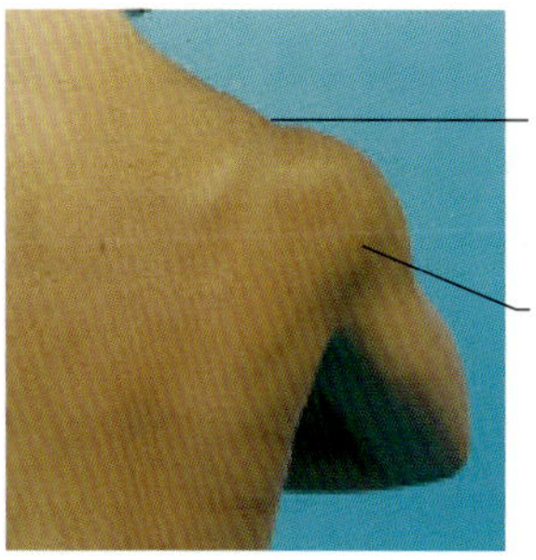

图10.3

图10.1~图10.3 肩关节损伤定位概览。

肩部损伤在那些需要投掷的运动如网球和棒球中十分常见。对于这些运动，约半数的运动损伤都位于上肢，但年轻运动员较少受伤。虽然急性运动损伤多见于下肢，但就慢性运动损伤而言还是上肢更常见一些。

据报道，平均每1 000位棒球运动员中就有3.61人曾经有过受伤经历[3]。肌肉和肌腱扭伤是最常见的损伤类型，占全部损伤病例的30%~35%。在棒球运动中，引起损伤最常见的原因是投掷动作。大约有10%的棒球运动损伤需要手术治疗，特别是由投掷动作导致的运动损伤。

手球运动员的受伤概率大约为平均每运动1 000小时发生2.5起损伤事件，这一概率在比赛中还会大幅提高（平均每运动1 000小时发生14.3起损伤事件）。上肢损伤占所有损伤的37%。近1/3的损伤都发生在进攻与反攻中（图10.4）

横断面研究显示，在整个赛季中最优秀的男性手球运动员会出现肩部损伤，还有12%的人因为肩部问题影响赛场发挥[4]。盂肱关节（肩关节）旋转度减小、肩关节外展能力减弱和肩胛骨活动障碍都是发生肩部损伤的危险因素。在手球运动中最为典型的损伤类型是局部肩袖损伤和肱骨头骨–软骨损伤。由于这些损伤所导致的症状和MRI显像结果相差较大，所以临床上对损伤的判断应首先依据完善的体格检查结果，包括有效的临床测试评分。

60%~86%的网球选手都存在肩部不适。肩关节内旋功能障碍可导致一系列病理生理改变，如引起肩部和肘部损伤（图10.5）。在网球运动员中，这种肩关节内旋功能障碍往往合并同侧肩关节外旋能力增强。肩关节内旋功能受限或减弱可引起后关节囊紧张，后者可导致肱骨头前移使其错位。

肩关节外旋角度增加可引起前关节囊及前下关节囊结构的拉伸，这将导致肩关节前向不稳定和内侧撞击。关节紧张度增高可能是引起肌肉骨骼系统病变的又一主要原因。

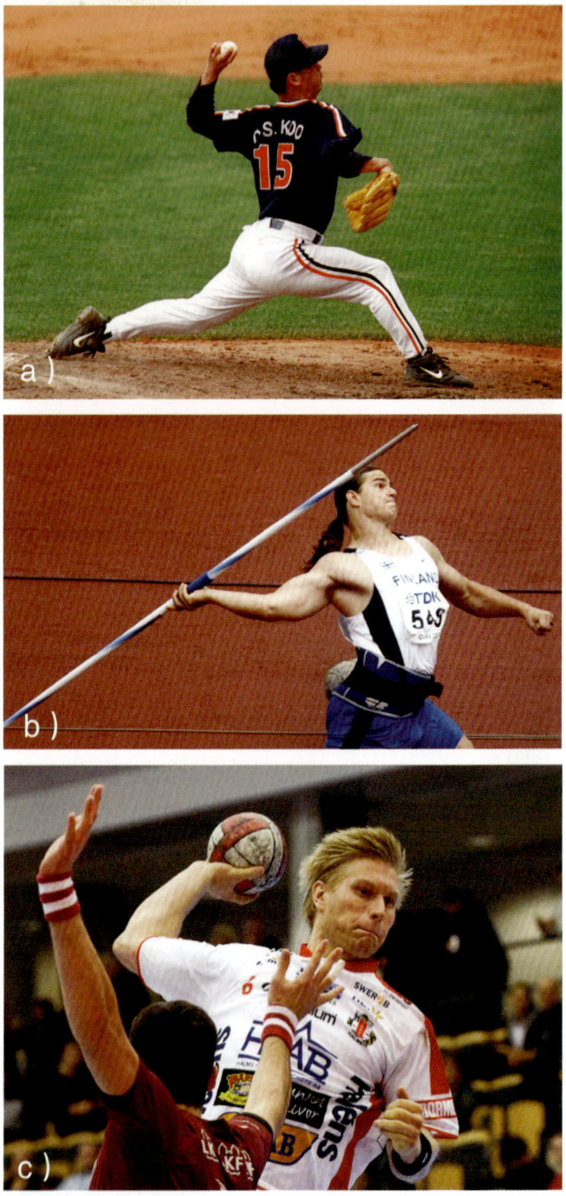

图10.4 肩部问题在某些运动中十分常见，例如棒球、标枪和手球等。图片来自Bildbyrån，瑞典，已授权。

小贴士

完善的体格检查包括有效的临床测试评分，是做出正确诊断的最可靠途径。MRI可以验证判断。

精英网球运动员往往容易有肩部问题，因为现如今发球是网球击球的主要动作类型。在法国网球公开赛中，发球占击球动作的比例为45%；在温布尔登网球公开赛中，这一比例高达60%。发球所需的力量中有50%来自双腿、臀部和躯干，而发球所需总能量的45%和总力量的21%都来源于肩部。

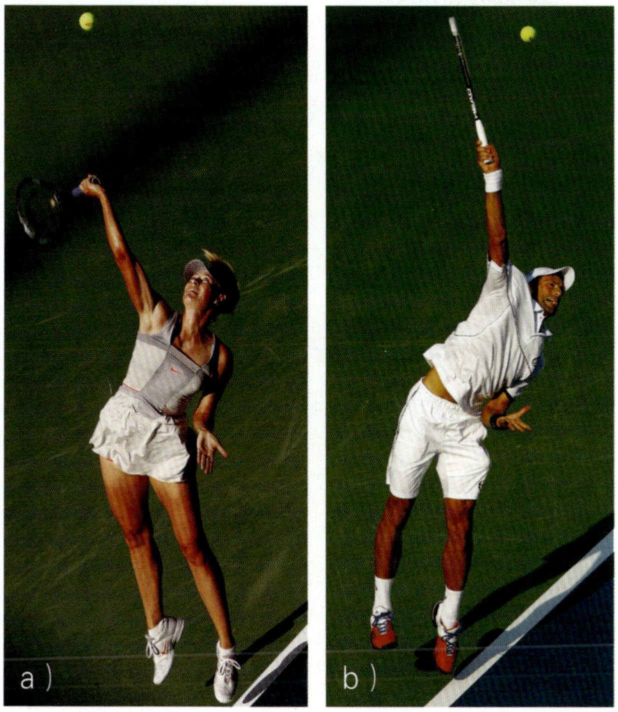

图10.5　a）、b）网球运动员在比赛时需要全身发力以获得比赛优势。图片来自Bildbyrån，瑞典，已授权。

肩部解剖

肩部活动度（range of motion, ROM）由一系列关节间相互作用决定（图10.6）。这些关节包括：肩关节（盂肱关节）、胸骨与锁骨形成的关节（胸锁关节）、肩胛骨与锁骨形成的关节（肩锁关节）及肩胛骨和胸壁形成的关节（肩胛胸壁关节）。

肩关节是肩部的主要关节，由球形的肱骨头和肩胛骨关节盂构成。肱骨头外包绕软骨，头面向侧方和前方。肩关节的关节囊薄而松弛，这使得肩关节的活动范围很大。盂唇增加了关节表面关节的深度，这使关节扩大延伸，增加了关节稳定性。

胸锁关节是胸骨与锁骨形成的关节，该关节被关节囊和坚韧的韧带包绕。

肩锁关节是肩胛骨与锁骨形成的关节。锁骨是一条扁平且细长的“S”形骨，通过一些坚韧的韧带与肩胛骨相连接。

肩胛胸壁关节是伪关节（不具有关节结构，但像关节一样活动），肩胛骨会沿着肩胛骨与胸壁肋骨间隙滑动。

肩关节的活动度很大，因为肩关节有一个浅小的关节盂和松弛的关节囊。上臂抬高范围可达0~180度，内旋或外旋角度约为150度，在水平面上的旋前和旋后角度可达170度。26块骨骼肌共同协调运动使得肩关节拥有丰富而强大的功能。

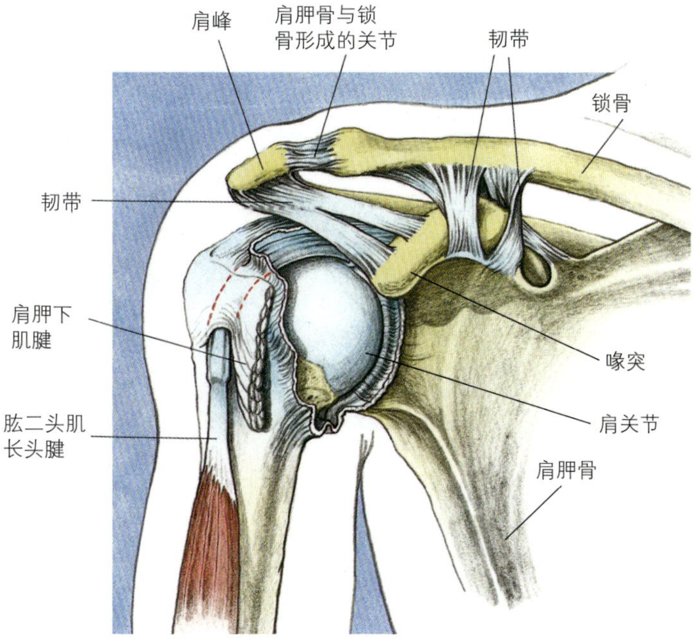

图10.6　肩部解剖。

肩部关节的稳定性

肩关节是一个松弛、有很强活动能力的关节。肩关节囊及其周围韧带赋予了肩关节的静态稳定性，而肩袖的4部分肌肉肌腱保证了其动态稳定性。

静态稳定机制

关节囊韧带、关节内容物、关节腔内负压和盂唇都在维持肩关节的静态稳定中起重要作用。

关节囊韧带复合体由盂肱上、中、前下、后下韧带及喙肱韧带构成。

- 盂肱上韧带可见于约90%的肩关节。它起于肱二头肌长头腱前方的关节盂，从下方及侧方越过肱二头肌长头腱，止于位于肱骨外侧的肱骨小结节。此韧带的作用是在上臂位于身体体侧拮抗肱骨头的向下运动。
- 盂肱中韧带可见于约70%的肩关节。它起于盂唇上方，在肩胛下肌腱下方走行并均匀地止于肱骨小结节。韧带作为次要制约力，限制肱骨头向前运动，来从而维护肩关节的稳定性。
- 盂肱下韧带可见于约90%的肩关节，由前、后两条韧带组成。它起于关节窝上唇的下半部分，止于肱骨。盂肱下韧带维持了肩关节绝大部分的静态稳定性，特别是当肩关节外展（从身侧抬起）和外旋时。
- 喙肱韧带起于肩胛骨喙突，其纤维与关节囊纤维融合，共同止于肱骨。该韧带在关节外旋时紧张，并拮抗关节向下方半脱位。

肩关节的连接结构在肩关节稳定性中所起的作用十分有限。但是关节盂的凹陷与其间的压缩力的确为肱骨头提供了重要的稳定性。

肩关节的关节腔内负压在静息状态下为–4mmHg（–0.5kPa）。有记录表明，关节囊切开后，肱骨头前后移动度数值可上升52%。

盂唇增加了肩关节的稳定性，它的纤维结构在关节窝的周围形成了一个圆环，为关节囊及其周围韧带在关节窝处提供了一个附着点（图10.7）。盂唇位于关节窝连接处表面，可以增强肩关节稳定性的主要机制是加深关节窝，如果没有盂唇，肩关节关节窝将变浅50%。同时盂唇可以增加肩关节关节窝的表面积，承载肱骨头的重量。盂唇上缘在赤道线以下与关节软骨紧密连接，因此此处的损伤极易引起肩关节不稳定。

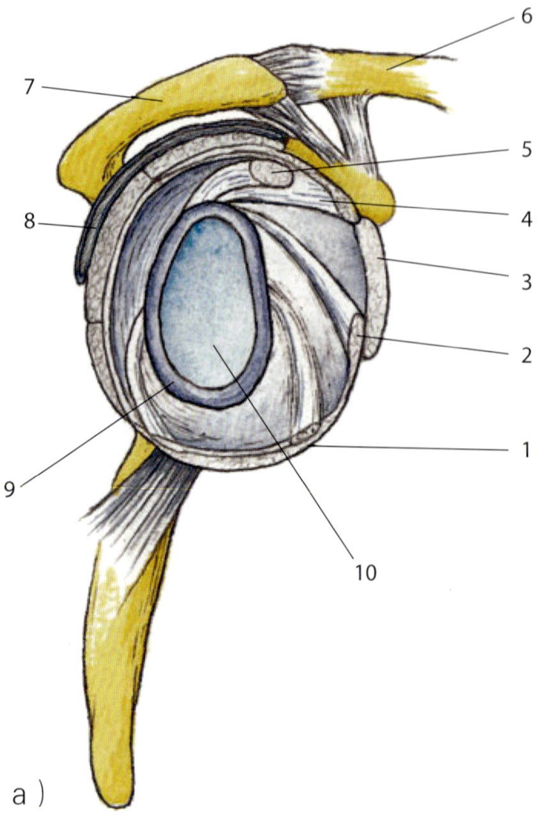

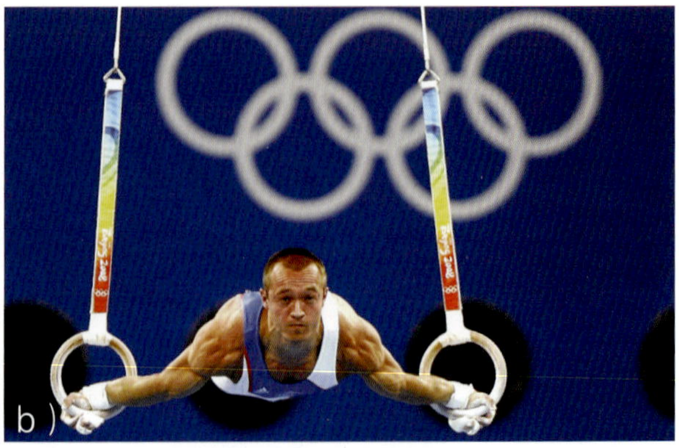

图10.7 肩关节解剖结构。**a）**肩部韧带复合体。1.盂肱下韧带；2.盂肱中韧带；3.肩胛下肌肌腱；4.盂肱上韧带；5.肱二头肌肌腱；6.锁骨；7.肩峰；8.肩峰下关节囊；9.盂唇；10.关节窝（位于肩胛骨上的浅凹）。**b）**对体操运动员来说，拥有强有力的肩部肌肉十分重要（图片来自Bildbyrån，瑞典，已授权）。

肩袖间隙是由冈上肌腱前缘和肩胛下肌腱下缘围成的三角形间隙。肩袖间隙处的关节囊损伤可导致肩关节不稳定。

动态稳定机制

肩部周围的肌肉为肩关节提供动态稳定性，其中肩袖是盂肱关节在运动时保持稳定的关键。冈上肌腱起到了主要固定及稳定肩关节的作用，如投掷运动（第93页）。该肌肉在手臂极度外展时紧张度最高，此时若应力进一步增加易发生肩关节半脱位。冈上肌维持肩关节稳定的主要机制是将肱骨向肩关节关节窝处牵拉。

冈下肌和小圆肌在冈上肌激活之后被激活，它们的作用是使肱骨外旋，通过增加关节接触面间压力来维持肩关节稳定性。这两块肌肉的张力在投掷运动中手举到最高点到将物品投掷出去后这段时间最高。

肩胛下肌在投掷动作的迟发激活阶段被激活，它的作用是保护前方的肩部结构，并在随后的加速和投掷动作中帮助肢体向内旋。

肱二头肌长头腱在肩部屈曲和外展时被激活，它的作用是在运动时向下牵拉肱骨头。胸大肌和背阔肌协同作用可以使肩关节内旋。三角肌是稳定肩胛骨的重要肌肉，并在投掷过程中缓冲肩胛骨的拉伸。

肱三头肌的作用可以分为三方面。肱三头肌长头腱参与所有上臂活动，内侧头在肱二头肌和胸肌的辅助下参与手臂屈曲的动作，外侧头收缩则可使手臂伸展。

肩部损伤病史采集

病史

进行详细的病史采集是做出正确诊断的关键。病史采集包括询问患者合适的问题并给患者充足的时间回答问题。在询问过程中，医生必须认真聆听患者的回答，并在其回答过程中仔细观察患者的肢体动作以防错过对诊断有价值的线索。病史采集应当包括以下几个基本问题。

*发生了什么？*这个问题在急性创伤中尤为重要。如果运动员能够再现创伤发生时的场景，医生就可以根据解剖及生理学知识分析出到底哪些组织被损伤了。运动员所能给出的细节越多，医生对于损伤部位的判断就会越全面而精准（图10.8）。

*哪里受伤了？*得到这个问题答案的最好方式是让运动员用一根手指指出他最疼的部位。当然有时这很困难，因为损伤部位可能位置很深且范围很广。

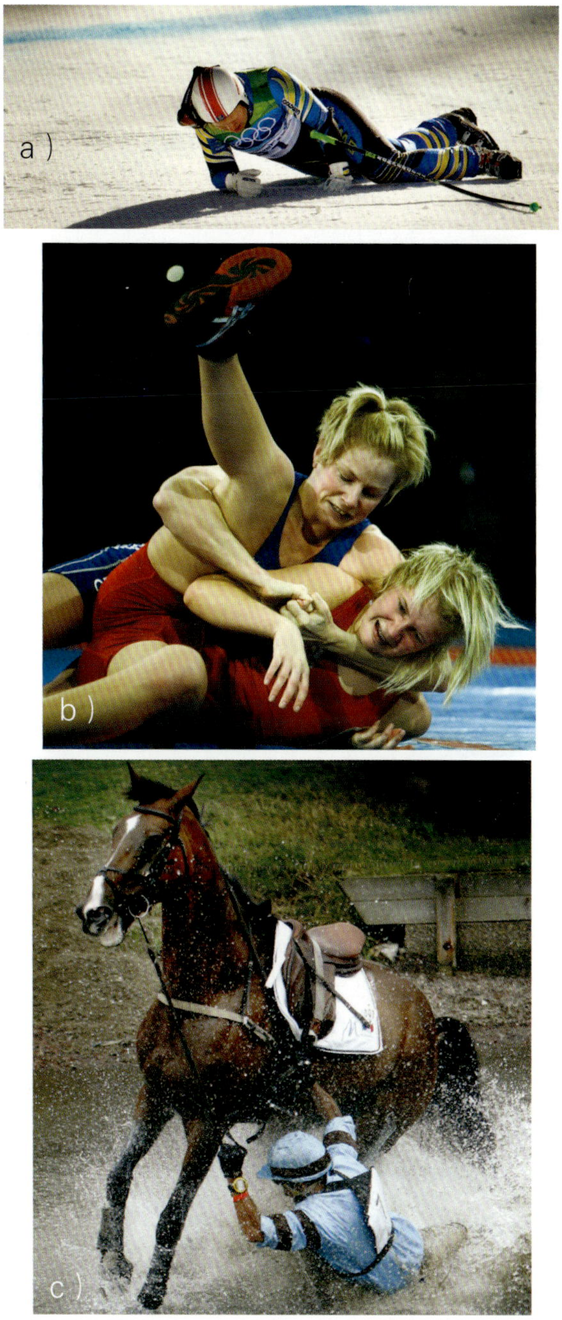

图10.8　损伤机制。发生了什么？医生可以从运动员对于损伤详尽的描述中获得很多信息。图片来自Bildbyrån，瑞典，已授权。

*疼痛的性质是什么样的？*灼烧样疼痛并向肢端放射提示神经损伤。搏动性疼痛表示这是血管源性疼痛。如果是疼痛短暂出现后很快消失则提示疼痛发生的机制可能是组织间的摩擦或交锁。钝痛则更有可能由慢性过度使用性疾病导致。

*症状在什么情况下会加重或缓解？*那些能改变疼痛性质的活动可以为诊断提供线索。例如，应力性骨折在进行长时间活动后症状会加重，而如果疼痛症状对抗炎药物反应良好则提示炎症反应可能是导致疼痛的重要原因。

*之前是否受过伤？*旧疾复发是损伤的常见原因。本次受伤也可能跟运动员因为旧伤而改变的训练习惯相关。

*之前是否做过治疗？效果怎样？*有些已经进行的治疗可能并没有缓解病情，甚至会进一步加重病情。

*除了主诉之外，运动员是否还有其他健康问题？是否在进行其他治疗？*很多骨骼肌肉系统疾病的病因都不是损伤。在很多情况下，这些疾病都会有其他相关的症状，而运动员往往认为这些症状与骨骼肌肉系统损伤无关。最后，所有药物都有不良反应，这些不良反应可能会影响骨骼肌肉系统。

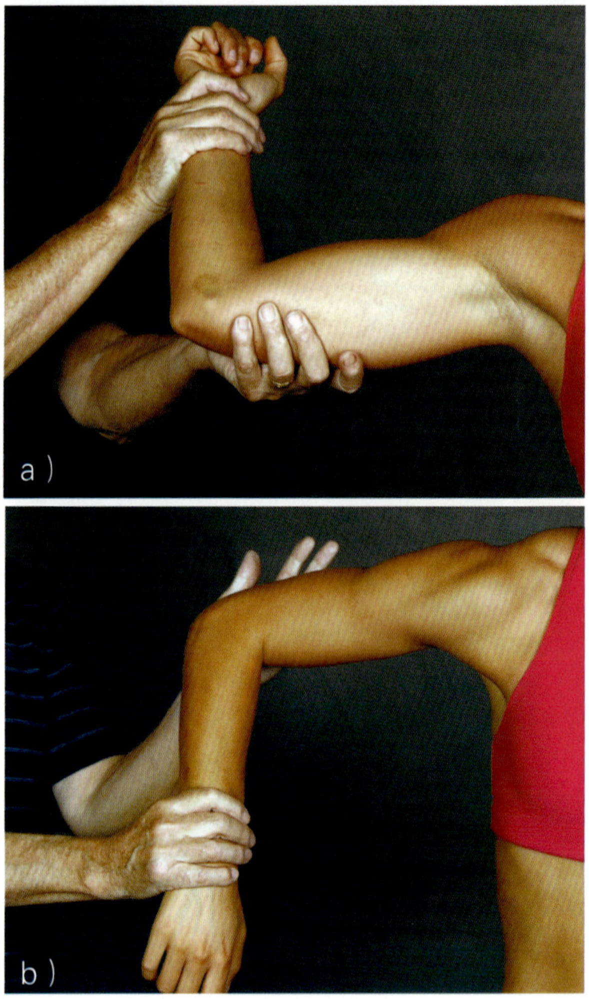

图10.9 一系列肩部活动度的测试。**a）**外旋；**b）**内旋。

体格检查

小贴士

医生应在病史的引导下进行可以协助诊断的体格检查。进行精确而全面的病史采集至少可以使80%的病例都能得到正确的诊断。

进行肩部的体格检查时应同时暴露双肩进行对比观察。观察内容包括肩部活动度是否减弱，肌肉是否萎缩，是否存在骨骼畸形，双肩外形是否对称。如果发现肩胛冈明显突出则表明肩袖萎缩，这可能提示肩袖撕裂或肩胛上神经损伤。三角肌萎缩往往提示存在臂丛损伤或骨折。

肩部活动度测试

患者应同时进行直立位和仰卧位的肩部活动度测试。测试应包括评估肩关节的总活动范围，活动节律，在活动范围极限时出现疼痛等。在测量肩关节主动伸展活动度时，检查者应从侧面观察并记录手臂与胸壁之间的成角。对肩关节内旋、外旋能力的测试十分重要（图10.9）。在检测肩关节内旋、外旋活动度时，检查者应将手置于患者的肩膀以固定患者的肩胛骨，这样做是为了确保肩关节的旋转活动不会由肩胛骨代偿以致掩盖异常体征。

外展（将手臂抬离身体）功能的测试将为临床诊断提供撞击和肌肉力量相关的有用信息。手臂外展60~120度出现疼痛是撞击所致肌腱病的典型体征，疼痛的这一特定区域内也称为痛弧（图10.10）。

抗阻运动测试

肩关节的抗阻运动测试包括肩关节前屈、外展、内收、内旋、外旋时的抗阻运动测试（图10.11）。

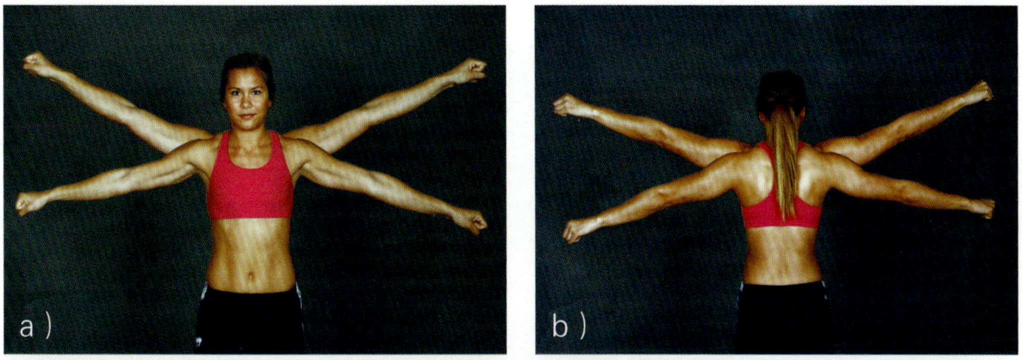

图10.10 痛弧示意：疼痛的范围是肩关节外展60~120度时。**a）**前面观；**b）**后面观。

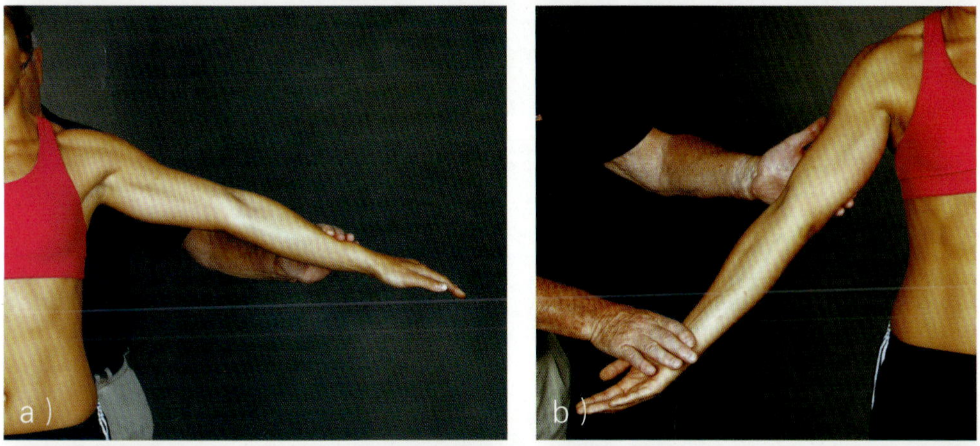

图10.11 肩关节外展肌力量可以有很多种测试方法。**a）**臂内旋时的外展抗阻测试；**b）**臂外旋时的外展抗阻测试。

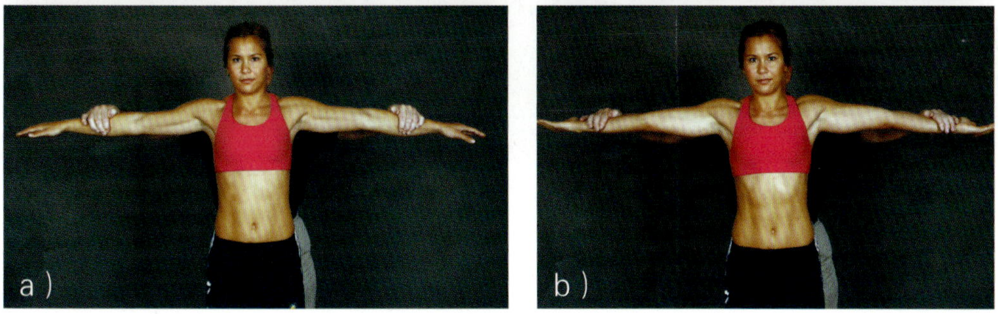

图10.12 冈上肌和一小部分三角肌中部肌束的抗阻运动测试。**a）**臂内旋时的测试；**b）**臂外旋时的测试。

存在肩袖疾病时，肩关节外展和外旋的力量减弱。在进行对冈上肌肌力的特殊检查时，检查者应让被检查者上臂外展90度，前屈20度，并让被检查者尽可能地旋转手臂使拇指朝下（图10.12）。当手臂位于这个位置时，可以检测冈上肌和一小部分三角肌中部肌束。这个检查十分重要，因为在肩袖损伤中往往涉及冈上肌的损伤。

使肩关节外旋的肌肉是冈下肌和小圆肌。在测试肩关节外旋力量的时候，被检查者的手臂应置于体侧并处于中立位与检查者做对抗。检查者应同时比较两侧的肌力是否有差异。肩关节内旋力量测试是对肩胛下肌的力量测试（图10.13）。

小贴士

注意区分肩关节松弛（活动范围增大）和肩关节不稳定的概念。

稳定性测试

肩关节松弛是指肱骨头可以移位到关节窝周围的区域，但并不表现任何症状或引起任何病理改变。

肩关节松弛

肩关节松弛是一个体格检查的相关概念。出现关节松弛时肩关节通常变得松垂、活动度增大，但是并没有出现不稳定。松弛度的增加可能会引起临床症状，并与那些导致肩关节不稳定的病理改变相关。

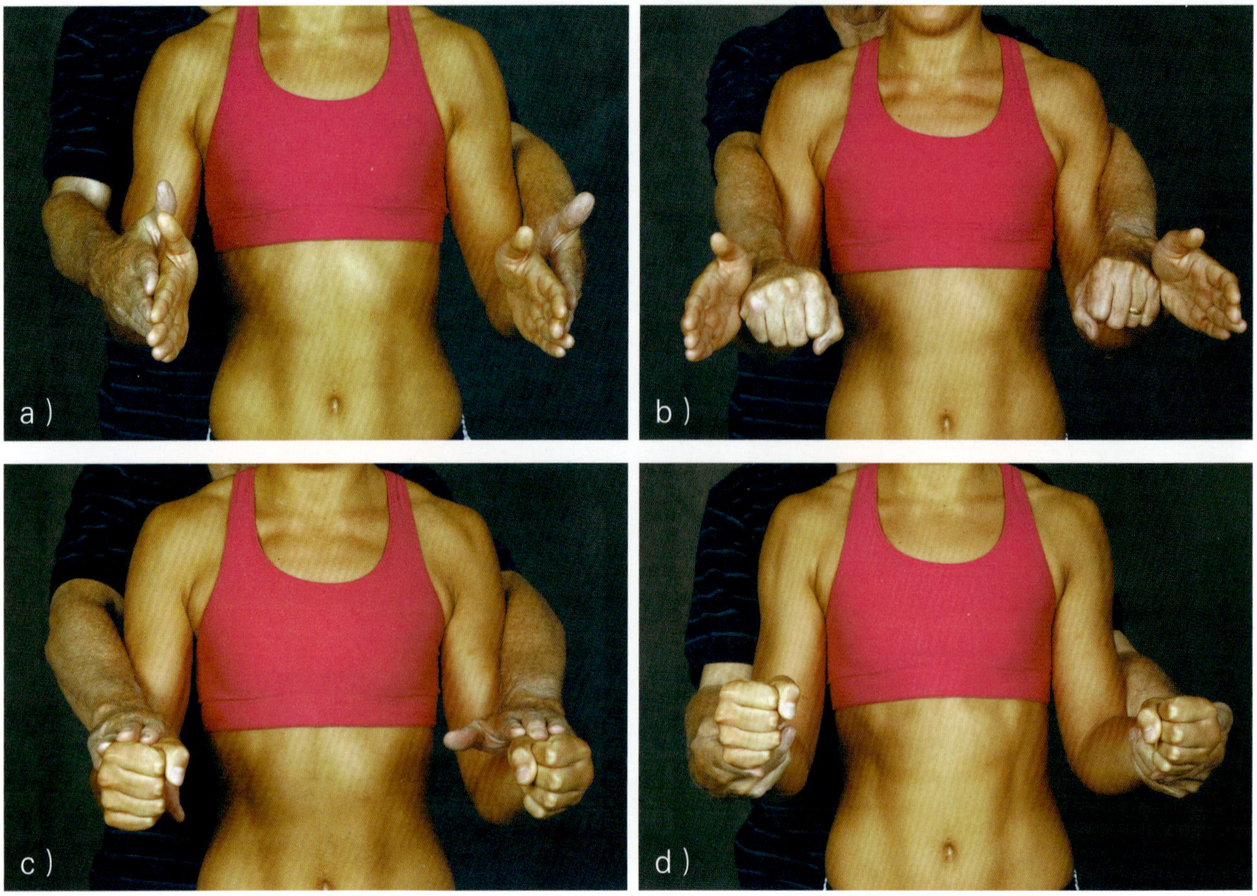

图10.13 肩部及肘部的肌力测试。**a**）外旋抗阻运动测试；**b**）内旋抗阻运动测试；**c**）肘部上抬抗阻运动测试；**d**）肘部向下伸展及外旋抗阻运动测试。

肩关节不稳定

肩关节不稳定主要依据运动员个人的主观感觉或经验判断，或者也可以表现为特定运动引起的自发性半脱位。肩关节的不稳定往往迁延反复。并且其不稳定可以是多方位的：向前下、向后下、向下都可以出现不稳定，几种不稳定也可以同时存在。

全脱位和半脱位导致的肩关节不稳定的程度也不一样。

通过不同体格检查诊断肩关节松弛和肩关节不稳定

抽屉试验

进行前抽屉试验时，运动员取坐位，双手自然悬垂，身体微微向前倾（图10.14）。检查者一手固定于被检查者肩膀，另一手握住上臂上部反复向前拉，检查是否存在异常活动。

进行后抽屉试验时，运动员取仰卧位。其原理和前抽屉试验一样，只不过这一次“抽屉”应该向后拉。如果没有异常运动提示肩关节稳定性正常，若两侧抽屉试验结果不一致则为抽屉试验阳性。

沟槽征（sulcus sign）

这个试验的目的是测试肩关节向下或向后不稳定（图10.15）。被检查者手臂自然下垂，外展0度，无屈伸及旋转，检查者握住被检查者的手臂并向下拉，若在肩峰下及肱骨头间见到皮肤下陷出现横沟（沟槽）则试验结果为阳性。沟槽征分度：

- 1度：肩峰与肱骨头之间的距离≤1厘米。
- 2度：肩峰与肱骨头之间的距离>1厘米，但≤2厘米。
- 3度：肩峰与肱骨头之间的距离>2厘米。

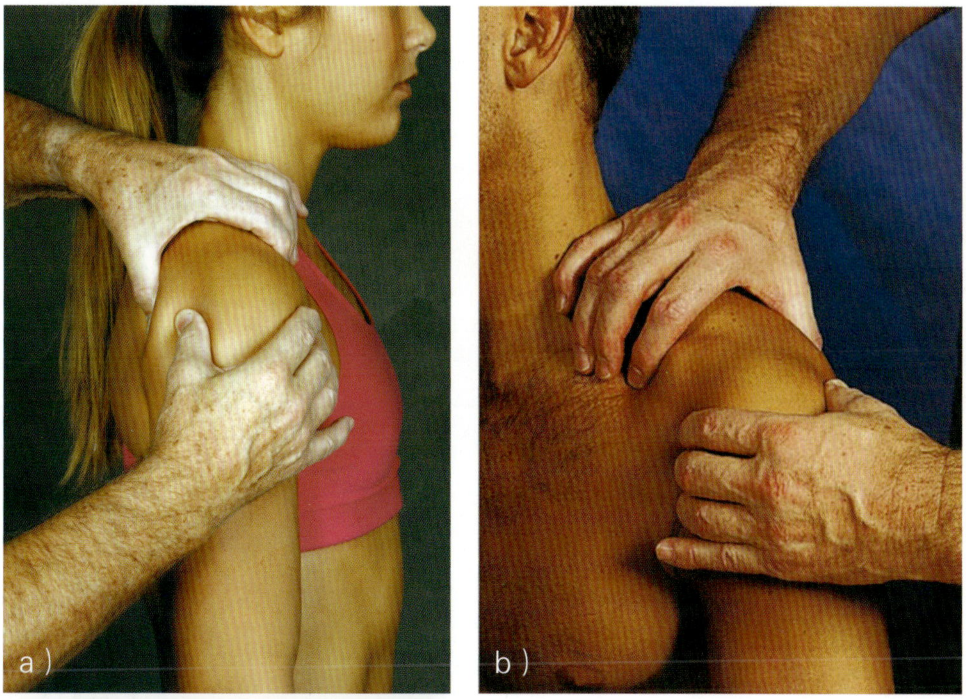

图10.14 前抽屉试验：用于测试肩关节松弛和肩关节不稳定。**a**）侧面观；**b**）前侧面观。

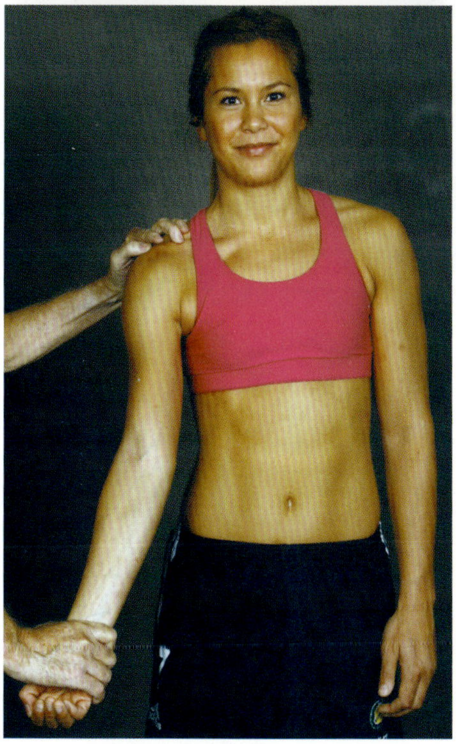

图10.15 沟槽征阳性提示肩关节松弛。

2度及以上的沟槽征阳性有临床意义。生理状态下，当手臂下拉时可出现1厘米及以下的间隙，而临床上肩峰与肱骨头之间的距离很难被精确测量。

麻醉状态下的肩部稳定性测试

在手臂位于不同旋转状态下进行多方位的肩关节稳定性测试，可发现可能存在的关节松弛度异常，如关节不稳定。双侧肩关节松弛度不对称并不意味着关节不稳定的存在。

肩关节不稳定的诊断

以下试验的阳性支持肩关节不稳定的诊断：

- 恐惧试验：这是检查肩关节前向不稳定的试验（图10.16）。进行该试验时，检查者将被检查者的手臂外展外旋。该检查可在检查者取坐位或仰卧位时进行。
- 再复位试验和恐惧试验［Jobe试验（肩部Jobe试验一般指冈上肌试验，用于检测外展肌力）］结合用于检查肩关节前向不稳定（图10.17）。

肩关节稳定性测试可在运动员取坐位或卧位时进行。检查时手臂位于肩胛骨平面并保持旋转中立位。检查者向肱骨施加向前或者向后的力，并记录关节的相对移动（如抽屉试验，图10.14）。肩关节不稳定分级：

- 1级：患侧肱骨头的前、后移动度大于对侧肩。
- 2级：检查者在施力时可使肱骨头脱离关节窝使其半脱位，撤去压力后肱骨头可自行还纳。
- 3级：检查者施力可使肱骨头脱离关节窝并锁住不能还纳。

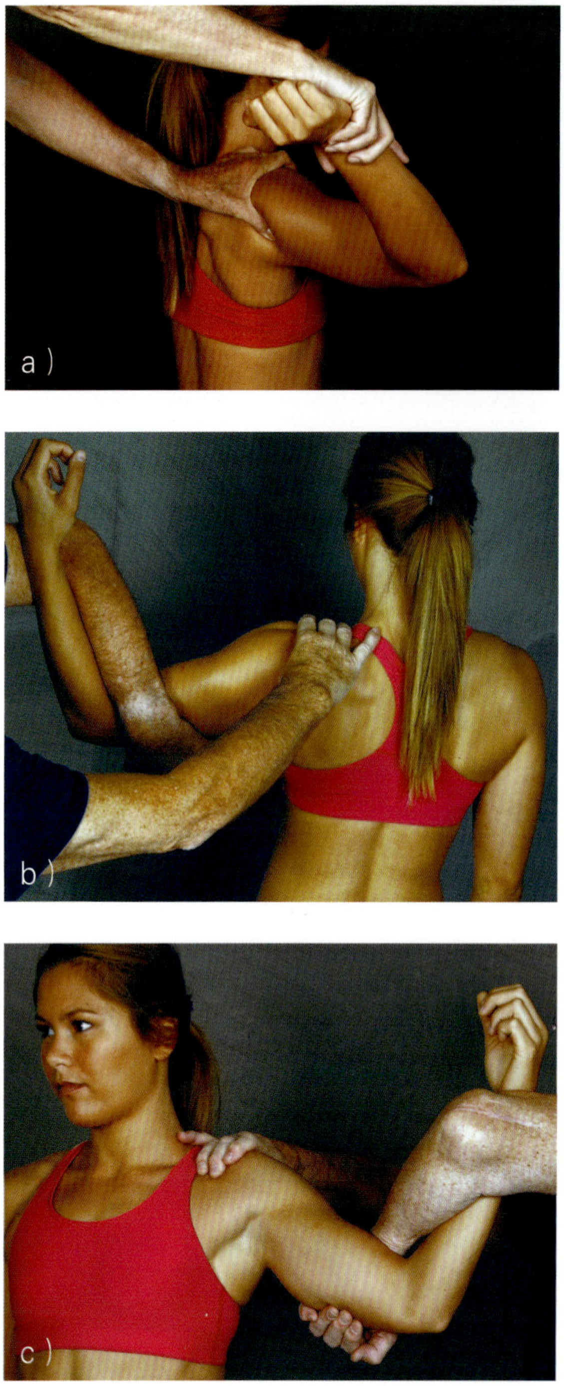

图10.16 恐惧试验用于检查肩关节前向不稳定。**a）**经典方法：检查者将被检查者上臂外展90度，前臂屈曲90度，左手置于肱骨头上并用大拇指抵住肱骨头的后方，向前推肱骨头以增加试验的敏感性。检查者外旋上臂并轻柔地向肱骨头加压，若存在肩关节不稳定则检查者能感受到肱骨头的前向不稳定。注意这一动作可引起肩关节向前脱位。**b）、c）**在改良版中，检查者抓住被检查者的肘部而不是前臂进行外旋。

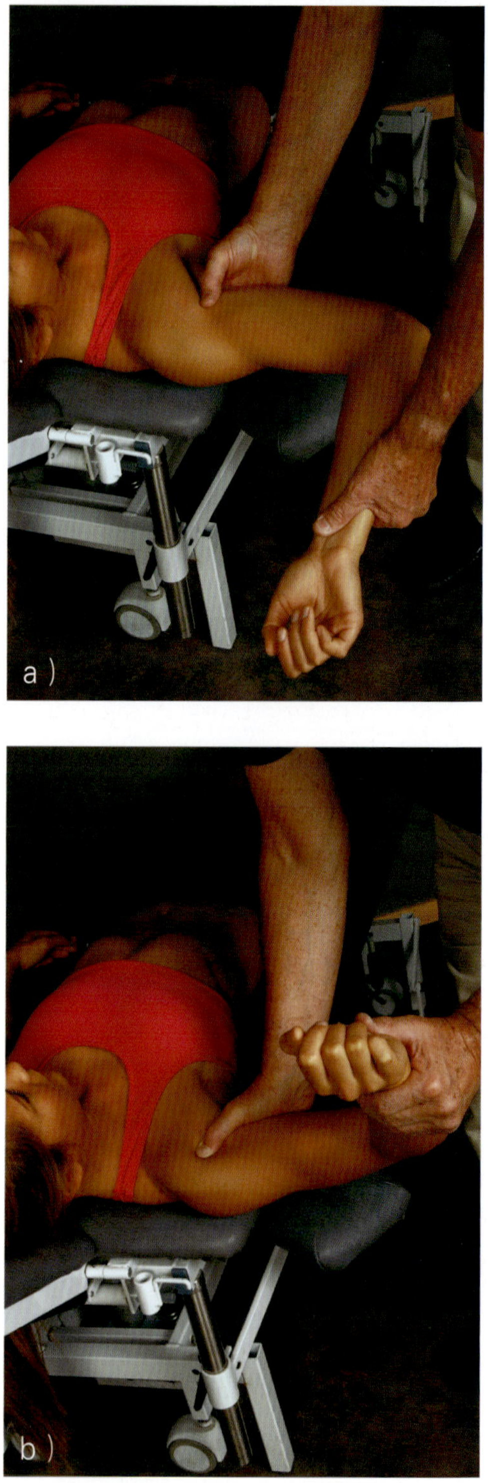

图10.17 再复位试验结合恐惧试验（Jobe试验）用于检查关节前向不稳定。再复位试验在患者恐惧试验阳性提示肩关节前向不稳定存在时进行：**a）**被检查者将检查者手臂外展90°并外旋手臂使患者出现恐惧表情；**b）**然后检查者施压于肱骨头前部向后推肱骨头使得肱骨头复位。若复位后患者疼痛立即缓解则为试验阳性。

对于肩关节前向不稳定，稳定性测试结果1级及以上就有临床意义。对于肩关节后向不稳定，只有稳定性测试结果达到3级才有临床意义。因为生理状态下，很多人的肩关节都可以出现超过关节窝50%的向后半脱位。

评分系统

现在，评分系统被越来越多地用于评估运动员关节不稳定的程度。因为运动员可以描述他们对于损伤的感觉，所以评分系统是客观查体的绝佳补充。它为全面评估提供了很好的基础，从而协助医生做出合理的临床判断。目前，有很多很好的评分系统，但就肩关节不稳定而言，最推荐的还是以下两个评分系统：

- 西安大略肩关节不稳定指数（Western Ontario Shoulder Instability Index, WOSI）[5]。
- 墨尔本肩关节不稳定评分（Melbourne Instability Shoulder Score，MISS）。该评分的特点是简明有效，并且可以完全由运动员自主完成，因而适用于大众评估。该评分侧重评估患者关节功能的预后[6]。

放射影像学评估

关节X线检查可以显示关节窝前缘的骨骼改变及骨折。MRI（图10.18）或磁共振血管成像（MRA）可以显示盂唇撕裂、关节内病变或关节囊增厚。MRI是一项很好的检查，但是价格昂贵。

CT可用于关节囊和骨骼损伤的术前评估。

麻醉下的关节镜检查有确诊意义。

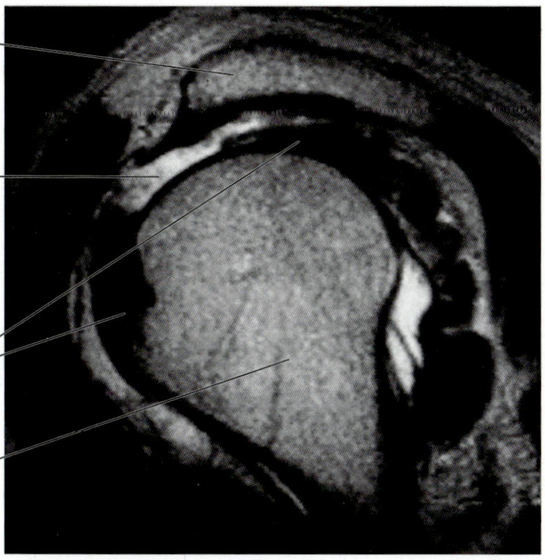

图10.18　肩部MRI有极大的确诊价值。在行MRI时向关节注射造影剂则为磁共振血管成像。

与急性或慢性肩关节不稳定相关的损伤或疾病

肩关节脱位

肩关节脱位是一种在运动中相当常见的损伤。多见于冰球、手球、美式足球、橄榄球、马术、高山滑雪、滑冰和摔跤等运动。在瑞典，每年新发肩关节脱位约为3 000例，约有8%的顶尖男性曲棍球运动员曾有过肩关节脱位的经历。20~30岁男性肩关节脱位的发病率为30岁以上人群平均值的2~3倍。发病的男女比例约为9∶1。

损伤机制

摔倒时，人会本能地将手臂举起并向外伸展来保护身体。向外伸展的手臂受到落地时冲击力的作用很容易发生肩关节脱位。肩关节脱位也可发生于摔倒时肩后部着地的运动员，以及肩后部与他人发生暴力冲突的运动员。若运动员的手臂被他人抓住并用力向外后方拉扯，也很有可能导致肩关节脱位（图10.19）。

肩关节脱位的分类

- 前脱位（向前方和下方移位）：肩关节向前下方脱位是最常见的肩关节脱位类型。年轻、经常运动的患者有复发倾向。
- 后脱位（向后移位）：肩关节向后方的脱位并不常见。这一损伤在临床上常常被忽视，所以需要引起医生的特别注意。肩关节后脱位很难被诊断及治疗。

病理

完全性肩关节脱位的患者以盂唇、关节囊、肌肉损伤为特征，伴或不伴骨骼损伤（图10.20）。肩关节脱位后，盂唇附着处可发生撕脱，称为Bankart损伤，其是肩关节脱位复发的最常见原因［图10.20 c）和d）］。

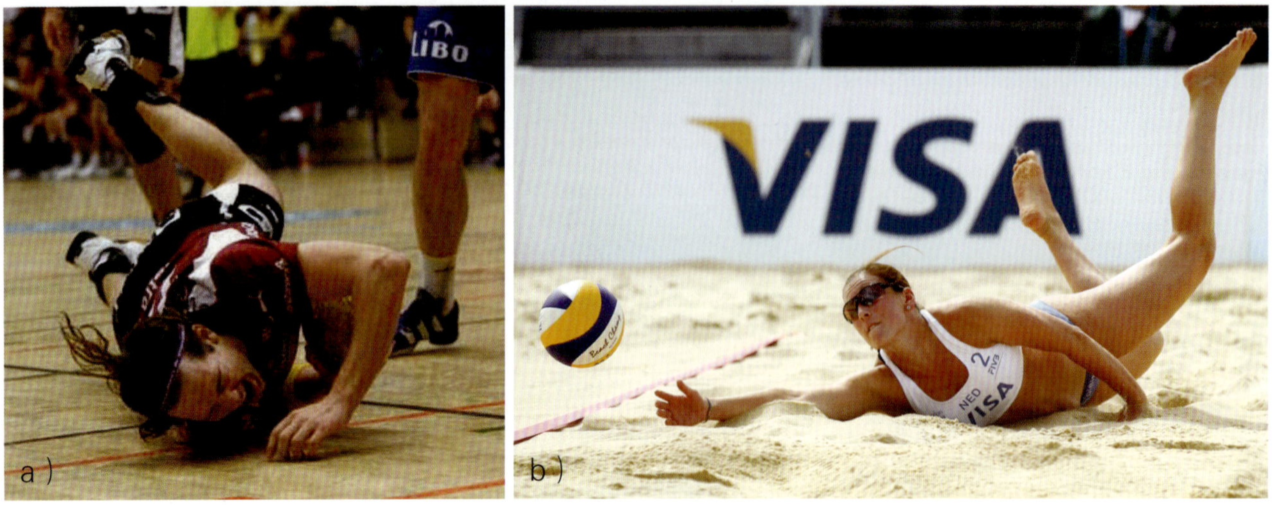

图10.19 摔倒时肩部着地可导致肩关节脱位。**a）**运动时，如室内排球训练时发生肩部着地的摔倒可以导致严重的肩部损伤；**b）**沙滩排球运动时发生摔倒往往不导致严重损伤。图片来自Bildbyrån，瑞典，已授权。

目前认为，Bankart损伤是肩关节脱位后的典型损伤。这一损伤常发生于盂唇前（下）部，骨与关节囊连接处可能会发生骨撕脱。至于盂唇上部损伤是否可导致肩关节不稳定，目前尚不清楚。

肩关节脱位可以导致不同程度的关节囊撕裂或拉伤，有时可出现盂唇和肱骨头关节囊的撕脱。若损伤反复发生，可继发关节松弛。主要肌肉的损伤与脱位不相关。

肩关节脱位发生时，由于肱骨头后部与关节窝处前端边缘存在挤压，可发生骨性撕脱伤。这种肱骨头损伤称为Hill-Sachs损伤（Hermodson损伤），其多与复发性肩关节脱位相关（图10.21）。

症状和诊断

- 脱位发生时出现剧痛。
- 关节活动度降低；手臂松弛垂于体侧。
- 在肩峰处可触及异位的肱骨头隆起，同时关节窝空虚。
- 与健侧相比，患侧肩部外形不平坦，肩部应有的圆滑轮廓消失。
- X线片可确诊。后脱位往往需要拍摄特殊体位的X线片。

治疗

受伤后，运动员应被立刻送往医院。因为根据经验，关节复位（图10.22）越早，运动员需要的恢复时间就越短，并发症也越少。麻醉下的关节手法复位是肩关节脱位的首选治疗方法。

在进行关节复位之前，应先评价受损肩关节的血管神经损伤程度，并拍摄X线片以排除与脱位同时发生的骨折及血管神经损伤。复位后也应当拍摄X线片来确认复位是否成功。手法复位后，应将手臂固定在胸前制动以减少疼痛，并为关节囊和韧带的愈合创造条件。关于复位后制动时间应有多长，各方观点尚不统一。对于大多数病例，目前比较推荐的是制动和早期肩关节活动度锻炼相结合的恢复模式。制动的时间也并不固定，对于年纪较大的运动员，比较推荐的是制动1~2周，并在制动期间不断取下制动装置进行活动度训练。

对于有较高脱位复发风险的年轻运动员，特别是初次发生脱位的运动员，绷带固定悬吊的时间应适当延长。对于复发性脱位，应进行早期全方位的肌肉增强训练。在绷带取掉以后，运动员均应进行肩关节活动度恢复训练如钟摆训练等（第247页）。

对于运动量大且初次发生脱位的运动员，急诊关节镜有清创、稳定盂唇损伤等治疗价值。目前，关节镜的使用越来越普遍。16~25岁的运动员肩关节脱位的复发率高达85%，而急诊关节镜可能可以降低其复发率。

愈合和并发症

如果没有并发症，肩关节脱位往往预后良好。单纯脱位往往2~4周后就可以进行轻度的活动。

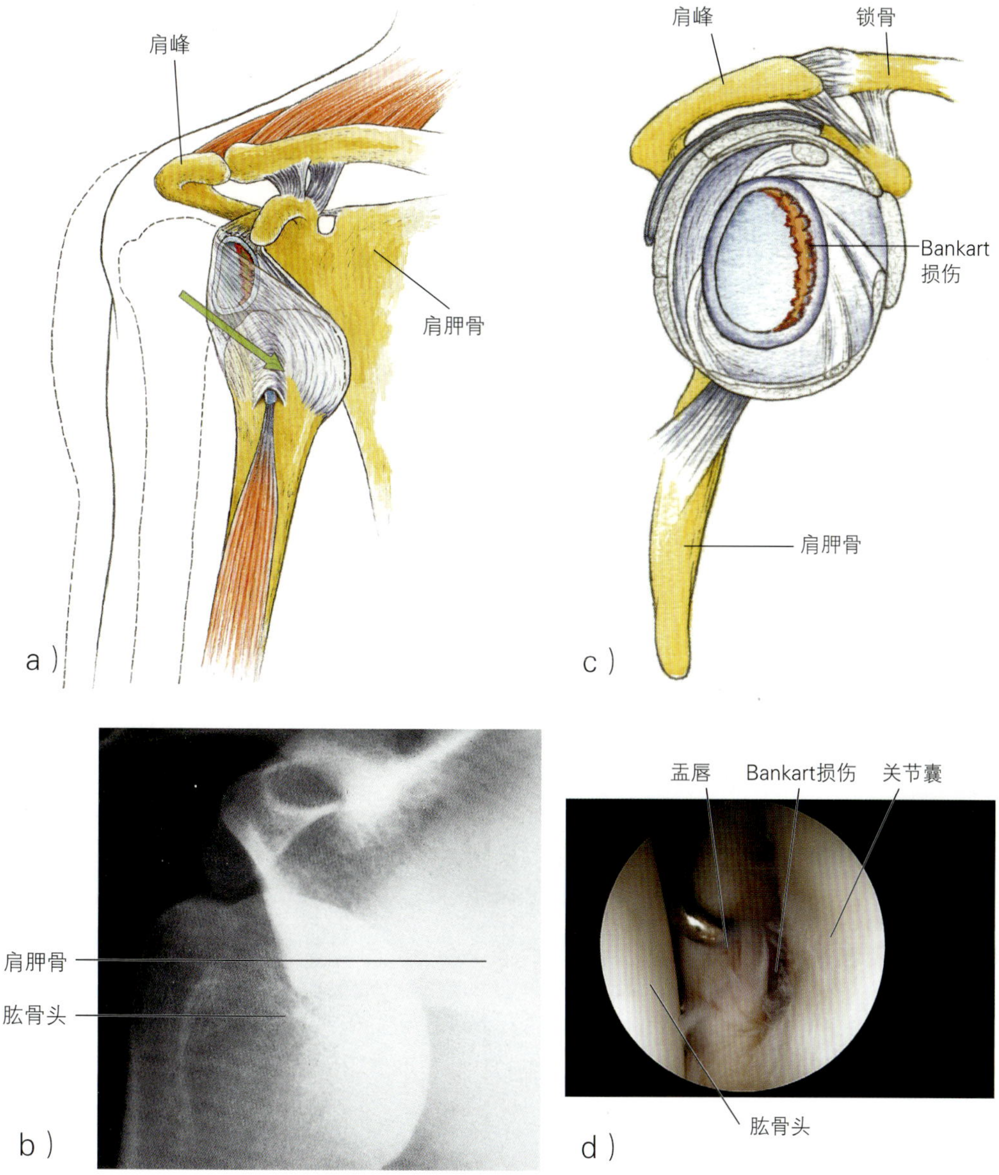

图10.20　**a）**肩关节向前下方脱位；**b）**X线片显示肩关节前下方脱位；**c）**肩关节Bankart损伤（盂唇附着处的撕脱伤）；**d）**关节镜下的Bankart损伤。图片来自Marc Safran教授，美国加利福尼亚州斯坦福大学。

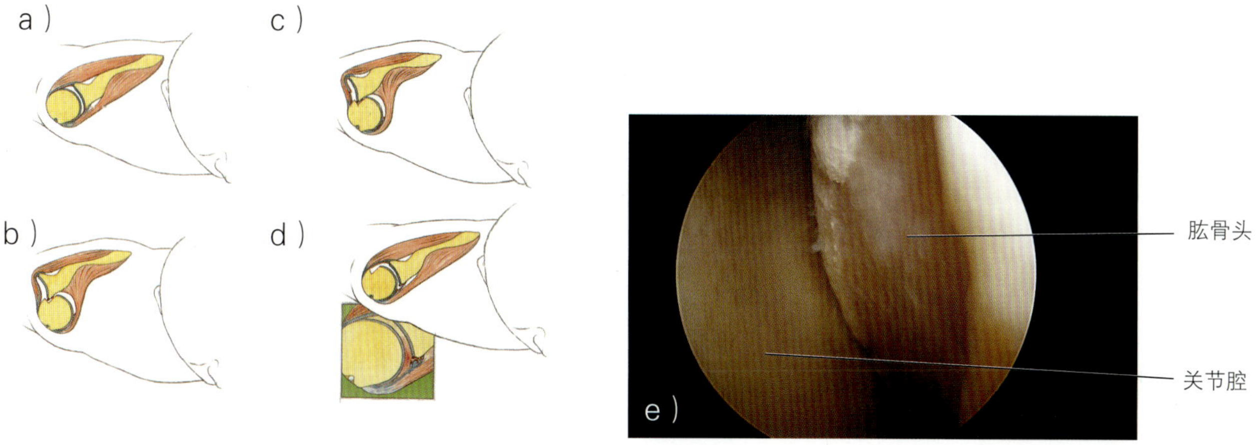

图10.21　Hill-Sachs（Hermodson）损伤。**a）**肩关节正常解剖；**b）**肩关节前脱位，肩胛骨边缘向前压迫并导致肱骨头后面损伤；**c）**肩关节脱位合并关节囊撕裂及前后方牵拉伤；**d）**在有盂唇损伤和骨折的情况下进行关节复位；大图显示了前关节囊的撕裂和牵拉伤；**e）**关节镜下的陈旧Hill-Sachs（Hermodson）损伤。

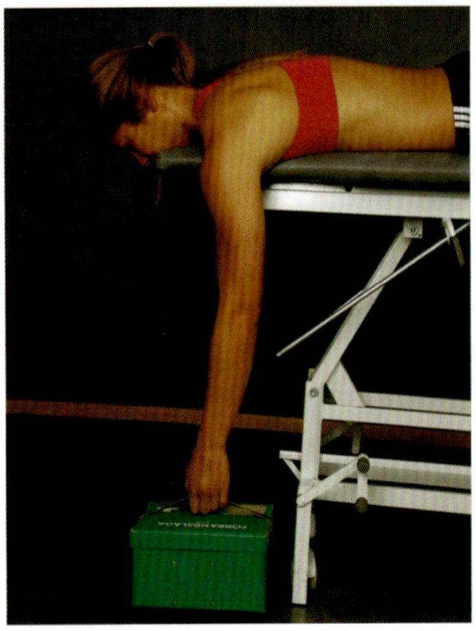

图10.22 通过在患侧悬挂或让患者用患肢提重物可完成肩关节的复位。

运动员恢复训练后，患侧肢体在完全恢复之前不应进行高强度训练，而完全恢复通常需要2~3个月的时间。有时，肩关节脱位可合并肱骨头顶端或肩胛骨损伤。在很罕见的情况下，可出现血管、神经及肌肉的损伤。

25岁之前初发肩关节脱位的患者有极大的复发率。如果脱位复发次数达到3~4次，就应考虑进行外科手术干预来增加肩关节稳定性。手术效果通常很好，以Bankart损伤切开固定为例，术后预后良好率可达90%~95%。这种手术被认为是骨科最成功的手术之一。关节镜下重建在相同情况下也很成功，并且关节镜辅助技术还在不断进步与发展。术后患侧肢体应休息3~6个月再进行需要完全肢体功能的运动。

慢性肩关节不稳定

导致肩关节不稳定的损伤机制

投掷导致的损伤在专业运动员和业余爱好者中变得越来越常见，成人和儿童均可发病。投掷运动导致运动损伤的机制已在第6章中描述。

特别容易导致投掷样损伤的运动包括网球及使用球拍的运动，标枪、手球和其他需要把手举过头顶的运动及游泳、棒球和排球等运动。

网球发球相关损伤

网球运动对于运动员的体能、智商、情商的要求都很高。众所周知，想要在网球比赛中取得优势，运动员的上臂需要有足够的力量、活动范围和比赛所需的长度等（图10.23）。我们也都很了解肌肉韧带间的相互作用。发球是网球中的主要击球动作。如在法国网球公开赛中，有45%的击球动作是在发球，这一比例在温布尔登网球公开赛中约为60%。

肩部动力学

世界范围内，网球运动员肩部平均旋转速度为1 500度/秒，躯干的平均旋转速度为350度/秒，肘外伸速度为1 100度/秒。这一系列高速且具有爆发力的动作使女性运动员发球后球的初速度可达150~170千米/时，男性运动员可达190~220千米/时。

网球发球、投球及棒球投掷所致运动损伤机制

肩部损伤可发生于网球运动员，因为网球运动发球的姿势过于不自然且动作剧烈，往往超过肩关节结构所能代偿的范围。此时，一些肩关节结构可能处于超负荷状态。

良好的肩部运动功能要求肩部具有结构完整的动力链、良好的肩部稳定性及肩胛骨对运动的自如配合。应很好地平衡肩袖以维持肩关节动态稳定性。关于投掷运动造成损伤的机制及其对肩部、上臂、肘部及前臂的影响详见第6章。

分类

慢性肩关节不稳定通常可分为创伤性前向不稳定、复合多向不稳定和肩关节松弛，但是各个定义之间尚有重叠。根据现今流行的分类方法，肩关节不稳定可以被分为：

- 创伤性单向肩关节脱位（TUBS）：此种不稳定常导致关节囊和盂唇的损伤，多需要手术干预。
- 非创伤性多向肩关节脱位（AMBRI）：这种脱位影响双肩功能，通常采用康复治疗及肩部肌肉锻炼治疗。

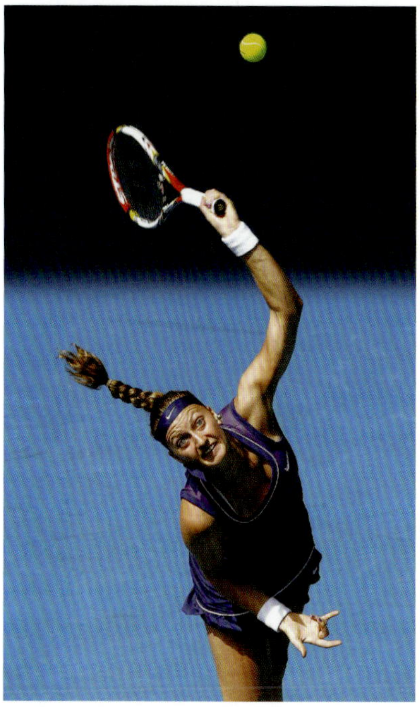

图10.23　网球发球。图片来自Bildbyrån，瑞典，已授权。

肩关节不稳定和撞击的病理过程是连续的。当下对于肩部功能不全的分类有很多，但是在运动医学中，我们遵从如下分类更为实际。

- Ⅰ型：单纯撞击。
- Ⅱ型：关节囊损伤导致的原发性脱位和继发性撞击。
- Ⅲ型：原发性关节不稳定和松弛度增大合并继发性撞击。
- Ⅳ型：单纯关节不稳定。

慢性肩关节不稳定在从事投掷类运动或常常需要把手举过头顶的运动员中十分常见。关节前部动力稳定结构的慢性疲劳损伤可能是发生关节不稳定的初始原因。随着这些在运动时起稳定肩关节作用的结构疲劳损伤，肩关节运动时产生的力会不断作用在前部、肱骨头（肩关节）稳定结构等部位，对这些固定结构产生慢性拉伸，并最终造成关节囊前后相对不平衡。投掷运动和击球等包含肩胛骨滞后和（或）肘下垂的运动都可导致这种疲劳损伤。在损伤早期，大多出现疲劳和协调性轻度下降，但是主要表现不受影响。在这一阶段的运动治疗往往能取得很好的效果。

创伤性肩关节前向不稳定是最常见的肩关节不稳定类型。其最常见的并发症是复发性肩关节不稳定。而描述肩关节后向不稳定的常见程度很困难，因为目前尚无诊断标准。目前大多数观点认为，肩关节后向不稳定约占全部关节不稳定的5%。

体征和诊断

- 运动过程中或运动后出现肩部疼痛。
- 出现“死亡肩”。是指某些特定动作引起的手臂出现的无力、麻木、刺痛，伴或不伴突然发生的一过性肩关节半脱位。
- 当手臂抬举到水平面以上并外旋时出现脱位感。

治疗

运动员应：

- 通过增强肩部力量来改善肩关节功能。

医生可以：

- 对于慢性迁延患者采取手术治疗。固定撕裂的上唇往往十分有效。如果是复合多向性的肩关节不稳定，则应行切开关节囊重建术。在有经验的医生指导下进行物理治疗往往也能取得很好的效果。

肩胛骨动力障碍

肩胛骨在维持肩部正常功能中起到了很重要的作用，如手上举动作就需要肩胛骨的旋转配合。肩胛骨在肩袖的运动中扮演着固定基底的角色，并且在动力链中起着连接作用。这些作用只有在肩部解剖结构没有受到影响时才能正常行使，这对于手臂的活动来说十分必要。组织损伤（如肌肉肌腱的断裂）、神经损伤［如胸长神经损伤导致的翼状肩，第246页图10.60b）］，以及肌肉力量减退、肌肉僵硬，都可以影响肩胛骨功能，并造成其静息时位置及活动时动力学的改变。肩胛骨在肩胛骨肱骨运动中正常位置或运动发生改变称为肩胛骨动力障碍。

尽管肩胛骨动力障碍在肩部损伤中十分常见，但是其对肩部疼痛状态没有特异性反应，不像某些特定肩关节损伤会出现特异性反应[7]。

肩胛骨的检查包括视诊肩胛骨在静息状态下及上举手运动时的位置。结合姿势评估和矫正运动可以帮助医生判断损伤时肩胛骨的受累程度（图10.24）。

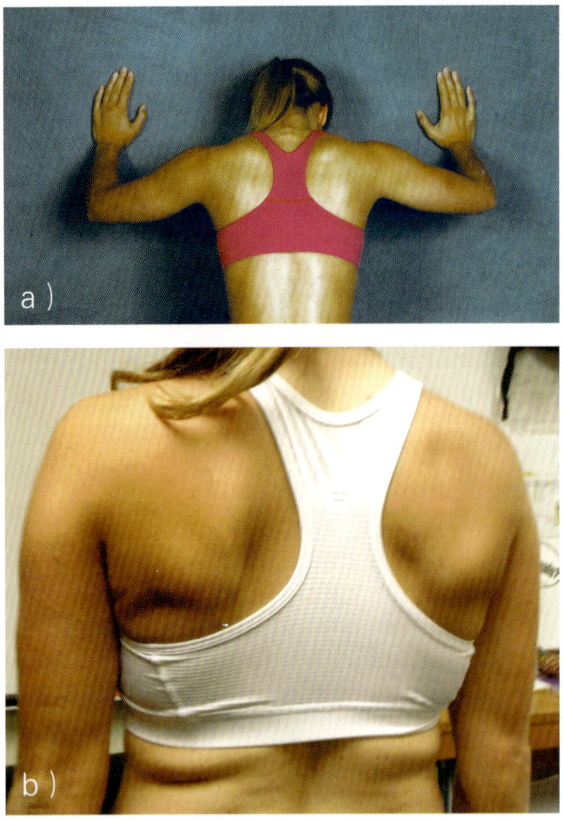

图10.24 肩胛骨的活动在从后方观察时显示得最清楚。**a**）正常运动的肩胛骨；**b**）右侧肩胛骨动力障碍。图片来自Marc Safran教授，美国加利福尼亚州斯坦福大学。

肩胛骨动力障碍治疗的第一步是恢复肩胛骨区域正确的解剖关系，然后通过力量训练以增加肩胛骨的稳定性，或进行基于动力链的康复治疗。

肩部适应不良

肩关节的磨损往往从儿童时代就已经开始，很多运动如网球发球、扔球捡球都可导致组织的慢性损伤。

长此以往，肩关节完全内旋功能就会受限，并可继发关节囊后壁紧张、挛缩，肱骨头因此会慢慢被推向前方，这就是所谓的肱骨前移。

肱骨前移会导致过度的外旋，因为前移的肱骨可压迫关节囊前壁及下壁，使得关节囊被拉伸，并使肩关节前向不稳定和肩关节内部撞击的可能性升高。同时，发球动作使得发力侧内旋肌力增强。但总的来说，两侧外旋动作的力量没有显著差异。

内部撞击

在网球等运动中，内部撞击是一个会逐渐进展的肩部损伤。肩关节内部撞击并不是病理状态，而是因为肩部外旋能力异常增加而导致的肩关节功能受限。运动员往往会在手臂外旋外展时出现内部撞击的相关症状。

损伤机制

肩关节内部撞击征可发生于网球手、投手和排球运动员，游泳运动员也可有相似的症状。在内部撞击的病理过程中，肩区前壁周围的软组织慢性拉伸可导致肩关节不完全脱位，肩关节旋转可引起肩关节囊后壁的微小损伤，这将导致肱骨头，也就是是肱骨上部解剖位置在手臂上举时上移，在手臂上举外展外旋位时表现得尤为明显。在这种情况下，手臂外展外旋时关节窝后上方的肩袖会被挤压，并最终引起其上方的滑囊增厚和下方的肩袖磨损（图10.25）。

向前和向上的肩关节内部撞击十分罕见。这种撞击可能是由于肱二头肌长头腱不稳定引起的，也可能出现在创伤或退行性变的中年运动员及网球手中。

肩关节松弛（活动能力增强）和压力增大会增加肩关节内部撞击征的发生风险。如果关节囊后壁的紧张挛缩长时间得不到改善，就会导致肩关节内旋能力的减退，进而增加其下方发生肩袖损伤的风险，或损伤上盂唇［上盂唇从前到后撕裂（SLAP）损伤］。外旋时，扭转的肱二头肌腱会进一步被旋转，肌腱旋转会压迫上盂唇使其负荷增大，并随之从连接处断裂。这种机制导致的撕裂往往需要用关节镜检才能看到。

活动与训练在这一阶段十分重要。肱骨头在关节内向内移动可引起活动中或活动后的疼痛。在这种情况下，运动员在进行撑竿跳、曲棍球、手球、排球、篮球及需要投掷的运动或球拍运动时，可感觉到肱骨头滑出了关节腔。而要想很好治疗这些损伤，明确关节不稳定的方向及范围十分必要。

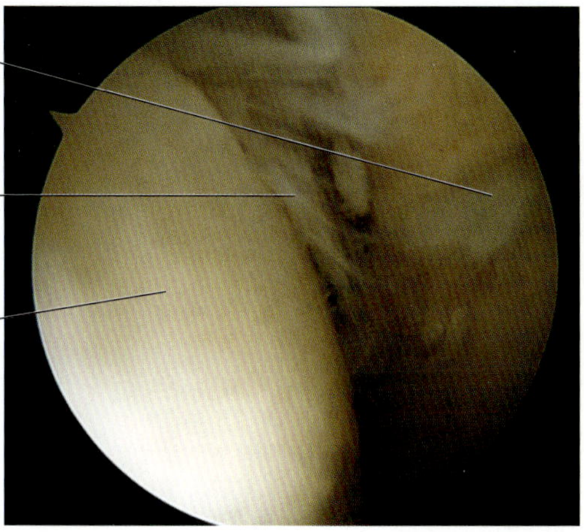

图10.25 关节镜下内撞击前面观。当手臂外展外旋时，肩袖的后上方被关节窝撞击，导致滑囊增厚和肩袖磨损。图片来自Marc Safran教授，美国加利福尼亚州，斯坦福大学。

盂肱关节内旋能力降低（GIRD）

年复一年重复进行投掷运动的运动员会发生肩关节外旋能力增强和内旋能力降低，表现为功能侧的手臂在与对侧相比时内旋角度显著减小。如前所述，网球运动员、棒球投手都是这种损伤的高发人群，其中网球运动员内旋受限的比例约为游泳运动员的2倍。

有多少骨和软组织受累会导致这些变化是一个需要持续研究的问题。外旋能力增加可能是因为肱骨向后旋转（后屈）的能力增加，而肩部软组织改变则有可能是出现内旋功能降低的原因。盂肱关节内旋能力降低的发生与肩胛骨位置异常也有关系，特别是在躯体前倾时。盂肱关节内旋能力降低可以通过系统而持续的拉伸训练进行纠正。

关节窝处盂唇裂伤

盂唇是环绕在盂肱关节窝周围的纤维软骨环（图10.26）。它的主要作用是加深关节窝，维持肩关节的稳定性。如果盂唇缺失，肩关节窝的深度在各个方向将减小50%。

盂唇的损伤在年纪较大的运动员中相对常见，但是这种损伤很少引起症状。伴随着衰老，肩关节会变得僵硬，所以上年纪的人很少能做手上举的动作。在这种情况下，盂唇损伤的发生往往与肩关节前脱位、前半脱位或肩关节退行性变相关，而不伴不稳定的单纯盂唇撕裂可见于从事投掷运动的年轻运动员、摔跤运动员、击球类运动员和拳击手。在很少见的情况下，也可见于电工、屋顶工人和画家等。

症状

- 肩关节活动能力往往很好，但是有时很容易被减弱。
- 在运动，特别是投掷运动时出现肩关节前部深部疼痛，疼痛在手臂上举后伸过头时最为明显。当运动员主诉肩部前方疼痛时应警惕盂唇裂伤的发生。
- 出现错动、卡顿及交锁。
- 有时可感到不稳定。
- 体格检查时，医生将患者的手外展过头顶并旋转，可有弹响（骨擦音）或交锁。
- 关节处触诊时可有压痛。

诊断

- 诊断应在进行简单的肩部查体后进行。
- 肩关节注射局部麻醉药通常可以辅助确诊。
- Kibler前方滑动试验：盂唇损伤前方滑动试验（图10.27）。
- O' Driscoll SLAP 试验：这是一种新型的上盂唇从前到后撕裂（SLAP）损伤试验（又称盂唇动力剪切试验）。进行此试验时，运动员取坐位或站位，检查者将被检查者手臂外展约100度，并外旋到最大角度。之后检查者在冠状面上将被检查者手臂向后下方滑动100~120度，如果此时被检查者出现不适则为试验阳性。这种新的临床试验在所有盂唇损伤试验中敏感度最高，并有不错的特异性。需要注意的是，试验结果阴性不能排除关节不稳定的存在。
- 其他可靠的临床试验：包括针对SLAP损伤的O' Brien试验（图10.28）。

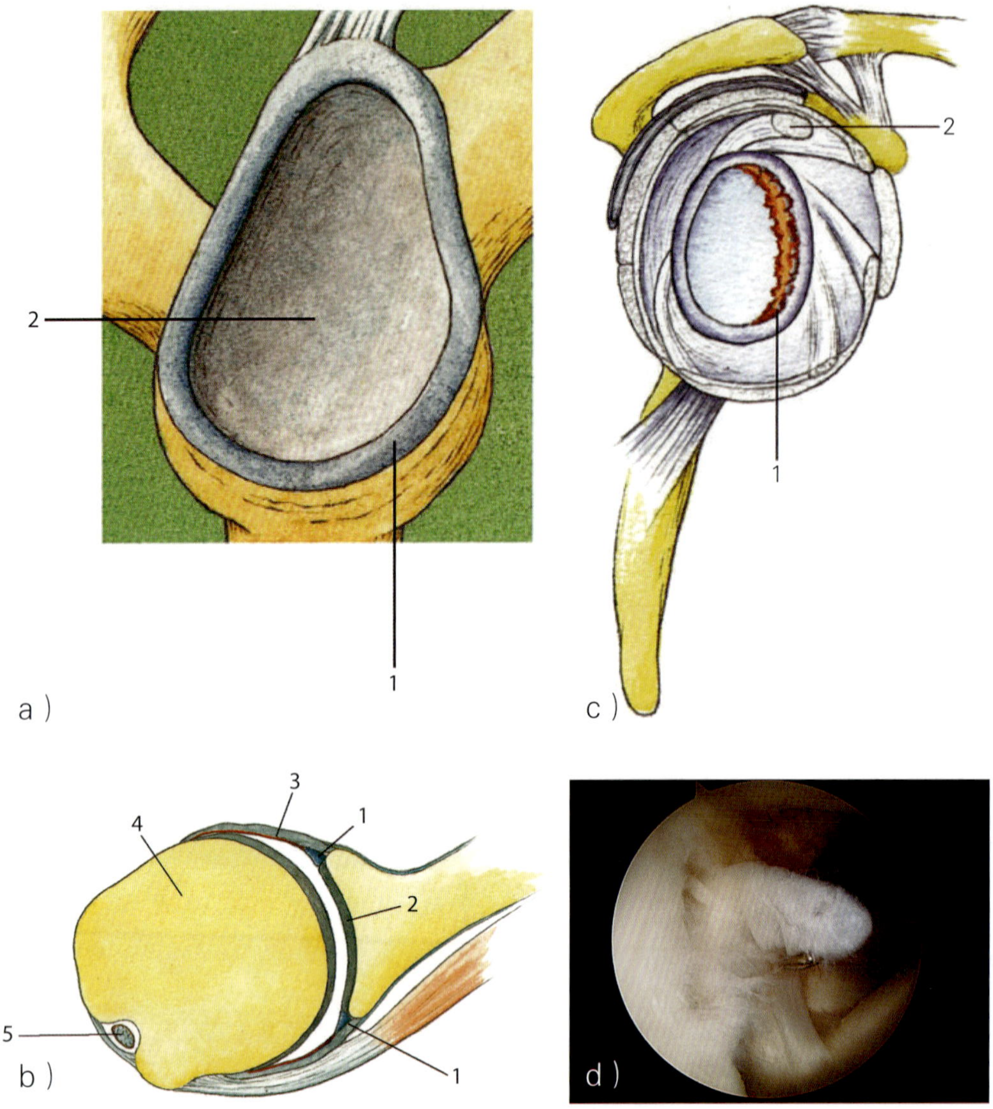

图10.26 盂唇：肩关节窝周围的纤维软骨环。**a）**正常关节窝。1.正常盂唇；2.关节窝。**b）**肩关节冠状面断层。1.盂唇的前后壁；2.关节窝；3.关节囊；4.肱骨头；5.肱二头肌腱。**c）**盂唇损伤。1.Bankart损伤；2.肱二头肌腱。**d）**关节镜下所见盂唇损伤，损伤处组织游离。图片来自Marc Safran教授，美国加利福尼亚州斯坦福大学。

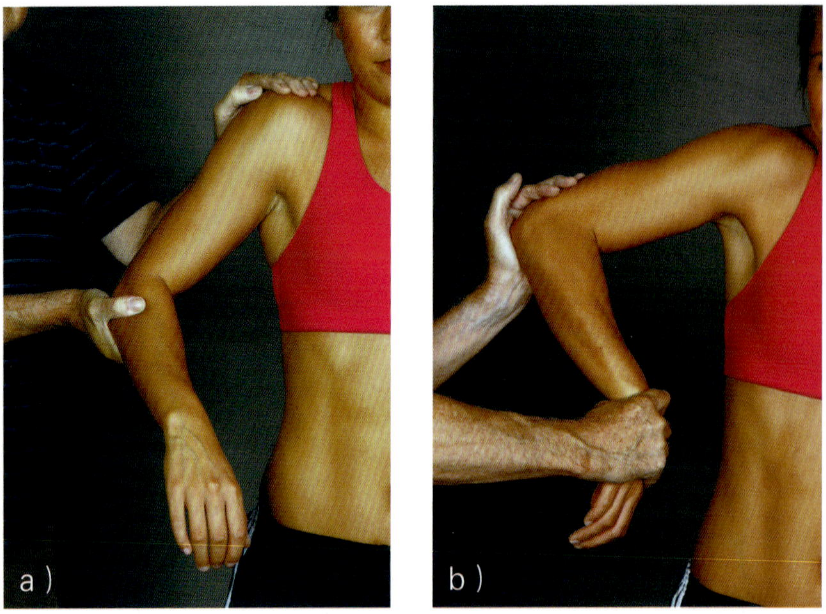

图10.27 盂唇损伤前方滑动试验（Kibler前方滑动试验）。托起被检查者手臂使其拇指向后。**a）**检查者一只手置于被检查者肩部，另一只手固定被检查者肘部，向前推动手臂，如存在盂唇损伤则被检查者感到疼痛。**b）**检查者固定被检查者的腕部，向肘部施加向前的压力，嘱被检查者对抗此压力，如出现骨擦音或疼痛则提示盂唇损伤。

如果诊断不明确，应行MRI或增强MRI检查，其诊断准确率分别为76%~90%和90%以上（图10.29）。关节镜也有辅助诊断的价值。

治疗

运动员应：

- 停止一切会导致关节疼痛的运动。
- 进行稳定性训练和开放及闭合动力链的力量训练，最好在物理治疗师的指导下进行。

医生应：

- 如果物理治疗没有效果，应建议运动员考虑手术。关节镜为首选手术方式（图10.30）。

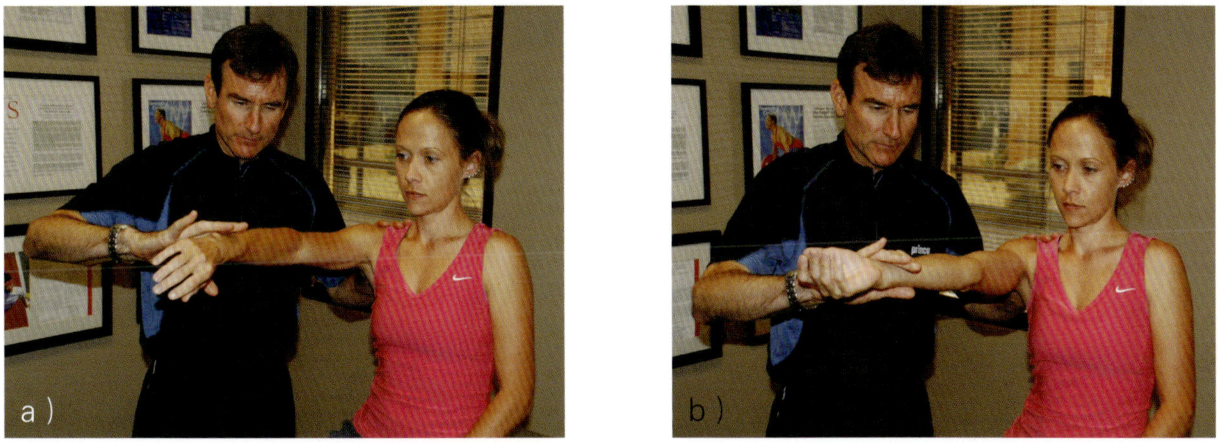

图10.28　O' Brien试验（针对SLAP损伤或肩锁关节损伤的试验）。被检查者取坐位或站位，手臂沿矢状位上抬90度。然后检查者将被检查者手臂水平外展10度多一点儿（轻度横臂外展）并充分内旋。然后检查者对手臂施加一个向下的力，询问被检查者是否出现肩前区深部疼痛（SLAP损伤）或肩锁关节处局限性疼痛（肩锁关节损伤）。**b**）确定试验结果，重复试验姿势，此时检查者将被检查者手臂外旋（手掌朝上），则第一次试验时出现的疼痛应当消失或减弱。图片由ATP副主席Todd Ellenbecker提供，美国亚利桑那州斯科茨代尔。

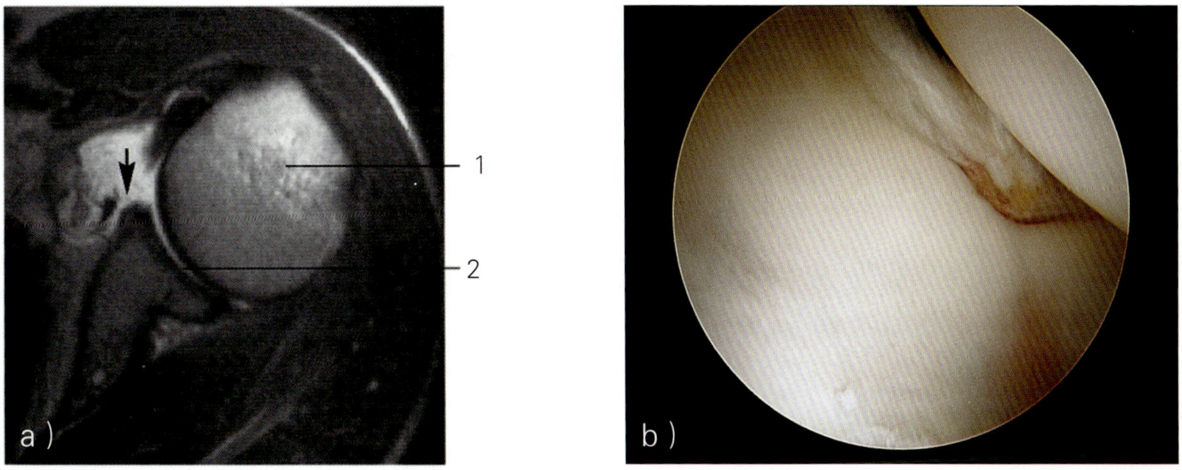

图10.29　盂唇损伤。**a**）增强MRI所见盂唇损伤。1.肱骨头；2.关节窝。箭头所示为盂唇撕裂处。**b**）关节镜下所见盂唇损伤。损伤处位于肱骨头与关节窝之间。图片来自Marc Safran教授，美国加利福尼亚州斯坦福大学。

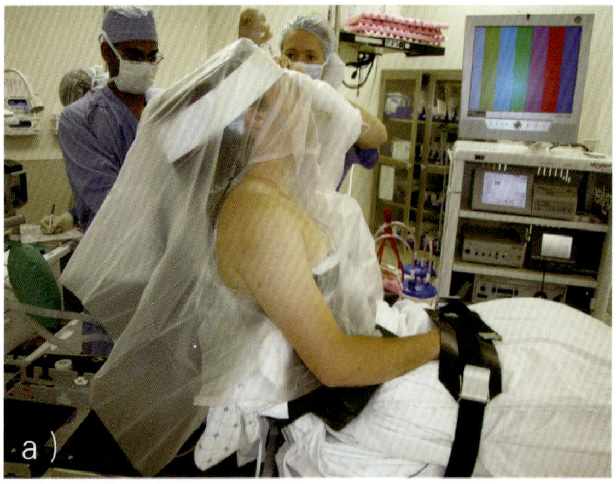
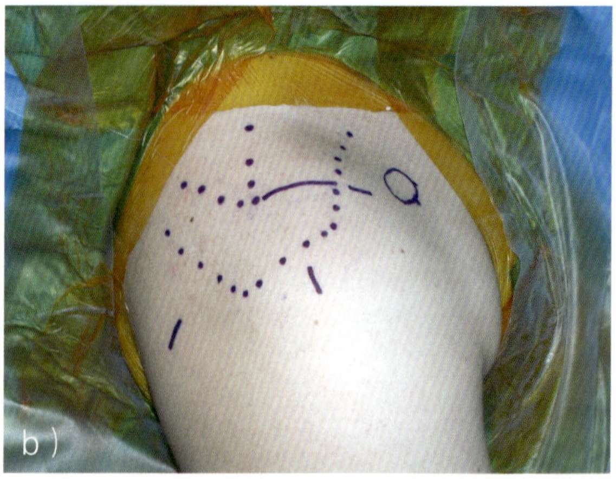

图10.30 **a）**准备关节镜手术，患者取“沙滩椅”位。**b）**一些关节镜常用手术入路切口。图片来自Marc Safran教授，美国加利福尼亚州斯坦福大学。

手术中，可使用可吸收线（图10.31）或其他可用于骨性修复的可吸收内固定（如螺钉）进行盂唇修复（图10.32）。

这些内固定在人体中可自然分解，即随着时间的推移，它们可以自然消失。对于年龄小于30岁的运动员，这种手术的预后通常较好。但是对于40~50岁的运动员，预后可能相对不是那么理想。原因之一可能是诊断的失误，因为有时候关节的退行性变可有与盂唇损伤相似的表现，易导致误诊。该手术的平均恢复时间是3~4个月，术后3~6个月不宜进行投掷类活动。

运动员单纯SLAP损伤

肩胛骨部的肩关节窝损伤通常位于关节窝前部。但是有时候损伤可位于上盂唇的前后部，即肱二头肌腱附着处。SLAP损伤可以由后上关节囊紧张合并肩胛骨动力障碍导致，94%盂唇损伤的患者肩胛骨正常功能都可能受到影响。这种复合损伤使盂唇在肱二头肌腱附着处如剥皮样掀起，导致SLAP损伤。出现这种损伤时可以进行关节镜手术，根据镜下情况，将SLAP损伤分为4型（图10.33）：

- 1型损伤：盂唇上部磨损，但是盂唇与关节窝的连接尚完整。若损伤引起症状可行关节镜下清创术［图10.33a）］。
- 2型损伤：肱二头肌腱附着处盂唇撕脱。该损伤发生时，可行损伤处的盂唇组织清除或复位连接，然后固定手臂使损伤处盂唇愈合。2型损伤的最佳处理方式尚有争议［10.33b）］。
- 3型损伤：上盂唇破裂，但肱二头肌腱完好。宜选择损伤处盂唇切除［图10.33c）］。

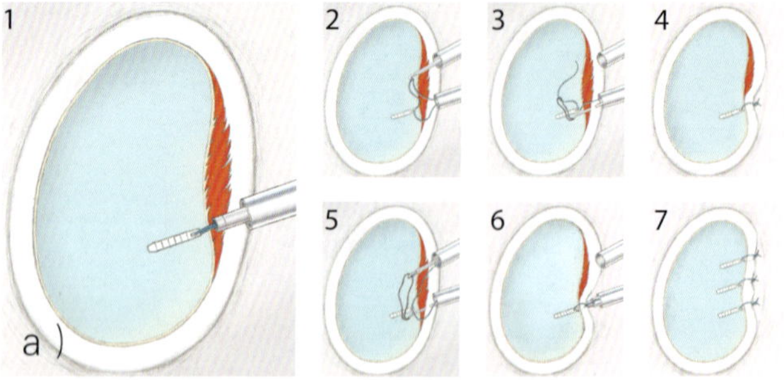

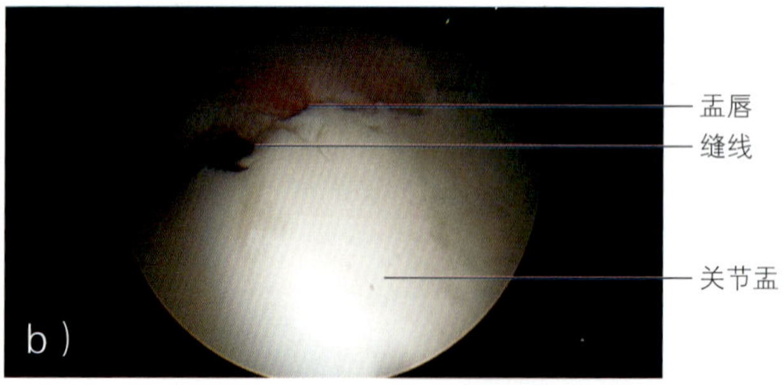

图10.31 盂唇损伤可用可吸收线缝合。**a）**1.导向针在损伤关节窝前部钻孔，置入带有可吸收线的锚钉。2.从侧孔抓线钳，用钩子钩住可吸收线的末端并将其拉出。3.从第一个工作孔进针，从上方穿入盂唇；从侧孔牵引缝线末端穿过线结圈并将末端从第一个工作孔拉出。4.此时拉紧外部的两个线头并打结，将结压在关节窝周围。5.剪去多余缝线。6.用线结固定盂唇。7.通常修复盂唇损伤打2~3个结即可。**b）**关节镜下盂唇损伤修复术。图片来自Marc Safran教授，美国加利福尼亚州斯坦福大学。

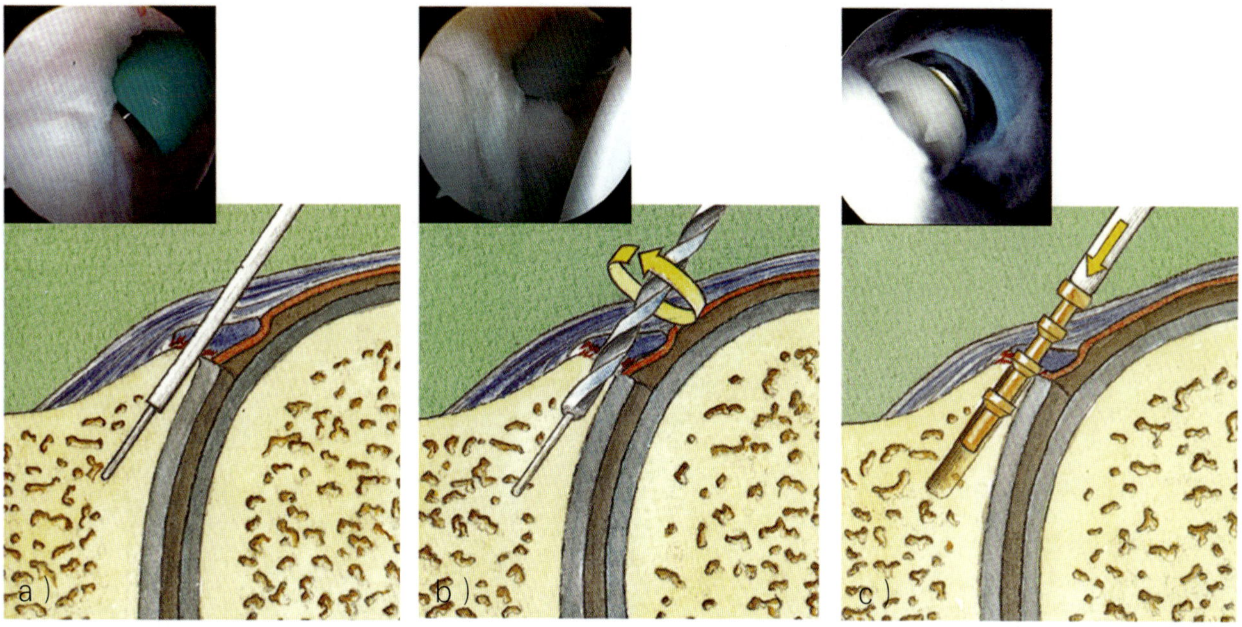

图10.32 盂唇损伤可以在可吸收钉（一种随着时间推移可以在体内自行分解的钉）的帮助下进行修复。**a）**将可吸收钉在套筒引导下插入关节，并穿过盂唇；**b）**用电钻在钉周围打孔，钻孔深度应达到骨质；**c）**将螺钉固定在骨骼上。

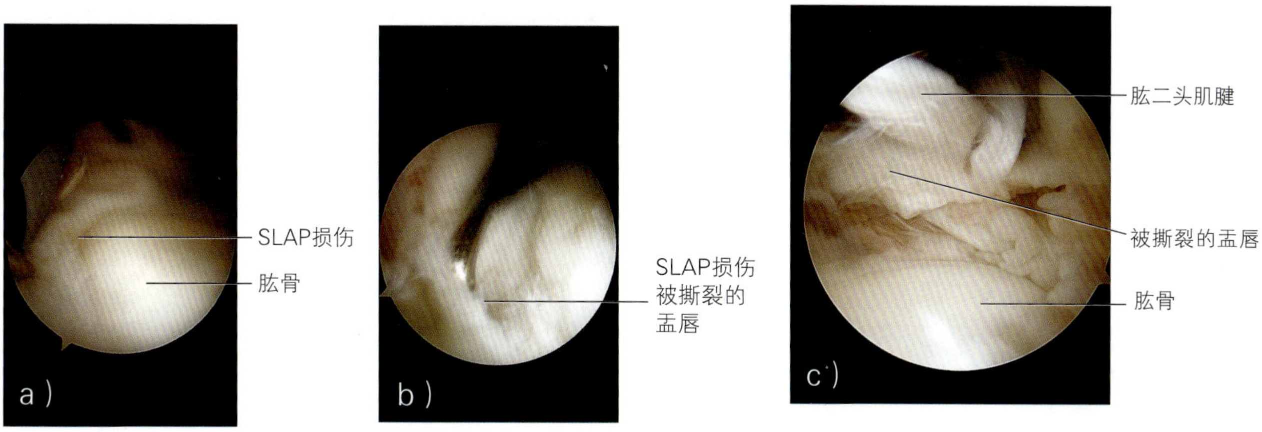

图10.33 SLAP损伤。**a）**SLAP 1型损伤；**b）**SLAP 2型损伤；**c）**SLAP 3型损伤。图片来自Marc Safran教授，美国加利福尼亚州斯坦福大学。

- 4型损伤：上盂唇和肱二头肌腱同时破裂。宜选择损伤处盂唇及肱二头肌腱切除。

撞击综合征

撞击综合征是指由于软组织嵌顿于肩峰下间隙，即肩峰与肱骨头之间，所引起的一系列症状和体征。肩关节活动时，嵌顿的软组织可以引起疼痛。网球运动员、游泳运动员、投掷运动员、举重运动员等常常需要将手举过肩水平面的人群是此类疼痛损伤的高危人群。

当软组织体积过大时，就有可能被卡压在间隙里。肱骨头、肩峰和喙肩韧带间隙内的结构包括肱二头肌长头腱、冈下肌、冈上肌、小圆肌、肩胛下肌和冈上肌上的滑囊。肩峰下间隙本身也可出现问题，导致间隙内的压力升高。常见的问题包括：①韧带增生、钙化或弹性减退；②肩峰前下缘肩锁关节处骨质不平滑；③出现骨刺等赘生物等。这些情况在老年人中更常见。

肩峰前下缘骨质的形状对于撞击综合征的诊断及治疗很重要，因为它会影响肩峰下间隙的大小。比利尼亚（Bigliani）利用X线片（冈上肌出口位和正位片）对肩峰前下缘骨质形状进行分析，将其分为以下3型（图 10.34）：

- 1型：肩峰下部平整，肩峰下缘远离肱骨头。
- 2型：肩峰下部为柔和曲面，肩峰下缘平行于肱骨头。
- 3型：肩峰下部呈钩状突起，突起骨质使冈上肌及其肌腱出口处狭窄。

当上臂前后摆动90度（即处于功能位）时，若同时手臂充分内旋，肩部软组织就会被喙肩韧带的锋利边缘挤压。在活动过程中，肌腱及滑囊与韧带的反复摩擦会产生机械性刺激，引起痛性炎症反应（图10.35）。

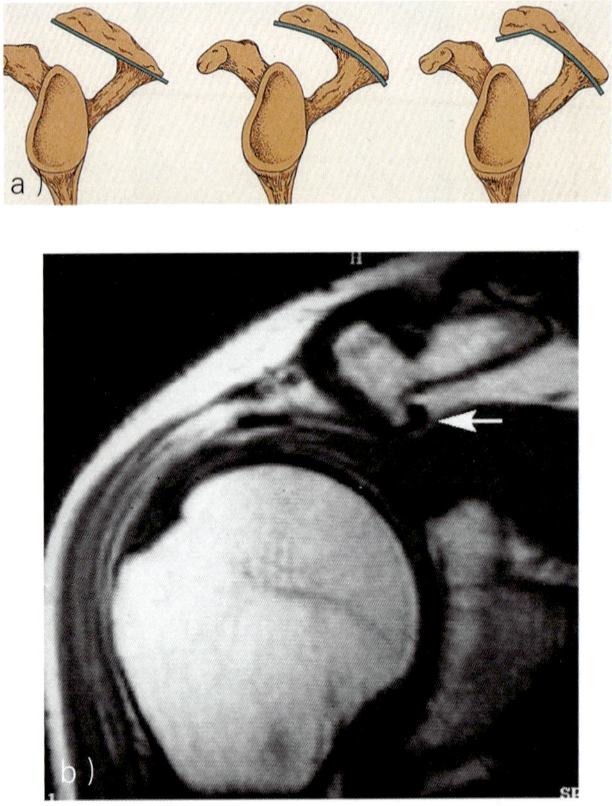

图10.34 撞击综合征。**a**）Bigliani分类下的肩峰前下缘骨质形状；**b**）箭头所示处为MRI下的骨赘。

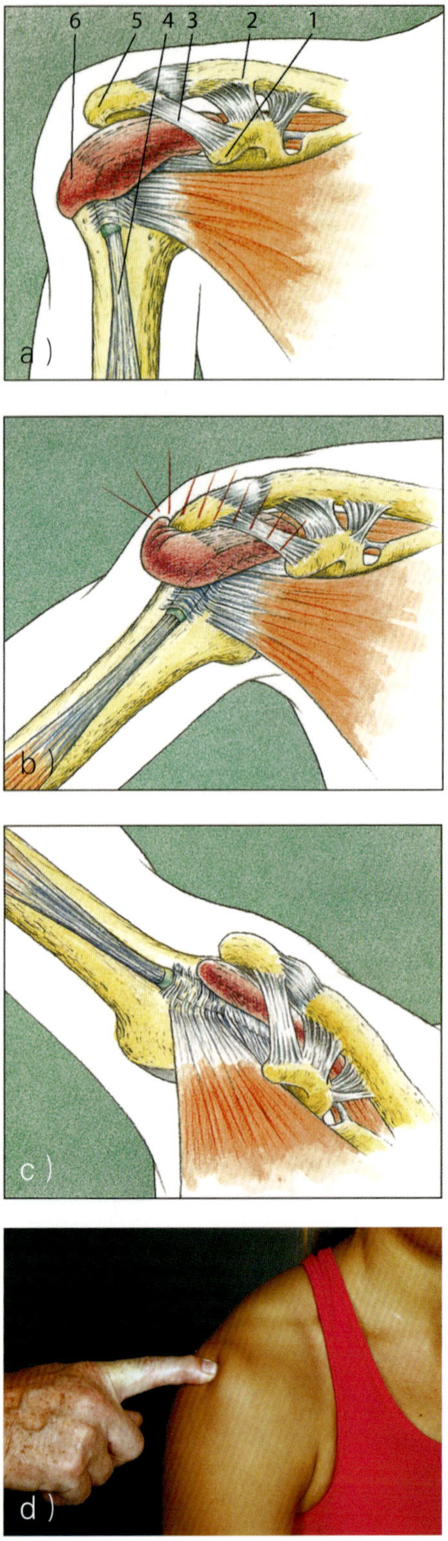

图10.35 撞击综合征。**a**）静息状态下的手臂。1.喙突；2.锁骨；3.喙肩韧带；4.肱二头肌腱；5.肩峰；6.滑囊。**b**）外展60~120度的手臂。滑囊被挤压在肩袖肌腱与肩峰之间。**c**）外展120度的手臂。滑囊处压力降低。**d**）撞击综合征肩部疼痛的位置。

如果炎症反应严重进而伴发组织水肿，肩峰下间隙的空间将进一步缩小，组织受压加重，症状将进一步加重。若组织受压的状态持续，软组织将增生变厚，可引起慢性炎症。在这一过程中，肩峰下滑囊、冈上肌及肱二头肌腱是最容易受累的组织。

病因学

撞击综合征的病因可分为内源性因素和外源性因素两部分。

外源性因素

- 原发性外源性撞击综合征多由肌腱与肩峰前缘下表面的机械摩擦所引起。这是撞击综合征发病的主要原因。
- 继发性外源性撞击综合征的主要病因是盂肱关节不稳定导致的冈上肌出口相对减小。这种情况在年轻的游泳运动员、投掷运动员，以及合并有肩关节松弛的人群中更为常见。

内源性因素

内源性因素如肩袖肌腱的退行性变往往容易导致组织固定能力减弱，进而发生肱骨上移，继发机械性撞击。目前对于继发撞击的分级如下：

- 1级：断裂前状态，合并肩峰下滑囊炎和（或）肌腱炎。
- 2级：撞击综合征合并肩袖肌腱部分撕裂。
- 3级：撞击综合征合并肩袖肌腱完全撕裂。

原发性撞击综合征/外部肩峰下撞击综合征

这一型撞击综合征由内尔（Neer）最先报道。原发性撞击综合征的病因很多，包括创伤、机械磨损、循环障碍及退行性变等，常多种病因同时存在。在该型中，肩部的组织病理改变位于肩关节之外，并局限在肩峰下的区域里。其中肩袖最常出现的损伤是肩袖上部与滑囊相连接处的部分肌腱撕裂。患者主诉多为静息时将手举过头顶时出现的肩前部疼痛。

正如上文所述，肩峰的形态对于该病的发病具有重要意义，所以X线片检查对于该病的诊断具有很大价值。

继发性撞击综合征

这一类型多由肩关节在活动时不能将肱骨头维持在关节窝的居中位置所致，肩袖肌力下降往往是导致其发生的原因，即功能性不稳定合并肩关节囊及韧带松弛。继发性撞击综合征中肱骨头常前移，撞击发生在喙肱间隙，这一点可与发生于肩峰下间隙的原发性撞击综合征相鉴别。

继发性撞击综合征的患者相对年轻。其疼痛局限于肩侧方或肩前侧方，上举手臂多能诱发症状。患有肩关节不稳定及钙化性肌腱炎的年轻人是继发性撞击综合征的高危人群。

继发性撞击综合征的并发症包括肩胛骨动力障碍、肩关节不稳定、SLAP损伤和盂肱关节内旋能力降低。对于继发性撞击综合征的患者，治疗其潜在的关节不稳定至关重要。

症状和诊断

- 当手臂进行超过头顶的运动，上举超过水平面时，疼痛局限于肩侧方或肩上方。
- 当手臂外展90度以上时（侧平举），患者往往用肩胛骨运动代偿肩关节运动进行外展。例如，患者往往在外展上举手臂时出现耸肩的动作。并且相比手臂上举，患者手臂下落时的疼痛感往往更明显。
- 夜间发作性疼痛。活动累及肩袖时疼痛更明显。
- 肱骨头上部可触及压痛，压痛区也可跨越肱二头肌腱。
- 肩关节主动外展及前屈因疼痛而受限，当手臂处于肩关节平面以上时表现得更为明显。肩关节内旋功能也可出现轻度减退。
- 肩峰下区域可有捻发音。
- 可出现三角肌及脊柱区肌肉萎缩。
- 撞击试验阳性有确诊意义。
- 前后位、盂肱关节位（手臂处于内旋位并上抬20度以暴露肩锁关节）、腋侧位及肩胛骨冈上肌出口位的X线片检查可显示肩峰下间隙的形态。

肩峰撞击诱发试验（Neer’s impingement test）

进行肩峰撞击诱发试验时，患者肩关节主动上举尽量在肩胛骨平面抬高肱骨头（图10.36）。这会引起肩峰前缘关键区域内的冈上肌腱受到撞击。若诱发疼痛，则视为阳性的肩峰撞击体征。

Hawkins试验（Hawkins’s impingement test）

行Hawkins试验时，将肩关节在肩胛骨平面抬高90度，然后用力地内旋肩关节（图10.37）。其机制是肱骨大结节更接近肩峰侧面和喙肩韧带的下方，从而产生疼痛。

撞击注射试验

撞击注射试验是比较运动员在注射麻醉剂前后对撞击试验反应的试验，向被检查者肩峰下滑囊内注射麻醉剂，若注射后疼痛明显缓解则为阳性。

预防

- 运动前热身并充分拉伸。
- 进行全动力链的力量训练。
- 不做可引起疼痛的动作。

治疗

运动员应：

- 主动活动肩关节，锻炼肩关节活动度。
- 坚持进行体能训练。
- 在急性期后行局部热敷。
- 在疼痛缓解后逐渐恢复训练。

医师应：

- 指导运动员进行特殊的力量和拉伸训练。制订防止肩关节功能进一步减退的康复计划十分必要。
- 给予抗炎药。
- 必要时可选择局部注射类固醇（注射后应休息数日）。
- 如果保守治疗失败，应考虑手术治疗。

保守治疗后，只要患者的症状持续好转，同时也未合并明显的损伤，就应继续保守治疗。如果保守治疗后患者症状持续不缓解，应考虑手术治疗。肩峰下减压术是常用术式。其手术内容包括肩峰下滑囊的切除，有时还要切除肩峰下缘以为软组织腾出更多空间。手术可以在关节镜下进行（图10.38）。

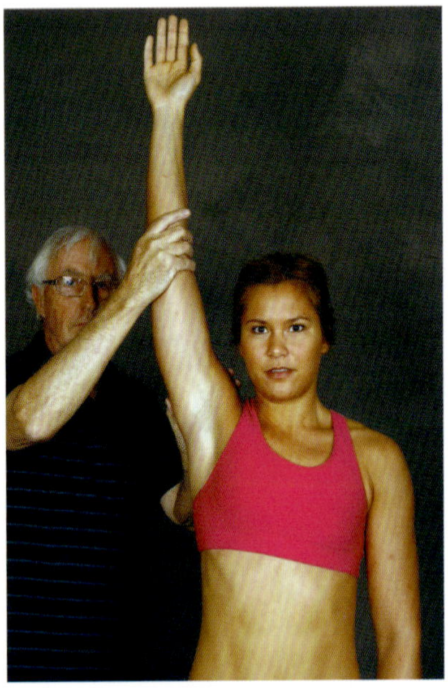

图10.36 肩峰撞击诱发试验：患者肩关节主动上举尽量在肩胛骨平面抬高肱骨头。这会引起肩峰前缘关键区域内的冈上肌腱受到撞击。如果引起疼痛则为试验阳性。

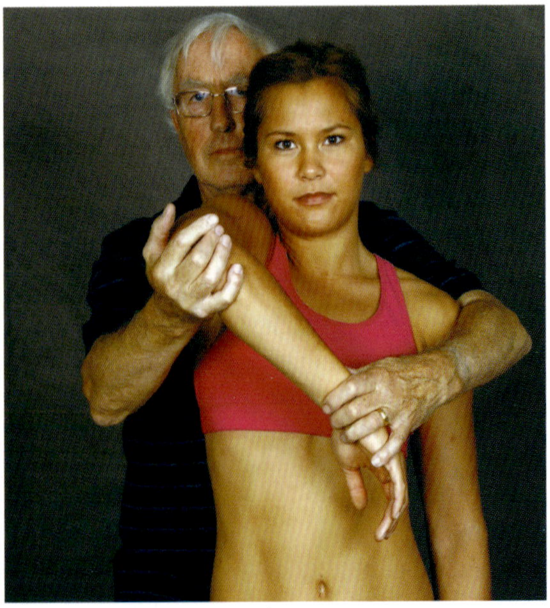

图10.37 Hawkins试验：肩关节在肩胛骨平面抬高90度，然后用力地内旋肩关节，肱骨大结节更接近肩峰侧面和喙肩韧带的下方，从而产生疼痛。

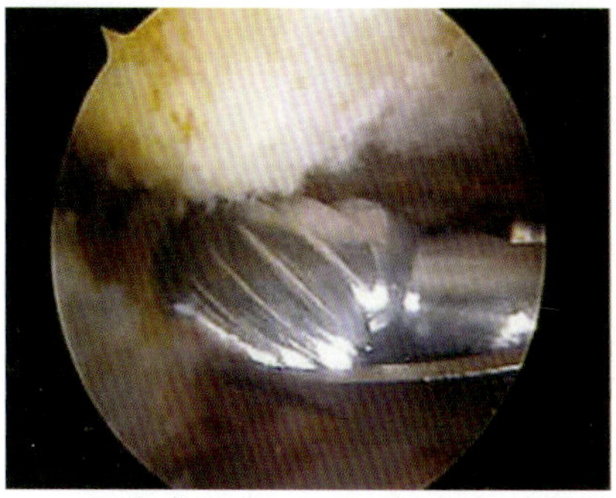

图10.38 肩峰成形术。图片所示为关节镜下肩峰成形术。滑囊和可能存在的骨赘已被移除。

对于年纪较大的患者，检查应当更积极，并推荐尽早进行术后活动度及力量训练。患者手术后2~3个月方可正常进行过肩运动。

肩峰下滑囊炎

肩峰下滑囊是位于冈上肌、三角肌与肩胛骨喙突之间的巨大滑囊。肩峰下滑囊炎并不罕见，在炎症状态下，滑囊约有一个高尔夫球大小。

诱因

- 跌伤、肩部撞击或肩峰下肌腱断裂导致血液流入滑囊可引起滑囊炎
- 重复的动作刺激滑囊可诱发滑囊炎并合并滑囊积液。滑囊积液可进一步导致滑囊及周围组织张力增高，进而引起前肩部和上肩部疼痛及滑囊壁增厚。
- 滑囊周围肌腱的炎症很容易播散累及滑囊引起滑囊炎。

症状和诊断

- 前肩部和上肩部的疼痛。
- 肩部撞击试验阳性。
- 触诊可有压痛。
- 有时肩部触诊可及柔软海绵感的滑囊。
- MRI/关节镜/滑囊造影（向滑囊内注射造影剂）检查有确诊意义。
- 滑囊液检查也同样有诊断意义。

治疗

运动员应：

- 在疼痛完全缓解之前应休息，并避免进行可引起疼痛的动作。
- 在急性期后进行局部热敷。

医生应：

- 若滑囊内有血液或合并滑囊积液并引起疼痛应进行滑囊穿刺吸引。
- 给予镇痛药及抗炎药。
- 指导患者进行活动度训练。
- 必要时可局部注射类固醇，并建议患者休息数日，以避免迁延为慢性炎症。
- 若迁延为慢性炎症，可采取关节镜手术切除滑囊。

预后

若滑囊炎治疗得当，症状通常在2~3周可缓解，并可以进行运动。

肩袖损伤

约有75%肩部疼痛患者的主要病因是冈上肌肌腱损伤或炎症。肩袖主要由4条肌肉组成，它们起于肩胛骨的不同部位，最终都止于肱骨头。这4条肌肉分别是位于前方的肩胛下肌、位于上方的冈上肌和冈下肌、位于后方的小圆肌。

冈上肌同三角肌协作主要负责上肢的上举和内旋。如果冈上肌腱完全断裂，运动员就不能保持上肢上举60~120度的位置。冈上肌损伤后上肢可能出现侧方悬吊，不过在这方面三角肌有一定代偿功能。冈上肌腱最薄弱的部位是距离肱骨头附着点1厘米跨过肱骨头处，这也是冈上肌腱断裂最常出现的部位。肌腱断裂可以是完全的，也可以是不完全的。在肌腱易损伤区域有丰富的毛细血管网，但是随着年龄的增长和该部位的磨损，此处的供血会逐渐减少，出现典型的组织退行性变，并引起组织弹性降低脆性增加。这些改变在年长的运动员中表现得较为明显。在30~35岁时退行性改变就已经逐渐开始。当上臂外展60~120度并保持这一姿势时，血管受压，血流和氧供进一步降低，可增加冈上肌腱损伤的风险。

病因

撞击综合征（包括原发和继发）、过度牵拉所致肌腱炎及创伤都可引起肩袖损伤。

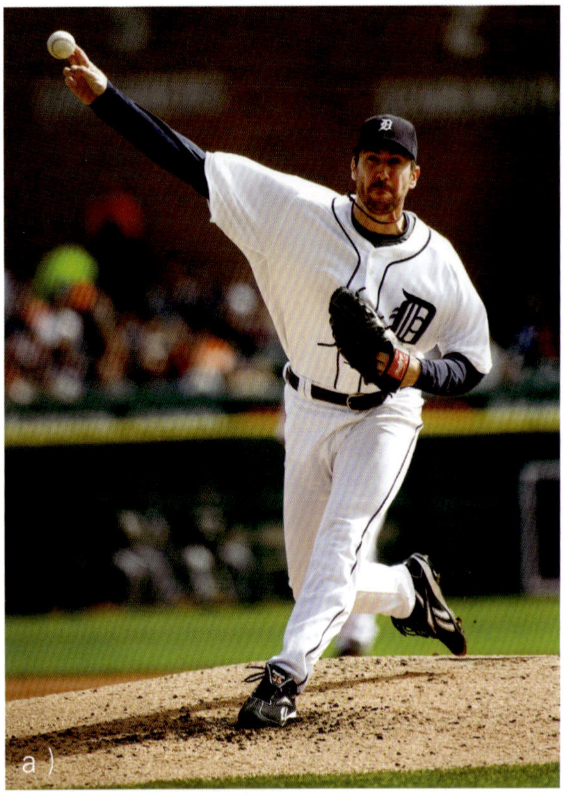

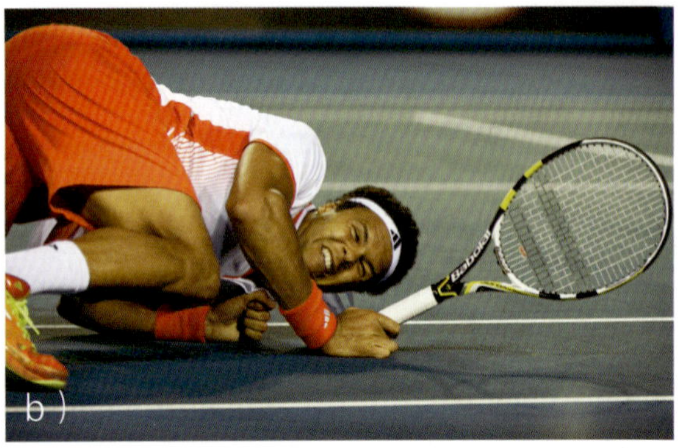

图10.39 a）棒球及网球；b）运动中的肩袖损伤并不罕见。图片来自Bildbyrån，瑞典，已授权。

- 撞击综合征：原发性撞击综合征多见于40岁以上的运动员，继发性撞击综合征多见于年轻运动员。
- 过度牵拉所致肌腱炎：过度牵拉所致肌腱炎在年轻运动员中更为常见。这些患者往往不出现肩袖的部分断裂，主要表现为双肩活动度及肌力的不对称。后关节囊紧张和肩胛骨周围肌肉肌力减退是常见问题，这可导致肩袖代偿性超负荷工作并最终引起肩袖损伤。需要注意的是，潜在的肩关节不稳定也可出现与过度牵拉所致肌腱炎相似的症状。
- 创伤：创伤可通过以下机制引起肩袖损伤（图10.39）。
  - ✓ 任何使肩部进行抗阻内旋或阻止外旋的外力均可引起肩袖损伤，这在手球、美式足球及摔跤中比较常见。
  - ✓ 摔倒时肩部直接着地或着地时手臂处于过伸状态。
  - ✓ 举起或投掷质量很大的物品。

分类

肩袖损伤有不同的分类和程度。损伤可发生在滑囊表面（滑囊面）或肌腱下面（关节面），根据损伤位置进行分类十分重要。根据损伤程度，肩袖损伤也可以被分为完全损伤和不完全损伤。两种分类常合并使用。

- 原发性挤压性肩袖疾病往往与3型肩峰前下缘骨质形状、骨赘形成及喙肩韧带增厚相关。肩袖肌腱断裂始于滑囊面，并最终累及整个关节。
- 继发性挤压性肩袖疾病通常由肩关节不稳定引起。
- 投掷动作后期减速时若加速度过大，则容易牵扯肩袖引起发生于关节面的肩袖撕裂伤。所以投掷运动员发生关节面肩袖损伤的风险高。

部分撕裂

如果肩袖依然被光滑的滑膜及滑囊组织包绕，那么肩袖损伤的严重程度应遵循如下分级（图10.40）：

- 仅有轻度滑膜/滑囊刺激症状或关节囊轻度磨损，损伤范围小于1厘米。
- 在滑囊、滑膜或关节囊损伤的基础上合并肩袖肌纤维的真性断裂或磨损，但损伤范围小于2厘米。
- 出现更严重的肩袖撕裂，表现为磨损及断裂往往累及整个肩袖肌腱表面，但损伤范围小于3厘米。
- 在磨损和撕裂的基础上出现非常严重的肩袖部分撕裂，通常累及多根肌腱。

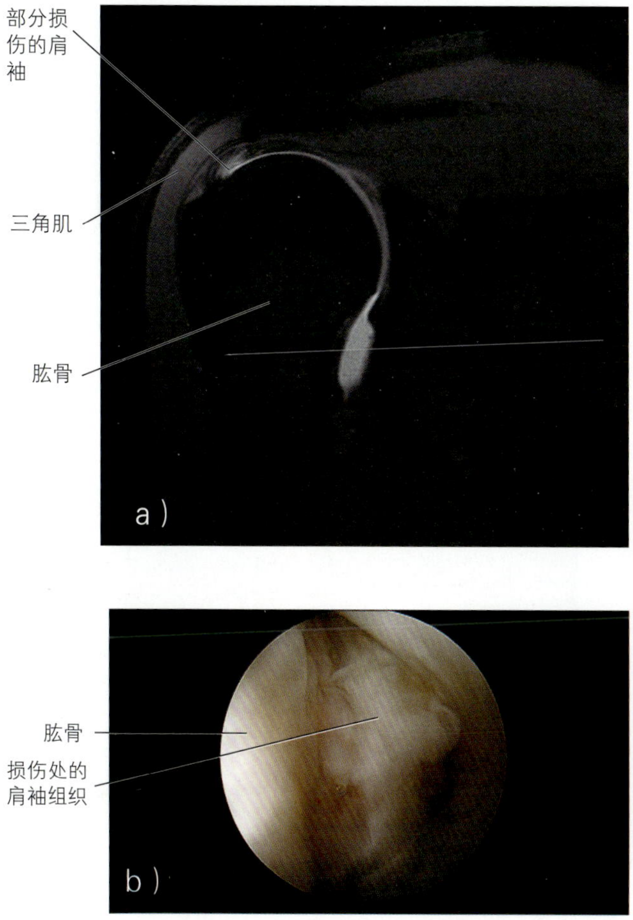

图10.40 肩袖部分撕裂。**a**）MRI下关节对比造影；**b**）关节镜下所见的肩袖损伤。图片来自Marc Safran教授，美国加利福尼亚州斯坦福大学。

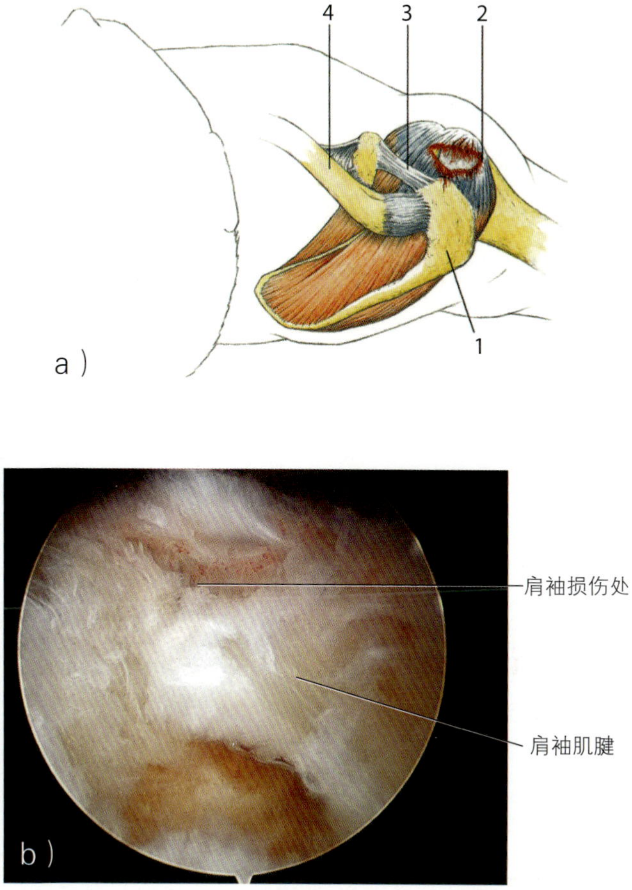

图10.41 肩袖完全断裂。**a**）冈上肌及其附近的冈下肌腱断裂。1.肩峰；2.损伤的肩袖；3.喙肩韧带；4.锁骨。**b**）关节镜下的肩袖损伤。图片来自Marc Safran教授，美国加利福尼亚州斯坦福大学。

肌腱完全断裂

肩袖肌腱完全断裂分类（图10.41）：

- 小的完全断裂，如针刺样损伤。
- 肩袖中等程度的断裂，只累及1根肌腱，损伤范围小于2厘米，断端肌腱无回缩。
- 巨大的肌腱断裂累及整个肌腱，断端轻度回缩；撕裂范围3~4厘米。
- 严重的肌腱完全断裂累及2根及以上肌腱，常伴有断端回缩。

症状和诊断

- 损伤出现时伴剧痛，手臂活动时疼痛加剧，并可在损伤后24小时内逐渐加重。有时疼痛可向上臂放射。如果运动员损伤的诱因是举重物或摔倒时肩膀着地，则应注意检查冈上肌腱是否损伤。
- 疼痛往往呈逐渐加重的剧痛，夜间尤其明显。患者往往因为夜间患侧肩膀疼痛而无法入睡。
- 外展或上举时疼痛复现。当肌腱只是部分撕裂时，手臂在外展60~80度时无或有轻微痛感；当手臂继续外展至70~120度时，疼痛持续加剧，且放下手臂时痛感更重（图10.42）。在处于其他外展角度时，手臂的肌力依然很弱。当肌腱完全断裂时，手臂尚能维持120度及以上的外展动作；但是若外展角度小于120度，在没有外力辅助的情况下手臂会立刻垂下来。这是一个对于诊断很有意义的体征（即垂臂征）。

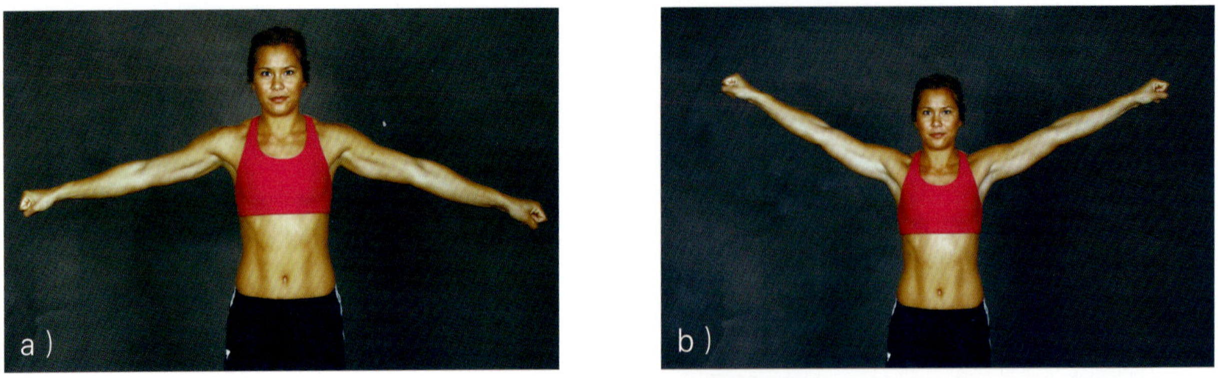

图10.42 肩关节活动范围是肩袖损伤查体中的重要项目。**a**）外展肩关节60~80度无疼痛提示没有严重损伤；**b**）如果存在肩袖损伤，肩关节外展70~120度时可出现疼痛，此后疼痛减轻。

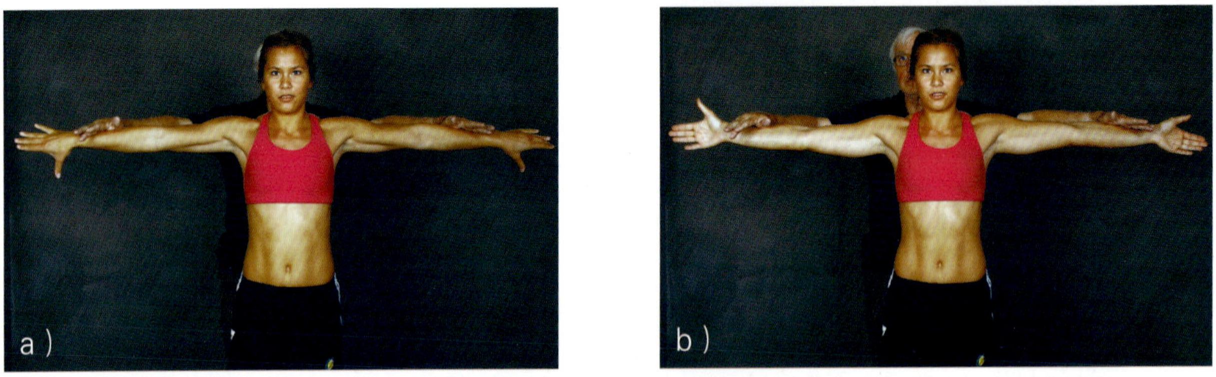

图10.43 肩袖损伤试验。**a**）进行倒罐头试验时，肩关节内旋，拇指朝下时表示内旋充分，被检查者手臂应外展90度至肩胛骨水平；**b**）进行满罐头试验时，被检查者手臂应保持外展45度。检查者下压被检查者手臂并嘱被检查者做对抗运动，若被检查者出现疼痛或有肌力减弱则为阳性。

肩袖损伤时，肩袖损伤试验通常阳性。肩袖损伤试验包括倒罐头试验（empty can test，ECT）和满罐头试验（full can test）。倒罐头试验最早由Jobe和Moynes提出，用来检测冈上肌腱的完整性[8]。满罐头试验并不像倒罐头试验那样普及，一般用于倒罐头试验的补充对比试验。

- 在进行倒罐头试验时，被检查者手臂外展90度至肩胛骨水平，肩关节内旋使拇指朝下（图10.43），检查者下压被检查者手臂并嘱被检查者做对抗运动，若被检查者出现疼痛或有肌力减弱则为阳性。进行满罐头试验时，被检查者手臂应处于外展45度位，检查者同样下压被检查者手臂并嘱被检查者做对抗运动，出现疼痛或有肌力减弱则为阳性。
- 向肩峰下间隙注射麻醉剂可缓解75%的滑囊面肌腱部分损伤。若注射后疼痛缓解则有诊断意义。
- X线片（包括冈上肌出口位X线片）对判断肩峰形态及是否有骨赘形成十分有意义。
- 超声对诊断肩袖肌腱完全性肥厚的特异性和敏感性都很高。
- MRI（图10.44）对诊断肩袖损伤有很高的敏感性。他们不仅能显示撕裂部位的大小，还能显示撕裂的精确位置。
- MRI下关节对比造影精确度比单纯MRI检查更高。
- 关节镜有助于对损伤进行确诊，并可判断损伤是位于滑囊面还是关节面。

治疗

运动员应：

- 损伤后立即冰敷损伤处。
- 休息。
- 防止手臂使用过度。
- 如果症状持续，应立即就医。

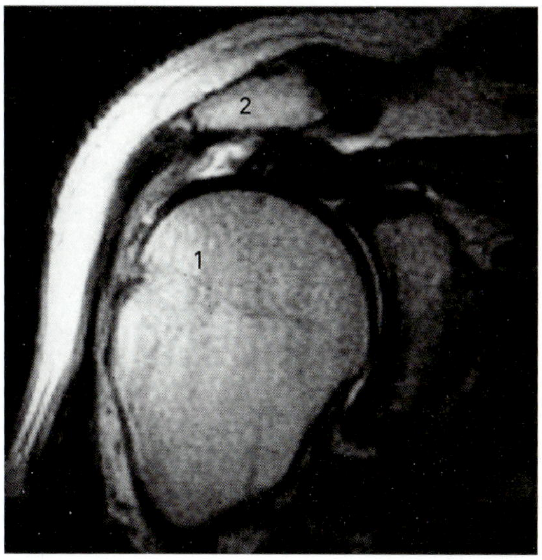

图10.44 MRI下的完全肩袖肌腱撕裂（正面观）。1.肱骨；2.肩峰。

医生应：

- 指导运动员进行增强肱骨头动态稳定性的运动训练。运动计划中通常要包括后关节囊强度训练和肩周肌肉的力量训练，以维持肩关节活动度。通常，医生、康复治疗师或教练需要监督运动计划的实施。训练的最终目的是恢复肩关节功能，并注意保持以下项目的左右对称：
  - ✓ 肩关节活动度，特别是内旋能力的对称（因为患侧的内旋能力通常会降低）。
  - ✓ 肩关节的活动质量，损伤时通常存在肩胛骨的代偿性运动，恢复后代偿性运动应减少。
  - ✓ 肌肉力量特别是肩袖肌肉的力量，因为这些肌肉负责将肱骨头维持在中立位。
  - ✓ 加强肩胛骨周围肌肉的力量，为肩胛骨的运动提供坚实基础。
- 如果物理治疗后疼痛持续，应进行肩峰下注射。
- 当出现图10.46描述的情况时，应进行手术。

预后及并发症

由于损伤部位的血供较差，断裂端存在物理牵拉及可能合并的肩峰下撞击综合征等原因，肩袖部分撕裂通常很难自然愈合。滑囊面的损伤通常预后不好，所以应进行更积极的手术干预。

如果存在较厚的肩袖肌腱撕裂，则应行关节镜下清创术以促进愈合。进行该手术往往会同时切掉一小块肩峰（即同时行肩峰成形术）。既可采取关节镜手术，也可行开放手术（图10.45，图10.46）。如果患者存在潜在的肩关节不稳定，在手术中也应当予以处理。术后患者应进行渐进的肩关节活动度及力量训练。

如果肩袖肌腱完全断裂（即至少1条较厚肌腱撕裂），手术可明显缓解疼痛。但是研究显示，只有40%接受了手术的运动员在术后完全恢复了肩部功能。因此相比较手术本身，术后进行循序渐进的康复训练更为重要。

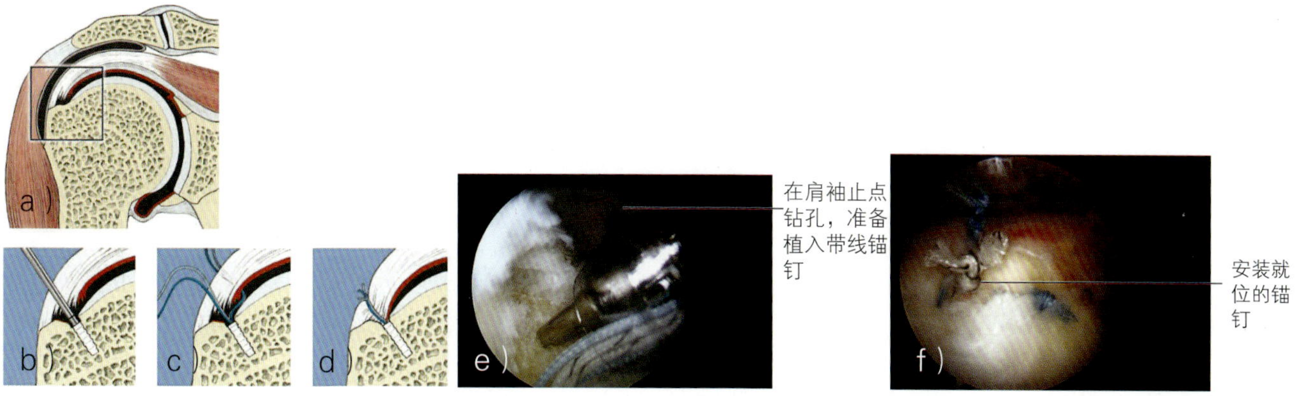

图10.45 在部分肩袖撕裂的手术中，撕裂的肌腱被固定在肱骨上；该手术可在开放条件或关节镜下进行。a）部分肩袖损伤的解剖示意；b）局部清创后，锚钉带着双缝线将损伤肌腱固定在肱骨上的肌腱止点；c）双缝线穿过肌腱分别拉出；d）将缝线打结并从肌腱侧面拉出；e）、f）关节镜下的肌腱损伤修复。图片来自Marc Safran教授，美国加利福尼亚州斯坦福大学。

需要强调的是，康复训练应在有经验的医生指导下进行，并应循序渐进。

回归运动

牵拉性肌腱炎所引起的肩袖损伤经保守治疗3~4个月后可以恢复运动。部分肩袖撕裂在手术治疗后需4~6个月才能恢复活动，若是完全性肩袖损伤需要的时间可能更长。网球运动员通常在损伤后4~6个月恢复训练，但是在伤后1年内做发球动作时仍应小心。肩部活动度训练和肩功能恢复训练应尽早开始。抬举重物和投掷等动作恢复的时间因人而异，但是总的来说，术后3~4个月内都不宜进行此类动作。棒球运动中的投手在恢复比赛之前最好进行至少1年的恢复训练。

若肩袖损伤没有被及时治疗，则有可能出现肩关节不稳定和肩关节功能不全。晚期手术有一定修复成功的概率，但是总的来说，手术进行的时间越晚，手术成功的概率越小。

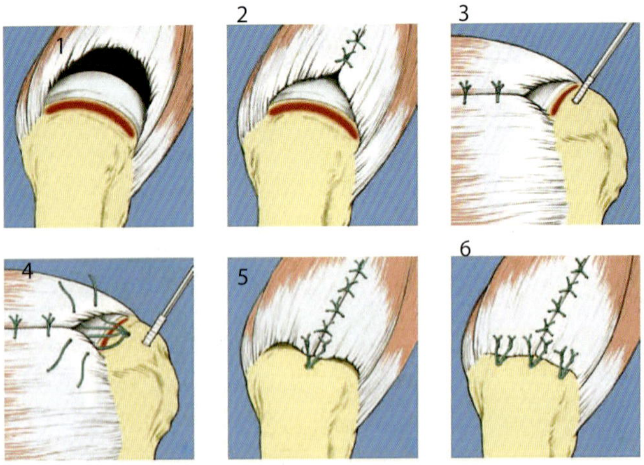

a）

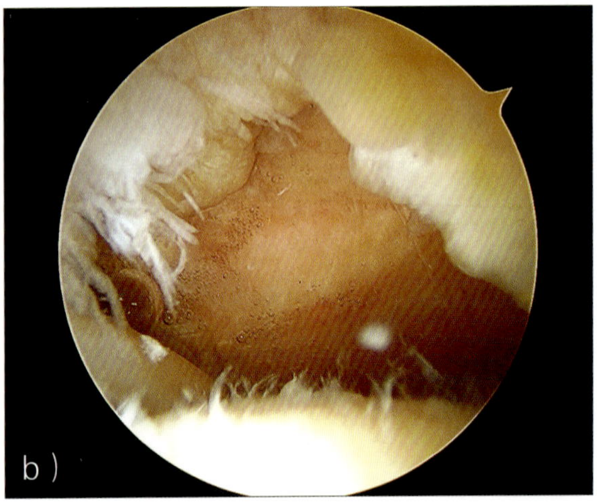

b）

图10.46 开放手术或关节镜下慢性完全肌腱断裂修复。**a）**：1.肱骨连接处的肩袖损伤，损伤处肌腱被牵拉以至于暴露肱骨头；2.损伤肌腱的缝合和边缘修整；3.随后，将断裂边缘从两端对合；4.将缝线从损伤缘的一端穿入，然后从另一端穿出；5.将缝线向中线拉紧并固定以固定肌腱；6.一般3根缝线就足以完成修补。**b）**关节镜下的完全肌腱损伤。图片来自Marc Safran教授，美国加利福尼亚州斯坦福大学。

小贴士

肩袖损伤的治疗周期往往很长，所以患者的耐心和配合十分重要。如果没有被很好的治疗并进行很好的力量训练，这类损伤的复发率很高。

如果手术同时进行肩关节稳定性的修复，术后肩关节的功能会更好[9]。

肩胛下肌腱损伤

肩胛下肌起源于肩胛骨内面，肌纤维从前面跨过肩关节止于肱骨头前面，是上臂最重要的内旋肌。肩胛下肌腱可在肩袖的完全或部分损伤中受累。其中部分肌腱损伤较为常见，愈合后往往导致肌肉增厚。完全性断裂则往往合并肩关节脱位。

从事投掷运动或常常需要把手举过头顶的运动员容易发生肩胛下肌腱的损伤和退行性变。这些运动包括棒球、美式足球（其中四分卫尤其容易受伤）、球拍运动、标枪、手球、摔跤、举重。网球和排球运动员在发球和猛烈击球的时候也会有相似的动作，但是他们往往会同时屈起肘部直到发力的那一刻，一定程度上缓冲了作用力。

症状和诊断

- 内旋受限（图10.47）。
- 肩部活动时感到疼痛，手臂在肩胛骨平面以上活动并内旋时表现得尤为明显。
- 内旋抗阻运动可以诱发疼痛。抬离试验（又称Gerber试验）有助于肩胛下肌损伤的诊断（图10.48）。
- 肩前部肌腱或肌腱附着处可有压痛（图10.49）。
- 内旋时肌力减弱。

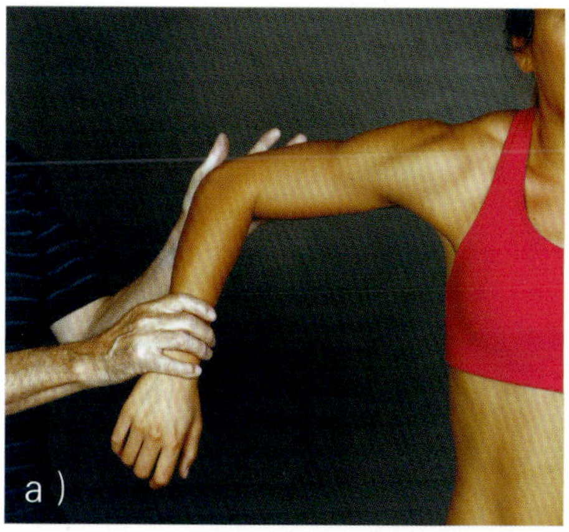

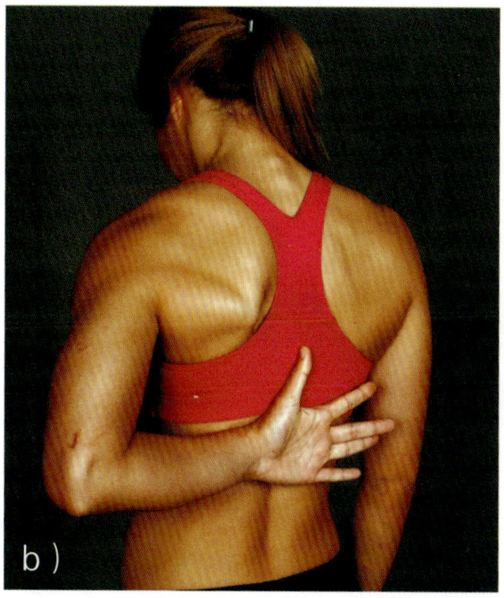

图10.47 肩关节的内旋功能有不同的测试方法。**a**）被动；**b**）主动。

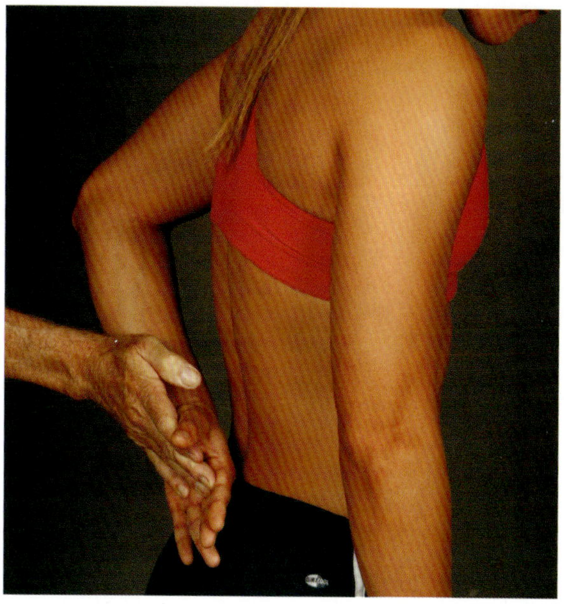

图10.48 抬离试验可用于肩胛下肌损伤的诊断。行此试验时，被检查者手臂于背部内旋并用手抵住后背，检查者将被检查者手压向背部并嘱其做对抗运动，以此测试肩胛下肌是否有损伤。

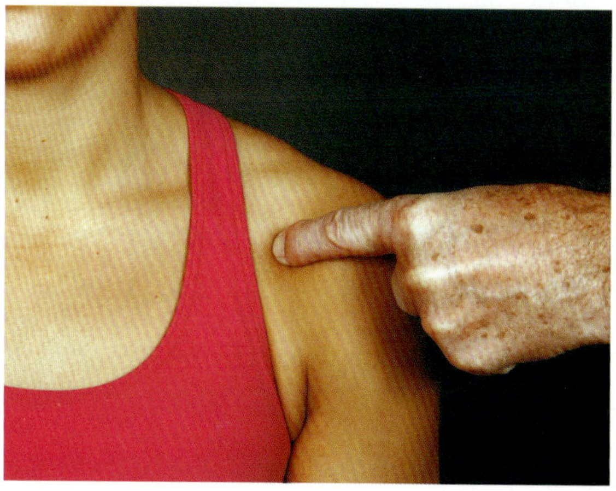

图10.49 肩胛下肌的损伤会引起肩前区肌腱及其附着处的疼痛或压痛。

治疗

运动员应：

- 进行主动活动训练。
- 避免会引起疼痛的姿势。
- 急性期后局部热敷。
- 如果疼痛严重，立即就医。

医生应：

- 指导患者进行灵活性训练。
- 给予抗炎药。
- 安排灵活性训练及热敷等物理治疗。
- 若疼痛迁延为慢性，则应行局部注射类固醇，注意不要注射到肌腱，并应在注射后休息数日。
- 若疼痛迁延为慢性，可进行手术。有时关节镜很有价值。
- 大约有30%肩袖损伤严重的患者进行手术很困难或无法进行手术。此时，可行肌腱置换术。可以用人工生物合成的补片缝合在损伤处来加强损伤结构。在老年人中，这种术式更常用一些。

预后及并发症

如果处理得当，大多数患者1~3周就能恢复。如果存在肩胛下肌腱损伤复发的症状，应避免体育运动至症状缓解并及时就医。若疼痛迁延为慢性，运动员可能不得不停止训练数月，甚至终生不能从事该项运动。

肩峰下滑囊壁增厚

这是一种之前没有被认知的接触运动相关的肩袖损伤。肩部急性创伤发生时，运动员往往会出现肩关节上举及外旋功能的障碍。肩峰下滑囊壁增厚的症状和典型肩袖损伤时的症状十分相似。MRI检查只提示肩峰滑囊面的增生性改变（组织扩大、增厚等）。若处理不及时，在肩袖损伤进行康复训练后，疼痛等症状可持续存在。

肩峰下滑囊壁增厚的患者宜使用关节镜治疗。其镜下的典型表现是肩峰下滑囊的弥漫性增生。将滑囊切除后，患者症状往往很快好转。肩袖损伤后疼痛持续或从事肢体接触性运动出现相关症状者应警惕此病的发生。

钙化性肌腱炎

钙化性肌腱炎是冈上肌腱的一种退行性变。随着年龄的增长和（或）关节使用过度，肌腱可出现慢性炎症并使钙质沉着（图10.50）。钙化性肌腱炎多见于30~35岁的运动员。

沉着的钙质可导致冈上肌腱上方的滑囊破裂。滑囊破裂后肌腱炎的症状可暂时缓解，但是很快患者会出现滑囊炎。有时沉着物可在2~3周后自发消失，或不消失但不引起任何症状。但是该病有较高复发风险。

症状和诊断

肩前上部突然出现的剧痛。有时疼痛可影响睡眠。将手臂贴住身体保持不动可一定程度缓解疼痛。

由于疼痛十分剧烈，患者往往很早就来就诊。医生查体可发现患者肩前上部压痛。X线检查可以确诊。

治疗

运动员应：

- 尽早开始关节活动度训练防止关节僵硬。
- 使用镇痛药物。

医生应：

- 穿刺抽吸钙化沉着物。
- 局部注射麻醉剂和类固醇。
- 给予镇痛剂。
- 指导患者进行肩关节活动度训练。
- 如果疼痛持续，可手术清除钙化沉着物。

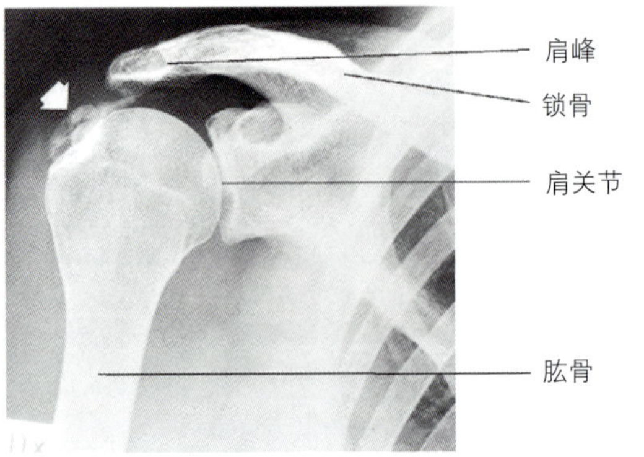

图10.50　钙化性肌腱炎。

喙突下撞击综合征

喙突下撞击综合征并不常见，其主要症状是肩前区疼痛。喙突和肱骨前面构成间隙，其周围结构的改变可导致这一间隙的缩小。上臂骨折、肩胛下肌腱内化、肩关节旋转功能异常和喙突骨赘形成都是其病因。另外，喙突下撞击综合征也可以作为之前讲述的撞击综合征、肱二头肌损伤和肩关节不稳定的手术并发症出现。

症状和诊断

- 前肩区喙突部疼痛。
- 前中肩区喙突处压痛。
- 上臂向前运动或肩关节外展并向中线旋转时疼痛加剧。这种动作可以产生痛性弹响，称为喙突下撞击综合征（图10.51）
- 向肱骨头与喙突之间注射麻醉剂可缓解疼痛。
- CT可用于辅助诊断。CT影像可见肩胛骨喙突的增大和（或）喙突和肱骨头间间隙的缩小。

治疗

手术清除或减小肩胛骨喙突向前外侧突出的部分是治疗慢性喙突下撞击综合征的主要方法。术后2~3周可恢复运动，但是在肌腱与喙突肌腱附着处愈合之前（通常需要6周的时间）不应进行举重物的活动。运动员术后3~6个月可开始运动训练。

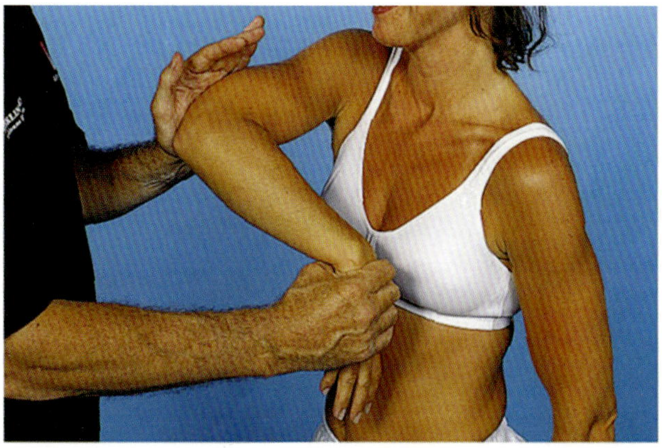

图10.51　喙突下撞击综合征的检查；手臂外展内旋位。

锁骨损伤

锁骨骨折

滑倒或摔倒时肩部着地或用力牵拉手臂均可导致锁骨骨折（图10.52）。锁骨骨折易在滑雪、骑自行车、骑马和接触性运动等中出现。骨折处常位于锁骨中、外侧1/3段。

症状

骨折处肿痛。活动肩膀时常引起疼痛，活动时在锁骨末端常可及捻发感。医生查体时应听诊呼吸音以排除气胸的发生。

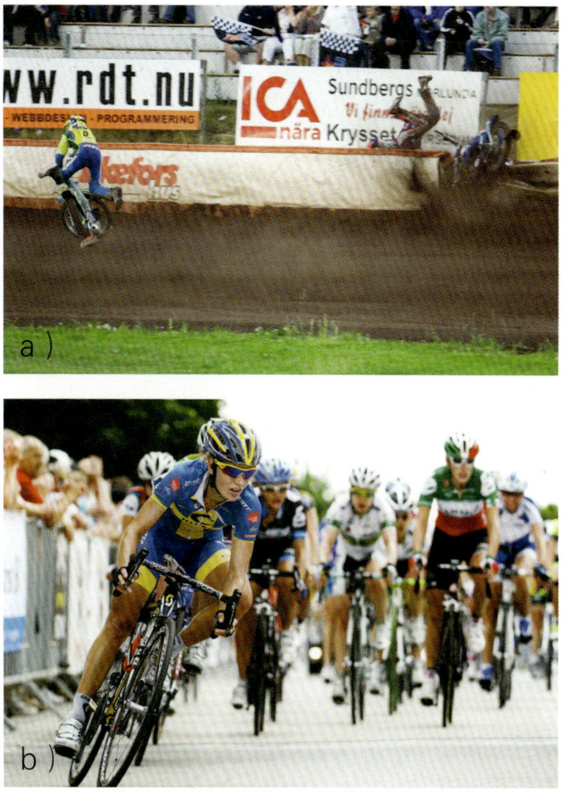

图10.52　自行车竞速或类似运动时发生的摔伤可导致锁骨骨折的发生。

治疗

确诊骨折后，应先将手臂固定于胸前数日，然后逐渐开始肩关节及上臂的活动度训练。锁骨骨折也可以用横行“8”字绷带固定（图10.53）。

横行“8”字绷带固定后，手臂在水平面以下仍然可以自由移动。这种治疗通常很有效。但在某些特殊情况下，如骨折位于锁骨外侧末端并可能刺破皮肤时，需要进行手术治疗（图10.54）。

预后

锁骨骨折通常预后良好。慢跑等调整性训练应当在骨折愈合后，至少是不再引起疼痛后再进行（通常需要3~8周的时间）。自行车和其他不会引起肩膀上下颠簸的运动在骨折恢复期可以继续。

肩锁关节脱位（分离）

肩锁关节脱位（分离）在接触性运动及骑马、骑自行车、滑雪等运动中十分常见。肩锁关节被肩峰与喙突之间的韧带（即喙肩韧带）包绕，并由锁骨与喙突之间的韧带（喙锁韧带）固定。个别个体的肩锁关节还可能含有软骨性的半月板或关节盘。

绝大多数肩锁关节损伤的原因是摔倒后运动员手臂外展致肩部着地时产生的直接暴力。跌倒时，运动员手臂若处于紧贴身体的内收位，暴力作用于肱骨头、喙突及关节导致损伤的发生。棒球运动员被棒打到肩膀也可发生肩锁关节损伤。但是肩锁关节很少因为间接暴力损伤，因此若运动员摔伤时手臂外展则很少合并肩锁关节脱位（分离）。

分类

肩锁关节脱位可根据喙肩韧带和喙锁韧带的损伤程度进行分类。一般Ⅰ~Ⅲ级损伤较为常见，Ⅳ~Ⅵ级的损伤较为罕见（图10.55）。

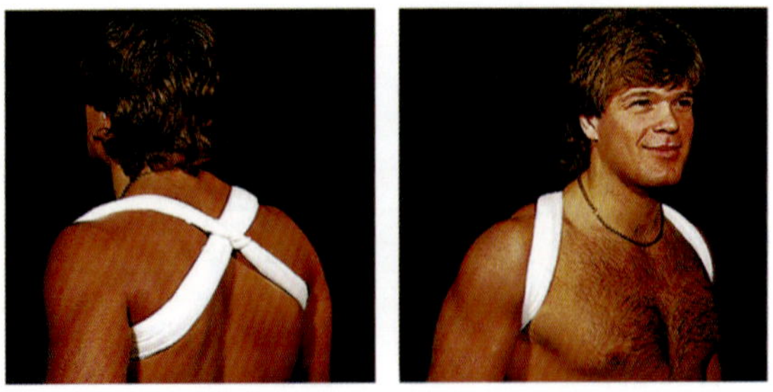

图10.53 锁骨骨折时的横行“8”字绷带固定。

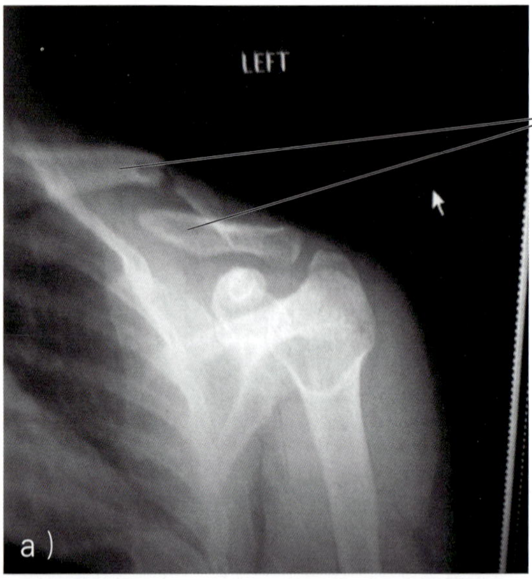

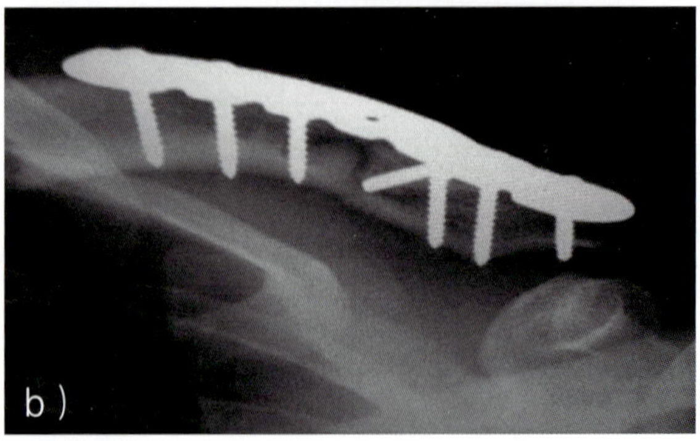

图10.54 从自行车上摔下可导致锁骨骨折。**a）**骨折的锁骨；**b）**术中用钢板和钢钉复位并固定折断的锁骨。图片来自Clay Sniteman，RPT，ATP世界巡回赛。

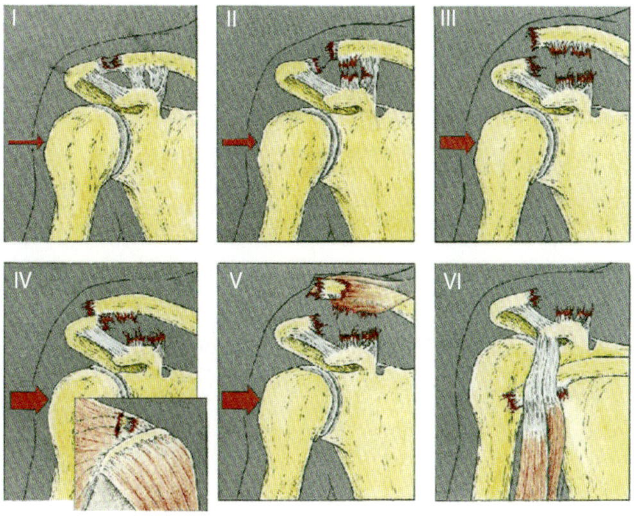

图10.55　肩锁关节损伤分级图解。Ⅰ级：肩锁韧带扭伤；可引起肩锁关节区轻度疼痛及压痛；肩关节活动轻度受限。Ⅱ级：肩锁关节断裂、肿胀，伴锁骨断端末轻度上移；肩锁关节区中-重度疼痛；肩关节活动受限；若比赛中发生此程度的损伤，运动员大多不能继续参赛。Ⅲ级：肩锁关节断裂、脱位，锁骨断端末端向上移位；喙锁韧带完全断裂，喙锁间隙增大；锁骨末端相对下移，肩区上部皮肤可触及浮动的锁骨；肩锁关节区中-重度疼痛，伴压痛。Ⅳ级：肩锁关节脱位，锁骨断端向后嵌入或穿透斜方肌；喙锁韧带完全断裂；Ⅳ级损伤的临床表现和Ⅲ级很像，但是Ⅳ级损伤的疼痛更剧烈，且向后移位的锁骨很难手法复位。Ⅴ级：肩锁韧带和喙锁韧带均断裂；锁骨移位，并与肩胛骨显著分离；Ⅴ级损伤的临床表现和Ⅲ级也很像，但是Ⅴ级损伤的疼痛更剧烈，且肩峰与锁骨末端之间存在移位；锁骨末端上移使皮肤张力增高，有时甚至可以刺破皮肤，这种损伤在运动员中并不常见。Ⅵ级：肩锁韧带和喙锁韧带均断裂，肩锁关节脱位；锁骨向下移位至肩峰或喙突以下，使得肩关节显现平肩畸形；因为只有十分严重的创伤才能使锁骨移位到喙突以下，所以这种程度的损伤在运动员中十分罕见，若出现则多为复合损伤（图10.54）。

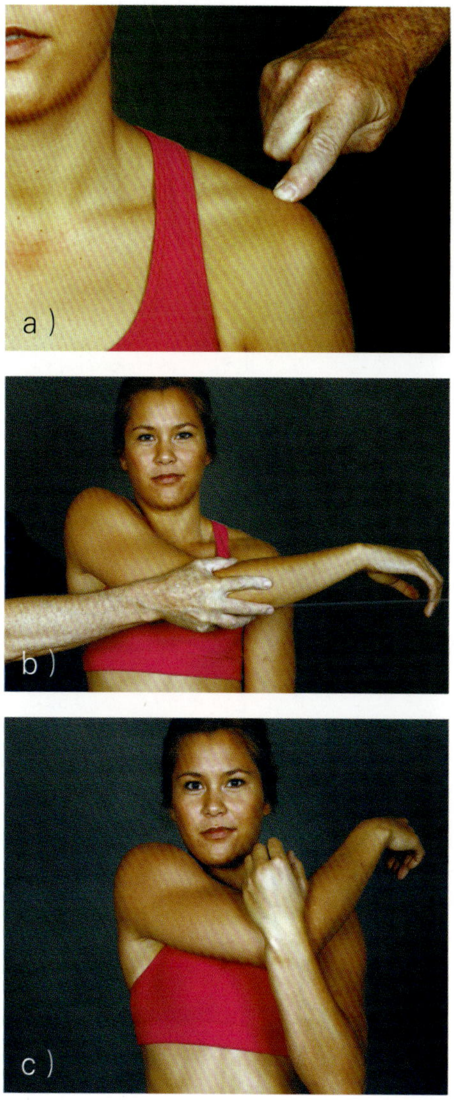

图10.56　肩锁关节损伤常引起疼痛。**a）**肩前区可有局限性压痛；**b）**、**c）**手臂被动或主动前屈内收时可出现疼痛。

症状和诊断

- 完整的病史对于诊断十分重要。
- 疼痛位于肩前上部［图10.56a）］。疼痛一般不向其他部位放射。疼痛程度随损伤程度的增加而增加。
- 体格检查可见损伤处皮肤擦伤、红肿，有时可见关节处畸形。患者常将损伤侧手臂固定在体侧，并因为疼痛不敢活动肩关节。
- 关节处可有局限性压痛。
- 肩锁关节脱位的临床试验：患者手臂经常在被动外展的时候出现疼痛［图10.56b）、c）］。该试验中，患者取坐位，手臂平举90度，被检查者被动内收手臂。如果出现疼痛为试验阳性，应警惕肩锁关节损伤。
- 局部注射麻醉剂可以缓解疼痛。
- 根据损伤程度分级的不同，肩胛骨的外部末端可能受牵拉上移。局部的分离（Ⅰ级和Ⅱ级）可能合并韧带及关节囊损伤。完全分离（Ⅲ级）可能合并喙锁韧带完全断裂。

- 可以通过X线片确诊，X线片能够更好地显示关节的异常。在Ⅲ级分离的情况下，在关节的结合表面没有任何连接。

治疗

医生应：

- 指导进行早期活动度训练，特别是Ⅰ~Ⅲ级的损伤。
- 使用绷带使锁骨向后复位，这项操作的作用很有限。
- Ⅳ~Ⅵ级损伤推荐手术治疗。Ⅲ级损伤的治疗依然存在争议，但是目前人们越来越倾向于使用非手术配合早期活动的方法进行治疗。从事将手举过头顶运动的年轻运动员（15~25岁）应考虑手术治疗。使用非手术方法治疗的运动员可能会有残余的异位，但是最终结果和总体功能与手术治疗大体相似。因此，在大多数病例中，比较推荐的方法是早期针对症状的治疗，并在患者可以耐受的情况下立即开始抗阻训练。运动员在肩部活动仍有疼痛时就可以回归运动，通常在4~8周时开始进行。

预后和并发症

在Ⅰ级和Ⅱ级损伤中，有8%~9%的病例存在退行性变和关节炎。如果损伤持续引起疼痛，就具有切除锁骨末端1厘米的手术指征。这通常可以使患者更早地在没有疼痛的情况下回归运动。若Ⅲ级损伤后，在进行活动时依然有残存的疼痛或功能不全，则应该切除锁骨末端，但应保留喙锁韧带。运动员通常可以在2~3个月回归运动。

慢性肩锁关节损伤

肩锁关节损伤后的持续疼痛提示需要手术，手术的内容包括锁骨末端的切除。

胸锁关节分离

虽然胸锁关节很少发生分离，但是这是一个应当警惕鉴别的重要损伤（图10.57）。锁骨中末端借由胸锁韧带与胸骨相连，而肩部也借由锁骨间接与胸骨相连。该关节的关节腔是倾斜的，并含有关节盘。如果肩部受到暴力打击，胸锁关节可发生脱位，韧带也可发生断裂，使锁骨末端既可前移使锁骨显得更加突出，也可后移。

症状和诊断

- 疼痛不仅限于肩锁关节，也可累及肩区。
- 挤压关节时可有压痛（图10.58）。
- 通常锁骨只是部分分离，但是锁骨中末端可能完全与胸骨分离。
- 应进行X线与CT检查。
- 如果锁骨向后移位至重要血管，有可能发生致命危险。

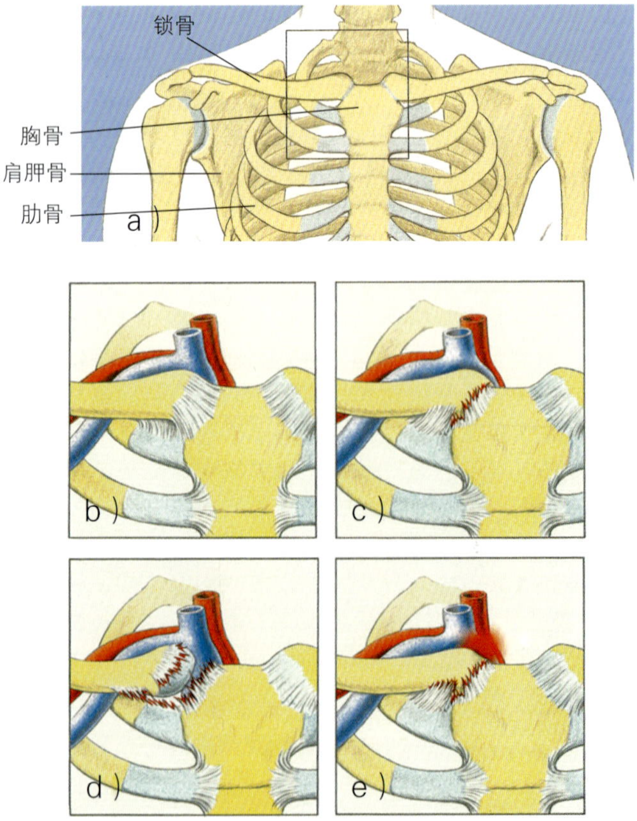

图10.57 胸锁关节分离。**a）**胸锁关节的正常解剖。**b）**正常的胸锁骨关节。注意，此处离供应手臂和头部的大血管很近。**c）**胸锁关节部分分离，韧带和关节囊被破坏。**d）**胸锁关节完全分离，伴第1肋与锁骨之间韧带的撕裂。**e）**锁骨断端可刺入其后方的大血管引起出血，并导致致命的临床状况。

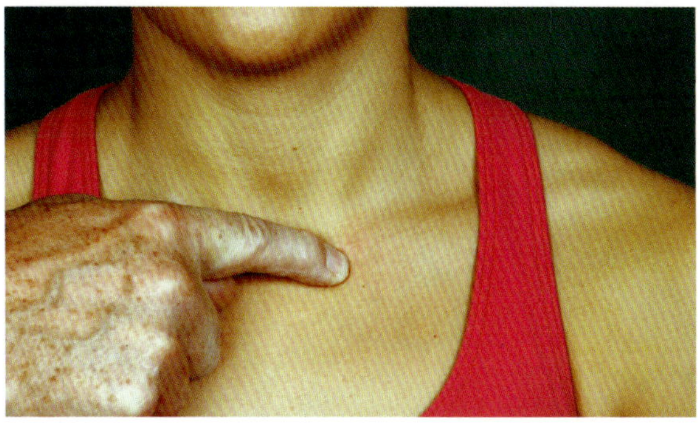

图10.58 触诊关节有压痛。

治疗

医生应：

- 胸锁关节部分分离时，建议伤者休息1~2周，并在可以忍受的范围内活动肩部。
- 胸锁关节后部分离时，要确保关节后方血管没有受到压迫或破坏。关节完全后脱位是外科手术的指征。
- 慢性疼痛或严重不适时需要进行手术。手术通常包括锁骨胸骨端的切除。

康复

胸锁关节部分分离时，受伤的运动员一般可以较早地恢复体育活动。然而，疼痛和其他症状可以持续长达几个月。

肩部神经损伤

肩部神经损伤并不常见，但应予以考虑。它常发生于冲击和外部压力造成的损伤后，也可见于过度劳损。

肩胛上神经损伤

肩胛上神经支配冈上肌和冈下肌。它走行于肩胛骨上缘的神经沟中，并通过韧带固定于神经沟中。肩关节前脱位和后脱位都可以牵拉肩胛骨边缘的神经，从而损伤肩胛上神经（图10.59）。另外，对肩胛骨的直接冲击、外部压力（如来自背包的压力）及单侧肩膀重复的上下运动造成的神经紧张都可能损伤肩胛上神经。局部囊肿也可引起神经损伤。

症状和诊断

- 疼痛向肩的后上部放射。
- 肩关节外展角度局限于80~120度说明外展受限，提示冈上肌和冈下肌收缩力减弱。

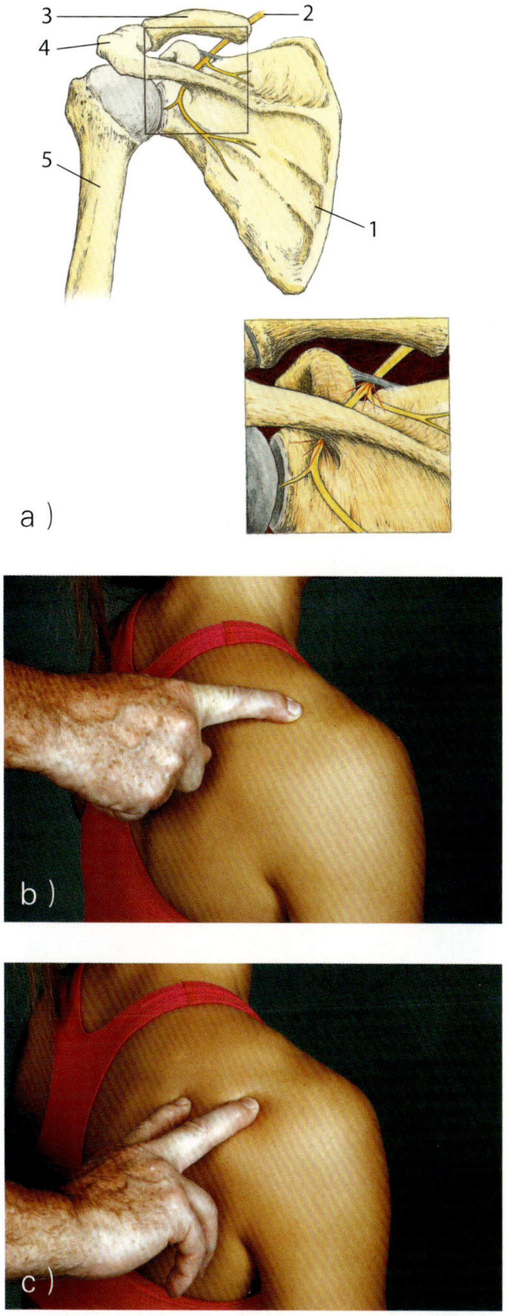

图10.59 **a**）肩胛上神经走行于肩胛冈上缘。1.肩胛骨；2.肩胛上神经；3.锁骨；4.肩峰；5.肱骨。**b**）肩胛上神经穿过肩胛冈的点。**c**）神经走行的定位。

- 冈上肌和冈下肌（特别是冈下肌）的体积明显缩小（肌萎缩）时很容易被注意到。
- 肌电图检查可以确诊。
- 若只有冈下肌受累，需考虑肩胛上神经是在穿过肩胛冈时受到压迫。

治疗

- 若有疼痛应避免活动。
- 进行灵活性训练。如果没有疼痛，可进行力量训练。
- 局部注射类固醇。
- 若症状无好转，可行外科手术切断肩胛上神经上方的韧带，使神经得到松解。
- 神经松解术（解除神经的卡压）应远离脊柱进行。

腋神经损伤

腋神经支配三角肌和小圆肌，走行距离肩关节较近。腋神经损伤通常是肱骨上端骨折或脱位产生的并发症。损伤的症状包括上臂侧面感觉障碍、手臂外展无力（由于三角肌的瘫痪所致）。腋神经走行于肱骨上部，距离肱骨较近。肱骨上部受到较强的冲击时可损伤腋神经。然而损伤症状通常是一过性的。

胸长神经损伤

胸长神经支配固定肩胛骨的前锯肌和背阔肌。肩部在暴力运动如举重时可引起胸长神经损伤。仰泳运动员游泳时上肢进行外旋、前屈和后伸的复合动作，所以也可损伤胸长神经。

胸长神经损伤通常会有钝痛，这种疼痛可自发消失。可出现上肢上举功能受损，同时可见翼状肩体征［图10.60b）］，伤侧的肩胛骨内侧向后突出。检查胸长神经损伤的方法：要求运动员按压墙壁（做俯卧撑）［图10.60a）］；阳性体征肩胛骨的内侧会向后突出。治疗包括应用抗炎药物和逐渐增强力量训练。

臂丛损伤（Burner综合征）

在有身体碰撞的运动项目如美式足球中，臂丛损伤并不罕见。运动员头部和肩部受伤后，主诉有延伸到上肢远端的烧灼样疼痛和麻木感。这种疼痛的原因可能是臂丛（肩部和颈部之间的神经丛）和（或）颈神经根（通常是C5和C6神经根）受到牵拉。在短时间内可有上肢远端肢力下降、沉重感，这些症状通常可在几分钟内消失。

运动和感觉缺陷的症状持续时间越长，可能存在越严重的损伤。运动员需要进行一些辅助检查，包括肌电图、肌肉力量评估，力量恢复正常后才能继续进行有身体碰撞的运动。臂丛损伤需要与严重的颈部或脊髓损伤鉴别。运动员存在颈部疼痛或压痛时，需要固定其颈部，并立即进行评估。

在没有受到刺激性外伤的情况下，臂丛也可发生损伤，表现为持续性严重的急性疼痛发作。这时可出现运动功能的受损，但感觉功能通常良好。治疗方法是康复治疗后休息。肌力的下降可持续较长时间甚至永久存在。

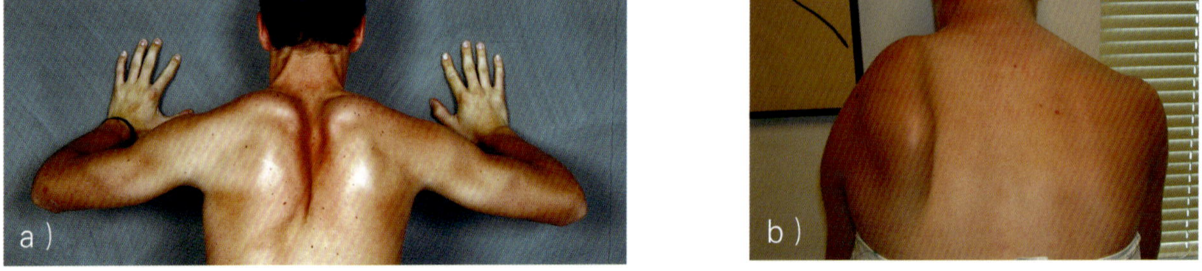

图10.60　肩胛骨运动障碍。可以通过让伤者按压墙壁检查肩胛骨的位置。**a）**正常位置；**b）**左侧翼状肩，运动不对称。图片由Marc Safran教授提供，美国加利福尼亚斯坦福大学。

肩部与上肢的康复

肩部可受到各种各样的伤害。在肩部的康复方面，有几个常见的问题需要记住。

肩胛带包括许多复杂的关节，它们共同作用，使肩部可以做平滑、有节奏、协调的运动。关节的组合较为复杂，且关节动态和静态的稳定性严重依赖周围的软组织，这些使得肩部的康复治疗面临很大的挑战。

为了保证肩胛带的动态稳定性，肩袖和肩胛的肌肉必须同时接受康复训练。

保持肩胛骨稳定的组织强度下降会从以下3个方面改变肩胛带的生物力学：前关节囊中出现异常的应力、肩袖承受的压力加大、使肩部旋转的肌肉活动能力下降。

为了维持肩胛胸壁关节和盂肱关节的正常节律性运动，肩胛带的关节活动度必须恢复正常。这同时需要关节囊和肌肉软组织的灵活运动。胸廓的曲率增加（驼背）会引起盂肱关节运动能力的下降。

为了提供关于损伤和康复需要的重要信息，需要了解生物力学、关节运动学和不同体育运动的需要。

肩部活动度的训练

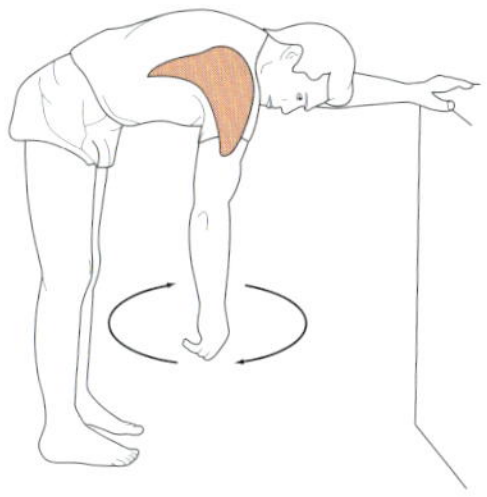

钟摆训练

钟摆训练的目的有3个：①提高肌肉松弛度；②建立使肩部可以无痛、轻松运动的局限弧度；③为肩部进行更多的运动提供基础。

- 站立，用健侧手臂扶住一个稳定的物体。
- 腰部略微弯曲，将患侧手臂垂下，放松所有肩部肌肉。
- 轻轻摆动手臂：①前后运动；②两侧运动；③画圈，先顺时针后逆时针，逐渐增加圆圈的直径。
- 利用摇摆的惯性，尽量保持肌肉放松。
- 每种方法重复10~15次。

钟摆训练可减轻疼痛，有助于放松，它也是“冷却”训练的好选择。

手杖辅助训练

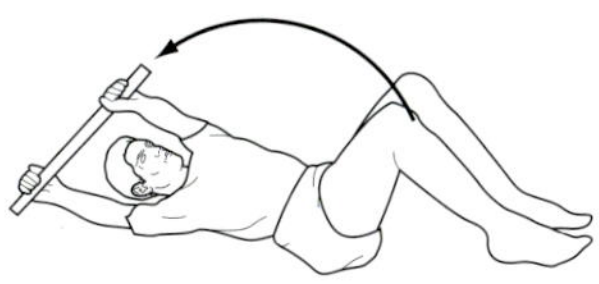

利用1根手杖、棍子或扫帚柄，用健侧手臂帮助患侧手臂活动，从而增加关节活动度。

- 前屈：仰卧位，双手握住手杖，两肩分开，手心向下。开始训练时将手杖置于臀部上方。用上肢将手杖举过头顶，尽可能前伸，直到感觉到上肢伸展到极限（用健侧手臂帮助患侧手臂）。在最高处保持5秒，然后将上肢放回初始位置。重复10次。

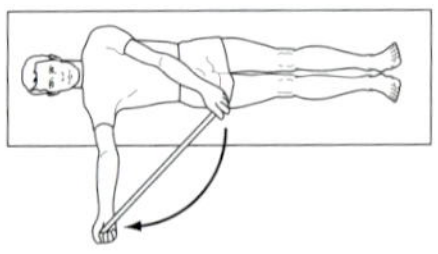

- 外展：仰卧位，双手握住手杖，两肩分开，手心向下。开始训练时将手杖置于臀部上方。用健侧手臂将患侧手臂利用手杖向外推，尽可能向外推高。在最高处保持5秒，然后将手臂放回初始位置。重复10次。

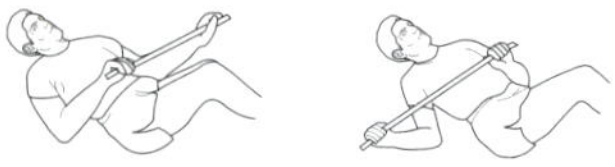

- 内/外旋：仰卧位，双手握住手杖，肘关节弯曲90度，双手与肩同宽。保持肘关节位于腰部不动，利用手杖尽可能远地将患侧手臂旋转到一侧。保持最大旋转角度5秒，然后将手臂放回初始位置。重复10次。再重复相同的动作，向另一侧旋转患侧手臂。

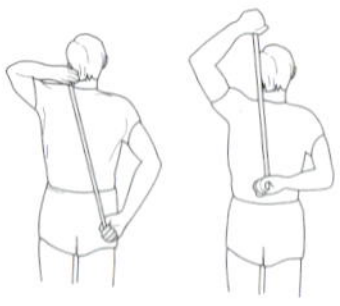

- 背后内旋：站立，将手杖置于背后，用健侧手握住上端，患侧手握住下端。用健侧手臂尽可能高地向上拉患侧手臂。保持最大高度5秒，然后将手臂放回初始位置。重复10次。

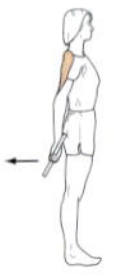

- 伸展：站立，双手置于身体两侧，肘关节伸直。双手在背后握住手杖，手心向后。缓慢地向后推手杖。在最高点保持5秒，然后将手臂放回初始位置。重复10次。

上肢拉伸

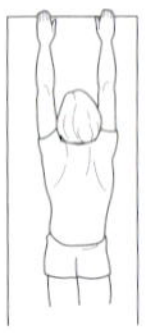

- 背阔肌和大圆肌拉伸：面对门框，将患侧手指钩在门框顶部。身体向前倾斜，直到感觉肌肉沿着手臂下方得到拉伸。保持20秒。重复5~6次。
- 仰卧位，保持脊柱贴住地面，向头顶伸展双臂。手掌朝向天花板，抬腿并弯腰使大腿贴向胸部。

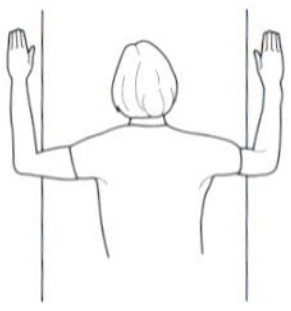

- 胸大肌拉伸：站在门框中，肘关节弯曲90度，上臂平行于地面。将肘部靠在门边上，然后向前倾斜。身体向前靠，同时双臂向后拉伸，直到感觉肩膀的前方受到伸展。保持20秒。重复5~6次。

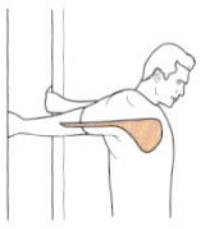

- 胸大肌、肱二头肌、三角肌拉伸：站在门框中，双臂在肩膀高度平行地向后伸展。拇指向上，用手抓住两侧门框。保持肘关节伸直，向前倾斜身体，直到感觉胸前肌肉受到拉伸。保持20秒。重复5~6次。

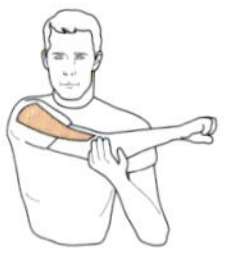

- 三角肌/菱形肌拉伸（前关节囊）：用健侧手抓住患侧手臂的肘部，在肩膀高度将患侧手臂拉向胸壁，直到感觉患侧肩膀后方和上臂后方受到拉伸。保持20秒。重复5~6次。

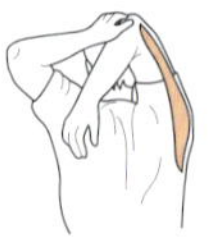

- 肱三头肌拉伸（后关节囊）：向上举起患侧上肢过头顶。弯曲肘关节，将前臂置于头后。用健侧手臂在头后方轻轻地拉患侧肘关节，直到感觉患侧上臂后方受到拉伸。保持20秒。重复5~6次。

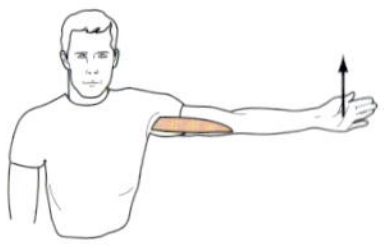

- 肱二头肌拉伸：将患侧手臂在肩膀高度向外拉伸。开始时手心朝上，然后旋转手掌使手心朝向地面。保持肘关节伸直，慢慢地将手臂向身后拉伸，直到感觉上臂受到拉伸。保持20秒。重复5~6次。

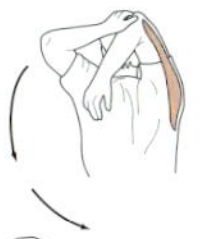

- 背阔肌：重复肱三头肌拉伸的动作，同时躯干向健侧侧弯，直到感觉躯干受到拉伸。保持20秒。重复5~6次。

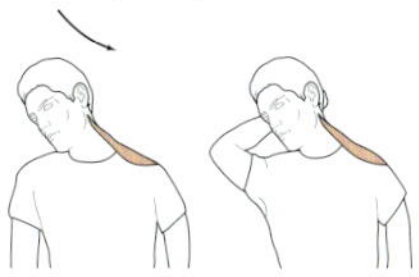

- 肩胛提肌拉伸：坐位，向右前倾斜头部，注视右臂肘关节，直到感觉左侧颈部、肩部和上臂都向下伸展。另一侧重复相同动作。保持20秒。重复5~6次。

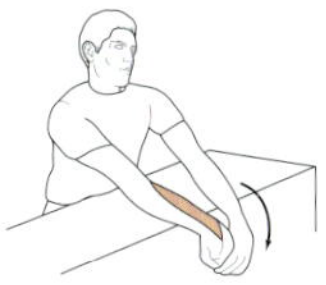

- 腕屈肌拉伸：完全伸直双臂，双侧手心向上，用一只手抓住另一只手。尽量向下方推腕关节背部，直到前臂的近端感觉受到拉伸。保持15~20秒。重复5~6次。

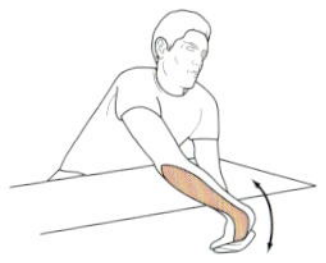

- 腕伸肌拉伸：完全伸直双臂，双侧手心向下，用一只手抓住另一只手。尽量向下方推腕关节，直到前臂的远端感觉受到拉伸。保持15~20秒。重复5~6次。
- 冈下肌拉伸：身体平卧，一侧上肢向外伸展，并屈肘90度。用另一侧手尽力向下按压此手。

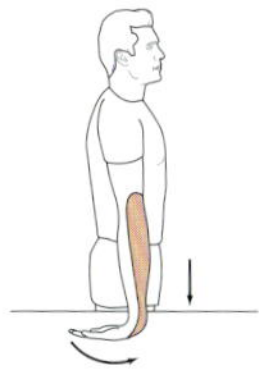

- "网球肘"的拉伸（腕部伸展/旋前拉伸）：身体直立，患侧手背向下置于桌面上，保持肘关节伸直。患侧手臂向下按压桌面。保持患侧手腕屈曲，健侧手握住患侧手，并将患侧手和手腕向外旋转，直到感觉前臂远端和手腕顶部受到拉伸。保持15~20秒。重复5~6次。

肩部加强训练

橡胶管训练

将1根橡胶管固定到稳定的物体上，如门、重的设备或家具。另一端打结，抓住。为了减小橡胶管的动力，所有训练都应该以缓慢的、受控制的方式进行。进行2~3组训练，每组训练重复10~15次。训练期间，必须保持稳定躯干。

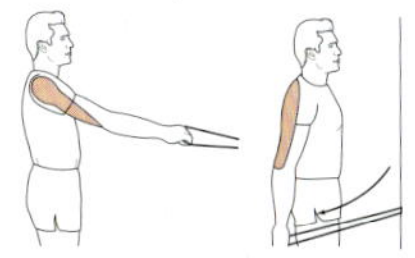

- 肩部伸展（背阔肌、肱三头肌、大圆肌）：面对橡胶管站立，完全伸展患侧手臂。保持手臂伸直，向正后方拉橡胶管。缓慢地将手臂放回初始位置。重复练习。

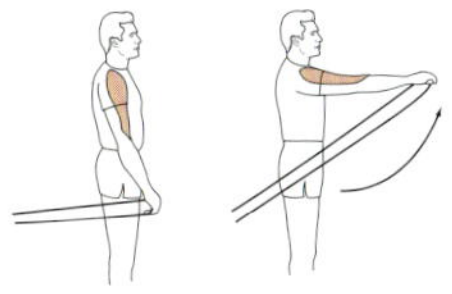

- 前屈（前三角肌、肱二头肌、冈下肌）：背对橡胶管站立，伸直患侧手臂并自然下垂。保持手臂伸直，拉住橡胶管举起手臂直至与肩同高。缓慢地将手臂放回初始位置。重复练习。

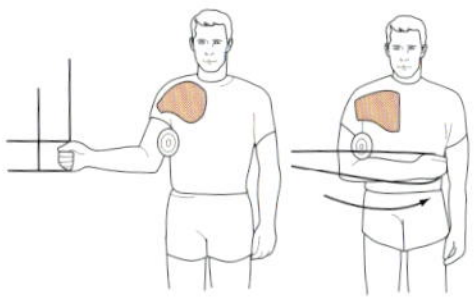

- 内旋（肩胛下肌、胸大肌）：患肢侧朝向橡胶管，屈肘90度。同时用肘关节和患侧躯干夹住一个毛巾卷。患侧手抓住橡胶管，并通过手臂和肩部的旋转，从身体前方将橡胶管拉向另一侧。保持肘关节夹紧毛巾。缓慢地将手臂放回初始位置。重复练习。

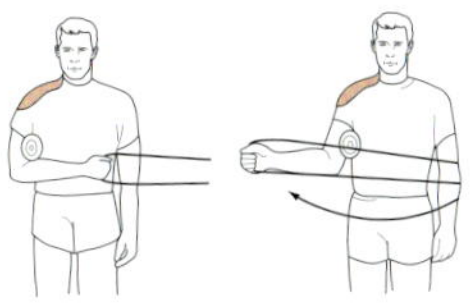

- 外旋（小圆肌、冈下肌）：身体健侧朝向橡胶管，患侧屈肘90度。同时用患侧肘关节和躯干夹住一块卷成卷的毛巾。患侧手抓住橡胶管，并通过手臂和肩部的旋转，从身体前方将橡胶管拉向另一侧。保持肘关节夹紧毛巾。注意不要拉得太远以免引起疼痛。缓慢地将手臂放回初始位置。重复练习。

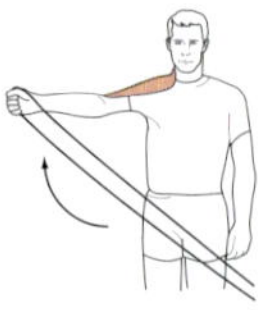

- 外展（三角肌、冈下肌）：身体健侧朝向橡胶管，双侧手臂伸直。保持拇指向上，用患侧手臂向上提起橡胶管并远离身体，直至与肩同高。缓慢地将手臂放回初始位置。重复练习。

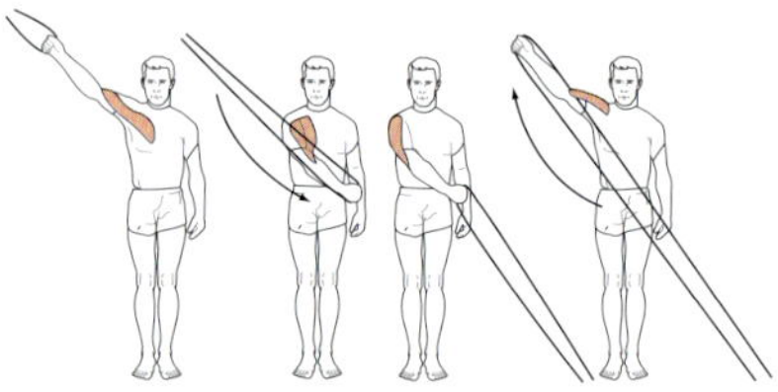

- 对角线训练：①身体患侧朝向橡胶管，双臂伸直，手掌朝前。用患侧手臂将橡胶管斜向下拉，拉至对侧臀部。缓慢地将手臂放回初始位置。重复练习。②身体健侧朝向橡胶管，患侧手臂斜向下拉住橡胶管，手掌朝后。斜向上提起患侧手臂，从面前经过。缓慢地将手臂放回初始位置。重复练习。

单独肩部训练

肩部训练应该既包括加速训练，也包括减速训练。以下训练针对肩部的特定肌肉组织。这些组织的正常功能对肩部的节律性运动很关键。这些训练需要精确地执行，且进行训练时要手持一些小的负重（0.5~1.5千克）。为了在完成运动中不引起疼痛，这些负重需要足够轻。进行2~3组训练，每组训练重复10~15次（取决于运动的种类）。

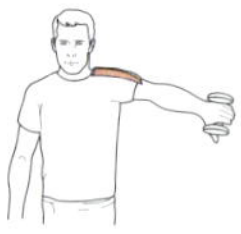

- “空罐”训练（冈上肌）：身体直立，肘部伸直，拇指向内。保持拇指朝下，斜向举起手臂直至与躯体成45度。继续向上举起，直至与肩同高。保持3秒，然后缓慢放低。重复练习。

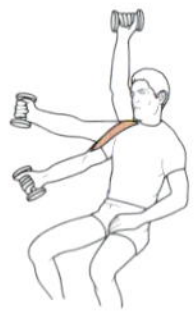

- 肩胛骨平面上举（肩胛骨稳定肌群）：身体直立，肘部伸直，拇指朝上，斜向上举手臂过头顶直至与躯干成45度。保持3秒，然后缓慢放低。重复练习。

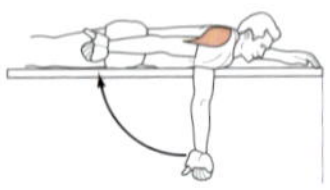

- 俯卧位肩部伸展（菱形肌、背阔肌、大圆肌）：俯卧位，趴在桌面或床边，患侧手臂向地面自然下垂。保持肘关节伸直，拇指向内，向后方举起手臂直至与桌面或床面同高。保持3秒，然后缓慢放低。重复练习。

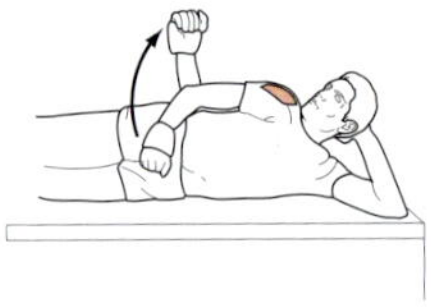

- 侧卧位外旋（小圆肌、冈下肌）：健侧卧位，患侧手臂放在身体上自然下垂，屈肘90度。保持患侧上臂夹紧，向上旋转上臂和肩部。保持3秒，然后缓慢放低。重复练习。进行这个训练不应有疼痛感，在特定情况下应该对上旋的角度有所限制。

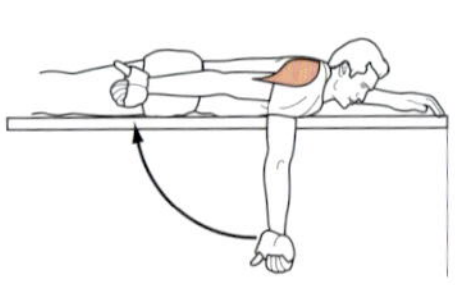

- 俯卧位内/外旋（冈下肌、肩胛下肌、肩胛骨稳定肌群）：俯卧位，趴在桌面上，肩部弯曲使上臂与躯干成90°，屈肘90°，手心向下。保持上臂支撑在桌面上，尽可能慢慢先向外旋再向内旋肩膀。每个姿势保持3秒，然后缓缓放低手臂。重复练习。

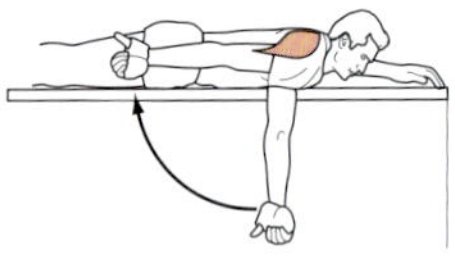

- 俯卧划船（肩胛骨稳定肌群、肱三头肌、后三角肌、大圆肌）：俯卧位，趴在桌面上，手臂自然下垂。向上提起肘关节，从而抬起手臂，同时上抬肩胛骨。保持3秒，然后缓缓放低。重复练习。

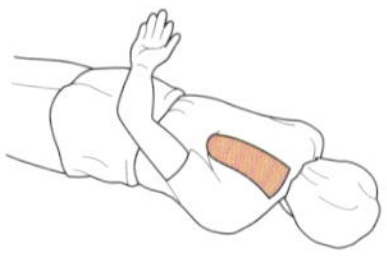

- 背后抬手（菱形肌、冈上肌）：俯卧位，将患侧手臂置于背后，放在臀部，肘部稍屈。向上提起手臂，尝试尽量不要伸直肘部。用肩部的运动提起手臂。保持3秒，然后缓缓放低。重复练习。

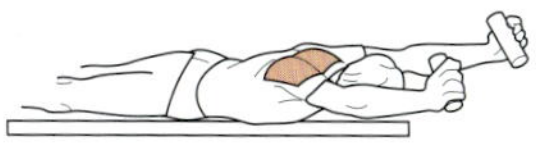

- 举过头顶（下斜方肌）：俯卧位，双臂向前方伸过头顶，肘部伸直。尽量向上举起手臂。保持头部和肩胛骨不要抬起。保持3秒，然后缓缓放低。重复练习。手臂斜向运动：一边向上，另一边向下，然后对调也可以起到相同的训练效果。

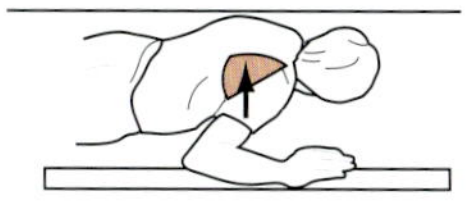

- 手臂上举（中斜方肌）：俯卧位，手臂在身体两侧成90度，屈肘90度，手心向下。向上提起整个手臂，同时上提肩胛骨。头部不要抬起。保持3秒，然后缓缓放低。重复练习。

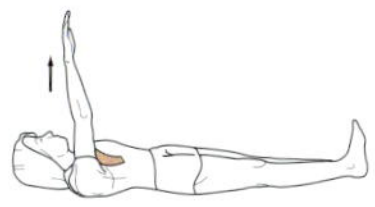

- 肩胛前伸（前锯肌）：仰卧位，向上抬起患侧手臂，保持肩关节成90度，肘部伸直。向上提整条手臂（同时肩胛骨也应提起）。保持3秒，然后缓缓放低。重复练习。

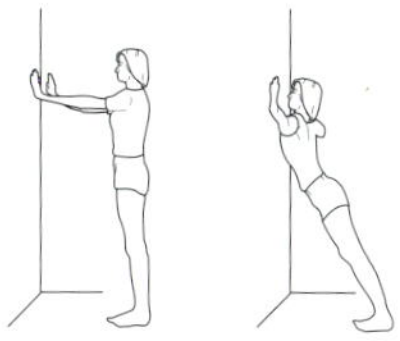

- 壁式俯卧撑（肩胛骨稳定肌群）：站在墙角，双脚与墙边保持一步距离。双手与肩同高，平放在墙上。缓慢向墙角倾斜身体，然后向后推身体回到原来的位置。重复练习。举起双手使身体向墙角下落也可以起到相同的训练效果。

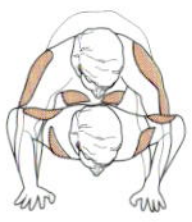

- 增强俯卧撑（肩胛骨稳定肌群）：完成一个标准的俯卧撑。在肘部伸直时，尝试通过旋转肩部，更高地撑起身体。保持3秒，然后缓缓放低。重复练习。

肩部稳定性训练

肩部稳定性训练对肩关节的解剖结构非常重要，如稳定性可支撑更大的活动范围。稳定性训练的目的是在肩关节静止状态或特定动作中抵抗一个或多个关节的摆动，它包括力量、协调、平衡和本体感觉的训练。

改善“肌肉时机”很重要。肌肉时机是指肌肉在正确的时间用正确的力量、正确的速度运动。在康复中，初期需在一个稳定的平面上训练稳定性，之后可在不稳定的平面上训练。

康复计划

特定损伤的康复计划见以下表格，表10.1所示为撞击综合征的康复计划，表10.2所示为肩关节前脱位的康复计划。

表10.1　撞击综合征的康复计划

	早期	中期	晚期	恢复活动
目标	减少疼痛和炎症、修复关节和关节囊	开发肩袖和肩胛的肌肉的力量，充分进行无痛主动关节活动度训练	改善力量不平衡、提高肌肉的持久性	完善功能，恢复活动
手法治疗	拉伸后关节囊	继续拉伸关节囊	继续拉伸关节囊	
关节活动度	手杖辅助训练： —内旋、外旋 —背后内旋 —伸展 —前屈	若缓解可继续	若缓解可继续	

续表

	早期	中期	晚期	恢复活动
强化	静力训练法：内旋、外旋、外展、伸展 单独的肩部训练： —俯卧位伸展 —俯卧位划船 —前锯肌 —侧卧外旋	继续之前的计划 增加一些单独的肩部训练： —“空罐”和“满罐” —下斜方肌 —中斜方肌 —菱形肌 —俯卧位内旋和外旋	继续之前的计划 增加： —橡胶管训练 —斜向橡胶管训练 —改良俯卧撑 —壁式俯卧撑 等张上肢力量训练机	继续使用等张上肢力量训练机 继续针对肩胛和肩袖肌肉的全面加强训练方案，包括离心训练
拉伸	三角肌、菱形肌拉伸 胸肌拉伸	外展，借用门框的屈曲训练 肱二头肌拉伸	继续拉伸 胸肌拉伸	继续上肢拉伸
功能/本体感受	神经肌肉放电模式	若无痛，可行水平面以下的轻度运动性活动（使用理疗球训练）	使用橡胶管、有重量的球模拟体育活动；减速训练（捕捉球）	若运动完全无痛，力量完全恢复正常，可恢复体育运动

表10.2　肩关节前脱位的康复计划

	固定期（0~3周）	早期（3~6周）	中期（6周~3个月）	晚期（3个月以上）	恢复活动
目标	治疗关节囊，外伤 减少或控制疼痛	开始训练并维持关节活动度	使关节活动度恢复正常	使力量恢复正常	准备恢复活动
关节活动度	全天前臂吊带	钟摆训练 手杖辅助训练：屈曲、伸展、外展，避免在外展的同时外旋	积极的力量训练	提高活动的功能	
拉伸	无	无	无	上肢拉伸方案	上肢拉伸方案
强化	等张力量训练 肩胛骨稳定训练	单独的肩部训练： —本体感觉神经肌肉促进疗法 —俯卧位肩部伸展 —前锯肌 —侧卧位外旋，向前的关节活动度有所限制 —菱形肌 橡胶管训练：内旋或外旋、关节活动度在一定范围内屈曲、伸展	继续之前的方案	继续之前的方案	继续之前的方案
功能/本体感受	无	无	轻度运动专项练习	用橡胶管、有重量的球模拟运动性的活动	关节活动度和力量恢复正常后可恢复体育运动

参考文献

[1] SIPES R. The incidence of shoulder injury among collegiate overhead athletes. J Intercoll Sport, 2013, 2.2 : 260–268.

[2] NORDQVIST A, et al. Ax-axis or diseases. Läkartidningen, 2007, 19.

[3] POSNER M, et al. Epidemiology of Major League Baseball injuries. Am J Sports Med, 2011, 39 (8) :1676–1680.

[4] CLARSEN B, et al. Reduced glenohumeral rotation, external rotation weakness and scapular dyskinesis are risk factors for shoulder injuries among elite male handball players: a prospective cohort study. Br J Sports Med, 2014, 48 (17) : 1 327–1 333.

[5] Kirkley A, et al. The development and evaluation of a disease-specific quality of life measurement tool for shoulder instability.The Western Ontario Shoulder Instability Index(WOSI). Am J Sports Med, 1998, 26 (6) : 764–772.

[6] PLANCHER K D, et al. Analysis of evidence-based medicine for shoulder instability. Arthroscopy, 2009, 25 (8) : 897–908.

[7] KIBLER W B, et al. Current concepts: scapular dyskinesis. Br J Sports Med, 2010, 44 (5) : 300–305.

[8] JOBE F W, et al. Delineation of diagnostic criteria and a rehabilitation program for rotator cuff injuries. Am J Sports Med, 1982, 10 (6) : 336–339.

[9] LEEK B T, et al. Comparison of mechanical stability in double-row rotator cuff repairs between a knotless transtendon construct versus the addition of medial knots. Arthroscopy, 2010, 26 (9 Suppl) : S127–S133.

拓展阅读

ABRAMS G D, et al. Diagnosis and management of superior labrum anterior posterior lesions in overhead athletes. Br J Sports Med, 2010, 44 (5) : 311–318.

PHILIPPON M J, et al. Labrum: resection, repair and reconstruction sports medicine and arthroscopy review. Sports Med Arthrosc, 2010, 18 (2) : 76–82.

SNYDER S J, et al. SLAP lesions of the shoulder. Arthroscopy, 1990, 6 : 274–279.

第11章 上臂损伤

与运动相关的上臂损伤相对较少。最常见的是涉及肱二头肌及其肌腱的损伤，它们可以发生在肌腱肩部附着点的近侧、上臂的沟中和肘部连接处（图11.1）。在摔跤和其他用力的运动中，胸大肌及其肌腱可能断裂。摔伤后可能发生多种类型的上臂骨折。

功能解剖

上臂是指上至肩部（近端），下至肘部和前臂（远端）的手臂。上臂的肌肉附着于肱骨（上臂骨）。上臂前方的肌肉可使肘弯曲，包括肱二头肌、喙肱肌和肱肌；后方的肌肉可使肘伸展，包括

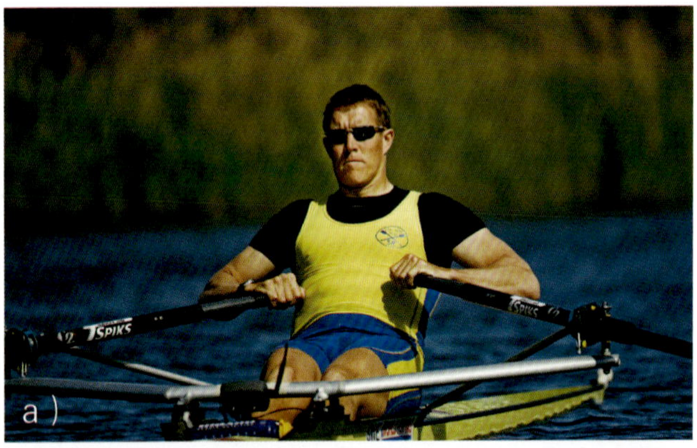

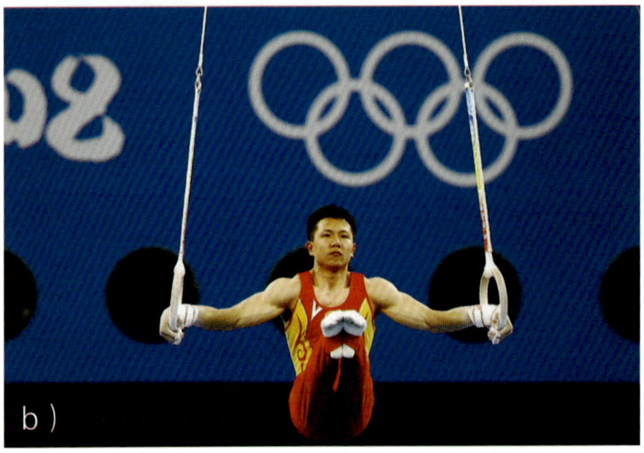

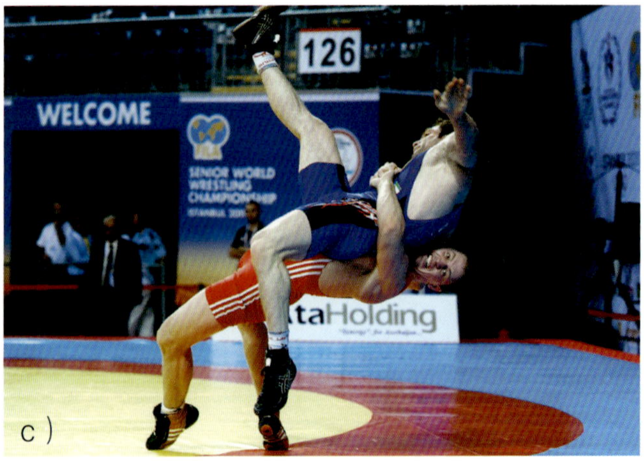

图11.1 几种使上臂组织承受大量负荷的运动。图片来自Bildbyrån，瑞典，已授权。

肱三头肌。

上肢的神经来于C5~T1脊髓的脊神经。它们交织在肩部臂丛神经节。神经从臂丛继续向下走行，分支产生肌皮神经、正中神经、尺神经、腋神经和桡神经。

肱二头肌长头腱过度使用损伤

肱二头肌长头腱过度使用损伤通常继发于其他肩部损伤，如肩峰撞击或肩部不稳定。肱二头肌损伤通常是退行性的。肌腱的中度退行性变化称为肌腱炎。肱二头肌腱越过肱骨头，然后通过一个特殊的沟槽出关节。当存在肌腱退变时，上肢顶部的压痛非常明显。这种损伤最常见于独木舟运动员、划船运动员、举重运动员、游泳运动员、标枪运动员、击剑者、摔跤手，以及高尔夫球和网球等其他球拍运动的运动员。

症状和诊断

- 上臂和肩部前方有压痛，肘关节屈曲时更为明显。
- Yergason试验和Speed试验阳性（图11.2，图11.3）。
- 在急性期，肘部屈曲和伸展时，可在肩部前方听到肌腱的摩擦音（“嘎吱”声）。

治疗

运动员应：

- 通过一个精心制订的锻炼方案逐渐进步。
- 在损伤的急性期之后和活动之前使用保温器保持局部温度。

医生应：

- 给予抗炎药。

愈合

在症状消失后，患者可以继续体育活动。

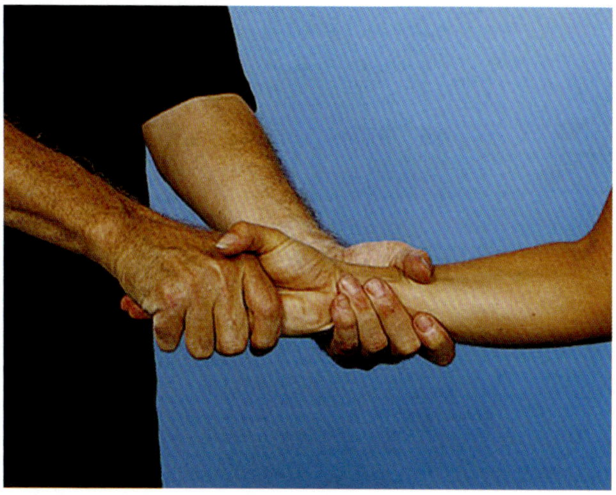

图11.2 肱二头肌肌腱损伤的Yergason试验。肘关节屈曲90度，前臂旋前位（向内旋转）。检查者握住被检查者的手腕，抵抗被检查者前臂主动的旋后。若存在结节间沟疼痛，提示肱二头肌长头腱损伤。

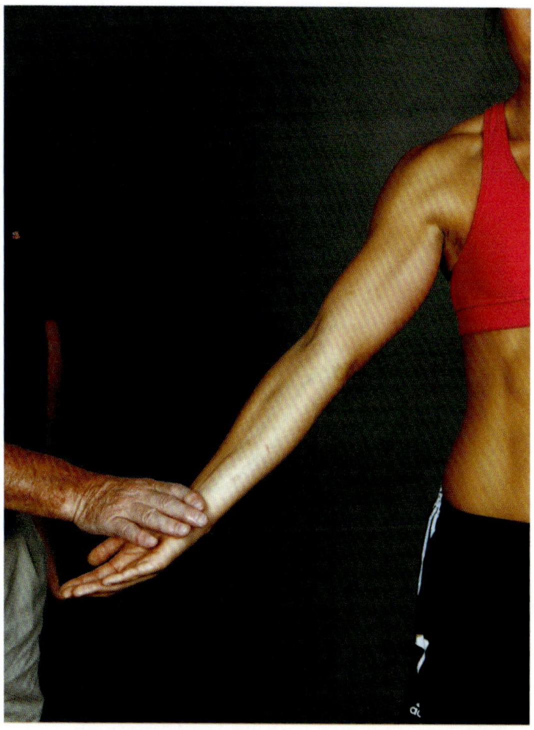

图11.3 肱二头肌腱损伤的Speed试验。肘关节伸展，前臂旋后位，手臂抵抗阻力向前抬起约60度。存在肱二头肌沟区疼痛为阳性。

肱二头肌长头腱脱位

在肱骨的前方，冈上肌（大结节）和肩胛下肌（小结节）的肌腱附着点之间，有一条韧带，将长头腱固定在走行的沟槽中（图11.4，图11.5）。如果这条韧带拉长或撕裂，或沟过浅，都可能使肱二头肌长头腱部分或全部脱位。脱位最常发生在内侧，使肌腱在收缩时沿一条更直的轨道滑动。外展和外旋也可引起侧向脱位。

症状和诊断

- 肘关节的屈曲和肩关节的外展都可引起延伸至肩部的疼痛。
- 肱骨的内旋可引起肩部前方的疼痛。
- 检查者外旋或内旋患者手臂时，可以感受到肱二头肌腱在沟槽的内外滑动。
- MRI可以用于辅助诊断（图11.6）。

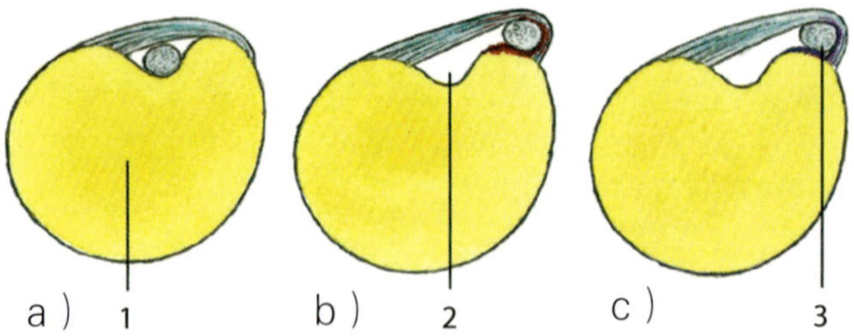

图11.4 肱二头肌长头腱脱位。**a）**横切面，肱二头肌腱的正常位置位于肱骨（上臂）的沟槽中。**b）**、**c）**肱二头肌腱向内脱位。1.肱骨；2.肌腱正常状态下所在的凹槽；3.脱位状态下的肱二头肌腱。

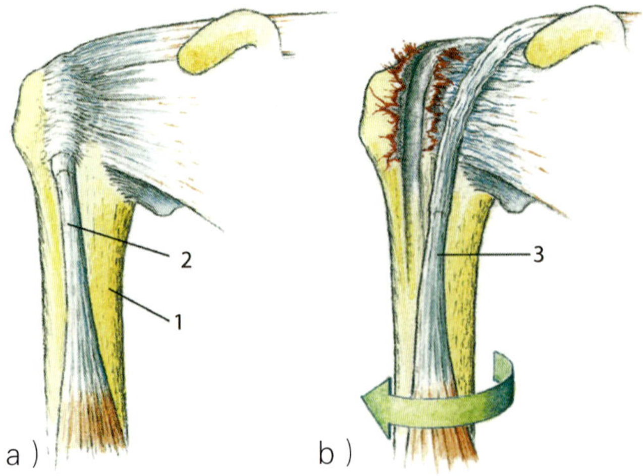

图11.5 上臂和肱二头肌腱正面观。**a）**肱二头肌肌腱正常的位置；1.肱骨（上臂）；2.肱二头肌肌腱。**b）**前关节囊受到破坏，肱二头肌腱向前脱位。3.脱位的肱二头肌腱。

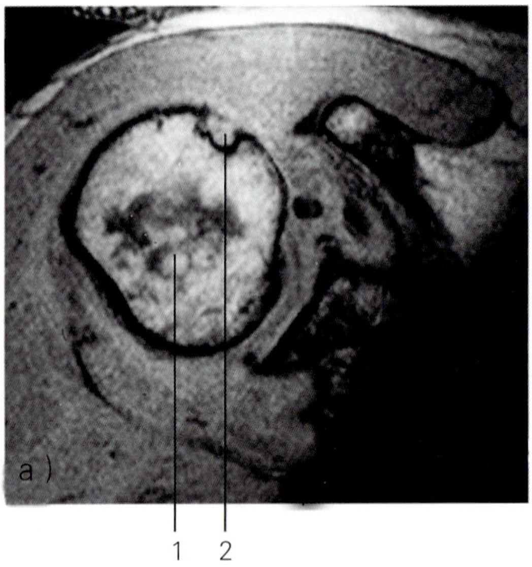

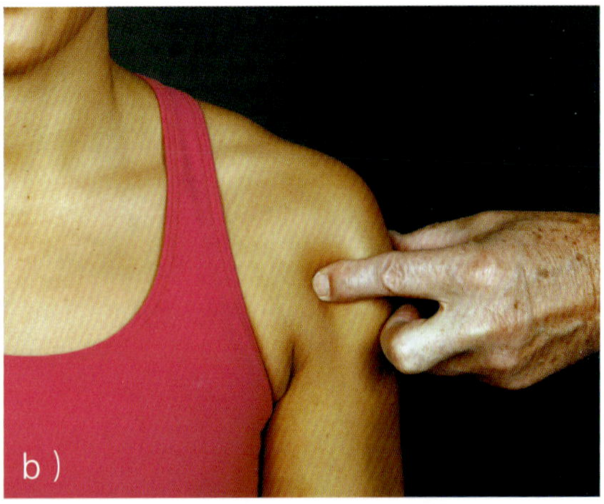

图11.6 肱二头肌长头腱脱位。**a）**上臂MRI。1.这张图片显示横截面沟槽是空的，可以确认诊断；2.肱二头肌腱向关节内侧移动明显。**b）**压痛点。

治疗

运动员应：

- 休息。
- 急性期之后使用保温器保持局部温度。

医生应：

- 给予抗炎药。
- 在急性期固定患者手臂。
- 肩部超声、MRI或MRA（在关节处使用造影剂）检查。
- 若肌腱完全脱位，或脱位导致了持久的问题，可行手术治疗。通常可有良好的预后。

肱二头肌长头腱撕裂

肱二头肌腱的近端和远端都可发生撕裂。第12章讨论其在肘部的撕裂。

肱二头肌长头腱撕裂主要发生于肩部有病史的40~60岁人群。在年轻的人群中，肱二头肌撕裂可发生于跌倒后；在滑雪运动员、体操运动员、网球运动员和羽毛球运动员、摔跤手、划船者、举重运动员和标枪运动员中，肱二头肌撕裂常发生于近端。

肱二头肌腱易发生退行性变，从而易发生撕裂（图11.7）。撕裂最常发生于40岁以上的运动员；年轻的运动员这种损伤相对少见。损伤机制是在肘部或肩部屈曲和（或）外旋时突然出现离心（相反方向）阻力。

症状和诊断

- 肩关节前方发生中等程度的疼痛。
- 上臂前方可见肿胀。
- 在急性期，无法抵抗阻力收缩肌肉。
- 当肘关节屈曲，前臂旋后时，力量中度受损。
- 在稍后的时期，肱二头肌缓慢收缩时会产生比健康状态下明显的肿胀。肌肉不能充分发挥屈曲肘关节的作用。

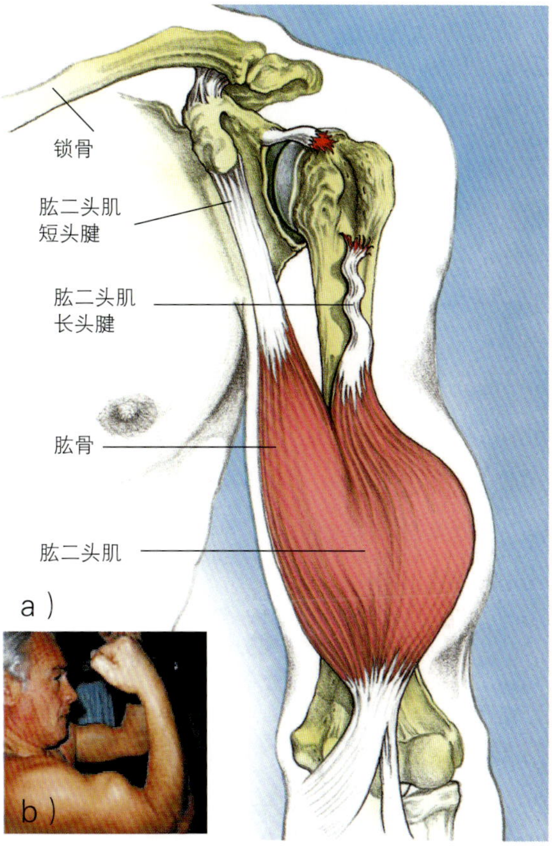

图11.7 肱二头肌腱在肱骨上方完全撕裂。肌肉通常会明显收缩，并在肱骨的前方形成明显“肿物”，如图b）所示。

治疗

运动员应：

- 就诊，寻求医疗建议。

医生应：

- 进行物理治疗和活动度训练。
- 进行把手举过头顶运动的运动员若发生完全断裂，可行手术治疗。

愈合

如果手术不是必需的，在疼痛开始减轻时即可开始行活动度和力量训练。保守治疗后可能会导致一些力量下降。

如果进行手术，在术后1~2周开始进行关节活动度训练。不涉及上肢的协调训练可以尽早开始。几周之后才可进行逐渐增强的力量训练。2~3个月内应避免进行接触性运动。年轻运动员应考虑积极手术。

肱三头肌腱撕裂

摔倒时上肢屈曲手着地或用力地投掷可引起肱三头肌腱撕裂。重量非常大的举重也可引起这种损伤。这种损伤多为部分撕裂，最常发生于鹰嘴（肘尖端）；偶尔可见肌腱与鹰嘴的连接完全离断。

症状和诊断

- 疼痛发生于肘部后方的尖端。
- 可触及肌腱上有空隙。
- 伸直肘关节时无力，运动能力下降。
- 应行X线检查，以排除骨性损伤。
- MRI可以显示损伤的程度。

治疗

- 发生较小或部分撕裂时，主要治疗措施是逐渐增加力量训练。
- 若运动员发生完全肌腱撕裂或连接部撕裂，应手术治疗，但这种情况比较罕见。

三角肌撕裂和炎症

三角肌撕裂可发生于团队手球和排球运动员、美式足球运动员、举重运动员、摔跤手等。这种损伤并不常见。在多数情况下，三角肌撕裂是直接冲撞导致的，但也会因过度使用而损伤。撕裂通常只发生于肌肉的一小部分，引起上肢上举和外展困难。在撕裂区域有局部压痛（图11.8）。治疗方案是休息。

三角肌过度使用损伤会影响三角肌与肱骨的连接，特别是在进行需要上臂在大负荷下重复上举和外展运动的年轻运动员中。例如，在蝶泳运动员中，由于上肢剧烈向后移动，会发生三角肌后部的过度使用。在一些特定的接触性运动中，运动员需要用伸展的手臂进行推拉和拦截，造成的三角肌前部过度使用并不罕见。根据原则，对这种过度使用造成损伤的治疗方案是休息和热疗。

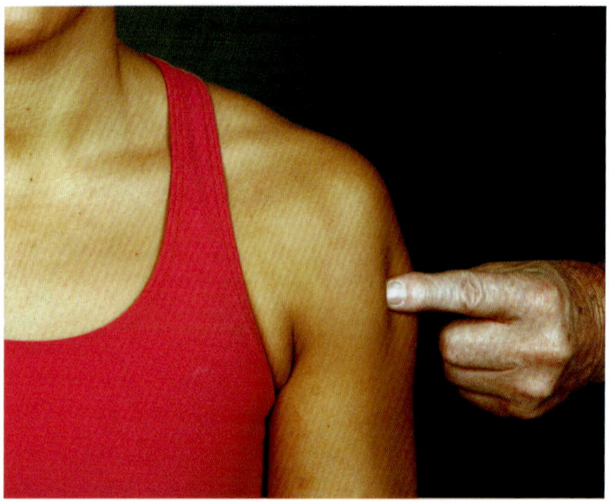

图11.8 上臂的侧面即三角肌的止点处，有三角肌的撕裂和炎症。手指处是最常见的损伤区域。

胸大肌断裂

胸肌起源于胸壁前方，并从前表面止于肱骨（图11.9）。它的功能是使上肢内旋和上臂内收。胸肌在承受较重负荷时可发生断裂。完全断裂可发生于力量训练（尤其是卧推训练）、举重，以及其他体力运动如摔跤、射击、铁饼和投掷标枪。损伤部位通常是肌腱靠近肱骨止点的位置。

症状和诊断

- 疼痛发生于胸大肌止于肱骨的位置。
- 上臂前方肿胀和青肿（继发于出血）。
- 上臂前方压痛。
- 在上臂内收（向内移向胸部）或抵抗阻力内旋时出现力量减弱。
- 上臂向内压抵抗阻力时，胸大肌不能收缩。用一只手放在胸大肌上，并覆盖损伤部位和健康部位可以感觉到这种变化。
- 存在明显的畸形或肌肉轮廓丧失。

治疗

运动员应：

- 进行紧急治疗（第7章）。
- 若部分断裂，可开展逐渐增加的力量训练计划。
- 就诊。

医生应：

- 胸大肌没有协同肌（相同功能的肌肉），所以肌肉完全断裂时应行手术治疗，尤其是对于举重运动员、摔跤手和投掷者。

愈合

在手术之后，推荐早期进行关节活动度训练。通常，前臂吊带应该佩戴2~4周。受伤后至少4~6周才可以继续力量训练，并从较轻的负荷开始，逐渐增加负荷。增加重复的次数比增加负荷更重要。

恢复运动

部分断裂应早期进行力量训练。当力量恢复正常，且无痛并达到正常的关节活动度时，可恢复运动。完全撕裂3~5个月后才可能恢复运动。

胸肌止点过度使用损伤

胸大肌止点可发生局部牵引损伤伴炎症。这些损伤常发生于体操运动员、网球运动员、壁球运动员、高尔夫球手、划船运动员、举重运动员、游泳运动员和投掷者。通常的原因是强化训练和过度使用。

症状和诊断

- 胸大肌、肌腱止于肱骨的部位发生疼痛。
- 肌腱连接处有压痛。
- 上臂抵抗阻力内收时发生疼痛，有时伴肌无力。

治疗

运动员应：

- 损伤部位休息制动。
- 局部热疗，在活动前使用保温器，活动后冰敷。

医生应：

- 给予抗炎药物治疗。
- 给患者进行力量和灵活性训练。
- 局部注射激素，嘱患者休息数天。

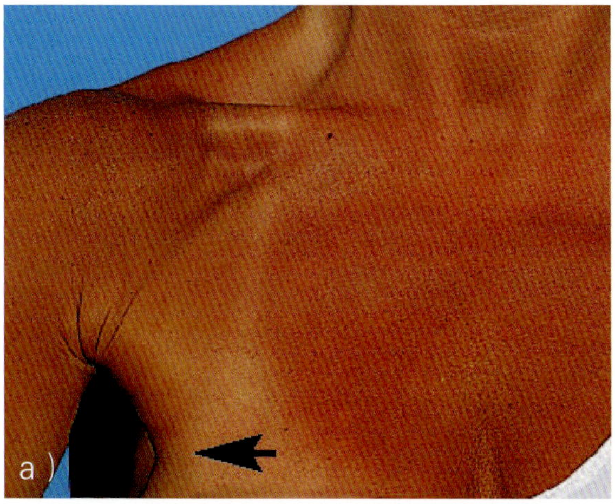

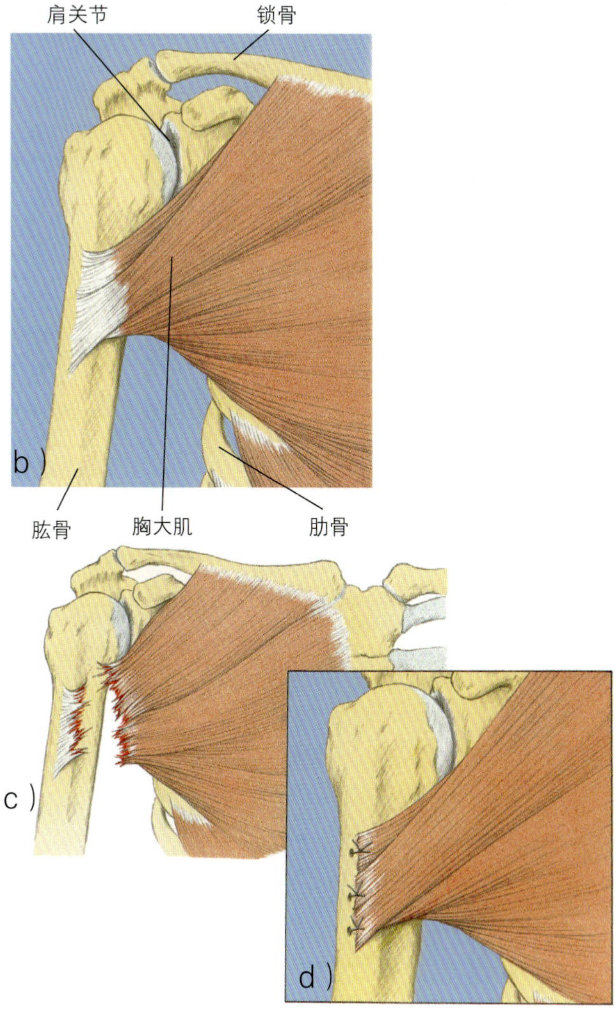

图11.9　胸大肌肌腱。**a）**箭头指向胸大肌腱的位置；**b）**正常未受伤的胸大肌及其肌腱；**c）**胸大肌及其肌腱完全断裂；**d）**肌腱被缝和（修复）到位于肱骨（上臂）止点的位置。

肱骨骨折

肱骨上部骨折最常发生于手臂外展时摔伤，也可发生于在接触性体育运动如橄榄球、美式足球、高山滑雪和骑马中肩部直接受到暴力冲击。肱骨上部骨折最常发生于肱骨的外科颈。有时会发生大结节（冈上肌腱止点）或小结节（肩胛下肌腱止点）的撕脱性骨折。

症状和诊断

- 受伤部位出现压痛和肿胀，活动时疼痛。

治疗

- 患者应去医院就诊，进行体格检查和X线检查（图11.10）。
- 应用支撑绷带固定在适当的位置几天，之后开始移动性训练。移动性训练开始为钟摆训练，逐步进展为第247、第279页描述的训练。
- 物理治疗有助于疾病的康复。如果撕脱的结节移位很大或影响了关节活动度，应考虑手术治疗。

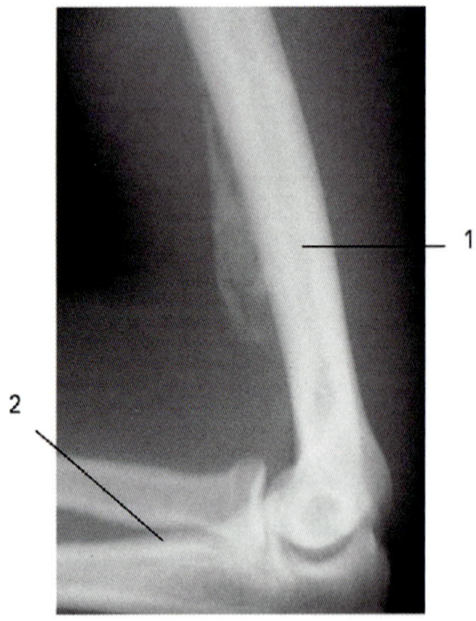

图11.10 MRI显示肱骨前方肌肉的骨化性肌炎（血肿继发骨形成）。1.肱骨；2.尺骨。

愈合

一般来说，肱骨上部骨折愈合较好，4~8周后可恢复。

肱骨中部骨折可发生于自行车手、摔跤手和其他运动员。通常通过支具固定治疗，有时也采取将手臂绑在身体上3~6周的方法。手术有时是必要的。建议在3~6个月的康复治疗后再恢复使用患肢的体育活动。

有时会发生肱骨应力性骨折，可见于标枪运动员。治疗方案见第150页。

骨化性肌炎

手臂受损伤后，可发生肌内血肿。疼痛、肿胀和肌肉功能受损，很常见。尽管早期采用冰敷、压迫、休息、制动等治疗，但当肌肉中出现继发于血肿形成的骨组织时，损伤会复杂化。

拓展阅读

DE CASTRO POCHINI A，et al. Clinical considerations for the surgical treatment of pectoralis major muscle ruptures based on 60 cases: a prospective study and literature review. Am J Sports Med，2014，42（1）: 95–102.

HAVERSTOCK J, et al. Distal biceps injuries. Hand Clin，2015，31（4）:631–640.

第12章 肘部运动损伤

在网球、羽毛球、棒球、高尔夫、标枪、手球等运动中，因过度使用引起的肘部损伤较为常见。肘部损伤通常发生在投掷运动中，而且往往是慢性病程。摔倒时或在诸如足球、曲棍球等接触性运动中，肘部的损伤通常是急性的，且大部分需要急诊治疗。慢性损伤较难处理，也需要较长时间愈合才能恢复与受伤前同等的全部体育活动。

肘关节的作用包括屈曲前臂、内旋前臂、使掌心向下（旋前）、外旋前臂，以及使掌心向上（旋后）。日常活动中好的肘关节功能非常关键。另外，肘关节被肌肉和韧带包饶，而且接近关节处有较大的血管和神经通过，因此在肘部损伤时可发生严重的并发症（图12.1）。

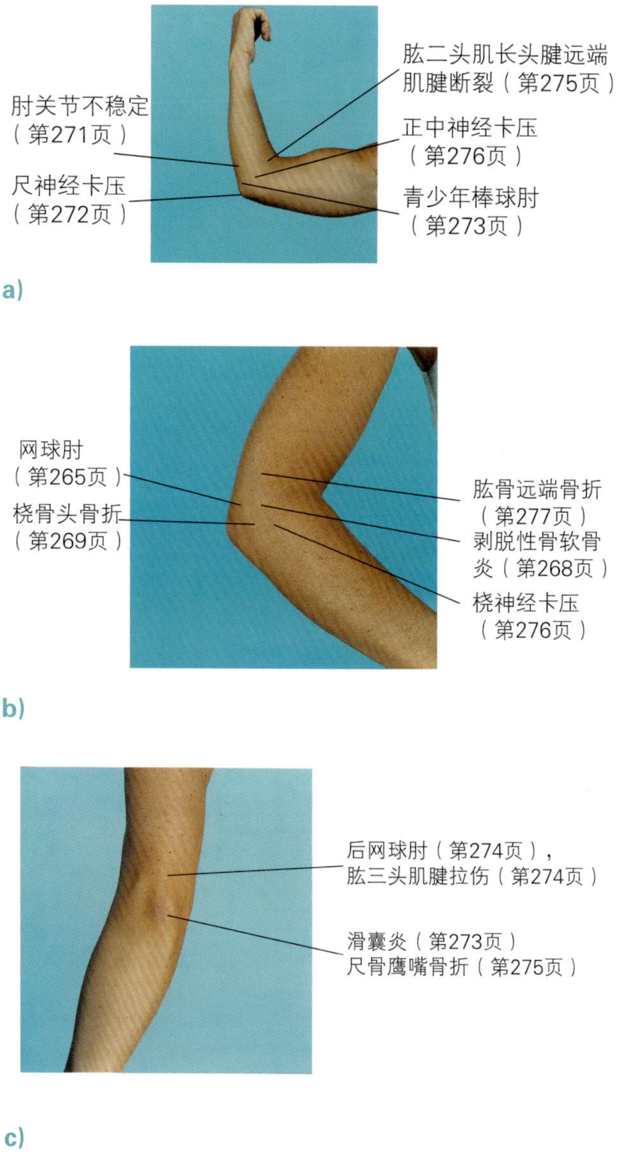

图12.1 肘部常见损伤部位。

功能解剖

肘部的稳定性由侧副韧带、纤维囊、骨骼关节及肌肉肌腱共同维持。肘部的骨性结构（肱骨、桡骨、尺骨）和周围的侧副韧带、关节囊共同维持肘部的被动稳定性（图12.2）。肌肉和肌腱维持肘部的主动稳定性。

尺侧（内侧）副韧带（UCL）较发达，分为3部分：前副韧带、小横副韧带、后副韧带。前副韧带强度很大，在整个肘关节囊屈曲时紧张，主要限制肘部外翻应力；后副韧带屈曲时紧张、伸展时放松，在维持肘关节稳定性方面作用不大。外侧副韧带在承受内翻应力时提供稳定性。

肘部外侧是起于外上髁的腕关节伸肌群，即桡侧腕长伸肌、桡侧腕短伸肌、指伸肌、小指伸肌和尺侧腕伸肌。最主要的使肘关节屈曲的肌肉是肱二头肌、肱桡肌和肱肌。肱三头肌是肘关节唯一的伸肌。

桡神经走行于肘关节前外侧，并在前臂形成分支——骨间后神经和前臂外侧皮神经。桡神经卡压尤其会影响骨间后神经及其深部分支（深支）。正中神经走行于肘关节前方，其从旋前圆肌两个头之间穿过时也会被卡压。尺神经穿过肱三头肌筋膜，走行于肘内侧后方的尺神经沟，在尺神经沟容易被卡压并引起尺神经远端的症状。肘关节可以绕纵轴或横轴移动，屈曲和伸展依赖于肱尺关节。肱骨小头和尺骨独特的关节结构为肘关节提供了旋转功能，使得前臂可以进行旋前和旋后动作。肘关节屈曲和伸展时正常的关节活动范围是0~145度，其中功能性角度是0~130度。旋前的角度范围是70~90度，旋后的角度范围是0~90度。肘关节可以以桡骨头为中心轴向旋转。在完全伸展的情况下，肘关节可以进行额外的翻转（外翻）10~15度。

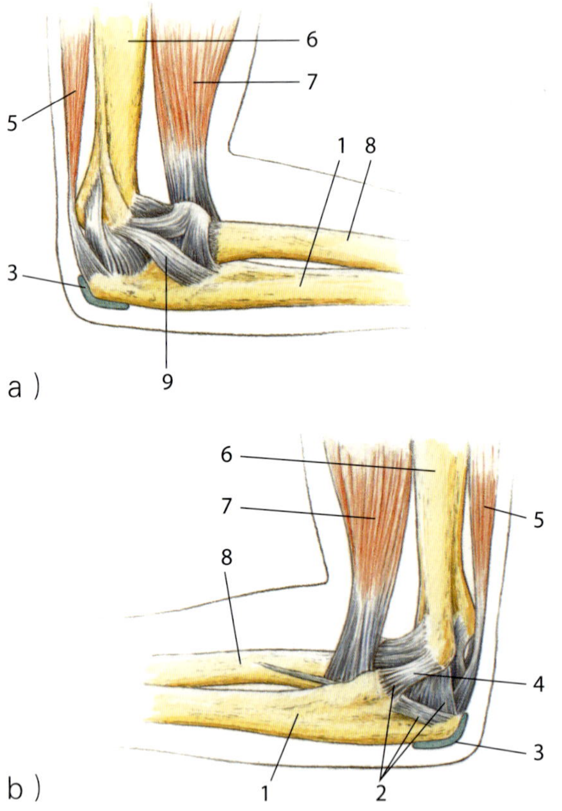

图12.2 肘部解剖。**a）**外侧面。**b）**内侧面。1.尺骨；2.尺侧副韧带（内侧）；3.滑囊；4.前副韧带；5.肱三头肌；6.肱骨；7.肱二头肌；8.桡骨；9.外侧副韧带。

投掷动作的肘部损伤机制

投掷的机制在第6章有详细的描述。在棒球、标枪、手球（甚至在某种程度上包括网球）等运动中，投掷动作可以分为5个不同的时期（图12.3）。

准备期——热身

肩关节伸展、外旋并外展。肘关节屈曲45度。
伸展期——手臂向后拉，躯干也同时向后拉

肩部肌肉保持肩胛骨的稳定。肩关节保持90度外展。肩部外旋150~180度，使得肩关节前囊伸展，灵活性增加。

加速期——手臂开始向前运动

躯干向前弯曲回到初始位置同时扔出球的爆发时期。肩关节内旋肌收缩，达到最大速度。肩袖运动维持肩关节稳定，并产生肘部的外翻应力（前臂相对于上臂向外弯曲）。这个时期对肘部疼痛的运动员有一定挑战性。

减速期——手臂制动

这是一个比较短的时期。肩部内旋至0度。需要所有肌肉的离心收缩来减缓手臂运动。这也是投掷运动中最可能造成损伤的阶段。

跟进期——手臂伸展并内旋

肩关节内旋到最大程度，同时手臂跟着移动。身体的重量转移到前腿，从而停止向前的运动。肩关节后部肌肉活动。前臂旋前，肘关节伸展到最大程度，从而使尺骨的后上部（尺骨鹰嘴）被压在上臂的背侧，这可能造成冲击损伤。在网球和棒球运动中，这种典型的投掷动作可造成以下损伤：网球

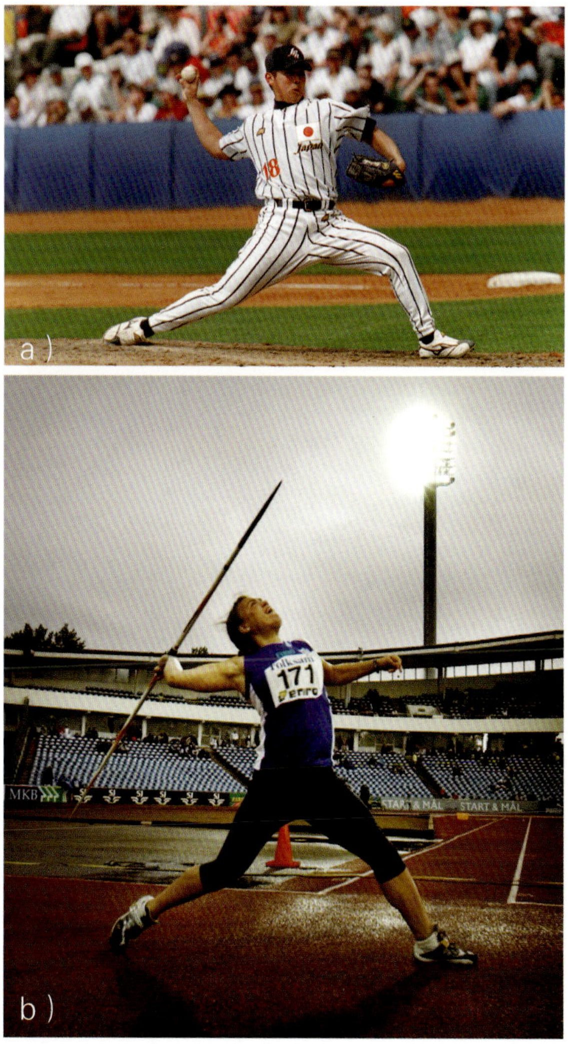

图12.3　投掷运动。肘关节在运动中起重要作用。图片来自Bildbyrån，瑞典，已授权。

肘、内侧副韧带伸展松弛、外侧过度使用性损伤、肘关节（肱骨小头）的侧面软骨损伤。当肘尖部（尺骨鹰嘴）撞击肱骨后部时可发生压迫性损伤。

成人肘部损伤

肘关节损伤可分为创伤性损伤和过度使用性损伤。后者还可以分为肘外侧、内侧、后侧或前侧损伤。不同的活动可以引起不同的肘部损伤。在网球运动中，业余运动员的损伤常位于肱骨外侧骨性隆起（外上髁）附近，而顶尖运动员的损伤常位于内上髁（图12.4）。高尔夫球手的损伤通常位于内上髁，棒球手的损伤通常在后部，即尺骨鹰嘴撞击肱骨的位置。

肘外侧损伤

牵拉引起的外上髁炎很常见，因为这个区域常受到压迫，所以其他软组织损伤相对少见。有时会发生剥脱性骨软骨炎，导致游离体的出现和创伤后关节炎。

肘内侧损伤

肘内侧损伤包括内上髁炎、屈肌牵拉伤（炎症或急性断裂，较常见）、肥厚的旋前圆肌受表面筋膜压迫；内侧副韧带慢性延长和（或）断裂，伴或不伴骨刺形成；内侧牵引性骨赘的发展。尺神经的损伤也较常见。

肘后部损伤

牵拉损伤如肱三头肌的过度使用或负荷过多、鹰嘴尖部对鹰嘴窝的压迫，可导致游离体的出现。肘部突然伸直或过伸导致尺骨鹰嘴压迫肱骨可引起肘后部损伤。老棒球投手可出现肘部屈曲畸形，限制肘部使其不能完全伸展。在这种情况下，尺骨鹰嘴对鹰嘴窝的压迫损伤实际上是一种撕脱伤。

肘前部损伤

肱二头肌远端肌腱可发生撕裂。

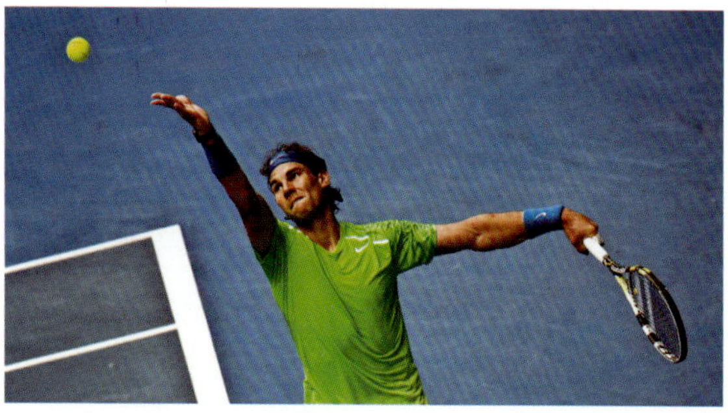

图12.4　网球运动需要肩部、肘部和整个身体的协调。图片来自Bildbyrån，瑞典，已授权。

儿童肘部损伤

儿童和青少年可发生独特的肘部问题。这些问题的病理对应于肘部发育的每个阶段：儿童所有次级骨化中心形成之前；青少年骨化中心融合之前；年轻的成人骨生长完成之前。大多数损伤机制是投掷动作的频率、速度和持续时间增加导致的肘关节过度使用（图12.5）。

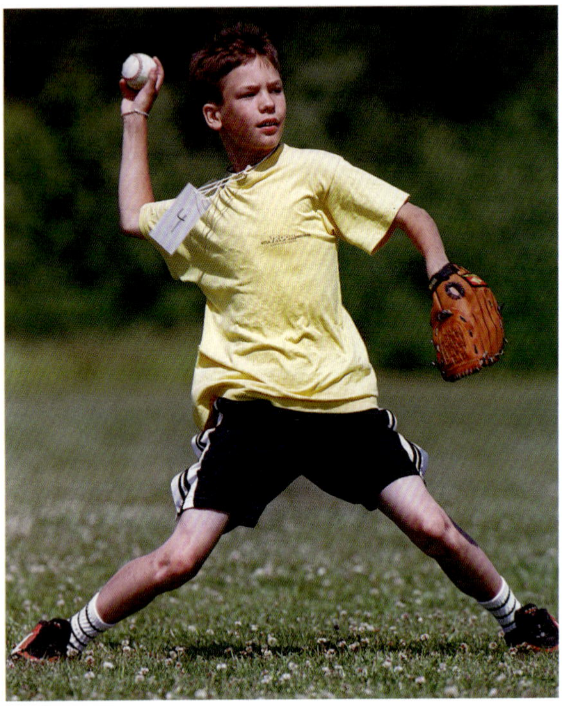

图12.5 年龄较小的棒球手。因为他们投掷得太多，会有较大损伤风险（“投掷肘”），所以对年龄较小的棒球手投掷有明确的规定。图片来自Bildbyrån，瑞典，已授权。

肘内侧损伤

肘内侧易受牵拉的影响，导致内上髁和包括关节囊、尺神经等内侧软组织的损伤。在儿童中，内上髁的增大或骨软骨改变都可能影响内上髁的骨化。在青少年中，可发生内上髁撕脱性骨折。内上髁偶尔可在关节中脱位，导致结构紊乱。内上髁融合后，肌肉损伤更为常见，可导致骨赘（骨刺）的形成。

肘外侧损伤

在儿童时期，肘外侧桡骨头和肱骨小头的重叠压迫和形成的剪切力会影响骨的发育。外侧损伤会影响整个骨骺（长骨干膨大的末端），使其扩大和分裂。在青少年时期，骨化中心周围发生撕脱性骨折时对关节软骨的破坏和形成游离体影响更大。损伤可影响肱骨小头，有时也可影响桡骨头。

肘后部损伤

在儿童时期可发生尺骨鹰嘴骨骺（生长区）的应力性骨折和骨折不愈合，之后可有鹰嘴尖部周围异位骨形成和游离体形成。投掷产生的多种损伤与投掷动作的机制中多个时期相关（见前文和第6章）。理解投掷机制和年轻运动员骨骼成熟的不同时期，对诊断和治疗投掷产生的损伤非常重要。

体格检查

检查的第一步是视诊，之后包括触诊、活动评估、力量测试和不稳定性测试。

视诊时应特别关注肿胀与肌肉肥大。握住被检查者前臂，使其手旋后，肘部伸展，确定肱骨和前臂形成的角度（提携角）。男性的提携角平均为10度，女性为13度。肘后部鹰嘴囊肿胀发炎是滑囊炎的表现。

触诊还需关注骨性标志。肘部任何压痛都应该受到关注，因为它通常提示了损伤的部位。

活动在评估肘关节功能方面很重要。肘关节可以绕两个轴移动：屈曲和伸展、前臂旋前和旋后的。屈曲和伸展的角度分别是0~140度和1~10度。旋前的角度通常是0~70度，旋后的角度是85~90度。

前臂在自然旋转位置且肘关节呈90度屈曲时给予阻力，做屈曲和伸展的力量测试。肘部伸展时的力量通常是屈曲时力量的70%。伸展力量最好在前臂自然旋转肘关节屈曲90度位置测量。旋前和旋后力量最好在肘关节屈曲90度位置测量。旋前力量一般比旋后的力量大15%。

肘部伸展并屈曲30度时可测量副韧带不稳定性。内翻不稳定性在肱骨完全内旋、下臂向内挤压时测量。外翻不稳定性在肱骨完全外旋、下臂向外挤压时测量。

网球肘（肘外侧肌腱病，肱骨外上髁炎）

初级诊疗统计数据显示，每1 000人中有4.7人发生网球肘。这些患者通常在35~54岁。网球肘在业余网球运动员中最常见，多发于30~50岁人群。他们通常运动较多，每周打网球3次以上，每次1小时。症状的严重程度与打网球的多少直接相关，打球的时间与疼痛有直接关系。即使是有经验的运动员，如果进行长时间、高频率的训练也会引起肘部疼痛。

网球运动员最容易被网球肘所困扰，网球是一项与体能水平不匹配但技术要求很高的运动。技术不当是最常见的病因之一，其中尤其常见的是不正确的反手击球。发球也可引起肘部疼痛。

业余网球运动员中75%都有网球肘，其中40%是由于反手击球失误和肌肉无力造成的。50%的女性职业网球运动员、30%的男性职业网球运动员也有网球肘，是正手和（或）反手击球带来的肘部过度使用导致的。

伸展肘部的同时向尺侧旋转腕部（旋前）导致了桡侧腕短伸肌腱磨损外上髁。

活跃的网球运动员的另一个特征是优势侧前臂上部肌肉量明显多于其他肌肉。据统计，顶尖网球运动员上臂的骨密度也有增加，还存在“挂肩”，即优势侧肩部和手臂比另一侧低，这可引起继发性脊柱侧弯。

病理

肘外侧肌腱炎与网球有关的病理解剖学变化主要涉及桡侧腕短伸肌，也涉及指伸肌腱。这些肌肉的肌腹都位于前臂，肌肉两端的长肌腱连接肘关节和腕关节，远端肌腱止于掌骨或指骨。肱骨外上髁是部分腕和指伸肌的常见起点（图12.6）。

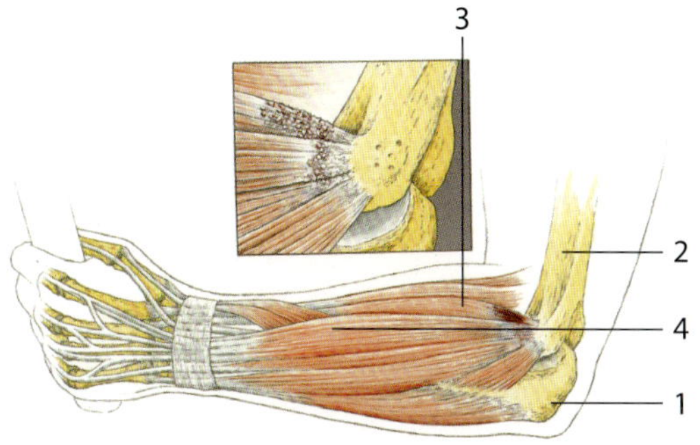

图12.6　网球肘中桡侧腕伸肌腱与肱骨外上髁连接处肌腱的退行性变。1.尺骨；2.肱骨；3.桡侧腕伸肌及其肌腱；4.指伸肌。

该病表现为退行性过程，包括轻微的断裂，组成肌腱的胶原错误定位及分裂，通常没有炎症细胞存在。“肌腱炎”的正确病理表达其实就是“腱炎”。肌腱病这个名词是今天描述这种损伤最常用的词语。

症状和诊断

- 有肘部重复性活动或过度使用史，如在一个训练夏令营中密集地打网球，或一段时间几乎不活动后恢复打网球。粉刷房子之类的行为也常发生这种问题。
- 疼痛主要发生于肘外侧，但也会出现向上沿上臂、向下沿前臂外侧的放射痛。
- 腕部无力可导致一些简单动作变得困难，如端盘子或端咖啡杯、打开车门、拧湿抹布和握手。
- 压迫或叩诊外上髁会引起明显的疼痛（图12.7）。

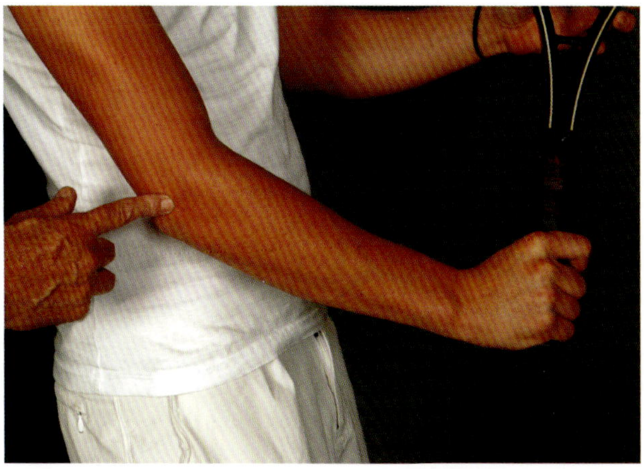

图12.7　通常有明显的压痛点，当压迫肘外侧的骨性突起时，压痛点会变得明显。

咖啡杯试验：患者端咖啡时，外上髁会产生疼痛。

当腕部对抗阻力背屈时，外上髁产生疼痛［图12.8a）］。单凭这个体征就可以明确诊断网球肘。

中指试验阳性：当中指对抗阻力伸直时，肘外侧疼痛［图12.8b）］。

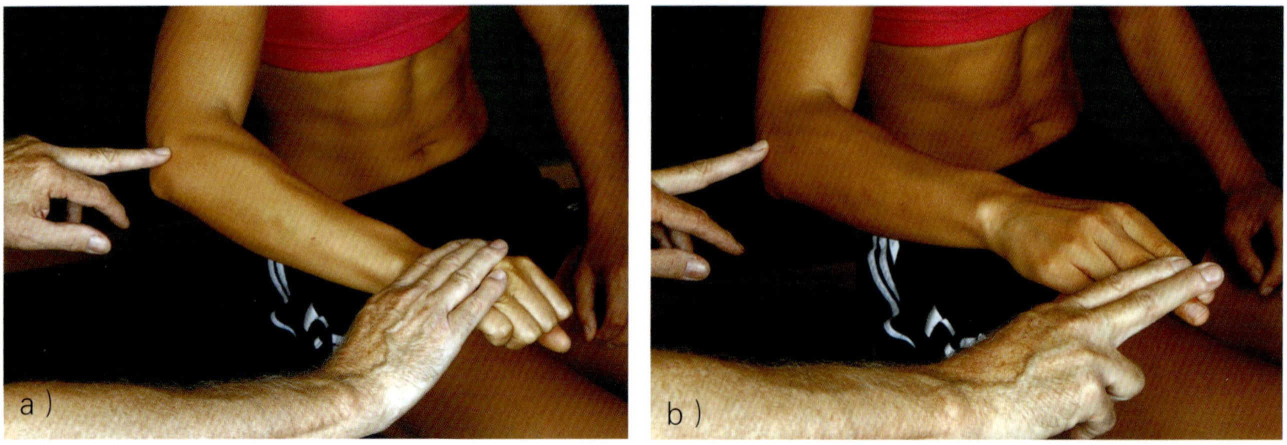

图12.8 网球肘。a）当运动员对抗阻力使腕部向上弯曲（背屈）时，肘外侧的骨性突起（外上髁）存在疼痛。b）中指试验阳性：中指在对抗阻力伸直时，肘外侧疼痛。

桡侧腕伸肌参与活动在网球运动员中很常见。而当肘外侧由于其他原因如工业工作产生肌腱炎时，常是指伸肌存在病变，这也会引起中指试验阳性。也就是说，不同位置的肘外侧肌腱病病因不同。

肌腱病精确的诊断包括病理变化程度的评估，它也可以帮助预测预后，指导制订治疗方案。患者对疼痛时间和强度的描述是指导评估信息的最佳方法。

可以进行肘部X线检查以排除关节处游离体或骨折的存在。其他可能的诊断包括风湿病、神经卡压（桡神经深支）和脊髓C5~C6区域的退行性变导致的放射痛。

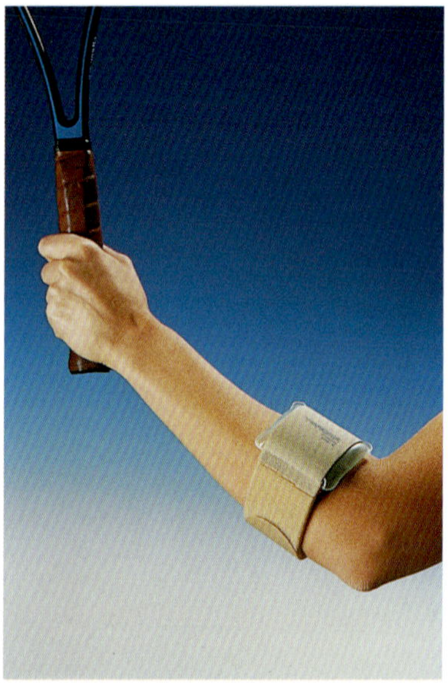

图12.9 使用约束带预防和治疗网球肘。图片来自DJO，LLC，已授权。

预防

- 最重要的预防方式是纠正运动或工作的动作。
- 有时可使用约束带（图12.9）或保温器使力量在到达外上髁之前耗散。
- 避免不对称的训练技术。

在网球运动中，以下几点需要强调：

- 良好的步法能使运动员正确地接近球。
- 应当在适当的时刻击球。
- 肩部和整个身体都应参与每次击球，使得当球被击中时不发生减速。击球后球拍应滑过一条完整的弧线，同时手腕要牢固。
- 为了降低球的速度，应该在能使球速变慢的地面上练习。草或水泥质地地面能使球速变快，会增加球击打球拍的力量，使运动员的手臂承受更大的负荷。

- 球的重量应该较轻。潮湿的球或死球会变重。
- 应使用正确的器材。球拍应根据个人的击球技术选择。它应该有良好的平衡，且易于握持，如在击打角落落点的球时。使用相对较重的网球拍时手臂可能会更加安全，这种球拍不会过多地为了使拍头轻而调整平衡，拍头重量的增加可以更好地抵抗扭转力，也更易于控制。
- 串线紧的网球拍会增加冲击力和张力。网球拍的串线应根据个人的情况调整，不应该过紧。患网球肘的人应把网球拍的串线放得更松，这样可使球的冲击力花费更长的时间在球拍上扩散开。串线松的主要缺点是不易于控制。肠线比尼龙线弹性更大、振动更小。
- 为了使手握时舒适，应仔细选择球拍柄的型号。太长或太短周长的拍柄都会迫使运动员更紧地握拍，从而增加前臂的劳损。过小周长的拍柄可能更糟，因为使用它时会经常扭转手。确定拍柄尺寸是否合适的简单方法是测量手掌中线与中指指尖的距离；这个距离应该与拍柄的周长相等（图12.10）。如果拍柄过细可以通过用布等缠绕包裹球柄解决。

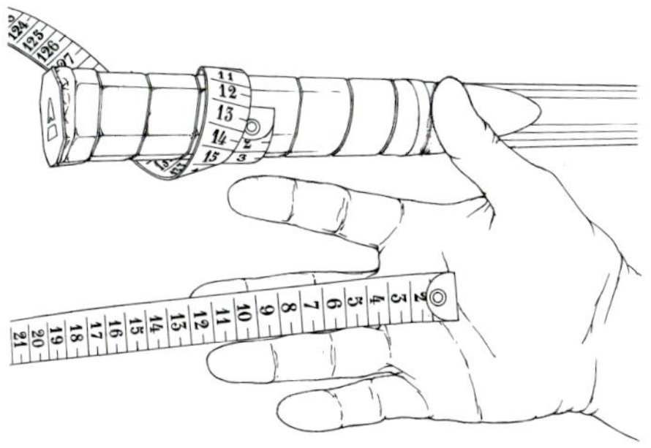

图12.10 测量网球拍拍柄的合适周长。手掌的第二条纹与中指顶端的距离等于拍柄周长。

网球拍和球之间的碰撞产生了球拍和球员之间的振动传递。只有球精确地击打在球拍所谓的“甜点区”（打击中心）时，才能减小这种碰撞，这是拍面上能使张力最小地转化为冲击力的区域。在这个点之外的打击会增加张力和多余的力量、振动。这可能不会直接地导致网球肘，但会增加患网球肘的风险。

治疗

治疗应根据对治疗的效果反应进行调整；治疗包括3个时期：急性炎症期、胶原蛋白和矿物质产生期、成熟和重塑期。

运动员应：

- 在损伤急性期，通过冷疗减少疼痛和感染，持续约2天（不需要抬高和压迫，因为肿胀不是问题）。
- 积极休息——即损伤部位休息，避免产生疼痛的移动，但继续进行调节性活动，如跑步或骑车。
- 继续打网球，但避免导致疼痛的击球。
- 局部热疗：在急性期后可使用保温器。
- 可使用替代热疗。
- 尝试用约束带固定腕部，支撑腕关节抵抗负荷。
- 在约束带的帮助下减少屈肌承受的负荷。在手臂放松并固定位置后可使用约束带，直到度过康复期。

对抗力量支持带可以压迫关键的肌肉群，充满空气的气囊可被用作一个对抗压力的工具（图12.9）。在相同的情况下，与标准的约束带相比，这种约束紧的带子显著降低了桡侧腕伸肌和指伸肌整体的肌电图活动。尚需更多的研究确定约束带对网球肘的治疗效果，但临床经验证明，在网球肘的治疗中这种约束带是一种有价值的辅助工具。使用这种肘部约束带时可以与保温器相结合。氯丁橡胶袖套可以提高热疗刺激愈合的积极作用。

一旦疼痛和炎症被控制，即运动员可以忍受握手的疼痛时，就应该进行训练，提高力量、耐力和灵活性。训练方案应依照以下指南制订。

- 腕部伸肌的等长收缩训练。手腕在3个位置进行训练：先完全向下屈曲，然后回到自然位置，最后向上屈曲。关节不应承重，每天进行这项训练30次，每次腕部屈曲10秒。当进行此训练时不伴有疼痛后，则可以增加0.5千克的负荷。
- 动态训练。①手指末端系一条弹性带，然后抵抗阻力分开五指。②在1~2千克的负荷下伸展（向心运动）和屈曲（离心运动）手腕，每天20次。
- 离心训练的核心是在1~2千克的负荷下屈曲手腕，每天20次。训练时可以与腕关节相应的伸展训练相结合。

- 腕部的柔韧性训练（静态伸展）。腕关节屈曲90度，另一侧的手提供向下的压力。患侧手臂的腕部完全伸展时固定，同时前臂内旋（旋前）。弯曲的手腕伸展到其最大范围，并保持4~6秒。休息2秒后，再伸展6~8秒。每天重复这项训练15次。
- 训练肩部和手臂的力量和灵活性。

医生应：

- 给予抗炎药。
- 超声治疗，高压直流电刺激和（或）经皮神经刺激。目前，哪种治疗方法最合适还没有达成共识。
- 一些研究显示，冲击波治疗是有效的。这种治疗可制造组织损伤，从而诱导至少2~3个月的循环加速愈合过程。
- 针灸。
- 如果疼痛持续且干扰训练计划，可局部注射类固醇。多年来这种疗法被普遍应用，导致激素被过多使用。现如今激素注射的适应证是经过长时间的训练，没有达到预期效果的慢性网球肘。注射位置是桡侧腕短伸肌起点的骨膜下（骨的纤维外层下）。注射可更早地达到更好的疗效。在最初的24~48小时，可感觉疼痛有所增加。激素注射应在休息1~2周后进行，不应重复超过2次。根据循证学数据，激素注射疗法的效果可持续6周左右，提示患者必须继续进行训练计划。需要记住的是，注射后的长期效果通常不如其他疗法。

如果肌腱炎、肌腱痛的慢性疼痛超过6~12个月，可考虑为治疗失败。如果对康复计划的反应不佳，有长期疼痛史或患者不能恢复到可接受的生活质量，则应进行手术。在进行手术的患者中，发现100%的患者有桡侧腕伸肌损伤，35%的患者有指伸肌尤其是其前方边缘的损伤，20%的患者有外上髁骨赘形成。手术应切除受损组织，但需保留正常组织的连接，并保护健康的组织。手术后应有高质量的康复。为保护肘部，用反作用力肘部制动器屈肘90度保持1周。术后3周通常应开始力量和耐力限制性训练。手术之后，85%的患者疼痛可完全缓解并可完全恢复力量。

有报道显示，病变的复发率为18%~66%。治疗前疼痛的程度是预测完全康复的最重要参考：疼痛程度越重，治疗完全成功的可能性越高。针对这种情况，关节镜治疗正在发展。

愈合

真正的网球肘是自限性的，大多可自发愈合，预后一般良好。然而，这种症状可以持续存在2周到2年，尤其是运动员继续让患肢承受负荷的情况下。手臂恢复完全的活动度和正常力量且疼痛消失后，可以恢复剧烈活动。术后8~10周可以恢复网球运动。

小贴士

注意，网球肘是一种自限性疾病，预后良好。损伤平均存在6个月到2年。

剥脱性骨软骨炎（松质骨–软骨）

在投掷运动中，由于外翻负荷的压迫，肘关节外侧承受了相当大的负荷（图12.11）。这可导致前臂桡骨凸出的上关节面暴力接触甚至损伤肘部肱骨关节的外侧表面。关节面的软骨和其下方骨碎片可分离，在关节处形成游离体［图12.11c）］。剥脱性骨软骨炎（骨松质和软骨）最常见于十几岁的男性。

症状和诊断

- 肘部外上方疼痛，主要在投掷运动时发作。
- 屈伸肘关节困难。
- 肘部移动时发生关节交锁。游离体阻碍了预期运动，常伴有疼痛。肌肉痉挛、肿胀，通常还伴有伸展活动困难。若松散的碎片仍然卡在周围软骨–骨中，或游离体滑出交锁位置，可在运动中出现暂时性障碍（交锁），这也很常见。
- 肘部周围出现肿胀。
- 可有压痛，主要在肘关节外侧。

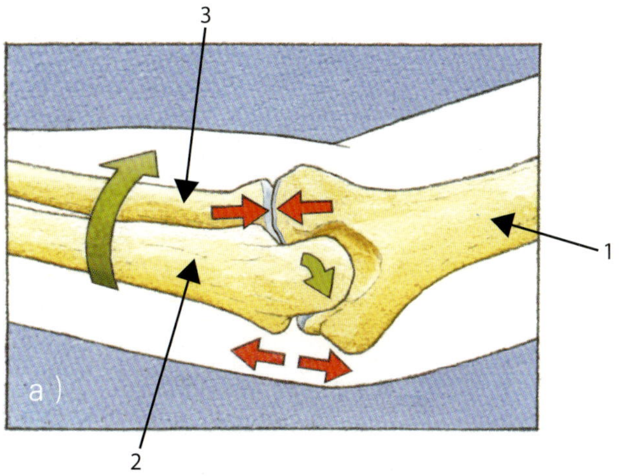

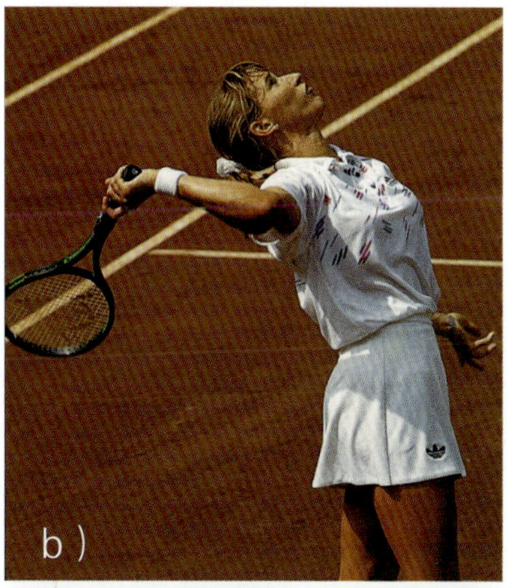

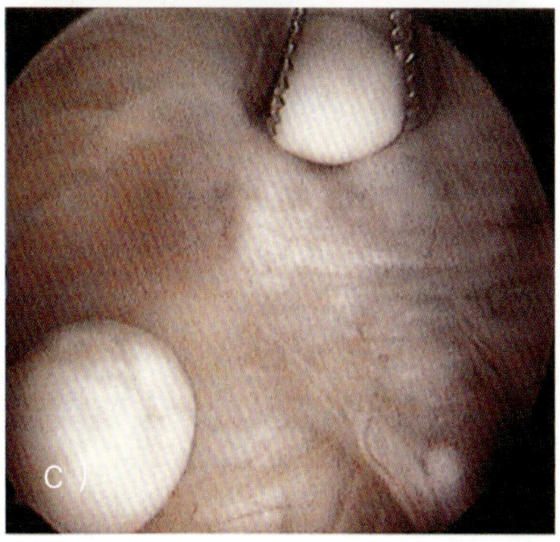

图12.11 投掷运动或网球发球中肘部处于外翻位。**a**）肘部损伤的机制：较大的外翻负荷引起肘关节外侧压迫和内侧伸展。1.肱骨；2.尺骨；3.桡骨。**b**）在网球发球中肘部有损伤的风险。**c**）在关节镜下用抓钩抓住并移除的肘部游离体。图片由Marc Safran教授提供，美国加利福尼亚州斯坦福大学。

- 双侧肘关节X线检查，尤其是在患者还年轻仍在生长的情况下。X线检查可显示患侧肘关节骨软骨炎、缺陷和游离体（钙化）。
- MRI或关节镜检查可确诊（图12.12）。

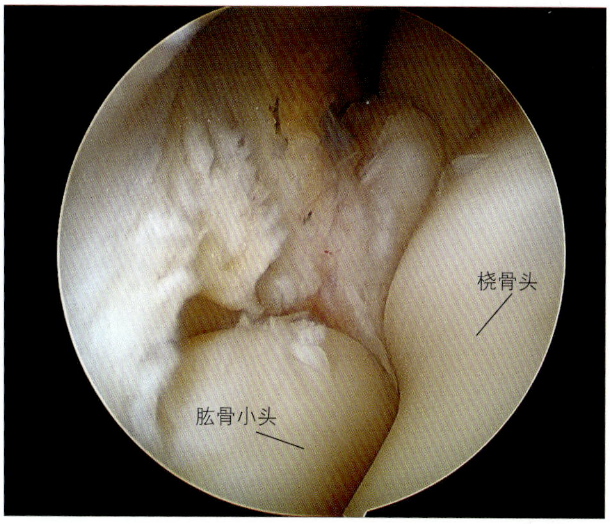

图12.12 使用关节镜检查，可以从肘部外侧的角度看到桡骨上端（桡骨头）和上臂下端（肱骨小头）的关系。如果这种精细的结构发生改变，如骨折时，可以显著地影响肘部功能。图片由Marc Safran教授提供，美国加利福尼亚州斯坦福大学。

治疗

治疗见第163页。

愈合

受伤的运动员通常可以在手术后2~3个月恢复体育活动。

桡骨头骨折

桡骨在腕部很粗很坚固，但在肘部较细，较易发生骨折。当手臂伸展时摔倒，施加的力量会通过前臂传导至桡骨上部。组成肘关节的一部分——桡骨头可因慢性疾病而骨折。有时桡骨颈发生骨折会同时伴有桡骨头脱位，X线检查可明确诊断。

症状和诊断

- 发生损伤时即刻可感到疼痛。关节出血肿胀时疼痛加重。
- 关节当肿胀和活动受限逐渐加重时，肘关节通常被迫屈曲90度。
- X线检查可确诊。

治疗

医生可以：

- 如果严重肿胀引起疼痛，可用注射器从损伤关节抽出血肿。
- 应用约束带，并穿戴1~2周（之后应通过训练强化手臂肌肉）。

愈合

复位良好的桡骨头骨折可在6~8周愈合。在康复期内可进行训练。

肘内侧损伤

投掷肘、高尔夫球肘（肱骨内上髁炎、肘内侧肌腱病）

投掷肘和高尔夫球肘与网球肘类似，但症状位于肘部的内上髁。右利手的高尔夫球手左侧（前导手）肘部也可发生网球肘，右侧（后随手）肘部可发生高尔夫球肘（图12.13）。投掷肘常见于标枪运动员，也可见于板球和棒球运动员。

内侧网球肘原发病理改变涉及旋前圆肌起点、掌长肌和桡侧腕屈肌与内上髁的连接点附近。有时尺侧腕屈肌也会发生病理改变。

肘部内侧肌腱炎的病因与外侧肌腱炎相同。最主要的原因是不正确的技术动作［图12.13a）］；然而，顶尖网球运动员在前臂内旋的同时屈腕发球的动作中也会引起内上髁炎。运动员发出强烈的上旋球时可发生前臂极度内旋（过度旋前）。主要负责这些运动的屈肌群起点位于肘部内上髁。

症状

症状与网球肘相似，但位于肘部内侧。内上髁承受压力时有明显的压痛，腕关节对抗阻力向下屈曲手部（掌屈）时会导致疼痛（图12.14）。

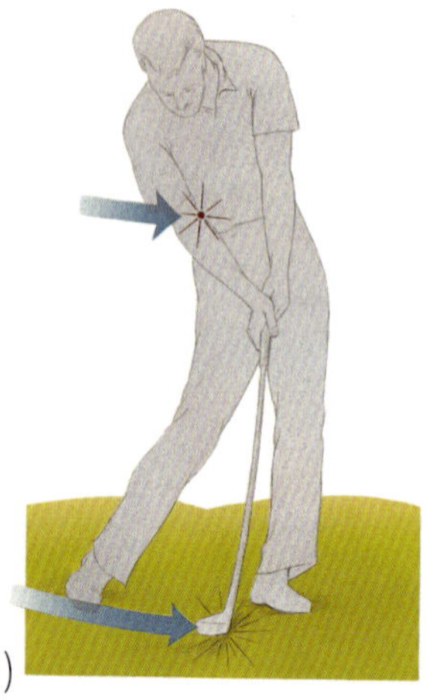
a）

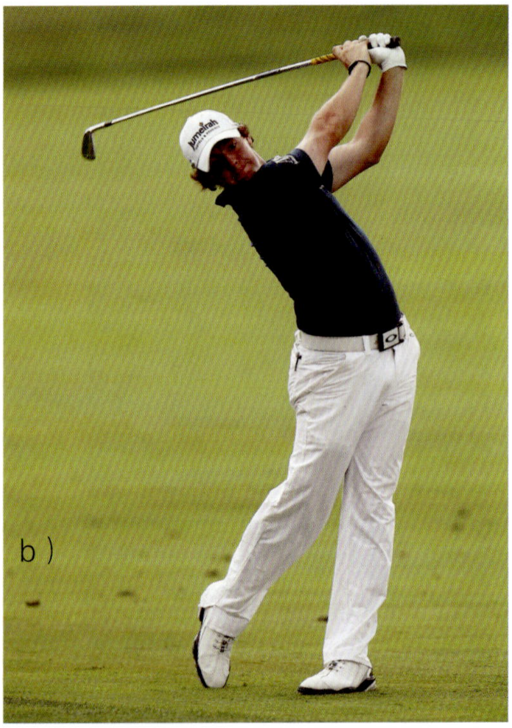
b）

图12.13 高尔夫球肘，右利手的高尔夫球手后随的右肘可发生高尔夫球肘。**a）**高尔夫球手打到地面或错误的技术动作可引起高尔夫球肘；**b）**所有高尔夫球手都可能有肘部问题。图片由Bildbyrån提供，瑞典，已授权。

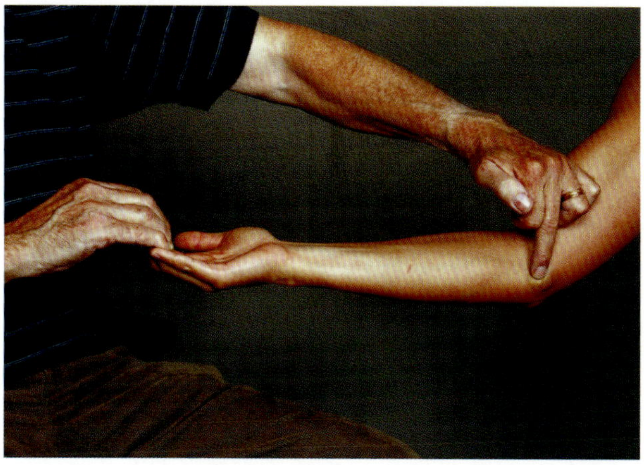

图12.14 高尔夫球肘的检查：检查者向患者肘部内上髁施加压力时产生局部疼痛，患者在对抗手指阻力使用手腕向下屈曲手部（掌屈）时会感到疼痛。

治疗

治疗与网球肘相同。然而，术后康复有时需要更长时间。

愈合

肘部内侧肌腱病比外侧肌腱病预后差，愈合时间也更长，有时要经过6~12个月才有可能恢复网球运动。应该告诉患者这方面的信息，以便让他们有一个符合实际的预期。

小贴士

要非常重视肘部内侧肌腱病，因为对这种损伤治疗比较困难，可能会带来长期问题。

肘关节不稳定——尺侧（内侧）副韧带断裂

在接触性运动中，摔伤或旋转损伤可引起肘关节不稳，如摔跤和反复过度使用球拍的运动员、投手、标枪运动员、美式足球的四分卫、排球和水球球员。外翻应力负荷综合征会引起肘关节内侧紧张，导致尺侧副韧带扭转。此韧带对维持肘关节稳定性有重要的作用，尤其是它的前部。尺侧副韧带由2个三角形部分组成：前部，起点与内上髁前部相连，然后以较大的基部止于尺骨；后部，顶部与内上髁后下部连接，远端止于鹰嘴内侧边缘。

尺侧副韧带的后部对维持外翻稳定性的作用不大。桡骨头对肘部0度、45度和90度屈曲的稳定性有重要的作用，但除了完全伸展时，尺侧副韧带都是最重要的稳定装置，它的前部是20~120度屈曲范围之间的主要稳定装置。

症状和诊断

- 投掷时（伸展期）或发球时手臂内侧疼痛。
- 韧带压痛。
- 肘部有“打开”或“失控”感。
- 在外翻应力试验中表现出外翻不稳定。肩部外旋，肘部屈曲30度然后完全伸展，施加外翻应力负荷（图12.15），关节分离提示不稳定。

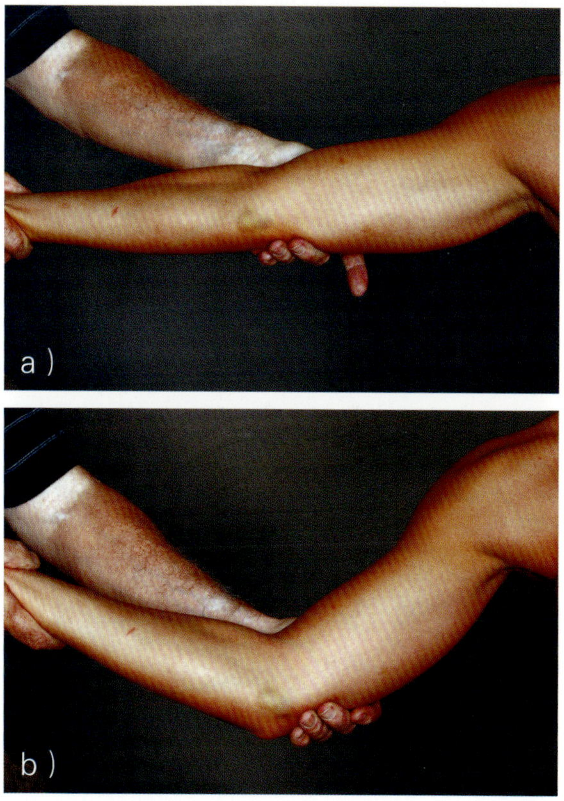

图12.15 外翻应力试验可检测外翻不稳定，即前臂相对于肘部向外侧运动时内侧的稳定性。**a**）肘部伸展时检测稳定性；向肘部外侧施加压力。关节处过度松弛是严重不稳定的表现。**b**）肩部保持外旋，肘部弯曲30度。向外侧施加压力；关节过度松弛提示不稳定。

当肘部屈曲60~70度时，可在关节镜下进行外翻不稳定性试验，镜下可观察到关节内尺骨和肱骨分离。在影像学如MRI或关节镜下看到尺骨、肱骨分离超过3毫米可考虑诊断为外翻不稳定。

病理包括韧带内水肿（肿胀）、炎症或瘢痕形成晚期。在瘢痕内可有钙化，韧带内可有骨化。也可发生断裂。这些改变可以通过MRI证实。

治疗

治疗包括休息和冰敷，之后通常是最重要的康复训练和力量训练。初期最推荐的方法是非手术治疗，因为有些患者对非手术治疗反应良好。顶尖投手的严重急性损伤和保守疗法6个月不成功者可手术治疗。美国的弗朗克·乔布（Frank Jobe）在1974年首创了内侧副韧带（MCL）重建术，这种手术之后被称为"Tommy John术式"[1]。很多人认为这是一种成功的术式，其目前被用于治疗很多运动员尤其是棒球投手的慢性病变。

术后等待恢复投掷运动有时是对运动员耐心的考验。虽然3~4个月后可进行一些投掷运动，但是为了保证肩部、肘部、前臂在投掷时无痛并恢复原有的力量和关节活动度，竞技性的投掷动作要推迟9~12个月。职业运动员恢复完全投掷能力可能需要12~18个月。

在其他运动中，3~4个月可恢复运动。据报道，68%~93%内侧副韧带重建术的临床预后较好。

尺神经卡压（尺神经炎）

如果肘内侧后方不慎受伤，可有环指和小指的放射痛。尺神经沿肘内侧边缘走行，通过腕屈肌群连接内上髁后方。在投掷运动和球拍运动中，此神经可受到牵拉，并在机械作用下滑出尺神经沟。

运动员大部分神经损伤可称为神经失用症，是神经损伤中最轻微的类型。其特征是神经出现传导阻碍，但所有的神经元、轴突和结缔组织仍然是连续的。损伤一般可以完全恢复，长期的压迫不会导致不可逆的神经损伤。

神经可由摩擦、压迫、挫伤、张力（牵引）或以上方式组合而引起损伤。虽然尺神经被拉长20%才会发生损伤，但其也容易发生牵拉伤。发球或投球时的外翻伸展负荷对肘内侧韧带的结构施加了明显的牵引负荷，对外侧施加了压迫负荷。从肘部伸展到完全屈曲，尺神经内侧可拉长4.7毫米。它也可以在肱三头肌作用下向内移动7毫米。这些牵引负荷也会在尺神经肘部走行位置作用于尺神经，引起神经摩擦、刺激和压迫。在肘屈曲时，尺神经会变得不稳定。

在内侧网球肘的手术病例中，有60%存在尺神经卡压。这些卡压的位置离内上髁较远，一般在尺神经进入尺侧腕屈肌处的内侧肌间隙。尺神经卡压可继发于肘关节不稳定、骨赘、滑膜炎及邻近的压迫。

症状和诊断

肘内侧发生疼痛，在网球比赛、高尔夫球运动或投掷标枪后尤为显著。

- 疼痛会加重，并放射至环指和小指。
- 小指和环指内侧发生麻木和感觉减退。
- 肘内侧后方的神经有压痛（图12.16）。
- 在严重的病例中，轻敲尺神经就会引起远端环指的放射痛。
- 触诊发现尺神经在肘部的走行通道内脱位（即在运动中尺神经发生移动，越过内上髁）。

治疗

运动员应该休息患肢。

医师应：

- 给予抗炎药。
- 如果损伤持续，可进行手术，解除神经卡压，或将尺神经移动到较小张力的位置。手术通常有很

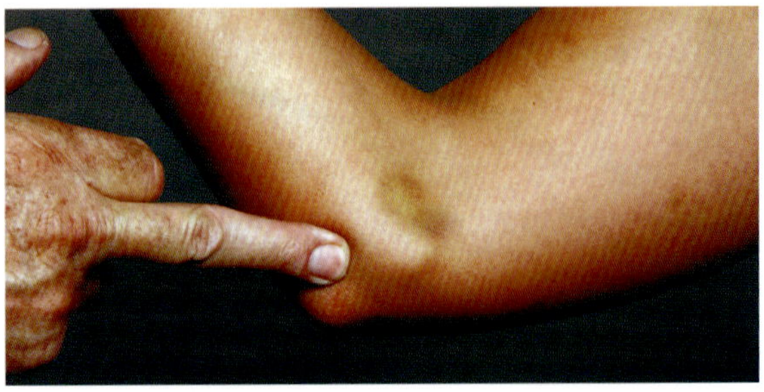

图12.16 尺神经卡压。在肘内侧后方可存在神经的压痛。

好的效果。在慢性期，尤其是神经部分脱位时，可行手术治疗，将神经移到内上髁前方，解除距离内上髁至少5厘米的神经压迫。

青少年棒球肘

在投掷时，即棒球投出去的时候，肘部会承受外翻应力，腕部和手指极度旋前。这些活动可引起肘部损伤。所有负责这个活动的肌肉都位于前臂的内侧。力量可沿手臂向上传导至肌群中最脆弱的部分，即所有肌肉的起点——内上髁。发育期青少年，这些肌肉起点与骨生长面相连接，比成人的骨脆弱。在骨骺连接处（内上髁的骨性突起）增加的压力会引起一些肘部损伤。

症状和诊断

- 肘部疼痛是逐渐出现的。如果突然发生疼痛，则可能发生了骨骺剥脱，有时手术治疗很必要。肘关节屈曲可刺激疼痛。
- 肘关节僵硬。
- 内上髁上方可直接感到局部压痛。
- 应对两侧肘关节拍摄X线片。如果存在骨骺剥脱（分离），X线片可有显示。

治疗

运动员应：

- 休息，不进行引起疼痛的活动。
- 完全停止投掷运动，直到不再疼痛（通常在8~9周后）。
- 继续进行调节性训练和全身力量训练。

医生应：

- 嘱运动员休息，有时可固定其肘部。如果骨骺存在裂隙，应该使用支具支撑。
- 如果骨骺剥脱明显，可进行手术。对发育期青少年，既不能注射激素，也不能用抗炎药治疗。

愈合

如果骨骺受伤，最早可在受伤8周后恢复投掷训练。在此之前，为了保持肌肉功能应进行仔细的康复训练。

肘后侧损伤

后部网球肘（鹰嘴后部撞击，过伸性肘损伤）

后部网球肘，也称为鹰嘴后部撞击或过伸性肘损伤，与在跟进阶段过度的肘部伸展有关（图12.17，图12.18）。

鹰嘴可以撞击肱骨后部，并引起疾病，如肱三头肌腱病。用力过伸进入鹰嘴窝可产生骨赘；后外侧继发于发球时肘部外翻运动的鹰嘴内侧后部与鹰嘴窝之间的剪切力也会形成鹰嘴骨赘。

鹰嘴后部的病理改变可以通过后外侧入路的关节镜评估。骨赘通常位于鹰嘴的内侧后部。通常采取保守治疗，但目前临床越来越多地用手术来移除骨赘和（或）游离体。2~4个月可能恢复运动。

肱三头肌腱拉伤

手臂屈曲时用手撑地摔倒或用力投掷可引起肱三头肌腱的断裂，有时肌腱会从肘的尖部撕脱。

症状和诊断

- 肘的尖部肌腱处可摸到间隙，这里也会发生疼痛。
- 手臂力量受损或不能伸直手臂。需要行X线检查除外骨性损伤。

治疗

- 除必要的休息外，轻度断裂的病例不需要治疗。
- 年轻、活跃的运动员发生肌腱或肌腱连接结构的完全断裂时，应行手术治疗。

滑囊炎（学生肘）

肘尖部（鹰嘴）受到意外伤或肘部撑地摔倒时，肘尖部下方处的滑囊会发生出血（图12.19）。在定向运动、摔跤、排球、篮球、足球、橄榄球和团队手球等许多运动中，因为参赛者不佩戴肘部护具，所以这种损伤很常见；其他运动如冰上曲棍球中，护具可以提供一定程度的保护。

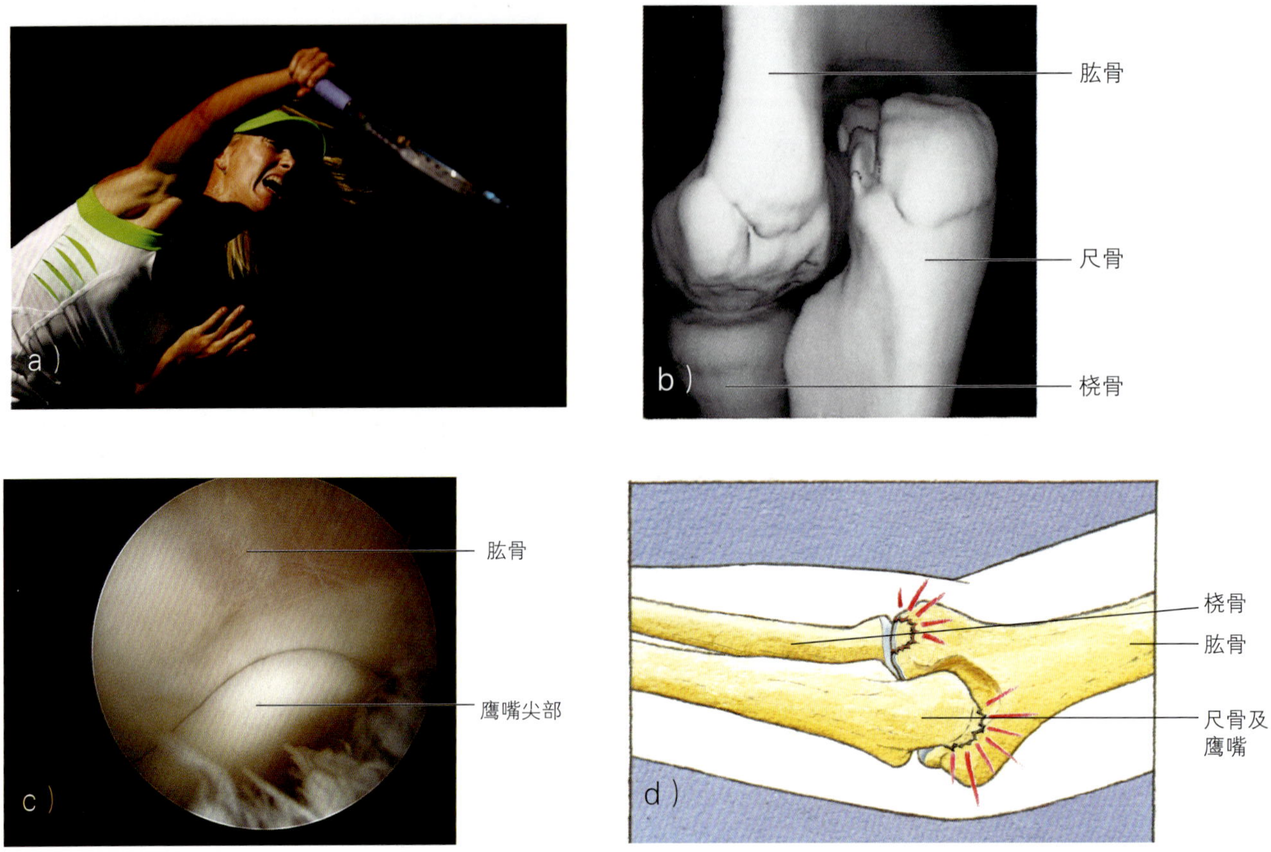

图12.17 后部网球肘，也称为鹰嘴后部撞击或过伸性肘损伤。**a）**网球发球的末期，手臂达到完全伸展并旋内（图片由Bildbyrån提供，瑞典，已授权）；**b）**在用力伸展时，如在拳击手出拳的末期或网球发球的末期，鹰嘴会与肱骨后部鹰嘴窝接触；**c）**在关节镜下可看到鹰嘴靠在肱骨下端（鹰嘴窝）；**d）**肘内侧后端与肱骨碰撞，可形成游离体或骨赘（骨刺）。

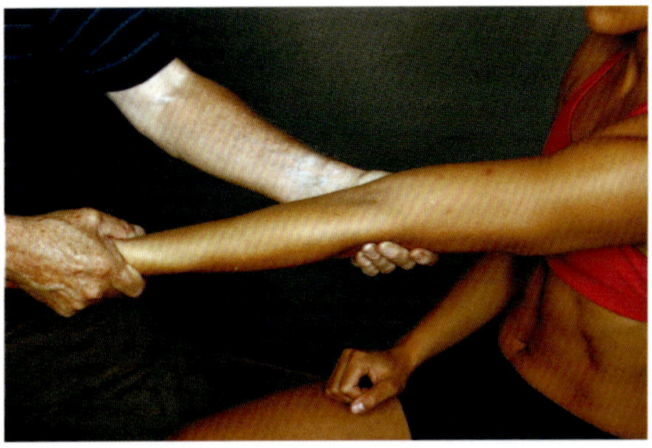

图12.18 肘部过伸时会发生疼痛。

滑囊内出血或肘部承受旋前负荷后，滑囊可发炎肿胀。这种情况常被称为学生肘（学生在学习时用肘部撑在桌子上休息，常发生此类损伤）。

症状和诊断

- 在休息和运动时发生疼痛。
- 在暴力损伤滑囊内发生急性出血后，肘尖部可有肿胀和压痛。有时可有皮肤受伤。
- 在滑囊内形成小的血凝块，刺激周围组织，引起炎症和液体渗出。
- 当滑囊存在炎症时，或当滑囊承受旋内压力时，滑囊内会充满液体发生膨胀，使表面的皮肤变红、柔软。肿胀可以延伸到前臂。
- 肘关节运动受限。

预防

应该使用保护鹰嘴的肘部护具，尤其是团队手球的守门员和足球运动员。

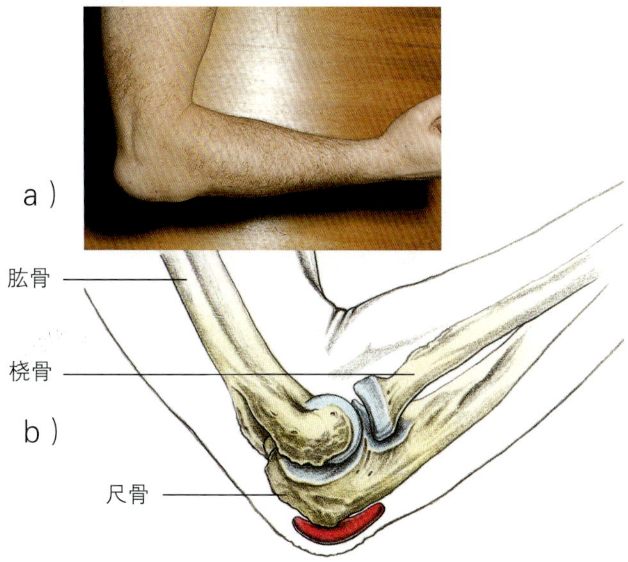

图12.19 肘尖部受到冲击或用肘部撑地摔倒在坚硬的地面上时，鹰嘴尖部可发生滑囊炎。**a）**鹰嘴尖部的滑囊炎；**b）**鹰嘴尖部的滑囊炎示意。

治疗

运动员应休息直到恢复。

医生应：

- 滑囊穿刺，排出瘀血或积液。
- 用绷带固定肘关节4~7天。
- 若炎症持续存在，可局部注射类固醇。
- 如果滑囊反复发生感染，尤其是有游离体形成或存在粘连时，可手术切除滑囊。手术可在关节镜下进行。

愈合

肘部滑囊出现轻微炎症，药物治疗1周后运动员可恢复训练。若出现严重的滑囊炎，运动员可能需要被迫休息较长时间。

尺骨鹰嘴骨折

在接触性运动中用弯曲的肘部着地摔倒或在高速赛车、骑马运动中，可发生尺骨鹰嘴骨折。症状是肘部肿胀、压痛和不能伸直肘关节（图12.20）。因为肱三头肌肌腱将骨折两端的断面拉远，所以常需要手术治疗。出现这种性质的损伤后，通常需要2~3个月才能恢复运动。

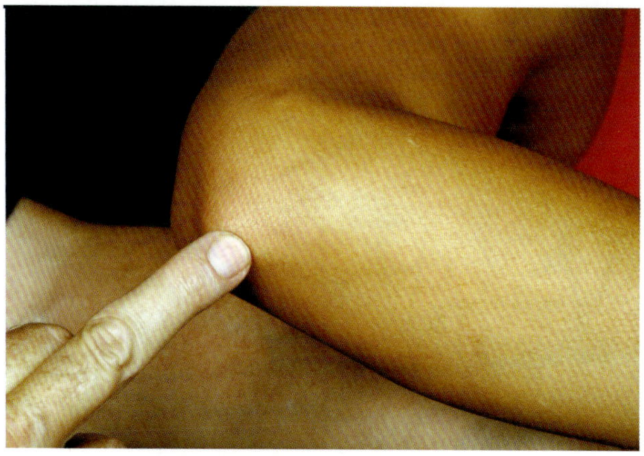

图12.20 在骨折等损伤中，鹰嘴上方触诊有压痛。

肘前部损伤

肱二头肌长头腱远端断裂

肱二头肌远端肌腱止于前臂近端的桡骨粗隆。它负责屈曲肘部，也负责一部分旋后。35岁以上的运动员容易发生肌腱的退行性变和断裂。损伤通常是肘部用力屈曲时突然伸直造成的。

症状和诊断

在肘部突然承受离心负荷时，突然出现弹响（图12.21）。

- 肘前侧出现中度疼痛。
- 桡骨粗隆和肘前部触诊有压痛。
- 上臂远端前部有肿胀。
- 在急性期，对抗肘部阻力收缩肱二头肌很困难。
- 肘部屈曲无力。

治疗

运动员应该向医生寻求帮助。

医生应：

- 认真地进行活动性训练，同时进行力量和拉伸训练（保守疗法可导致力量下降20%~40%）。
- 年轻活跃的运动员肱二头肌腱完全撕裂损伤时，应进行手术治疗。手术用于需要完全恢复力量的运动员。手术可把肌腱远端重新连接到桡骨粗隆。

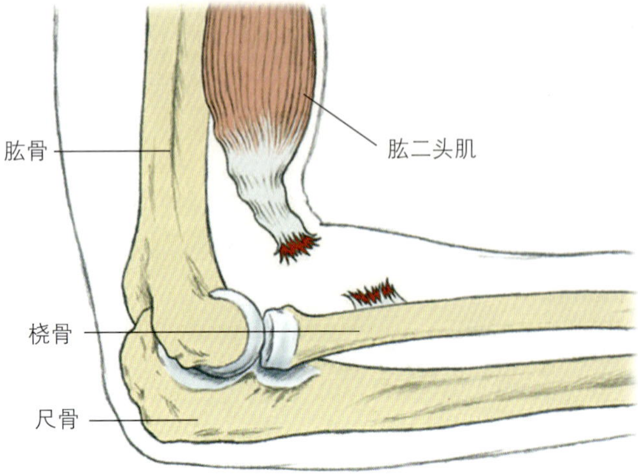

图12.21 屈曲的肘部突然伸展或举重物时可出现肱二头肌远端肌腱断裂。

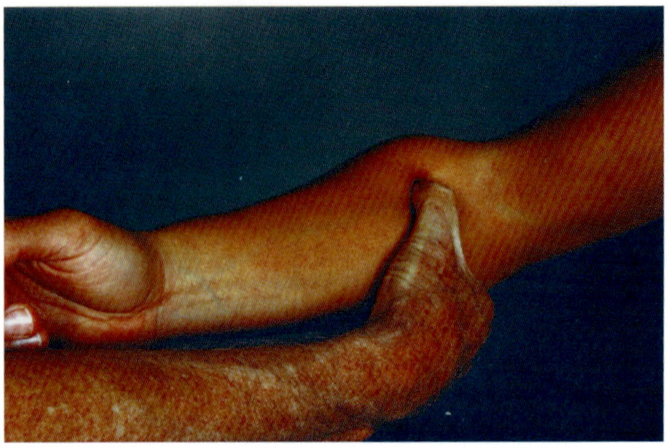

图12.22 如果存在桡神经卡压，触诊外上髁下方和前方可存在压痛。

愈合

当疼痛和炎症开始减轻时，即可开始进行早期活动性训练，同时进行力量和拉伸训练。手术后通常需要6周才能愈合，但术后2~3周就要开始进行关节活动度训练。术后6~8周可以恢复力量训练。通常术后4~5个月才可进行投掷活动。这种损伤的预后和结局很好。

桡神经卡压

骨间后神经或桡神经浅支这2个桡神经分支正好位于肘部外侧。其在穿过旋后肌（能使前臂旋后）的旋后肌腱弓（Arcade of Frohse）时会偶然地受到压迫。症状与网球肘相似。

症状和诊断

- 神经发生卡压的位置在外上髁的下方和前方一小部分，卡压部位可出现压痛（图12.22）。
- 腕关节伸展、前臂旋后时可有疼痛和力量受损。
- 肌电图和神经传导检查有助于明确运动功能是否受损。

治疗

运动员应该休息，并逐渐增加活动。

医生应：

- 给予抗炎药。
- 手术治疗，松解神经并扩大神经走行的神经沟。手术通常有良好的预后。

正中神经卡压（旋前圆肌综合征）

正中神经走行于肘关节前方，穿过旋前肌。在运动中，神经的卡压较罕见。过度使用是常见病因。

症状和诊断

- 肘中部前方有疼痛和压痛（图12.23）。
- 示指、中指和环指桡侧有麻木感。
- 前臂对抗阻力旋前可出现疼痛。
- 手掌屈曲无力。
- 当肘部对抗阻力屈曲和前臂旋前时出现不适则支持该诊断。

治疗

运动员应：

- 休息，不进行引起痛感的活动。
- 热敷。

医生应：

- 给予抗炎药。
- 在短时间内固定肘部。
- 对慢性病例进行手术。

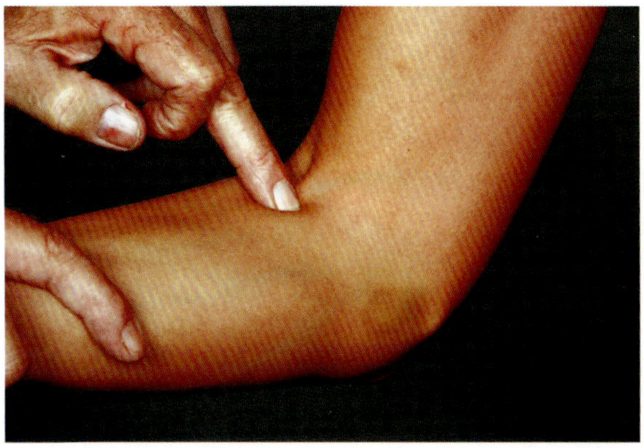

图12.23 如果存在正中神经卡压，肘中部前方可有压痛。

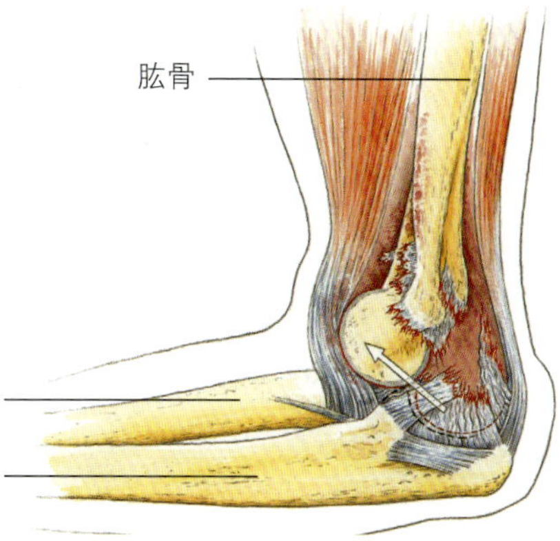

图12.24 肘关节后脱位时尺骨和桡骨相对肱骨（上臂）的位置。

骨折和脱位

脱位

肘关节脱位主要发生于接触性运动，如美式足球、橄榄球和冰球，但也见于自行车运动员、各类骑手、滑雪运动员和壁球运动员。常见原因是摔倒时肘关节屈曲并用手着地。如果在摔倒时肘关节过伸，同样会发生类似损伤。

肘关节后脱位最常见（图12.24），同时可合并骨折。脱位总会伴有周围软组织如内、外侧副韧带和关节囊损伤，因此即便迅速复位，完全愈合仍需一定时间。

症状和诊断

- 强烈的疼痛，肿胀和活动受限。
- 肘关节畸形。
- X线检查可确诊。
- 肘关节屈伸20~30度的侧副韧带稳定性试验可提示复位后韧带损伤的程度。

治疗

临床医生应：

- 在检查神经功能和血液循环后，将关节复位并检查其稳定性；越早操作越容易复位。
- 关节复位后行肘关节X线检查。
- 根据损伤程度在若干天内用前臂吊带制动肘关节。运动训练应尽早开始。
- 如果有严重的韧带损伤和关节不稳定应进行手术。

愈合和并发症

取掉前臂吊带后，受伤的运动员可恢复协调性运动，如跑步。运动员的常规运动需在损伤发生后的9~10周才可恢复，此时韧带已经愈合，充分活动的功能已经恢复。

神经和血液循环损伤可能发生并且会在前臂和手留下永久症状。如果脱位的肘关节没有充分治疗，结果可能是韧带和关节囊不完全愈合，以及存在再次脱位的风险。

肱骨远端骨折（肱骨髁上骨折）

儿童经常因为从运动器械上和骑行的自行车上跌落而发生肱骨远端骨折（图12.25）。

症状和诊断

- 上肢活动时会有剧烈的疼痛。
- 触诊时有压痛。
- 肿胀和挫伤明显。
- 畸形。

治疗

伤者应尽快被送往医院。肱骨远端骨折通常需要住院治疗，尤其是儿童和青少年，因为位于骨折

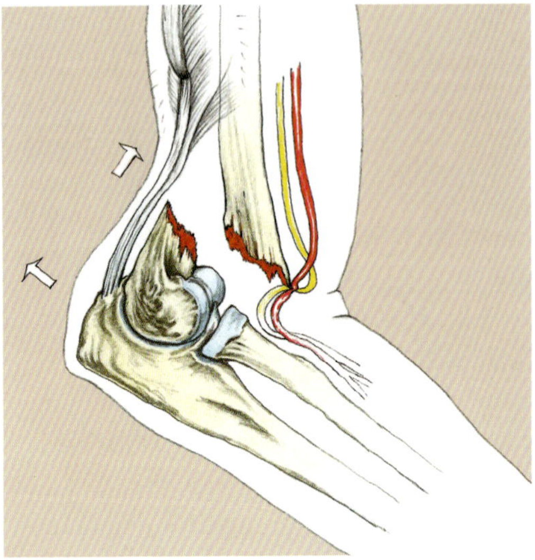

图12.25 肱骨（上臂）远端骨折。骨折端可能压迫和（或）损伤神经和血管。

断端附近的重要神经和血管很可能被损伤而大量出血，故应对损伤部位以下的脉搏和感觉进行查体。

医生应尝试闭合骨折复位，如果不可行的话则需进行手术。

愈合

如果损伤不是很严重，运动练习应早期开始。在8~10周后，上肢可以充分活动时，体育运动可以恢复。

肘关节镜

目前，关节镜越来越多地用于肘部损伤的诊断和治疗。因为关节囊切口较小，很多术后结痂和肘关节囊收缩等问题都可避免。

肘关节镜应当由有运动医学经验的外科医生缓慢精细操作。通常4毫米、30度的关节镜视野最佳，有时可以使用1.6毫米灵活的关节镜（图12.26）。

一般选择外上髁远端2厘米、前侧3厘米作为前外侧孔。必须避开前臂外侧皮神经和前臂内侧皮神经后支。器械应当指向肘中心，肘始终保持90度屈曲位。当肘关节没有充满液体时，无论肘屈位还是伸位，关节镜器械会在距桡神经平均4毫米以内距离通过。然而，当35~40毫升液体注入肘关节囊后，桡神经向前额外移动7毫米。应当始终保持肘关节最大程度扩张，尤其是建立最初的关节镜孔道时。

一般选择内上髁近端2厘米和前方1~2厘米作为内侧孔，这样可以较好暴露桡骨头和肱骨小头。应当避开前臂内侧皮神经的前支和后支。

后外侧孔在外上髁后上方的鹰嘴近端3厘米，可见鹰嘴窝和鹰嘴尖部及肱骨远端。切记，在肘关节屈曲20~30度时建立这个入路。

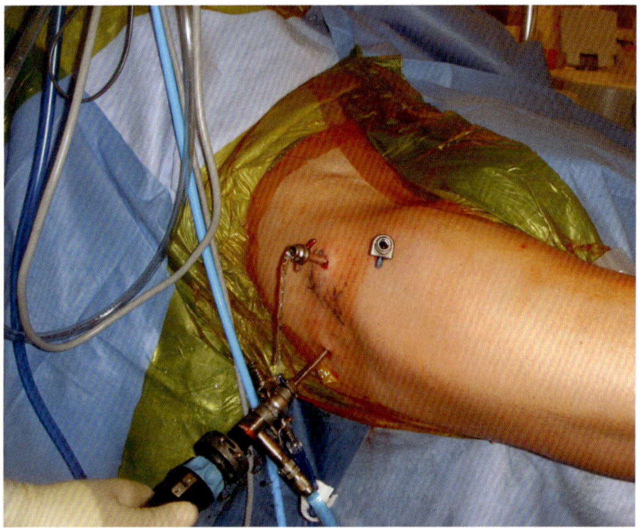

图12.26 通过关节镜手术检查肘关节。图片由Marc safran教授提供，美国加利福尼亚州斯坦福大学。

肘、腕和手的康复计划

肘部康复

无论何种损伤，康复方案必须解决炎症、运动受限、疼痛、无力和功能丧失的问题。肘关节不能活动、关节纤维化和粘连性关节囊炎（关节僵直）的风险都有过详细描述。为最小化不运动导致的关节退化影响，早期的关节活动度训练是必要的。与所有康复一样，力量对于正常功能恢复十分重要。在该过程中早期开始肌肉活动对预防组织肥大、康复肌肉功能很重要。运动项目涉及投掷的运动员应该在进行整个肩肘复合体的强化练习时加入肩胛骨稳定性训练。

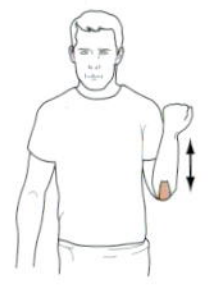

肘部屈伸

- 站立位，手臂在身体两侧下垂，尽量缓慢最大限度地屈曲和伸直肘关节。保持每个姿势5秒，重复10次。

冈下肌

- 仰卧位，一只手臂位于侧面。屈曲肘关节到90度，用另一只手臂尽可能地将手向地板（表面）按压。

网球肘（拉伸腕伸肌群和旋前肌）

- 站立位，患肢手背放在桌子上，保持肘关节伸直，向桌面施加向下的力。用另一只手抓住患侧手，并将腕部和手外旋，同时保持腕部伸直。在上臂近端和腕部上方应当感觉到被拉伸。保持15~20秒，重复5~6次。

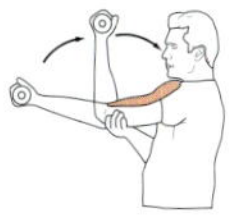

肱二头肌收缩

- 用对侧的手支撑患侧手臂的肘关节。缓慢地屈曲肘关节到最大程度，然后尽可能地伸展肘关节。每一个姿势保持3秒。重复练习。

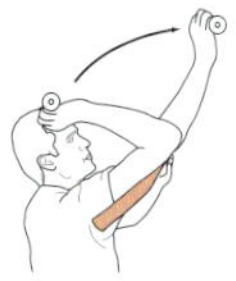

肱三头肌收缩

- 将患侧手臂举过头顶。用对侧手支撑肘部。将肘部伸直过头顶，然后缓慢恢复。在结束每个动作后保持3秒。重复练习。

参考文献

[1] JOBE F W, et al. Reconstruction of the ulnar collateral ligament in athletes. J Bone Joint Surg Am，1986，68（8）:1 158–1 163.

拓展阅读

DAVID T S. Medial elbow pain in the throwing athlete. Orthopedics，2003，26（1）:94–103;quiz 104–105.

El ATTRACHE N S. Elbow valgus instability in the throwing athlete. J Am Acad Orthop Surg，2006，14（12）:693–700.

ELLENBECKER T，et al. Current concepts in examination and treatment of elbow tendon injury. Sports Health，2013，5（2）:186–194.

MILLER S. Modern tennis rackets, balls, and surfaces. Br J Sports Med，2006，40（5）:401–405.

RENSTROM P. Injuries to the elbow in tennis. In: Renstrom PAFH（ed）. Tennis. IOC Handbook. Blackwell Scientific：Oxford, 2000.

RIDGE S J, et al. Risk factors for shoulder and elbow injuries in adolescent baseball pitchers. Am J Sports Med，2006，34（6）:905–912.

第13章　前臂、腕关节和手的运动损伤

前臂损伤

前臂损伤可因球拍类运动中过度使用或其他运动中跌倒时暴力撞击而发生，但并不常见。

对于经过前臂到达腕关节、手及手指的肌肉，前臂起锚定点的作用。前臂的2块骨（桡骨和尺骨）能绕彼此旋转，保证了行使各种特殊功能时可以使手处于特定的精确位置，因此前臂可以相对于腕关节旋前（内旋）和旋后（外旋）（图13.1）。

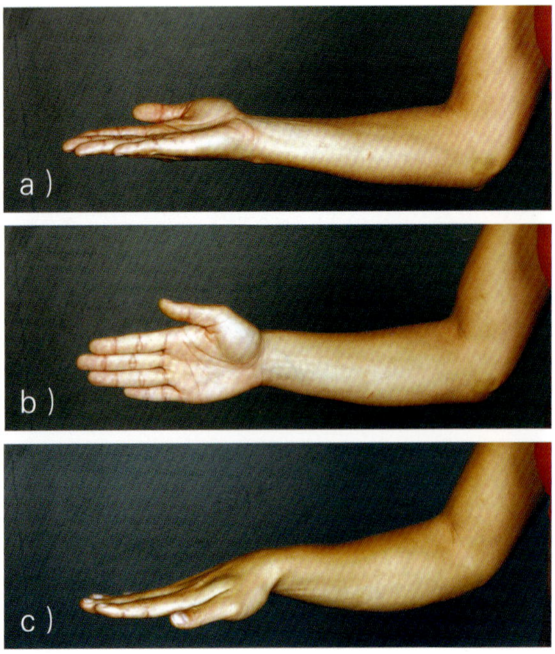

图13.1　前臂常规位置。**a**）旋后；**b**）中间位置；**c**）旋前。

使手指屈伸的肌肉延伸于整个前臂，因此前臂肌同时作用于肘、腕和指间关节。

过度使用损伤

由于外部压力或重复单侧运动，前臂的伸、屈肌及其肌腱和腱鞘容易发生过度使用损伤（图13.2）。该损伤主要发生于桨手和划艇运动员，他们在赛季之初就进入高强度训练。同时从事网球、壁球、乒乓球和羽毛球运动的运动员，以及滑冰运动员等，也可出现此损伤。

- 手弯曲或伸展时可产生疼痛（图13.3）。
- 受累肌肉和肌腱会出现局部肿胀和压痛。
- 当手指和腕关节进行活动时，手背部和前臂的受累肌腱会有捻发感（“咯吱”声）。

炎症可以通过下列方式预防：

- 休息，不进行感到疼痛的活动。
- 逐渐增加训练量和负荷。
- 交换训练以避免单侧活动。
- 使用正确的技巧和设备。

不进行令自己感到疼痛的活动；受伤处通常可自愈，但可能需要很长时间。

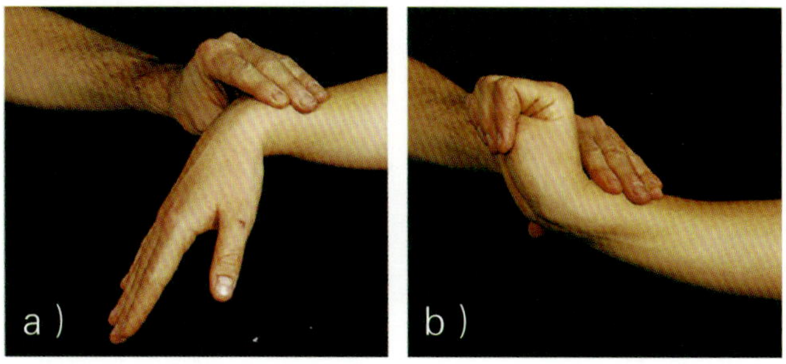

图13.2 前臂屈肌和伸肌因过度使用导致的炎症。**a**）腕部进行屈曲运动时可能产生疼痛；**b**）腕部进行伸展运动时可产生疼痛。

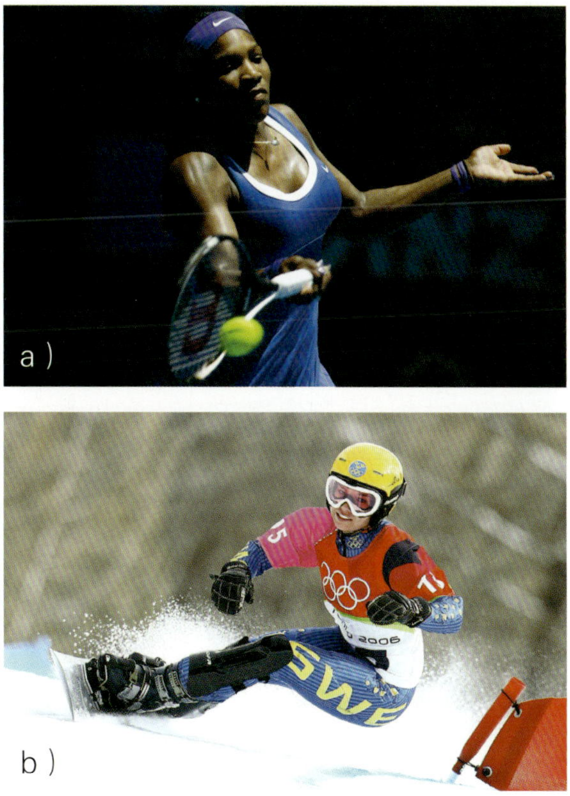

图13.3 在手部剧烈运动中，腕部疼痛很常见。**a**）顶级水平的网球运动可以造成腕关节不适；**b**）滑雪者经常使用腕部，因此要戴护腕。图片来自Bildbyrån，瑞典，已授权。

医生应：

- 用支具或夹板治疗1~4周。
- 给予抗炎药。

前臂骨筋膜室综合征

骨筋膜室综合征（与第468页对比）是一种罕见的损伤。它多发生于摩托车运动，如摩托车越野赛。特点是运动诱发的疼痛并伴有压力增高或紧缩感。可有明显的间断的无力或麻木。因为骨筋膜室综合征的病因还不很清楚，因此很难诊断该损伤。直接评估肌内压力有助于诊断。由于保守治疗对于这种慢性疾病很少成功，通常采用筋膜切开手术进行治疗。

前臂骨折

前臂骨折可在跌倒或直接攻击时发生，且通常同时影响桡骨和尺骨。单独尺骨的骨折可发生于前臂防御攻击时。

尺骨骨折可伴有肘关节脱位（孟氏骨折）。因此当发生尺骨骨折时应当检查肘关节并拍X线片。

精确解剖复位桡骨和尺骨很重要。建议石膏固定6~10周。前臂骨折通常需要手术治疗，尤其是存在脱位的情况。

在石膏被移去后、运动员恢复运动之前，应进行6~10周的力量训练。

腕关节损伤

腕关节损伤占所有运动相关损伤的3%~9%。对于一些项目，如滑雪和武术，其患病率可达35%[1]。腕损伤常见于经常使用手的运动和需要握持物体如网球拍或高尔夫球杆的运动。大多数损伤是过度使用造成的（图13.4）。腕关节损伤在世界顶级男性网球运动员的所有损伤中约占11%，世界顶级女性网球运动员约占15%。

网球运动员以不同的抓握姿势握持球拍时，击打的生物力学和上肢的整体生物力学负荷不同。有4种用于正手击球的抓握姿势：大陆式、东方式、半西方式和全西方式（图6.18）。东方式握拍可导致前臂桡侧损伤，如桡侧腕屈肌腱病，桡骨茎突狭窄性腱鞘炎；全西方式和半西方式握拍可导致对侧、尺侧的损伤，如尺侧腕屈肌腱病和三角纤维软骨病变[2]。

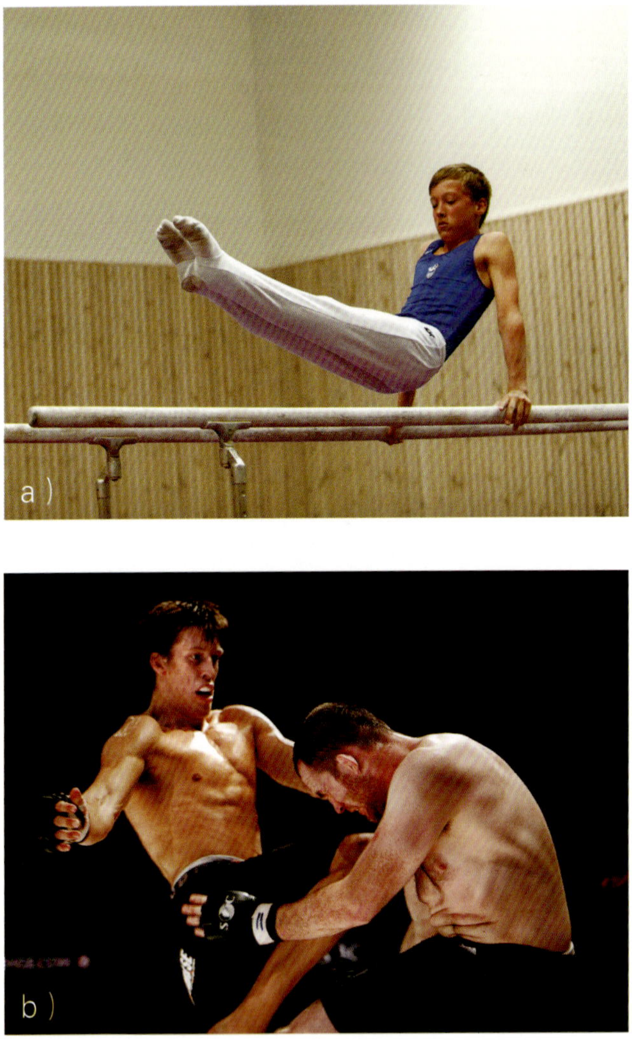

图13.4 运动员使用腕关节的例子。a）体操运动员在进行大量的双手支撑和跳跃运动时，其腕关节伸展，并有很大压力施加在腕关节上，此时其可出现损伤；b）武术运动中，击打过程可对腕关节产生很大的压力。图片来自Bildbyrån，瑞典，已授权。

损伤机制

腕关节骨折可发生于存在高能量跌落的运动，如滑雪、滑冰。若跌落和着地时腕关节背伸，负荷施加在尺侧、腕的掌侧。常见的损伤包括桡骨和舟骨骨折，韧带损伤会造成腕关节不稳定和三角纤维软骨复合体（TFCC）损伤。

挥动高尔夫球棍和棒球棍而未能击中目标时，如果球棍的力量超过抓握力，易发生钩骨骨折，手掌的小鱼际（外侧部分）可受到冲击。当高尔夫球手击打在地面而非球上时，相似的机制也会发生。

在非专业网球运动员的腕关节损伤中，不同的球拍抓握方式与损伤位置相关：东方式握拍导致桡侧损伤，西方式或半西方式握拍导致尺侧损伤（第6章图6.18）。运动可产生压力负荷，如骑车可导致尺神经在腕尺管（Guyon管）受压，产生小指放射痛。

体操运动中不同形式的手部支撑和跳跃，伴有腕部背伸的动作会在腕部背侧产生巨大的压力，可导致滑膜炎和尺骨与手舟骨的肥大。三角纤维软骨复合体损伤也常见于体操运动。

腕关节由7块腕骨构成，关节囊和韧带在其中起连接和稳定的作用（图13.5）。破坏韧带一般需要高能量的创伤，但当其真的发生时，韧带可以是非常脆弱的。第8块腕骨位于腕关节的一个屈肌腱上方，并在另一块腕骨上滑动，属于“籽骨”。

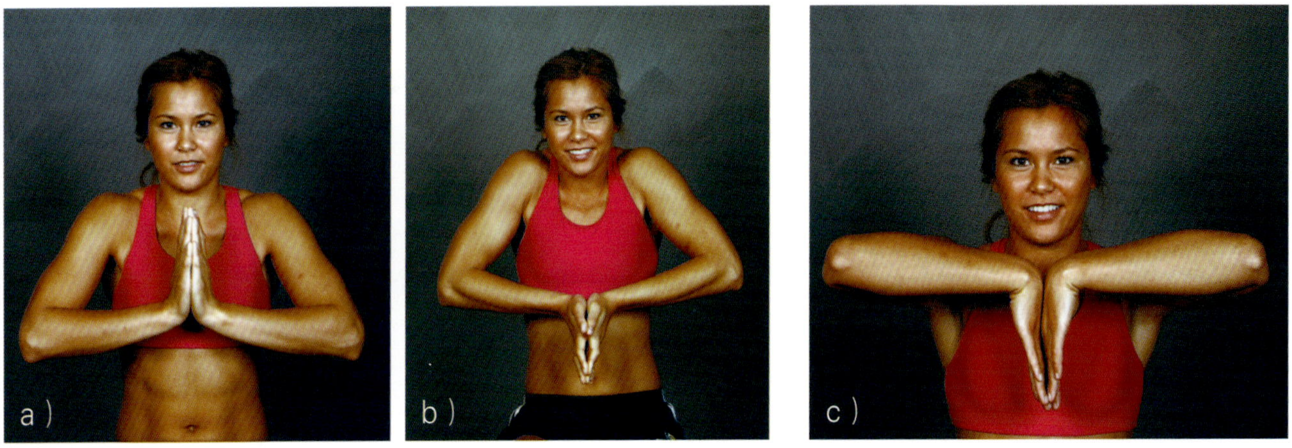

图13.5 腕部有很好的活动性。

桡骨远端和尺骨的骨折

腕关节的骨折基本上可分为3种不：柯莱斯骨折（Colles fracture,临床常称为Colles骨折）、史密斯骨折（Smith fracture，临床常称为Smith骨折）、巴尔通骨折（Barton fracture，临床常称为Barton骨折）。粉碎性骨折，即形成多个碎片的骨折，也有发生。

Colles骨折

Colles骨折是3种骨折中最常见（85%）的一种，其为紧邻腕部上方的桡骨远端骨折。该骨折的发生机制是跌倒时臂部同时伸展，此时手部被强迫向后向上运动（图13.6）。

Smith骨折

其由手掌屈曲而导致。Smith骨折约占腕关节骨折的15%。该骨折可能由高能量的创伤如摩托车事故或接触性运动如曲棍球、足球、橄榄球和手球等运动导致，但在骑手、摔跤选手、滑冰选手等中也不罕见。

Barton骨折

Barton骨折为桡骨远端骨折伴有腕关节内骨折，腕关节可向背侧或前侧移位。

症状和诊断

腕关节的“餐叉”样畸形是Colles骨折的特征（图13.6）。该姿势是由桡骨远端的骨折端被前臂向后牵拉（背屈）造成的。在Smith骨折中存在桡骨远端的前向（向掌侧弯曲）移位。

- 腕关节肿胀和压痛。
- 腕关节活动时疼痛。
- 在较轻的情况下，肿胀和移位可能很小。损伤可能被误认为是扭伤。因此，对腕关节扭伤应当进行X线检查来确认是否存在骨性损伤。

对于Colles骨折，医生应：

- 复位骨折断端。
- 给予石膏（如果骨折不复杂的话通常使用夹板或支具，可在4~5周后移去）固定。腕关节应通过后期训练进行加强。

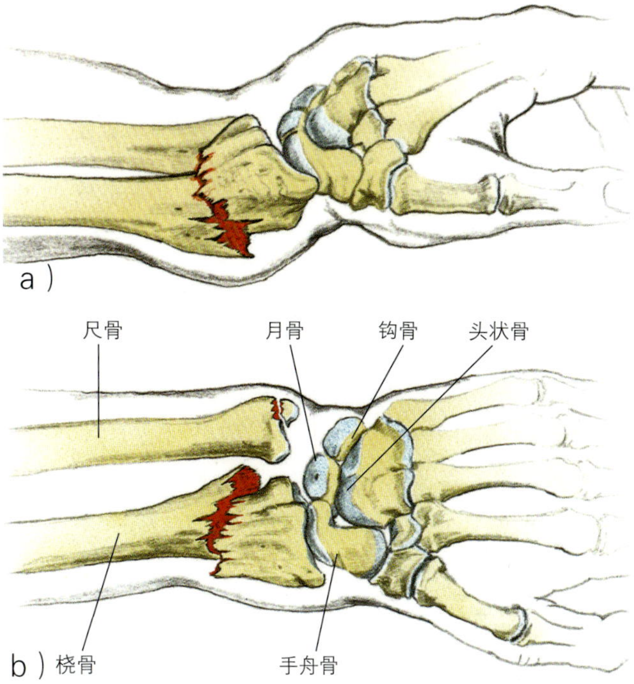

图13.6 紧邻腕关节上方的桡骨于舟骨远端骨折（Colles骨折）。**a）**Bayonet姿势侧面观察骨折；**b）**从上面观察骨折。

- 分别于骨折复位后的1、2、5周进行X线检查。如果再次发生移位，需要使骨折恢复到正常位置，即复位。
- 更严重骨折的情况需进行手术。

对于Smith骨折，医生应：

- Smith骨折通常不稳定，应考虑手术治疗。

这些骨折的治疗方式变化很大。缺少对于桡骨远端骨折的最佳护理是患者收到住院补偿的最常见原因之一。腕部制动时，通常可以维持调节性训练。其他形式涉及腕关节的体育运动可在8~12周后恢复。

手舟骨骨折

手舟骨骨折可因为跌倒时腕关节后伸，伸展的手臂着地（图13.7）而致。手舟骨骨折在接触性运动，如足球、美式足球、橄榄球、冰球和团体手球等运动中尤其常见，也可发生于规范滑冰等其他运动中。

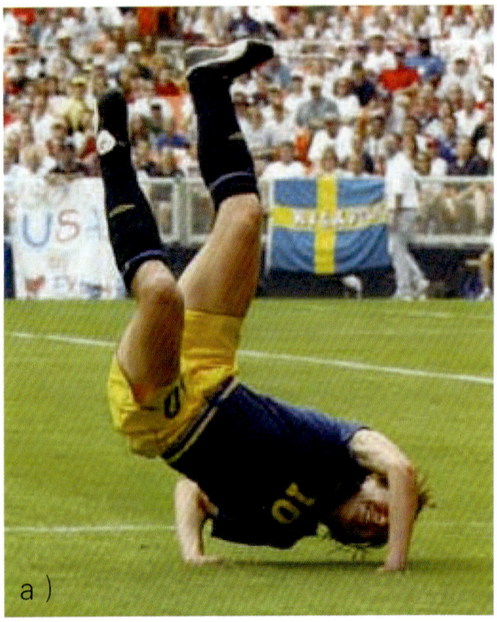

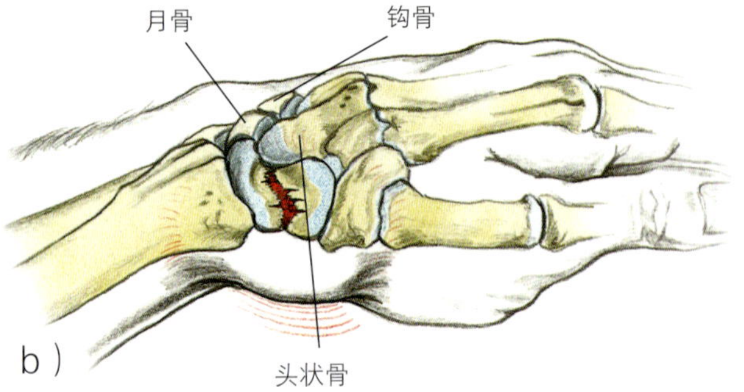

图13.7 手舟骨骨折。**a**）优秀的运动员可在跌倒时出现手舟骨骨折（图片由Bildbyrån提供，瑞典，已授权）；**b**）手舟骨骨折。

小贴士

手舟骨的血供容易受到影响，尤其是中部骨折时，这会减慢愈合过程。运动员通常会难以接受损伤愈合所需要的长时间的治疗。

症状和诊断

- 在手舟骨区域（伸开大拇指时在基部形成的凹陷：鼻烟窝）有中度疼痛、压痛和肿胀（图13.8）。
- 手部运动时力量中度受损。
- 因为其首发症状很普通，该损伤经常被误诊并被认为是扭伤。
- X线和骨扫描或MRI可确诊。

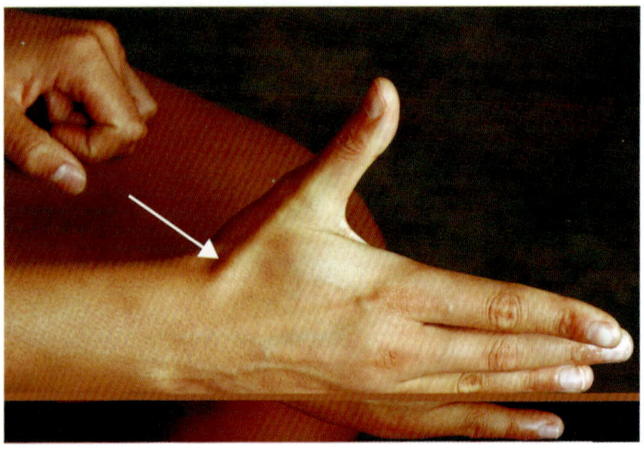

图13.8 当大拇指伸展开后显现的凹陷（鼻烟窝）处有中度疼痛，伴有压痛和肿胀。

医生应：

- 即使早期没有X线检查表现，若怀疑骨折，也应给予石膏或支架固定。
- 要明确：并不是所有的手舟骨骨折都能在急性期的X线检查中表现出来，而一般要在7~10天之后才有表现。如果怀疑手舟骨骨折，应在损伤10~14天后进行MRI检查或再次X线检查。
- 对急性期非脱位骨折，可石膏固定8~10周。在运动员中，可在几周之后用矫正器替代石膏。在6~8周后行X线检查。如果有疑问可通过进行CT监测。
- 人们已发现，保守治疗预后较差，这导致手术治疗变得更加普遍。如果骨折有移位，尤其应当手术治疗。

愈合和预后

受伤运动员未就诊，并且早期症状消失的情况并不罕见。这些情况可导致不愈合，并会形成假关节。这最终会导致腕关节退行性改变，伴有运动时不适、疼痛、僵硬和功能受损。

小贴士

跌倒时腕部着地且有疼痛，应当鉴别是否为手舟骨骨折。

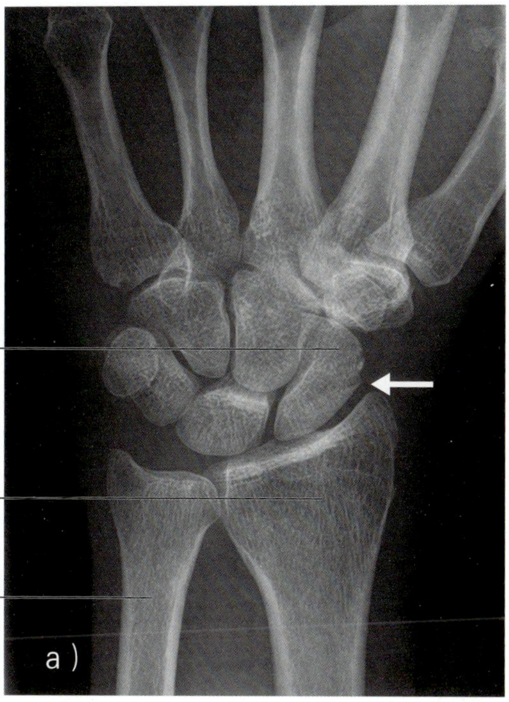

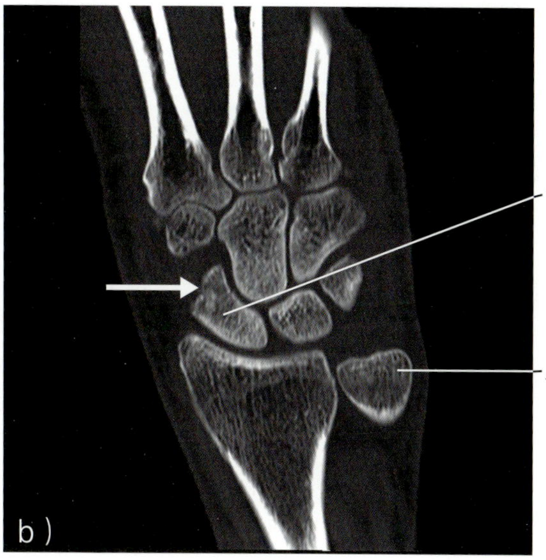

图13.9 影像学可确保对舟骨骨折的诊断。**a）**腕部X线检查显示舟骨骨折（箭头处）；**b）**CT扫描显示手舟骨骨折（见箭头）。

提前终止治疗，甚至有时候充分治疗后都可能出现假关节。手舟骨的假关节应手术修复。

运动员在手舟骨骨折时可以继续进行可接受的调节性运动。

应记住，并不是所有的手舟骨骨折都能在急性期的X线中表现出来，一般要在7~10天之后才能表现出来。如果怀疑手舟骨骨折，10~14天后应当进行MRI或再次X线检查。

钩骨钩骨折

钩骨钩在手掌的侧面向前突出，钩骨钩压缩性骨折是一种很少见的损伤，但如果球拍及球棍或单车手把压迫钩骨钩时，则在球拍运动及棒球、冰球和骑车运动中可发生钩骨钩骨折。该骨折多发生于运动员，一般占腕部损伤的2%~4%。

症状和诊断

- 手掌的小指侧有疼痛和压痛。
- 握力减弱。
- 尺神经刺激可造成小指麻木。
- X线腕管检查或CT扫描可确诊。这些骨折可能在传统影像学和特殊X线检查中被忽视。因此，如果临床上强烈怀疑该骨骨折，推荐CT扫描以确定诊断。

运动员应：

- 休息和冰敷患处。
- 咨询医生。

医生应：

- 通过X线检查或CT扫描确诊。
- 建议患者休息一段时间以使症状减轻。
- 在保守治疗的病例中骨折不愈合（骨不连）的概率为80%~90%，故对该损伤的治疗要更积极。这些骨折愈合不良的原因主要是第4、第5指在石膏内不断活动、血运不良、诊断延误和骨折碎片移位。有该骨折的运动员应当被送往手外科以决定是否应当进行手术。
- 对移位的骨折或当骨折不愈合持续存在时，应手术去除钩部。

愈合和并发症

- 该骨折很容易被忽视。
- 该骨折很难愈合，即便行内固定术也不易愈合，但钩骨骨折不愈合通常不会引起疼痛。
- 并发症之一是尺神经在Guyon管处受压。钩骨钩位于该管的远端外侧边界，即靠近尺神经穿过Guyon管时的运动分支，骨折可造成尺神经远端的炎症。

屈肌腱损伤

运动员一旦症状缓解便可尽快恢复运动。

腕关节周围脱位

虽然腕关节周围脱位在运动中很罕见，但是及时诊断非常重要，因为良好的预后取决于早期正确的诊疗。然而即使诊疗正确及时，这些损伤通常也会有长期的遗留症状。

经手舟骨月骨周围脱位

- 经手舟骨月骨周围脱位可在腕部被动背伸的情况下发生。手舟骨和月骨间韧带的破坏会导致两骨分离。该损伤机制是导致月骨周围脱位的损伤机制中不太严重的一种。

症状和诊断

- 运动时疼痛。
- 腕部肿胀，月骨和手舟骨处压痛（图13.10）。
- X线检查显示手舟状骨和月骨之间的关节间隙增大或手舟骨和月骨之间角度异常。

运动员应：

- 冰敷，加压，抬高腕部。
- 咨询医生。

医生应：

- 通过X线检查确定诊断。
- 手术以减小移位，缝合肌腱和关节囊，并用克氏针或钢丝固定。
- 制动关节8~12周。

月骨周围脱位

月骨周围脱位是头状骨相对于月骨背侧的移位（见图13.7中月骨和头状骨的移位），有时也可能是同时向前移位。这种损伤可能同时伴有手舟骨脱位或骨折，是腕部被动背屈或轴向压缩造成的。

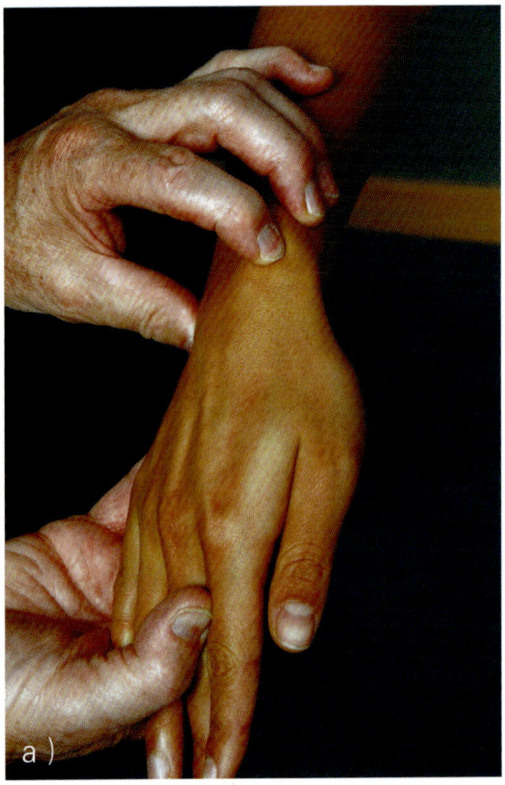

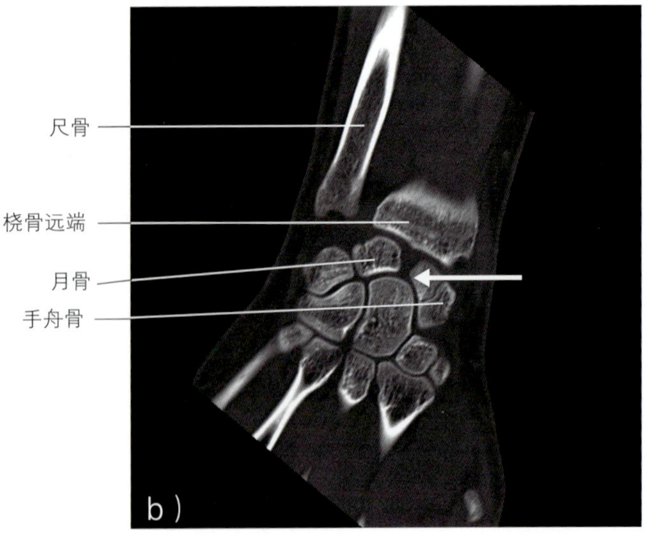

图13.10 经手舟骨月骨周围脱位。**a**）手舟骨和月骨对位不良；**b**）右腕CT扫描显示穿透手舟骨的骨折，没有移位（箭头），以及手舟骨和月骨脱位标志着肌腱和关节囊损伤。

症状和诊断

- 腕部背侧可见畸形。
- 存在肿胀和压痛。
- 运动时疼痛，活动受限。
- X线显示头状骨背侧脱位。

运动员应：

- 冰敷，伤处加压，抬高手腕。
- 立刻咨询医生。

医生应：

- 通过X线检查确诊。
- 通过手术复位脱位关节，并用克氏针或钢丝保持其固定在解剖位置。
- 除此之外，还应修复撕裂的韧带。

月骨（图13.7）可向后（向背侧）或向前（向掌侧）脱位。该损伤是月骨周围脱位和经手舟骨月骨周围脱位的延续。随着创伤的加剧，该损伤可从经手舟骨月骨周围脱位发展为月骨周围脱位，最后发展为真性月骨脱位。

月骨软化（Kienböck病）

月骨软化可由重复创伤和刺激而发生，常见于15~40岁人群。许多网球运动员持续存在这种损伤。月骨软化后月骨的血运将被干扰，可出现骨软化并去血管化。该损伤与腕部尺骨相对于桡骨轻微缩短（尺骨负变异）有关。

症状和诊断

- 运动疼痛，活动受限。
- 疼痛可放射到臂部。
- 背屈受限。
- 月骨处肿胀和压痛。
- 手无力。
- 中指被动背屈可产生疼痛。
- 月骨体积缩小和硬化（骨密度增加）可在X线上看到，月骨可塌陷并影响腕骨之间的稳定性。

运动员应：

- 休息腕关节。
- 避免压迫月骨。
- 咨询医生。

医生可能会：

- 通过X线检查或骨扫描确诊。
- 在急性期制动腕部。
- 请手外科医生会诊。
- 轻度损伤时进行缓解月骨压力的手术，复杂损伤时进行融合手术。
- 能否恢复运动取决于个人情况。

腕管综合征

腕管是位于腕骨和腕部掌侧一条强壮韧带之间的狭窄通道（图13.11）。正中神经和9条屈指肌腱走行于腕管。腕管综合征是指正中神经在腕管处受压的表现。

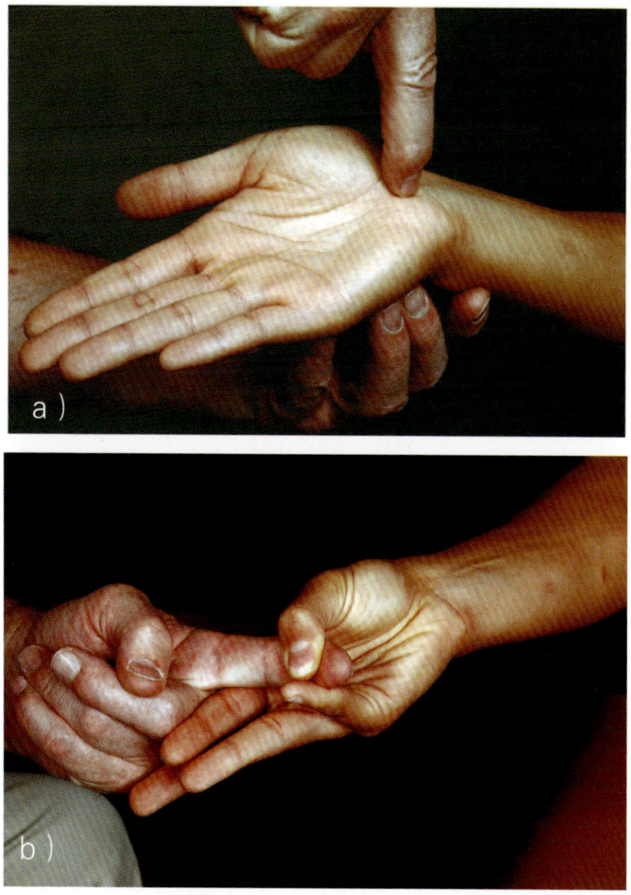

图13.11 腕管综合征。**a**）腕管区域局部压痛（手掌与腕部连接处）；**b**）检测正中神经：患者拇指加压对抗小指，检查者测试其阻力。

腕管综合征最常见的病是腕部过度使用，继而造成了容纳神经和肌腱的腕管出现狭窄和炎症，导致正中神经受压出现临床症状。过度使用常见于高度用手的运动，尤其是用腕部支撑的运动，如骑车。

症状和诊断

- 腕部掌侧有远端压痛（图13.11）。
- 有该损伤的运动员可存在拇指、示指、中指的间歇性针刺感和麻木感（图13.12）。腕部过屈或过伸时针刺感会加重。
- 疼痛在夜间更常见，也可以向上放射到肩部。长期如此，受累手指的感觉功能会减退，手拇指侧的一些肌肉感觉也会减退。
- 运动员有时会主诉手指活动不灵活。
- 在长期严重的情况下，可能会失去握力，并可出现拇指肌肉萎缩。
- 腕部极度屈曲30秒（Phalen姿势，图13.13）可出现手部麻木。
- 肌电图检查可能有助于确诊，但有时患者也可没有肌电图阳性改变。

运动员应：

- 通过改变负荷使手部和臂部避免长时间过度重复运动以预防该损伤。

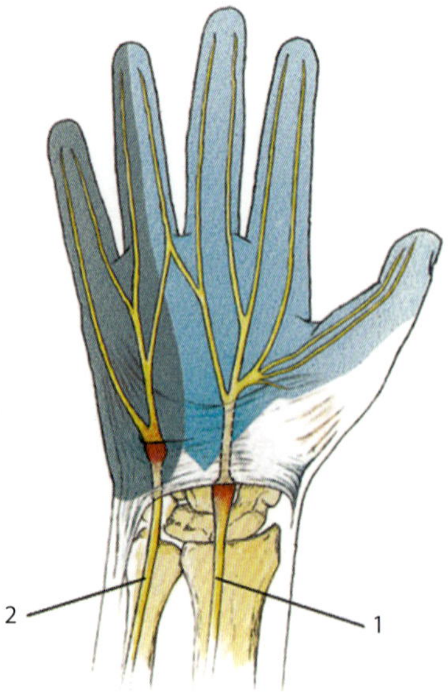

图13.12 腕管综合征。在拇指、示指、中指和半个环指，即正中神经支配区域，可有放射痛、针刺感和麻木感。1.正中神经分支；2.尺神经分支。

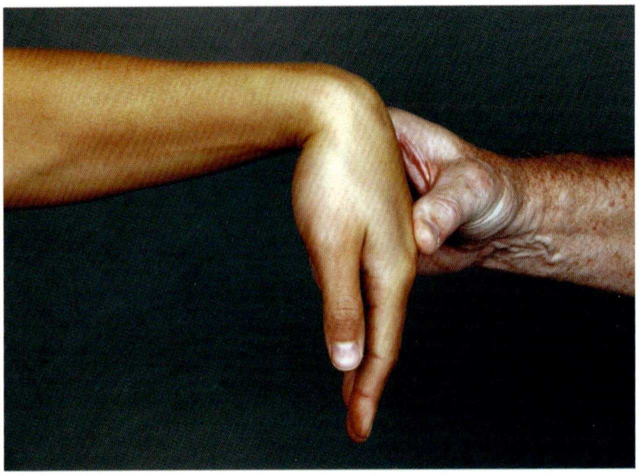

图13.13 Phalen试验。腕部垂直向下弯曲（背屈）30秒手部可产生麻木感。

- 暂停负荷，休息并放松。
- 经常运动手指以促使手部血运增加。
- 睡觉时使用腕托保持腕部伸直。

医生应：

- 建议患者调整训练。
- 应用夹板制动腕部并避免极限范围运动。是否应用夹板或支架取决于症状的严重程度，可能仅在夜间、活动时应用，也可持续应用。
- 给予患者抗炎药物。
- 在难治情况下向腕管注射类固醇。
- 在采用上述方式治疗无效的情况下，可关节镜下手术松解韧带（增加神经周围的空间）。
- 运动员通常可于手术后2~4周症状缓解后恢复运动。绷带、支架或夹板可能在活动中有帮助。

腕尺管综合征［又称盖恩综合征（Guyon syndrome）］

尺神经可在手内侧跨越腕关节处受压（图13.14）。压力来源于局部组织对尺神经的摩擦或冲击等机械性干扰，易发生于骑车运动（图13.14）。腕尺管综合征表现为小指和1/2环指疼痛和麻木，伴手指伸展时肌肉无力。初步治疗是休息，不进行有疼痛感的运动；应用抗炎药物。但如果保守治疗失败，可手术进行神经减压，预后良好。

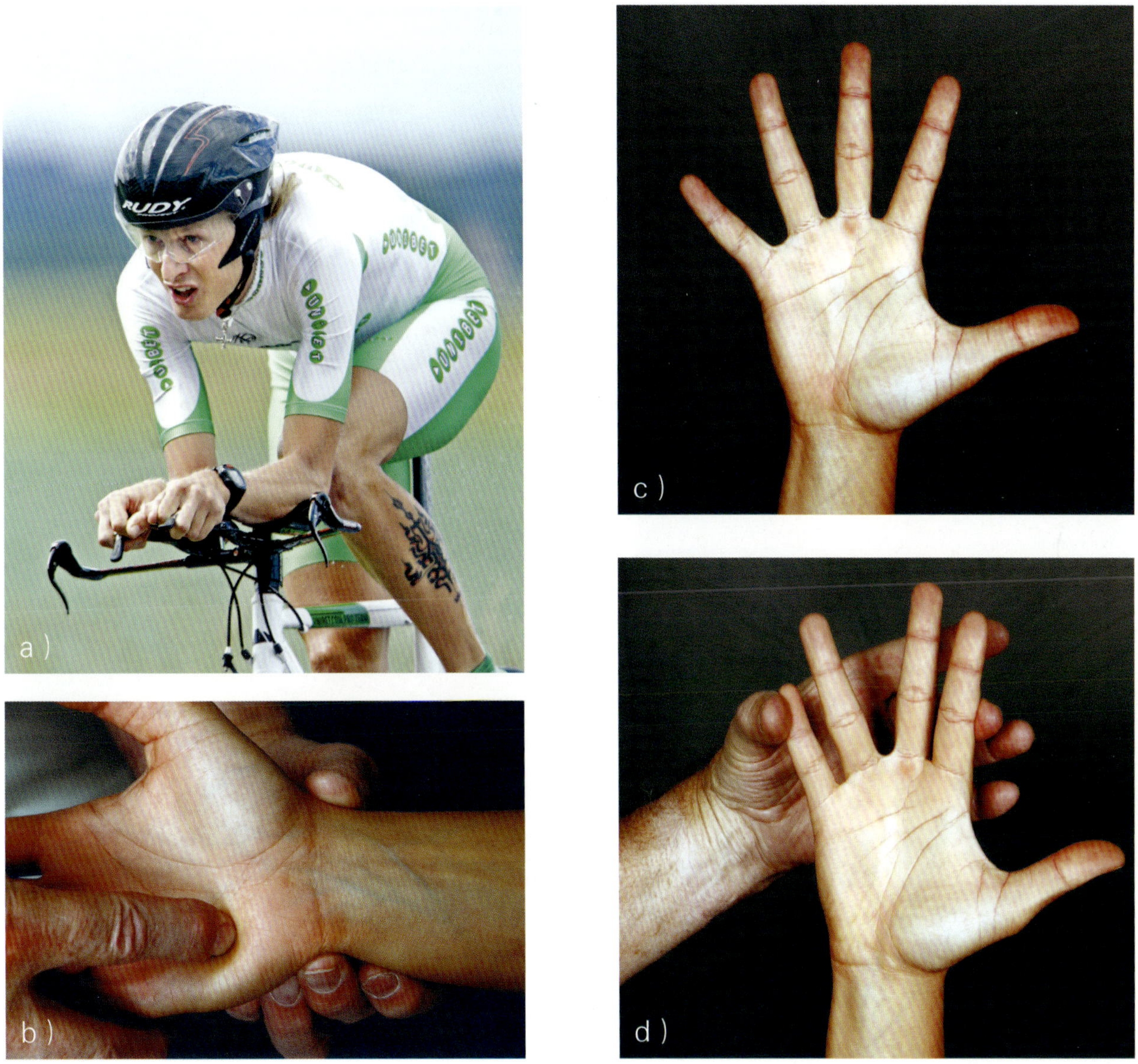

图13.14 尺神经远端异常的压力（腕尺管综合征）。**a**）骑手长时间抓握车把会对尺神经产生很大的压力；**b**）尺神经通过Guyon管处有压痛；**c**）通过伸展手指检查尺神经功能；**d**）检查手指力量以观察尺神经功能。

桡骨茎突狭窄性腱鞘炎（de Duervain disease，临床常称为de Quervain病）

桡骨茎突狭窄性腱鞘炎是指拇短伸肌和拇长展肌腱鞘炎，最常见的病因为反复拇指和腕部运动。

该损伤可发生于需要有力的抓握或反复使用拇指并伴有腕部向尺侧屈曲的运动员，多见于右利手高尔夫球员、网球运动员、标枪运动员等的左手拇指。

症状和诊断

- 疼痛和压痛位于拇指基底部，此处肌腱跨过腕部［图13.15a）］。
- 疼痛发生于活跃的拇指伸展活动时和对抗阻力外展时。
- 通过将拇指置于手掌继而腕部向尺侧屈曲而诱发疼痛［芬勒斯坦试验（Finkelstein tset，临床常称为Finkelstein试验）］［图13.15b）~d）］。

医生应：

- 通过认真的体格检查和超声扫描显示肌腱炎症而确诊。

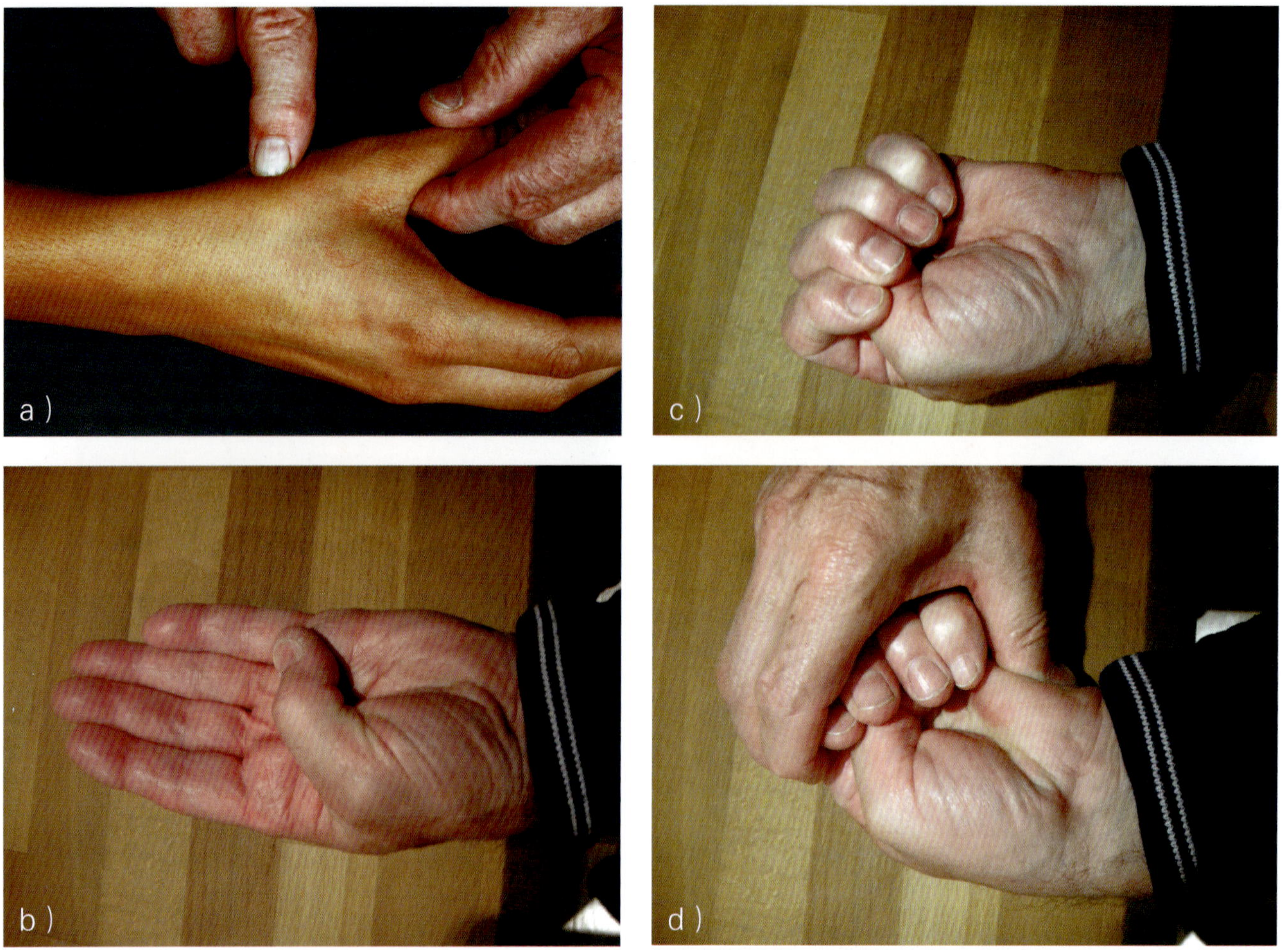

图13.15　桡骨茎突狭窄性腱鞘炎。**a）**拇短伸肌和拇长展肌腱鞘有压痛；**b）**Finkelstein试验第一步：将拇指放在手掌；**c）**Finkelstein试验第二步：其余四指紧握拇指；**d）**Finkelstein试验第三步：检查者将被检查者手向尺侧（小指侧）弯曲。

- 建议患者调整训练。
- 应用夹板使拇指制动（应用时机取决于症状的严重程度，夹板可仅在晚上应用，也可在活动的时候应用或持续应用）
- 给予患者抗炎药物。
- 在肌腱周围的腱鞘内注射类固醇。
- 若上述治疗无效，可手术松解覆盖在肌腱上的筋膜。
- 运动员可在症状允许的情况下恢复运动，在运动中应用绷带、支架或夹板可能有帮助。

尺侧腕伸肌（ECU）不稳定和断裂

ECU的功能是维持腕关节尺侧的稳定性。在最近几年，ECU肌腱引起的问题逐渐得到关注和认识（图13.16）。腕关节尺侧疼痛在网球运动员，尤其是高水平网球运动员、高尔夫球员和赛艇运动员中很常见。临床分为3型：

- 急性ECU不稳定。
- ECU断裂。
- ECU肌腱病。

不同类型有不同的处理措施，因此，确定分型很重要。需与骨折、骨挫伤水肿、韧带损伤、三角纤维软骨复合体（TFCC）等相鉴别。

急性ECU不稳定

急性ECU不稳定临床表现为腕部关节尺侧突然产生疼痛。可见于网球运动员双手反手击球时，有时也见于正手击球时。有时可出现完全ECU脱位或ECU腱鞘损伤。

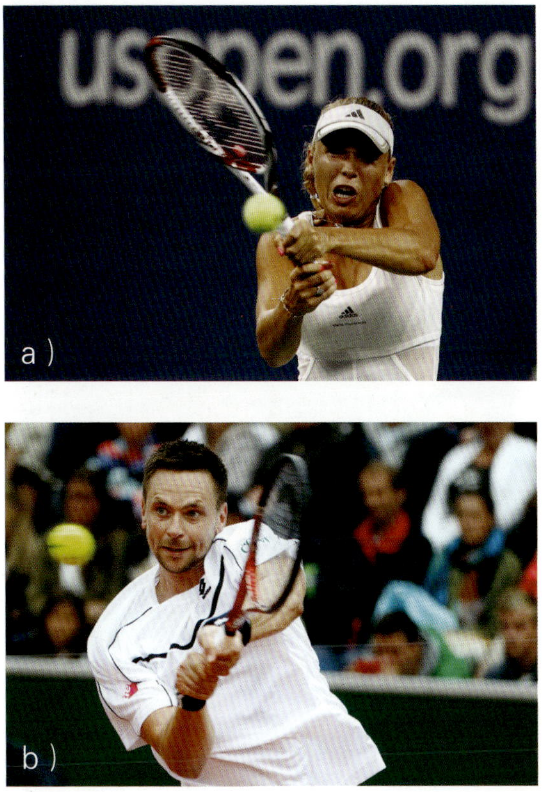

图13.16 双手反手可致ECU不稳定。图片由Bildbyrån提供，瑞典，已授权。

症状和诊断

- 剧烈疼痛伴被动旋后。
- 疼痛，触诊ECU肌腱时有压痛（图13.17）。
- 轻微的局部肿胀。
- 等张测试可用于重现不稳定。
- 静息和旋后时诊断性超声对测试ECU不稳定有效。
- 在旋前和旋后时进行MRI检查。
- 通常很快能恢复日常活动，但运动员在打球时仍会感觉疼痛。

ECU断裂

ECU不稳定是由ECU腱鞘（腱鞘下）完全断裂导致的。

症状和诊断

- ECU在旋前的过程中很不稳定。
- 超声和ECU应力试验可确定诊断。
- 还有一种类型的损伤，ECU腱鞘（腱鞘下）损伤但没有完全断裂，部分ECU腱鞘随之从尺骨内侧游离出来，因此不能保证ECU在应力下的稳定性。

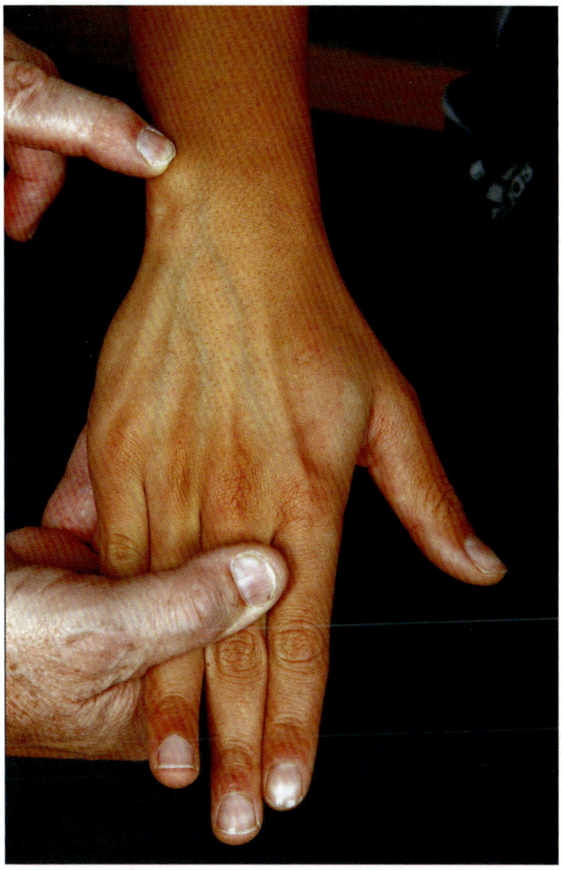

图13.17 ECU不稳定。ECU肌腱处有压痛。

治疗

- 通常需要手术治疗，术后应制动4~6周。
- 非手术治疗包括石膏固定2~4个月，2个月之后可进行应力试验。
- 在ECU稳定于其解剖位置之前不能恢复打球。
- 1~2个月后定制的腕矫形器可取代石膏固定（图13.18）。
- 运动员可在5~6个月后恢复网球运动，进行比赛。

ECU肌腱病

当运动员存在腕关节尺侧疼痛并难以双手反手击球时应怀疑其患有ECU肌腱病。

症状

- 疼痛逐渐加重。
- 热身后疼痛感觉减轻。
- 当腕部被迫旋前时感觉疼痛——ECU压痛。

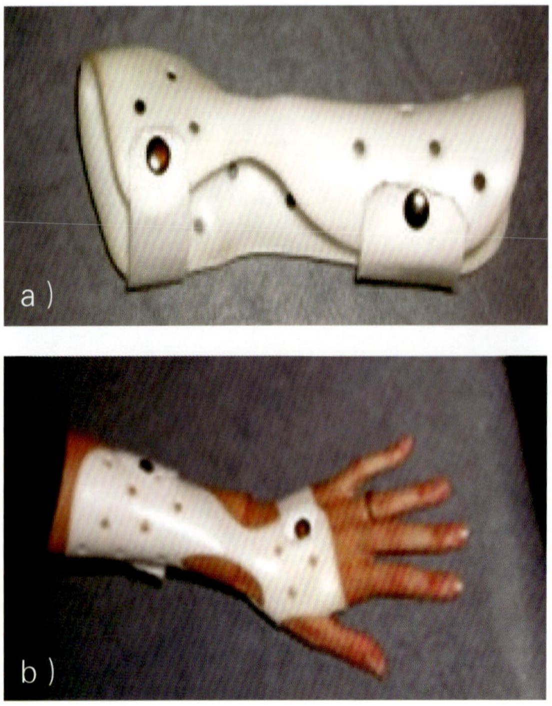

图13.18 定制的腕矫形器通常有效。图片由Berhard montalvan博士提供，法国网球联盟，巴黎。

小贴士

从解剖位置来看，ECU腱鞘下和支持带及其损伤对于ECU 的稳定性影响非常大。对该损伤的诊断通常需要极专业的知识。诊断性超声和应力试验是非常有用的诊断方法，对指导治疗过程非常有用。

三角纤维软骨复合体撕裂

三角纤维软骨（TFC）是一个软骨盘，与膝关节半月板相似，位于腕关节内，覆盖在尺骨远端上方。它是三角纤维软骨复合体（TFCC）的一部分，该复合体支撑位于腕关节尺侧的腕骨并对远端尺桡关节（腕关节的一部分）提供部分稳定性。

TFCC的作用是使腕关节实现6个方向的运动，即屈、伸、旋转和侧向运动。TFCC位于尺骨和两块后腕骨（月骨和三角骨）之间。TFCC可稳定腕部（尺桡关节）并提高关节活动范围。在TFCC中心有一个小软骨盘，有减振的作用。TFCC包含腕部的几条韧带。

TFCC损伤通常由创伤导致。跌倒时手臂外展是TFCC损伤最常见的原因。高水平网球运动员和体操运动员发生该损伤的风险最大（图13.19）。

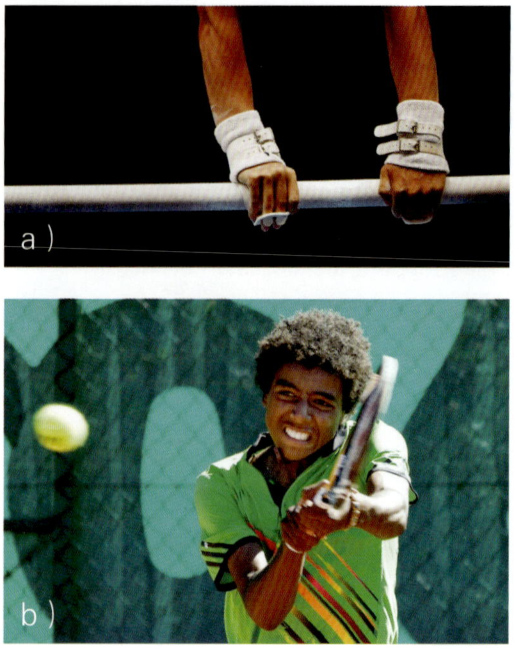

图13.19 三角软骨板（IFCC的一部分）断裂。TFCC损伤可在多种运动中发生。**a）**体操运动员在高速负荷运动时使用腕部；**b）**因为使用双手反手击球的网球运动员常有腕部过度或重复的尺侧方向的运动和（或）极端的前臂旋转，所以他们具有高风险。图片由Bildbyrån提供，瑞典，已授权。

TFCC撕裂可以发生于创伤、过度使用或组织退变。撕裂通常与腕关节处尺骨相对于桡骨过长有关（尺骨正变异）。创伤性撕裂是由包含撞击、旋转和尺偏的损伤造成的（图13.20）。

症状和诊断

- 症状通常不典型。
- 关节活动范围受限。
- 可有腕关节尺侧疼痛［图13.21a）］。
- 当进行挤压、尺偏和环绕运动检测时可引起疼痛，在这些动作和尺骨前向运动时可能感到伴有疼痛的“喀啦”声或“咚咚”声［图13.21b）、c）］。
- 当腕关节被动屈曲及尺骨在腕关节内被推向前方时，患者可能会感到突然的疼痛，并可听到“喀啦”声。
- 支持该诊断的试验包括过度旋后试验。过度旋后试验方法：手掌向上，腕部以尺偏的姿势承重，即腕关节远离拇指运动，同时过度旋转前臂［图13.21d）］。

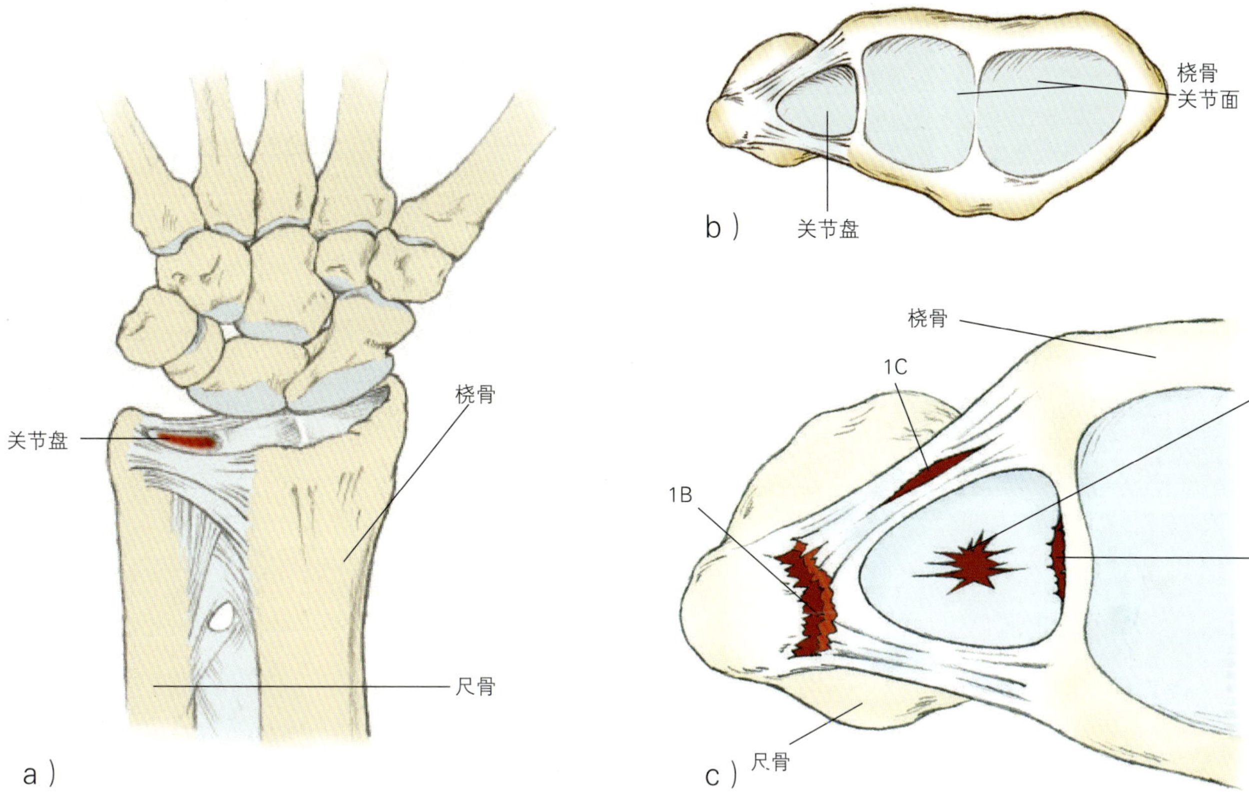

图13.20 三角软骨板断裂。**a）**腕关节解剖，红色为损伤处。从上方看，三角软骨板位于桡骨和尺骨之间；可从右侧看到月骨和手舟骨的关节。**b）**腕关节远端横截面。**c）**急性TFCC损伤的Palmer分型。1A型，软骨组织中心断裂；1B型，软骨板在尺侧周围撕脱；1C型，尺骨外侧韧带（掌侧尺腕韧带）断裂；1D型，软骨板在桡侧周围撕脱。

- 关节的MRI检查和关节镜可确诊。
- 腕关节镜是充分评估损伤严重程度的最好方式。

医生应：

- 腕关节制动4~6周。
- 如果制动和康复后症状不缓解，则可进行手术。手术的选择包括组织修复和组织切除。
- 关节镜在诊断和治疗TFCC损伤中很重要。
- 恢复运动，如网球运动可在3~4个月后恢复。

背侧撞击综合征

背侧撞击是腕关节在背屈时承受重复轴向负荷引起的慢性疼痛综合征。该损伤在年轻体操运动员中很常见。

症状

- 在腕背部可感到疼痛。
- 腕关节背屈和负重时疼痛加剧。

治疗应包括：

- 调整训练项目。
- 腕关节强化锻炼。
- 使用护腕或支架预防过度背屈。
- 更严重的疼痛则应完全休息并制动。

腕关节无力

20岁左右、体形纤细的女性有时主诉腕部在运动时疼痛（通常休息时可消失），疼痛可放射到前臂上侧。在检查时，腕关节过度活动和松弛的程度可能有特征性，但通常不会有明显的异常。有时可在手背部发现一个小的肿胀或结节。这不妨碍训练，但应在腕周围应用支持性绷带，强化训练应与平时的训练平行进行。症状通常会及时消失。

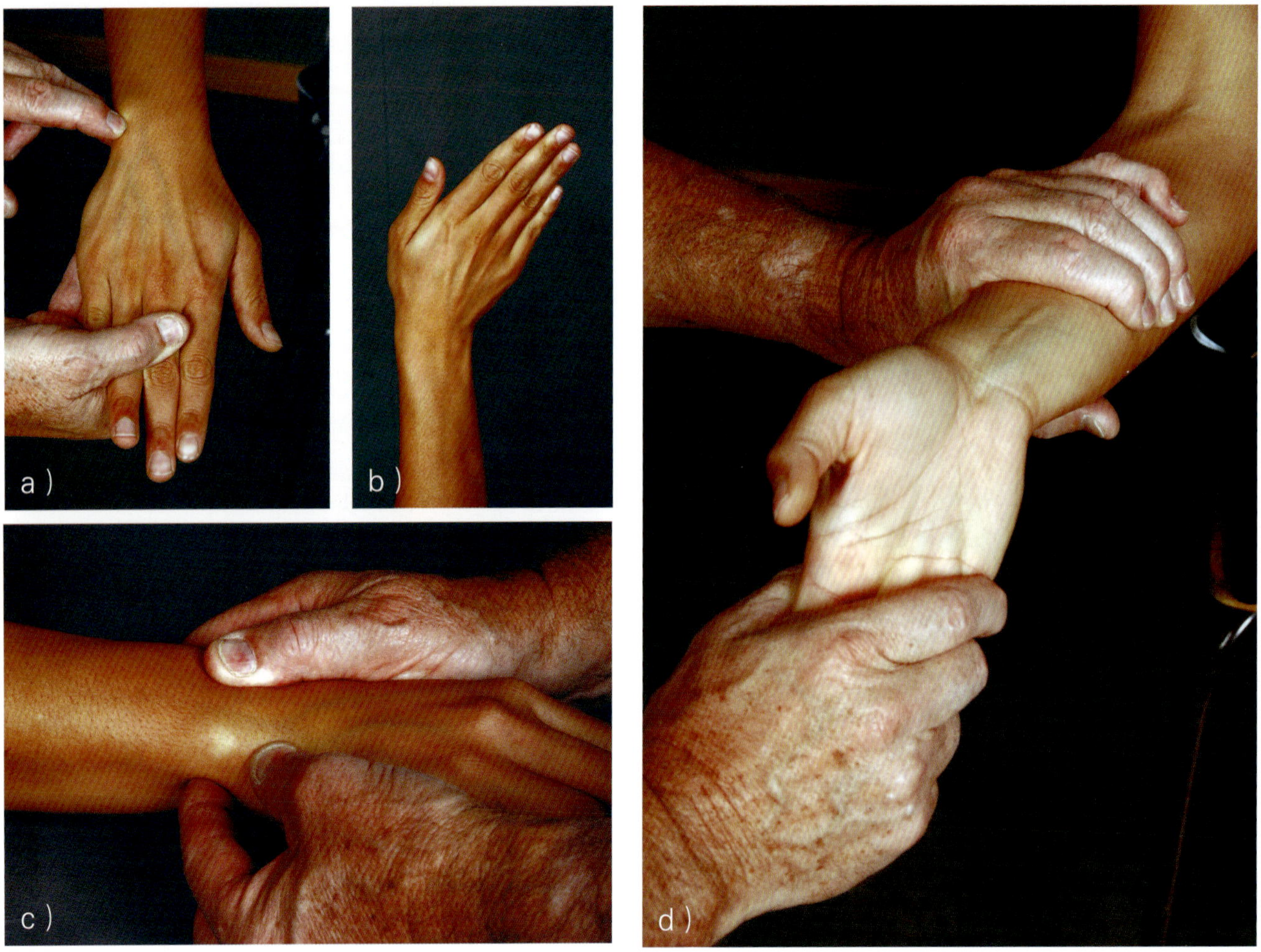

图13.21 三角软骨板断裂。a）在腕关节尺侧，桡骨和尺骨之间为触痛位置；b）尺偏时向背侧屈曲腕关节可引起疼痛；c）当桡骨和尺骨同时受压时，从背侧将尺骨压向手掌方向可引起疼痛；d）通过手掌向上过度旋转前臂并将腕关节尺偏以进行过度旋后试验。

如果运动员在一个普通扭伤的2周后腕关节持续疼痛，应做进一步检查。

手和手指损伤

手非常容易受到运动损伤。最近一项美国的研究显示，拳击运动中的损伤比例在上升，占参与调查者的12.7%。拳击中最常见的损伤是骨折（27%），其中33%位于手部。

手部损伤一般会引起重视，因为手部损伤通常会影响生活或工作活动，导致工作能力下降。

手掌由5块掌骨组成，每根手指1块，与指骨构成掌指关节。手中部的掌指关节活动度小，形成稳定的手掌。而小指和拇指（尤其是拇指）的掌指关节活动度较大，便于抓握东西。若拇指掌指关节活动范围不大，拇指就不能对掌，不能抓握东西。虽然拇指损伤很罕见，但却具有破坏性。

除拇指外，其余4指都有3节指骨：近节指骨（距手掌最近）、中节指骨和远节指骨。近端指间关节（PIP）位于近节和中节指骨之间，远端指间关节（DIP）位于中节和远节指骨之间。拇指只有2节指骨，近节指骨和远节指骨。在手指和手掌之间是掌指关节（MCP），其作用是使手指屈曲和伸展，并有很少部分的侧向活动。MCP能使手紧贴物体以便更好地抓握，并使手指在精细动作中位置精确。

挫伤和裂伤

挫伤和裂伤是手部最常见的损伤，裂伤治疗原则在第186页中已描述。这种损伤必须要注意除外更严重的损伤，如骨折和韧带或肌腱损伤。挫伤可导致创伤诱发的肌腱病，但其中大部分可随时间自行恢复或通过保守治疗恢复。

手部裂伤也是常见的运动损伤，发生手部裂伤时，需对肌腱、神经和血供进行全面评估，尤其要注意手指的神经评估。单纯裂伤可根据情况进行清创、无张力缝合和包扎。关节处裂伤要求精细评估包括关节的情况。发生创伤时手的位置很重要：若裂伤发生在紧握拳头时，当手掌伸展开时，损伤可能看起来并没有穿透关节——所谓的"牙齿损伤"，这种损伤经常被忽略。如果裂伤延伸到关节，或有相关的骨折，应立刻就诊，进行彻底的冲洗和清创，并预防性使用抗生素至少48小时。对于运动员来说，所有的裂伤都要注射破伤风疫苗。

如果裂伤被忽视且没有正确清创，可能会发生细菌感染，并可导致愈合时间延长。一旦发生感染，应立即就诊。治疗措施包括应用抗生素，并在允许的情况下手术切开引流以清理伤口，防止感染进一步加重。手部感染伤口绝不可忽视，因为后果非常严重。

掌骨

骨折

掌骨骨折在手球运动员中尤为常见，除此之外，还可见于排球、冰球、棒球、足球、美式足球、板球运动员。这种骨折可由手指的强行伸直导致（如在团体手球中发球时，手部击中防守球员的掩护手臂），也可由直接击打导致。即使击打骨的末端，如拳击和冰球运动，也可导致掌骨体的骨折（图13.22）。

症状和诊断

- 手部发生压痛、肿胀和疼痛。
- 可能有畸形或关节突起消失。
- X线检查可确诊。

治疗

- 在大多数情况下，石膏或夹板固定制动3~4周即可。
- 严重成角、短缩畸形或螺旋形移位是手术指征。
- 运动员可立刻恢复不需要抓握的运动，前提是用夹板进行保护。团体手球和其他高度使用手的运动可在损伤6~8周后恢复。

第1掌骨关节内骨折

第1掌骨关节内骨折即贝内特骨折（Bennett fracture，临床常称为Bennett骨折），是第1掌骨近端关节面的骨折（图13.22）。该骨折的重要性在于，稳定腕掌关节的腕掌韧带就附着于该骨折片，且拇长展肌腱附着于掌骨体。拇长展肌的牵引可导致掌骨体移位，造成明显的骨折移位和关节脱位。Bennett骨折需要手术复位，并用线将其固定。如果有好的内固定，石膏可在切口愈合后取掉。骨折后至少需要6~8周才能进行接触性运动，且在参加体育运动时需要进行夹板保护。没能进行解剖复位的骨折可导致第1腕掌关节（CMC）创伤性关节炎。

第5掌骨基底部骨折（婴儿Bennett）

第5掌骨基底部骨折与位于第1掌骨基底部的Bennett骨折相似，但远不如后者常见。该骨折掌骨体向后成角，远离手掌，小的骨折片被附于第4掌骨或由腕骨上的韧带支撑维持在原有位置。诊断这类骨折的重点是识别掌骨体的向后移位。为了发现该问题，应仔细进行X线检查。如果没有发现关节脱位，没有进行治疗，则可导致慢性疼痛和关节不稳定。治疗的原则与Bennett骨折相同。通常需要手术进行骨折复位并用钢丝固定。

韧带损伤和脱位

手指韧带的损伤在体育运动中很常见，尤其常见于球类或激烈身体接触性运动（图13.23）。

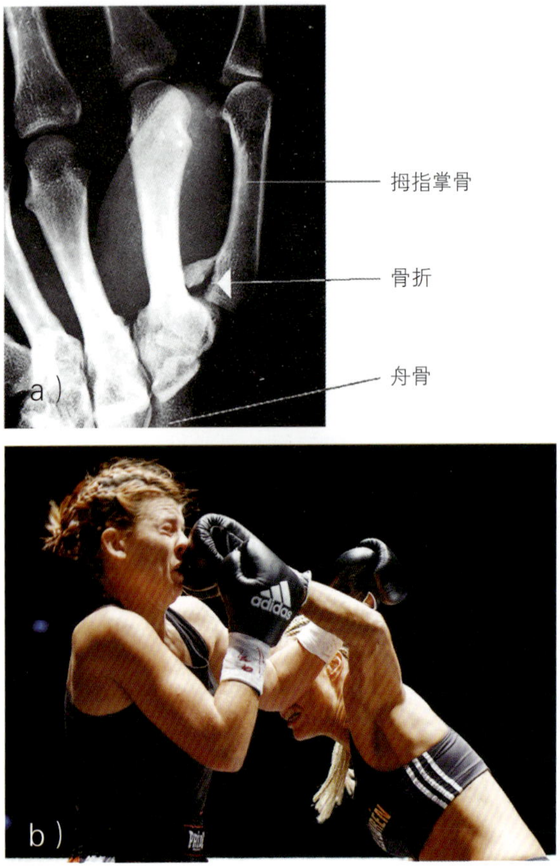

图13.22 第1掌骨骨折（Bennett骨折）骨折线延伸至关节（关节内）。**a）**第1掌骨骨折的X线片；**b）**拳击运动是造成掌骨损伤的高危因素。图片由Bildbyrån提供，瑞典，已授权。

治疗手部损伤的关键是通过仔细询问病史和查体得出准确的诊断。若未能及时发现这些损伤则会带来很差的预后。这些损伤大部分可采取非手术治疗的方法，其很少造成长时间不能参加体育运动的情况。

近端指间关节损伤

近端指间关节是手部最常受损的关节。关节损伤后最常表现为无法活动，由于其他原因制动的未损伤的关节也无法活动。关节的任何固定畸形都会导致显著的关节失能。

侧副韧带损伤

侧副韧带（近端指间关节侧面的韧带）的损伤在运动员中很常见。其通常在团体手球、排球、棒球和橄榄球等运动中发生。

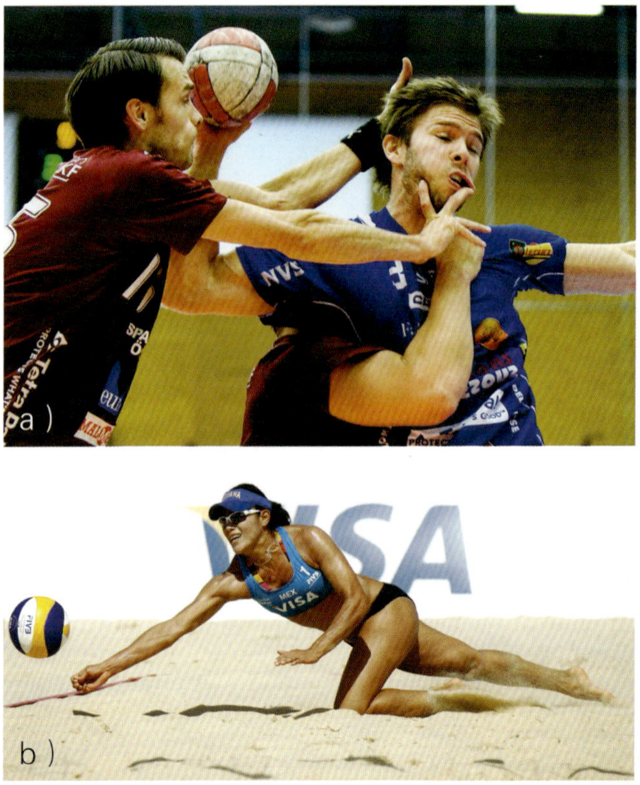

图13.23 手指韧带的损伤在体育运动中很常见。图片由Bildbyrån提供，瑞典，已授权。

症状和诊断

- 受伤的关节侧面出现疼痛和明显压痛。
- 活动受限。
- 如果完全撕裂，可存在关节不稳定（关节处侧向活动度增大）。

治疗

侧副韧带损伤可通过绷带或绑绳把患指与邻近手指捆绑在一起（伙伴捆绑），以健指支撑患指（图13.24）。患指的主动运动练习可在没有任何侧向负荷的情况下马上开始。小的损伤，绷带固定2周即可，完全撕裂则需固定较长时间。在运动员竞赛的几个月中，应使用伙伴捆绑。原则上一般不需要手术，除非出现拇指韧带损伤。

- 主要韧带损伤用石膏固定。大多数情况下不需要手术，除非出现拇指韧带损伤。
- 并发症包括患指在损伤发生后很长时间内都会有轻度肿胀和关节僵硬（6~9个月）。

• 在保护受伤部位的前提下可以回到运动中。

近端指间关节脱位

近端指间关节脱位（图13.25）是常见于团体手球、棒球、排球及板球等运动的损伤，80%是小指受伤。最常见的损伤机制是关节的轴向负荷和过度伸展导致背侧脱位（向上和向后脱位），背侧脱位总能导致关节囊前韧带和掌板的破坏。近端指间关节的侧向脱位（向一侧脱位）发生于单个侧副韧带和部分掌板断裂时。近端指间关节罕见的掌侧脱位（向前进入手掌）是较严重的损伤，该脱位可造成伸肌腱和一个侧副韧带断裂。由于伸肌腱断裂，该损伤可导致畸形。很多近端指间关节脱位没有被医生治疗，因为可通过运动员或场边的教练自行闭合复位。没有被规范治疗的近端指间关节脱位可能会导致永久失能，尤其是在有未注意到的骨折或脱位时。

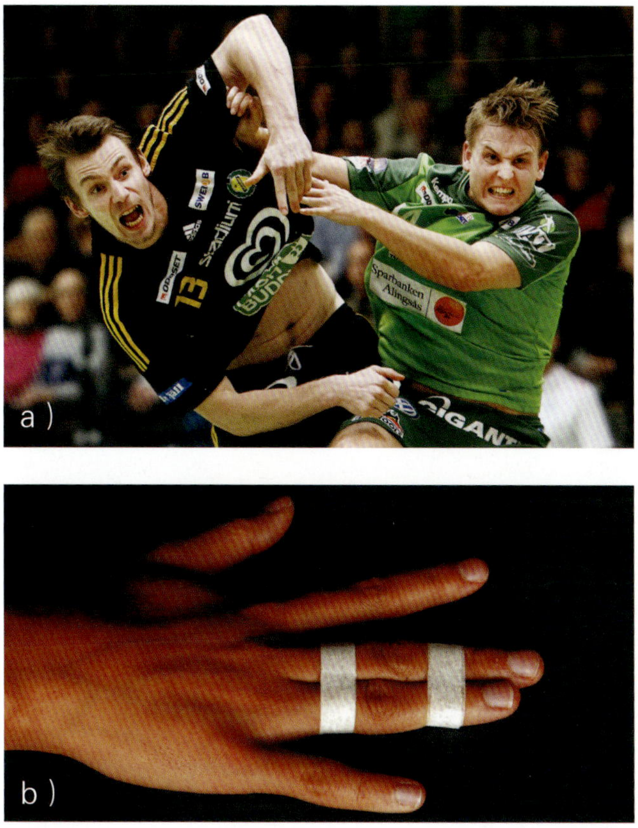

图13.24　**a）**手指损伤在棒球等运动中很常见；**b）**将损伤手指与邻近的未损伤手指绑在一起通常是有效的治疗方法。

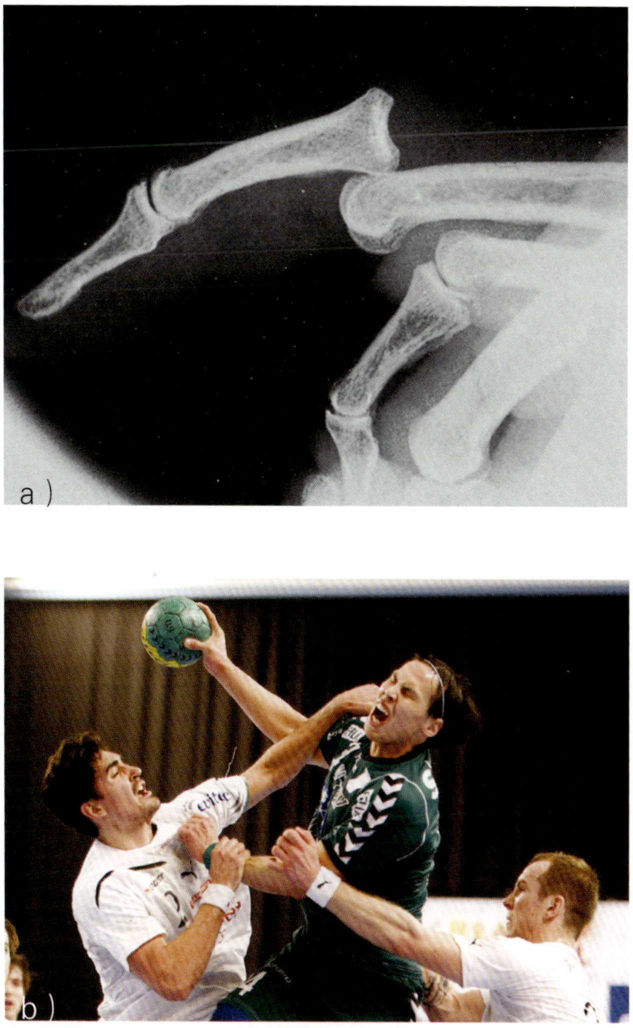

图13.25　脱位的近端指间关节。**a）**指间关节脱位的X线片；**b）**手球中的常见损伤。图片由Bildbyrån提供，瑞典，已授权。

症状

- 疼痛伴有压痛和关节功能受损。
- 关节外形畸形。

医生可能会：

- 将关节复位到正常的位置。损伤后复位越早，越易操作。如果在几分钟之内进行操作，一般不会感觉到严重的疼痛。
- 将患指与邻近的手指绑在一起（伙伴捆绑）或在严重的损伤中通过使用手指支具制动手指，要固定1~2周以阻止其伸展。在损伤后几个月内的运动竞赛时均应使用伙伴捆绑。
- 对于向掌侧的脱位，只需持续使用支具固定近端指间关节6~8周。
- 拍关节X线片，谨防有骨片撕脱。
- 患指通常可以在受保护的情况下早期恢复运动。

掌指关节（MCP）损伤

附属韧带损伤

掌指关节（手的掌骨和指骨之间的关节）偶尔会发生侧副韧带损伤，其损伤机制是当掌指关节弯曲时受到侧向力作用。

症状和诊断

- 在掌指关节侧面（指蹼处），损伤处可有疼痛和明显压痛。
- 活动受限。
- 如果韧带完全撕裂，则可存在关节不稳定（关节侧向活动度增加）。掌指关节稳定性在关节弯曲时检测。

治疗

- 支具固定手指和（或）将其与邻近手指捆绑（伙伴捆绑）。积极的没有侧向负荷的运动训练可以立即开始。小损伤要用绷带固定2周左右；完全撕裂需固定较长时间。在损伤后几个月内的运动竞赛时均应使用伙伴捆绑。
- 应当行X线检查以确保关节内没有碎骨片。
- 损伤后疼痛可持续1年。
- 患指通常可以在受保护的情况下早期恢复运动。

掌指关节脱位

掌指关节脱位是一种罕见的损伤。最常见的掌指关节脱位发生于边缘手指（示指和小指）。掌指关节背侧脱位发生在手指用力过伸（向后弯曲）之后。掌板断裂，掌骨头有时可穿过掌板和周围结构（复杂脱位），这可使复位变得困难。这种脱位通常能在手掌中看到一个特征性浅窝。

症状

- 疼痛、压痛和活动受限同时发生。
- 关节畸形。
- 对于复杂脱位，手掌中可存在特征性浅窝。

医生可能会：

- 将关节复位到正常位置，但对于复杂脱位常无法闭合复位。
- 手术。切开复位对于复杂脱位来说通常很必要。
- 应用夹板以阻止手指一直伸直，需要固定2~3周。带夹板时应当尽早开始积极的活动，以避免关节僵硬。在损伤后几个月内的运动竞赛时均应使用伙伴捆绑。
- 拍关节X线片以确保没有骨折。
- 患指通常可以在受保护的情况下早期恢复运动。

拇指韧带损伤

拇指指间关节（IP）损伤

拇指指间关节与其余手指的近端指间关节相似，其损伤应当用同样的方式治疗。拇指指间关节的轻度僵硬一般是可以忍受的。在拇指指间关节损伤中若有过度伸展和怀疑掌板损伤时，应注意排除拇长屈肌腱断裂。当有肌腱断裂时，应手术重建。拇长伸肌断裂也可能会发生，但不常见，也需要手术重建。

第1掌指关节脱位

第1掌指关节能够进行大幅度运动，其支持结构发育很独特。第1掌指关节背侧（向后）脱位与其余手指掌指关节的脱位很相似，伴有掌板破坏，并且掌骨头可能被其周围类似髁状结构的组织限制。应谨慎轻柔地闭合复位。尽管有时仍然需要手术切开复位，但如果脱位可以闭合复位且侧副韧带稳定，制动4周即可，主要目的是阻止拇指伸直并允许其主动弯曲。

尺侧副韧带损伤（滑雪者拇指、守门员拇指、Stener病变）

大约10%的高山滑雪损伤涉及拇指尺侧副韧带复合体（拇指指蹼处的侧副韧带），其是滑雪者第二大常见损伤。

尺侧副韧带损伤发生于当掌指关节伸直侧向压力施加于拇指时（图13.26，图13.27）,常在滑雪者跌倒时手臂外展撑地的情况下发生；当做出该动作时，滑雪者被迫使其拇指向上（外展）、向后（伸）抵住滑雪杖。该损伤在越野滑雪中也不少见，在该运动中佩带被握在手掌和滑雪杆的手柄之间，当滑雪杖用力向上顶手掌时可发生损伤（图13.26）。损伤也可在冰球运动中发生，当运动员的球杆运动受限，并迫使拇指向后时可发生。

症状和诊断

- 疼痛发生在拇指指蹼处。
- 当向第1掌指关节侧面指蹼处施加压力时会有压痛。
- 在拇指指蹼处可见挫伤和肿胀。
- 当掌指关节外展（远离手掌）20~30度时可检测关节稳定性。临界松弛角度（完全断裂时的松弛程度）常比对侧正常拇指大30度。在完全断裂的情况下，韧带可发生很大的移位以至于拇收肌腱膜向尺侧伸展的部分嵌在韧带的断裂端和韧带附着在第1指骨基底部的部分之间（Stener病变）。
- X线检查显示，带有侧副韧带的碎骨片从指骨近端尺侧撕脱。
- 应力拍片。关节造影（arthrograms）或MRI可能有助于诊断完全撕裂合并Stener病变（拇收肌腱膜插入）。

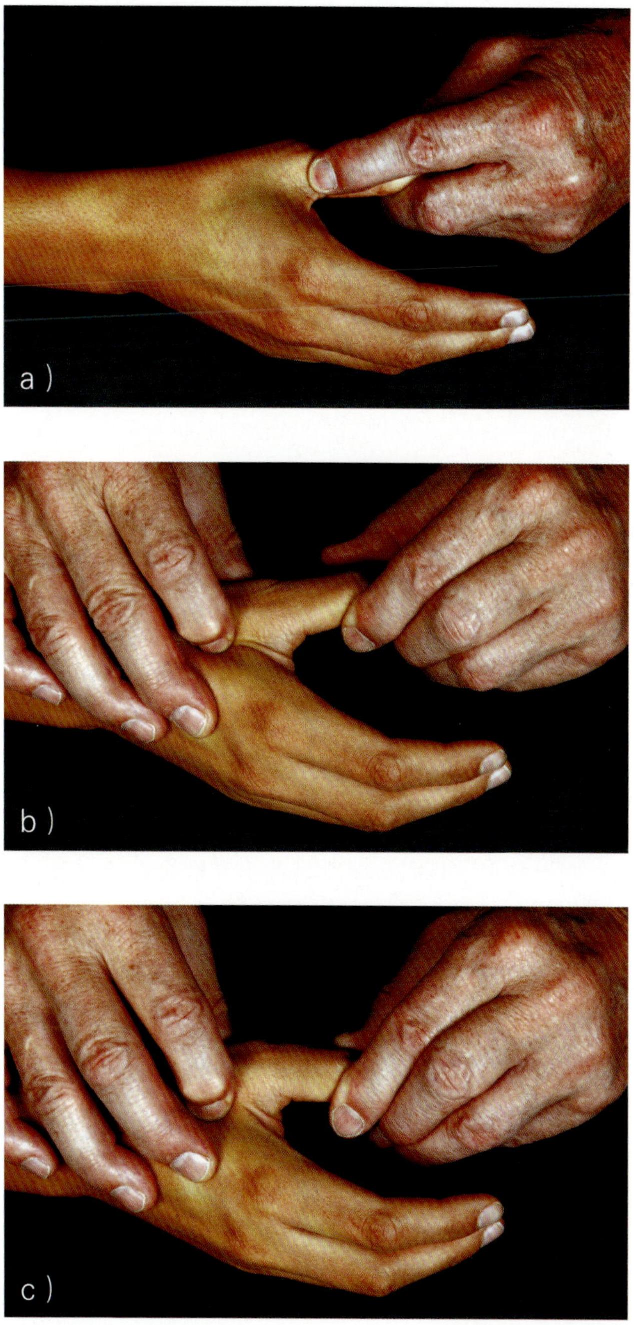

图13.26 拇指尺侧副韧带损伤。**a）**损伤的压痛位于拇指基底部尺侧副韧带；**b）**第1掌指关节伸展时检测韧带；**c）**掌指关节20度屈曲时检测韧带。

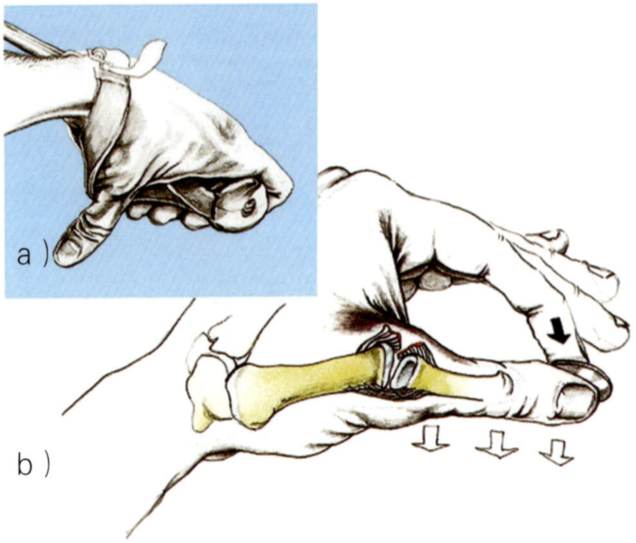

图13.27 拇指尺侧副韧带的损伤包括“守门员拇指”“滑雪者拇指”“Stener病变”。**a**）跌倒时滑雪杖仍在手中可导致拇指基底部尺侧副韧带的断裂；**b**）拇指基底部尺侧副韧带的断裂。

运动员应：

- 用冰袋给伤处降温，加压，并保持拇指抬高。
- 去医院就诊。

医生可能会：

- 进行完整的稳定性检查。
- 对于部分断裂的情况，应用拇指“人”字形石膏（身体形状的石膏）固定4周。
- 手术：因为在完全撕裂时Stener病变频发，对于尺侧副韧带急性完全断裂推荐手术修复。
- 手术和保守治疗的康复训练相似。拇指以20度屈曲的姿势石膏固定制动4周。指间关节应保持活动以预防伸肌腱萎缩。可在3~4周时佩戴方便拆戴的夹板，允许一天数次的主动锻炼。为进行正常活动，夹板可在5~6周时去除。在参加运动时，拇指应当通过与示指捆绑或使用硅树脂石膏保护3个月。

桡侧副韧带损伤

第1掌指关节的桡侧副韧带（远离手掌的侧面韧带）损伤不太常见，损伤机制通常是掌指关节屈曲时大力旋转。该韧带损伤治疗方法与尺侧韧带相似。保守治疗和手术指征相同。

腕掌关节损伤

第1腕掌关节（拇指延伸到腕部的关节）的双凹形状使得其在解剖上与其他手部关节不同。该鞍状关节使拇指具有与小指对指这一特殊功能。掌斜韧带是最重要的维持其稳定性的结构。第1腕掌关节完全脱位一般都伴有相应骨折。最常见的损伤机制是跌倒时手外展撑地。

症状

- 疼痛、压痛和活动受限同时发生。
- 关节外形畸形。

医生可能会：

- 将关节复位到解剖位置。
- 用石膏或夹板制动关节4~6周。
- 当怀疑关节不稳定时建议手术，通过手术用钢丝将关节固定在正常位置。
- 在慢性不稳定的情况下，可能需要手术重建腕掌韧带。重建后若反复出现松弛，或损伤处出现关节性状改变，切除或融合腕掌关节可能是最终的治疗方法。

手部肌腱损伤

手部和腕部肌腱的闭合损伤在运动员中很常见。这些问题通常会被忽视，并可能直到赛季末运动员有明显运动失能时才引起医生的注意。若未在急性期及时治疗可能不利于预后，故应当尽力确保对这些损伤的早期评估和治疗。

指长伸肌腱附着处断裂（槌状指、槌状拇指）

指长伸肌腱附着于指骨末端（手指的远端），在该附着处损伤（槌状指）是运动中最常见的肌腱损伤之一。在球类运动中尤其常见（图13.28）。损伤机制是强迫弯曲主动伸展的关节，典型的情况是球无意击中指尖迫使手指弯曲。可能会有与肌腱一起撕脱的小骨片，小骨片可在X线片上显示出来。

槌状拇指不如槌状指常见，不能主动伸直拇指尖部为其特征性表现。

症状

- 在指甲和手指第1个关节（远端指间关节）间可有轻度压痛。
- 指尖轻度弯曲，远端指间关节不能主动伸展。

　　医生可能会：

- 通过手指X线片以评估骨折碎片或关节脱位。
- 用支具固定以保持远端指间关节处于伸展状态，近端指间关节应可自由活动（图13.28）。应持续固定至少6周。
- 手术：如果存在撕脱的大骨碎片且有关节脱位，应手术治疗。

愈合和并发症

- 在治疗槌状指的过程中只要保证手指持续用支具保持伸展，可参加体育运动。
- 支具已被证实对损伤后3个月未治疗的病例有效。
- 慢性槌状指损伤：如果没有及时治疗，可能进展为远端指间关节屈曲畸形和近端指间关节过伸畸形（鹅颈样畸形）。

指深屈肌腱断裂（Jersey指）

指深屈肌（FDP）（弯曲手指尖部的肌肉）肌腱在其附着于远端指骨处的断裂损伤是一种在运动员中经常看到的损伤。该损伤最常发生于美式足球或橄榄球中抓对方球员的运动衣，对方运动员挣脱时，抓运动衣的手指被迫伸直，而此时指深屈肌腱仍在持续用力弯曲手指。尽管任何一个手指都可能发生深屈肌腱断裂，但环指是最常受累的。指深屈肌腱撕裂损伤通常在急性期无法被发现。

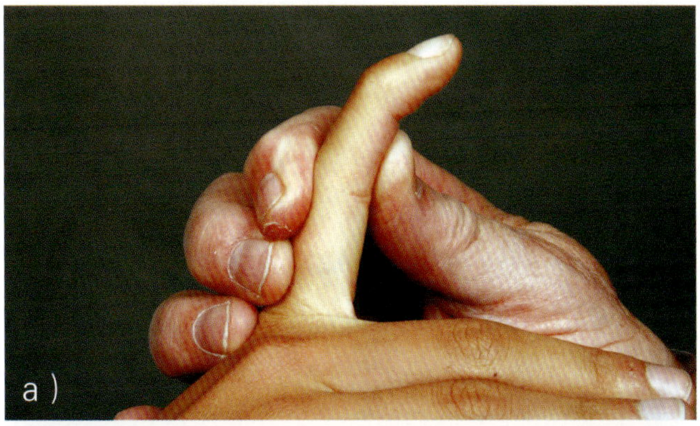

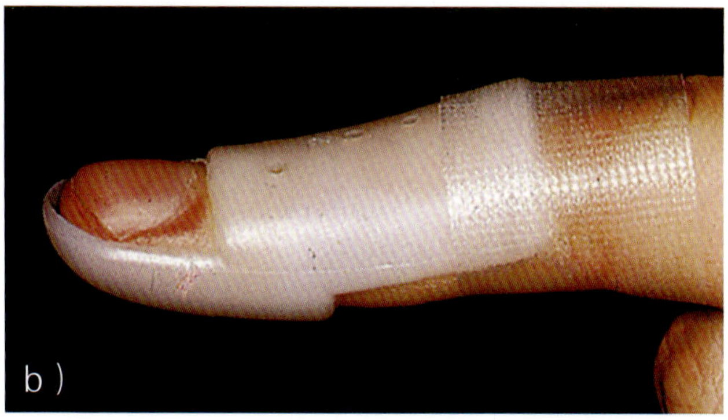

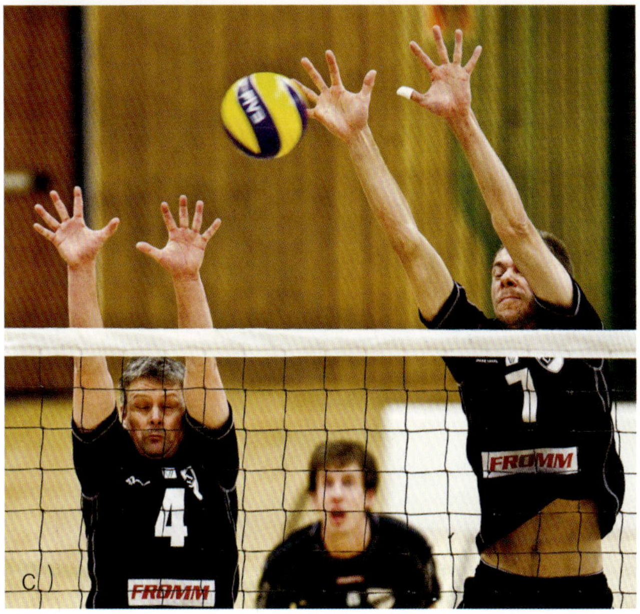

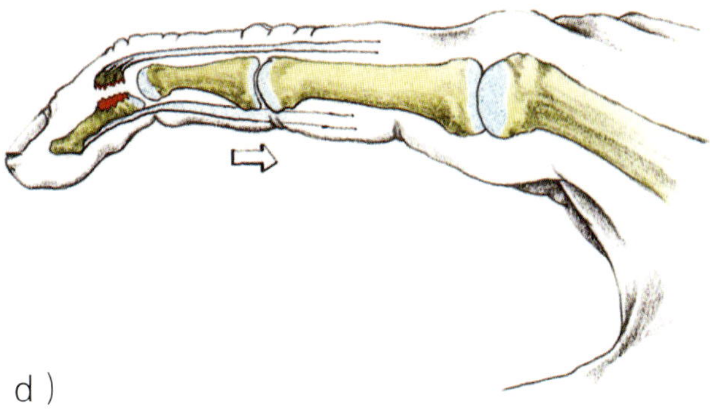

图13.28　指长伸肌腱附着处损伤。**a**）不能主动伸展手指关节；**b**）损伤的手指可通过手指支具或胶布以伸展位制动；**c**）排球和其他运动可导致这种类型的损伤（图片来自Bildbyrån，瑞典，已授权）；**d**）指长伸肌腱附着处断裂。

症状

- 运动员不能弯曲手指尖部。
- 在远端手指指纹部位肌腱止点断裂处可感到压痛。
- 沿着手指的其他部位或手掌均可有压痛，明确压痛的准确位置有助于确定肌腱断裂回缩的水平。

医生可能会：

- 进行手指X线检查：X线平片可显示撕脱骨折，有助于确定肌腱末端的位置。
- 手术：急诊切开修复肌腱和关节功能，手术应当在几天之内进行，因为超过这一时间，愈合能力会显著降低。

愈合和并发症

- 修复后，用夹板固定腕和手。被动关节活动度练习可在术后几天开始，但夹板要持续固定4周，第4周开始间断使用夹板。在修复后10~12周内，不应允许患者使用最大力量进行抓握活动。
- 若运动对抓握动作不是很必要，则可在2周以内使用"手套"夹板或石膏固定患指回到赛场。
- 对赛季中的运动员进行治疗时，所有患病运动员都应当被告知，无论肌腱回缩的程度如何，最好的预后取决于早期修复治疗。
- 对于慢性损伤，治疗包括：①对症状很轻的病例，可仅观察；②如果疼痛，则可切除手掌中回缩的肌腱；③融合手指顶部的关节。环指独立的深屈肌功能对于音乐家和其他特定的高技巧职业非常必要，但对大多数职业来说没有主动的手指顶部屈曲活动也可以接受，且大多数不需要晚期的手术治疗。

骨折

指骨骨折

指骨骨折不常见，可发生于团体手球、排球、棒球、足球、美式足球、板球和其他运动中。当治疗指骨干骨折时，旋转复位非常关键。但螺旋骨折可能很难判断，因为当其伸展时，手指可能看起来是直的。但是握拳时，患指可能与邻近的手指重叠。

症状和诊断

- 指骨可发生压痛、肿胀和疼痛。
- 可能有畸形。
- X线检查可确诊。

治疗

- 大多数指骨骨折需要用石膏或夹板治疗2~4周。为避免出现关节僵硬，制动不应超过3~4周。
- 若指骨骨折移位明显且不稳定或骨折涉及关节面，可能需要手术。骨折内固定治疗的一个优点是可早期活动，但也必须权衡手术组织创伤大，以及因此带来的瘢痕增加和僵硬的风险。
- 如果手指能通过使用夹板得到充分的保护，可继续体育活动。

腕关节和手的康复

无论何种损伤，康复必须解决炎症、活动受限、疼痛、无力和功能障碍等问题。腕和手关节制动带来的问题，如关节纤维化和粘连性关节囊炎（关节僵硬），均被广泛报道。关节活动度练习对于最小化制动带来的关节僵硬问题非常重要。对于所有康复锻炼来说，力量训练对于恢复正常功能活动很重要。在力量训练过程中，早期开始肌肉活动对预防组织萎缩、重建肌肉很重要。运动涉及投掷的运动员应当将肩胛骨稳定性练习和力量训练一同纳入康复锻炼中，以利于整个肩-肘-腕-手复合体的康复。

因为在日常活动中腕和手的功能非常重要，故对腕和手应当加以特殊关注，以避免降低这些结构功能的整体性。除了关节活动度和力量训练，也应当关注灵敏性训练和触觉感知觉。腕和手是一系列的复杂关节，这些关节协同工作使腕和手具备极好的活动性和很大的功能活动范围。制动可导致关节挛缩和僵硬，因此积极的关节活动度训练应当在安全的情况下尽早开始。充分认识手部肌肉组织的活动方式对于各关节的单独运动康复很重要。掌骨的运动恢复效果应当由治疗者亲自定期复查。在功能训练时应当固定肘部和前臂以最小化其代偿运动。

关节活动度练习

腕部屈曲

- 一只手掌向上伸展肘部，用另一只手抓住这只手，尽可能地将其往下或后拉伸，整个前臂远端应当感受到张力。保持15~20秒，重复5~6次。

腕部伸展

- 手掌向下伸展肘部，用另一只手抓住这只手，尽量将手向下压，在前臂近端应当感觉到张力。保持15~20秒，重复5~6次。

腕部旋前和旋后

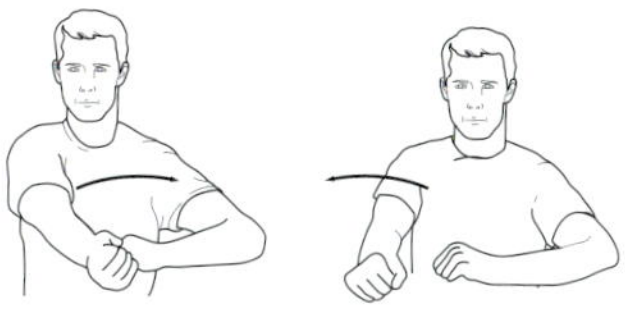

- 将前臂放在桌面上，手位于桌子边缘上方。
- 以手掌向上开始，然后持续向外旋转手（旋后）到最大角度再持续向内旋转（旋前）到最大角度。
- 保持每个姿势5秒，重复10次。

腕部桡偏和尺偏

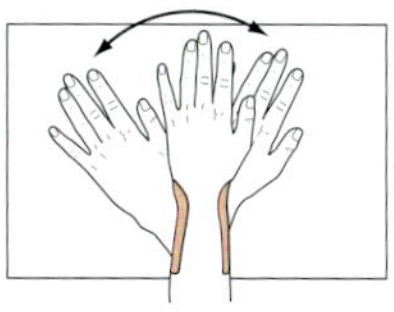

- 将前臂和手放在桌面上（腕部位置固定），手心向下，将手从一侧移向另一侧，保持其在桌子上是平的。
- 保持每个姿势5秒，重复10次。

腕部和手部力量训练

- 用一个小哑铃或橡皮管作为阻力。
- 重复2~3组，每组10~15次。

腕部伸展

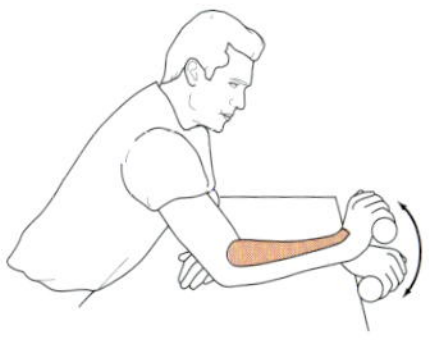

- 将前臂放在桌子上，手位于边缘上方，手掌向下。
- 缓慢地将手腕向上抬起，之后尽可能快地向下，确保前臂不要抬离桌面。
- 保持每个姿势3秒钟。
- 重复以上动作。

腕部屈曲

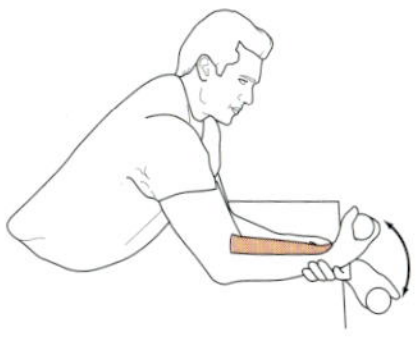

- 将前臂放在桌子上，手位于边缘上方，手掌向上。
- 将腕部缓慢抬起然后尽可能快地向下。确保前臂不要抬离桌面。
- 保持每个姿势3秒。
- 重复以上动作。

旋前/旋后

- 将前臂放在桌子上，手位于边缘上方。使用橡皮管作为阻力。
- 开始时手掌向上，持续向外旋转手部到最大角度（旋后），然后在持续向

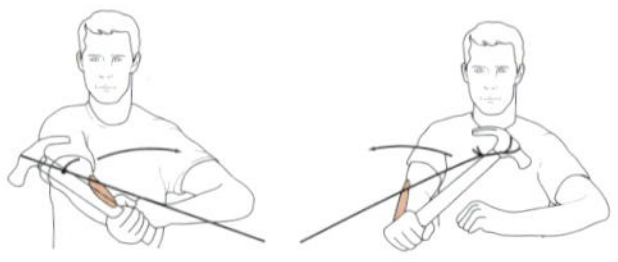

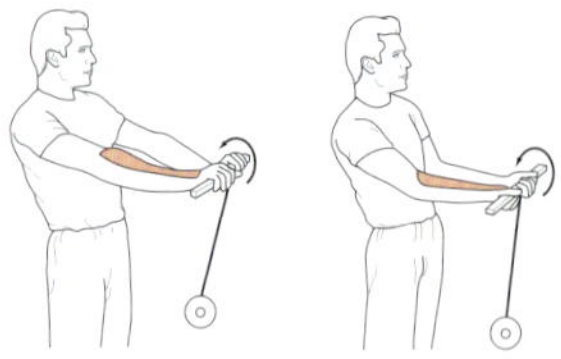

内旋转到最大（旋内），对抗橡皮管的阻力。

- 保持每个姿势3秒。
- 重复以上动作。

卷曲向上

- 该练习需要1个30~60厘米的手杖、扫帚把或棍子，并有1个1.2~1.5米长的绳索系在其中间。将1个0.5~2.5千克的重物系在绳索的另一端。
- 伸肌：在绳索的两端抓住棍子，手掌向下。通过向自己的方向旋转棍子使绳索向上卷曲；然后缓慢向下放。
- 屈肌：与伸肌相同，但手掌朝向上。
- 注意：如果患者有肩峰撞击综合征，要小心进行该练习。

手和手指力量训练

弹性带练习

- 指尖并拢，然后用弹性带缠绕它们。
- 手指向外伸展对抗弹性带的阻力。

球挤压

- 将1个网球或橄榄球抓在手中，然后用很快的节奏重复挤压。

参考文献

[1] CAMPBEL L D, et al. Sports-related extensor carpi ulnaris pathology: a review of functional anatomy, sports injury and management. Br J Sports Med，2013，47（17）：1 105–1 111.

[2] TAGLIAFICO A S, et al. Wrist injuries in nonprofessional tennis players: relationships with different grips. Am J Sports Med，2009，37:760–767.

拓展阅读

Culver J E. Injuries of the hand and wrist in the athlete. Clin Sports Med，1992，11:101–128.

HAGERT E. Handledstraumatologi-diagnosis and treatment. In: Sports Injuries. Centre for Sports Research，Stockholm, Sweden, 2007.

JEANTROUX J, et al. Athletic injuries of the extensor carpi ulnaris subsheath: MRI findings and utility of gadolinium-enhanced fat-saturated T1-weighted sequences with wrist pronation and supination. Eur Radiol，2011，21（1）:160–166.

MONTALVAN B, et al. Extensor carpi ulnaris injuries in tennis players: a study of 28 cases. Br J Sports Med，2006，40（5）:424–429.

POTTER M R, et al. Boxing injuries presenting to U.S. Emergency Departments, 1990–2008. Am J Prev Med，2011，40（4）:462–467.

STENER B. Displacement of the ruptured ulnar collateral ligament of the metacarpo-phalangeal joint of the thumb: a clinical and anatomic study. J Bone Joint Surg，1962，44B:869.

第14章 头面部运动损伤

头部损伤

头部损伤可在大多数运动中发生，尤其常见于接触性运动员、骑手、高山滑雪者和拳击运动员。

尽管严重的损伤可在没有任何意识丧失的情况下发生，但一般来讲，损伤的严重程度与记忆丧失程度和无意识的时间长短有关（图14.1）。因此应当在发生涉及击打头部的损伤后，尽可能快地尝试确定患者的认知能力，并确定是否确实发生意识丧失。

运动中的脑部冲击（脑震荡）

脑震荡是最常见的创伤性脑损伤。在全部年龄组中，青少年脑震荡发生率最高，但年轻成人最易有持续脑震荡。脑震荡已在运动中变得越来越普遍，尤其在接触性运动如美式足球、足球和冰球中。

- 在大多数运动中有大量脑震荡没有记载。据估计，脑震荡占运动损伤的5%。
- 脑震荡在瑞典足球、美式足球和手球中的损伤比例为2%~10%。
- 在瑞典冰球队，每1 000个赛时平均发生160次脑震荡。

在足球/美式足球中，当抢夺高球并用头击球时存在脑震荡的风险。踢出去的球可达到100千米/时的速度，大约重450克（如果球是湿的会更重），所以从球传递到头部的力量可以相当大。

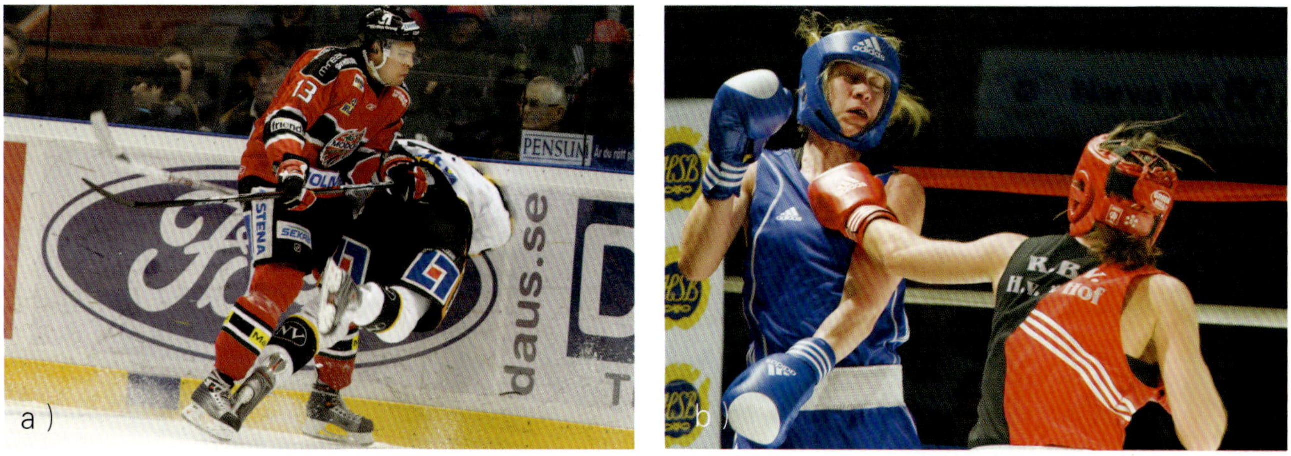

图14.1 头部创伤可导致脑震荡。**a）**冰球运动中运动员重重地跌向广告牌或跌倒在冰上可导致脑震荡；头盔可在一定程度上对此有保护。**b）**拳击可造成脑震荡。这些运动都推荐进行头部保护。图片来自Bildbyrån，瑞典，已授权。

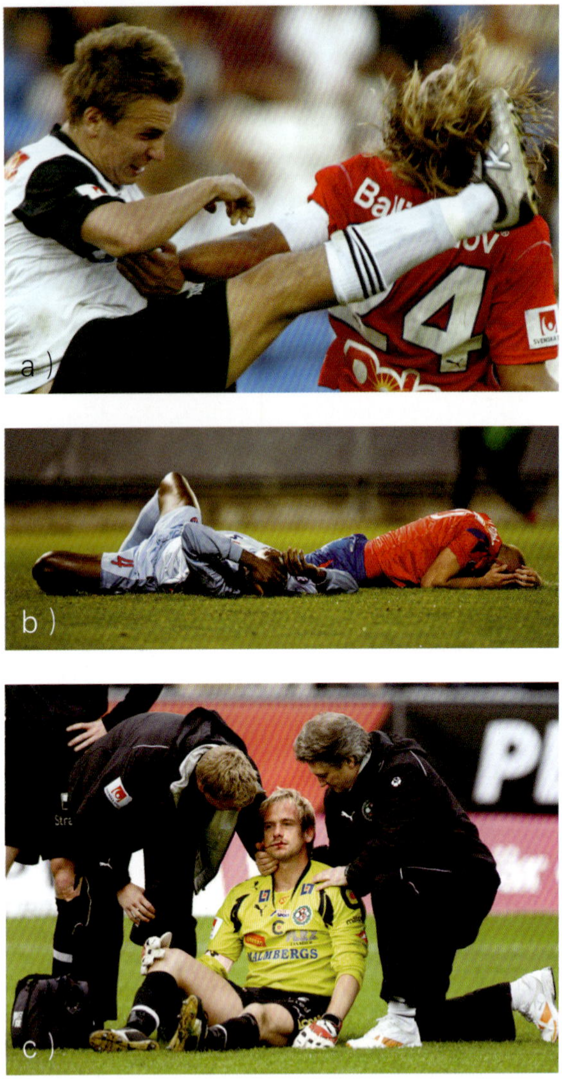

图14.2 在足球/美式足球中可产生脑震荡的方式有多种。**a**）在运动中踢到头部；**b**）两个运动员头撞在一起，之后表现出脑震荡的征象；**c**）有头部损伤征象的运动员应由医学专业人员立刻对其进行检查。图片来自Bildbyrån，瑞典，已授权。

在最近几年，脑震荡常见于在争夺球的过程中肘部撞击头部。目前运动员用肘部击伤另一运动员头部，要承担被出示红牌的风险（图14.2，图14.3）。

小贴士

> 脑震荡是严重的运动损伤，需要被认真对待。

专家们对脑震荡问题的处理已经召开了共识会议，制定了关于如何处理脑震荡的共同方案。第一次国际共识会议于2001年在维也纳召开，然后分别于2004年、2008年和2012年在苏黎世召开[1]。制定了安全护理脑震荡运动员的指南。

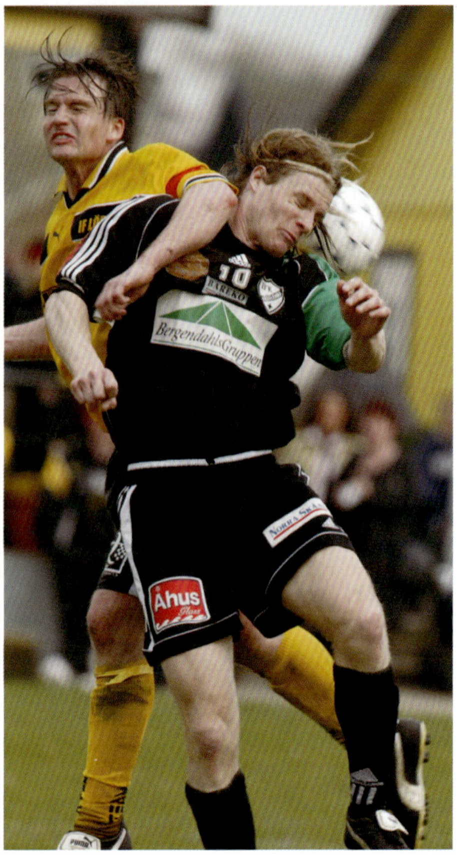

图14.3 在足球/美式足球中，肘部击打头部可导致脑震荡。最近运动规则已发生很大变化，如果该情况发生，运动员将会被出示红牌，即禁止比赛。图片来自Bildbyrån，瑞典，已授权。

小贴士

> 根据专家共识，如今脑震荡被定义为：“由外部创伤性生物力学作用而引起的影响脑部的复杂病理生理过程。”

目前认为，脑震荡一般会引起暂时的可以随时间自愈的神经功能损伤，在神经影像上没有大体结构改变。

脑震荡特征

- 发生于直接或间接头部损伤之后。如果存在鼻骨骨折、颈部损伤，应怀疑脑震荡的存在。
- 各种临床症状，包括意识丧失。

- 快速的神经失能，最终自发缓解。

脑震荡后的症状

患者会经历：

- 头痛、眩晕、恶心呕吐。
- 记忆丧失，失去时间和空间定向力，不清楚当前情况。
- 疲劳、思维迟缓。
- 症状不稳定。

脑震荡后的临床表现

- 平衡功能受损，步态不稳，不能走直线。
- 对问题反应迟缓，注意力不集中，如工作记忆减退，记忆受损。
- 情感失调，如哭和笑。
- 体能受损。

严重程度的分型

只有在恢复后才能进行评估。

- 单纯性脑震荡：
  - ✓ 患者可在10天内完全恢复。
  - ✓ 在过去最近一段时间没有复发过脑震荡。
- 复杂性脑震荡：
  - ✓ 失去意识超过1分钟。
  - ✓ 恢复时间超过10天。
  - ✓ 在功能训练中症状复发。
  - ✓ 反复发生脑震荡，通常受到更轻微的创伤时即可出现。

急性期处理

- 取消所有体育活动，这也适用于对头部更轻微的打击。
- 规范的ABC程序，建立良好的工作流程和责任制。
- 明确可能的颈部损伤。如果受伤者意识丧失，在开始任何搬运前应当用颈托固定颈椎（图14.4）。
- 安排患者到一个安静的环境中进行病情监测，并由医生对患者进行评估，不能让患者单独待在那里。
- 应注意的是运动员将自己的症状轻描淡写以避免中断自己的活动这种情况并不少见。

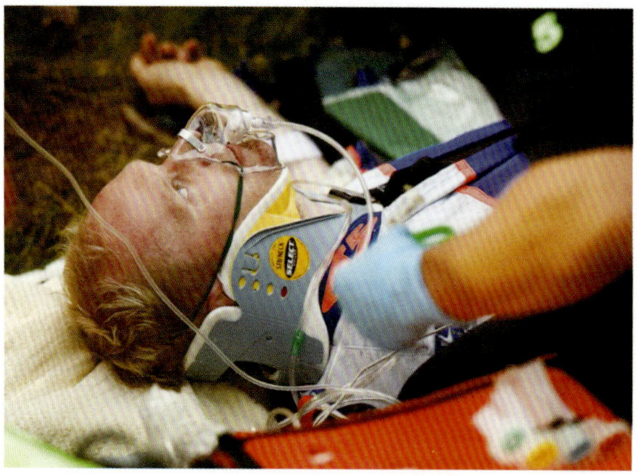

图14.4 当颈部甚至头部发生损伤时，在运动场上应当直接使用颈托。图片来自Bildbyrån，瑞典，已授权。

- 如果意识丧失或表现出明显的神经症状，患者应被就近送往可以进行CT检查的急救中心。如果结果正常，则永久损伤的风险很小。
- 症状稳定后，患者可离开医院，但应当联系其亲属。
- 注意：意识丧失程度减轻、神经缺陷症状、头痛加重、呕吐、视力模糊或惊厥可能在创伤后48小时内发生。
- 即使运动员症状消退，在医生同意之前也不能继续活动。
- 如果症状加重应联系医院。

脑阶梯康复训练——通过康复训练逐渐恢复运动

脑震荡后的康复训练和恢复运动应当遵循循序渐进的原则[2]。

脑阶梯康复训练用于指导运动员轻松并安全地完全恢复运动。康复训练应根据运动项目和个人的锻炼能力不断调整。应考虑以下方面：

- 至少24小时没有症状才可以开始体育运动。
- 基本原则：每天在以前的运动完成后，只增加1种新的运动。
- 如果在运动中出现突发症状，待无症状后，休息24小时之后重做之前无症状的活动。
- 在回到不受限的运动之前，脑阶梯康复训练必须已包含这种运动的所有已知形式。
- 如果在脑阶梯康复训练中出现2次症状复发，应停止训练并再次检查。

步骤[2]

步骤1：脑部休息

- 运动员身心完全休息。
- 尽量不要暴露于外部刺激中，如收音机、音乐、电视、游戏。
- 本步骤在患者已经完全没有症状至少24小时后开始。

步骤2：有氧运动

- 30~40分钟有氧运动，如在功率自行车上，根据Borg疲劳量表12分（相对轻）决定运动量。
- 如果训练没有产生症状，且在24小时内没有症状发生，步骤2就算完成。

步骤3：个人运动特定训练

- 慢跑，与团队一起热身，用球进行技术训练。难度是调整到个人自己的水平。
- 可以在没有疲倦、没有症状的情况下完成时，步骤3就算完成。

步骤4：没有身体接触的训练

- 进行完全身体负荷的运动——特异性训练（并消除所有风险因素）、技术训练、力量训练。
- 头顶球与步骤4配合逐渐引入：
  - ✓ 顶球，运动员将球投掷给自己。
  - ✓ 双脚着地，在两个运动员之间用头顶球。
  - ✓ 顶球并同时跳起。
  - ✓ 在踢角球、任意球和进球时顶球。
- 运动员能够有正常的训练环境，没有身体接触或风险因素，在全部身体负荷时没有症状（24小时以内），步骤4就算完成。

步骤5：有身体接触的完全训练

- 允许在曲棍球中的身体拦球和足球中的头部击球。
- 不参与比赛或竞赛。
- 无特殊限制，除了实际的竞赛运动。
- 运动员是完全康复了吗？

脑量表

- 立刻评估。要问的问题：我们在哪？分数是多少？谁得分了？
- 症状量表：18个症状的表现——无、轻度、重度。
- 脑功能：记忆，注意力。
- 神经病学。
- 记忆测试。问题，如：你记得这些词吗？（给出5个词，由运动员重复。）
- 注意力试验。问题，如：你的生日是什么时候？从出生月份开始往回数月份。
- 神经学评估。
- 评估：语言、眼球运动、瞳孔反应、平衡/步态、运动技巧。
- 问患者：你是否感觉100%良好？

基线测试

了解患者在受伤之前的能力很重要，即对他们来说什么是正常的。

成人基础能力：

- 单词：男性、女性可直接重复全部5个单词，5/5；男性的第二个测试，4/5。
- 数字记忆：女性能重复6个数字，男性5个。

儿童/年轻人基础能力：

- 单词：直接重复全部5个单词；第二次测试，3/5。
- 数字记忆：女性4/5，然而男性在这方面有更多困难[3]。

步骤6：回归比赛/竞赛

- 在组织中谁来决定是否继续下一步？
- 将从步骤4中引入。
- 在重体力锻炼后出现的症状可能与患者的症状相似。
- 步骤6中可以承担50%的负荷。
- 步骤6没有明确的共识。
- 可能存在性别差异——女性可能需要更长的恢复时间。

苏黎世共识会议强调儿童和成人之间存在差异，但可应用相同的基本康复训练原则。

- 儿童和青少年在描述症状时有更大的困难。
- 把儿童和青少年的脑阶梯时间加倍作为一种可行的方式。

以重返运动中为目标重新开始

2012年，苏黎世共识中关于运动中脑震荡的描述推荐，患者在重新开始活动前和进阶一系列分等级步骤前，都必须无症状。只有当没有症状24小时后，才能进展到下一步。

所有的运动都可以按同样的方式处理吗?

在所有运动中原则是相同的，在曲棍球、篮球、手球、骑马、高山滑雪、美式足球和足球中都发展出了阶梯训练。

预防

- 遵守已有原则。
- 树立榜样。
- 充分使用保护装备：保护装备如头盔和口腔内护牙托不能完全防止脑震荡，但能减轻症状。头盔用于重点保护颅骨，避免颅骨和脑内（颅内）出血。

小贴士

在接触运动中最重要的保护措施可能是态度的变化，其可以增加个人对对手的尊重，因此当然会减少很多不必要的头部创伤。

必须指出的是严格遵守比赛规则可减少脑震荡的发生。

总结

- 脑震荡要比想象得更常见，并可导致长时间不能参加运动。
- 运动中的脑震荡可表现出很多种不同的症状；应询问患者是否100%恢复了。
- 应逐步回到运动和活动中。如果症状复发，患者应当寻求医生的建议。
- 脑阶梯康复训练是控制康复训练的方式。
- 脑休息可能是最重要的时期，并且在起初是非常重要的。因此不要着急进行下一步。
- 儿童和青少年与成人的处理方式类似，但可能需要更长的脑阶梯时间。
- 注意细微的症状；运动员能轻易“掩饰”这些症状。
- 记忆/注意力测试是很好的测试手段，但要明确个体存在的差异。
- 在脑阶梯中需要一直测试与积极康复活动的过渡相关的肌肉稳定性。
- 患者要坚强，在医疗团队中要互相支持。

意识丧失

头部损伤无论是否出现意识丧失都需要被当作会发生危及生命的并发症的情况去对待。

伴有意识丧失的创伤

在事故发生现场的措施

由外伤（如跌落或被撞击）所致头部损伤而造成的意识丧失，必须与发生在长跑过程中或摔倒后非创伤性心搏骤停时的血管源性意识丧失相鉴别。任何处理伤者的人都必须评估意识丧失的病因，然后采取必要的措施。

小贴士

必须牢记，与头部损伤相关的颈髓损伤很常见，因此需要重点保护颈椎。任何意识丧失的患者都应被假设有脊髓损伤。

必须立刻做出评估，确保伤者有可触及的脉搏和自主呼吸，这些是基本的生命体征。鉴别伴有意识丧失的致命性情况是气道阻塞，还是由心搏骤停造成的血液循环障碍。如果呼吸或心搏骤停达3~5分钟，将会发生不可逆的脑损伤。

没有必要移动呼吸道通畅且有自主呼吸的伤者。如果伤者戴着安全头盔，应保留，因为移除的过程会带来损伤风险，可能会加重颈部损伤。但是面部防护用具应当被移除。

如果伤者没有呼吸，应立即进行人工呼吸（即口对口复苏）。需要让伤者平卧，颈椎非常重要，所以该动作需要有人协助。一个人轻轻地托住伤者头部使得其与脊柱对齐。当意识丧失患者完全平卧时，可按以下步骤开始口对口人工呼吸：

- 口腔要保持干净。需清除异物，如牙托、义齿、松动的牙齿、泥土、胃内容物等。
- 抬起伤者下颌，使其头部轻轻向后仰。意识丧失者舌头可后坠抵住咽后壁造成气道阻塞，将头轻轻向后仰同时支撑住下巴通常足以形成通畅的气道。一只手压住前额同时可使下颌向上，这样可以稳定头部。必须要避免颈部的过度后仰，以防止即便只加重颈髓损伤。
- 进行心肺复苏（CPR）。即便只是胸外按压至急救人员到来，也可提高生存率。采取口对口复苏（人工呼吸），深吸气，张大嘴，然后尽可能紧密地用自己的口包住伤者的口（图14.5）。通常，30次胸外按压后进行2次人工呼吸。
- 意识丧失者应当尽快送往医院。
- 当等待运送的过程中不要让患者身体暴露在外面，应在伤者身体的下面放一些温暖的东西如毯子。
- 意识丧失的伤者应禁食水，且始终不可以被一个人留下。

并发症

在头部损伤的情况下，可能需要几小时或几天才能出现并发症。即使没有颅骨的骨性损伤，也可能会出现断裂血管，引起内出血，除非控制住出血，否则将会逐渐压迫脑组织（图14.6）。

压力增加的脑组织会影响呼吸中枢，呼吸可能会停止。只有立即急诊手术控制住出血并缓解压力，才会使受伤的运动员有恢复的机会。

耳部出血或鼻出血时，混合液体流出提示颅底部可能有骨折。这是非常严重的损伤，并且需要急诊评估。可以使用各种不同的检查技术，包括X线检查、特殊的扫描和超声检查。

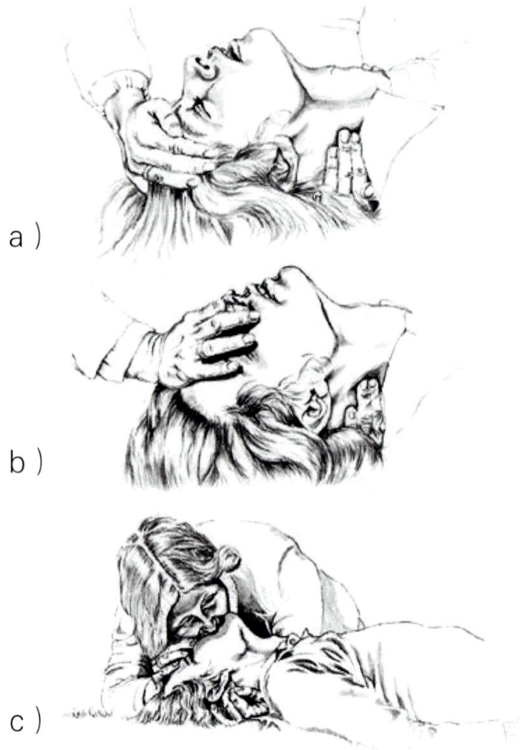

图14.5 口对口复苏。**a）**支撑受伤的颈部时向后弯曲头部；**b）**捏住鼻孔；**c）**向受伤运动员嘴中吹气。

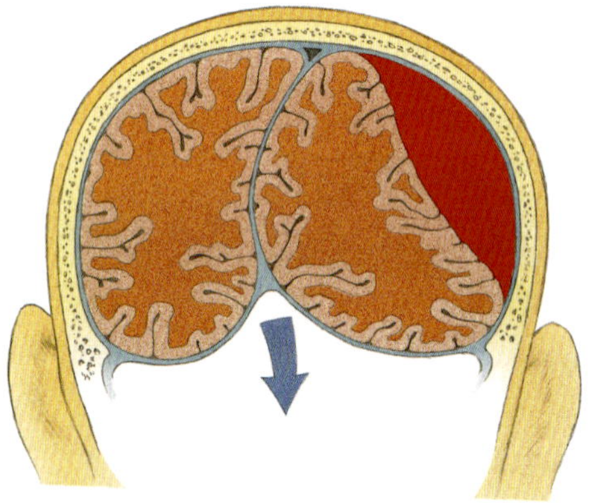

图14.6 脑出血可发生于颅骨和脑之间。增加的压力向下朝向颅底部分布。

心肺系统

意识丧失

心肺复苏

心肺复苏技术已在第7章讲述。对所有年龄段的人，操作的顺序在2010年更改为：

- 胸外按压（C）。
- 开放气道（A）。

- 辅助呼吸（B）。
- 应首先检查伤者脉搏。遵循美国心脏学会对于基本心肺复苏的指南，若没有脉搏存在，应开始胸外心胸按压。美国心脏学会建议每一个人，无论其受教育程度，以胸外按压开始CPR。
- 如果身边的人没有受过CPR训练，可仅进行徒手CPR，即不间断的胸外按压，大约100次/分，直到急救人员到达。根据最近的指南建议，没有必要尝试人工呼吸。
- 如果身边的人受过规范的CPR训练并很自信，可以从胸外按压开始，而不是首先检查气道或进行人工呼吸。在检查气道和给予人工呼吸之前以30次胸外按压开始CPR。

总结

根据国际复苏联络委员会指南，立刻开始胸廓按压最重要。应按如下操作进行：

- 将手掌根部放在伤者的胸廓中心。
- 然后将另一只手放在第一只手上面。
- 保持手臂伸直，肩膀位于手的垂直上方。
- 用力并快速按压胸廓，使其下陷5厘米。
- 按压频率至少每分钟100次。
- 持续按压直至急救人员到达。
- 尽快使用体外自动除颤仪（AED），竞技/运动场一般会配备。
- 做一些事情远比什么也不做好。

面部损伤

开放伤

额部和头皮的开放伤可能与软组织损伤同时发生。这种损伤经常发生于接触性运动，如冰壶、橄榄球和足球，还有骑行，高山滑雪等运动。当有大量出血、面部撕裂伤需要缝合，或疑有颅骨损伤时，应去看医生。

小贴士

在冰壶运动中，可以戴保护性的面罩，其可以在很大程度上减少面部损伤。

骨折

上颌骨骨折

上颌骨骨折发生于接触性运动，如足球、冰壶、橄榄球、手球和拳击（图14.7）。以下情况时应怀疑骨折：

- 上颌骨受到击打。
- 牙齿排列不整齐，且磨牙时有疼痛。
- 面部半边感觉麻木。
- 沿着眼眶的下边缘可触及不规则的骨边缘。
- 有复视。
- 上颌骨骨折最常见的是手术治疗，一般在6~8周愈合。

颧骨骨折

颧骨位于脸颊和耳之间，以下情况时应怀疑骨折：

- 颧骨或上颌骨受到击打。
- 颧骨处有压痛和肿胀。
- 咀嚼时疼痛。

如果X线检查显示骨折的颧骨向内压迫，应进行手术治疗，一般约在4周内可愈合。

下颌骨骨折

以下情况时应当怀疑下颌骨骨折：

- 下巴受到击打，如拳击中的猛击。
- 牙齿排列不整齐。
- 耳前方有局部压痛。

如果发生骨折移位，需要进行手术治疗。通过用钢丝绑住牙齿，下颌骨被固定在上颌，通常固定6~8周。

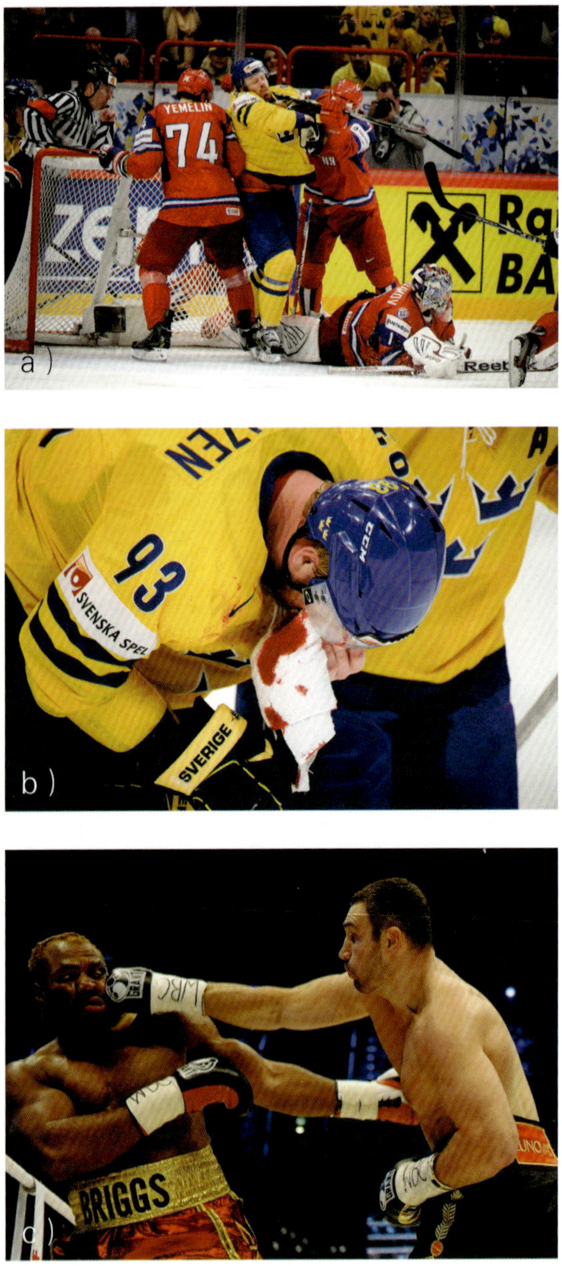

图14.7 面部骨折可在使用器械的运动中发生。a）、b）冰球棍击打面部尤其当面部护具滑脱的时候，可导致严重的损伤如鼻和颌骨骨折，眼损伤等；c）拳击可导致这些区域相似的损伤。图片来自Bildbyrån，瑞典，已授权。

鼻出血

鼻出血由鼻内一个或多个血管断裂导致，常见于接触性运动，如手球、冰壶、足球和拳击。注意，当击打后出现出血和（或）有畸形或捻发音时应考虑是否有鼻损伤。

治疗

运动员应：

- 如果可能，尽量坐直。
- 将拇指和示指放在鼻上并捏住鼻孔约10分钟。采取这种方法可使90%的出血停止。保持头部向前弯曲，而不要向后弯。
- 将棉球或压迫物放在鼻孔中约1小时。确保其不能被吸入，且不要忘记将其取出。
- 如果出血复发，可将食油浸润的棉签放在鼻中几小时。油可以防止棉花粘在伤口上。
- 如果使用上述方法后出血仍持续或有鼻部畸形，需要去看医生。

医生可能会：

- 给伤者鼻腔塞入带有血管收缩剂的压迫物。
- 在严重出血的情况下置入压力气球。
- 烧灼断裂的血管。
- 如果存在畸形，进行延迟复位。立即复位可导致出血增加，因此不建议。

耳部损伤

外耳损伤

外耳的损伤在运动中并不常见。然而，重复地击打或重复地压迫耳部，如拳击和摔跤，可导致出血，如果不治疗可导致菜花耳（图14.8）。相似的急性损伤可见于橄榄球运动员。

应当用冰敷和按压进行紧急治疗，将肿胀减轻到最小。外耳的出血可通过吸引和包扎治疗，或缝合以预防随后的畸形。然而，治疗并不是很有效，因此使用保护性头盔预防更佳。

中耳和内耳损伤

如果击打头的侧面之后出现耳痛、轻微的出血或听力受损，应当怀疑鼓膜破裂。这些症状都应进行医学检查，因为鼓膜的损伤可导致永久的听力受损。然而，大多数情况可以自行愈合。

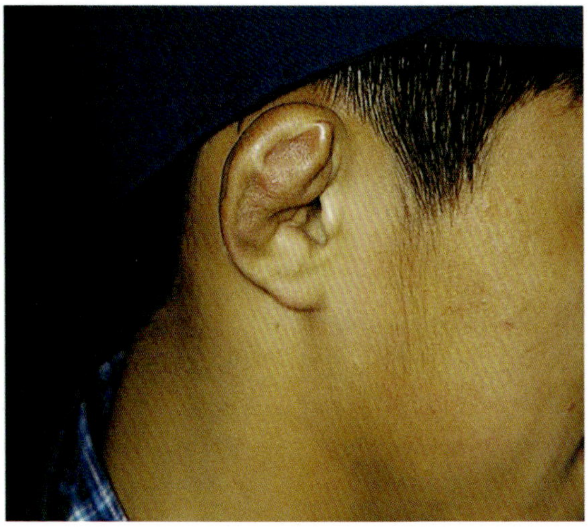

图14.8 菜花耳常见于摔跤选手。

众所周知，140分贝的声音对耳朵有害并可导致终生的听力损害，而手枪射击可经常达到这个水平。2006年，欧盟规定，所有达到80分贝噪声的工作场所需要进行听力保护。

参与射击的人都应使用有效的耳保护物以避免对内耳的损伤及造成永久的听力丧失。应注意，狩猎中猎人的听力保护措施对于手枪射击者来说是不够的。手枪射击者比猎人需要更多的减噪。好的耳保护物的不利之处是其会使所有声音衰减，以致容易错过指令，如在竞赛中减低火力（图14.9）。

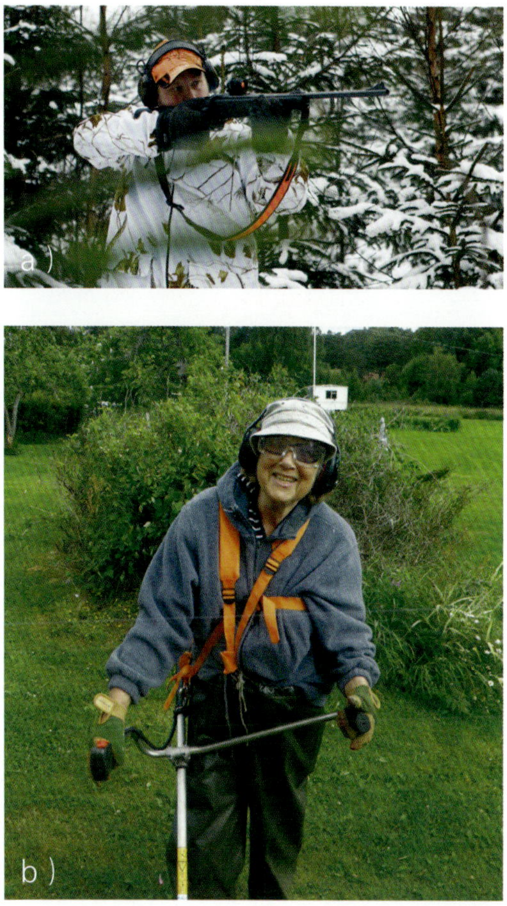

图14.9 被动听力保护可用来降低噪声。**a）**射击比赛（由3M/Peltor提供，瑞典）；**b）**家务活动中的听力保护。

眼部损伤

眼周围以特殊解剖结构给眼睛对于外部冲击提供了最大的保护。来自于大物体（如足球）的直接撞击可导致眼睑和周围软组织的出血和肿胀。然而，小或尖的物体如肘、手指、棍、球拍，以及壁球和冰球的击打，可导致眼球的直接损伤（图14.10）。

大多数眼损伤是很轻微的，但严重的损伤需要立即处理以避免视力丧失。建议立即联系医生的指征包括：

- 严重的眼痛。
- 复视。
- 失去视敏度。
- 视野减小。
- 瞳孔或虹膜有出血或模糊。
- 形状异常的瞳孔。
- 怀疑有穿透伤或撕裂。
- 眼球运动减弱。

结膜的炎症和出血

眼是相对不易受刺激的器官，但游泳者可患有结膜炎（结膜覆盖整个眼球），因为受到游泳池水中氯的刺激。该疾病也可以由过敏或过度暴露于阳光中而引起。这种疾病危害较小，且可通过使用眼药水缓解。游泳者可通过使用护目镜预防该病（图14.11）。

结膜下出血可能是最常见的眼部疾病，其可见于眼部创伤或锻炼中血压突然升高造成的血管自发破裂。只要无视力方面的症状或长时间的畏光，该

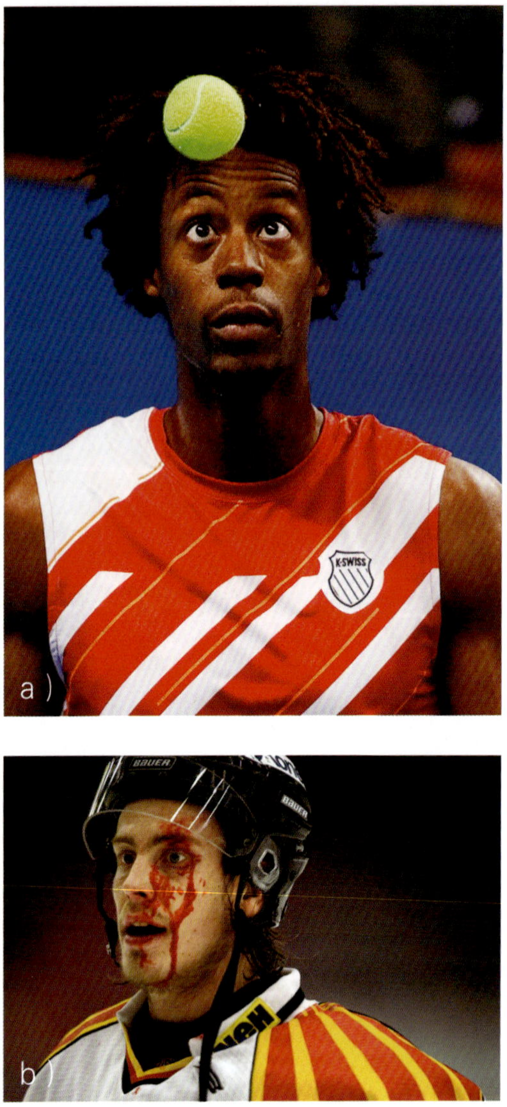

图14.10　良好的视力在几乎所有高级运动中都是必需的。**a）**在网球中视力很重要，作为快节奏的比赛，预判十分关键；**b）**眼或眼周围损伤常见于一些运动中，即使使用头盔也可能发生。图片来自Bildbyrån，瑞典，已授权。

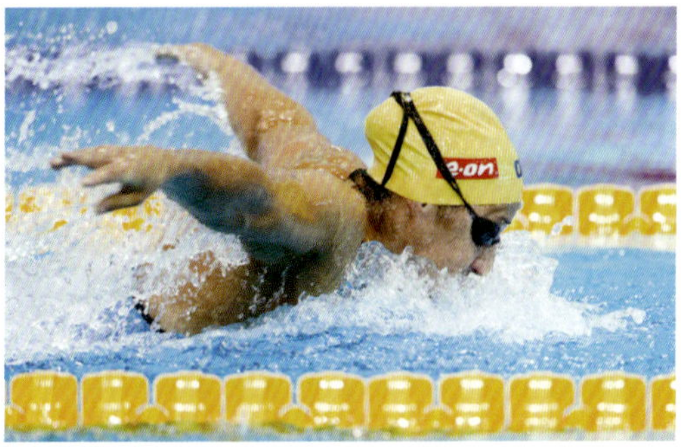

图14.11　护眼镜对眼部保护很有用，并可用在多种不同运动中，如游泳。图片来自Bildbyrån，瑞典，已授权。

损伤可自行恢复，不需要治疗。结膜下出血有时可掩盖其他更严重的问题；如果怀疑这些，应当立刻咨询医生。

眼睑撕裂

眼睑撕裂，尤其是涉及位于眼内侧角的泪液系统时，需要小心修复，此时应当立即就医。

角膜擦伤

最常见的眼部损伤是角膜（覆盖虹膜的透明的眼中心区域）有小的划痕。创伤可由指甲、眼中异物或接触性隐形眼镜所致。伤者主诉疼痛和严重的沙砾感，尤其是在明亮的光下及眨眼时。泪液分泌增加是常见症状。如果怀疑角膜有伤口，因为该损伤可影响视力应当就医，治疗通常是外用药膏或眼药水以及休息；可以应用1~2天眼贴。

眼部前房出血

用钝性物体击打眼部可导致虹膜前方的出血（前房积血）。血液在虹膜和角膜之间于眼前房底部形成液面（图14.12）。如果创伤和出血轻微，没有必要急诊治疗；伤者应当休息并在几天之内看眼科医生。

对于大多数出血伴有严重视力下降和（或）严重创伤者，应当急诊送医。有时可能会发生虹膜脱落，但在过多出血时很难看到。视网膜边缘的大损伤也必须快速治疗，否则会增加眼球压力急性升高的风险。因为出血量可能会增加，治疗包括立即休息和卧床休息。有时要使用双眼绷带5~6天以控制额外的出血。伤者应当就医并进行检查和观察。该情况一般都能痊愈，不伴有任何永久的失能，但继发青光眼和角膜血染是令人担忧的并发症，这些情况可能会损伤视力。

视网膜脱落

眼球遭遇重击可出现视网膜部分脱落，如果伤者在有限的视野内有视力受损，应怀疑视网膜脱落。伤者应当就医并接受检查。

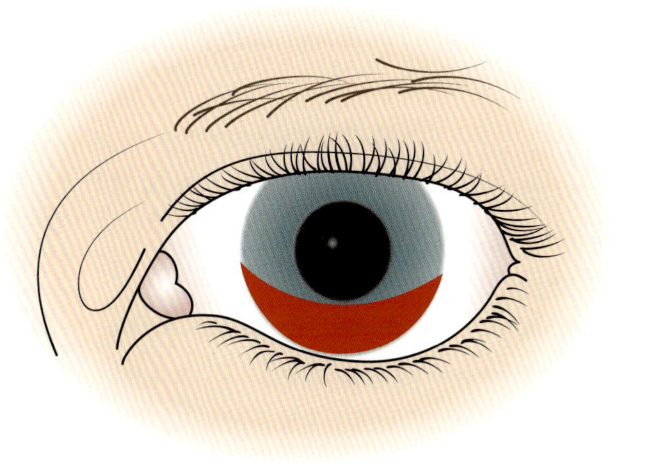

图14.12　眼部前房出血。

口腔损伤

舌损伤

在体育运动中，运动员偶尔可咬到舌头，留下一个流血的伤疤，疼痛但不严重。小于1厘米的伤口不需要任何治疗。更严重的伤口可能需要医生仔细缝合。

牙齿损伤

牙齿损伤在儿童中尤其常见，约1/4的儿童牙齿损伤发生在体育训练或运动中。在接触性运动中与对手碰撞是最常见的病因，但器械运动中，如冰球棍或板球的直接击打也可能是发生损伤的原因（图14.13）。

大多情况下，受影响的是上颌的门齿，并且在一半情况下有多于1颗牙齿的受损。牙医通常用以下方式将牙齿损伤进行分型：

- 牙冠骨折，仅影响牙釉质。
- 牙冠骨折，既影响牙釉质又影响牙本质。
- 牙冠骨折，暴露牙髓。
- 牙齿在颌骨的连接处受损。
- 牙齿根部损伤。
- 牙冠和牙根联合骨折。
- 牙齿脱落。

牙齿损伤不经过治疗很难自行愈合。儿童牙齿损伤是很严重的问题，因为未完全发育的牙齿和颌骨的损伤可对他们产生终生的不利影响。

治疗

在如下牙齿损伤的情况下，伤者应立刻看牙医（每拖延1小时预后都会变得更差）。

- 牙齿破坏。
- 牙齿被击打脱落。
- 牙齿松动出血。

应当保留已被击打脱落的牙齿，因为其有时可以成功地重新植入。该情况发生的可能性取决于牙齿离开牙槽的时长及牙周膜干燥的程度。在去看牙

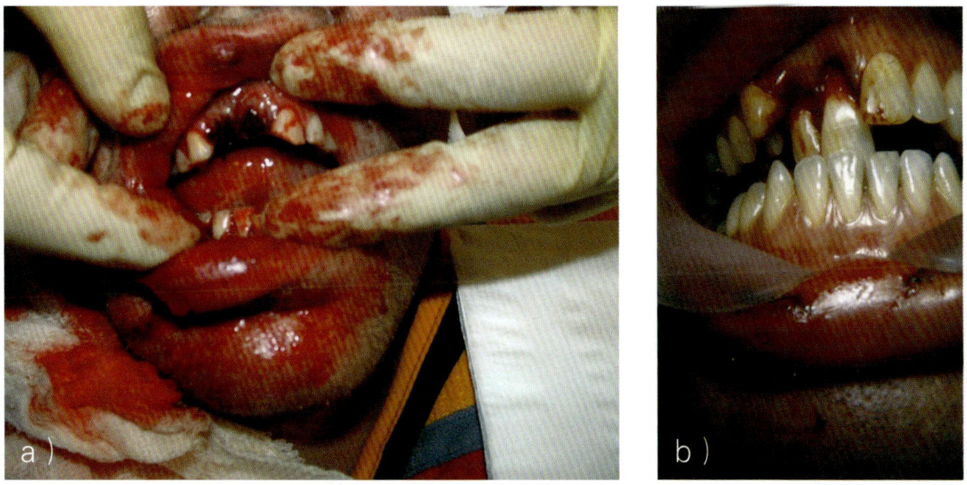

图14.13　冰球运动中牙齿的损伤。图片来自Paul Pincinnini博士，渥太华，加拿大。

医的过程中，牙齿应当保存在合适的介质中，并保持湿润，以最小化牙周膜的干燥。合适的介质包括无菌的唾液或冷牛奶；也可以保存在舌下或浸有唾液的手帕中。

预防

不同类型的运动员保护装备（保护口腔的设备）已被制造出来，包括适用于冰球和拳击运动的装备。不幸的是，在一些运动中，有些顶级运动员抵触使用这些保护装备，这给年轻人树立了不好的榜样。在接触性运动中所有运动员都应使用这种保护性装备。

参考文献

[1] MCCRORY P，et al. Consensus Statement on Concussion in Sport: The 4th International Conference on Concussion in Sport，Zurich，November 2012. Br J Sports Med，2013，47（5）:250–258；J Athletic Training，2013，48（4）:554–575.

[2] JOHNSTON K M，et al. Current concepts in concussion rehabilitation. Curr Sports Med Rep，2004，3（6）:316–323.

[3] SCHNEIDER K J，et al. Examining Sport Concussion Assessment Tool ratings for male and female youth hockey players with and without a history of concussion. Br J Sports Med，2010，44（15）:112–117.

拓展阅读

MCCRORY P, et al. Can we manage sport related concussion in children the same as in adults? Br J Sports Med，2004，38（5）:516–519.

第15章　颈部、胸部和腹部的运动损伤

颈部损伤

颈部受到严重损伤的概率相对较大，这是因为颈部重要的软组织没有骨性结构保护，在颈部前面和侧面都仅有诸如皮肤、肌肉、肌腱和软骨之类的软组织。颈部有重要的大血管和神经，以及甲状腺、气管和食管。颈部损伤能够导致致命的伤害。

每一次颈部损伤都应该进行全面评估，以确定颈椎的完整性是否受到影响。脊柱损伤有时会被其他部位的疼痛掩盖。当怀疑出现颈椎损伤时，头和颈部应该被固定，并应立即将受伤的运动员送至医院。

喉损伤

喉是由弹性软骨组成的中空结构，内衬有黏膜。我们呼吸的空气由鼻腔通过喉。当运动员在摔跤运动中受到锁头攻击，或在其他运动中颈前受到手臂、木棍、冰球或球的攻击时，喉软骨会急剧地向内弯曲（图15.1）。当颈部受到的暴力损伤时，喉软骨由于自身弹性可以恢复原状，但喉内部的黏膜会被撕裂。软骨和黏膜之间的出血可影响声带，引起水肿和声音嘶哑。

水肿可逐渐加重，最终阻塞声门开口，导致呼吸道梗阻加重。儿童特别容易出现这种损伤。

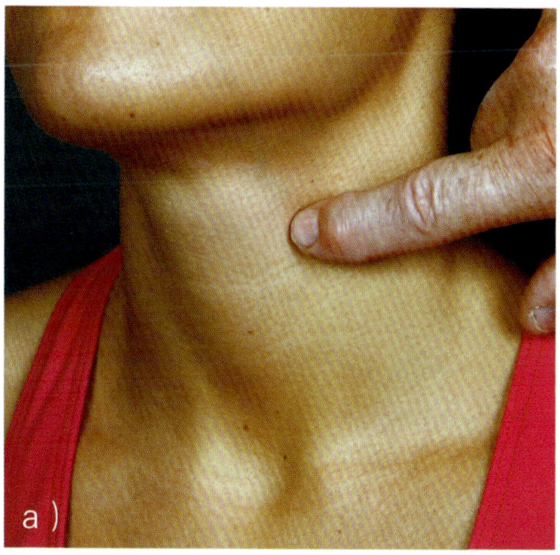

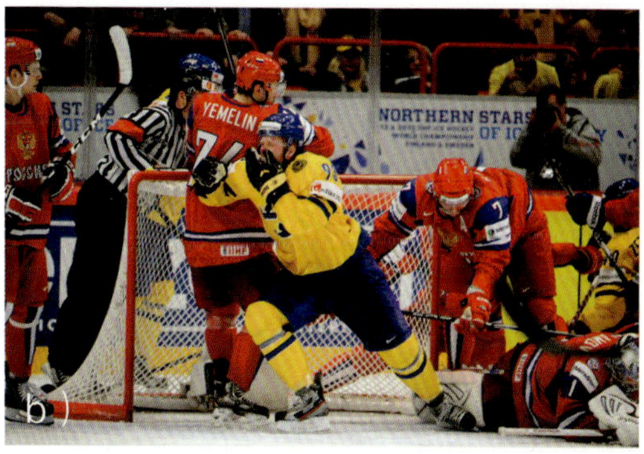

图15.1　喉损伤可能会很严重。**a**）喉损伤的位置；**b**）冰球棍是一种危险的武器。

小贴士

颈前钝挫伤导致的声音嘶哑应及时就诊，因为这样的损伤可造成非常严重的后果。

喉损伤通常只需要休息和密切观察病情变化，不需要更多的治疗。

开放性颈部损伤

开放性颈部损伤并不常见，但是由于其会影响到经过颈部给大脑供血的大血管，所以这种损伤可危及生命。开放性颈部损伤可见于冰上曲棍球中冰鞋击中对手的喉部或骑摩托车运动。出现大量出血时应立即进行止血，可以用毛巾加压捂住伤口，进行压迫止血。伤者应立即被送往医院。为了预防冰球运动中出现这样的损伤，所有运动员都有必要使用喉部保护器（图4.12）

胸部损伤

肋骨骨折

肋骨骨折是非常常见的运动损伤，多见于接触性运动。这样的损伤可以通过直接的击打产生（通过身体接触获得相对于对手的竞争优势），比如被冰球棍击打到身体或用身体阻挡铲球而对胸部造成冲击。

症状和诊断

- 骨折部位疼痛，在深呼吸、咳嗽或打喷嚏时加重。
- 骨折部位轻度肿胀和压痛［图15.2a）］
- 按压胸壁的骨折部位出现疼痛［图15.2b）］。
- 伤者会因疼痛而活动受限，受伤的运动员会选择坐或睡在椅子上。
- 胸部X线片可以用于确诊肋骨骨折并排除潜在的肺损伤。

治疗

部分单根肋骨骨折或简单的肋骨骨折，只需要进行镇痛治疗，骨折可以自行愈合。由于会影响肺的自主扩张，故不建议对骨折部位进行包扎固定。

康复和并发症

如果没有并发症发生，骨折的运动员根据症状轻重应该可以在3~6周内恢复日常训练。如果存在多根肋骨骨折，运动员可能需要住院观察是否存在呼吸系统并发症的风险（图15.3）。

如果骨折肋骨断端穿透肺，可能会导致：

- 气胸（肺塌陷）：是由于骨折的肋骨断端穿透胸膜和肺所致，当胸膜腔中充满空气时可导致肺塌陷。
- 血胸：骨折的肋骨断端穿透肺组织，损伤的肺组织出血，血液填充胸膜腔从而压迫肺。

当呼吸系统的症状进展时，应当更加警惕这些并发症。当遇到这样的情况时，可能需要进行穿刺，抽出胸膜腔中多余的血液或空气。如果出现上述并发症，运动员应被送往医院。

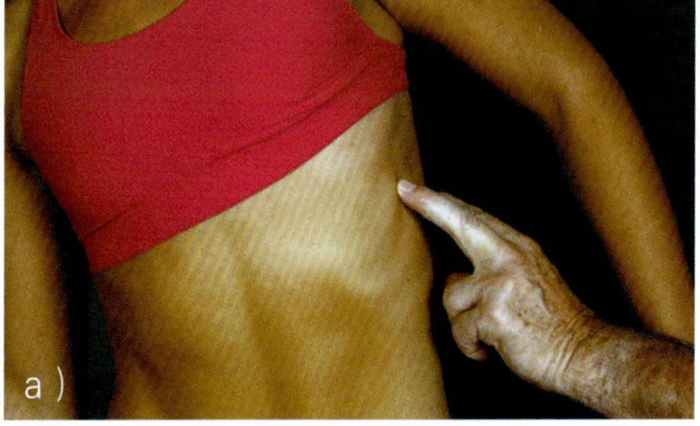

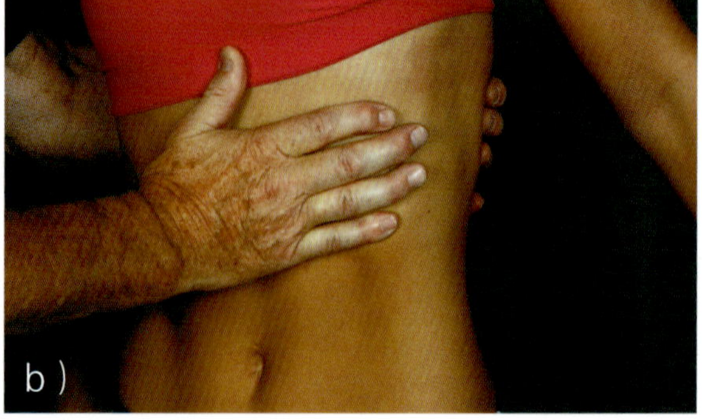

图15.2 肋骨骨折。a）肋骨骨折的常见疼痛和压痛部位。b）按压胸壁时出现间接疼痛，可能存在肋骨骨折。

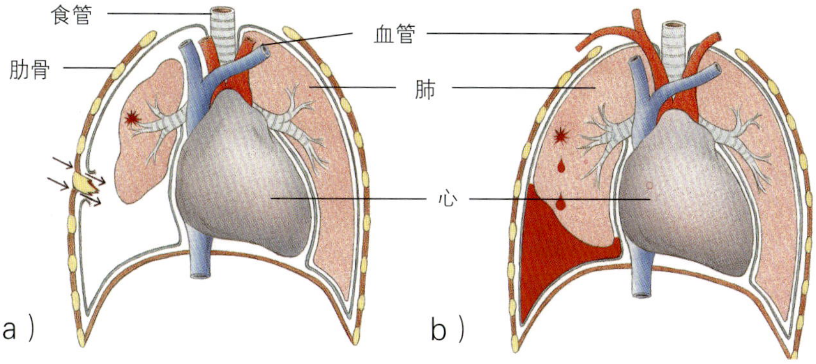

图15.3　气胸（肺塌陷）和血胸。**a）**气胸：骨折的肋骨尖端破坏了胸膜腔的完整性，并刺伤肺，使得胸膜腔中充满空气并且造成肺塌陷。**b）**血胸：肋骨骨折的断端损伤肺组织，损伤的肺组织出血，血液充满胸膜腔（覆盖于胸壁的壁层胸膜和覆盖于肺的脏层胸膜间的腔隙）从而压迫肺。

腹部损伤

运动中的腹部损伤很罕见，但一旦发生可导致灾难性的后果（图15.4，图15.5）。这种损伤可见于被马踢伤，或一些接触性运动、骑自行车和滑雪等。

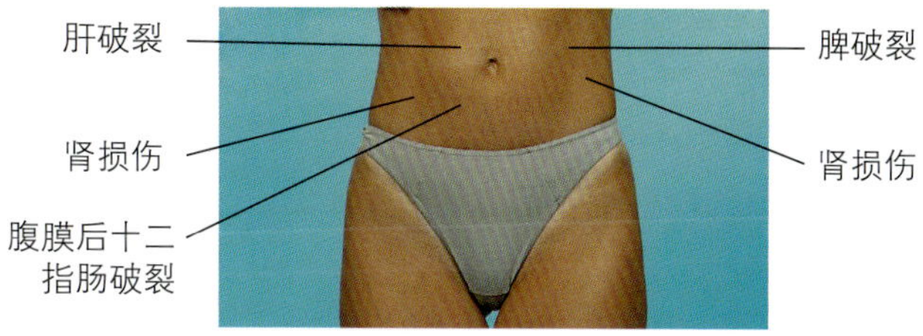

图15.4　腹部损伤的位置。

脾破裂

脾位于腹部左季肋区，位于分隔腹腔与胸腔的膈肌下方（图15.5）。

脾破裂是最常见的导致运动员死亡的腹部损伤。脾破裂可以是由于腹部受到直接创伤所致，例如，当一名自行车骑手摔倒在车把上，并且车把撞向左上腹时就可发生脾破裂；铲球也可导致脾破裂；很罕见的是由于肋骨骨折导致的脾破裂。重要的是记住脾破裂可以由左上腹部受到过大的力量冲击而致。刚从腺热（传染性单核细胞增多症）恢复过来的运动员发生脾破裂的风险更高。

症状和诊断

脾和包膜的破裂导致腹腔内出血、疼痛、恶心、肌肉酸痛及腹肌紧张。受伤的运动员最初会感到疼痛，但1小时左右以后就会出现低血容量性休克的症状（休克是由于严重的血液和体液丢失所致）：脉搏细速、皮肤苍白、肢端湿冷，有时会出现进展的神情淡漠与意识丧失。

如果脾破裂时周围的包膜完整，出血会被包膜所限制，包膜逐渐膨胀、拉长、变脆，可能在事故发生一段时间后才破裂。出血也有可能自发停止。10%~20%的伤者1~2周中有由于身体活动而导

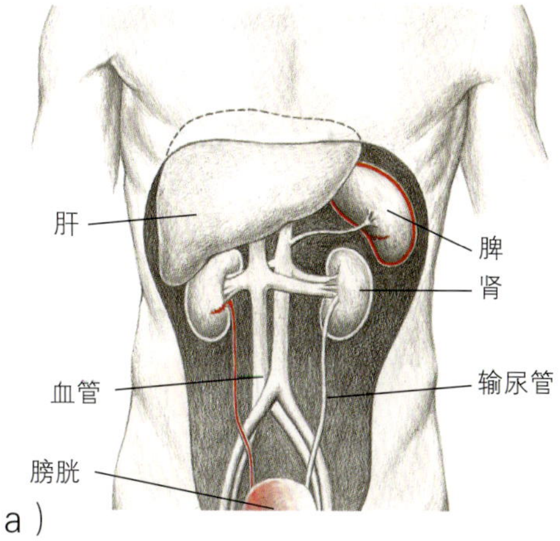

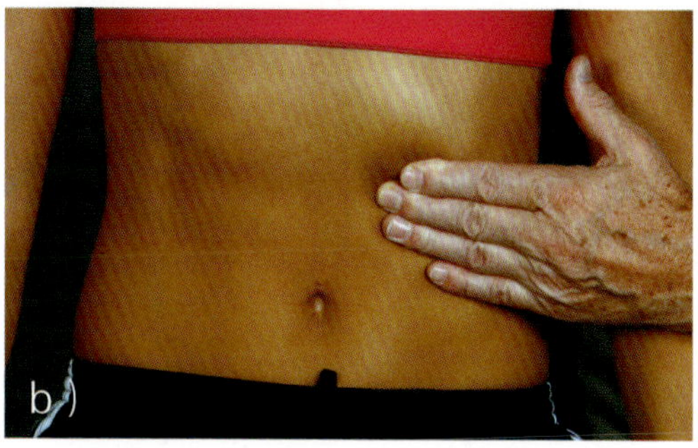

图15.5　脾破裂。**a）**腹部肝、肾和膀胱的概览。**b）**脾损伤的位置。

致肿胀的脾脏破裂的风险。

如果在腹部受到创伤后，运动员出现不适，如恶心、乏力、左上腹疼痛或疼痛偶尔放射至左肩部，运动员应及时就医，以确定是否存在脾损伤。

治疗

住院时长依受伤经过和体格检查结果而定，CT和诊断性腹腔灌洗有助于确诊。除非伤情很严重，医生应尽力保留脾脏，因为脾脏在机体免疫功能方面发挥重要作用。治疗手段依伤情严重程度可采取：嘱患者休息、外科手术缝合和局部止血。严重脾破裂的患者应手术切除脾脏。脾切除术后患者，因机体免疫系统已被破坏，应接种多价肺炎球菌疫苗且密切观察是否有新发感染征象。

肝破裂

肝位于右季肋区肋弓下（图15.6）。

肝组织比较脆弱，可由右上腹受到创伤而破裂，但运动中这样的损伤比较少见。大多数情况，肝损伤很小并且可以自行愈合。但当出现较大的破裂时会导致休克，此时受伤的运动员可出现恶心、呕吐、头晕、晕厥及与腹围增大相关的疼痛。当出现上述症状时，运动员应该立刻被转移至医院休息并密切观察病情变化。肝破裂通常需要手术治疗。CT或诊断性腹腔灌洗对诊断和治疗有帮助。

严重的肝破裂可导致胆汁流入腹腔，引起化学性或细菌性腹膜炎。由于炎症可能损伤腹部器官，腹膜炎要比单纯出血更严重。在手术过程中止住胆汁泄漏后，应进行仔细的腹腔探查。

肾损伤

肾损伤在运动中比较罕见。肾位于骨盆上方，分布在脊柱两侧，为腹膜后器官（图15.7）。

骨盆上方受到暴力打击时，可导致肾破裂，出现血尿。出血在破裂后通常能够自行停止而不引起更严重的问题。但是严重的肾破裂可引起危及生命的内出血。这种情况必须手术摘除破裂的肾。

受伤运动员的创伤后血尿应引起注意。为了明确损伤范围，应进行CT、超声检查和肾盂造影。

在大量剧烈的体力活动后，血也会出现在尿液中，导致尿液颜色轻微变红。所以血尿这一症状不足以说明存在肾损伤，但出现尿液发红的症状时，应由医生进行进一步检查。

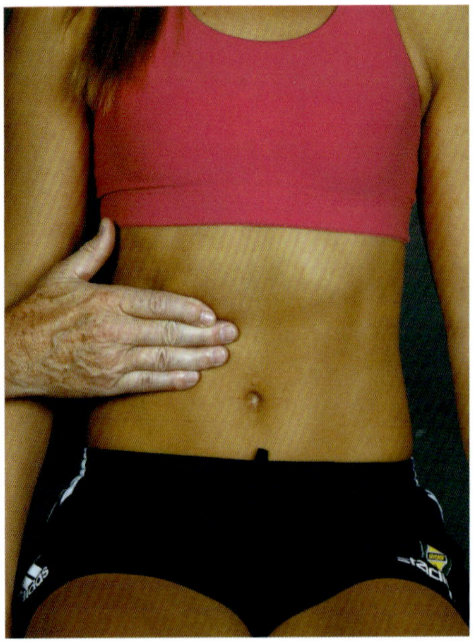

图15.6 肝损伤部位。

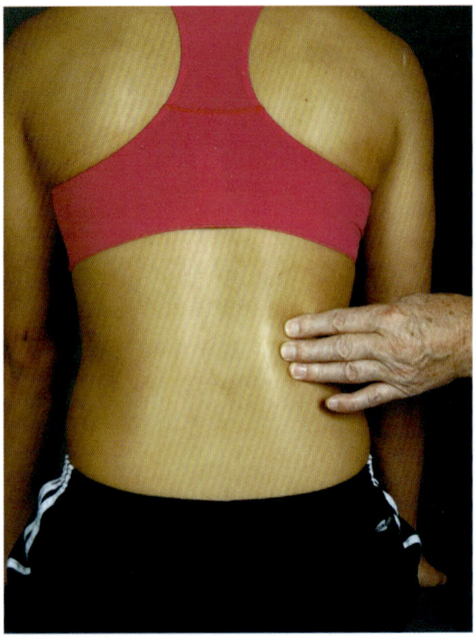

图15.7 肾损伤部位。

十二指肠（小肠的第一段）穿孔

腹部受到钝挫伤如对手的膝盖撞向上腹部，导致腹膜后十二指肠穿孔很少见。由于小肠有一定的活动性，所以其很少受伤。但是十二指肠是固定于腹膜后的一小段，所以它容易被损伤。

严重的上腹痛和损伤几小时后呕吐是十二指肠损伤的典型表现。这些症状，是损伤后肠道梗阻和腹膜后出血引起的。

如果受到的创伤很严重，受伤几周后，部分十二指肠会坏死，肠内容物漏出，出现腹膜炎甚至可引起死亡。CT扫描在诊断和监测病情方面十分重要。住院患者通常需要进行十二指肠引流和密切观察病情变化。一旦发生肠坏死，必须手术切除坏死肠段，避免肠壁破裂引发腹膜炎。

会阴部的损伤

对睾丸的击打会导致睾丸的出血水肿，并可破坏睾丸的血运而导致不育。这类损伤可以使用护具来预防，特别是对于球类运动中守门员和接球手等而言，护具非常必要（图15.8）。

阴茎受伤可导致膀胱括约肌痉挛性疼痛，从而出现排尿困难。一旦排尿就会出现疼痛。

女性会阴的损伤，如暴力导致的阴道损伤和外阴血肿，可以见于滑水运动员，特别易发生于经验不足的运动员蹲位摔倒时。穿着专业的紧身潜水衣可以预防这样的问题。

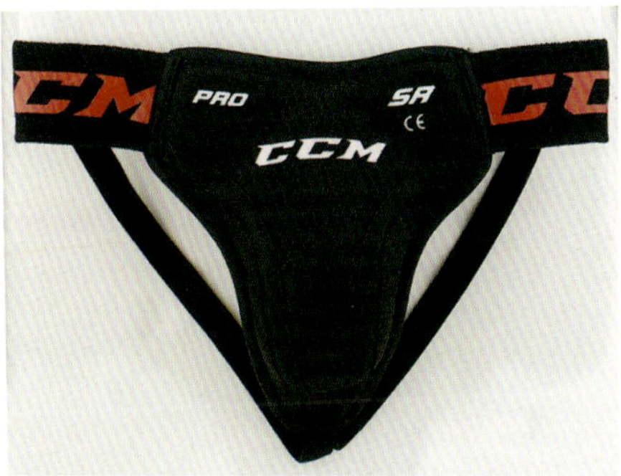

图15.8 在橄榄球、足球等许多运动项目中，悬挂式的会阴护具被广泛使用（图4.18会阴护具同样用于冰球运动）。图片来自Reebok/CCM。

气短

腹腔神经丛或上腹部受到强烈的钝挫伤后，运动员摔倒并蜷缩在地上，同时出现“气喘吁吁”的情况并不罕见。这是因膈肌短暂的肌肉功能丧失（瘫痪）而导致的呼吸困难。让运动员采取蹲位放松腹肌和呼吸肌能更快恢复。

拓展阅读

HAYASHI D, et al. Thoracic injuries in professional rugby players: mechanisms of injury and imaging characteristics. Br J Sports Med，2014，48（14）:1 097–1 101.

Zetaruk M N, et al. Karate injuries in children and adolescents. Accid Anal Prev，2000，32（3）:421–425.

第16章　背部/脊柱的运动损伤

80%的人都曾有过背部问题。不论男女或职业差异，没有特定某一类人比其他人更容易受到背部疼痛的困扰。引起背部疼痛的重要因素包括重体力劳动、举重、长时间保持一种姿势和振动。尽管在许多地方机器已经承担了繁重的工业劳动，但是因背部疼痛而就医的人数并没有因此而减少。在所有背痛患者中，90%的患者不需要任何治疗就可以在3个月内回到工作岗位上，其中70%的患者甚至只需要短短1周即可恢复。

运动员通常需要一个功能完善和发育良好的背部（图16.1）。不同的运动项目有不同的要求，有些项目的运动员需要重复极端的姿势并要承担很大负荷，有些项目虽然负荷较低但是有大量的重复动作，这些都会导致背部损伤。

因此，为了使自己能够在比赛中发挥最大的优势，许多运动员需要一个能够承担广泛基础训练和特定专项训练的背部。

不论是在训练还是在比赛中，都应尽量避免背部的超负荷。为了适应竞争，强大的背部功能需要长期而专业的综合性准备。

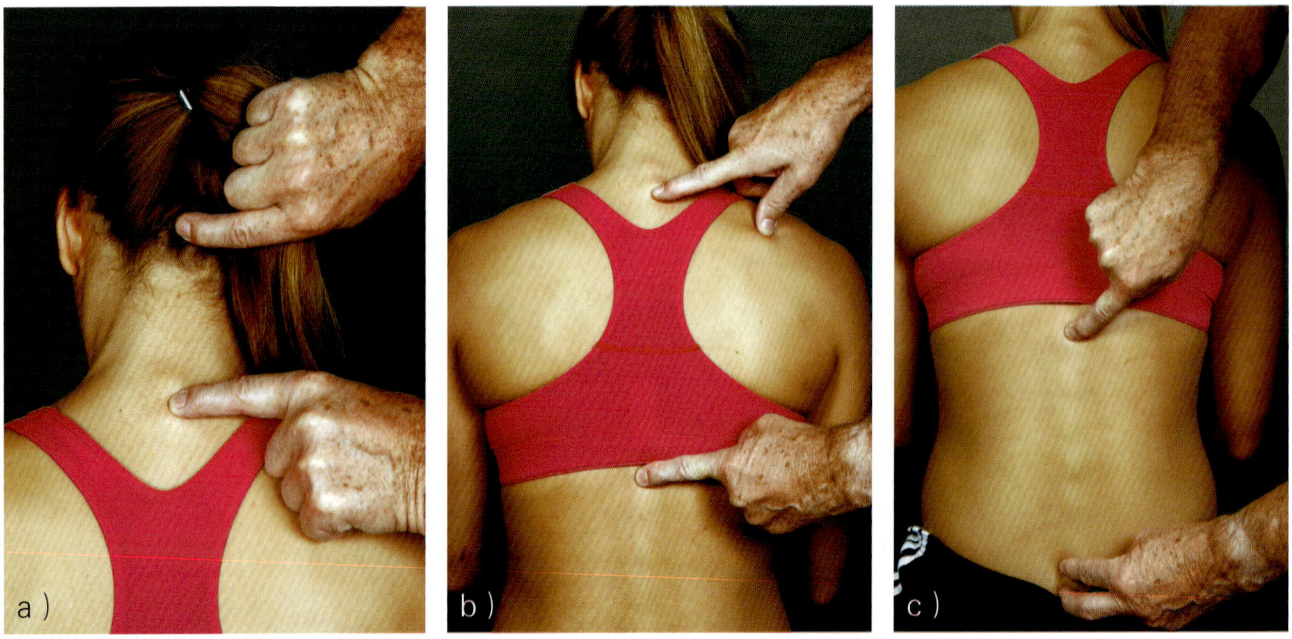

图16.1　脊柱。**a）**颈椎；**b）**胸椎；**c）**腰椎（骶椎和尾椎位置更低，图片没有显示）。

相较其他职业而言，背部问题在运动员中较为少见，但某些项目的运动员比普通人更易出现背部问题。进行冲击运动的运动员，由于运动所需求的负荷和重复性，更易出现特定的脊柱问题（图16.2）[1]。

在一项对足球、网球、摔跤和体操年轻运动员的调查中发现，50%~85%的运动员有背痛问题，36%~55%的运动员有与训练有关的脊柱影像学改变。

在摩托竞速、速降滑雪和跳台滑雪等高速运动，以及冰球、足球和橄榄球这样的对抗性运动中，背部创伤性损伤很常见（图16.3，图16.4）。

马术、骑自行车等具备高速度、高落差的运动，可造成非常严重的背部损伤如脊柱骨折，可导致脊髓或神经损伤。

功能解剖学和生物力学

脊柱包括7块颈椎，12块胸椎和5块腰椎，以及5块骶椎融合成的骶骨（脊柱底部的骨）和4~5块或分离或融合成尾骨的尾椎（图16.1）。

每一块椎骨都由椎体和椎弓构成。椎弓之间有小关节使得相邻椎骨之间可以进行有限的活动。椎体之间是有弹性的椎间盘，具有促进脊柱活动和减震的作用。椎间盘没有血液和淋巴供应，仅有有限的神经支配（图16.5）。

脊柱有支撑、保护和运动的功能。颈椎的活动度最大，其次是腰椎。在腰椎中，第4腰椎和第5腰椎之间的活动度最大、椎间盘最大。由于有肋骨的附着，胸椎的活动度最小。通常，活动度越大的椎体越容易出现问题。

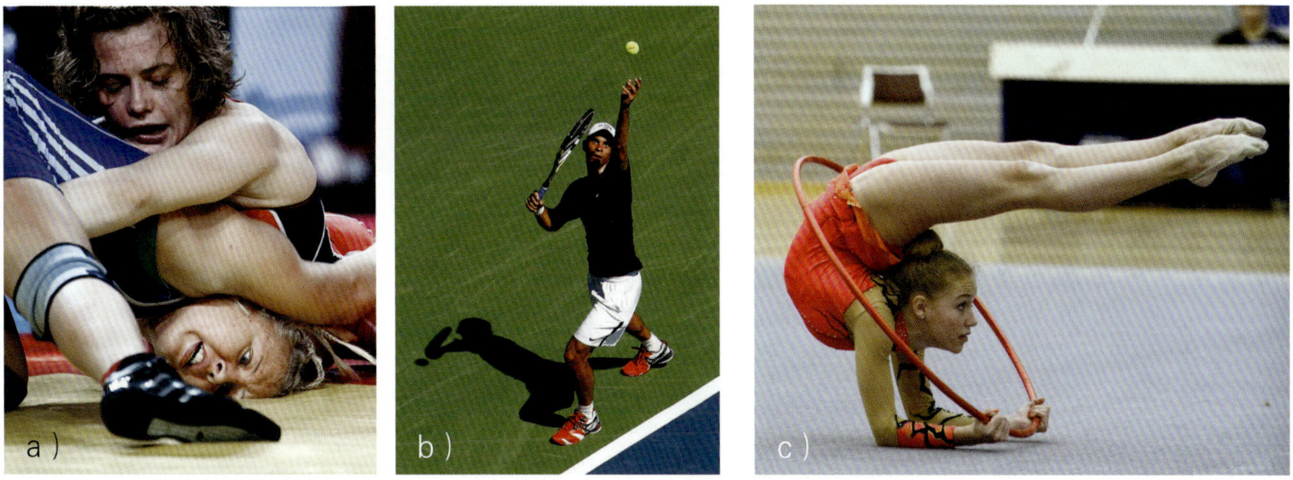

图16.2　在有些运动如摔跤、网球和体操中，脊柱承受了极限负荷，这些运动的运动员较易出现背部问题。图片来自Bildbyrån，瑞典，已授权。

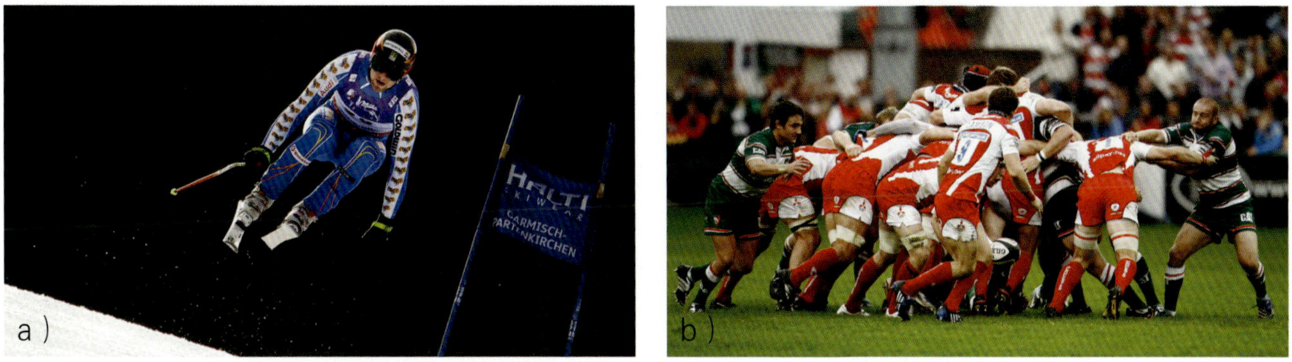

图16.3　高速和坚硬的身体接触会增加脊柱受到创伤的风险。**a）**速降滑雪；**b）**英式橄榄球（图片来自Bildbyrån，瑞典，已授权）。

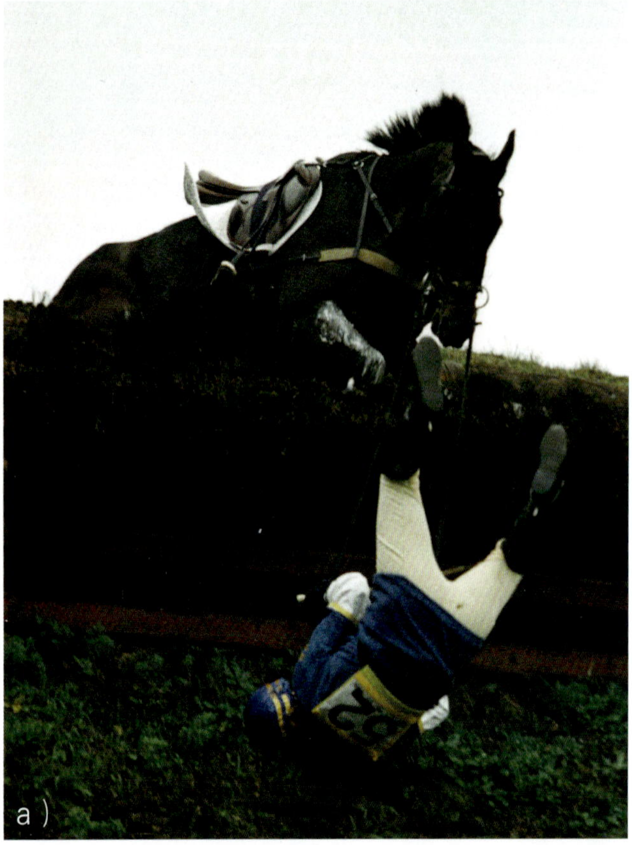

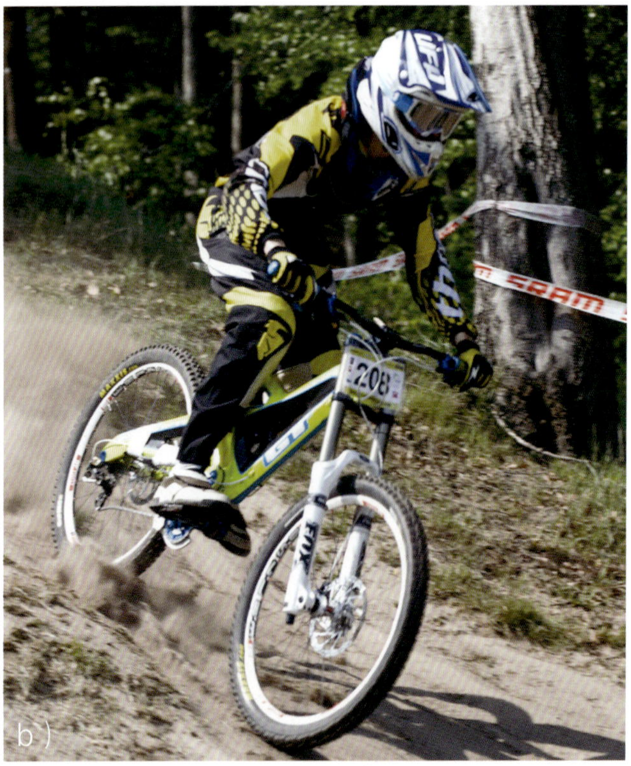

图16.4 高速或从高处坠落会增加背部受伤的风险，如赛马和山地自行车运动。图片来自Bildbyrån，瑞典，已授权。

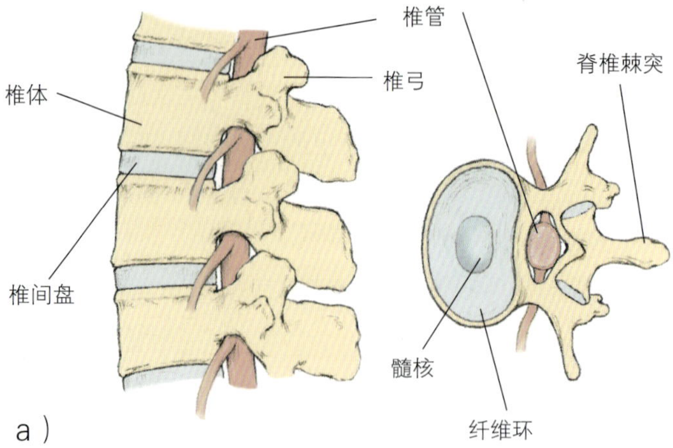

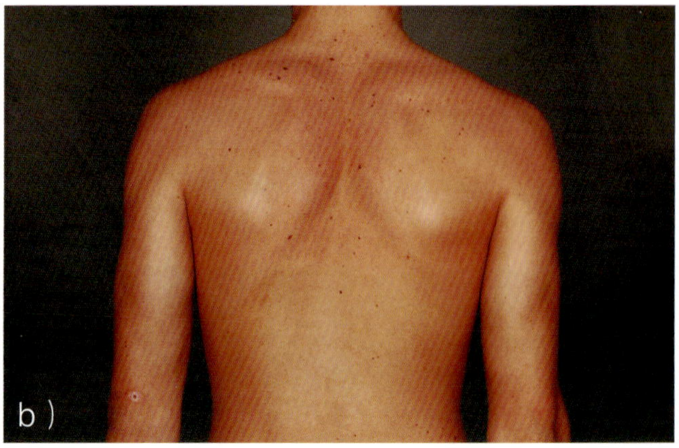

图16.5 脊柱的解剖。

椎骨被前纵韧带、后纵韧带、关节突关节和棘突周围的小韧带连接在一起。这些韧带起到固定关节囊、维持关节和椎间盘几何结构的作用，即维持脊柱的静态稳定性。脊柱的活动稳定性完全依赖于背部和腹部的肌肉。这些肌肉可以分为前方的屈肌肌群，由腹肌和腰大肌组成；以及后方的伸肌肌群，包括深层和浅层的肌肉（如斜方肌、背阔肌和竖脊肌）。

当身体向前倾斜或者弯曲时脊柱会承受很大的负荷。当运动员前倾30度时，背部肌肉的活动性显著增加。站立时肌肉承担的负荷更大，而坐姿比站立给椎间盘的压力更大。通常，应避免在身体前倾、转身或是负荷不对称时提起东西，尤其是重物。举重物时物体应尽量贴近身体，同时利用腿部肌肉辅助举起重物。

背部疼痛检查

对背痛的诊断需要专家综合考虑疼痛、临床查体、背部功能，体质因素和X线检查等多方面。需要评估疼痛的部位、强度、持续时间、性质、诱发原因和缓解因素。背部功能的评估包括活动的范围、动作模式、体态、肌张力、肌肉控制力和身体构成等（图16.6）。背部整体形态及腰部形态的变化评估，如“S”形曲线（脊柱侧凸）都非常重要。

许多骨性改变，如椎体滑脱、压缩性骨折，椎体边缘骨刺（骨赘）生长及关节退行性病变能在X线或CT检查中显示，而椎间盘突出和其他软组织的损伤需要MRI检查。在一些病例中，X线检查可用于改变姿势引起的疼痛，如最大程度向前或向后弯曲时出现的疼痛，X线检查有时能发现引起疼痛的原因是脊柱不稳定。MRI可显示包括软组织和骨骼的双重信息，MRI结果可提示疼痛的原因，如腰椎间盘突出、骨赘刺激到神经或椎管狭窄等。

伤者的社会和生理情况是非常有价值的信息，医生应询问其背部问题的病史，评估其家庭关系、受教育程度、就业情况、运动情况和身体状况。

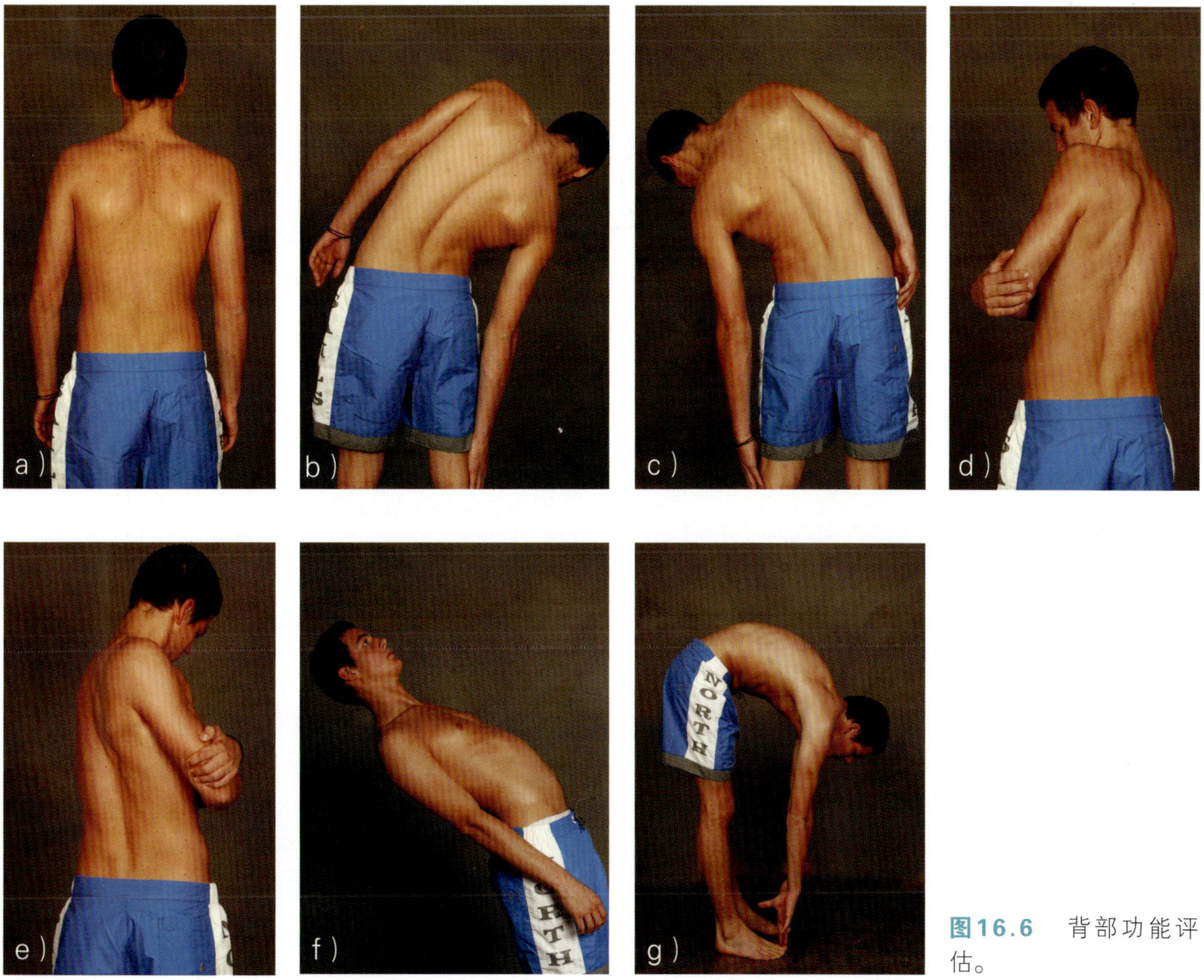

图16.6 背部功能评估。

颈椎

50%的颈椎旋转位于最上方的寰椎和枢椎，而前倾（屈）、后倾（伸）主要位于C4和C5之间，以及C5和C6之间。发生于颈椎的损伤包括骨折和脱位，可以是椎体、椎间盘和韧带的联合损伤。老年人的椎间盘退化可产生椎体边缘和关节表面骨赘，骨赘压迫神经可导致疼痛。颈椎损伤和疾病可引起局部疼痛，疼痛可放射至背部、头部、肩膀、手臂、手掌，偶尔可放射至下肢。

颈椎创伤性损伤

头颈部受到钝性暴击导致颈椎骨折及脱位，并可同时联合损伤关节囊、韧带和椎间盘。这种损伤可以是稳定的，也可以是不稳定的。最常见的损伤原因是颈部前倾（屈）、后倾（伸）或旋转时过于猛烈，或是头部受到的打击传导至颈部（轴向压力），如美式足球中的冲击铲球（图16.7）。

导致颈部前倾（屈）的暴力创伤，可引起椎体前部压缩性骨折及后方的韧带和椎间盘损伤。有时可出现关节突关节骨折和关节囊损伤；韧带损伤也可在没有任何可见的骨性损伤时出现。通过X线或MRI检查是稳定性损伤还是不稳定损伤非常必要。颈椎损伤者应佩戴颈托（图16.8）。

导致颈部后倾（伸）的暴力创伤，可以引起椎体后部的压缩性骨折，以及颈椎前方韧带和椎间盘的联合损伤。

导致颈部旋转的暴力创伤，可单独出现，也可联合颈部屈伸的损伤同时出现。关节突关节和韧带单侧受到损伤，可导致关节脱位。

颈椎损伤在车祸和工作事故中非常常见。在运动中，颈椎损伤通常发生于高速运动或从高处坠落时，如摩托运动、速降滑雪、跳台滑雪、马术、体操和接触性运动。

当颈椎骨折和（或）韧带损伤是因为与对手或周围环境发生暴力冲突发生时可以非常严重，如撞到足球球门的门柱或是滑冰场围栏。颈椎骨折和韧带损伤可压迫和损伤颈椎椎管内的脊髓和穿过椎管的神经根。

挥鞭样损伤

挥鞭样损伤见于大幅度前屈后快速的后伸（图16.9）。挥鞭样损伤的特点是可以出现接触运动中由于突然前屈或后伸引起的颈部损伤的所有症状。

另一种挥鞭样损伤见于快速后伸后前屈，典型的例子是车祸。当一辆车被后方的车撞到时，可以出现韧带、骨骼（包括椎关节）、颈椎肌肉和神经根损伤，但是挥鞭样损伤通常主要影响软组织。挥鞭样损伤可导致慢性疼痛。

任何受到颈椎损伤或是挥鞭样损伤的患者应该仔细进行临床检查，通过MRI和X线检查查找是否存在潜在的损伤。

症状

- 颈椎疼痛，特别是活动过程中出现疼痛。疼痛可持续数天，常伴随僵硬、头痛、晕眩和神经根性疼痛。
- 疼痛放射至手臂同时伴有麻木。
- 损伤平面以下，皮肤敏感性减弱。
- 损伤平面以下，肌力、肌张力减弱。
- 有时会出现注意力不集中、记忆力减退、紧张不安、失眠、疲劳和抑郁等症状，与软组织病理改变无关。

现场急救员（教练等）应：

- 做好转移伤者至医院进行进一步检查的准备。

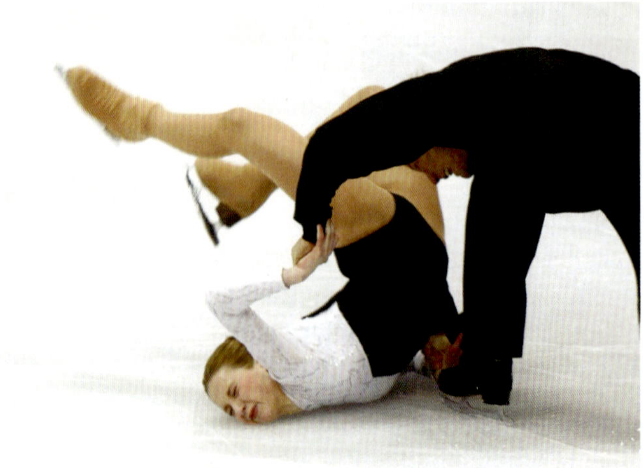

图16.7　有些运动有导致严重脊柱损伤的风险。

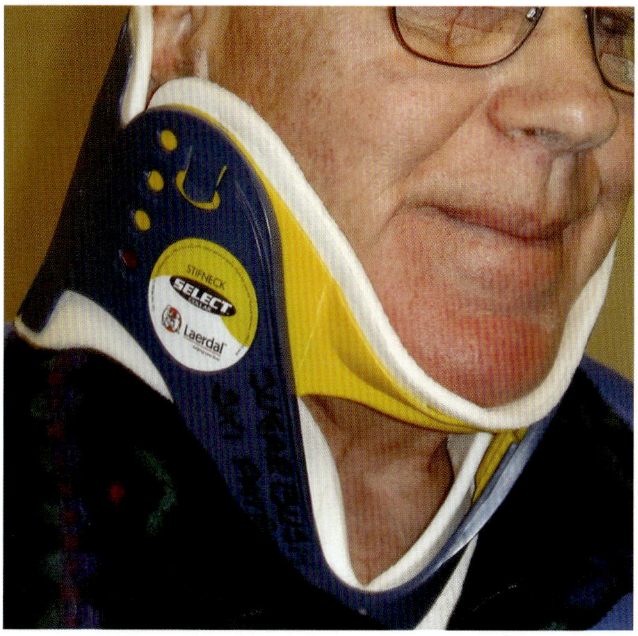

图16.8　颈部支持。颈部受伤的患者应佩戴颈托。

- 当专业医务人员到达时，应立即让专业人员接手。

受伤的运动员应被小心转移至担架上，运动员的头和身体应同时升降。如果有颈托，应小心地给伤者佩戴，以给颈椎提供支持，避免颈椎二次损伤。如果没有颈托，可以卷起衣物、枕头、毛巾或小的支持物置于运动员颈椎两侧，以在转移至医院的过程中提供保护，预防二次损伤和截瘫。

医生应：

- 进行仔细的神经系统检查，安排颈椎X线检查（必要时行CT或MRI），以确定伤情是否稳定并评估损伤的严重程度。
- 根据伤情分级，固定方式包括颈托、Halo-vest支架或手术。
- 可能需要药物镇痛。
- 早期物理治疗很重要。

除上述之外的颈部损伤比较罕见，如冰球或其他滑行项目中冰鞋的刀刃击中前颈部导致血管损伤，引起的失血过多死亡。一旦发生这种损伤，在医务人员到达之前，必须按压出血部位以止血。以一种特殊的防裂材料制成的保护颈托可以预防这些危及生命的事故（图16.8）。

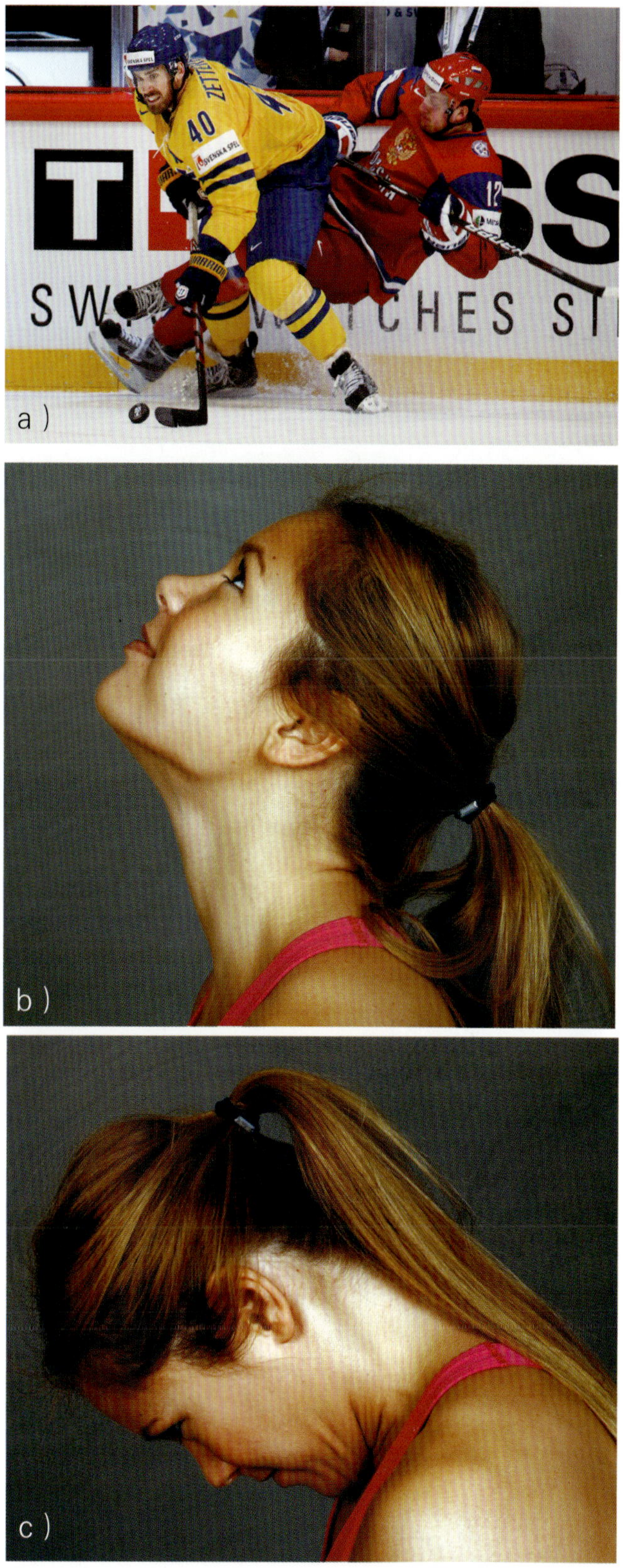

图16.9　挥鞭样损伤最常见于车祸，尤其后方车辆撞击导致的车祸。**a）**冰球运动员被拦截抢球（图片来自Bildbyrån，瑞典，已授权）；**b）、c）**头部最开始向后伸然后马上前屈，极个别的病例是反向损伤引起的。

颈部放射痛（颈臂痛，颈根痛）

椎间盘退行性病变、椎间盘突出或关节突关节周边的骨赘形成可以导致疼痛沿神经分布区域辐射。这些病理改变影响从中枢神经系统即脊髓发出的神经根，从而导致放射痛。即使是暂时的神经牵拉和压迫也可以导致相似的症状。通常需要将不同的疼痛加以鉴别，如仅有颈椎疼痛（颈椎痛）、枕部和颈背部弥漫性疼痛（颈臂痛）与放射至手臂的疼痛（颈根痛）（图16.10）。

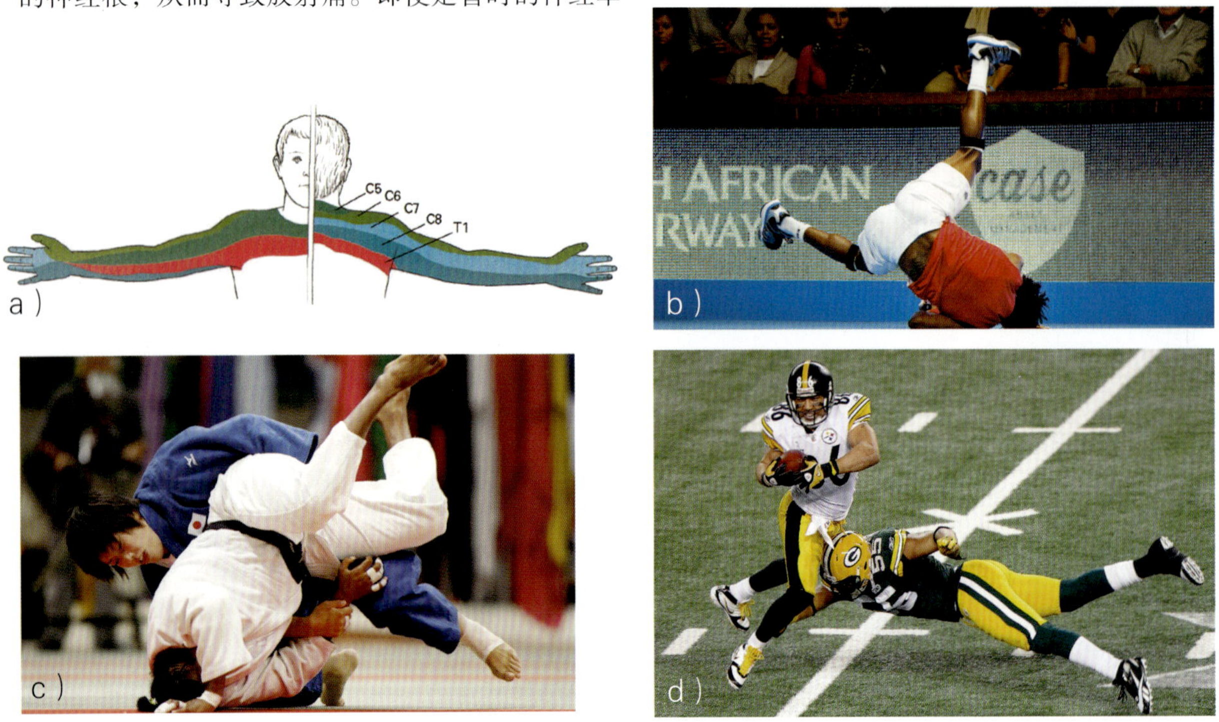

图16.10 **a）**颈神经根支配区域，以及神经根受病变影响时放射痛的范围。**b）**、**c）**颈椎损伤风险较低的运动。**d）**颈椎损伤风险较高的运动。图片来自Bildbyrån，瑞典，已授权。

颈根痛是神经根部位的病变，使得沿神经支配区域均产生疼痛。

症状和诊断

颈部放射痛表现为从颈背放射至肩部、手臂和手指的疼痛。疼痛通常在深部而且很广泛（颈臂痛），但能够清楚画出疼痛的界限沿神经支配区域分布（颈根痛）。通常，疼痛在颈部活动时的加重程度甚于肩部活动时的加重程度。

颈臂痛的其他症状：

- 从颈部向上放射的疼痛可以引起头痛、失眠，有时可引起头晕。
- 手臂及手指感觉麻木、肌力减弱，可能有特定区域所有感觉的丧失。

最常见的颈根痛临床表现可以归纳为以下4种综合征：

- C5综合征：C4~C5之间的神经根受影响所导致，疼痛从颈部放射至手臂内侧，同时手腕上方有麻木感。有时出现三角肌和肱二头肌肌力减弱。有时肱二头肌反射会受到影响。
- C6综合征：C5~C6之间的神经根受影响所导致，疼痛从颈部放射至拇指，伴随相应区域感觉丧失。肱二头肌和前臂腕伸肌可有肌力减弱。肱二头肌反射会受到影响。
- C7综合征：C6~C7之间的神经根受影响所致，疼痛从颈部经上臂背侧放射至示指、中指及环指外侧半背侧，同时有相应区域感觉丧失（图16.10）。肱三头肌和前臂腕屈肌可有肌力减弱。肱三头肌反射会受到影响。

- C8综合征：C7~T1之间的神经根受影响所致，疼痛从颈部经上臂后内侧放射至小指和环指内侧半背侧，同时有相应区域感觉丧失。可以有骨间肌（使手指张开的肌肉）肌力减弱。没有反射受到影响（图16.10）。
- 不同综合征应依据疼痛的范围、肌力减弱的肌肉及可能受到影响的反射而综合进行诊断。
- 应进行X线检查，特别是存在活动时疼痛加重的病例。检查应当在疼痛刺激下进行，以探查可能存在的任何异常活动。
- MRI可以显示软组织损伤。颈椎中的神经可因为椎体、关节突关节的骨关节炎，以及椎间盘退行性病变、椎间盘突出而受到影响。

治疗

- 休息。
- 使用颈托和保暖装备。
- 镇痛和抗感染治疗。
- 物理治疗，无论有无牵引。
- 慢性放射痛可能需要手术治疗。

颈部疼痛（颈痛）、斜颈

局限于颈部不放射的疼痛称为颈痛。斜颈是一种发生在年轻运动员身上的颈部疼痛，常由于颈椎受到暴力的扭曲运动，使得头部扭曲或转向一侧，如摔跤、足球中的头球和赛车等（图16.11）。

常见病因是颈髓神经根受到快速的挤压和牵拉，导致颈部肌肉反射性痉挛。

a）
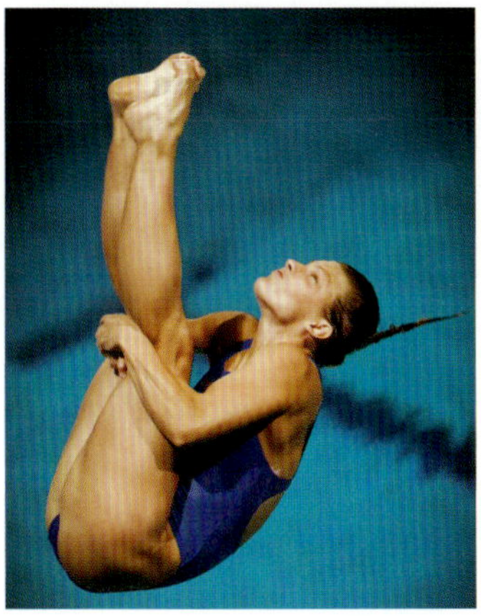
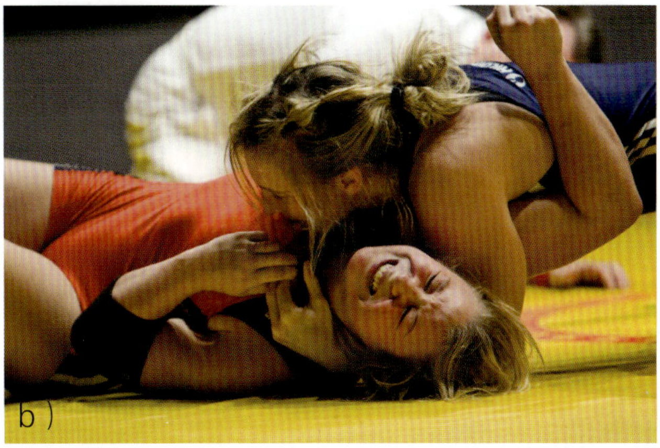
b）

图16.11 颈痛可以发生在非常复杂的颈部运动项目中，如跳水［**a）**］和摔跤［**b）**］。在老年运动员中，颈椎问题可能慢性化。图片来自Bildbyrån，瑞典，已授权。

症状和诊断

- 颈背与肩部交界处感觉“钳夹样”疼痛，范围不会超过肩关节。
- 疼痛由颈部活动引起。
- 肌肉紧张，有触痛。
- 颈部可以呈不自然的扭曲或偏向一侧。
- 颈后部活动能力受损（斜颈）（图16.12，图16.13）。

治疗

- 局部热疗。
- 镇痛和抗感染治疗，或使用肌松药。
- 休息，避免引起疼痛的活动。
- 牵引。
- 使用颈托或保暖装备（图16.14）。
- 症状常在1周内缓解。若无缓解，应进一步咨询医生。

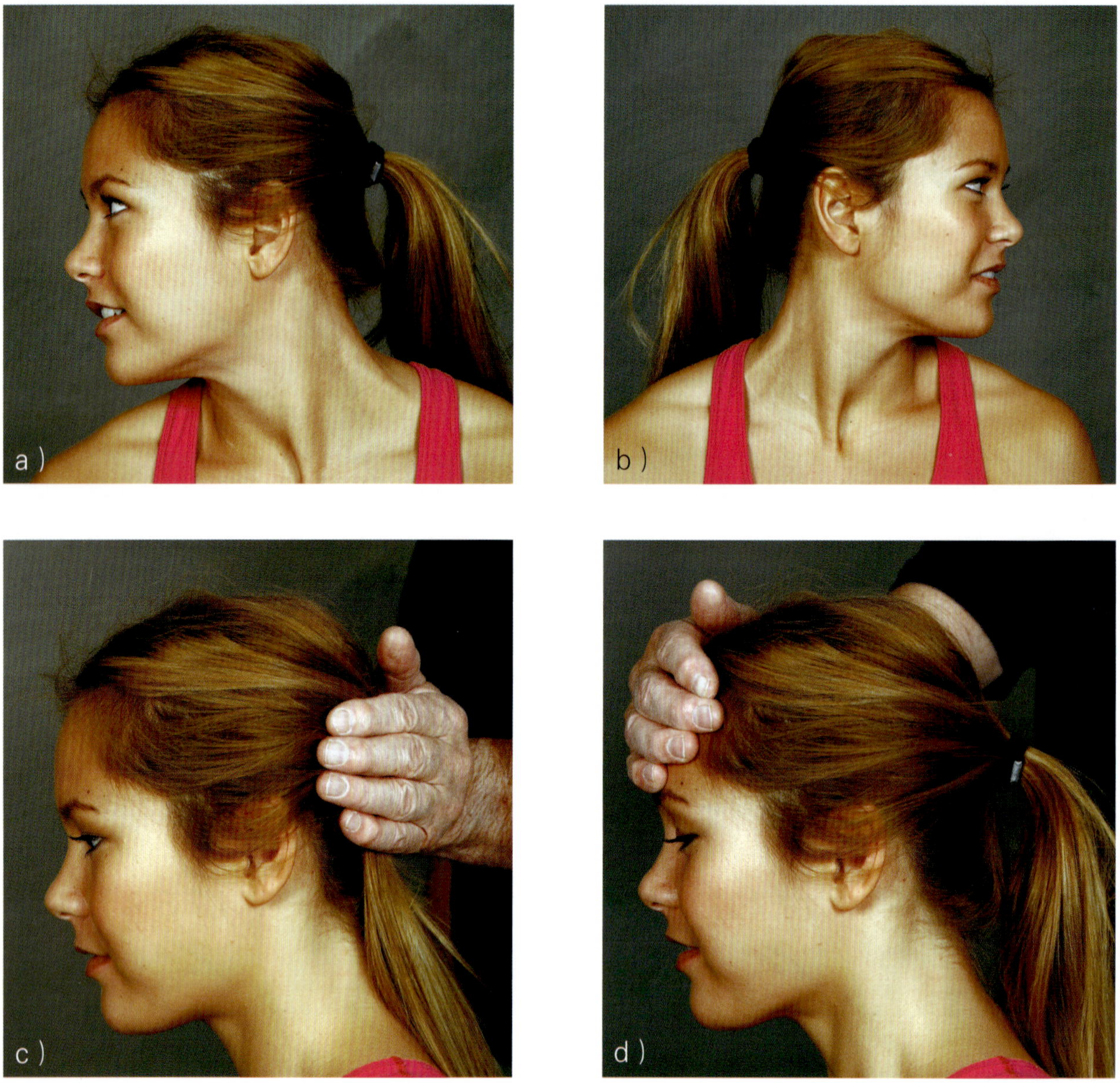

图16.12　颈部活动度。**a）**、**b）**颈部主动活动时可旋转的范围；**c）**、**d）**抗阻力的颈屈和颈伸。

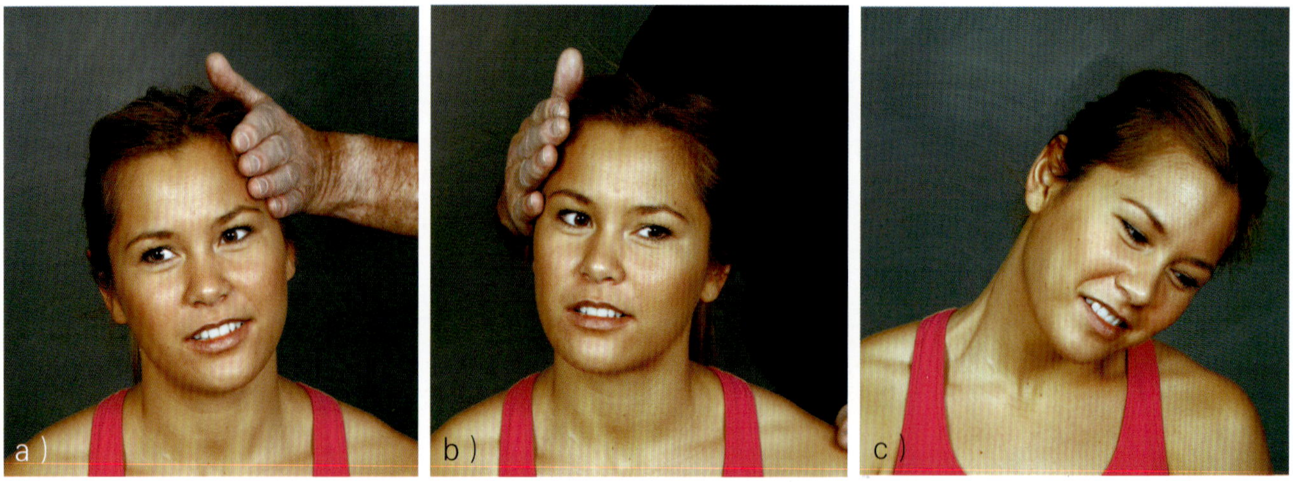

图16.13　有阻力或无阻力情况下颈部的主动侧屈。

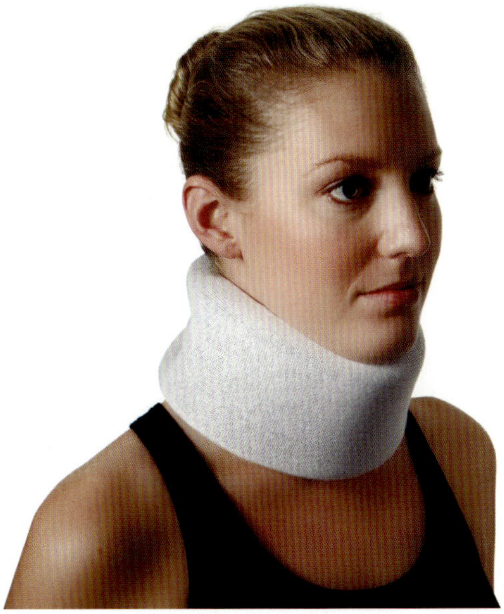

图16.14 颈椎支持器具——颈托可使颈部放松并可提供保暖（图片来自OttoBock Scandinavia Rehband）；运动员通常认为使用肌肉内效贴［图5.26b）］有效。

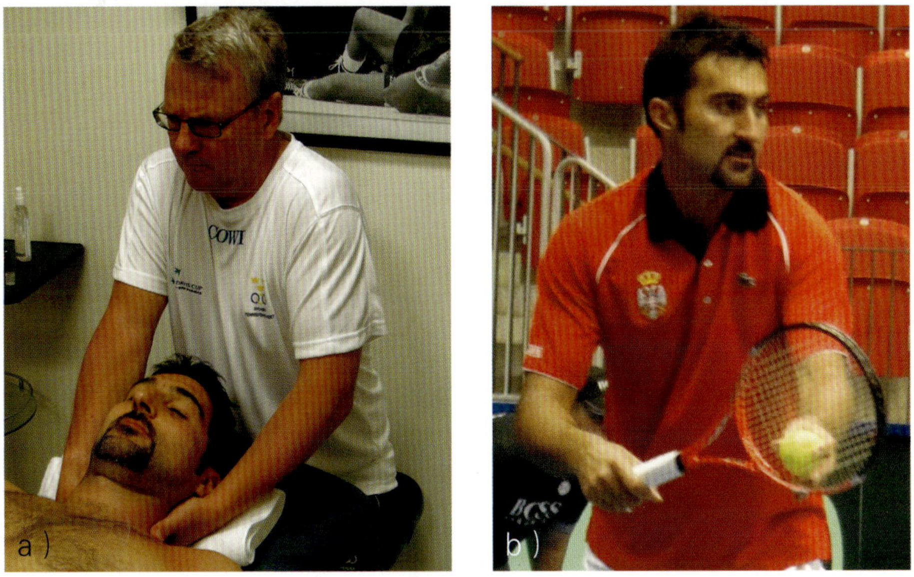

图16.15 专业的治疗通常能产生好的效果。**a）**颈椎按摩常常非常有效；**b）**经过专业的治疗后，运动员能很快回到赛场。

颈部康复

由于颈部解剖结构复杂，在康复治疗之前，医生和康复治疗师应仔细对颈部进行检查（图16.15）。疼痛的分布和任何伴随的神经症状，如头晕、麻木、恶心和头痛都必须进行进一步检查。

颈椎活动度练习

练习开始前应由康复治疗师进行检查。准备练习时，应放正头部，使双耳位于肩部正上方（初始姿势）。所有动作都应缓慢而谨慎，不能有突然或摇摆的动作。每组动作重复3~5遍。

卷下颌

- 收缩颈部前方肌肉，使得下颌靠向胸口，维持5秒。

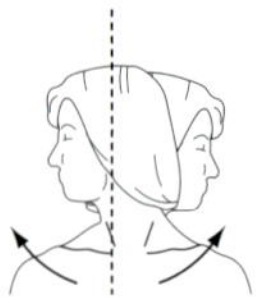

侧向弯曲

- 旋转：缓慢旋转头部看向肩膀；持续10~15秒。回到初始姿势，然后向对侧旋转。

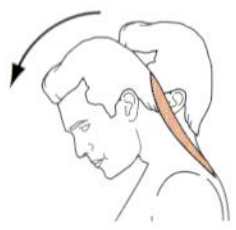

- 前屈：缓慢将下颌低至胸口，将头向前屈，颈部应有拉伸感。持续10~15秒。

颈部肌肉拉伸训练

在这些训练中，运动员用手提供阻力。阻力应轻柔且稳定，避免头部出现任何移动。每组动作重复5~10遍。拉伸颈部时应小心谨慎。

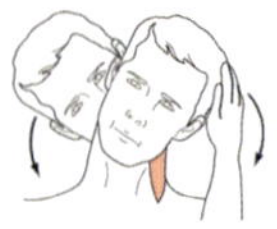

抗阻侧屈

- 坐位，右手置于右耳上方，头部向右对抗手的阻力。维持5~10秒。然后左侧进行同样的训练。

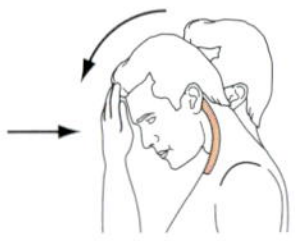

抗阻前屈

- 坐位，将手置于前额，头前屈抵抗手的阻力。维持5~10秒。

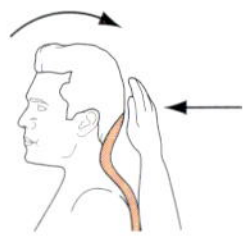

抗阻背伸

- 坐位，将手置于头后方，头背伸抵抗手的阻力。维持5~10秒。

胸椎和腰椎

胸椎和腰椎骨折

胸部和腰部在运动中发生的椎体骨折并不常见，其可发生于赛马、高山训练、跳台滑雪、冰上曲棍球和足球，以及一些汽车运动中（图16.16）。

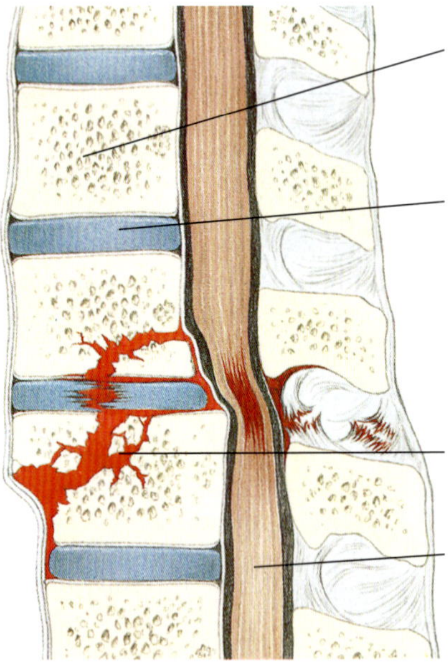

图16.16 椎体骨折伴移位，压迫脊髓。

症状和诊断

- 骨折部位剧烈疼痛。
- 背部活动可诱发疼痛。
- 如果疼痛放射至腿部，需评估脊髓或神经根是否受损。
- 感觉丧失和麻木是严重损伤的表现。

治疗

- 伤者需送至医院，通过X线（或CT和MRI）检查神经系统，以确定脊柱稳定性及是否存在其他损伤。
- 当运动中出现胸椎和腰椎损伤时，椎骨的压缩损伤常常较轻，只需要一段时间休息就可以恢复。
- 在特殊病例中，椎骨的压缩损伤可能较重，可以出现脊髓和神经根的损伤。这些损伤需要卧床休息2~3个月，可能需要支撑支具或其他固定措施。如果损伤很广泛，伴有脊柱不稳定或神经损伤，则需要手术治疗。

腰椎横突骨折

椎骨横突骨折，特别是腰椎横突骨折，可以由脊柱受到直接暴力损伤所致，也可由肌肉从其附着部位撕脱所致。

症状和诊断

- 脊柱侧面的横突处有压痛。
- 活动（特别是背部侧弯）时出现疼痛。
- X线检查可用于确定诊断。

治疗

- 运动员应休息至疼痛消失。这种损伤预后较好，6~8周可康复。

背部肌肉断裂

背部肌肉断裂可见于举重运动员、标枪和铁饼投掷运动员、撑竿跳运动员，足球、手球、篮球和排球运动员等及摔跤手和拳击手［图16.17a）~c）］。这些损伤通常由长的背伸肌（竖脊肌）和大而平的背肌（如背阔肌）上小的撕裂组成（1~3级）［图16.17d）］。

症状

- 在弯腰、伸展和旋转时感觉刺痛。
- 损伤处局部压痛。

运动员应：

- 在几天后开始肌肉控制训练。
- 通常在3~8周后开始忍受疼痛进行积极的康复训练，直到达成完全无痛的力量运动。
- 受伤2~3天后局部热敷，并佩戴保暖装备。

医生应：

- 镇痛，可能需要抗感染治疗。

若在完全康复前重新开始训练或参加竞赛，有重新出血和延迟痊愈的风险。

背部肌肉附着点炎

胸椎和腰椎横突上的肌肉附着点可以由于过度训练而发生炎症（图16.18）。这样的损伤在越野滑雪、标枪、铁饼、链球、举重和球拍等运动参与者中比较常见（图16.18）。

症状

- 用力时出现疼痛。
- 用力后出现酸痛。
- 腰椎和其他骨性突起部位触痛。
- 受影响的肌肉收缩时，其附着处出现疼痛（图16.19）。

运动员应：

- 积极休息（即在不引起疼痛的情况下积极活动，避免运动引起疼痛）直到所有运动都不会引发疼痛。
- 局部热敷并使用保暖装备。
- 回归运动之前用瑜伽球锻炼背部（图16.20）。

医生应：

- 给予患者抗感染治疗。
- 局部给予患者注射糖皮质激素后嘱其休息2周（特别是爆发性运动和举重类型的运动）。
- 告知伤者应定期复查。
- 明确炎症通常在几周后痊愈。

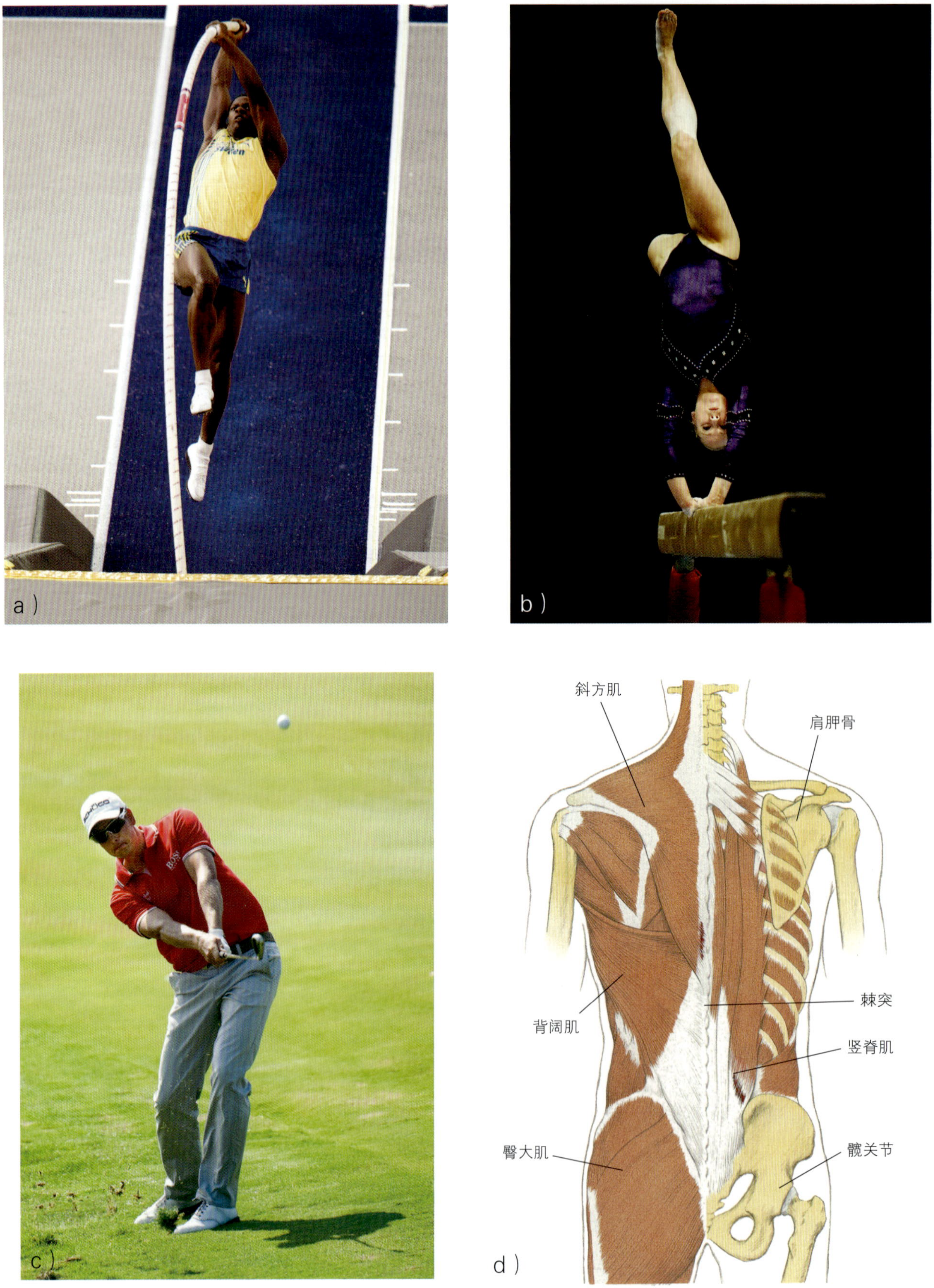

图16.17　疼痛及背部肌肉小的撕裂伤在运动中非常常见。图片来自Bildbyrån，瑞典，已授权。

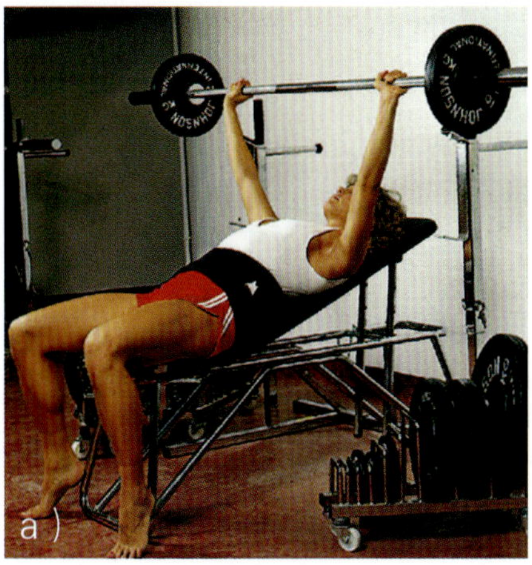

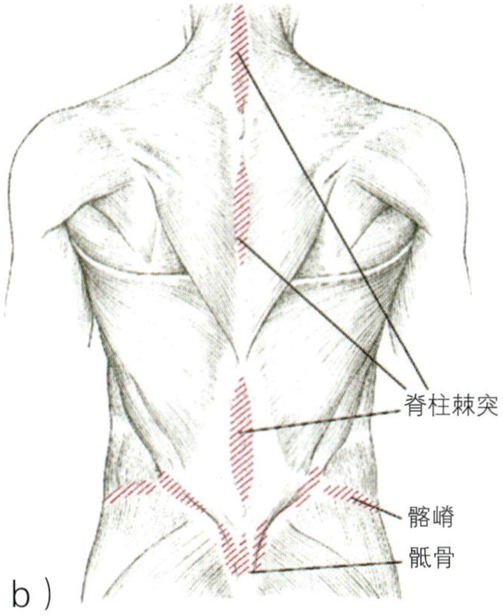

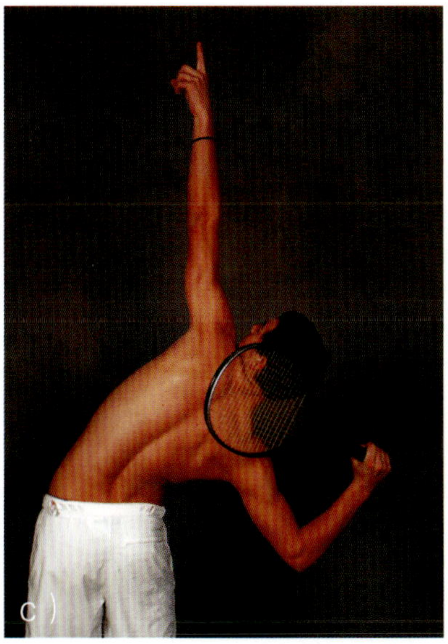

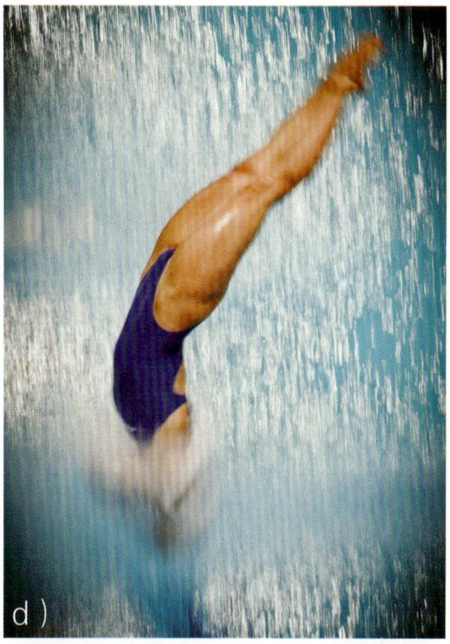

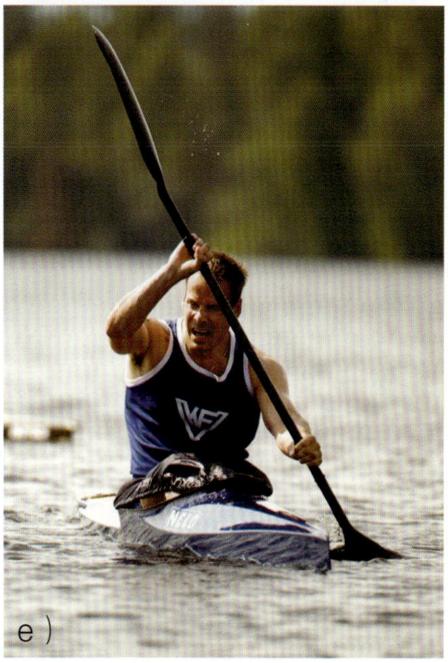

图16.18 脊柱常在运动中被过度使用。**a）**单一的重量训练可能引起背部肌肉的过度使用损伤和炎症，运动员应佩戴保暖装备训练；**b）**红色标记的区域是常见的过度使用损伤部位；**c）~e）**投掷与球拍运动，如网球、跳水，有大量重复的腰部旋转动作，或像赛艇这样长时间的运动，都会造成背部肌肉的过劳损伤。图片来自Bildbyrån，瑞典，已授权。

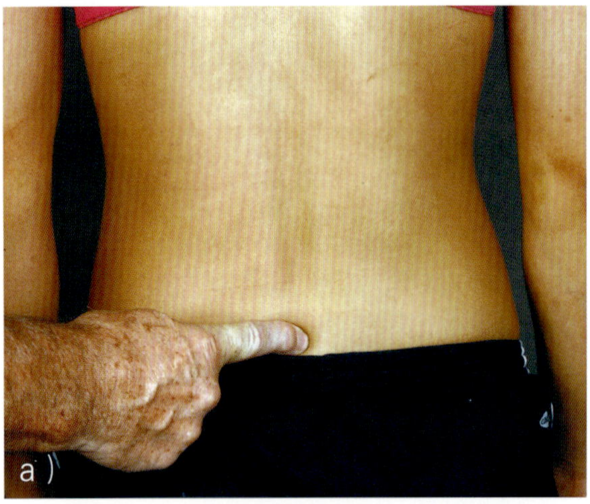

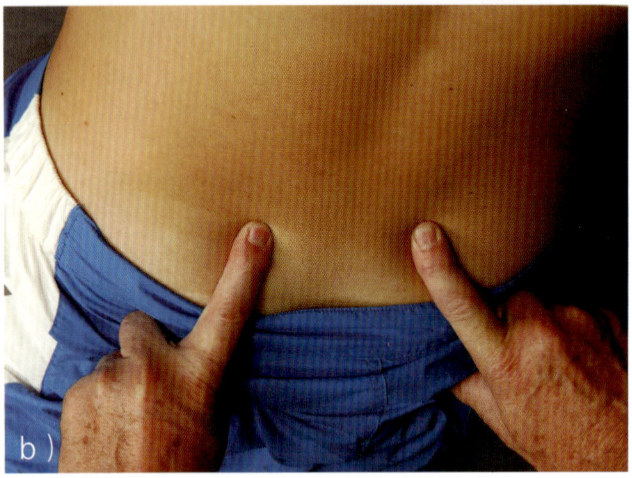

图16.19 腰椎和骶椎移行处常是背痛发生的部位。

下背痛（腰痛）

腰部的疼痛称为下背痛，也叫腰痛。腰痛可以是急性的也可以是慢性的，腰痛的发病机制尚不明确，但常伴有背部肌肉痉挛。这种情况可能是坐骨神经根受到短暂的压迫或拉伸所导致的。急性腰痛非常常见，好发年龄为30~40岁。80%的人一生中会在某一刻经受腰痛。

症状和诊断

- 疼痛常在举起重物或做腰部扭转动作时发生，但也可以在没有上述情况时发生。
- 疼痛常位于下背部，不放射至腿部，但有时可放射至某一侧臀部（图16.21）。
- 疼痛常在活动时出现。
- 下背部是畸形、僵硬和酸痛的常见部位。医生在检查过程中应注意在手指按压紧张的肌肉时是否出现压痛。
- 将手指按压下背部收缩的肌肉进行检查时，可引起疼痛（压痛）。
- 由于背部活动可触发疼痛，肌肉痉挛可使患者的姿势不对称，因此患者的脊柱可能偏向一侧（脊柱侧凸）。
- 典型的病史、背部压痛和僵硬有助于诊断。

运动员应：

- 采取引起疼痛较小的姿势。
- 局部热敷或热水浴，同时使用保暖装备。
- 避免前屈、腰部扭转、举起重物及重复的举重运动。

医生应：

- 给患者人体工程学建议，如指导患者如何正确地举起重物（图16.22）。
- 腰痛可引起肌肉痉挛，肌肉痉挛又会加重疼痛。镇痛治疗可缓解疼痛，打破这一恶性循环。有时可以给予患者肌松药。
- 建议患者每天采取几次特定的体位来放松腰大肌（图16.23），同时给患者一些锻炼的建议，如确保坐位时有足够的支持物以避免坐姿或活动引起疼痛；当从坐位或卧位起来时，应当用手臂的力量辅助而不是背部的力量。
- 在下背部使用肌内效贴可以缓解疼痛（图5.27）。

症状复发时应当复诊（2~4次复诊可以加速急性伤者恢复，使其早日回到工作岗位或是运动项目中）。

- 对于长期腰痛患者可以进行拉伸或手法治疗。
- 若患者的疼痛常在活动时出现，可以建议患者佩戴腰围或矫形紧身衣以提供临时支持。矫形紧身衣在腰痛的急性阶段有较好的效果，但需预防长期使用引起的腰肌萎缩。
- 进行脊柱X线检查，但通常不会有任何能解释症状的发现。50岁以上的患者常有脊柱影像学的改变，但通常与症状无关。

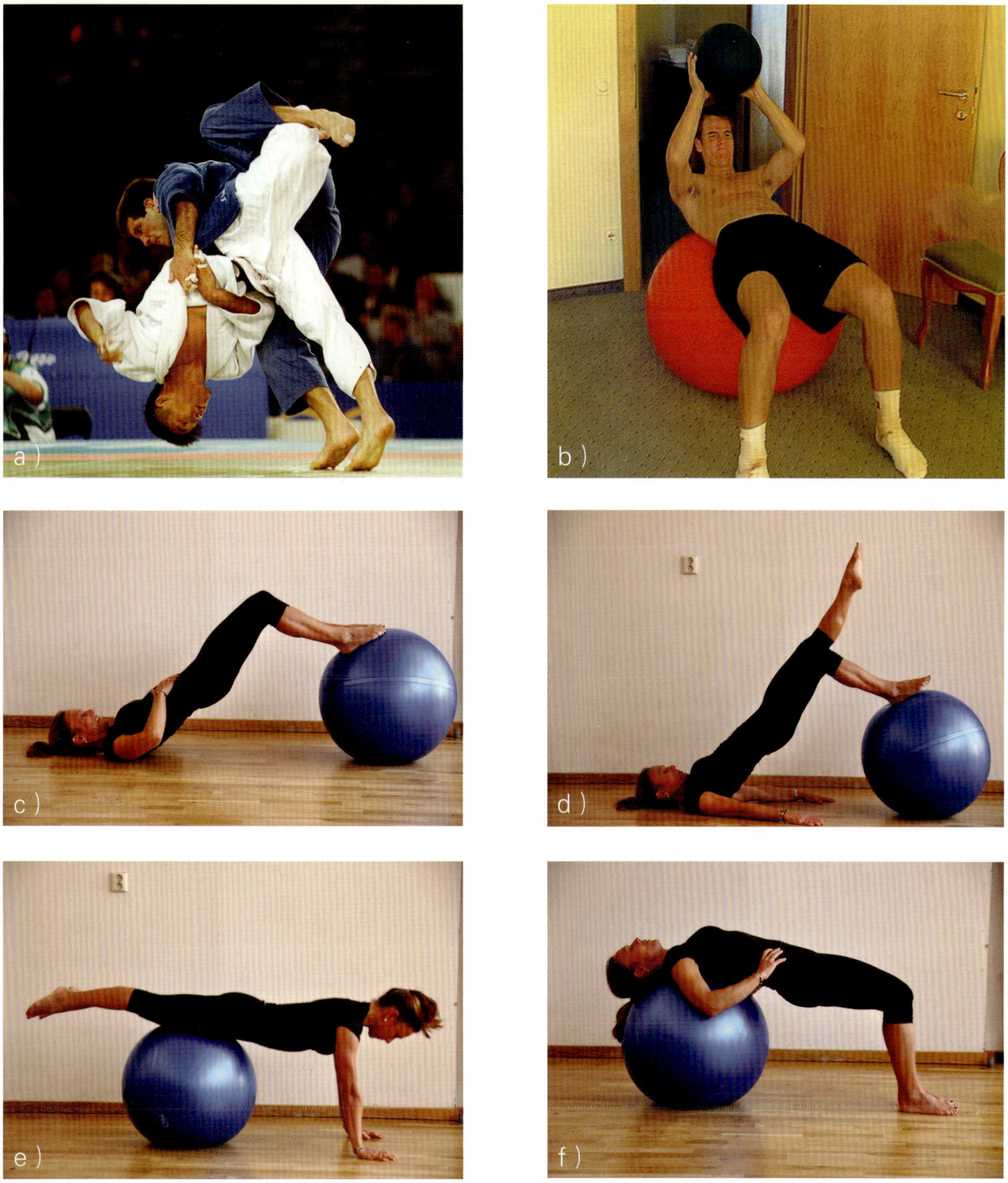

图16.20　脊柱过度使用损伤。**a）**许多投掷、摔跤和举重运动可以导致背部疼痛（图片来自Bildbyrån，瑞典，已授权）；**b）~f）**瑜伽球锻炼对所有运动员（包括顶尖运动员）的背部问题都很有疗效（图片来自Heijne/Frohm）。

- 对持续2个月以上的腰痛及复发的患者应安排CT或MRI检查，特别是出现疼痛放射至腿部等神经根性症状时。感染、肿瘤或炎症时可出现血沉增快。
- 预防和康复训练越早开始越好。若是疼痛情况允许，慢跑有助于恢复。

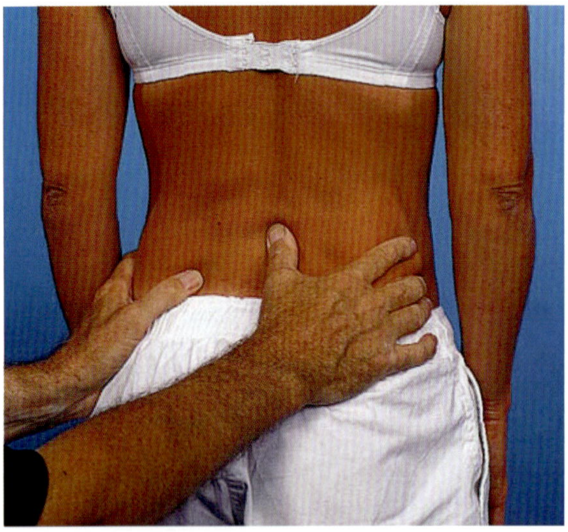

图16.21 下背痛常见的疼痛和压痛部位。

急性下背痛通常预后较好，症状可以在几天内自行缓解，但有时会持续1周甚至更长。有的患者可以发展为慢性腰痛。

小贴士

有背部问题者应积极活动，但是活动程度应当适应当前病情，直至痊愈。

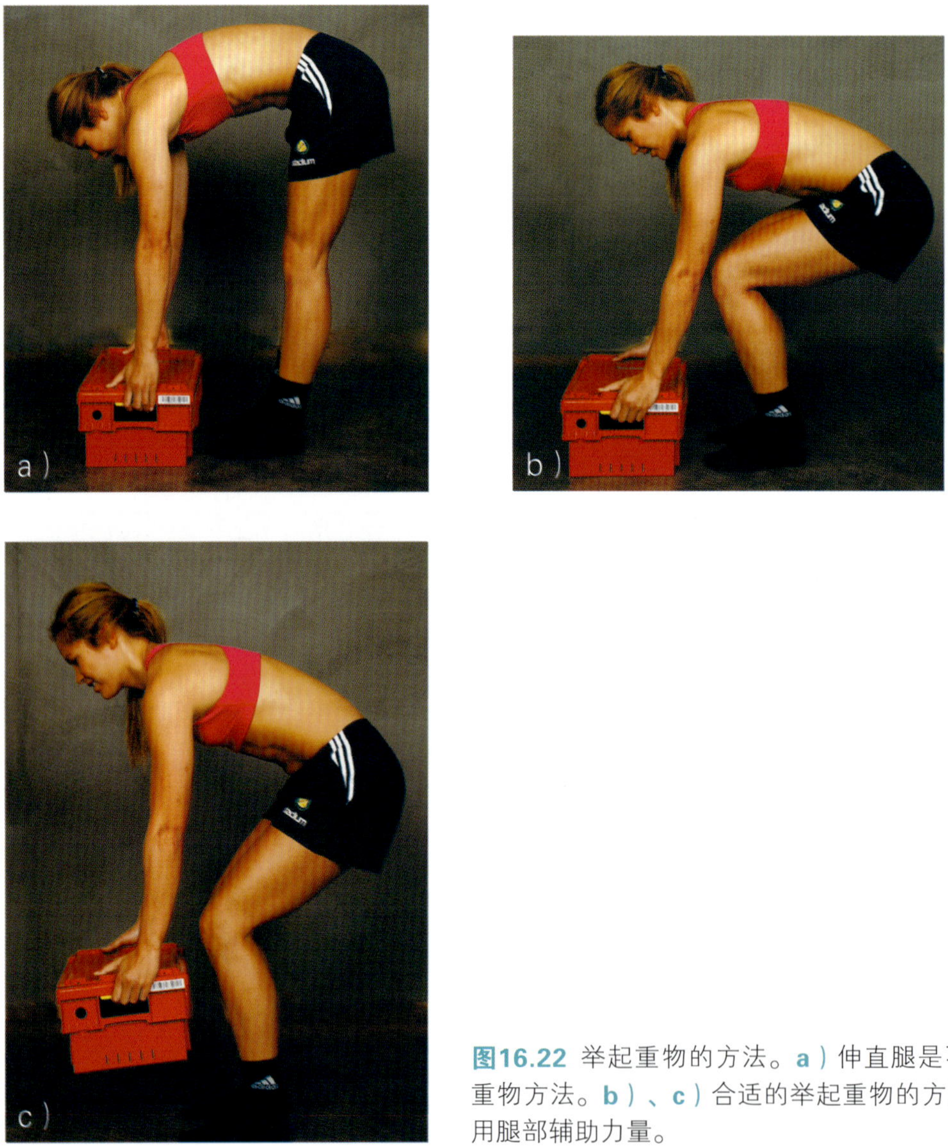

图16.22 举起重物的方法。a）伸直腿是不正确的举起重物方法。b）、c）合适的举起重物的方法是要同时利用腿部辅助力量。

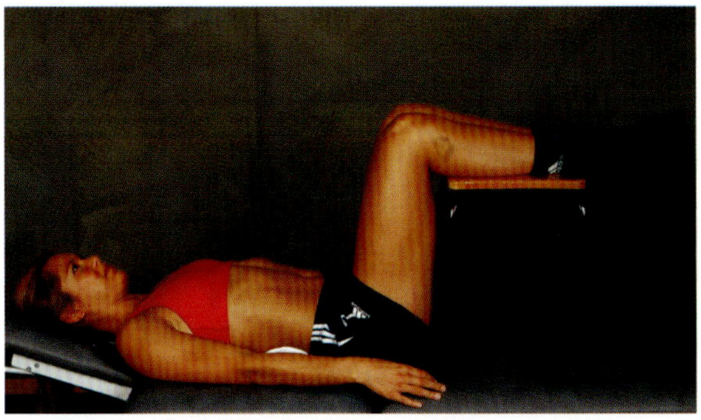

图16.23　合适的姿势可以缓解疼痛。腰部加一个小垫子可以进一步放松肌肉，进而缓解疼痛。

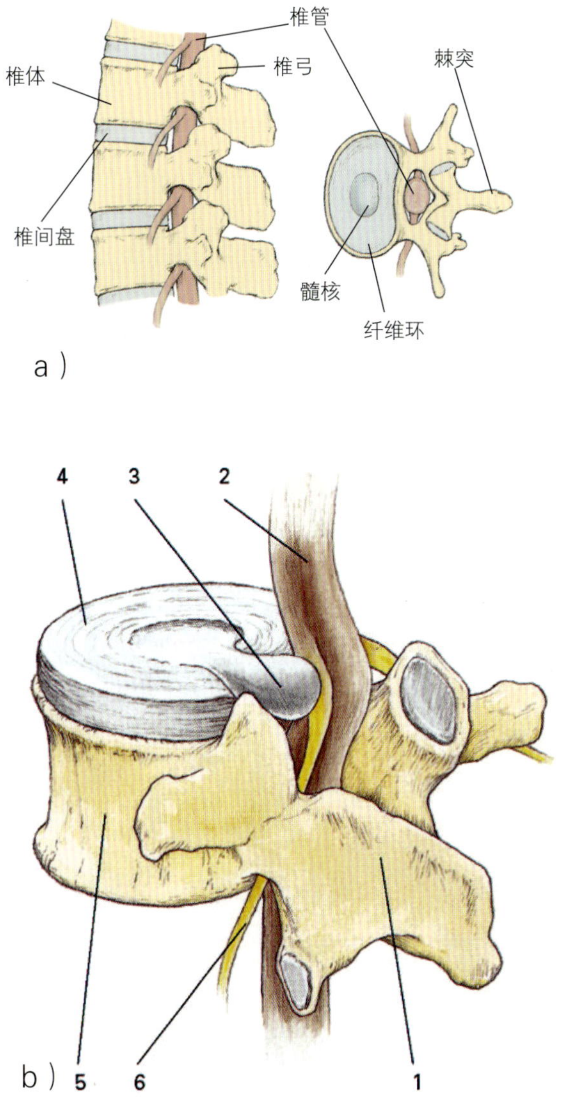

图16.24　脊髓神经根与椎骨和椎间盘的位置关系。**a）**正常脊柱的矢状面与水平面。**b）**突出的椎间盘：髓核被挤到椎孔中并压迫神经根。1.椎弓；2.椎孔；3.突出的椎间盘；4.纤维环；5.椎体；6.神经根。

坐骨神经痛和椎间盘突出

从下背部放射至一侧或对侧腿部的疼痛称为坐骨神经痛。最常见的病因是椎体或关节突关节的骨关节炎及椎间盘突出。较少见的病因包括肿瘤、椎弓崩裂（脊椎病）、骨折或骨折后出现的椎体向前脱位（椎体滑脱）及感染。95%的椎间盘突出发生于腰椎，少数发生于胸椎。

当下背部疼痛放射至腿部时，称为腰痛坐骨神经痛综合征。如果疼痛仅在腿部感觉到称为坐骨神经痛。疼痛可随用力、打喷嚏、咳嗽或盆底肌收缩加重。

相邻椎骨之间的椎间盘由一个纤维环（环状纤维环）围绕着一种浆状、半流体的核心（髓核）组成。突出的椎间盘常表现有退行性变的特点，纤维环出现裂隙，使得髓核从裂隙中流出，压迫神经根（图16.24）。

腰痛坐骨神经痛综合征不仅可在腰部感到疼痛，疼痛还会放射至一侧或双侧腿部，并可在运动时加重。在神经根分布区域可能出现感觉受损，表现为麻木，同时可伴有腿部肌力减弱及反射消失。疼痛会在咳嗽、打喷嚏或盆底肌收缩时变得更严重，使得腰部代偿呈现侧向弯曲的姿势（脊柱侧凸）。

椎间盘突出的常见病因是向前方或侧方弯曲举起重物。有椎间盘突出的运动员通常有急性腰痛病史。依据突出的椎间盘压迫脊神经的不同，可以有不同的综合征（图16.25）。

- L4综合征：受影响的神经根位于L3~L4之间，疼痛从下背部经臀部绕过大转子，穿过腹股沟经大腿前方到达膝关节。同时有这一区域的感觉麻木。可出现股四头肌肌力减弱和髌腱反射受损。
- L5综合征：受影响的神经根位于L4~L5之间，疼痛从下背部经大腿外侧下行穿过膝关节外侧，绕至小腿前侧，经足踝至足背、第1和第2足趾。同时有这一区域的感觉麻木。踝关节和踇趾背屈肌群肌力减弱，患者无法用脚跟行走。
- S1综合征：受影响的神经根位于L5~S1之间，疼痛从下背部经大腿背侧绕足踝外侧至足底和第5

足趾。同时有这一区域的感觉麻木。踝关节和脚趾跖屈力量减弱，患者无法用脚尖行走。跟腱反射常受到影响（减弱或消失）。

不论是青少年还是老年人都可发生椎间盘突出。坐骨神经痛多见于年龄大于40岁的人群。S1综合征在年轻患者中最为常见，L5综合征常见于老年人。

诊断和治疗

- 根据疼痛病史和分布区域可进行初诊。
- 腰部脊柱检查可见由于肌肉痉挛而出现脊柱侧凸。
- 当肌肉酸痛或紧张时，活动能力受限。
- 直腿抬高试验［拉塞格征(Lasègue sign）］阳性：进行直腿抬高试验时，患者取仰卧位，膝关节伸直，检查者举起患者患侧腿，在某一角度时可诱发放射痛（图16.26）。
- 神经检查可出现肌力减弱、反射减弱或消失，以及感觉麻木或感觉消失（图16.27）。
- 在严重的病例中，由于支配膀胱的神经受压，患者可出现排尿困难，此时应立即就医。
- 由疼痛的分布区域，以及对应神经根分布区域的感觉丧失、反射受损情况和肌力减弱情况可进行诊断。MRI和CT可作为椎间盘突出的诊断依据和分级标准（图16.28）。

运动员应：

- 避免引起疼痛的动作，采取放松体位，放松背部紧张的肌肉（图16.23）。背部肌肉的紧张会在休息后迅速缓解，特殊的背部肌肉训练应当尽快开始。
- 局部热敷并使用保暖装备。

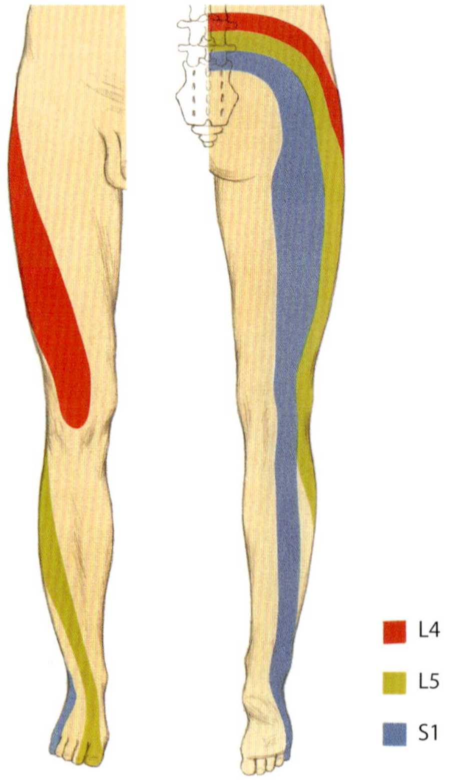

图16.25 L4、L5、S1综合征疼痛放射范围。椎间盘突出可能是病因。

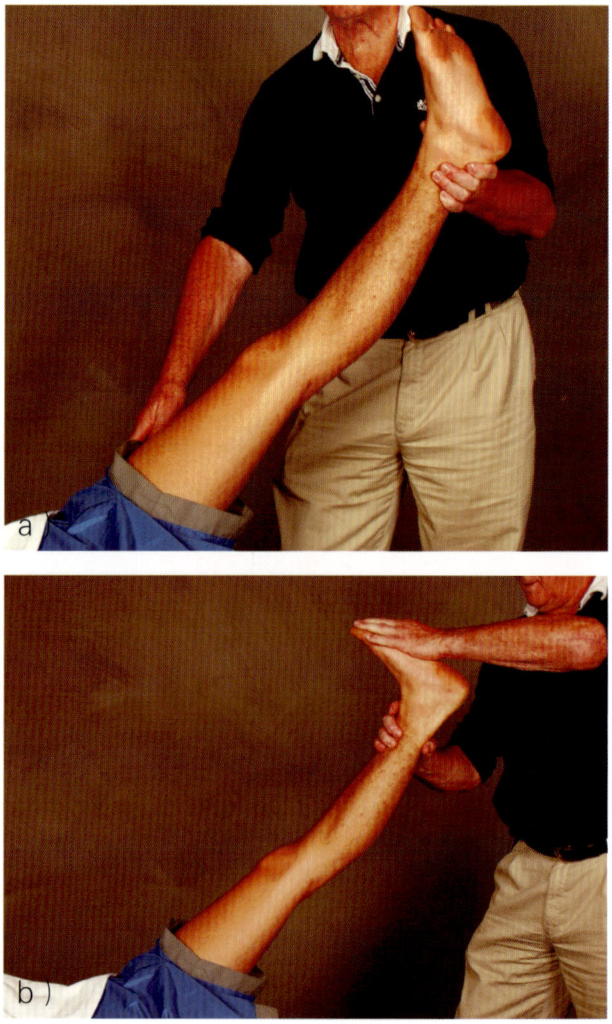

图16.26 坐骨神经痛和椎间盘突出中的直腿抬高试验。**a**）患者在腿被抬高过程中，出现放射性疼痛，称为直腿抬高试验阳性；**b**）若同时将足背屈，则称为直腿抬高加强试验。

医生应：

- 给予患者镇痛、抗炎、肌松治疗。
- 当疾病不再处于需要轻度牵引治疗的急性期时，及时去物理治疗师处就诊。
- 对于慢性患者，可采取经皮神经电刺激（TENS）。
- 椎间盘突出常可自愈，但是这个过程可持续数周至数年。
- 膀胱麻痹的患者或快速进行性麻痹虽然罕见，但一旦发生，应行急诊脊柱手术。
- 以下情况一旦出现应手术治疗：当不用镇痛药物治疗急性疼痛持续存在时；当出现瘫痪时；当患者由于肌肉痉挛采取被动体位，且这种被动体位无法使患者症状好转，甚至使症状恶化时。术前应进行CT或MRI检查，以辨别和定性滑脱椎间盘。

只有20%的椎间盘突出患者需要手术治疗。现今已经有内镜下腰椎间盘手术。其余80%的患者经过适当锻炼和机体自愈可康复。

预后

手术预后较好。80%~90%由于椎间盘突出而接受手术的患者对手术疗效满意。手术对于背痛的疗效不如坐骨神经痛，术后仍存在短期或长期背痛的情况并不罕见。

根据为期1年的随访调查结果显示，早期即接受手术治疗的患者与经过保守治疗后最终再接受手术的患者相比，手术疗效相当。接受椎间盘突出手术术后2年的患者与使用药物或理疗进行保守治疗的患者相比，并没有更好的疗效。然而对于早期接受手术的患者而言，疼痛减轻和知觉恢复的程度要快得多。

运动员在进行手术后，最好休息6~10周再恢复训练。由于存在复发的风险，对腹部和背部肌肉进行预防性训练十分必要。

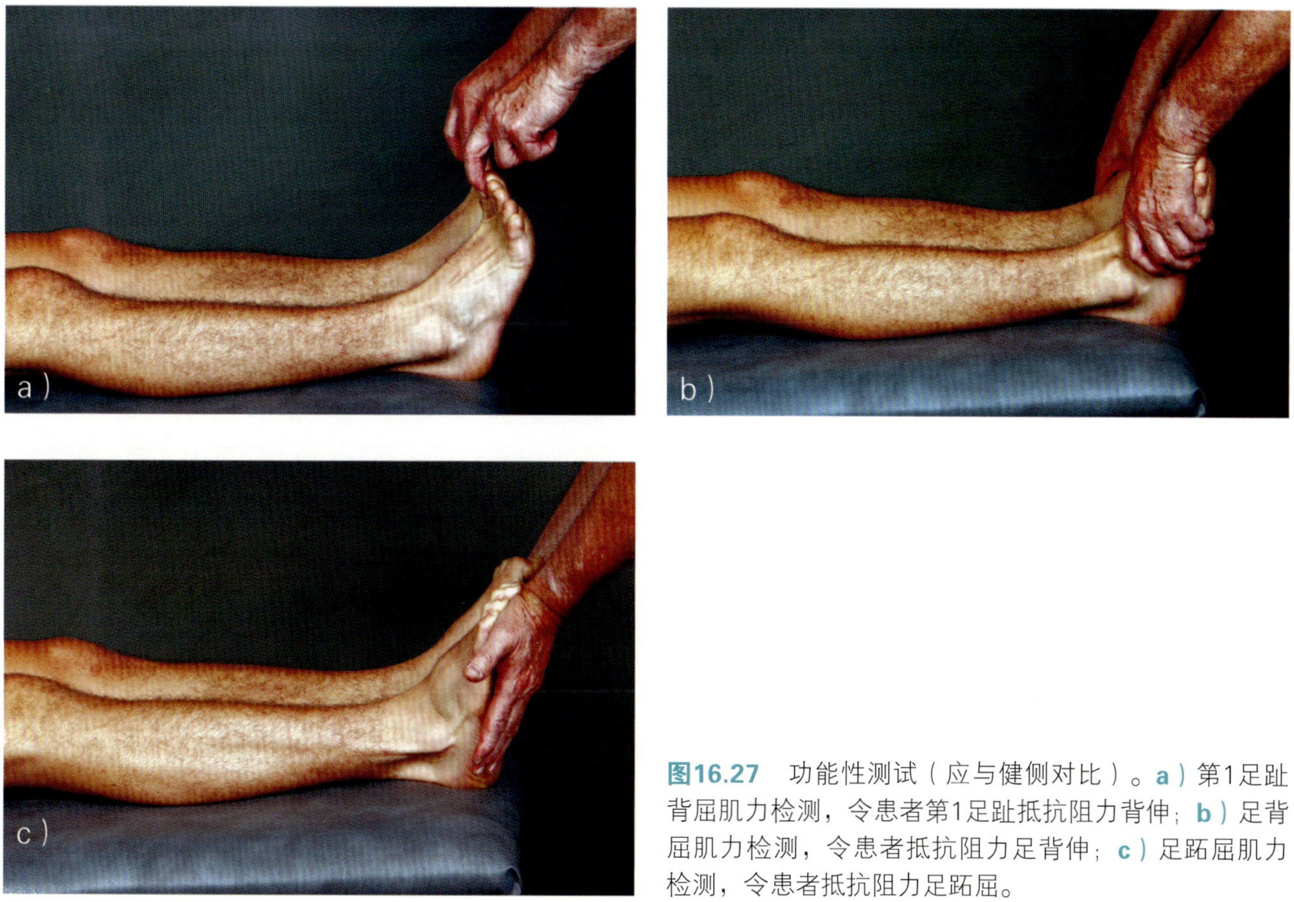

图16.27 功能性测试（应与健侧对比）。**a）**第1足趾背屈肌力检测，令患者第1足趾抵抗阻力背伸；**b）**足背屈肌力检测，令患者抵抗阻力足背伸；**c）**足跖屈肌力检测，令患者抵抗阻力足跖屈。

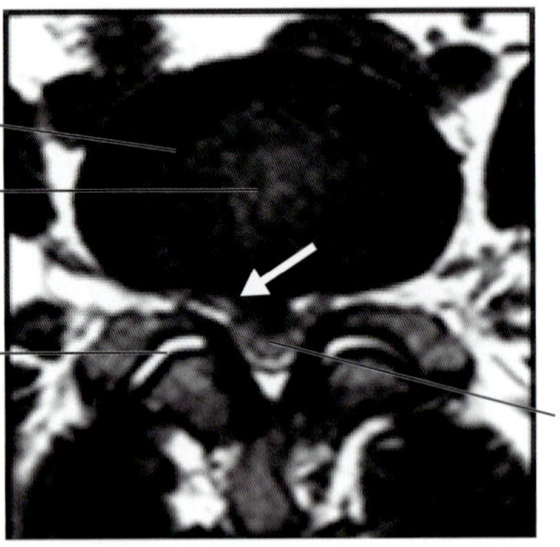

图16.28 椎间盘突出的MRI。图示为L4~L5水平断面，可见突出的椎间盘（白色箭头所示）。

小贴士

单纯的坐骨神经痛通常预后较好；椎间盘突出有时能自愈，但需要很长的时间；如果膀胱排空功能障碍，需要立即手术。

椎管狭窄

椎间盘突出或椎管狭窄可影响脊柱功能。椎管狭窄是指椎管、神经根出口或神经根管直径的变小，可发生在椎体处，也可散在多发。治疗椎间盘突出的手术和椎间盘的退变常常会使椎间盘的高度降低，从而引起椎体边缘骨赘形成（骨关节炎）。骨赘反过来又会挤压椎骨，将椎间盘推向椎孔，使得椎管和神经根出入孔径变小，导致有骨关节炎的关节突关节软骨进一步退变，使得椎管进一步狭窄。种种这些因素共同作用，可使椎管呈沙漏形。

椎管狭窄在50岁以下的人群中并不常见，但在60岁以上的人群中是背部手术最常见的原因。中年摔跤运动员和举重运动员常由于腰部过度负荷而出现这种疾病。椎管狭窄可以发生于颈椎、胸椎和腰椎，但以腰椎最为常见（图16.29），数个椎体水平可同时受累。

症状和诊断

- 症状通常在不同的活动或是某一特定体位时出现。
- 休息时症状通常不出现。
- 疼痛位于背部，尤其是伸懒腰时。
- 疼痛常放射至一侧或双侧腿部。
- 长距离步行时可出现疼痛。
- 除疼痛外还可有感觉麻木、肌力减弱和腿部疲倦。停止步行疼痛可减弱，坐位时减弱更明显，但当继续步行时症状可再次出现。症状与下肢动脉硬化引起的间歇性跛行很像，需进行鉴别。随着疾病的发展，不同水平的椎体受到影响，疼痛的范围可发生变化。
- X线和MRI检查可确定诊断。
- 应鉴别其他可能引起疼痛的病因，如动脉硬化。

医生应：

- 给予患者镇痛治疗，同时指导患者物理康复。
- 给患者佩戴腰围有时可以缓解下背部疼痛。
- 症状严重的患者，可手术去除狭窄因素。手术的范围通常比较大，可能需要在手术过程中将椎骨融合固定。手术的效果通常较好，但仍有复发风险。
- 如果有条件，可以在康复治疗师的指导下进行康复训练及适当的运动。竞技性运动应根据运动员的功能情况来选择。

关节突关节综合征

机体通过椎体和椎弓之间的关节突关节来减少椎骨与椎骨之间的旋转能力。如果没有关节突关节，椎间盘会在脊柱的旋转运动中更快地滑出。

当椎间盘受到年龄相关的退行性变和关节突关节的骨关节炎时，椎间盘受到挤压的概率和椎管及神经孔狭窄的概率会逐渐增加。这使得脊髓和脊髓神经根存在受到压迫的风险，也使得椎体压缩性骨折和相邻椎骨相对移位的风险增加。这样的结果可以归结于关节负荷的增加导致的骨关节炎。关节面的软骨磨损，出现骨关节炎，压迫神经，从而使得患者在没有出现椎间盘突出的情况下发生放射痛。通常双侧关节突关节会同时受累。

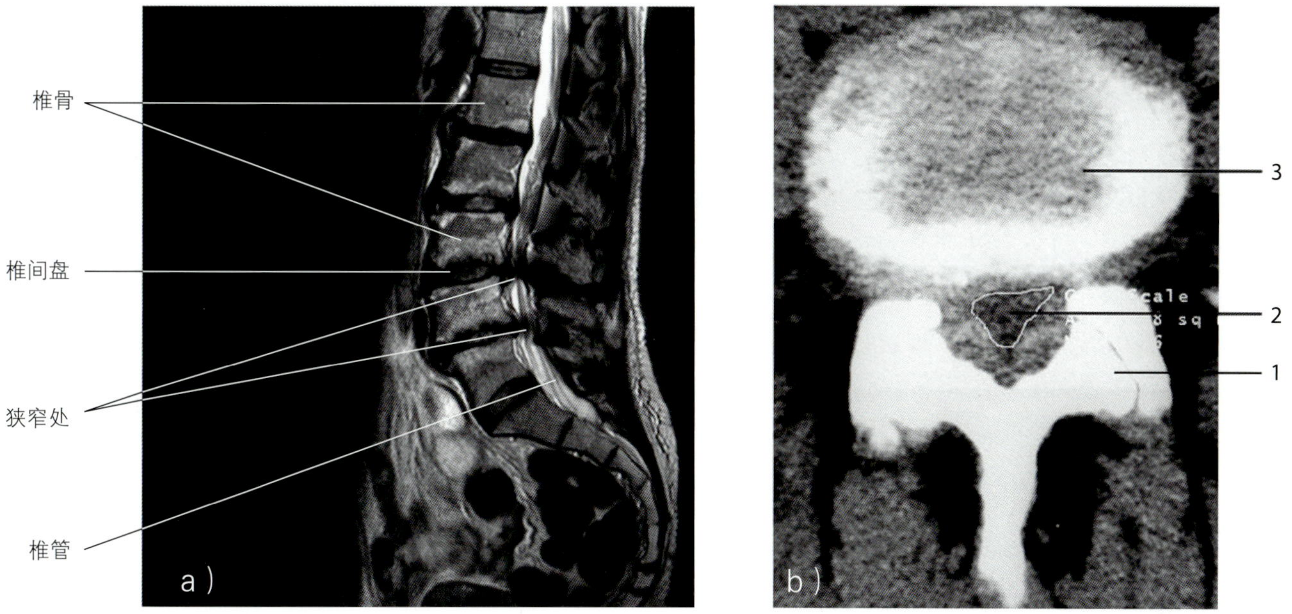

图16.29 腰椎椎管狭窄。**a**）矢状位腰椎MRI，可见数个节段的椎管狭窄。**b**）腰椎水平断层CT，可见狭窄的椎管。1.椎弓；2.椎管中尚存的空间；3.椎间盘。

症状和诊断

- 关节突关节综合征常见于40岁左右的人群，主要表现为突然出现的腰椎疼痛。
- 休息会使疼痛加重，活动和训练可缓解症状。此特点可作为鉴别诊断依据。
- 背部出现局部僵硬和活动度受限。
- 沿棘突方向可出现压痛，当患者做伸腰动作时可诱发疼痛。
- 当举起患者单侧伸直的腿时，背部和该侧臀部疼痛。
- 确诊需要X线、CT或MRI检查。

医生应：

- 提供物理治疗。
- 提供镇痛药物。
- 提供腰部保暖装备。
- 透视下给疼痛部位局部注射镇痛药物。
- 有时需要手术治疗，切断对应关节的神经并移除骨赘；有时需要融合关节。

腰肌劳损

有的患者有“疲劳的背部”，即背部即使在承受较轻负荷时也表现出易疲劳、压痛和肌力减弱，伴有疼痛。

运动员应：

- 改善技术动作或改变工作的姿势，以缓解症状。
- 通过背部拉伸训练加强背部肌肉力量。

医生应：

- 提供背部肌肉的物理治疗，指导患者正确的举重姿势。

圆背、青少年驼背（舒尔曼病）

舒尔曼病（Scheuermann disease）是一种遗传疾病，患者表现出进行性驼背及运动障碍（图16.30）。青春期男性多见，通常3~5节胸椎会受累变为楔形。

症状和诊断

- 此病通常不会出现不适。
- 在胸椎用力或长时间久坐时易出现疲劳。
- 背部用力时出现疼痛和肌力减弱。
- 此病常因家长、教练等注意到儿童背部的形状变化而就诊。
- 游泳者和滑冰者可发现肺活量增加。
- X线、CT和MRI检查可辅助诊断。青年患者应行X线检查排除感染性疾病和肿瘤的可能性。

治疗

- 若出现背部力量减弱，可进行物理治疗和背部肌肉的加强训练。
- 病情进展通常比较缓慢，会一直到骨骼发育完全时停止。偶见患者生长速度较快，弯曲明显，应佩戴矫形支具或石膏铸形支架。

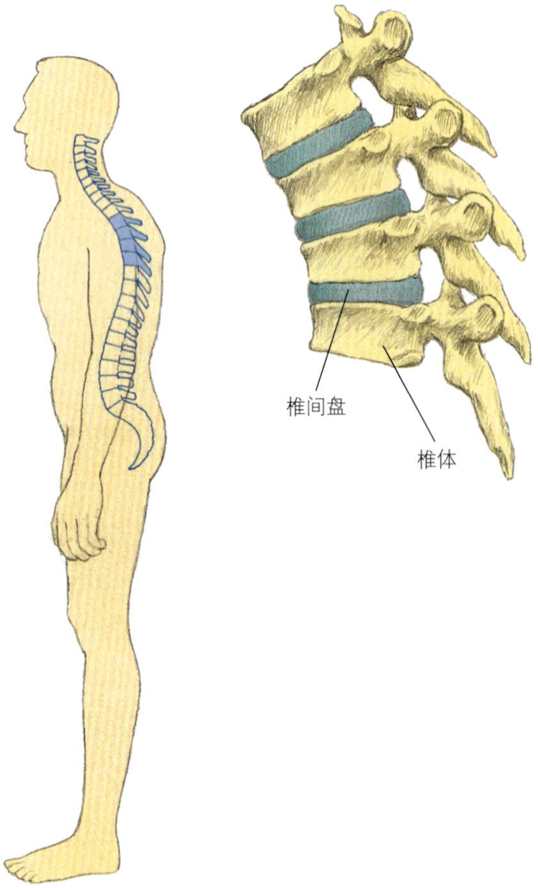

图16.30 圆背。胸椎变成锥形导致的驼背。

康复和并发症

- 一旦骨骼生长结束便不会再产生症状。
- 有这种背部畸形的成人由于背部问题较常人严重，会有更高的缺勤率。

脊柱侧凸（脊柱“S”形畸形）

脊柱侧凸是指脊柱向左侧或右侧出现异常的曲率，使得脊柱整体呈现“S”形（图16.31）。这样的脊柱可能有不同程度的异常旋转及弯曲。常见于生长期的儿童，病因不明（特发性）。常因被医院校医、体育老师、教练或父母发现而就诊。

约5%的儿童有脊柱侧凸问题，但更常见于有些极端的单侧运动，如网球和标枪运动。有8年以上训练经历的标枪运动员可以出现一种脊柱侧凸，短时间内不会有影响。对此可解释为投掷运动的过程中，身体向投掷侧扭曲和弯曲，在某些时刻就会损伤腰椎进而引起脊柱侧凸。重复的投掷训练使得单侧肢体的肌肉比对侧更为发达。

症状

脊柱侧凸几乎不会引起疼痛或不适，也很少影响患者活动能力。最重要的临床表现是脊柱的侧向弯曲，可通过X线检查确诊。通过测量矢状面脊柱变形的柯布角（Cobbangle）计算曲率。这种测量方式所得到的结论有时并不准确，因为这种方式没有考虑腰椎或胸椎的旋转程度。

治疗

- 所有儿童和青少年的脊柱侧凸应被整形外科医生评估。
- 较轻的患者只需要保持观察及物理治疗。
- 严重情况下，可以进行支架治疗。在许多国家，最常用的是Boston和Milwaukee支架。
- 中度脊柱侧凸柯布角约20度，女性多见，发病率为男性的5倍。
- 重度脊柱侧凸柯布角约30度，女性多见，发病率为男性的10倍。
- 柯布角大于40~50度时，需要手术治疗。在这种

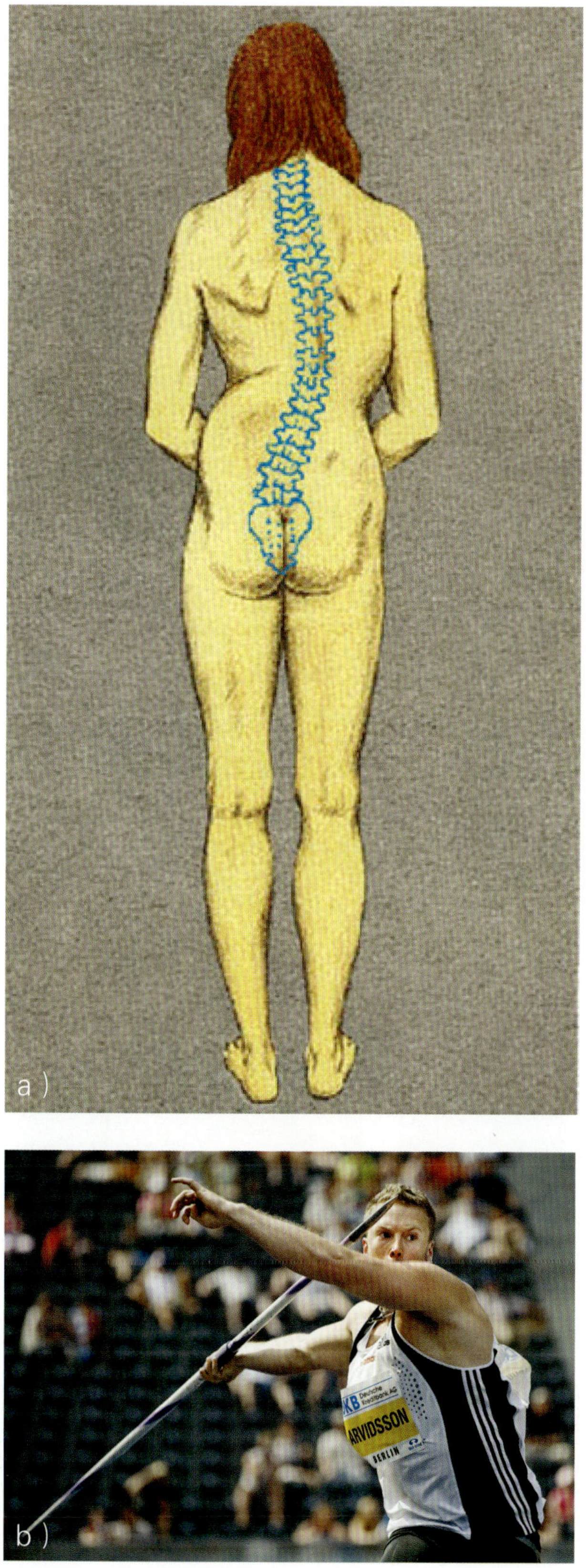

图16.31 a）脊柱侧凸；b）标枪运动员和网球运动员，在8~10年的训练后可能发展成永久性中度脊柱侧凸。图片来自Bildbyrån，瑞典，已授权。

大柯布角的脊柱侧凸情况下，患者会出现心肺问题，尤其是到了中年时。

椎弓崩裂（椎弓缺陷）和脊椎前移（椎体滑脱）

椎弓出现缺陷称为椎弓崩裂。这种缺陷可以是先天性的也可以是外伤或负荷过重造成的，椎弓崩裂可导致应力性骨折。椎弓崩裂是发生椎体相对下位椎体前移的必要条件，尤其是有双侧缺陷时。一旦出现这种情况，则称为椎体滑脱（图16.32）。

出现椎弓崩裂的年龄越小，椎体前移的风险越高。20岁左右的年轻人发生椎体前移的风险比较小。

依据滑脱的速度和程度，可将症状严重程度进行分级。由于椎弓崩裂部位局部环境的改变，即使未出现椎体滑脱，椎弓崩裂本身也可以引起一定的症状，如背痛和坐骨神经痛。椎体滑脱后由于脊椎前移，牵拉和压迫神经根，从而出现症状。青少年常在体力活动后出现症状。

3%~7%的人会出现脊椎前移，最常见的是L5前移。据研究显示，女性发病率较高，约是男性的6倍，但具体机制尚不明确，可能与激素水平有关。

在背部承受高负荷如体操、骑行、标枪、摔跤、举重、网球和高尔夫等的运动中，发病率更高。这种损伤最初常见于脊柱极端向后弯曲的运动员中，如年轻的体操运动员。

症状和诊断

- 青少年常在体力活动后出现下背部疼痛。
- 有时出现双下肢的坐骨神经痛，直腿抬高试验（图16.26）常为阴性；若同时进行双侧的直腿抬高试验，可出现阳性结果。
- 有时在进行体格检查时可发现脊柱上的小缺损。
- 在运动员出现疼痛的姿势下进行X线检查。
- 早期的骨扫描可能可见应力性骨折等组织损伤征象。
- CT和MRI检查可帮助确诊（图16.33）。

运动员应：

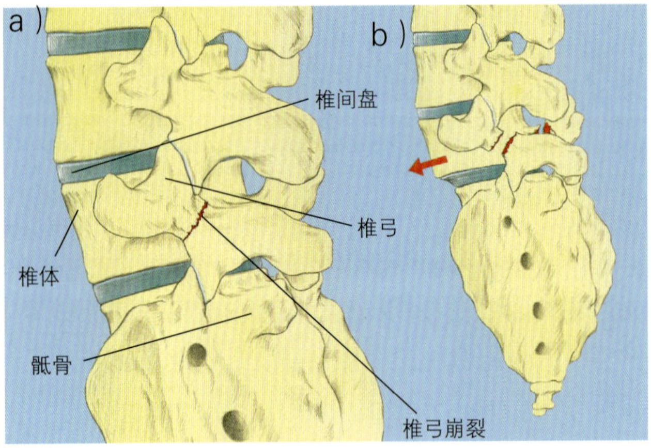

图16.32 椎弓崩裂和腰椎滑脱。**a**）椎弓崩裂是一种较严重的状况，可导致脊柱不稳定和椎体向前滑脱；**b**）椎弓崩裂伴椎体向前滑脱（脊椎前移）可影响盆腔或下肢神经的功能。

- 休息，避免引起疼痛的运动直至症状消失。
- 及时就诊。
- 在大多数继续训练的案例中，若能提供足够的背部保护措施以避免用力过度，坐骨神经痛的症状可消失且其他症状也不会恶化。应避免重点使背部弯曲的动作，如仰卧起坐，同时也应避免举重和其他背部负荷较大的运动。16~18岁以下的青少年应避免过度运动，以及避免给腰椎过大的负荷。

医生应：

- 建议患者更换运动项目。
- 若损伤处于急性期，建议患者休息。
- 给予患者背部肌肉物理治疗，给予正确的举重姿势指导。
- 给予患者软腰围和腰部保暖装备［图16.18a）］。
- 若出现应力性骨折，给予患者硬腰围，如Boston支架［图16.33c）］。
- 保守治疗无效时，应考虑手术治疗。
- 尚处于成长期的青少年应每年定期进行X线检查。

强直性脊柱炎（Bechterew病）

强直性脊柱炎，也称为Bechterew病或骨化性盆部脊柱炎，主要累及骶髂关节和椎弓及前纵韧带之间的关节，导致其逐渐骨化。该病的特点是关节滑膜、纤维囊、韧带和软骨的炎症，与关节炎类似。通常，受影响的关节会逐渐与韧带融合。该病常见于青年与中年男性，表现为腰部慢性但不剧烈的疼痛。患者常合并有其他疾病。

随着疾病的发展，其他关节，如胸锁关节、肩关节、髋关节及趾间关节也会逐渐受累。在这一阶段，患者也可出现驼背。在男性强直性脊柱炎的患

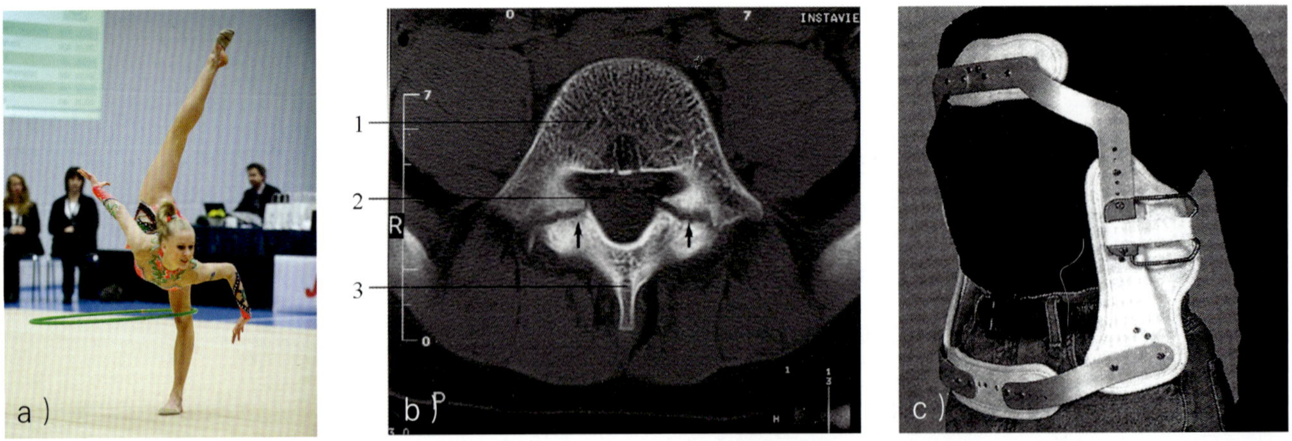

图16.33 椎弓崩裂可导致应力性骨折。**a**）体操运动员处于极端脊柱向后弯曲的姿势，有脊柱负荷过重导致应力性骨折的风险。**b**）L5的椎弓崩裂，CT可见椎弓处出现应力性骨折（箭头处）。1.椎弓；2.椎孔；3.棘突。**c**）Boston支架可用于固定腰椎的应力性骨折。图片由瑞典Gotheburg大学Sahlgren学院的Tommyh Hansson教授提供。

者中，75%合并有前列腺炎（慢性前列腺炎），20%的患者合并有肠道炎症，5%的患者合并有银屑病。女性强直性脊柱炎患者中，80%的患者合并有肠道炎症，15%的患者合并有反复发作的尿道感染，5%的患者合并有银屑病。1/3的患者在疾病的某个阶段会发生虹膜炎，可有反复发作的眼部感染。

症状和诊断

- 起初逐渐发病，表现为钝痛和僵硬，下背部明显，晨起症状明显。
- 腰部疼痛可影响睡眠。通常，患者会因钝痛在夜间苏醒，起床后疼痛缓解。
- 疼痛可放射至腹股沟及腿部，症状有时与坐骨神经痛相似。
- 其他关节，如髋关节、肩关节及足趾关节也可受累，可出现进行性驼背。
- 早期诊断十分困难，但患者常有以上症状及髋关节压痛。男性前列腺炎有时可作为支持诊断的依据。许多强直性脊柱炎患者有前列腺炎，具体机制尚不明确。
- 通常会有血沉加快，HLA-B27可以作为支持诊断的依据。
- 骨扫描很有价值，可作为支持诊断的依据。
- 骶髂关节X线检查可见参差不齐的关节边缘，胸椎和腰椎X线检查可见前纵韧带骨化和椎体前部融合。
- MRI可显示软组织和骨骼的畸形。
- 强直性脊柱炎常在不规则的时间间隔内周期性加剧，导致背部沿前纵韧带走行区域发生僵硬。女性患者的症状通常较男性患者温和。

运动员可以：

- 减轻对受累关节的压力。
- 避免受累关节的扭曲活动。
- 避免关节吹风受凉。
- 使用保暖装备。
- 及时就诊。

医生应：

- 推荐患者做“Bechterew体操”——一种特殊的物理治疗方法，可以预防脊柱、肩关节和髋关节的畸形，并可加强关节稳定性。
- 如果可能，可以在热水中进行运动训练。
- 让患者练习胸式呼吸。
- 给予患者抗炎药物治疗。
- 治疗其他合并疾病。

应在早期就开始进行积极的活动训练，但应在恢复训练和竞赛前治疗其他伴随疾病。在无症状期，可以咨询医生进行一些运动。在该病的活动期，应限制活动。

小贴士

腰椎的康复训练计划必须根据患者的个体情况来制订，以满足不同患者的特殊情况。

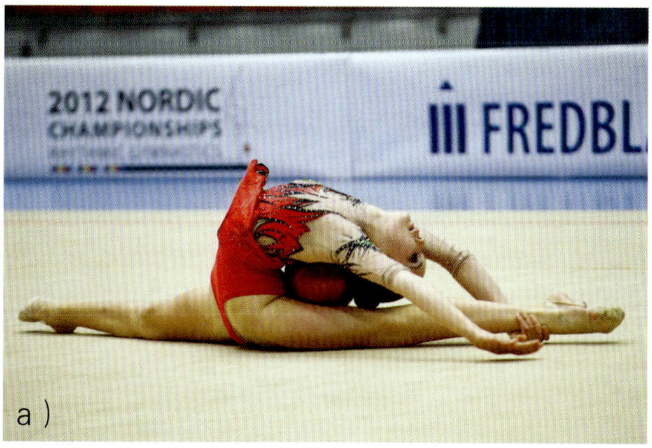

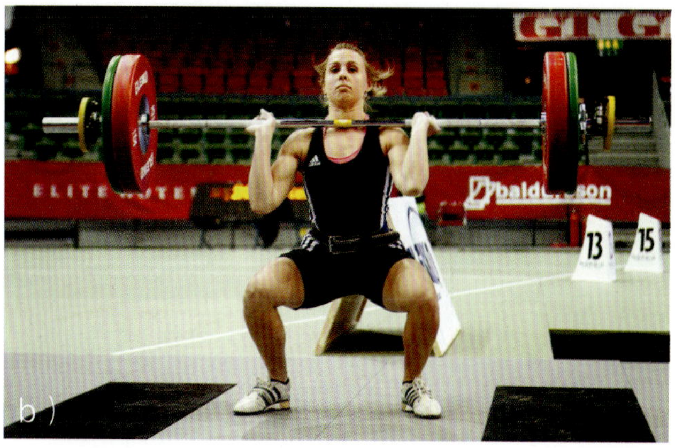

图16.34 长时间高强度训练的优秀运动员有更高出现脊柱退行性疾病的风险。图片来自Bildbyrån，瑞典，已授权。

腰椎病的康复

从事背部高负荷运动的运动员，由于运动项目对腰部的大负荷和大量重复性的技术动作，有很高的风险出现背部问题。优秀的运动员，通常有高强度的长期训练，与其他人相比有更高出现退行性背部问题的风险（图16.34）。

一项对医疗状况的系统调查显示，体格检查、诊断和特殊治疗可以加快运动员回到运动项目中的速度。腰椎的康复计划应依据个体的评估结果，加强个体的薄弱环节。检查应同时考虑脊柱整体功能及脊柱不同水平的情况。康复训练应基于体格检查的结果，同时兼备核心稳定性和整体活动性。

- 躯干稳定性训练：锻炼负责躯体稳定性的深层肌肉。
- 研究表明，腹部和背部深层与反射有关的肌肉在一段时间的背痛之后会变得迟钝。好的核心稳定性可以从根本上预防这一现象的出现，在下背部产生好的疼痛控制。

腰椎活动度练习

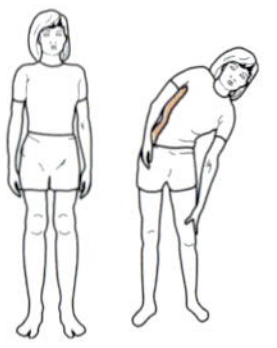

站姿侧屈（腰胸侧屈）

- 笔直站立，双脚微微分开，躯体向一侧弯曲，手顺势沿腿部下滑。
- 另一侧重复相同的动作。每侧重复10次。

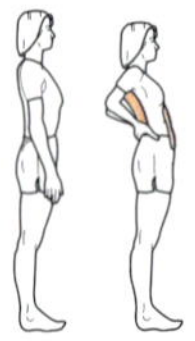

站姿后屈（腰/胸伸展）

- 笔直站立，手置于后腰间，缓慢向后弯曲脊柱。
- 维持5秒左右后恢复笔直站立姿势。重复10次。

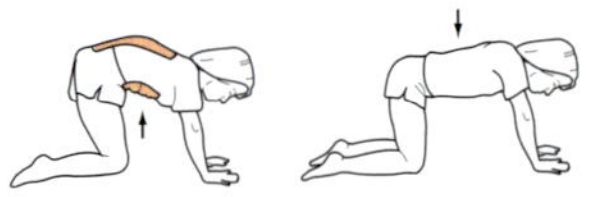

猫式——拱背（腰/胸屈伸）

- 跪于地板，向上尽可能高地拱起背部，然后逐渐放松，腹部贴向地面。
- 重复10次。

腰部肌肉加强训练

下背部的加强训练最好在专业人士的帮助下进行。为了确保安全性和有效性，制订合适的训练计划非常必要。只要能够保证姿势正确，训练也可以在肌肉疲劳时进行。腹部和背部肌肉的平衡非常重要，瑜伽球是很好的躯干加强训练辅助器具[（图16.20b）]。

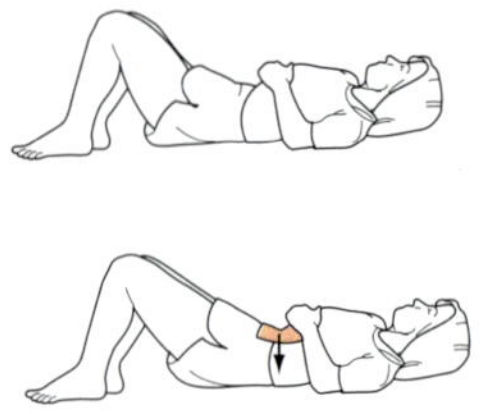

骨盆提升（涉及的肌肉：多裂肌、回旋肌、腹横肌）

- 仰卧，屈膝，双足着地。
- 收紧腹部肌肉，将肚脐拉向脊柱，将臀部轻轻从地上抬起。
- 保持10秒。重复10次。

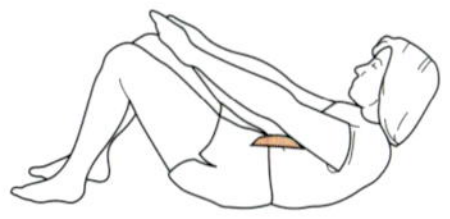

低位仰卧起坐（涉及的肌肉：腹直肌上半部分）

- 仰卧，屈膝，双足着地。
- 通过将背部向地面推的方法活动核心肌肉。
- 双手伸向膝关节，下颌贴近前胸，卷起上身，将肩胛骨从地面抬起。
- 保持10秒，正常呼吸，然后放松。
- 重复10次。

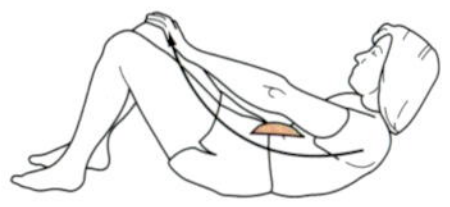

斜位仰卧起坐（涉及的肌肉：腹直肌、腹外斜肌和腹内斜肌）

- 仰卧，屈膝，双足着地。
- 通过将背部向地面推的方法活动核心肌肉。
- 做低位仰卧起坐，同时用左手碰右膝。
- 保持10秒，正常呼吸，然后放松。
- 另一侧重复同样的动作。每侧重复10次。

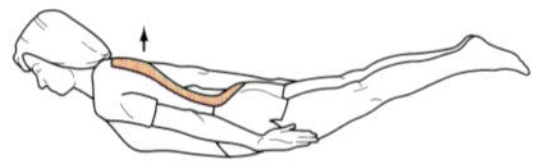

背部抬升，胸椎伸展（涉及的肌肉：竖脊肌）

- 俯卧位，手置于身体两侧。
- 下颌抵住胸部，使用背部的力量将上半身从地面抬起。
- 维持5秒，正常呼吸。然后放松。
- 重复10次。应根据病情，谨慎进行。

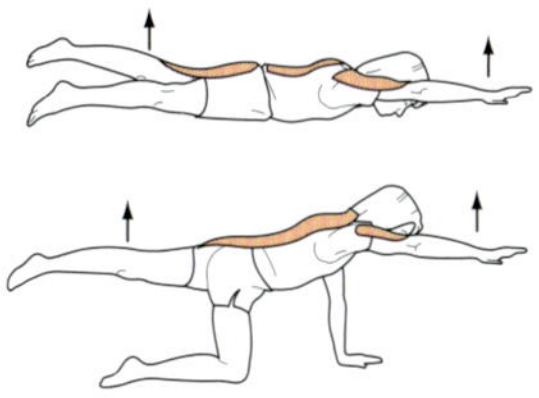

斜抬臂/腿（涉及的肌肉：腰部稳定肌）

- 俯卧，手臂向前伸直超过头部，腿伸直。
- 同时抬起右侧手臂和左侧腿。
- 维持3秒后放松。另一侧重复同样的动作。重复10次。
- 跪姿进行同样的动作。重复10次。

腰部肌肉拉伸

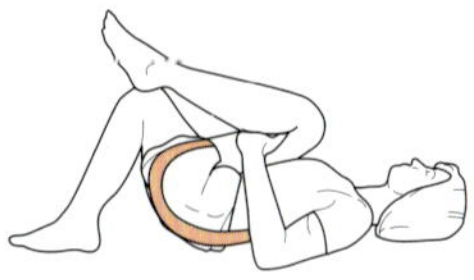

膝靠胸（腰部屈曲）

- 仰卧，屈膝，双足着地。
- 双手将一侧膝关节抬起拉向前胸。另一侧重复同样的动作。
- 将双腿抱向前胸，维持10秒。然后一次放下一条腿。当把腿放下时，确保下背部贴紧地面。
- 重复10次。

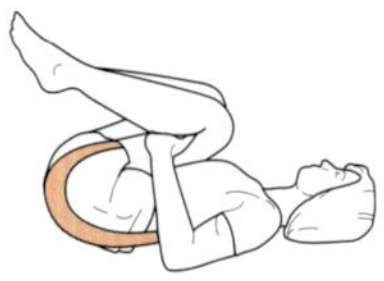

卧姿扭腰（腰部旋转）

- 仰卧，屈膝，双足着地。
- 缓慢将双腿转向一侧，整个过程10秒左右，然后返回开始姿势。另一侧重复同样的动作。
- 维持10秒。每侧重复10次。

梨状肌拉伸（涉及的肌肉：梨状肌和臀肌）

- 仰卧，屈膝，双足着地。
- 右手抓住左小腿，左手置于膝关节。
- 腿朝斜对角方向穿过胸部，朝向对侧肩膀。持续20秒，然后放松。另一侧腿重复同样的动作。每侧重复3次。

参考文献

[1] LAWRENCE J P, et al. Back pain in athletes. J Am Acad Orthop Surg，2006，14（13）:726–735.

拓展阅读

BAKER R J, et al. Lower back pain in the athlete: common conditions and treatment.Prim Care，2005，32（1）: 201–229.

HURWITZ E L, et al. Bone and Joint Decade 2000–2010. Task Force on neck pain and its associated disorders. Treatment of neck pain: noninvasive interventions: results of the Bone and Joint Decade 2000–2010. Spine（Phila Pa 1976），2008，33（4 Suppl）:S123–S152.

PEUL W C, et al. Leiden–The Hague Spine Intervention Prognostic Study Group. Surgery versus prolonged conservative treatment for sciatica. N Engl J Med，2007，356（22）:2 245–2 256.

第17章 腹股沟、骨盆与髋关节的运动损伤

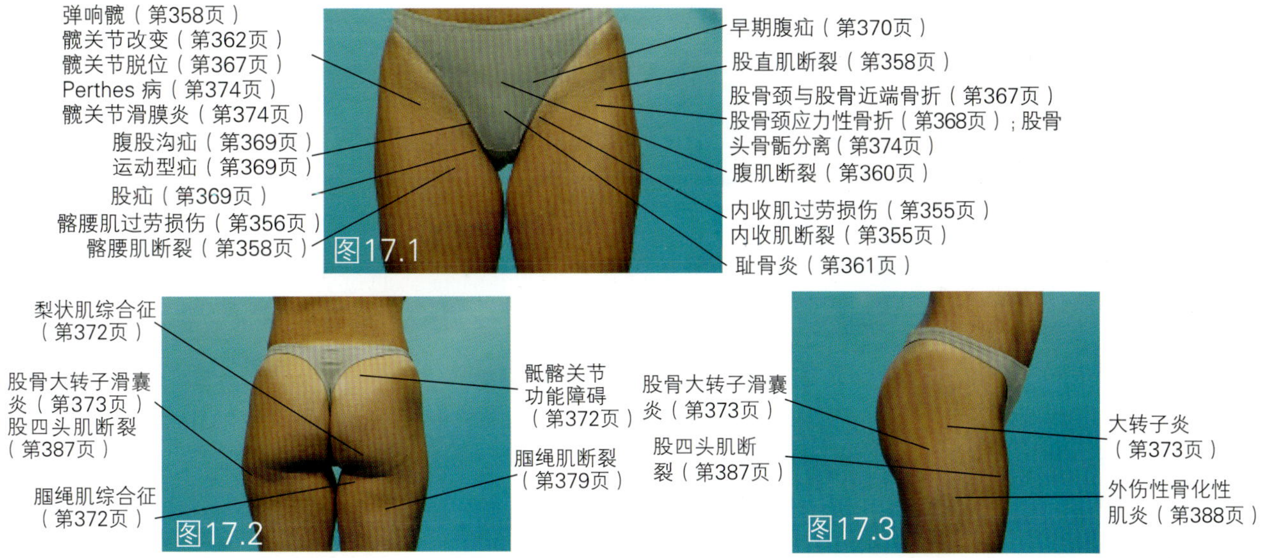

图17.1~图17.3 腹股沟、骨盆和髋关节损伤定位

髋关节与腹股沟疼痛在运动中十分常见（图17.1~图17.3）。每1 000小时运动约出现0.69次髋关节与腹股沟损伤。5%~15%的男性与4%~8%的女性足球运动员有过髋部与腹股沟损伤。

由于这类损伤的症状通常较为弥散、模糊且不典型，因此成了运动医学中的一大挑战。损伤可以是急性的，但更多时候表现为慢性疼痛与不明确的症状，难以推测与诊断。因此了解这一区域多种可能的诊断至关重要。团队合作往往是良好预后所必需的。理想的团队应当不只有一位骨科医生和一位主治医生，还要有经验丰富的放射科医生、普外科医生、妇产科医生与神经科医生。除此之外，有经验的物理治疗师和运动教练也应参与其中。

腹股沟疼痛最常见的部位是内收肌腱复合体，这种疼痛通常由长收肌腱附着处过度使用导致的损伤引起。这种损伤多见于足球与冰球运动员（图17.4）。

另一种常见的腹股沟疼痛原因是疝。较小的疝也可表现为难以诊断的腹股沟弥漫性疼痛。疝相关疼痛通常集中在腹股沟，并沿肌肉向外扩散至腹股沟韧带与对侧。这种疼痛可以十分严重并持续很长时间。30%的这种疼痛是由于外周神经受压或神经

根异常引起的。因此对于腹股沟疼痛难以评估的患者，应当考虑转至对此类疾病（疝）有丰富经验的普外科医生处进行诊治。

腹股沟后壁肌肉薄弱所引起的疼痛在临床上越来越多见。其他可引起腹股沟疼痛的因素包括耻骨上耻骨联合炎、不同类型的髋部疼痛、滑囊炎、弹响髋、神经压迫综合征、应力性骨折、前列腺与尿路感染和肿瘤。如果运动员在检查髋关节旋转时感到疼痛，骨科医生应对其进行检查并通过X线片初步确认是否存在髋关节损伤。

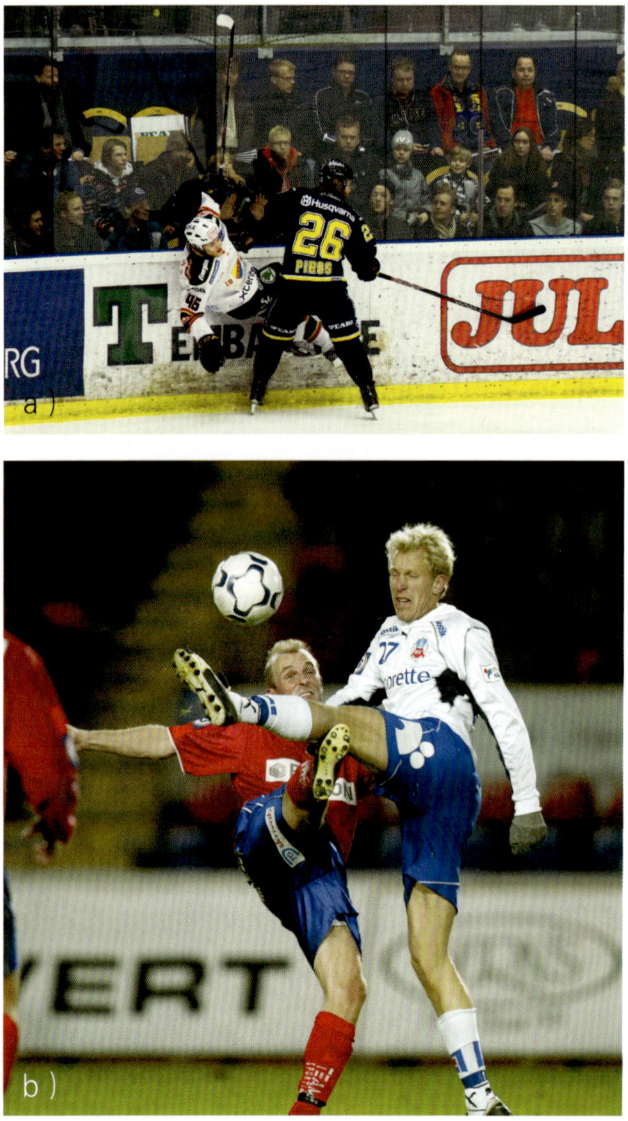

图17.4 腹股沟损伤可发生于多种运动，包括冰球［a）］和足球［b）］。图片来自Bildbyrån，瑞典，已授权。

关于髋关节与腹股沟慢性疾病的研究仍然十分有限，且大多是案例研究。腹股沟疼痛也许并不十分严重，但不当的治疗或不进行干预可引起慢性疼痛，这会导致运动员状态不佳。髋关节损伤可能需要进行关节镜或切开手术治疗。

小贴士

成功的治疗建立在正确的诊断之上。

功能解剖

髋部和腹股沟的解剖较为复杂（图17.5）。除肌肉与肌腱，腺体、滑囊及其他软组织也可出现炎症和损伤。

骨盆由2块髋骨（每块髋由髂骨、坐骨、耻骨3部分组成）、骶骨、尾骨和L5构成。骨盆的关节（左右骶髂关节与耻骨联合）的活动范围很小，并且没有肌肉作用于这些关节。骨盆是下肢与躯干间的承重连接。通过骨盆传导的力是体重的2.6倍，跑步时这种力增加至体重的5倍，而摆动时则是体重的3倍。

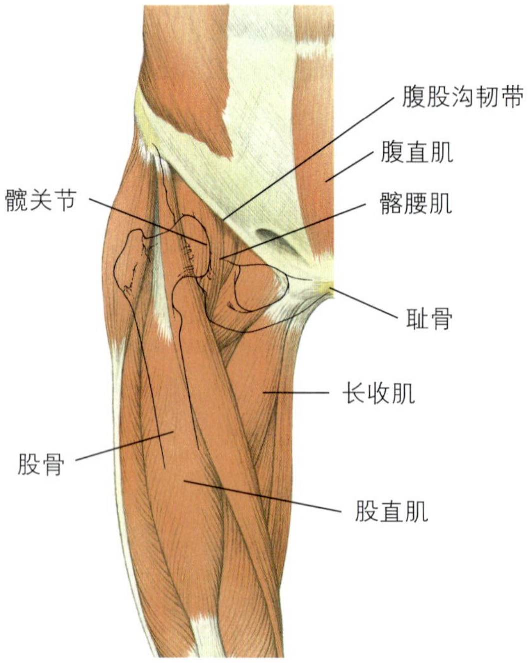

图17.5 腹股沟肌肉概览。

腹股沟损伤

腹股沟疼痛与内收肌/肌腱病

髋关节内收肌（将腿向内拉动的肌肉）包括长收肌、大收肌、短收肌和耻骨肌。股薄肌与臀大肌下部的肌纤维也参与内收功能。然而运动中受伤的常常是长收肌。

长收肌起自耻骨，止于股骨粗线内侧中1/3处。股骨粗线位于股骨体后侧中线。

损伤可以由牵拉腹肌（过伸）、大腿由正中线向外过度活动（过度外展）及耻骨联合旋转共同导致。过度负荷，如用足内侧踢球（推传球）尤其是遇到对手同时向反向踢球、大量跑步及滑冰时内收自由腿，也可使长收肌受损。在手球、冰球、曲棍球、滑雪、举重、跨栏及跳高运动员中这种损伤也很常见。长收肌损伤的发生率约是每1 000小时0.25次。完全断裂并不常见，但部分断裂可能发生。即便只是轻微创伤也应考虑此损伤（图17.6）。

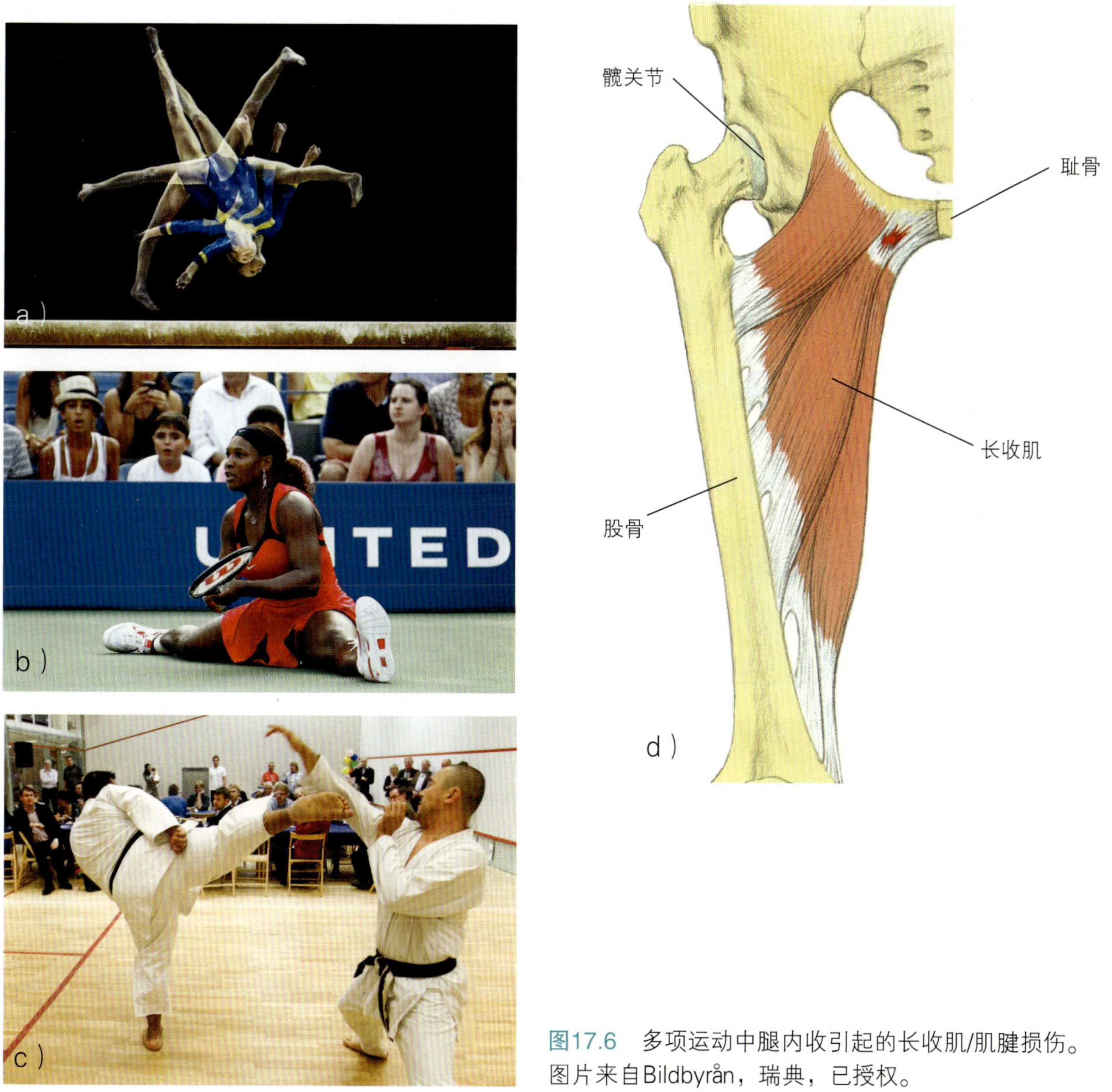

图17.6 多项运动中腿内收引起的长收肌/肌腱损伤。图片来自Bildbyrån，瑞典，已授权。

症状与诊断

- 症状通常逐渐加重，且与训练营或强化训练的赛季开始有关。
- 疼痛一般位于肌肉起点或肌肉肌腱结合处，可向大腿内侧放射。初次用力后疼痛往往会减弱甚至完全消失，仅在更大强度的训练后再次出现。运动员可能面临难以治疗的持续疼痛的风险。
- 耻骨处肌肉/肌腱起点常可有清晰的压痛（图17.7a）。
- 激活肌肉、对抗阻力将腿内收能够诱发疼痛［图17.7b）~e）］。
- 功能损害时常发生，有时运动员不能跑步但能骑车。应当限制这些运动员进行包括爆发动作在内的各种运动。
- X线检查可提示耻骨上肌肉起点处钙化。
- MRI或超声检查可能有助于诊断肌肉部分断裂及其他肌腱病。

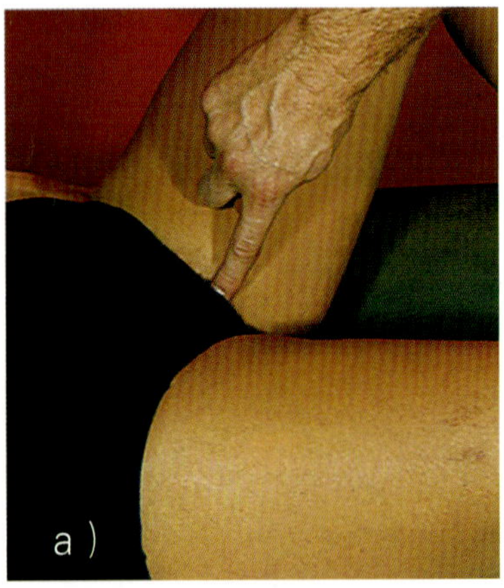

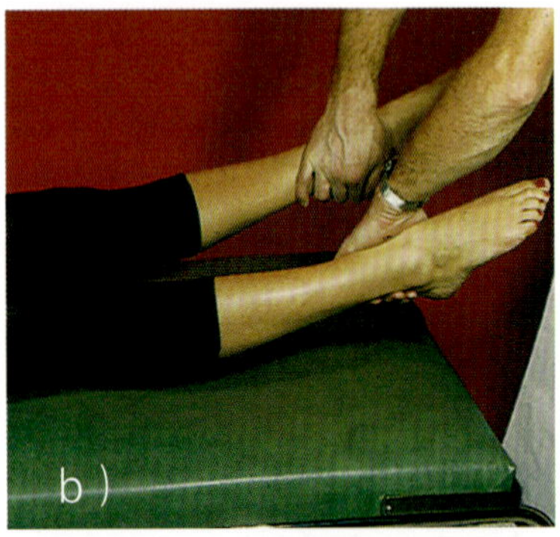

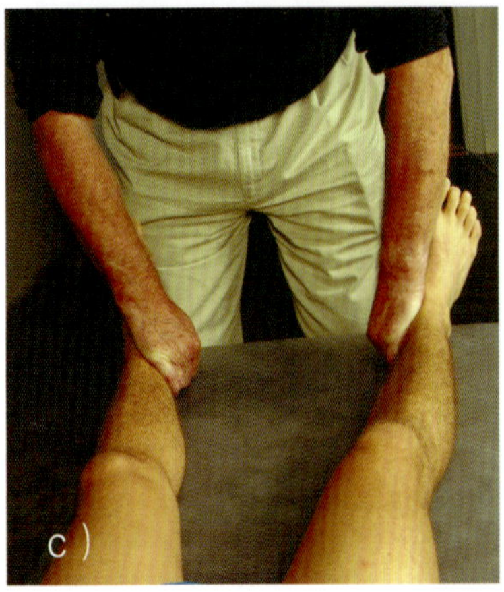

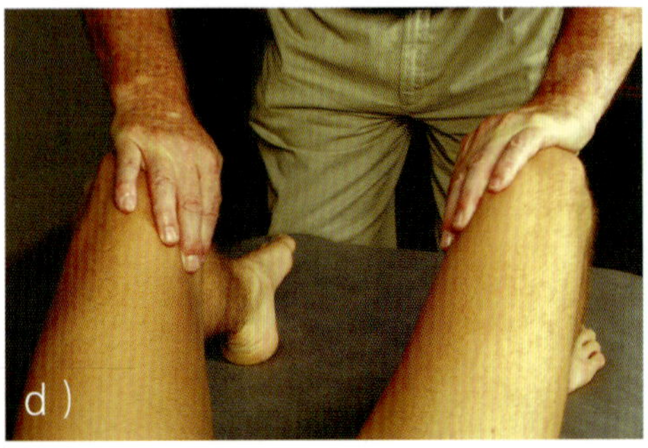

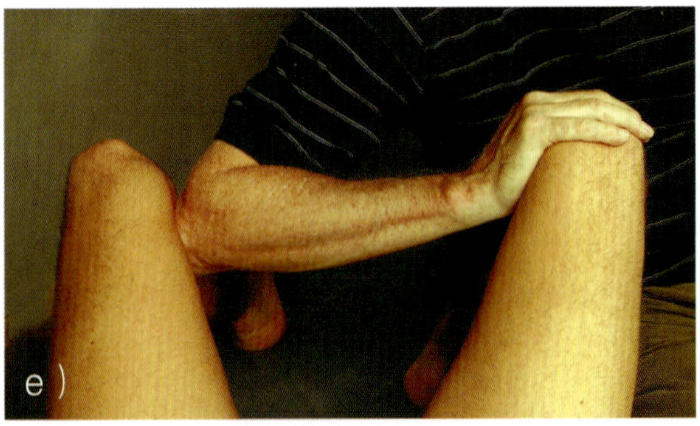

图17.7　长收肌/肌腱疼痛与压痛的检查。a）耻骨处肌肉/肌腱附着处压痛的位置；b）、c）对抗阻力腿内收可诱发疼痛；d）、e）改良的对抗阻力腿内收诱发疼痛检查。

由于内收肌与腹直肌的起点相距很近，因此病变可能同时影响这两块肌肉。

预防性训练必不可少，包括特别设计的力量与柔韧性练习。这种训练应是每项训练计划中热身与冷身运动不可或缺的一部分。教练应了解不同运动员的训练水平，有可能的话应当据此对训练进行个性化调整。接受良好的基础身体素质训练的运动员受伤较少，尤其在肌肉损伤方面。

治疗

运动员应：

- 运动员在感到腹股沟疼痛时应立即停止引起疼痛的运动；疼痛通常可以很快自行缓解，无须任何治疗（前提是运动员受伤后不能再次训练或参与比赛直至功能性疼痛消失）。
- 进行热水浴、热湿敷等常规热疗。
- 在不引起疼痛的前提下，通过骑车（最好是功率自行车）或游泳（使用自由泳泳姿）维持基本健康。
- 慢性疼痛可使用局部热疗与保暖装备（图17.8）。

医生可以：

- 给予患者数天抗炎药物治疗
- 为患者制订特殊的力量训练计划。这种训练计划应包括闭链运动、交叉训练等功能性运动，最好在物理治疗师或运动教练的指导下完成（见下文）。
- 深层按摩在某些情况下可能有效。
- 特殊情况下在肌肉或肌腱附着处周围注射类固醇，并在注射后休息1~2周避免过度运动（只有在肌腱附着处有明显压痛时才给予注射治疗）。
- 给予患者局部热疗。
- 对于保守治疗无效的慢性病例考虑手术治疗。手术通常包括肌腱松解与清除损伤肌腱组织。

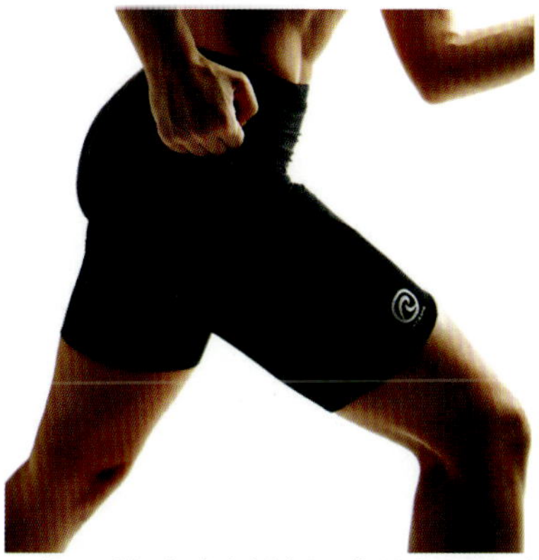

图17.8　氯丁橡胶类材料制成的保暖短裤有助于治疗腹股沟疼痛。图片由OttoBock Scandinavia Rehband提供。

执行良好的训练计划被证明是有效的，长收肌损伤患者的训练与康复计划如下（具体训练见第375~377页）。

- 热身：轻度动态训练，如5~10分钟功率自行车训练。
- 不运动髋关节、无阻力前提下激活内收肌（等长收缩训练）。在不同的关节角度进行训练直至到达疼痛阈值。
- 无阻力的动态训练。
- 等长收缩训练，逐渐增加负荷。
- 按照描述的方式进行拉伸。
- 负荷逐渐增加的动态训练。
- 特殊的协调性或本体感觉训练。
- 特异性运动训练。

可引起腹股沟内收肌群疼痛的训练动作应暂停至疼痛与压痛完全消失。研究表明，如果运动员在出现症状时立即休息，损伤通常会在1~2周快速恢复；但如果过早恢复训练（在所有症状完全消失前），损伤会变得难以愈合。然而，如果完全不进行干预，这种损伤很可能发展为长期、慢性的问题。对于长期、慢性的情况，再次训练一般需要1~3个月的时间；若手术后未进行合适的康复治疗，这一过程可能会更久，通常需要3~5个月。

长收肌断裂

长收肌断裂可分为部分断裂和完全断裂。完全断裂通常位于股骨的肌肉附着处，也可能发生于耻骨的长收肌起点。部分断裂常发生于肌肉肌腱结合处（图 17.7）。长收肌断裂一般发生于内收肌紧张和过度使用时。例如，在足球运动中，一名运动员用足内侧踢球的同时对手用脚挡住球；进行快速变向、滑铲，以及急剧加速或减速动作，这些都可导致长收肌断裂。

症状与诊断

- 表现为腹股沟突发的短暂剧痛。当试图再次运动时疼痛会再次出现。
- 局部内出血可导致肿胀与瘀斑，一般在创伤后几天出现。
- 如果肌肉完全不能收缩，需要怀疑发生了完全断裂。
- 若断裂部位位于肌腹，在受伤处可以感到组织缺损，同时此处肌肉最柔软。
- 应分别在肌肉松弛与对抗阻力收缩时进行体格检查。
- 对于腹股沟疼痛的运动员应常规拍X线片。如果像完全断裂一样出现肿胀，应予 MRI 与超声检查。

治疗

运动员应：

- 立即进行降温、压迫、抬高患肢等处理。
- 休息（可以使用拐杖）。
- 避免引起疼痛的活动。
- 小心进行康复训练，逐渐增强功能，尽量维持关节活动度（ROM）。

医生可以：

- 按照第167~168页的方法处理部分断裂。部分断裂会瘢痕愈合并在急性期后发生炎症反应。
- 完全断裂应进行手术。需注意的是，这种情况并不常见。
- 部分断裂而保守治疗效果差并存在慢性疼痛时，应进行手术治疗。

在康复过程中，受伤的运动员应继续进行力量训练，通过骑车、慢跑、游泳等方式维持及逐渐增强身体素质。运动员损伤肌群的不适症状完全消失后，正规的训练才能恢复。初期恢复训练后的强度不应过高，之后可逐渐增加。损伤完全恢复并通过模拟比赛的测试后运动员才能够回到赛场。

长收肌完全断裂在经过初步治疗后运动员的症状可能消失。然而由于恢复后肌腹可能变为不自然的形态，有时会导致运动员怀疑自己得了肿瘤。大小的变化可能是代偿性的生长的缘故（图17.9）。

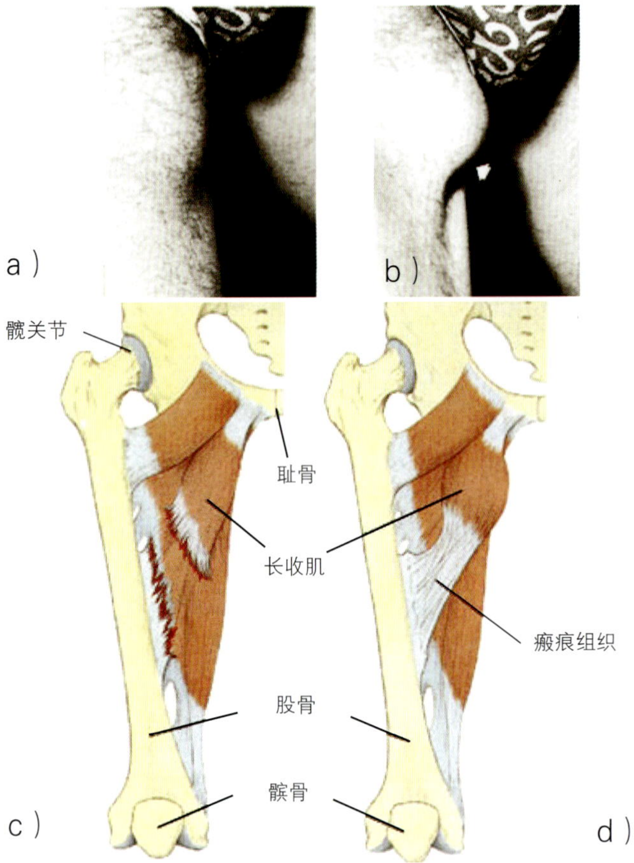

图17.9 长收肌附着处完全断裂的病例。a）肌肉放松；b）肌肉收缩；c）长收肌股骨附着处断裂；d）瘢痕组织修复引起肌肉缩短，使其在收缩时看起来比过去大。

髂腰肌过劳损伤

髂腰肌是髋关节最强壮的屈肌，起自腰椎（腰大肌）与髋骨内侧（髂肌），止于股骨干内侧上部的骨性突起（小转子）。肌肉的负荷基本等于附着处的负荷。髂腰肌过劳损伤可发生于杠铃负重深蹲、仰卧起坐、划船等力量训练；膝高位抗阻跑步训练，如在雪中或水中跑步；上坡跑，足球中强化射门练习，打羽毛球，跳高与跳远，跨栏，障碍跑，划船等（图17.10）。

髂腰肌腱与髋关节囊外表面之间有一个巨大的滑囊（髂耻囊），其半包绕髂腰肌腱。髂耻囊炎可单独发生，也可与髂腰肌腱病同时发生（图17.11）。这些情况难以相互鉴别，因此常对其进行共同治疗，在后面的章节中会有描述。

症状与诊断

- 这种损伤会使运动员进入一个疼痛周期。
- 可能会有股骨上肌腱附着处压痛，但肌肉发达的患者可能不会出现这一体征。
- 对抗阻力屈髋可能引起腹股沟疼痛（图17.11）。

治疗

运动员应：

- 立即休息直至疼痛消失，之后在能忍受的范围内逐渐增加运动量。
- 进行局部热疗并使用保暖装备。

医生可以：

- 给予患者数天抗炎药物治疗。
- 建议患者按照专门的肌肉训练计划进行锻炼。
- 给予患者MRI检查以明确诊断。
- 疑似滑囊炎时可抽吸滑囊液以确诊，这一操作应在透视下完成。抽吸滑囊液后可以注射少量类固醇。

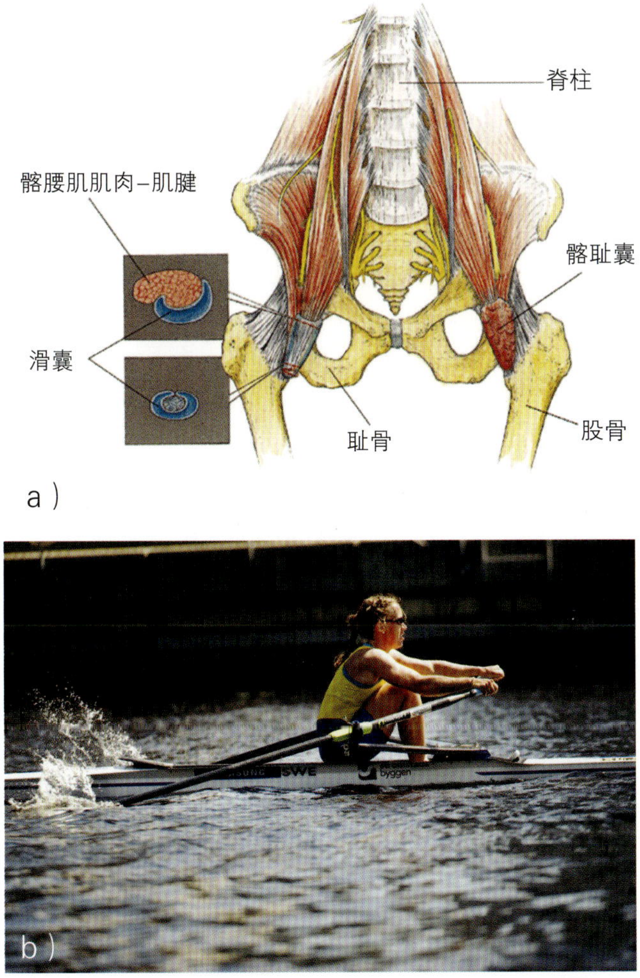

图17.10 髋关节主要屈肌断裂与肌腱病。a）髂腰肌自起点走行止于股骨内侧，肌腱周围包绕髂耻囊；b）赛艇运动员利用髂腰肌反复屈伸髋关节，髂腰肌肌肉/肌腱会因此超负荷（图片来自Bildbyrån，瑞典，已授权）。

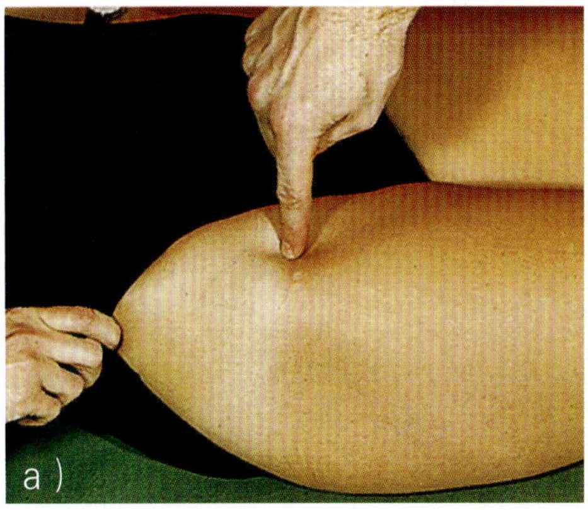

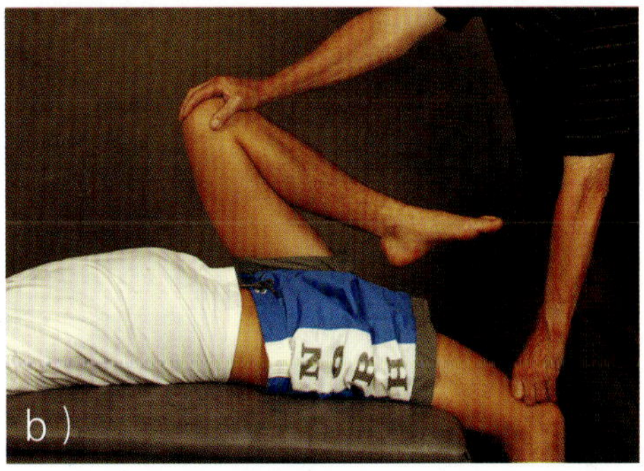

图17.11 髋关节屈肌（髂腰肌）断裂与肌腱病。a）手指指向的是对抗阻力屈髋时可能的深部疼痛位置；可以使用图17.12c）中的手法检查。b）托马斯试验（髂腰肌试验）。运动员仰卧于桌子边缘，双腿悬空。之后运动员屈曲一侧膝关节并将髌骨贴向胸部。保持腰椎贴于桌面。检查者控制另一侧腿使其贴于桌面。如果运动员不能将下背部贴于桌面则该试验为阳性，代表髂腰肌损伤。这也可能是髋关节撞击综合征的体征。

当出现腹股沟肌肉损伤复发的迹象时，运动员应休息并避免引起疼痛的活动，否则病情将延长并发展为慢性病程。

髋关节屈肌（髂腰肌）断裂

髂腰肌断裂不太常见，其一般发生于肌肉肌腱连接或位于小转子的肌腱附着处。骨碎片的撕脱性骨折尤其多见于发育期的运动员。

症状与诊断

- 腹股沟突发的针刺样疼痛，运动员尝试屈髋时疼痛明显。
- 若发生部分断裂，对抗阻力屈曲髋关节时会感到股骨内侧髂腰肌附着处的深部疼痛。
- 髂腰肌附着处可能有肿胀及局部压痛。
- 完全断裂时髋关节屈曲极度无力。
- 有时附着处会有碎骨片撕脱（撕脱性骨折）；应行X 线检查以确认，尤其是发育期的患者。

治疗

- 肌肉与肌腱局部断裂处理同内收肌断裂。
- 髂腰肌完全断裂需手术治疗。

弹响髋

弹响髋可由关节内、外损伤引起。这一疾病定义并不明确。运动员或检查者在以下位置感到甚至听到髋关节弹响时可以诊断：

- 外侧：弹响发生于大转子位置。起源于骨盆弓状线的增厚髂胫束在此通过增厚的滑囊走行于腿的外侧向下到达胫骨。
- 前方深部髋关节弹响，这种弹响可能是由于：
  - ✓ 髂腰肌腱在滑囊内越过髋关节前方（髂耻隆起），髂腰肌滑囊出现炎症与增厚。
  - ✓ 髂股韧带穿过股骨头。
  - ✓ 关节内病变：游离体、软骨碎片、盂缘撕裂等。

当运动员感到或听到髋关节弹响时，通常会感到不愉快。弹响髋有时可伴有疼痛，这在女性患者中尤其常见。压痛与疼痛是进行干预治疗的指征，治疗中应明确发生弹响的生物力学原因。对于部分症状长期不缓解的患者应进行手术治疗。

髂腰肌腱滑过髂耻隆起与滑囊引起的弹响发生于髋关节外展和极度外旋时。可行髂腰肌滑囊造影以确诊滑囊炎，MRI 扫描可以明确此表现。手术治疗包括髂腰肌腱延长及切开和（或）切除增厚的滑囊。手术效果通常较好。

股直肌近端肌腱病

股直肌是股四头肌的四个头之一，起自髂前下棘（直起点），髋关节关节腔上方（斜起自髂骨髋臼上方）。股直肌的主要作用是屈曲髋关节与伸直膝关节（图17.12）。股直肌病变可引起髋关节上方疼痛，病因可为过度使用，如足球中强化射门训练、反复快速启动及力量训练等。

症状与诊断

- 运动中与运动后疼痛。
- 对抗阻力屈髋和伸膝可诱发疼痛（图17.12）。
- 髋关节前上方肌肉起点局部压痛。

治疗

治疗原则同内收肌过劳损伤。

股直肌近端断裂

股直肌起点及上1/3断裂可引起腹股沟疼痛。部分断裂常见，但完全断裂也时有发生。肌肉断裂常见于冰球与足球运动中的射门、滑铲，以及其他运动中的急剧加速。

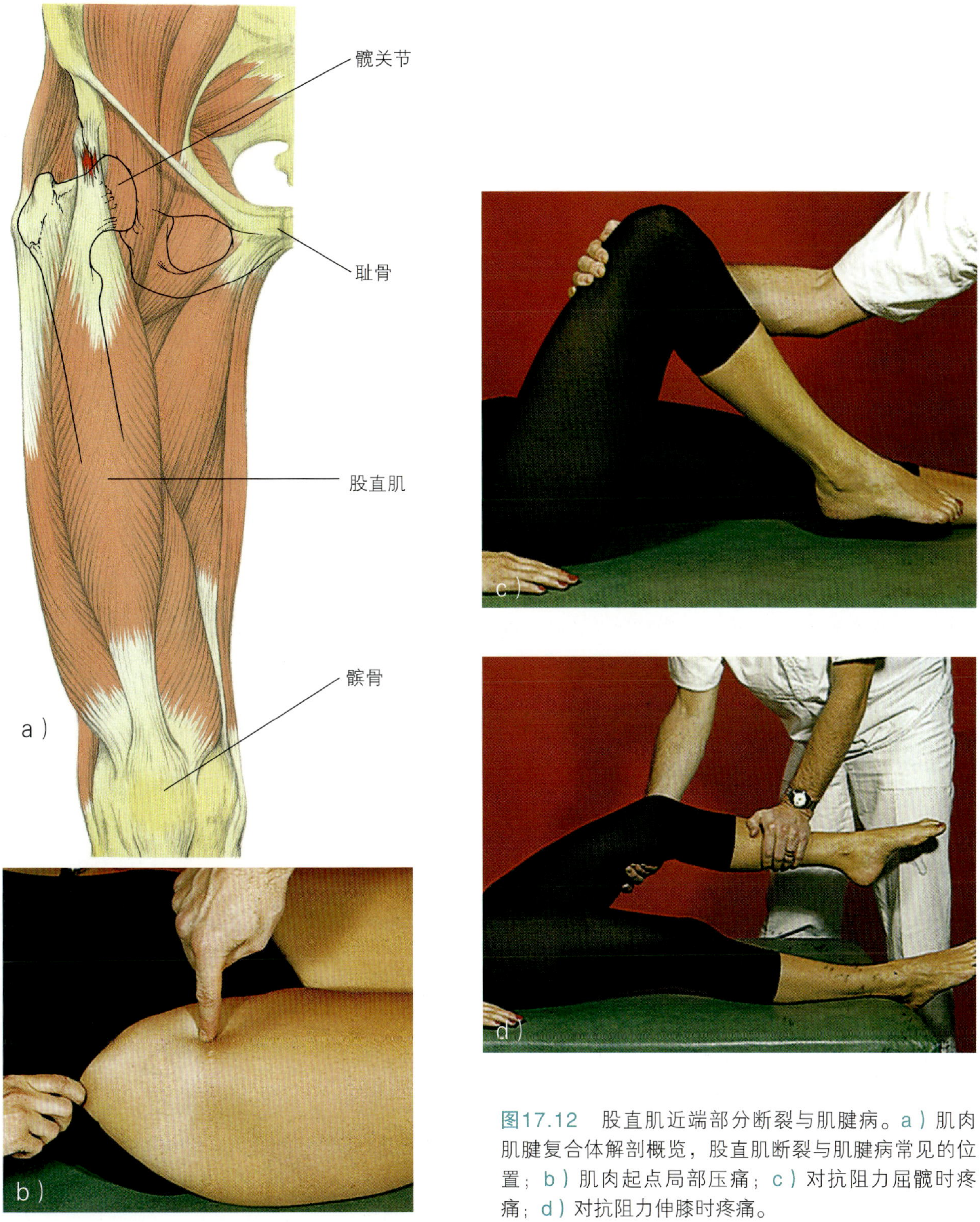

图17.12 股直肌近端部分断裂与肌腱病。a）肌肉肌腱复合体解剖概览，股直肌断裂与肌腱病常见的位置；b）肌肉起点局部压痛；c）对抗阻力屈髋时疼痛；d）对抗阻力伸膝时疼痛。

症状与诊断

- 强力屈髋或伸膝（如踢足球射门）时突发的剧烈疼痛。
- 完全断裂时肌肉不能收缩。
- 肌腹或肌腱常有凹陷及压痛。
- 由于肌肉起点处可能出现骨碎片的撕脱，因此需要进行X线检查，尤其是对于发育过程中的青少年。晚期可能发生出血后残余钙化。

治疗

- 部分断裂：见第355页。
- 对于完全断裂，手术是更合适的选择，特别是对于肌肉起点处关节周围撕脱性骨折的病例。

腹肌断裂

腹肌断裂常见于腹直肌，但腹内、外斜肌与腹横肌也可能受累。腹直肌由2块平行的被白线分隔的肌肉组成，其起自胸骨，第5、6、7肋软骨，以及剑突，止于耻骨联合上缘。腹直肌过劳损伤与部分断裂常发生于耻骨上方（图17.13）。断裂也可发生在腹横（斜）肌靠近腹部边缘的位置，若其发生于阑尾附近则可能会混淆诊断。

腹肌断裂常见于举重、投掷、体操、划船、摔跤及撑竿跳运动员。肌肉/肌腱组织退行性病变（肌腱病）常由力量训练、仰卧起坐、足球射门，以及羽毛球和网球的发球和用力接球所引起。

症状与诊断

- 腹肌发力时突发的剧烈疼痛可能表示出现了腹肌断裂。
- 断裂发生处可能出现压痛与炎症反应（图17.14）。
- 试图用力时力量受损，如快速起跑或跑步时。
- 腹肌断裂与内部脏器炎症（如阑尾炎）较难鉴别。典型的腹肌断裂在腹肌收缩时压痛与疼痛会加剧。
- 受伤的运动员平躺时对抗阻力抬腿可诱发疼痛。
- 腹肌过劳损伤常表现为腹直肌耻骨止点的压痛与疼痛。收缩腹肌可诱发症状。

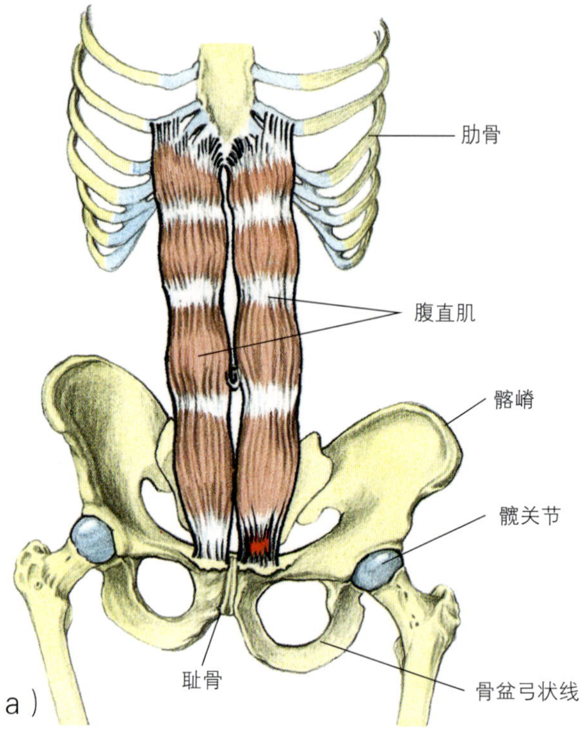

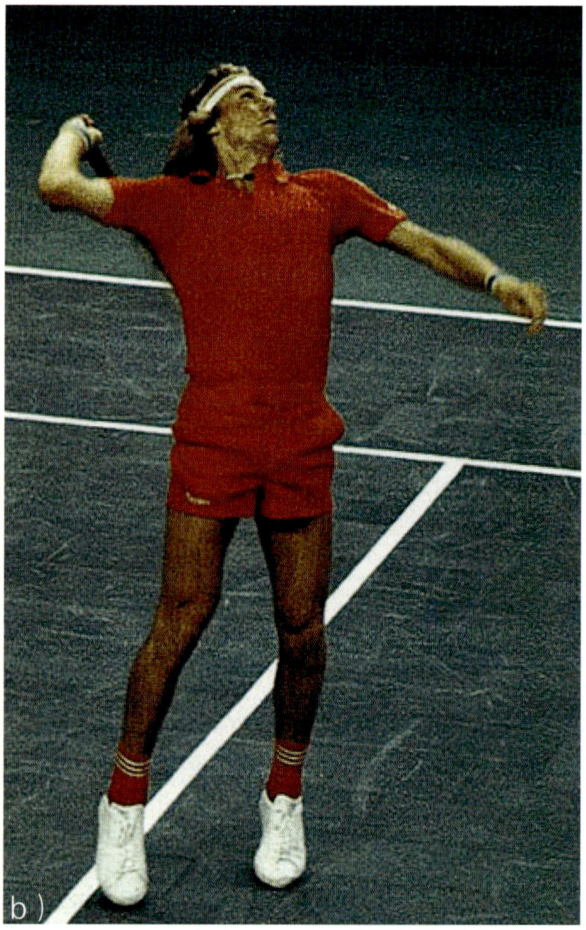

图17.13 a）耻骨联合上缘腹直肌终点断裂；b）网球运动员发球时可能会由于这种损伤而感到不适。

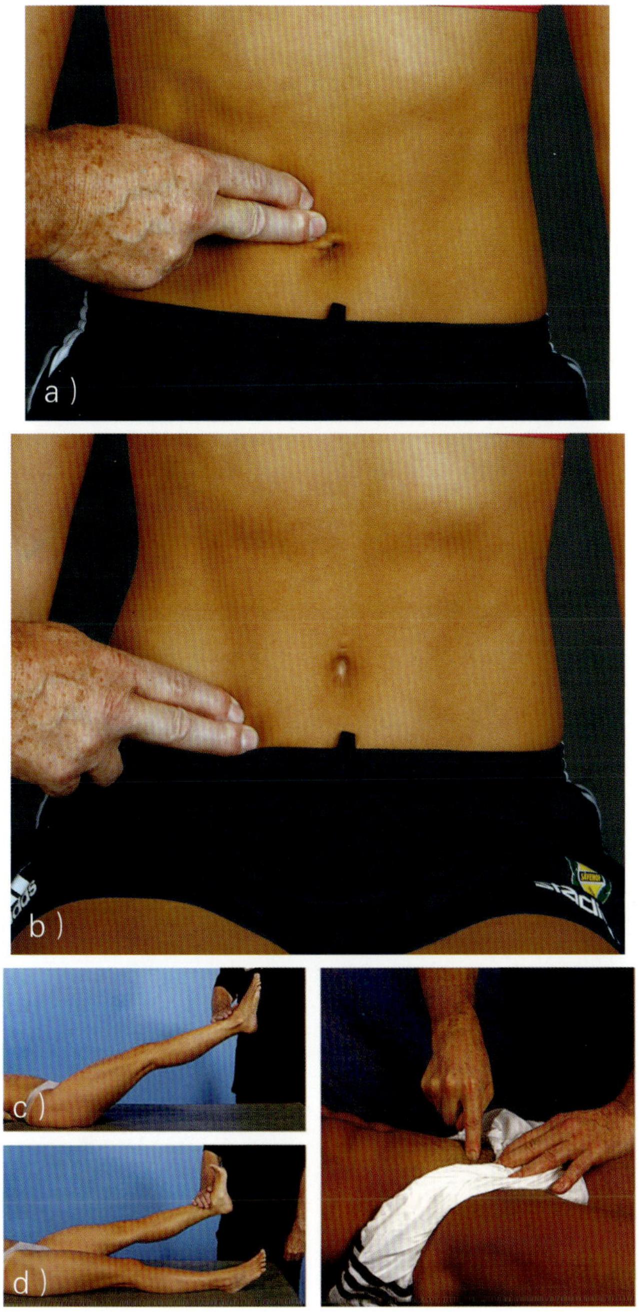

图17.14 腹直肌断裂与炎症时出现压痛与疼痛的位置。a）脐水平腹直肌压痛；b）腹部右侧腹横肌与斜肌压痛；c）双腿同时对抗阻力抬高可诱发疼痛；d）单腿对抗阻力抬高可诱发疼痛；e）压痛也可发生于位于耻骨的肌肉止点。

治疗

运动员应：

- 立即休息；在允许的范围内逐渐增加活动。
- 局部热疗并采取保暖措施。

医生可以：

- 给予患者抗炎药物治疗。
- 制订适当的运动计划。
- 给予患者局部注射类固醇，注射后嘱患者休息2周。肌腱附着处炎症反应消失前要求受伤的运动员避免剧烈活动。
- 对存在长期疼痛的患者进行手术治疗。

若运动员在首次出现过劳损伤征象时即立刻休息，恢复只需1~2周。若存在肌肉断裂，愈合程度将根据损伤程度不同而不同。受伤的运动员应在完全恢复后再进行训练与比赛，否则可能出现新的断裂并使愈合延迟。较大的肌肉断裂可引起腹疝。

大多数运动员通过仰卧起坐锻炼腹肌。为在康复过程中保护髂腰肌，训练中髋关节应保持屈曲，避免髂腰肌收缩。锻炼腹直肌的最好方法是卷腹，动作应缓慢，并保持膝关节屈曲、双脚悬空。

耻骨炎——耻骨联合炎症

耻骨炎是耻骨联合的非感染性炎症，其会引起盆腹部疼痛。这种疼痛常见于足球、冰球、滑冰、橄榄球、长跑、举重运动员与舞者。近年来，耻骨炎的发病率不断增加。这可能是由于运动（如澳大利亚足球）需要更高强度训练、跑动更多、跳跃更多与滑铲方式改变所致。自然场地表面硬度增加（以便更好地排水及体育场屋顶阻挡阳光与降水）和人工场地的减震性能也会对这种损伤产生影响。另外，手球、排球、橄榄球等运动中有招募身材更高大运动员的趋势，其中对腹肌力量的更高要求会导致这一区域压力增大。

耻骨炎通常不存在外伤，而是耻骨联合逐渐出现疼痛，并向腹部或腹股沟放射。具体病因尚不明，目前认为可能与肌肉劳损和应力性骨折有关。由于髋关节内收肌力量不平衡、创伤或过度使用所继发的耻骨不稳定也可能与耻骨炎有关。诊断时应注意排除膀胱与前列腺疾病。

症状与诊断

- 典型表现为耻骨联合逐渐出现的疼痛，并向两侧及远端放射。

- 耻骨联合压痛。
- 髋关节被动外展、主动内收和内旋时出现疼痛。
- 训练后的早晨或夜晚睡觉时疼痛较为剧烈。
- 病程早期骨扫描检查可见摄取增加。
- 典型的X线表现，如耻骨联合侵蚀与骨硬化，一般出现于2~3周后（图17.15）。
- MRI和CT检查可提供有价值的信息。
- 应当指出，类似耻骨炎的X线表现有时可能会被偶然发现，尽管运动员可能完全没有任何症状。

治疗

- 应告知运动员耻骨炎可自愈。但有时病情会迁延不愈难以管理。
- 应避免可引起疼痛的活动。
- 抗感染治疗和物理治疗可能有效。
- 保暖短裤可能有效。
- 透视下注射皮质醇［图17.15b）］。
- 手术治疗很少运用；当存在慢性不稳定或其他治疗无效时可以尝试手术，但治疗效果仍有争议。
- 平均保守治疗9个月后运动员可返回赛场。症状有时会持续超过2年。

其他腹股沟肌肉过劳损伤和断裂

腹股沟还有许多其他肌肉可能在运动中出现损伤，如股薄肌、耻骨肌、缝匠肌、阔筋膜张肌和臀中肌。通过确定疼痛部位、评估肌肉功能可以明确诊断。症状和治疗同内收肌过劳损伤。

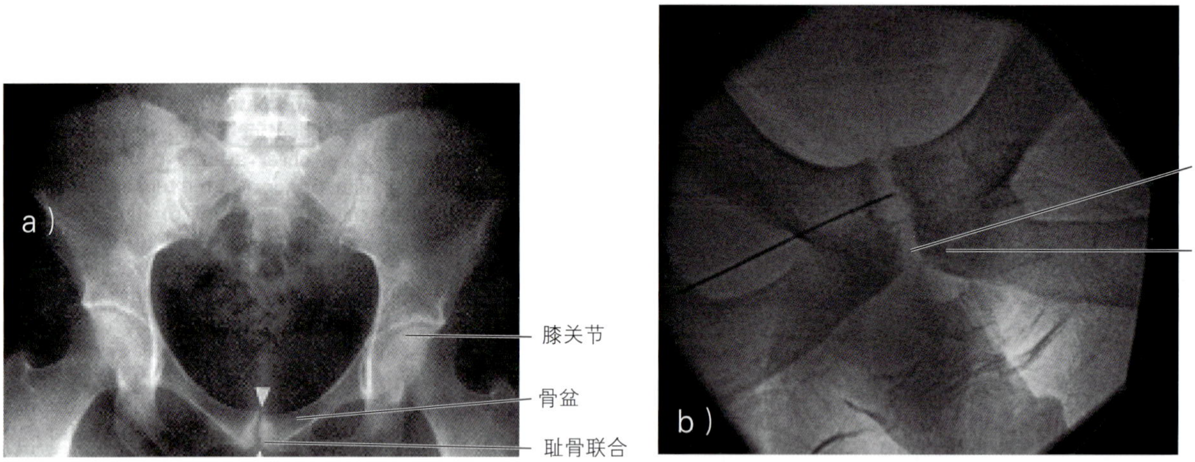

图17.15　耻骨联合附近可能出现的改变。a）骨盆X线片，箭头显示耻骨联合（即左、右侧盆骨在骨盆前方会合处）改变。b）皮质醇注射至耻骨联合间；图中黑线是位于耻骨联合的注射针头，透视（用X线在荧光屏上显示内部结构图像）确认注射位置正确。

> **小贴士**
> 这种疼痛可自愈，但需要一段时间。建议采取保守治疗。

其他髋部疼痛的原因

髋关节改变——盂唇与软骨损伤

腹股沟疼痛可由髋关节本身损伤导致，这种疼痛是磨损和撕裂（骨关节炎）及炎症（关节炎）的早期表现。骨与软骨碎片脱落可在关节内形成游离体（骨软骨炎）（图17.16）。其他引起疼痛的关节内损伤包括软骨损伤破裂和股骨头与关节窝边缘骨赘，这些在冰球和足球运动员中并不罕见。另一种运动员可能出现的问题是盂唇损伤。盂唇是围绕髋臼周围的软骨环。盂唇最易发生前方撕裂，撕裂组织可以完全游离并嵌入关节内。

症状与诊断

- 这种损伤可引起髋关节锐痛。
- 用力或劳累时疼痛，还可能出现髋关节弹响和交锁。劳累后常常发生长时间持续的疼痛。
- 髋关节屈曲和旋转可导致疼痛（图17.17）。

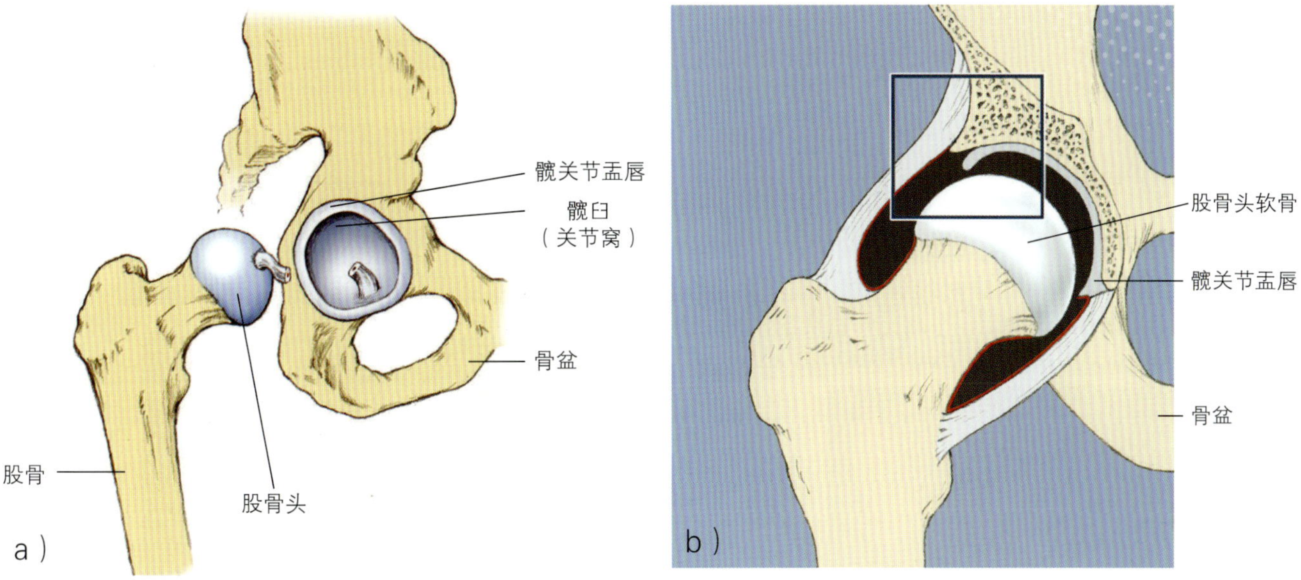

图17.16　髋关节解剖。a）股骨头从髋臼（髋关节窝）中脱出；b）髋臼边缘盂唇撕裂（方框内）。

- MRI关节造影对盂唇撕裂成像的准确性为91%，因此其是确定诊断的有效手段。
- 可以考虑使用关节镜（图17.18）。
- 关节镜可以移除撕裂的碎片，也可用缝合锚钉将其固定，这有利于盂唇损伤的恢复（图17.19，图17.20）。
- 受损的软骨表面可被磨平，这些表面也能够用微创手术进行治疗。70%的软骨损伤小于1平方厘米的患者中效果较好，而损伤大于1平方厘米的患者只有40%的人疗效较好。

髋关节撞击综合征

髋关节撞击综合征（FAI，也称为股骨髋臼撞击综合征）的病因是髋关节窝（髋臼）与股骨颈靠近头部的部分结构异常，导致髋关节摩擦力过大（图17.21）。疼痛是这种损伤的主要表现，85%的患者存在中度或重度疼痛。

大体上，由于股骨头附近的股骨颈过厚，经常与髋臼边缘接触或摩擦，导致髋关节及关节表面的盂唇或软骨损伤，股骨头附近的股骨颈与关节边缘骨刺（骨赘）形成（前上方与后下方均存在）。髋关节撞击综合征可分为两类，凸轮型撞击和钳型撞击。很多运动中，关节活动反复超过正常范围，在髋关节中，这可能会引起靠近股骨头的股骨颈与髋臼边缘发生摩擦。根据沃尔夫定律（Wolff law），接触部分的骨会出现骨形成、骨赘，从而引起关节活动如旋转的受限。

有时撞击综合征从颈部开始（凸轮型），大多数时候累及髋臼（钳型）。股骨头逐渐由球形变为椭圆形，髋臼变大并包绕更多的股骨头。两种类型的改变都会使关节出现畸形并可导致软骨的损伤，随着时间的推移发展为骨性关节炎。

凸轮型撞击

- 凸轮型撞击是指由于股骨头不是完美的球形导致股骨头与股骨颈连接处出现解剖学改变。
- 这种球形形状的丧失会引起股骨头与关节窝（髋臼）之间的异常接触（图17.21）。
- 凸轮型撞击常见于20~30岁的男性运动员。

钳型撞击

- Pincer来源于法语，意思是钳夹。
- 髋臼，也就是关节窝，包绕太多比例的股骨头，限制了活动。
- 钳型撞击形成的原因可能是髋臼后倾（髋臼向后成角）或太深。
- 凸轮型与钳型可以同时存在，因为它们通过髋关节活动相互影响。
- 常见于30~40岁的女性运动员。

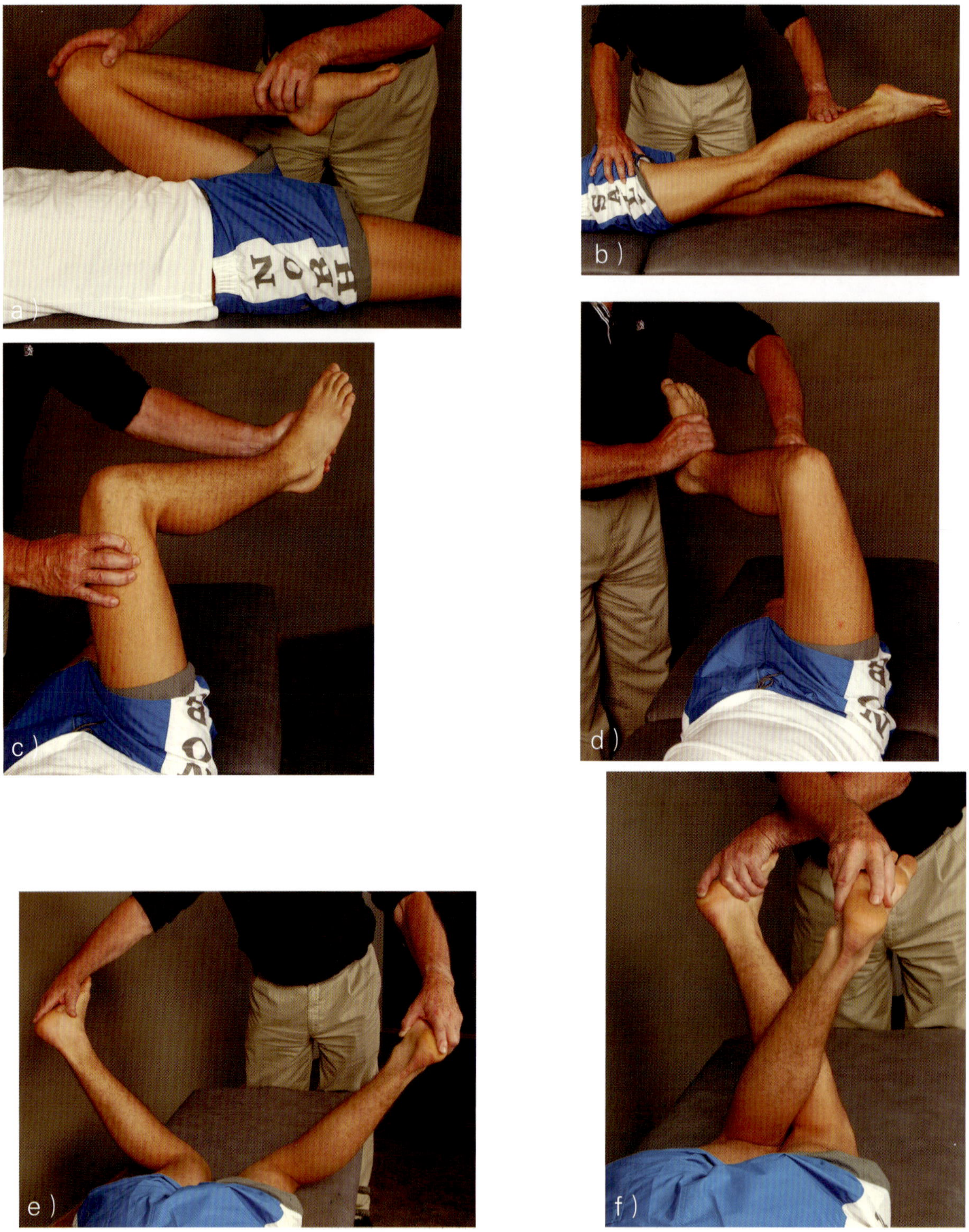

图17.17 检查髋关节主动、被动活动并记录疼痛。a）屈：仰卧位，髋关节被动屈曲并屈膝；b）伸：俯卧位，髋关节被动向后伸；c）内旋：仰卧位，髋关节与膝关节均屈曲90度，将小腿外展使髋关节内旋；d）外旋：体位与c）图相同，通过将小腿内收使髋关节外旋；e）俯卧位内旋：膝关节屈曲90度，小腿外展；f）俯卧位外旋：膝关节屈曲90度，小腿交叉。

症状与诊断

- 疼痛，尤其是活动时疼痛。
- 99%的病例前撞击试验阳性。试验方法：髋关节屈曲90度时内旋［（图17.22a）］。
- 后撞击试验阳性。试验方法：髋关节过伸时外旋［（图17.22b）］。
- 关节活动范围显著下降，尤其是内旋与内收的范围。

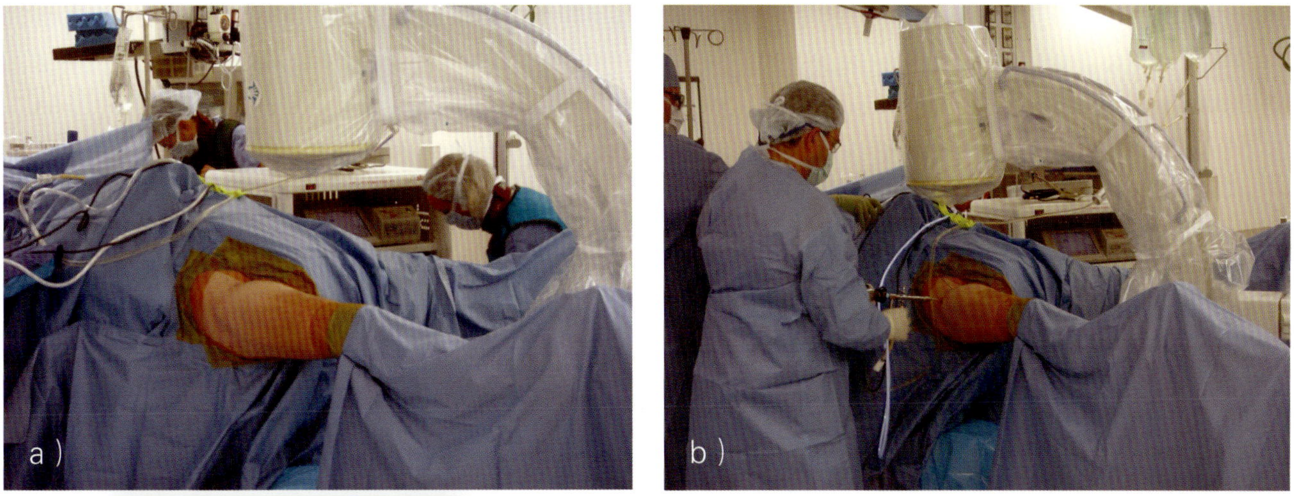

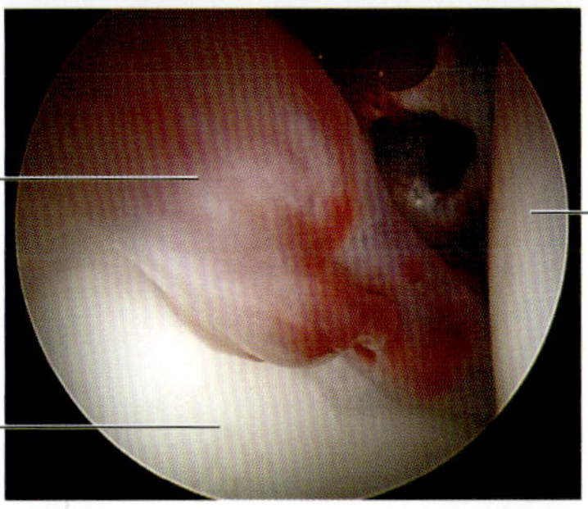

图17.18　髋关节关节镜。a）患者体位：手术在牵引床上进行，能够牵引髋关节使关节腔增大；b）通过X线、关节镜显示器和透视（一种能让医生看到患者内部结构和功能的影像技术）观察髋关节；c）通过关节镜可以诊断并治疗盂唇损伤（图片由Marc Safran教授提供，美国加利福尼亚州斯坦福大学）。

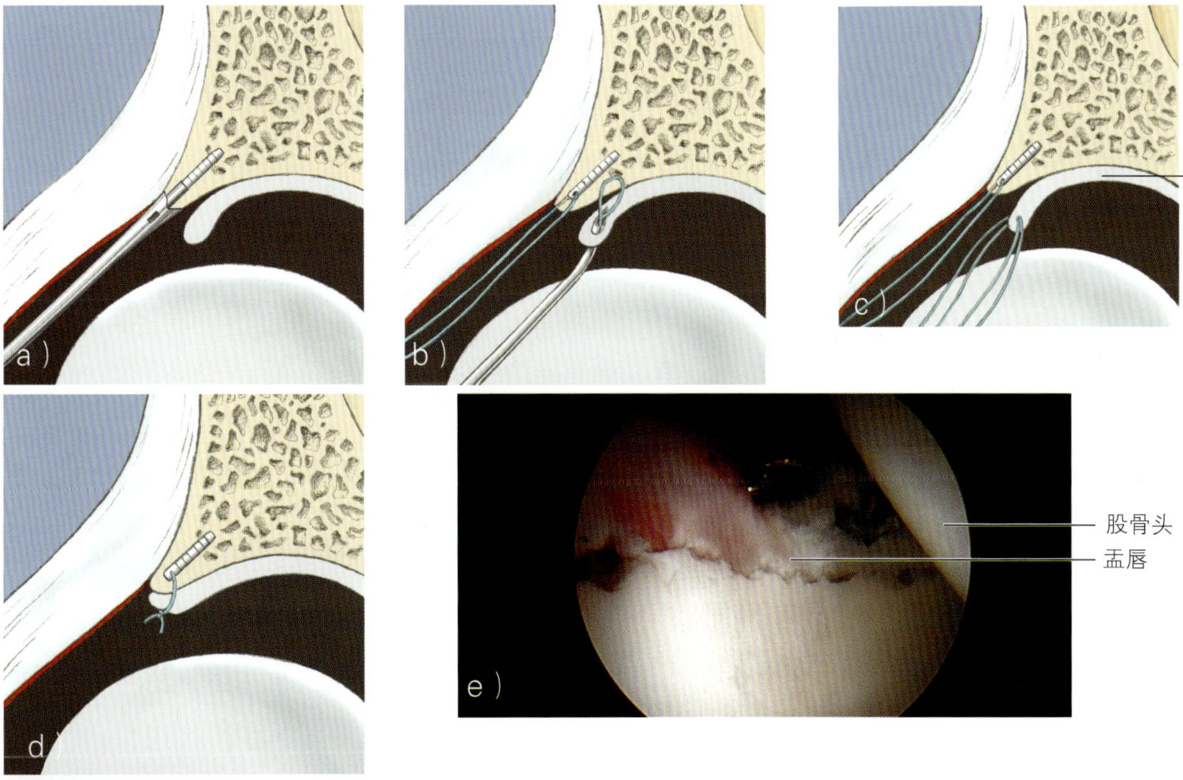

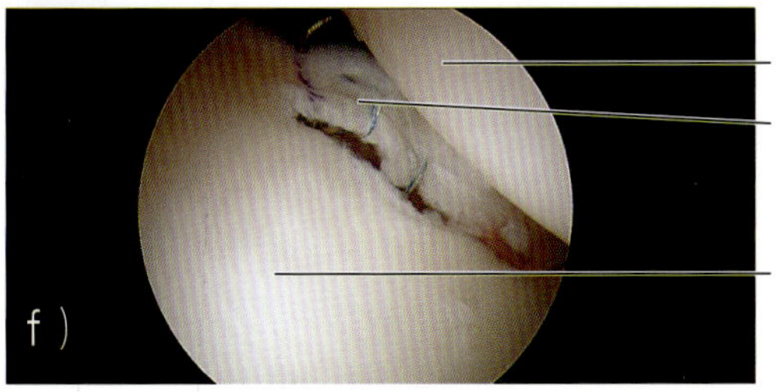

图17.19　关节镜下盂唇修补。a）一个或多个缝合锚钉固定于髋臼边缘；b）~c）缝线穿过盂唇边缘；d）用缝线将盂唇固定于髋臼边缘；e）关节镜下观察到的盂唇分离；f）通过关节镜手术将盂唇固定在合适的位置［图e）和图f）由Marc Safran教授提供，美国加利福尼亚州斯坦福大学］。

髋关节撞击综合征的术后治疗包括：

- 1周内最多承重20千克，可自由运动。
- 12周内不可有过度负荷与竞技项目。

一项研究中是示，术后大多数运动员的凸轮型撞击综合征获得了缓解，他们对治疗效果感到满意。88%的运动员得以重返运动项目[1]。髋关节撞击综合征可能是髋关节骨性关节炎的病因，但对此目前还没有比较好的临床研究。

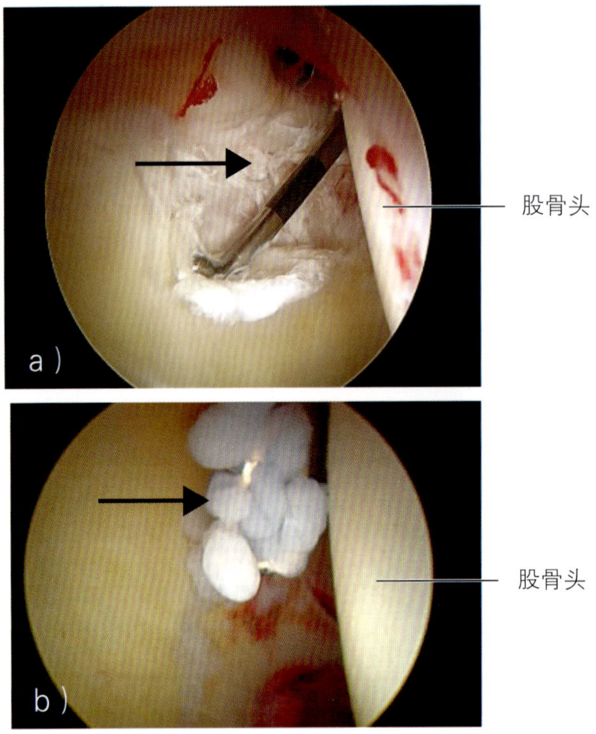

图17.20 髋关节受损的关节软骨。a）关节镜下所见受损的关节软骨；b）髋关节内游离体，可在关节镜下移除。图片由Marc Safran教授提供，美国加利福尼亚州斯坦福大学。

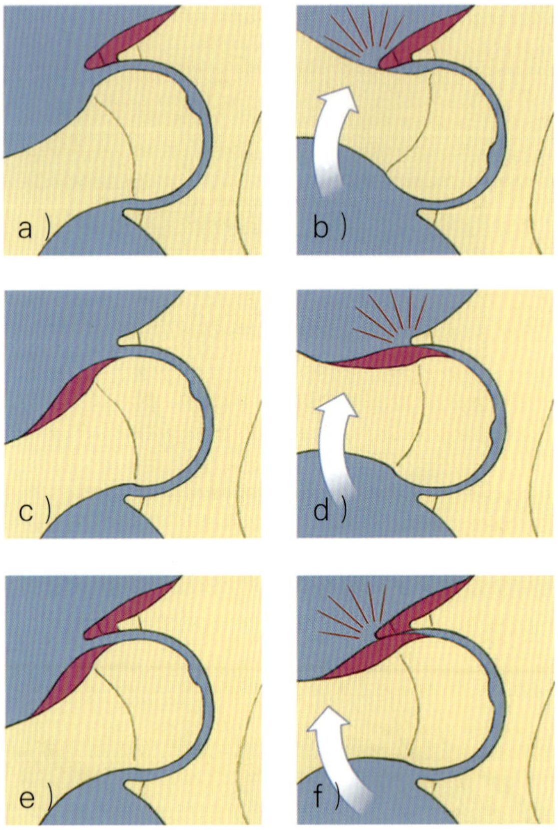

图17.21 髋关节撞击综合征与骨形成或骨赘引起的髋臼边缘改变。a）钳型撞击：髋臼边缘与股骨颈近端靠近股骨头的位置反复接触导致骨赘形成；b）钳型撞击：髋关节反复极度屈曲和旋转运动过程中骨赘生长，并引起钳型撞击，伴有疼痛增强与活动减弱；c）凸轮型撞击：髋臼边缘与股骨颈近端靠近股骨头处接触引起股骨颈骨赘形成，称为凸轮型撞击，伴疼痛增强与活动减弱；d）凸轮型撞击：反复的接触过程中会出现反应性骨形成，引起疼痛增强与活动减弱；e）钳型-凸轮型撞击：髋臼边缘与股骨颈的持续接触导致这两个位置都出现骨赘形成；f）钳型-凸轮型撞击：持续接触会导致疼痛增加，关节活动范围缩小，特别是内旋、屈曲和外展。以上三种情况都可引起髋关节骨性关节炎。

治疗

- 髋关节撞击综合征可以进行非手术治疗。治疗内容包括运动员生活方式的改变，活动量的减少和对髋关节力量的支撑。非手术治疗并不能从根本上改变髋关节撞击综合征的生物力学。
- X线与MRI检查能够为诊断提供支持（图17.23）。
- 手术治疗可选择关节镜或切开手术去除引起撞击的多余骨（图17.24）。

与钳型-凸轮型损伤相关的改变有许多，如盂唇损伤、软骨损伤和髋关节窝（髋臼）内骨连接的骨化不全。

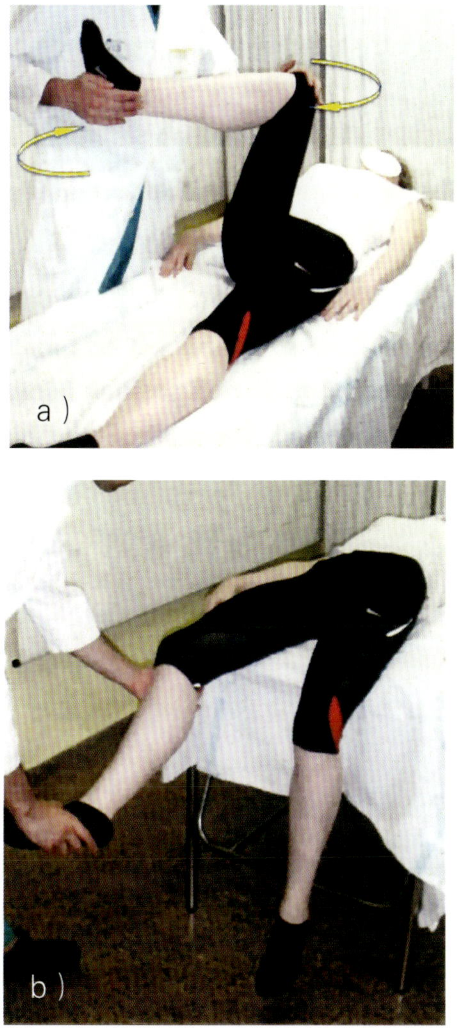

图17.22　髋关节前、后撞击试验。a）前撞击试验：髋关节屈曲90度并稍微内旋（内收）。在此位置髋关节被动极度内旋，髋关节前上方骨赘发生撞击。若诱发疼痛则试验为阳性。b）后撞击试验：髋关节伸展位的理解试验（apprehension test），将髋关节外旋至极限位置。髋关节后下方的骨赘会发生撞击。若诱发疼痛则试验为阳性。图片由Abellán Guillén博士提供，穆尔西亚，西班牙。

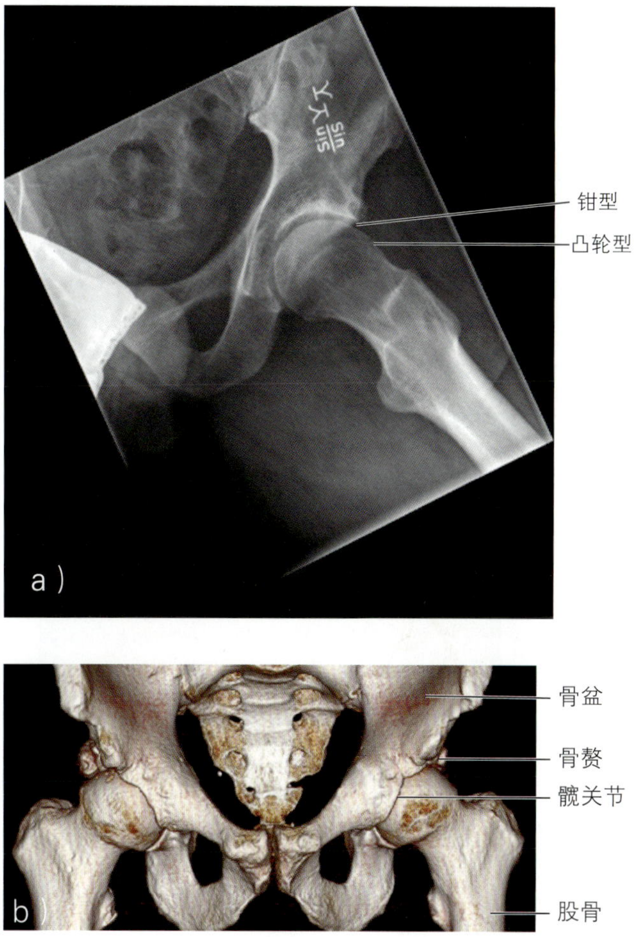

图17.23　髋关节股骨髋臼撞击综合征（FAI）。a）髋关节蛙式位X线片显示髋臼边缘的钳型与股骨颈的凸轮型改变；b）CT扫描重建显示髋臼顶部明显的骨形成（骨赘）引起髋关节撞击综合征。

髋关节脱位

髋关节在正常情况下非常稳定，但在非常剧烈的冲击（如美式足球、下坡滑雪及赛车运动）下可发生脱位（通常为后脱位）。由于股骨头可因为血液循环受损而出现永久性损伤，因此髋关节脱位十分严重。髋关节脱位常与骨骼损伤同时发生，需要进行长时间的随访治疗后才能再次运动。髋关节脱位可引起股骨头坏死，导致永久性功能障碍。

股骨颈与股骨近端骨折

股骨颈与股骨近端骨折常见于老人。也可见于部分年轻人，如在滑冰或滑雪时摔倒髋关节直接着地可出现骨折。股骨颈骨折的典型症状是患肢缩短并外旋。通常需要手术治疗，愈合与康复是一个缓慢的过程。治疗后常常能恢复过去的活动水平。

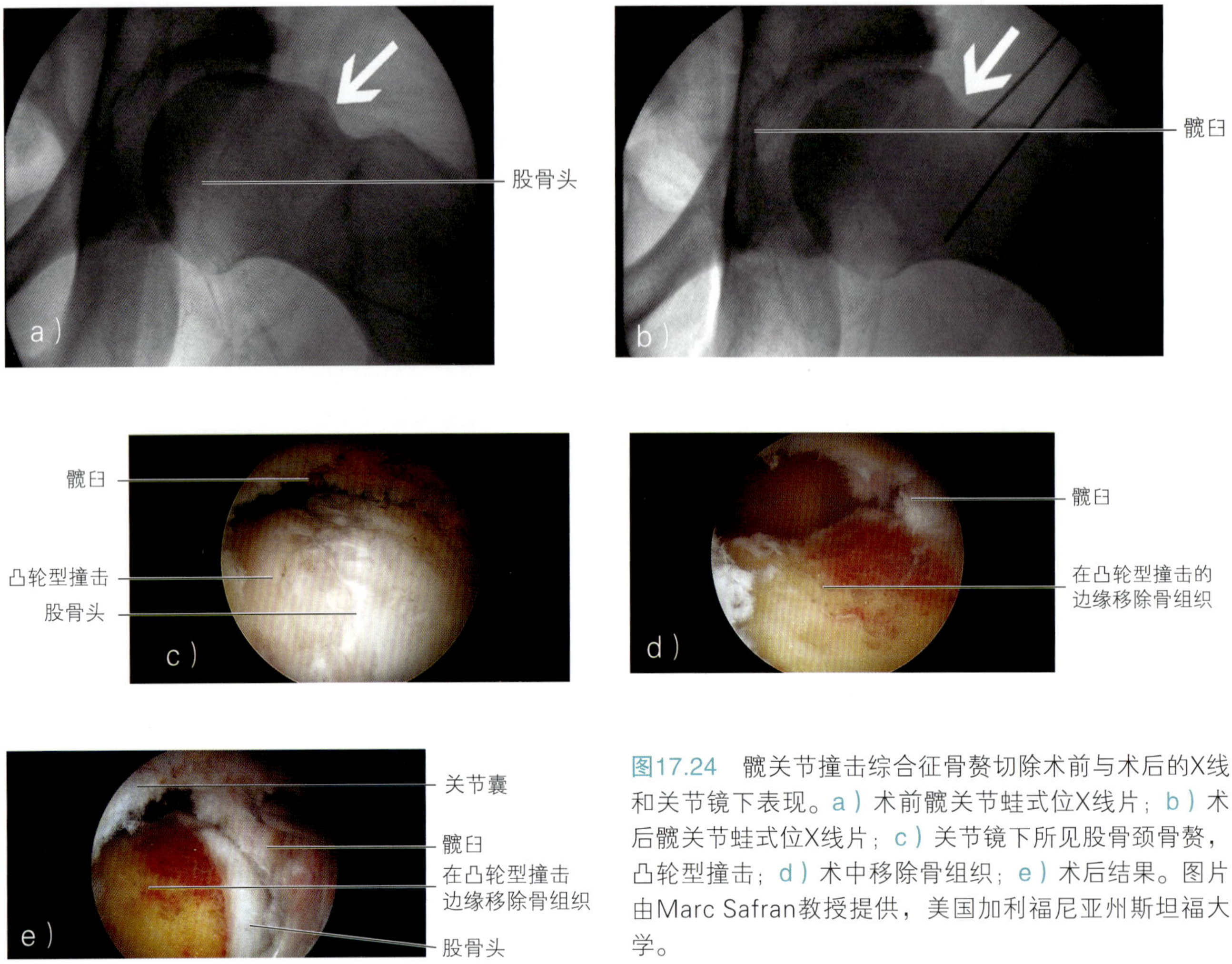

图17.24 髋关节撞击综合征骨赘切除术前与术后的X线和关节镜下表现。a）术前髋关节蛙式位X线片；b）术后髋关节蛙式位X线片；c）关节镜下所见股骨颈骨赘，凸轮型撞击；d）术中移除骨组织；e）术后结果。图片由Marc Safran教授提供，美国加利福尼亚州斯坦福大学。

股骨颈应力性骨折

长期反复的负荷可引起股骨近端、股骨颈或骨盆/耻骨应力性骨折，这些骨折常见于长跑运动员。有饮食异常、闭经或骨质疏松的女性特别容易发生股骨颈损伤。

症状与诊断

- 髋关节受压时与用力后出现疼痛。
- 髋关节运动时疼痛。
- 当臀部出现持续性疼痛时，应进行X线检查。
- 骨扫描或MRI检查很有用，尤其对于应力性骨折高危的病例。

治疗

- 休息下肢直至骨折愈合，这通常需要5~8周的时间，愈合时间取决于骨折的位置与患者的年龄。拐杖能减轻腿部承重，因此是必需的。
- 直到确认完全愈合后才可考虑重返赛场。
- 若骨折位于股骨颈近端、外侧，应进行手术治疗。用螺钉或带螺钉的钢板固定，以防骨折断端再次移位与股骨头坏死。

疝

腹股沟疝与股疝相对常见，可以引起腹股沟处广泛放射痛。对于一部分运动员来说，特别容易出现所谓的“运动型疝”。这种疾病的特点是腹股沟环的后腹壁薄弱，导致腹股沟持续疼痛。然而它并不是临床意义上的疝。

腹股沟疝

腹股沟疝是由于腹股沟管开口（精索穿过腹股沟管到达睾丸处）处腹壁肌肉与结缔组织薄弱形成的腹股沟包块（图17.25）。这种在腹股沟形成的包块中最常包裹的是肠和脂肪组织。

80%的疝为腹股沟疝，男性较女性常见。腹股沟疝可在耻骨结节与髂前上棘连线内侧的某个位置形成包块。在有些病例中，疝内容物被卡住不能被复位，会引起剧烈疼痛。这种疝称为绞窄性或嵌顿性腹股沟疝，通常需要尽快手术治疗。

症状可能包括活动、咳嗽、打喷嚏等用力时出现腹股沟疼痛与不适。当医生为腹股沟弥漫疼痛的患者检查时应当包括腹股沟疝的检查。

腹股沟疝通常需要手术治疗，有时通过内镜治疗。运动员通常在术后1~2周即可恢复力量康复训练，但应当至少在8~10周后再恢复最大力量负荷训练。

股疝

约10%的疝为股疝，股疝是大腿上部腹股沟折叠下方的包块凸起。治疗方式与腹股沟疝类似。

运动型疝

在没有其他病理发现时，疝越来越多地被认为是腹股沟持续疼痛的原因。目前认为运动型疝是由腹股沟管后壁先天薄弱引起的，其会导致慢性腹股沟疼痛，但不是临床可识别的疝。

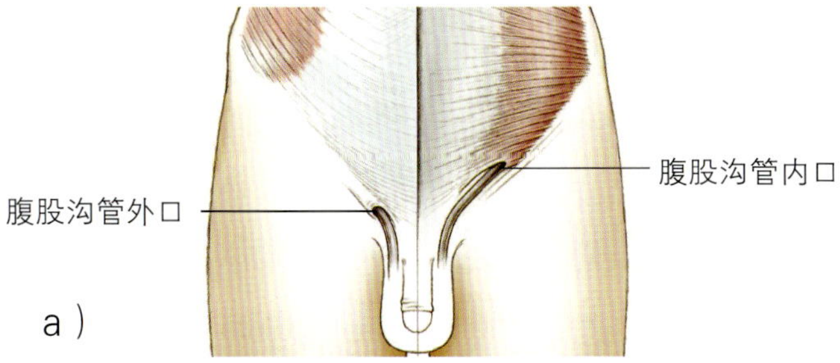

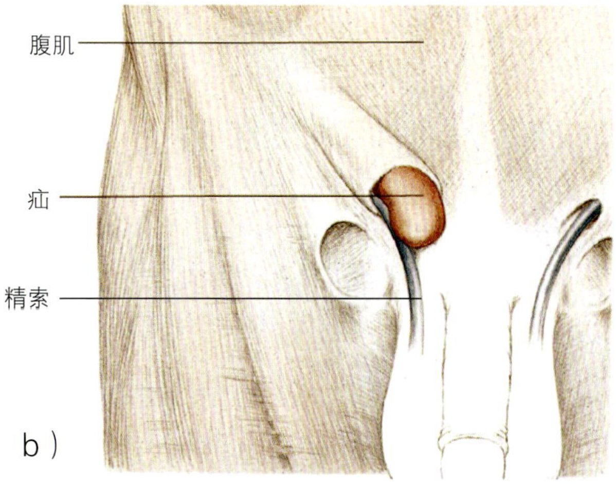

图17.25　腹股沟疝。疝由组成腹股沟管的腹壁肌肉薄区引起，精索通过腹股沟管向下到达睾丸。a）输精管通过外口离开腹股沟管，右侧移除腹前壁，显示腹股沟管内口。b）腹股沟外口可见腹股沟疝；有时疝会坠入阴囊（阴囊疝）。

症状与诊断

- 运动员在进行足球、美式足球、冰球、团队手球等运动时会出现这一区域的疼痛。长传和冲刺时常引发不适。
- 运动期间不适与疼痛逐渐增强。
- 疼痛位于腹股沟深部并会加重。症状可能会过于严重以至于一般的跑动都不能完成，在转向的过程中疼痛会十分剧烈。
- 疼痛通常一侧较明显，但有时也会沿腹股沟肌肉越过中线放射至对侧大腿、阴囊和睾丸。
- 50%的患者主诉咳嗽时会出现疼痛。
- 体格检查常有患侧耻骨结节压痛。然后将阴囊内陷，由内侧触摸腹股沟环。外环周围的区域很柔软，但只有不到10%的患者能摸到包块。
- 由于这种情况难以通过体格检查发现，因此疝造影术或改良的CT疝造影术有助于诊断。
- 10%~20%的患者MRI表现阳性；但这一比例有望随着经验而增加。
- 据报道，动态超声也有诊断价值。

治疗

- 手术增强腹股沟管后壁强度。有时需要植入人造补片，有些病例可行腹腔镜手术。这些干预措施目前已经非常普遍。手术适应证目前发生了变化，有时手术是为了预防疝的发生。
- 预后非常好：85%~90%的运动员被认为能够在3~8周内恢复正常活动水平，其余10%的症状有所改善。需要指出的是，这些手术的后续治疗十分缺乏，许多决定性的研究还无法实现。

早期腹疝

没有疝相关临床表现的腹股沟疼痛通常与早期腹疝有关，症状有时与“运动型疝”相符。这些腹壁疝（包括未发展完全的疝）可产生向腹股沟的放射痛。足球运动员惯用腿侧可能出现早期腹疝。疝造影术是将造影剂注入腹腔向下流入疝内，使其能显示出病变。疝造影术敏感性很高，应结合其结果与临床症状进行诊断。早期腹疝的手术治疗效果非常好，运动员很快就能重返赛场。

睾丸鞘膜积液——睾丸周围液体聚积

鞘膜积液是睾丸周围的液体聚积。其一般不会引起严重的问题，可通过引流液体进行治疗。较大的鞘膜积液有时需要手术治疗。

可能引起腹股沟症状的其他睾丸疾病有睾丸肿瘤、周围组织炎、精索静脉曲张和睾丸扭转。睾丸扭转常见于青少年，可由睾丸旋转引起循环缺血，需要紧急手术治疗。

内脏炎症

阑尾炎

阑尾炎的特点是右下腹疼痛与轻度发热。常伴有恶心、呕吐，抬高右腿会加剧疼痛。症状持续数小时以上时应紧急就医。术后3~8周可重返赛场。

妇科疾病

妇科疾病能引起放射至腹股沟的疼痛，包括炎症、感染与肿瘤。

泌尿系统感染

泌尿系统感染可引起放射至腹股沟的疼痛。泌尿系统感染的特点是排尿时有烧灼感，以及尿频、尿急、尿气味异常。感染可能引起腹股沟疼痛。医生应对泌尿系统感染进行评估，并根据尿液中细菌种类的不同使用敏感抗生素治疗。一般运动员应在感染急性期减少活动量。

前列腺炎

前列腺炎可引起腹股沟疼痛。常出现排尿困难的表现，这种表现可在天气寒冷时加重。前列腺炎必须由医生进行检查并进行药物治疗。对腹股沟疾病的运动员进行体格检查时应常规行直肠指诊（将一根手指伸入患者直肠进行检查）。

前列腺癌

过去数十年中，确诊前列腺癌病例的数量急剧增加。根据2014年WHO世界癌症报告，前列腺癌是全球男性最常见的癌症，并在引起癌症相关死亡的病因中排第5位。前列腺癌常见于老年男性，99%的患者大于50岁。这种疾病通常进展缓慢，数年后才会出现症状。但也有一些病例病情发展较快。

前列腺癌早期可能没有任何症状，之后可能会出现尿流减慢及尿频、尿中带血，此时应当进行进一步检查。有时很不幸的是，前列腺癌直到扩散至骨骼后才会出现症状，如后背与髋部疼痛。体重下降、劳累、贫血等可能是前列腺癌的早期表现。

诊断需要进行直肠指诊，一根手指在直肠触摸前列腺是否变硬、不平。前列腺特异性抗原（PSA）升高可能提示前列腺癌，但并不能确诊。超声引导下的活检可以确诊。

治疗应及时开始，治疗方式包括手术切除前列腺、放疗和（或）激素治疗，以及暂缓治疗保持观察。治疗方式应与专科医生进行讨论。通常，治疗与运动可同时进行。与其他癌症相比，前列腺癌预后较好。

其他肿瘤

腹股沟处的肿瘤并不罕见，可能会引起活动中初次出现的疼痛。其他症状类似过劳损伤与肌肉肌腱断裂，持续检查可能发现肿瘤才是病因。直肠也应当彻底检查。

坐骨神经痛

腹股沟与大腿疼痛可能是由坐骨神经痛的L4综合征引起的。

神经卡压/压迫

腹股沟神经压迫通常是由局部解剖结构引起的。此处所讨论的神经主要是髂腹股沟神经和髂腹下神经、生殖股神经、股外侧皮神经（支配腹股沟处的皮肤）、股前皮神经及闭孔神经（图17.26）。

髂腹股沟神经和髂腹下神经在下腹壁的三层肌肉间曲折走行。它们支配下腹壁、阴茎上方皮肤、阴囊或阴唇，以及大腿内侧。疼痛的强度与特点各不相同。通过用针从无痛到疼痛的区域轻轻搔刮皮肤能够发现该区域的麻木或敏感性增加，并且可以通过在神经周围注射局麻药确诊。当症状严重并持续出现时，可以局部注射可的松并通过神经松解术（减轻神经的卡压/压迫）进行治疗。

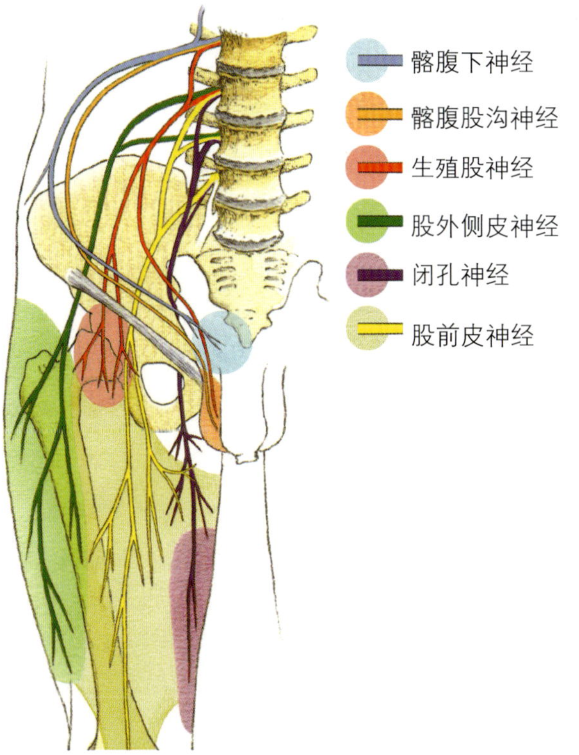

图17.26 腹股沟处神经直接受压（压迫、卡压）很常见。

症状与诊断

- 上述部位的疼痛应怀疑神经受压。疼痛的强度与特点各不相同。
- 特征性表现是活动后疼痛。
- 可能出现腹股沟肌肉（内收肌）无力。
- 将针从皮肤上无痛到疼痛区域移动会显示这一区域的敏感性升高。
- 神经周围注射局麻药与肌电图（EMG）阳性能够确诊。

治疗

对于长期较疼痛严重的患者，可进行手术治疗，在局部注射可的松后行神经松解术。生殖股神经支配腹股沟以下的皮肤及部分外生殖器，股外侧皮神经支配大腿前外侧皮肤。这些神经的压迫症状和治疗与上述髂腹股沟神经相同。康复时间一般为3~4周。

梨状肌综合征

骨盆后方梨状肌周围疼痛可能由梨状肌综合征所引起。坐骨神经经过梨状肌时受压是腹股沟疼痛的一种可能原因。患者在坐位内旋髋部时感受到疼痛。当患者被动内旋并用力伸髋时会感受到疼痛（Pace 征）。MRI可见神经肥厚与炎症。治疗包括注射抗炎药物与糖皮质激素。

物理治疗通常是必需的。当存在长期疼痛或保守治疗效果差时，手术松解梨状肌可以获得良好预后。即使在神经与肌肉没有明显症状时也可以通过这一方法进行手术。

腘绳肌综合征

臀部远端腘绳肌起点位置的疼痛（即腘绳肌综合征）可能是由腘绳肌压迫坐骨神经引起。其特点是坐位时出现疼痛。腘绳肌综合征常见于跑步运动员，尤其是短跑与跨栏运动员，而长跑运动员似乎不会出现这种损伤。足球及其他爆发性运动的运动员也可能出现腘绳肌综合征。

临床表现包括：

- 臀部疼痛，有时向腿部放射，活动时加重。
- 腘绳肌对抗阻力收缩可引起臀部疼痛。
- 有时可出现压痛。

应尽可能采取保守治疗——主要是进行功能运动和拉伸。有时需要进行手术治疗，切除受损组织并松解神经。腘绳肌断裂见第379页。

骶髂关节功能障碍（骶髂关节炎）

骶髂关节（连接骨盆与骶骨的关节）炎可以是一种独立的疾病，其在参与冬季运动的运动员中并不罕见。它也可以是全身性疾病（如强直性脊柱炎、Bechterew病）的一种局部表现。在运动中，腘绳肌或腹肌突然剧烈收缩时臀部受到巨大负荷或由屈曲位置强力伸直会对骶髂关节产生作用力，这种力量可能在之后引起损伤与疼痛。骶髂关节炎主要症状是这一区域的疼痛与压痛。

症状与诊断

有几种检查骶髂关节功能的方法。常用的是三步检查法。患者俯卧位，检查者从下向上进行检查。首先检查臀部与髂腰肌，然后检查骶髂关节，最后检查下背部。

第一步，检查者按住患者臀部，膝关节屈曲，髋关节伸展。

第二步，髋关节位置相同，但检查者改为按压骶骨，使髋关节能后伸更多，增加对骶髂关节的作用。

第三步，检查者按压骶骨与下背部间的关节，并再次伸展患者髋关节。若患者感到骨盆环不适或受压，则说明骶髂关节可能存在病理改变。

- 不明确的症状包括腰下部疼痛与僵硬。这些症状在晨起或一段时间不活动后表现较为明显。症状可以反复出现与消失，并在很长一段时间内没有典型症状。

- 疼痛可向大腿后侧、髋关节与腹股沟放射。骶髂关节的病变也可以无疼痛症状。
- 骶髂关节炎有时可能与其他关节炎同时出现，如膝关节炎与踝关节炎。
- 出现血沉升高与其他炎症反应的典型血液改变。
- X线与CT扫描可显示骨赘，这是病理改变的一种表现。

治疗

目前人们已经尝试许多不同的治疗方法，但成功率主要取决于诊断是否准确。抗炎药与间断类固醇注射治疗可能有效。Bechterew病也可影响骶髂关节，引起弥漫的模糊症状。

医生可以：

- 给予患者抗炎药物治疗。
- 给予患者物理治疗。
- 建议患者腰部保暖治疗。

应当指出的是，家庭训练对于将来的结局至关重要。为了使训练有效，运动员必须了解如何进行锻炼。女性的病程一般较长，但症状相对男性更轻。

髋关节侧面不适，大转子炎（大转子炎症钙化）

有些臀部的大肌肉附着于大腿外上侧的股骨大转子。在越野与定向等运动中可出现臀部肌肉附着处刺激性炎症。

症状与诊断

- 疼痛发生于臀部外侧大腿近端。
- 按压大转子可出现压痛。
- 大腿对抗阻力外展可诱发疼痛。
- X线检查有时可显示这一区域出现钙化。
- 超声与MRI扫描可显示软组织病理改变。

治疗

运动员应：

- 休息直至疼痛消失，然后在可忍受范围内逐渐恢复运动。
- 进行局部热疗与使用保暖装备。

医生可以：

- 给予患者抗炎药物治疗。
- 建议患者按照规范训练计划进行锻炼。
- 给予患者局部注射类固醇并嘱患者休息。

股骨大转子滑囊炎

股骨外上侧阔筋膜张肌下方是浅层滑囊，而在臀中肌与股骨大转子后表面间有深层滑囊（图17.27）。

损伤机制往往是摔倒或臀部受到击打，出现浅层滑囊出血。滑囊内少量出血可自行吸收，但大量出血会形成血块。这些血块逐渐形成游离体或粘连，导致炎症与积液。摩擦与过度使用导致的炎症也会影响滑囊，且是比出血性滑囊炎更常见的疼痛原因。足部过度外翻与其他位置异常可引起这一部位的过度使用。

症状与诊断

- 跑步时出现明显的功能性疼痛。
- 肿胀与炎症可引起剧烈疼痛，且难以自行消退，因此应当及时就医。
- 大腿上外侧局部压痛。
- 髋关节屈曲90度时被动内收腿可诱发疼痛。
- 疼痛与不适可引起功能损害与跛行。有时还可感到弹响。
- 夜间疼痛可向下放射至大腿。
- 滑囊内游离体与粘连会在髋关节运动时引起摩擦音，有时在触诊滑囊时可感到细小可移动的硬块。
- 为明确诊断，医生会让运动员向健侧躺下，抬起患腿（外展）。这会压迫滑囊引起严重的疼痛。若对抗阻力做同样的动作，疼痛会加剧。

治疗

运动员应：

- 休息受伤部位。
- 髋关节冰敷数天。
- 在平地跑步。

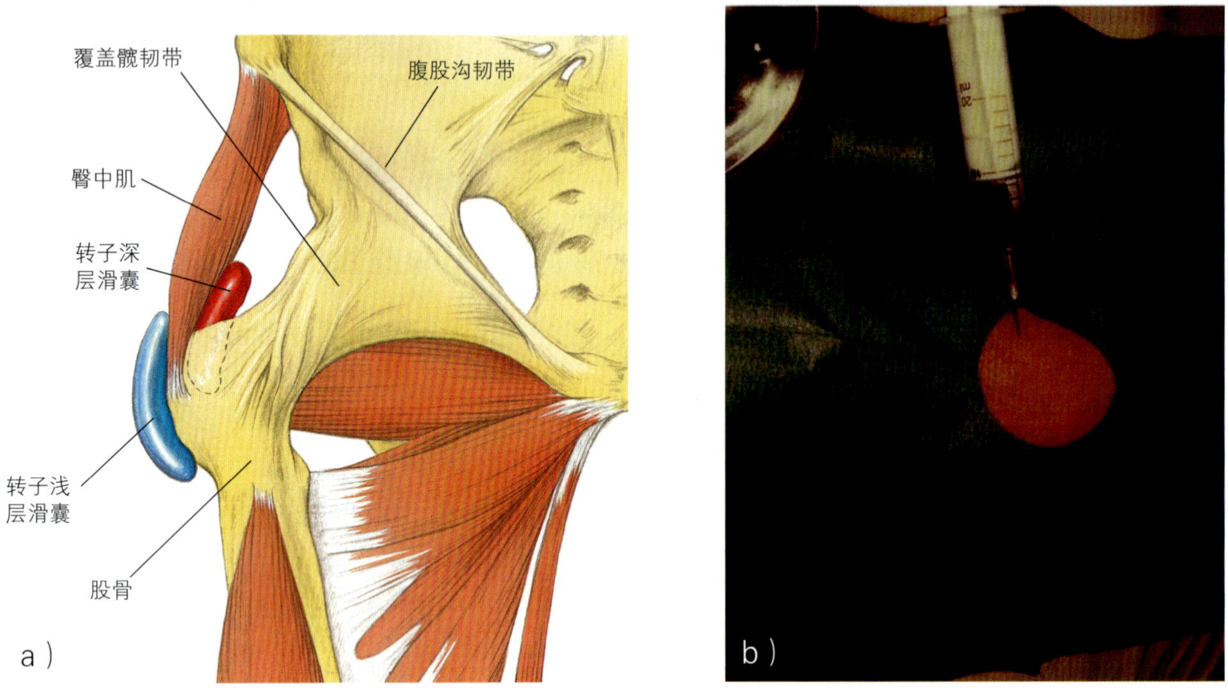

图17.27 a）股骨上外侧（大转子区域）解剖；b）大转子区域急性损伤后穿刺浅层滑囊抽吸血液。未治疗的出血可能会引起弥漫性炎症（慢性滑囊炎）。

医生可以：

- 若足部存在过度旋前，应使用足部矫形器。
- 给予患者抗炎药物治疗。
- 在滑囊内大量出血与积液时引流/抽吸滑囊内液体［图17.27b）］。
- 注射类固醇。
- 对于保守治疗无效的患者应手术去除滑囊内游离液体和粘连。通常滑囊也会被切除。

儿童与青少年髋关节疾病

Perthes 病（Perthes disease）

Perthes病多见于3~11岁儿童。其具体病因目前尚不明确。由于股骨头血运不良，股骨头骨质结构改变并变平。儿童可出现腹股沟及膝关节疲劳与疼痛，并可出现跛行。诊断依赖X线检查、骨扫描及MRI。根据股骨头病变严重程度的不同，治疗方式在手术与完全不治疗间有不同选择。愈合过程一般较长。虽然Perthes 病仅影响髋关节，有时却表现为膝关节疼痛，因此同时要进行膝关节与髋关节X线检查。患有这一疾病的儿童通常需要避免跳跃及高冲击力的活动。

股骨头骨骺分离

股骨头骨骺分离（颈生长板滑脱）偶尔会发生于11~16岁的男孩。疼痛起始于腹股沟，但和其他髋关节疾病一样，膝关节也可感到疼痛。运动会诱发疼痛。对于有这种症状的年轻人，应进行 X 线检查以排除骨骺分离。通常需要手术治疗。

髋关节滑膜炎

儿童髋关节急性疼痛通常是由髋关节周围组织炎（滑膜炎）导致的。症状主要表现为髋关节进行性疼痛、不愿使用髋部，有时甚至出现持续性跛行。髋关节滑膜炎常见于10岁以下儿童，是一种良性、自限性疾病，需要在医院进行检查与治疗。

小贴士

儿童膝关节疼痛可能是由某种髋关节疾病引起的。

上述儿童与青少年髋关节疾病应当与重症疾病相鉴别，如骨性感染（骨髓炎）、结核、风湿性疾病及肿瘤。

髋、骨盆、腹股沟与大腿的康复

需要注意的是，因为髋、骨盆、腹股沟和大腿的肌肉相互作用，康复需要在这几个部位同时进行。骨盆、髋和大腿周围的疼痛涉及身体的主要肌群，可导致残疾，可能需要较长时间的康复治疗。疼痛可能贯穿整个下肢——从足部到髋关节，所以必须明确疼痛的原因。髋和骨盆常见的康复训练是本体感觉训练。

髋关节的活动性训练

髋部屈肌（髂腰肌）拉伸

保持左脚踩在地面上，右腿跪姿。外旋右脚的同时身体向左侧弯曲。

托马斯拉伸（髂腰肌）

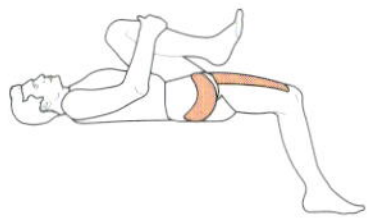

- 坐在桌子的边缘或检查台的一端。
- 用双手将一侧膝关节拉向胸部并保持这一姿势。
- 躺下，一侧腿从边缘垂下。髋的前方应可感觉受到拉伸。不要弓背。
- 保持20秒，重复5~6次。

侧向移动（内收肌）

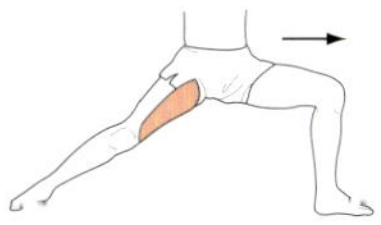

- 双腿远距离分开站立，身体直立。
- 将身体的重量转移到一条腿上，屈同侧膝关节，并保持对侧腿伸直。大腿内侧可感觉受到拉伸。
- 保持20秒，重复5~6次。

旋转髋部拉伸（臀部肌肉）

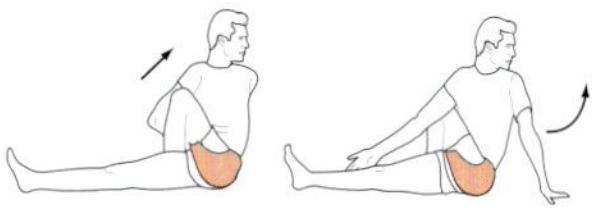

- 坐在地面上，右腿向前伸直，左腿弯曲并保持左脚在地面上。
- 将右肘内侧靠近左膝，向右肩方向拉起左膝。左侧臀部肌肉应可感觉受到拉伸。
- 保持20秒，重复5~6次。同法拉伸右侧。
- 变式（竖脊肌和臀肌）：体位相同，向外按压左膝，并向左旋转身体。感觉背部受到拉伸。
- 保持20秒，每侧重复5~6次。

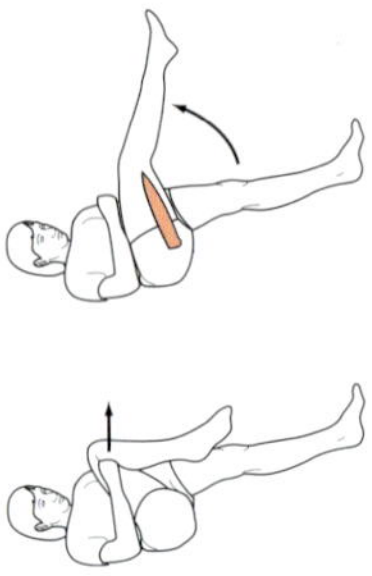

梨状肌拉伸（梨状肌、臀大肌）

- 仰卧在地面上，屈曲膝关节，双脚平放在地面上。
- 用手抓住膝关节。
- 朝对侧肩部斜向牵拉腿部，跨过胸部。
- 保持20秒，然后放松。
- 对侧腿重复上述动作。

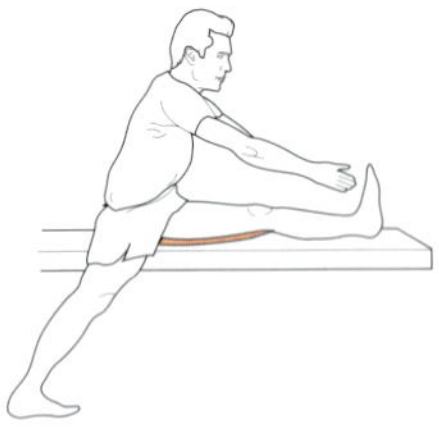

坐位腘绳肌牵拉（腘绳肌）

- 坐在检查台的长边或类似的地方，一条腿沿长边伸展，另一条腿从台边垂下，立于地面。
- 向前朝脚趾方向屈曲髋部，直到感觉大腿后侧受到牵拉。确保背部挺直。
- 保持20秒，重复5~6次。

腘绳肌激活移动训练

- 仰卧在地面上，一条腿伸直，用双手举起另一条大腿，使另一条腿朝向天花板伸直。
- 屈膝，然后朝向天花板伸直腿。
- 重复3组该动作，每组15次。

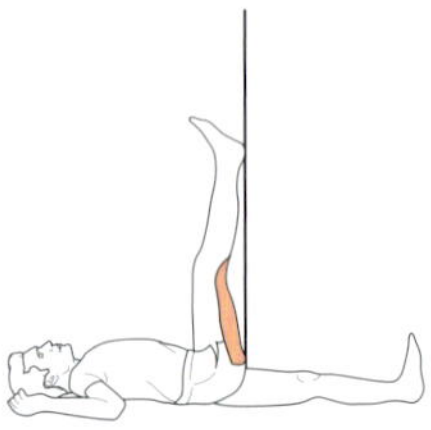

对抗墙斜向伸展（腘绳肌）

- 仰卧在地面上，一条腿穿过一扇打开的门，对侧腿伸直靠在墙上。
- 逐渐地向墙移动，伸直的腿向前滑动，直到感觉大腿后侧受到拉伸。注意不要旋转髋部或屈曲膝关节。
- 保持20秒，重复5~6次。

小腿三头肌拉伸

外层（腓肠肌）

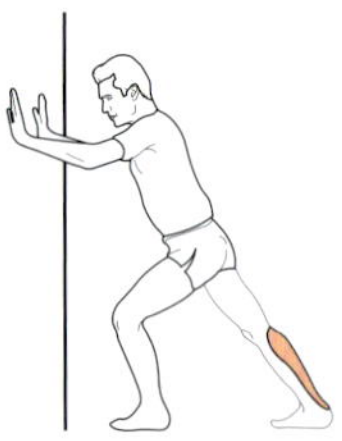

- 距墙1步且面朝墙站立。
- 将一只脚放在另一只脚的前方。
- 保持后侧腿伸直，脚后跟踩在地面上，脚趾朝前。
- 身体前倾，用双手推墙，直到感觉膝关节后部受到拉伸。
- 保持20秒，重复5~6次。

深层（比目鱼肌）

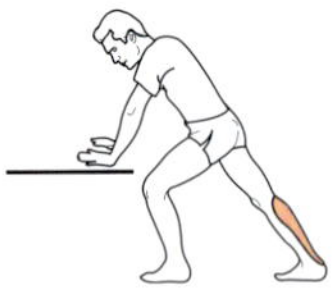

- 动作与腓肠肌相似，但后侧膝关节略微弯曲。直到感觉小腿稍微靠下的部位受到牵拉。
- 保持20秒，重复5~6次。

髋关节周围肌肉的基本力量训练

所有训练都需要缓慢且在控制下进行。可以通过使用踝部负重或弹力带增加阻力。做2~3组，每组重复10~15次。

髋关节外展（臀小肌、臀大肌）

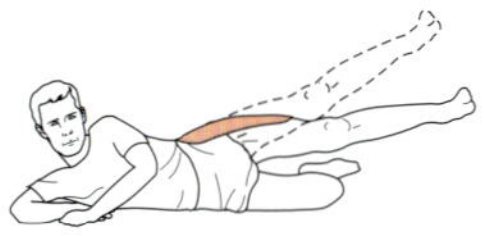

- 健侧卧位，缓慢向上抬起患腿。
- 保持5秒，然后缓慢收回。
- 重复3组，每组10次。

髋关节内收（腹股沟肌群）

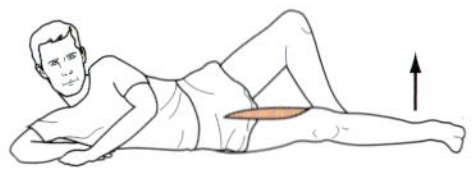

- 患侧卧位，将健腿滑到患腿后方。
- 抬高患腿，使其离地约15厘米。
- 保持5秒，然后缓慢收回。重复。
- 可选择：仰卧，将一个柔软并与足球差不多大的球放在两腿之间。夹紧球，并保持20秒。
- 重复3组，每组10次。

髋关节屈曲（股直肌、髂腰肌）

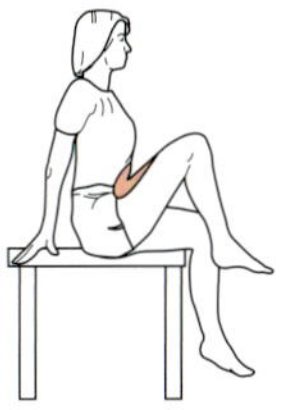

- 坐位，双腿从边缘垂下，双膝屈曲90度，双髋屈曲90度。
- 屈髋，将一条腿伸直并向上抬起。
- 保持5秒，然后缓慢收回。重复。

臀肌伸展（臀大肌）

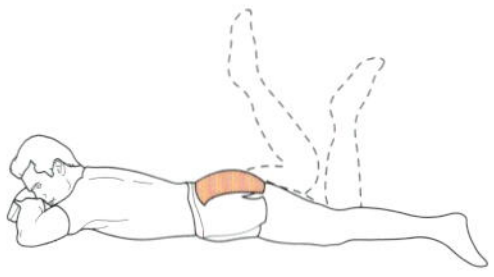

- 提升骨盆：俯卧，腿屈曲90度。
- 从地面向上提起骨盆。保持10秒。重复3组，每组10次。

髋关节伸展（腘绳肌、臀大肌）

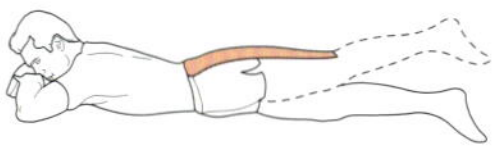

- 俯卧，伸直双腿。
- 髋关节用力举起患腿，一直保持腿伸直。
- 保持5秒，然后缓慢收回。重复。

髋部内/外旋（内/外旋肌）

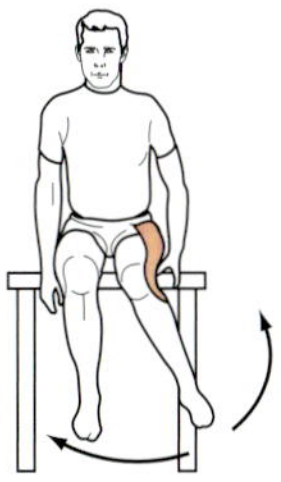

- 坐在桌子上，膝关节置于桌边并屈曲。
- 通过髋部向外旋转小腿，保持5秒。
- 缓慢收回，然后内旋，保持5秒，缓慢收回。重复。
- 站立位髋关节训练：单腿站立，用橡胶带绑住另一侧脚踝。改变支撑腿的方向，让腿承受该方向的运动阻力，训练腿在几个不同方向的移动（北、南、东、西）。
- 重复3组，每组10次。
- 保持脊柱自然状态，不要为获得更大的关节活动度进行代偿。
- 在滑板上训练对腹股沟损伤康复有益。

参考文献

[1] PHILIPPON M，et al. Femoroacetabular impingement in 45 professional athletes: associated pathologies and return to sport following arthroscopic decompression. Knee Surg Sports Traumatol Arthrosc，2007，15（7）:908–914.

拓展阅读

FRICKER P A, et al. Osteitis pubis in athletes: infection，inflammation or injury? Sports Med，1991，12: 266–279.

HACKNEY R G. The sports hernia: the cause of chronic pain. Br J Sports Med，1993，27:58–62.

HÖLMICH P，et al. Effectiveness of active physical training as treatment for long-standing adductor-related groin pain in athletes: randomised trial. Lancet，1999，353（9151）:439–443.

MACINTYRE J，et al. Groin pain in athletes. Curr Sports Med Rep，2006，5（6）:293–229.

PHILIPPON M J，et al. Arthroscopic labral repair and treatment of femoroacetabular impingement in professional hockey players. Am J Sports Med，2010，38（1）:99–104.

RENSTRÖM P R, et al. Groin injuries. Br J Sports Med 1980，14:30–36.

SAFRAN M R. The acetabular labrum: anatomic and functional characteristics and rationale for surgical intervention. J Am Acad Orthop Surg，2010，18（6）: 338–345.

第18章　大腿的运动损伤

股骨是重要的大腿骨，其周围包绕着筋膜（结缔组织膜），以及被筋膜分隔成三个主要间室的大腿肌群。内侧间室含内收肌，后间室为腘绳肌，前间室含股四头肌。大腿肌肉损伤在运动中相当常见，在橄榄球、足球、冲刺跳远及需要快速助跑的投掷项目等包括爆发动作及启动动作的运动中常出现大腿肌肉的撕裂与断裂，腘绳肌（大腿后方的肌肉，作用是使髋关节部分伸展、使膝关节弯曲）尤其容易受到影响。

腘绳肌损伤是足球、田径项目、美式及澳式足球和橄榄球运动中最常见的损伤。腘绳肌损伤经常使顶级专业运动员长期远离赛场。

应力性骨折、骨筋膜室综合征及牵涉痛也可引起大腿疼痛。定位不明确的大腿疼痛可由应力性骨折或坐骨神经痛引起。

股后侧肌肉损伤

腘绳肌断裂

腘绳肌（股二头肌、半膜肌和半腱肌）的主要作用是屈膝、伸髋。股二头肌短头的主要作用为屈膝。外侧腘绳肌（股二头肌）可使胫骨外旋，内侧腘绳肌（半膜肌与半腱肌）可使胫骨内旋。完全撕裂或断裂常发生于肌肉肌腱移行或肌肉附着处（图18.1）。

值得注意的是，由于腱性结缔组织折叠（腱膜）的存在，腘绳肌几乎全长都存在肌肉-肌腱连接。半腱肌肌腹处也存在横向带状腱结构，是肌肉的薄弱区。

腘绳肌损伤通常由伸髋屈膝、肌肉极度收缩时过度负荷导致。短跑运动员发生腘绳肌损伤的概率是0.87次/1 000时运动。足球、美式及澳式足球和橄榄球等有充分身体接触运动的运动员尤其容易发生这种肌肉损伤，其发生概率一般是0.92~0.96次/1 000时运动。羽毛球和网球运动员也可能受累，但严重的完全断裂最常见于滑水运动员（图18.2）。

损伤机制

有两种情况可引起腘绳肌损伤，其预后不同。

- 快速跑步时发生的损伤：主要发生于股二头肌长头。患者平均16周后能够重返赛场。
- 膝关节伸直时缓慢屈曲髋关节，如舞者，这种损伤发生在腘绳肌起点坐骨结节附近。此类损伤除半膜肌和股四头肌（87%）外，还可能累及大收肌（33%），患者平均需要50周才能重返赛场。

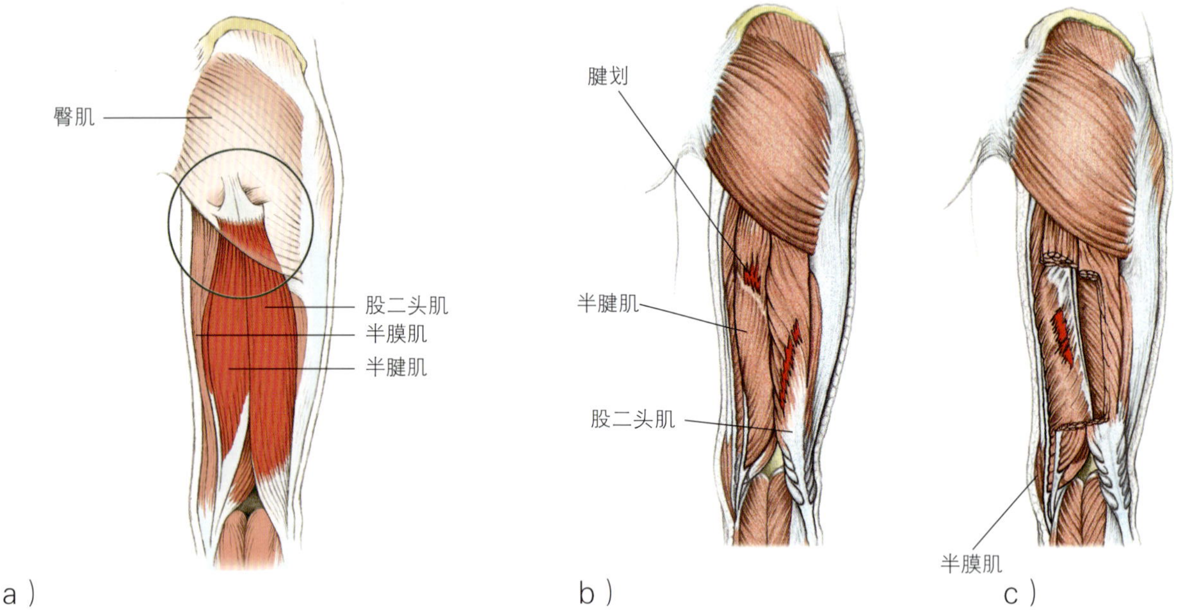

图18.1 股骨后方的腘绳肌。a）解剖示意，内侧为半膜肌与半腱肌，外侧为股二头肌。腘绳肌完全断裂最常发生于肌肉起点坐骨结节处（圆圈标记区域）。b）半腱肌和股二头肌常见的损伤位置在肌肉与肌腱移行处，断裂可发生于半腱肌横向腱划倾斜处。c）半膜肌撕裂常发生于大腿内侧下方的肌肉肌腱移行处。

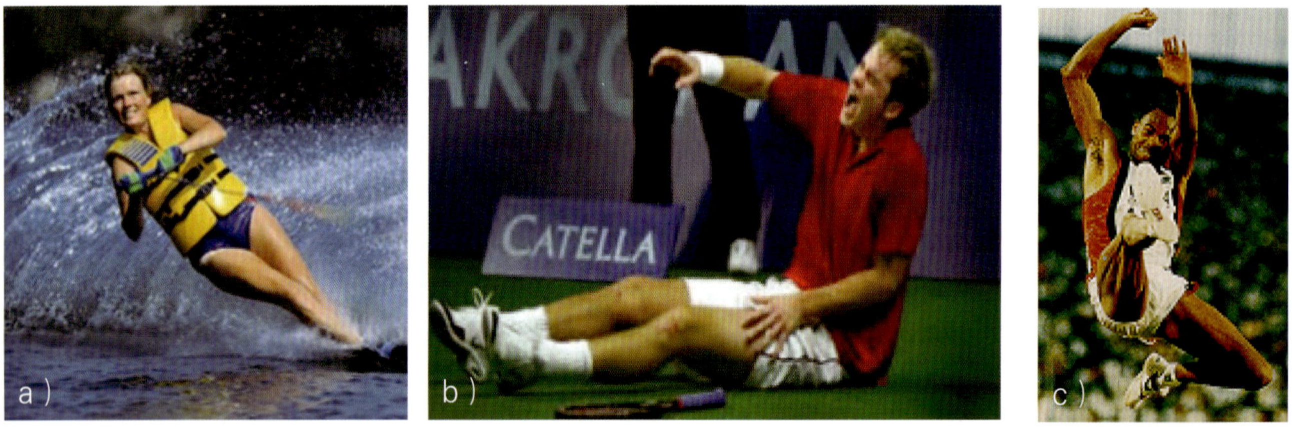

图18.2 腘绳肌损伤在很多运动中都十分常见。a）滑水运动员易发生腘绳肌完全断裂（图片来自Bildbyrån，瑞典，已授权）；b）、c）其他常出现腘绳肌部分撕裂的运动。

定位

腘绳肌损伤通常独立发生于股二头肌，在66%的病例中，后续伴有半膜肌损伤。股二头肌与半腱肌同时损伤者占33%。当3条腘绳肌同时受损时，损伤常发生于腘绳肌起点坐骨结节附近。

断裂还可发生于肌肉-肌腱连接的任何位置，除此之外，肌肉与肌腱在整条肌肉全程都重叠存在的横向带状腱结构形成的半腱肌移行薄弱区也可发生断裂。

小贴士

断裂可发生于腘绳肌全长的任何位置。

症状与诊断

- 典型表现为运动员听到“砰”的一声响，伴有爆发性运动时突然出现的大腿后侧剧痛。疼痛类似刀割样。
- 损伤肌肉在运动时疼痛可能加剧。应当注意，检查是否有放射痛以明确疼痛是不是来源于后背或神经等处。若是，应仔细分析放射痛受影响的神经根。
- MRI可能有助于诊断。若依然难以区分坐骨神经痛与腘绳肌损伤，应进行进一步检查。
- 详细的临床检查应在1~2天完成，以判断损伤的位置与损伤的肌肉。
- 应注意观察姿势与步态。
- 运动员弯腰站立或俯卧位时触诊肌腹可有压痛。在肌肉舒张及收缩时均应进行触诊（图18.3）。
- 数天内可能见到皮下血肿，有时会引起损伤部位下方很大范围的颜色改变。
- 在较大范围的断裂中，有时可触及肌肉缺损，但在较小的损伤中不常见。
- 主动、被动活动度检查可提供有价值的信息。一般来说，与健侧相比患侧的关节活动度会明显下降。急性期活动度可能与运动员伸髋屈膝时对抗阻力引起的疼痛相关，而慢性期活动度主要受瘢痕组织的影响。
- 进行徒手肌力检测。包括对抗阻力屈膝、伸膝、屈髋及伸髋。应与对侧进行对比（图18.4）。

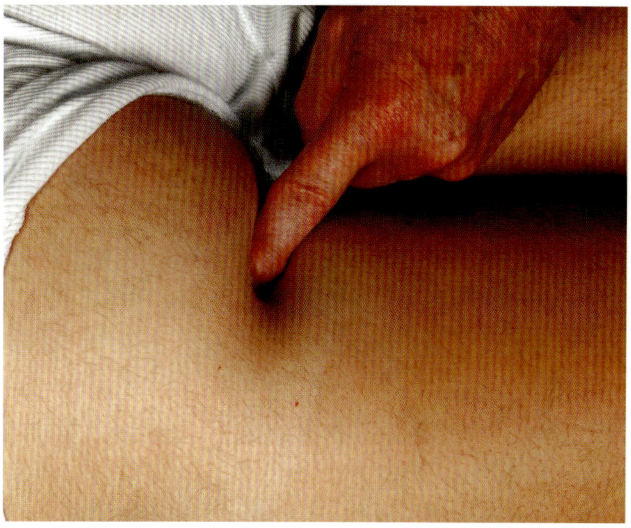

图18.3 腘绳肌上部损伤。触诊出现肌腹压痛。手指的位置显示的是腘绳肌起点（坐骨结节）。检查时运动员应处于俯卧位。

影像学检查——MRI与超声

在急性期，MRI检查与超声检查效果相近。MRI检查对于识别低于5%肌肉受累的微小损伤更加敏感（图18.5）。不同影像学检查的优缺点比较见表18.1。

总体来说，与MRI检查相比，超声检查具有更好的空间分辨率，并且超声检查能够对肌肉进行功能和动态评估。它能够结合血流进行评估，患者耐受性好且无创。现如今超声检查设备已经非常微小轻便，甚至能够做成香烟盒大小，而且超声检查显示软组织与MRI检查的效果相同。

影像学检查应在创伤发生后的1~2天进行，因为水肿在24小时内体积可达最大，在48小时后开始缩小。目前认为腘绳肌损伤的分级最好在损伤后的48~72小时进行，因此推荐在这一时间段进行MRI或超声检查。

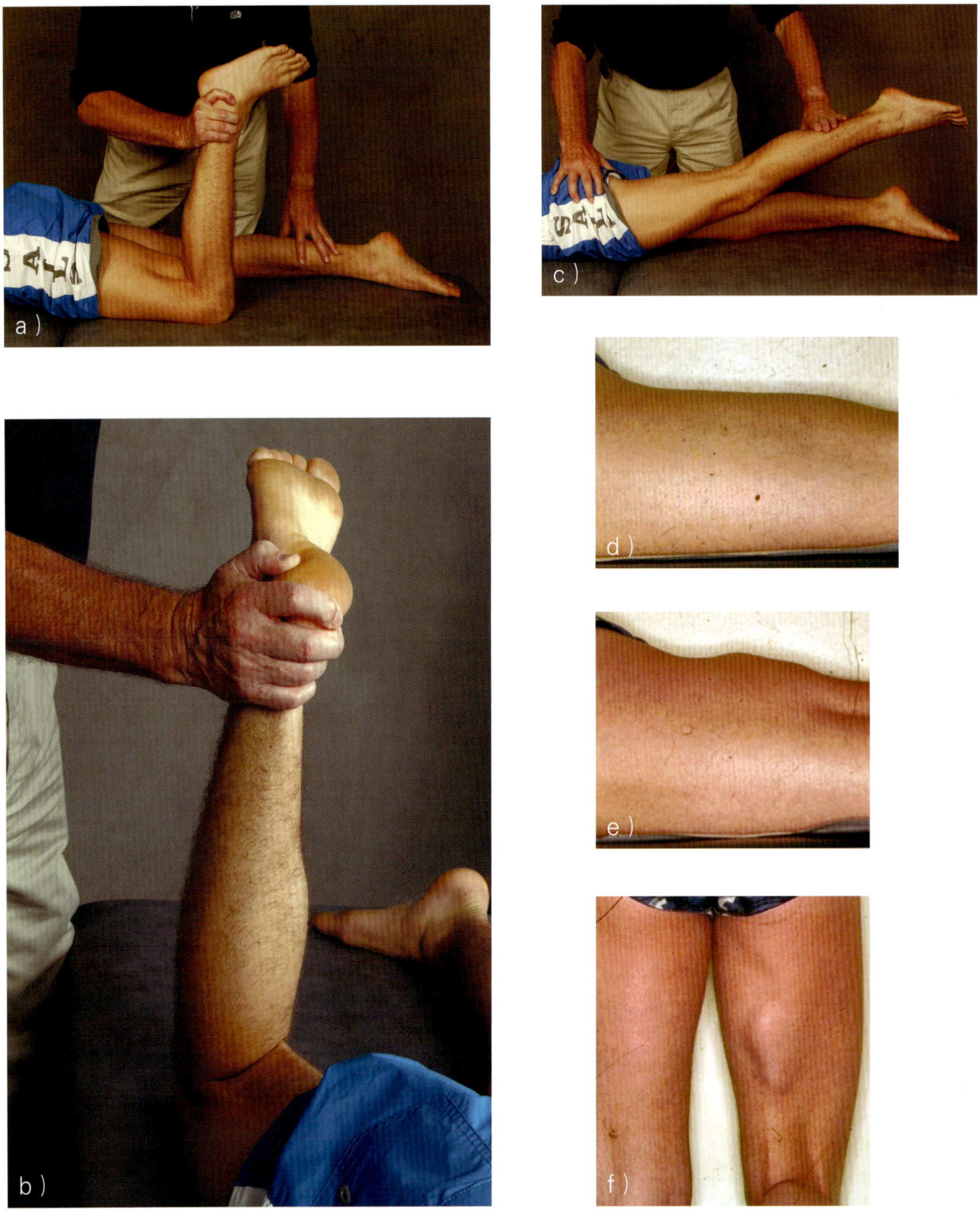

图18.4 俯卧位徒手肌力检测。a）、b）屈膝关节对抗阻力以检查腘绳肌功能；c）膝关节伸直时伸髋对抗阻力；d）松弛状态的腘绳肌；e）、f）腘绳肌对抗阻力检查，半腱肌中部横行的腱划损伤处可能出现肿胀。

表18.1　MRI 与超声的比较，即不同影像学方法用于腘绳肌损伤检查的优缺点

	MRI	超声
经济性	−	+
临床医生经验的敏感度	−	++
易操作性	++	+
对预后的评估	+	+/−
对撕脱性骨折的评估	+	+/−
可重复性	++	+/−
动态评估	−	++
使用方便性	+/−	++
评估损伤范围	++	+/−
检查所需时间	+/−	++
随访检查	++	+

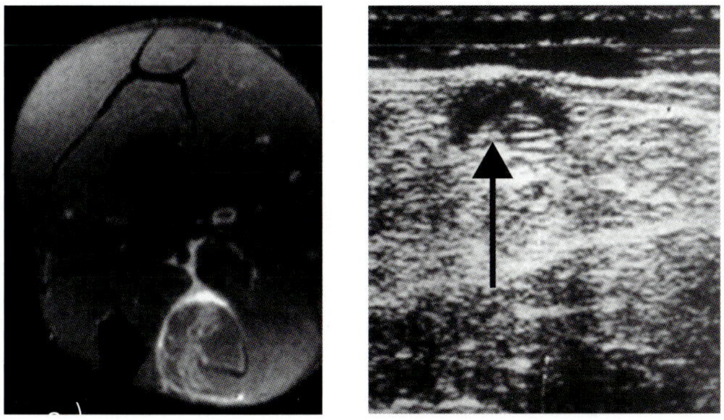

图18.5　影像学检查。a）MRI可见肌肉损伤与肌间出血（图片由斯德哥尔摩Sophia医院的Magnus Tengvar提供）；b）腘绳肌损伤超声所见，箭头指示的是撕裂部位。

小贴士

超声检查具有很多优势：

- 超声性价比高且设备易于运输，甚至在现场即可进行。
- 最重要的是可以进行动态检查。
- 以上均提示，超声检查可能会越来越多地应用于运动医学领域。

应注意，相当大一部分疑似腘绳肌损伤的病例在MRI上没有相关表现。在这些病例中可能存在无法检测到的组织损伤或微小的肌纤维断裂，同时必须排除脊髓或其他神经病变引起的放射痛。

此类损伤一般表现为逐渐出现的疼痛，相比MRI确诊的损伤恢复时间较短，超声检查确诊的损伤恢复通常需要6~8天。而MRI确诊的损伤平均需要20~23天才能重返赛场。

小贴士

损伤发生后2天内进行体位、步态、肌腹触诊，关节活动度、徒手肌力检查和放射痛检查被认为是最可靠的诊断依据。

对于顶尖运动员来说，若4~6周内腘绳肌损伤未愈，建议进行 MRI 或超声检查随访。在愈合与康复过程中应密切监控，同时在重返赛场前应进行适当的评估（图18.6）。

治疗

- 急性期应进行2~4天的制动以促进肌肉再生。
- 休息、冰敷、压迫、抬高患肢3~5天。
- 2~5天后，开始包括拉伸的训练计划。早期进行活动度训练可确保胶原纤维方向排列良好并使断裂末端空隙获得良好的填充。随着疼痛的减轻与活动度的增强，训练可以逐渐进展。
- 随后通常是保守治疗；应当尽早开始并分阶段进行康复训练。
- 对于完全断裂的患者，应考虑早期手术治疗。

肌肉损伤分级

- 根据损伤的严重程度，肌肉断裂分为3级：
- Ⅰ级和Ⅱ级肌肉断裂是指肌肉部分损伤。
- Ⅰ级损伤是<5%的微小损伤。Ⅰ级损伤一般可在1~2周愈合。
- Ⅱ级损伤受累肌肉体积为5%~50%。Ⅰ级和Ⅱ级损伤都应当进行保守治疗，在损伤后的数天内早期开始康复治疗。Ⅱ级损伤一般在3~12周内愈合。若有大面积血肿可导致愈合困难并可能需要进行手术治疗。
- Ⅲ级损伤通常是完全断裂或撕脱性骨折。当损伤影响功能、引起剧烈不适或引起大面积血肿时应进行手术治疗。腘绳肌急性完全断裂的患者应行急诊手术。愈合时间需3~12个月不等。

根据损伤后48小时的关节活动度可将损伤分为4级。

预后与重返赛场

- 发生腘绳肌损伤后应首先对其进行分级。
- 损伤位置对预后影响很大[1]：
  - ✓ 上文所述腘绳肌起点靠近坐骨结节处的损伤（如舞者膝关节伸直时缓慢屈髋）恢复运动所需的时间较长（31~40周）。
  - ✓ 快速跑动中出现的股二头肌长头损伤平均16周可以重返赛场。

小贴士

损伤机制和损伤的严重程度是影响预后的重要因素。应当注意的是，相比MRI，临床评估对于预测重返赛场的时间更加准确。

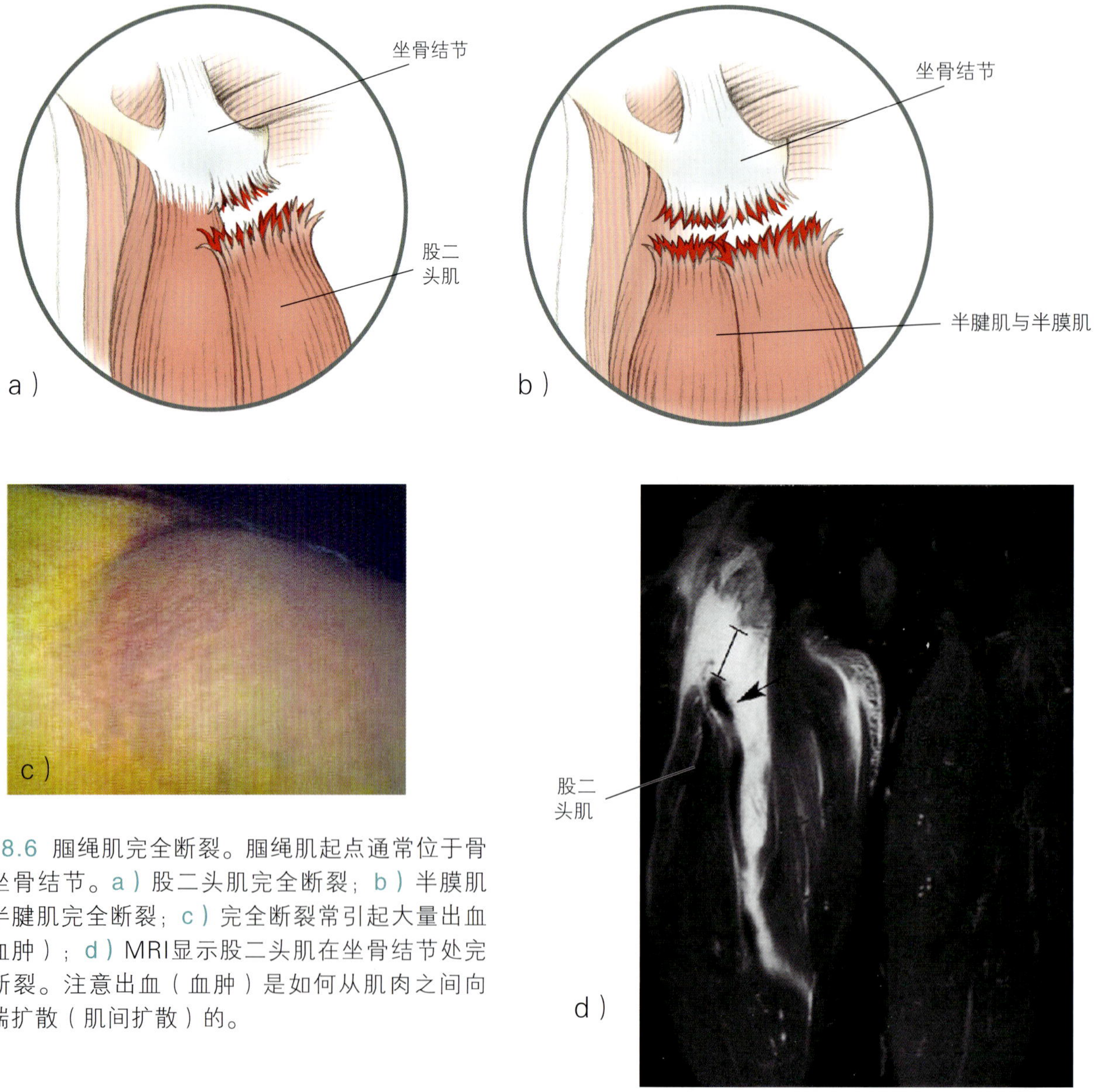

图18.6 腘绳肌完全断裂。腘绳肌起点通常位于骨盆坐骨结节。a）股二头肌完全断裂；b）半膜肌与半腱肌完全断裂；c）完全断裂常引起大量出血（血肿）；d）MRI显示股二头肌在坐骨结节处完全断裂。注意出血（血肿）是如何从肌肉之间向远端扩散（肌间扩散）的。

复发性损伤

- 腘绳肌损伤常在一段时间的康复或重返赛场后复发（复发率12%~43%）；运动医学医生应在这方面进一步提高。
- 危险因素包括运动员的年龄与既往损伤史。
- 有既往损伤史的运动员新发腘绳肌损伤的风险较无既往损伤史者高2~3倍。
- 如果损伤没有完全愈合和康复就过早重返赛场，常会在同一位置出现复发损伤。

小贴士

对腘绳肌损伤应有正确的认识。总的来说，在确认损伤已经愈合且运动员接受了良好的训练后才能重返赛场。

股二头肌损伤

股二头肌损伤是最常见的腘绳肌损伤。股二头肌位于股骨后外侧，其作用为屈膝和伸髋，因此股二头肌在膝关节屈曲时强壮。股二头肌可出现部分或完全断裂，以及过劳损伤。当损伤发生于膝关节时，最常位于肌肉-肌腱连接处或肌腱与腓骨的附着处。肌腱附着处损伤时可能出现骨片撕脱。股二头肌损伤常伴有外侧副韧带损伤。这种损伤常见于身体接触较多的运动、摔跤和田径运动。

症状与诊断

- 腓骨头后方股二头肌附着处和（或）大腿后方远端肌肉-肌腱连接处局部压痛或肿胀（图18.7）。
- 膝关节对抗阻力弯曲时出现疼痛。
- 完全断裂的患者出现肌肉功能丧失。
- 过劳损伤的患者表现为典型的周期性疼痛。
- X线检查有时可见腓骨头骨片撕脱。通过MRI可确诊。

治疗

运动员应：

- 急性期使用冰块与压迫绷带。
- 休息、局部热疗并使用保暖装备直至用力时不再出现疼痛。
- 急性期后进行力量训练和拉伸。

医生应：

- 给予患者抗炎药物治疗。
- 对断裂的患者运用石膏固定。
- 对完全断裂或骨片撕脱的患者进行手术治疗。

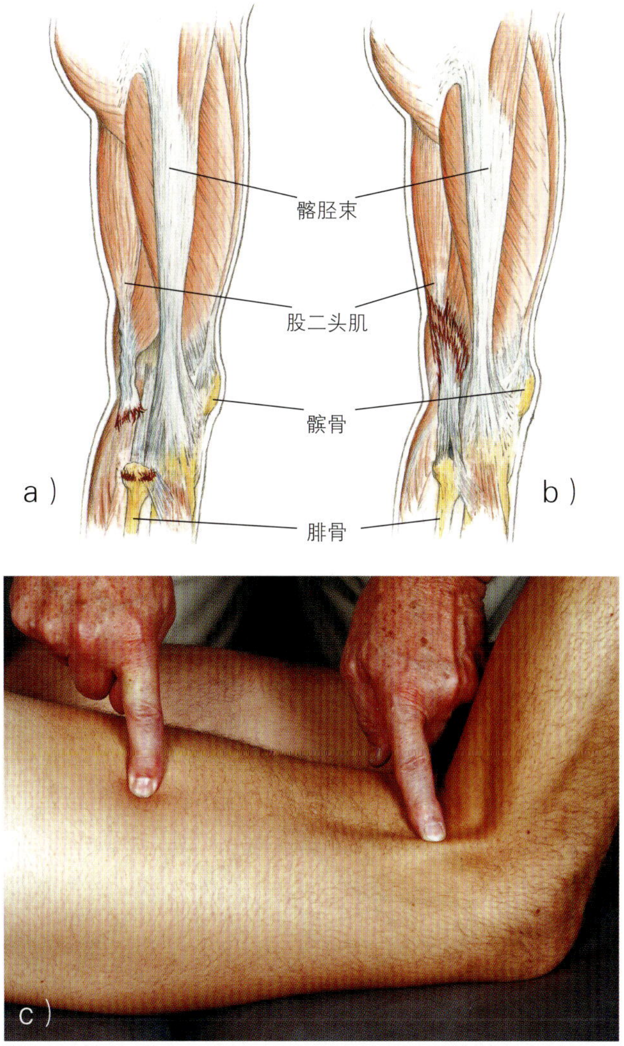

图18.7　股二头肌远端肌肉/肌腱损伤。a）股二头肌腱于腓骨附着处断裂；b）股二头肌于肌肉-肌腱连接处断裂；c）股二头肌远端损伤的常见位置。

股前侧、外侧及内侧肌肉损伤

外伤引起的挫伤与压力伤

对肌肉的直接创伤（挫伤）可引起断裂，当收缩的肌肉挤压下方骨骼时，通常伴有广泛的组织损伤与深部肌肉出血。浅表肌肉也会出现受压断裂，其症状与过劳损伤引起的断裂类似。

不同类型的肌肉出血

在运动中，心脏搏出的血液会有明显地重新分配。静息时心输出量的15%供应肌肉，而剧烈运动时供应肌肉的血液可达心输出量的72%。

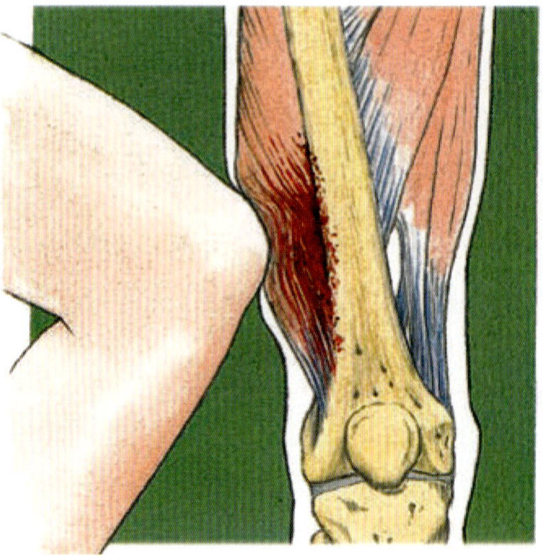

图18.8 发生直接创伤后，如膝部撞击大腿，可出现肌肉断裂合并深部肌肉出血（血肿），压迫其下面的骨。

> **小贴士**
> 换言之，剧烈运动时，将有大量血液灌注入肌肉。

当肌肉受损时，出血的程度与肌肉的血流灌注呈正相关，而与肌肉收缩的程度呈负相关。然而，损伤的严重程度与出血位置、创伤大小相关，因此我们将不再继续区分肌肉出血的原因。

出血

肌内出血可由肌肉过劳损伤或外力打击引起（图18.8）。出血发生于包绕肌肉的筋膜内。因此会引起肌肉内压力升高，使血管受压而停止出血。由于间隙内压力升高，肌内出血会引起急性骨筋膜室综合征；然而这一情况很少发生。此类出血可能引起长期问题。若筋膜破裂，出血会扩散至肌肉之间，压力下降，损伤可能不太严重。肿胀持续或增大和损伤远端皮肤颜色变浅往往提示筋膜受损。

当筋膜及邻近血管损伤时，肌腹间会发生肌间出血。出血首先导致肌肉压力升高，随后出血在肌间扩散，因此压力快速下降。典型肌间出血表现为损伤1~2天后出现血肿，由于重力作用血肿一般会低于损伤区域。损伤后肌肉收缩力及其他功能恢复缓慢。如果采取积极的康复治疗，肌间出血能够快速恢复而不伴有明显的肌力下降。肌间出血也可发生在规范肌内出血筋膜损伤后。

挫伤的治疗

不论何种病因，运动员与教练都应当采取以下措施以止血：

- 休息12~36小时，促进损伤的肌肉再生。
- 在确诊前使用拐杖以减轻负重。
- 由于出血，运动员应当休息并去除负重1~3天以限制进一步出血和瘢痕形成，使肌细胞再生。目前已经明确的是，损伤后经过一段短暂的休息再进行康复训练能够使损伤的肌肉得到最好的治愈与肌力恢复。
- 对损伤区域加压包扎以止血。
- 对损伤区域降温以减轻疼痛。
- 抬高患肢。
- 当怀疑有主要肌肉的断裂或严重出血时应尽快就医。

小贴士

损伤急性期及有肌肉出血时不应进行按摩治疗。

当运动员存在严重肌肉出血时，应住院观察。随着出血与肿胀的增加，肌肉的血供减少、压力升高。如果不及时进行治疗，患者可能出现并发症。如果出血轻微且对损伤的种类和程度尚不明确，医生可嘱患者休息1~3天。在急性期很难准确判断损伤的类型与程度。因此在前3天应假定是严重的肌肉损伤。

准确的诊断十分重要，因为对于广泛肌内出血或完全断裂的患者，过早进行训练可引起进一步出血及瘢痕增加等严重的并发症，并会延长愈合时间及有可能发生永久残疾。当前的治疗方式主要依赖于诊断。

72小时后的治疗

在最初的急性期治疗后，部分轻度断裂、肌间出血及小的肌内血肿应当通过以下方法积极治疗：

- 继续使用弹性绷带加压包扎。
- 局部热疗；冷热交替治疗效果好。
- 根据特定原则进行主动肌肉训练。

小贴士

若症状持续不缓解或恶化，应考虑肌内出血和组织损伤。

医生可以：

- 再次局部查体。
- 测量患者肌内（筋膜室）压力。
- 细针穿刺损伤部位的血肿或液体，如果可能的话抽取标本进行化验。
- 超声或MRI检查：超声能够为判断损伤程度和恢复状态提供充分的信息且易于进行；MRI 能够在急性期提供充分而详细的信息。
- 手术切除血肿及损伤的肌肉组织。

诊断明确后有以下几种可选的治疗方案：

- 大多数病例建议使用弹性绷带；无负重休息1~3天，之后在疼痛与关节活动度允许的情况下根据原则开始积极的肌肉训练。
- 必要时予抗炎药物治疗。
- 对于少数存在大量出血和组织损伤尤其是肌内出血的患者可进行手术治疗。

康复

术后，运动员与医生应根据损伤位置与严重程度共同制订康复计划。早期进行康复训练有利于恢复肌肉血供，改善肌肉力量，促进愈合。术后早期可以开始肌肉静力训练，随后转为动态训练以增强肌肉力量和灵活性，起初不予负重。

愈合时间

肌肉损伤愈合的标准是局部无压痛及最大负荷时不出现疼痛。当运动员的肌肉功能、周围关节活动性完全恢复且能够进行正常的运动模式后即可进行无限制的训练。

肌内出血通常伴有组织损伤，愈合时间在1~6周或更久。通常愈合后再经过1~2周，受伤的运动员能够重返赛场，但若肌肉组织损伤的程度较重，重返赛场所需的时间可能更久。

小贴士

切记，所有重要肌肉损伤均应通过超声或MRI进行客观评估与治疗。

大腿前方股四头肌断裂

股四头肌由大腿前方的4块肌肉组成：股直肌（图18.9）、股内侧肌、股外侧肌和股中间肌。这些肌肉包括大量的Ⅱ型肌纤维，因此十分适于进行快速、强有力的运动。大多数股四头肌断裂是压缩-挫伤型，但也有过劳损伤。

股四头肌断裂可由外力击打收缩的肌肉引起，如在足球运动中一名运动员的膝盖撞击到另一名运动员的大腿；肌肉快速有力的收缩，如快速起跑或冲刺，也可引起股四头肌断裂。对于外力冲击引起断裂（挫伤断裂）的病例，靠近骨骼的肌肉最常受累。浅表肌肉断裂则常由超负荷引起，多发生于肌肉–肌腱连接处。

症状与诊断

- 损伤发生时运动员常感到剧烈的疼痛，这种疼痛在运动中也会出现。
- 可能出现肌肉痉挛。
- 损伤部位剧烈压痛。
- 肿胀逐渐进展与皮肤颜色改变。
- 对抗阻力收缩肌肉可引出疼痛（图18.10）
- 完全或大部分断裂的患者可触及肌肉缺损。
- 根据第197页的原则处理大腿肌肉断裂。足球及美式足球中由踢腿引起的损伤可导致肌肉完全断裂，需手术治疗。

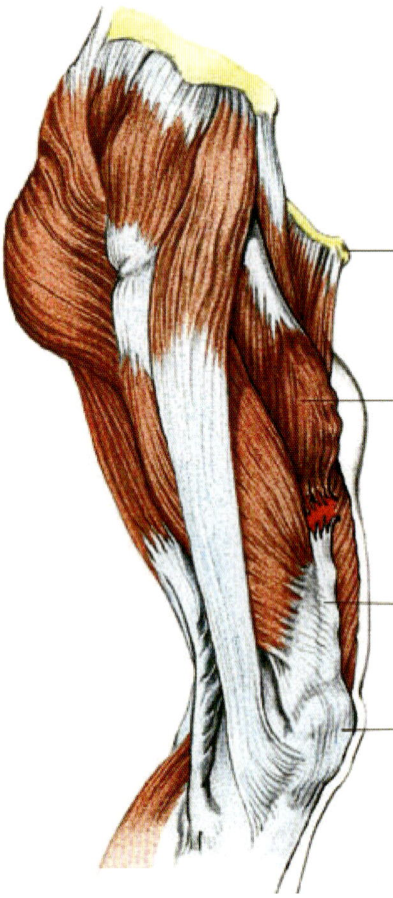

图18.9 股直肌断裂。

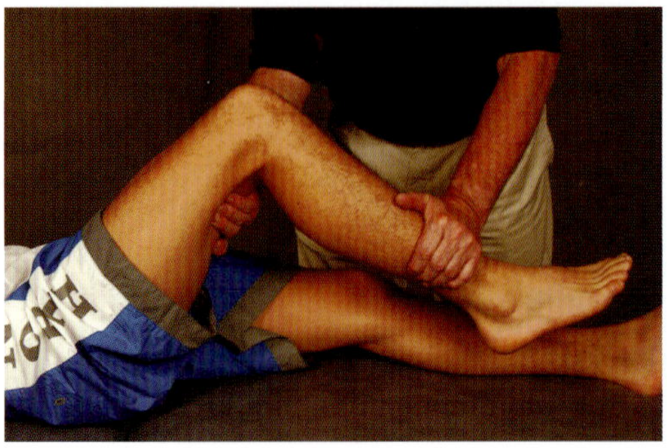

图18.10 肌肉对抗阻力伸展可诱发疼痛。

愈合与并发症

- 愈合时间根据出血程度和断裂情况（部分或完全）在2~12周不等。
- 肌肉中的瘢痕组织会增加今后断裂的风险。
- 对于严重血肿的不恰当处理可引起异位骨形成。

腿部肌肉痉挛（外伤性骨化性肌炎）

外伤性骨化性肌炎见于运动中肌肉的直接外伤，据报道，发病率一般为9%~17%。在大腿闭合性损伤中（如足球运动中膝盖撞击大腿外侧），肌肉组织可出血，并常伴有组织损伤（图18.11）。若严重出血后损伤未得到治疗，可引起瘢痕组织的钙化与骨化。这种损伤在足球、橄榄球、手球、冰球及班迪球（俄式冰球）等身体接触运动中尤其常见，可引起肌肉功能及膝关节活动度下降，且同一区域再次损伤的风险很大。

骨化性肌炎实际上是在出现组织损伤和血肿的创伤部位发生的一种骨质瘤样生长。随着运动损伤发生的增加，骨化性肌炎并不罕见，在许多其他患者中也可发生，如可发生于跌落引起骨折和全膝关节置换术后的患者，骨化性肌炎常被误认为是骨肿瘤等更严重的疾病。

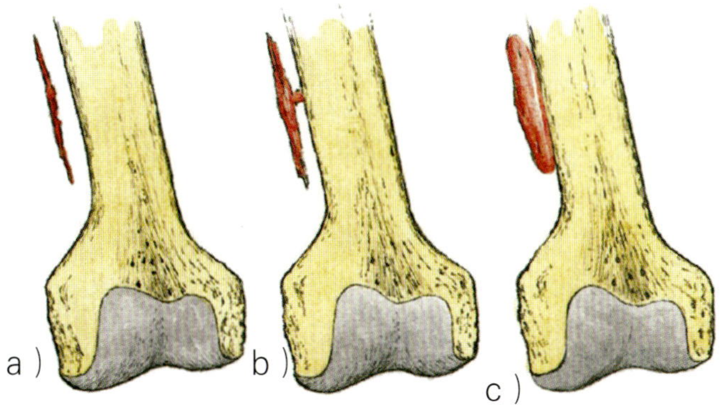

图18.11 外伤性骨化性肌炎。肌肉外伤后引起出血，经过一段时间后出血发生骨化。a）在不与股骨相连的软组织出现骨质形成（骨化）；b）骨化与股骨相连；c）股骨上直接骨化。

症状与诊断

- 运动员常能回想起某次特定创伤后出现过相应症状。
- 局部疼痛与压痛。
- 典型表现为屈膝无力。屈膝疼痛可持续1~2周或更久。
- 主动收缩股四头肌可引起疼痛。
- 损伤后2~4周X线片可见创伤周围异位骨质形成。3~4周后可观察到小钙化与骨质形成。在第3~6周骨块逐渐融合成形。骨块最终可以与股骨以细茎或宽基底方式相连（图18.11）。
- CT可以显示准确的大小与位置。

治疗

损伤发生时首先要考虑的是控制出血与血肿。进行压迫止血十分重要。建议在康复治疗师的监督下进行训练以恢复膝关节活动度。

出血被控制后可以小心轻柔地开始等长收缩和主动屈曲训练。训练中运动员不应感到不适。这一阶段不可以进行力量训练。当膝关节可以弯曲至90度时可增加抗阻力训练。

通常可以按照以上方法进行保守治疗。预后一般较好，在发生严重的压伤断裂后5~10周可恢复正常训练。

如果运动员不能通过保守治疗恢复正常的膝关节活动度则需进行手术治疗。根据现有的文献资料，骨化一般会在6个月后吸收。但很多运动员不愿或不能等待这么久。笔者相信这一时间可以得到显著缩短，手术在骨化边缘锋利时（如4~8周内）进行可有较好的效果。骨化可以被整体切除（图18.12）

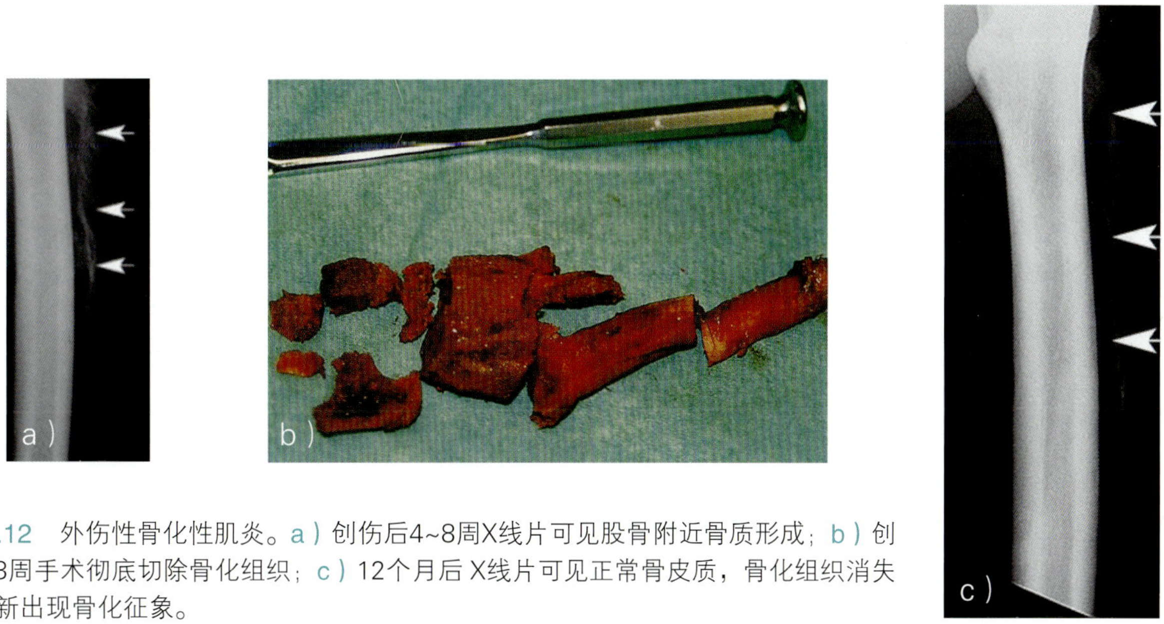

图18.12 外伤性骨化性肌炎。a）创伤后4~8周X线片可见股骨附近骨质形成；b）创伤后8周手术彻底切除骨化组织；c）12个月后X线片可见正常骨皮质，骨化组织消失且无新出现骨化征象。

骨筋膜室综合征

大腿肌肉由筋膜包绕，但它们不像小腿肌肉一样分为肌间隔。尽管如此，有些运动员仍会出现运动相关的大腿疼痛、无力及疲劳等，尤其是长跑、越野滑雪和冰球等剧烈运动大腿肌肉的运动员。

疼痛可在数分钟内出现，可能为双侧。运动员通常没有相关的外伤。疼痛可出现在大腿的前侧、内侧、外侧，甚至整条大腿。一般没有神经系统症状，肌内压力一般也正常。

该诊断为排除性诊断。若经过长期的拉伸理疗无明显疗效应考虑行前/后方筋膜切开术。筋膜切开能够有效缓解症状，但目前尚无文献资料支持。有若股直肌、股内侧肌、股外侧肌均受累现象，此时应分别切开。有时能有效改善症状。

大腿疼痛的不常见病因

股骨应力性骨折

股骨应力性骨折较罕见。定位及处理原则见第147~150页。

血管畸形

若运动员存在活动时疼痛应考虑该病。这些运动员应咨询医生，因为可能需要行血管手术。

放射痛

放射痛见第340页。

肿瘤

大腿软组织肿瘤通常为肉瘤，主要有2种类型：骨组织来源的骨肉瘤，以及脂肪、肌肉、神经、结缔组织、血管和皮肤等来源的软组织肉瘤。软组织肿瘤多为良性。

小贴士

若肿物>5厘米且位于组织深部，其非常可能为恶性肿瘤。

脂肪组织来源的良性肿瘤称为脂肪瘤，是最常见的软组织良性肿瘤。脂肪肉瘤是一种恶性的脂肪组织肿瘤。肌肉和神经来源的肿瘤罕见。

确诊需行X线和MRI检查，这些检查不仅能确认肿物的大小及深度，也能明确其与周围组织的关系。病理活检能够判断肿物的恶性程度，决定患者的预后。近年来，正电子发射断层扫描技术（PET）被用于监控肿瘤对治疗的反应。

放疗常与手术治疗联合以降低肿瘤复发的风险。化疗也被用于治疗某些肿瘤。

参考文献

[1] ASKLING C M, et al. Proximal hamstring strains of stretching type in different sports: injury situations, clinical and magnetic resonance imaging characteristics,and return to sport. Am J Sports Med，2008，36（9）:1 799–1 804.

拓展阅读

LIEMOHN W P，et al. Lumbosacral movement in the sit-and-reach and in Cailliet’s protective-hamstring stretch. Spine，1994，19（18）:2 127–2 130.

ORCHARD J W，et al. The early management of muscle strains in the elite athlete: best practice in a world with a limited evidence basis. Br J Sports Med，2008，42（3）:158–159.

WOODHOUSE J B，et al. Ultrasound of skeletal muscle injury: an update. Semin Ultrasound CT MR，2011，32（2）:91–100.

第19章 膝关节运动损伤

膝关节的解剖和生物力学非常复杂，在所有体力活动和体育运动中扮演着重要角色。即便缺乏可靠数据，膝关节仍是体育运动中受损伤最多的关节。一个普通的运动医学诊所中，膝关节损伤的患者占总患者的30%~50%。最常见的导致运动员就医的膝关节损伤结构是前交叉韧带（ACL）、内侧半月板和内侧副韧带（MCL）。这些结构损伤加起来占膝关节运动损伤的2/3。其他可能损伤的结构包括外侧半月板、外侧副韧带（LCL）和后交叉韧带（PCL）。关节软骨经常与韧带和半月板损伤同时受损，但也可能单独损伤（图19.1~图19.4）。

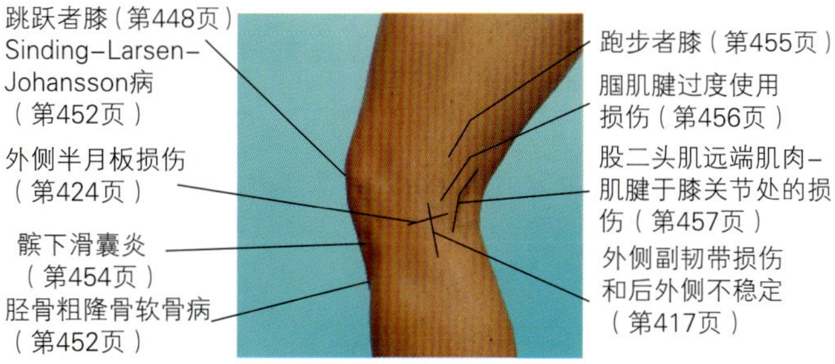

图19.1

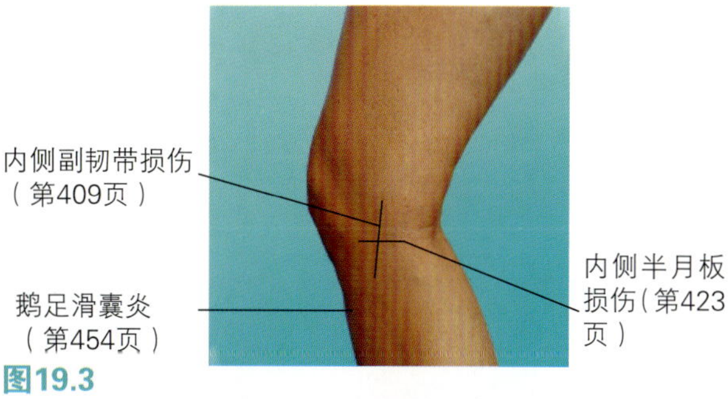

图19.3

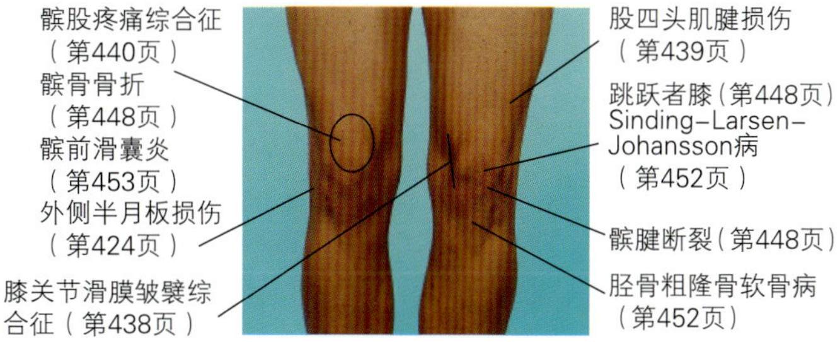

图19.2

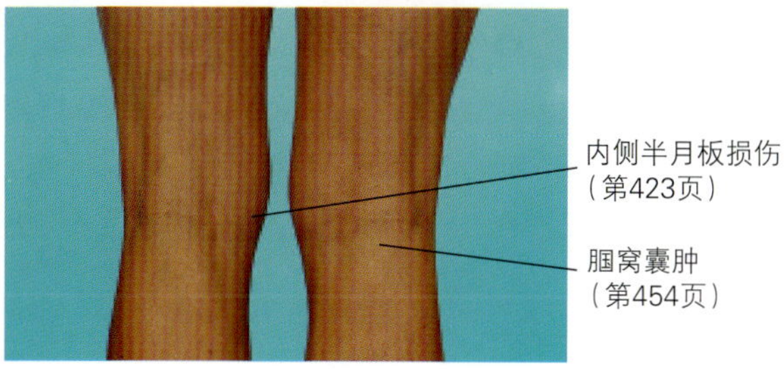

图19.4

图 19.1~19.4 膝关节常见损伤部位概览。

前交叉韧带断裂后果十分严重，可长时间耽误训练和比赛。前交叉韧带损伤仍是运动创伤医学（即骨科运动医学）最重要的问题。此类损伤的年发生率很高：在10~64岁的人群中为81~85/10万。尽管更好的预防措施在持续发展，但前交叉韧带损伤的总风险从20世纪90年代后从未下降。

最常见的过劳损伤是髌股疼痛综合征（PFPS）和髌腱慢性改变（退变）（髌腱病）。

大多数损伤是由滑雪和足球等运动中膝关节扭转活动带来的过度应力导致的，占北欧膝关节损伤总数的1/2。其他接触性运动，如手球、篮球、美式足球等运动也存在大量的膝关节损伤，尤其是前交叉韧带损伤（图19.5）。在足球、篮球和手球等运动中，青年女性运动员的前交叉韧带损伤率是男性的2~3倍。前交叉韧带损伤在业余速降滑雪者中的发生率最高，然而专业速降滑雪者，无论男女都极少发生前交叉韧带损伤。内侧副韧带和半月板损伤常发生于柔道、体操等运动。

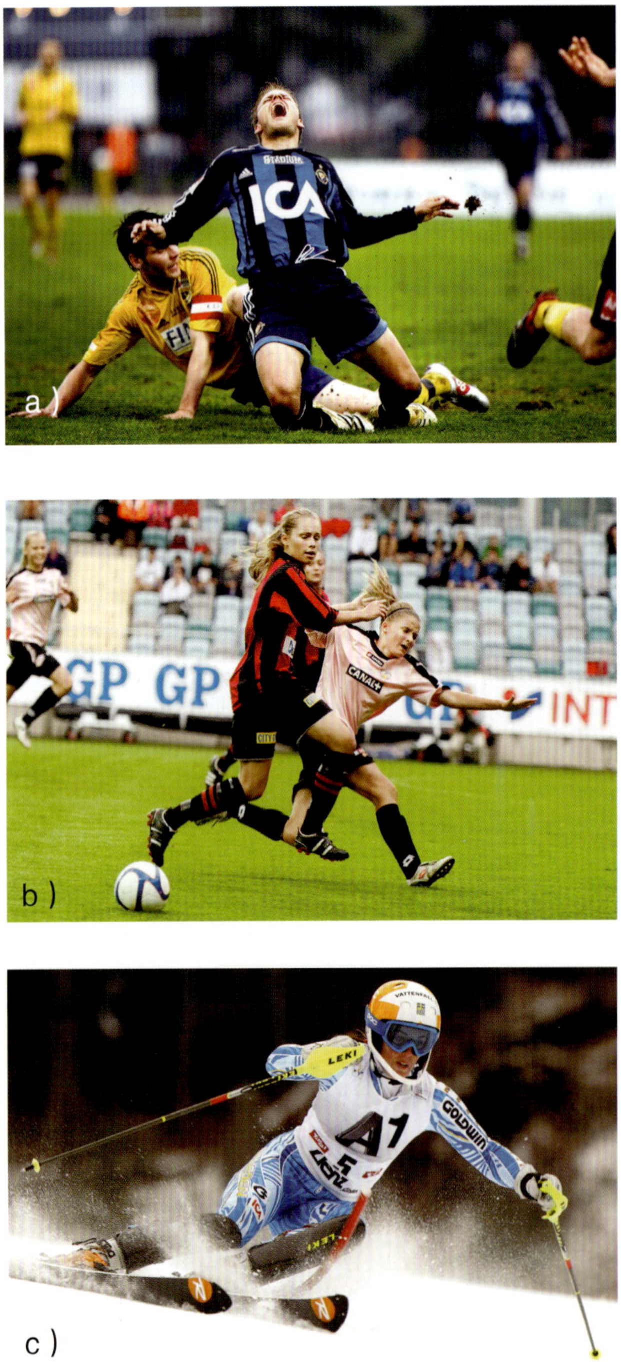

图19.5 膝关节损伤在足球运动和速降滑雪中很常见。图片来自Bildbyrån，瑞典，已授权。

功能解剖学和生物力学

膝关节连接股骨（大腿骨）和胫骨（小腿骨）。髌骨（膝盖骨）位于髌腱中。膝关节活动时髌骨在股骨的凹槽（滑车沟）中滑动。髌骨在股四头肌伸展膝关节时提供生物力学支持。这3块骨的接触面覆有关节软骨。膝关节被纤维性关节囊包裹。关节囊向关节腔的一面覆有滑膜。膝关节的稳定性由4条结实的韧带维持：内侧副韧带、外侧副韧带、前交叉韧带、后交叉韧带。内侧副韧带和外侧副韧带限制侧方移动，前交叉韧带和后交叉韧带限制异常的前后移动。它们共同防止膝关节过伸、过屈及转动。纤维关节囊也有助于膝关节的稳定。过大的扭转力可导致韧带断裂。内侧副韧带和前交叉韧带经常同时受损。修复这些损伤的手术方法一直在改进，以允许运动员在治疗后恢复运动。后交叉韧带和外侧副韧带的损伤较难处理，尤其是纤维关节囊和其他膝关节后部结构同时受损时。

病史和检查

分级

膝关节韧带损伤可以依据损伤严重程度分为3度：

- Ⅰ度：微结构存在撕裂，但韧带没有明显的延长。
- Ⅱ度：韧带被拉长并存在部分撕裂。
- Ⅲ度：完全撕裂导致韧带分离。

全面检查膝关节损伤是正确诊断所必需的。

病史

病史要包括对受伤机制的分析。受伤时受力的大小和方向是判断损伤严重程度和类型的重要因素。

视诊损伤部位

关节周围和内部可能有肿胀。韧带及其走行区域的颜色改变提示出血和韧带损伤。存在积液时，肿胀经常超过髌骨。检查者可以用双手按压髌骨的上、下区域，同时用1根手指向股骨按压髌骨判断是否存在积液（图19.6）。

若存在积液，髌骨会遇到弹性阻力。关节面向股骨挤压时阻力增大。当压力消失时，由于下层液体的存在，髌骨会再次上移。

触诊

检查者需要触诊膝关节间隙，检查是否有压痛。压痛提示半月板损伤。继续触诊副韧带走行区域，记录压痛位置，因为这是可能的受伤部位。积液导致的肿胀可被触及。

检查活动范围

检查者需要检查膝关节的屈伸受限程度。为了控制疼痛，由患者自己而不是检查者活动膝关节。活动中的疼痛或活动范围下降是半月板和韧带损伤的信号。

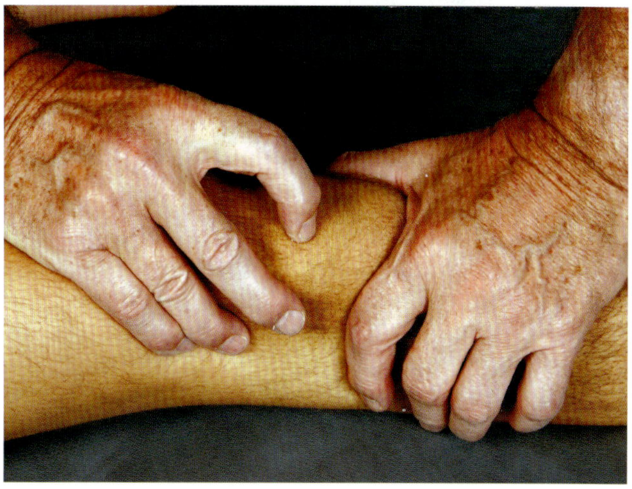

图19.6　检查膝关节积液。将双手放在髌骨上、下区域，然后双手相向挤压，使液体聚集在髌骨下。用1根手指将髌骨压向股骨；如果膝关节内存在积液，当压力消失时髌骨会从股骨上浮。

稳定性检查

稳定性检查对于医生判断韧带损伤是否严重到使膝关节不稳定十分重要。检查时肌肉放松很重要。如果运动员有严重的疼痛，可能有必要等待1~2天再检查或在全身麻醉下进行检查。可以采用下列检查：

- 前交叉韧带：Lachman试验、前抽屉试验、轴移试验（第402页，图19.17）。
- 内侧副韧带：外翻应力试验（在膝关节外侧施加应力，使小腿相对股骨向外移动）（第411页，图19.28）。
- 后交叉韧带：后抽屉试验和股四头肌主动收缩试验（第414页，图19.35）。
- 外侧副韧带：内翻应力试验（在膝关节内侧施加应力，使小腿相对股骨向内移动）和反向轴移试验（第417页，图19.40，第418页，图19.41）。
- 后交叉韧带和外侧副韧带导致的后外侧不稳定：反向轴移试验。

穿刺抽吸

在肿胀严重时，可以进行膝关节穿刺，抽取液体来判断液体中是否有血（图19.7）。

小贴士

如果穿刺液中有血，一定要考虑膝关节的损伤较严重。

影像学检查

X 线片对任何严重的膝关节损伤都是必要的。X线可以排除骨折、撕脱伤并可显示关节软骨下的骨缺损。一张X线片可以显示构成膝关节的骨和关节间隙的高度。X线片无法显示软组织，如韧带。在运动员负重时拍摄X线片可以显示关节软骨厚度的变化。软骨变薄表现为股骨和胫骨距离缩短，提示早期骨性关节炎。

MRI

MRI（图19.8）对评估骨和软组织（韧带、肌腱、肌肉、关节囊和半月板）有帮助。其影像可以显示伴有骨折的骨水肿，也可以显示后交叉韧带断裂。MRI发现前交叉韧带撕裂的灵敏度较好，但有时难以判断韧带是断裂还是部分撕裂。大多数情况下MRI不是必需的，因为可以通过临床查体来确定诊断。在罕见或疑难病例中，高灵敏度MRI可以帮助发现前交叉韧带或半月板撕裂。使用造影剂的MRI（dGEMRIC，MRI延迟增强软骨成像）近期得到了相对发展。这项技术可以增加检出关节软骨损伤、早期骨关节炎、骨髓

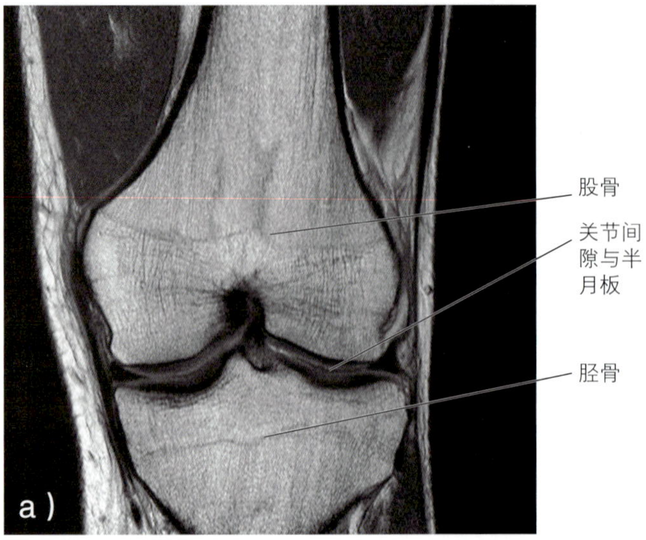

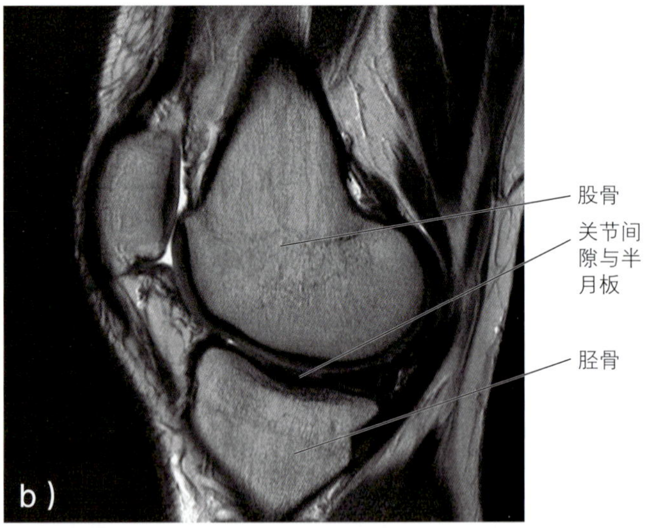

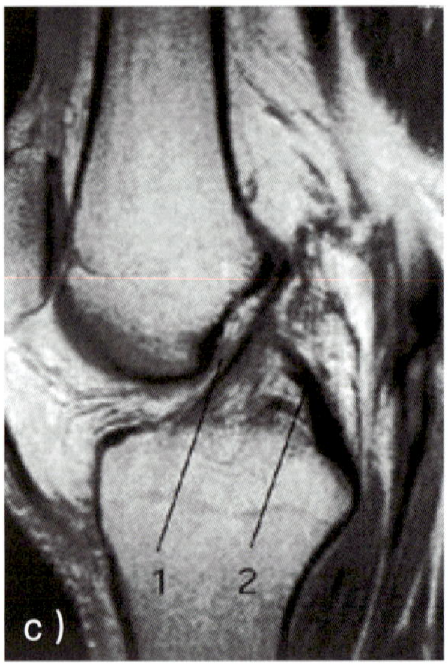

图19.8 膝关节MRI。**a**）正常膝关节MRI，正位；**b**）正常膝关节MRI，侧位；**c**）显示前交叉韧带（1）和后交叉韧带（2）的MRI。

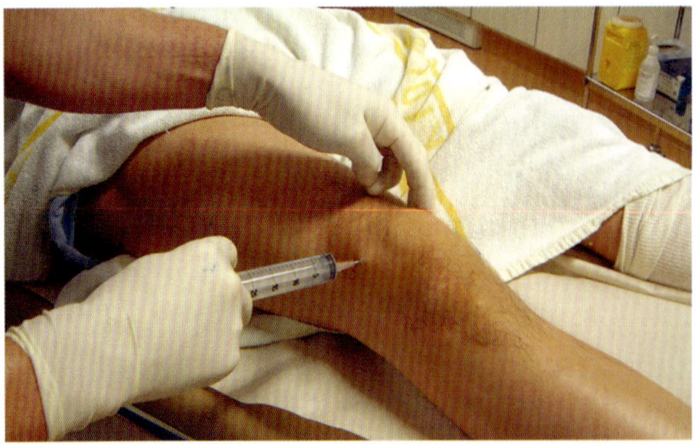

图19.7 穿刺抽吸积液或出血和（或）注射药物时局部麻醉不是必需的。图片来自Björn Engströrn，ArtroClinic，斯德哥尔摩。

水肿和软骨下骨小（又称骨挫伤）的灵敏度。

骨扫描（核素扫描法）可显示骨代谢增强或减弱的区域。这种方法对应力性骨折和骨坏死（骨的部分死亡）敏感。但现在很少使用。

关节镜

在一些国家，关节镜作为一种检查手段被常规使用。这不是必需的，因为经过体格检查或MRI等无创伤检查，诊断通常可以确定。然而如果损伤可以同时在关节镜下治疗，那么关节镜检查就有很大优势。当体格检查和其他检查无法确定诊断时，关节镜是检查膝关节内部结构的最好方法。

关节镜由富有创新精神的日本骨科医生发明。众所周知，Masaki Watanabe教授（1912—1994）在1958年描述了关节镜，他如今被称为“关节镜之父”（图19.9）。在1962年5月4日，Masaki Watanabe博士用他自己发明的关节镜进行了第一台关节镜下半月板切除术[1]。

关节镜被越来越多用于评估关节腔外结构的损伤，如滑囊、肌腱和腱鞘。当被用于检查背部和内脏器官时，它被称为内窥镜。关节镜检查可以在局部麻醉下安全地进行，但有很多地方使用硬膜外麻醉或全身麻醉（图19.10）。

当体格检查和其他检查不能确诊时，关节镜是最好的检查膝关节内部结构的方法。它不能用于评估关节外结构的损伤（皮肤、神经、肌肉、肌腱）。关节镜检查可在局部麻醉、脊髓麻醉或全身麻醉下进行。

麻醉

在疼痛部位注射局麻药有助于进行神经压迫（卡压）和神经瘤（受损神经末端的异常生长）的检查。向神经瘤注射局麻药可以暂时消除疼痛。

韧带损伤

前交叉韧带损伤

前交叉韧带损伤是膝关节最常见的韧带损伤。前交叉韧带的功能丧失不仅可导致运动（活动，运动模式）异常，随着时间的推移还经常导致膝关节产生严重的退行性变，如骨性关节炎等。前交叉韧带断裂是运动创伤学中最常见的严重损伤。

小贴士

前交叉韧带损伤是体育界的最棘手问题。尽管经过了大量研究，处理前交叉韧带损伤时仍有许多困难和未解决的问题，如最好的手术术式，移植物的选择和张力的确定，可恢复运动的标准等。治疗前交叉韧带损伤需要大量的经验、思考、投入和最佳治疗技术的选择，以获得成功的结果，使患者恢复到以前的运动水平。

解剖

人类的前交叉韧带在各个层次都有着复杂的构造。前交叉韧带是一条连接股骨和胫骨的重要结缔组织（图19.11）。如同一个稳定器，允许关节在运动功能范围内正常活动。前交叉韧带平均重20克，平均长35毫米。其中部狭窄，下部扇形展开，上部较小程度展开。前交叉韧带附着在股骨外侧髁内侧面的后部。前交叉韧带后部纤维和后关节软骨边缘间有2.5毫米的距离。前交叉韧带的远端附着于胫骨嵴（胫骨髁间隆起）的前外侧窝。韧带在胫骨的附着比股骨的附着要宽一些。

前交叉韧带包括前内侧束和后外侧束。前内侧束在膝关节屈曲时绷紧，在膝关节伸展时松弛；后外侧束在膝关节伸展时绷紧，在膝关节屈曲时松弛。前内侧束和后外侧束之间有一条连接带，它在从伸展到屈曲的整个关节活动中都是绷紧的。

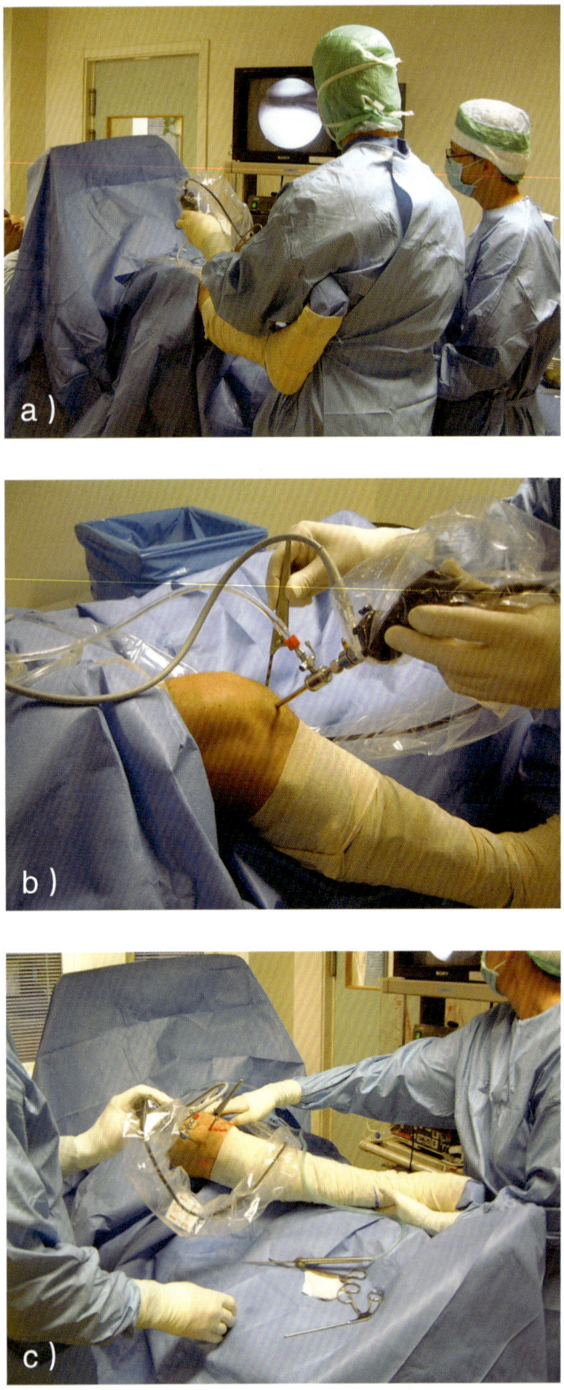

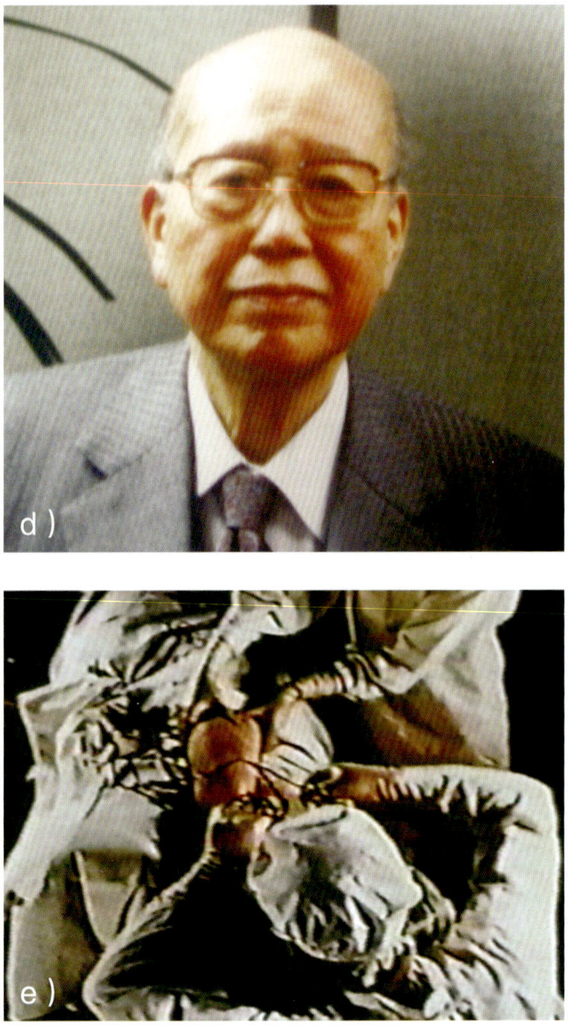

图19.9 关节镜检查的设备。这是在局部麻醉下进行的。**a**）膝关节镜检查和电视屏幕上的图像；**b**）膝关节镜检查时用探针来感觉不同的组织；**c**）膝关节镜手术和手术台上的器械（图片来自ArtroClinic，斯德哥尔摩，瑞典）；**d**）日本东京Teisin医院的Masaki Watanabe教授，其在1958年描述了我们今日使用的关节镜；**e**）在1962年5月4日，Masaki Watanabe博士用他自己发明的关节镜进行了第一台关节镜下半月板切除术（Hideshige Moriya教授，千叶大学，日本）。

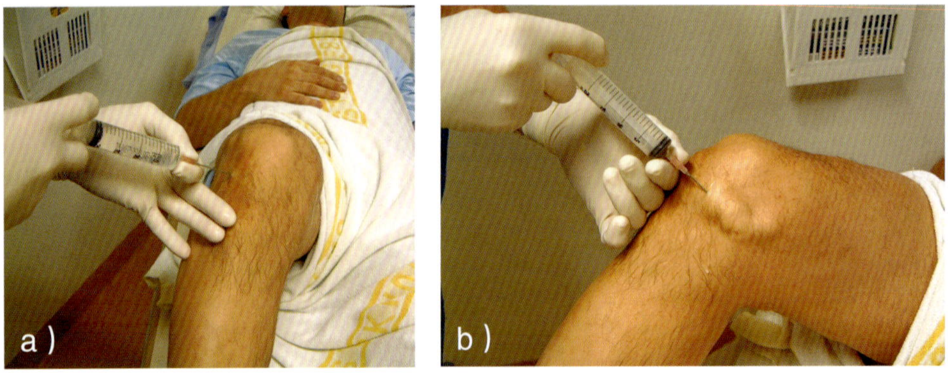

图19.10 膝关节镜手术时和某些手术术后用于缓解疼痛的局部麻醉。图片来自ArtroClinic，斯德哥尔摩，瑞典。

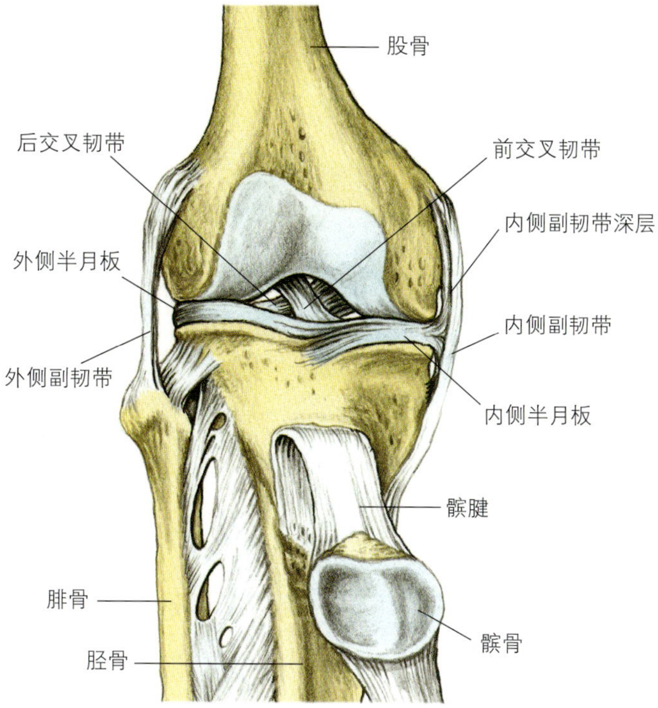

图19.11 右膝关节正面观。

前交叉韧带是被滑膜组织包裹的关节内韧带。其血供丰富，含有神经末梢，并有本体感觉功能。

生物力学和功能

前交叉韧带是膝关节第二强大的韧带，最大负荷约为2 200牛。在膝关节极度伸展时，前内侧束松弛，后外侧束绷紧；随着膝关节的屈曲，前内侧束逐渐绷紧，后外侧束逐渐松弛（图19.12）。

前交叉韧带可防止胫骨相对股骨向前运动。在膝关节完全伸直时，前交叉韧带承担了75%向前的力，屈曲30度时承担87%，屈曲90度时承担85%。膝关节稳定结构还有髂胫束、内侧和外侧囊，以及内侧和外侧副韧带。膝关节前交叉韧带损伤时，内侧关节外结构在整个关节活动范围防止前移和外旋。外侧副韧带和后外侧结构只在膝关节伸直时防止前移。内侧半月板也在整个关节活动范围防止前移。前交叉韧带是防止胫骨相对股骨前移的主要稳定结构。前交叉韧带和后交叉韧带一同阻止和限制膝关节过伸、过屈和内旋（图19.13）。

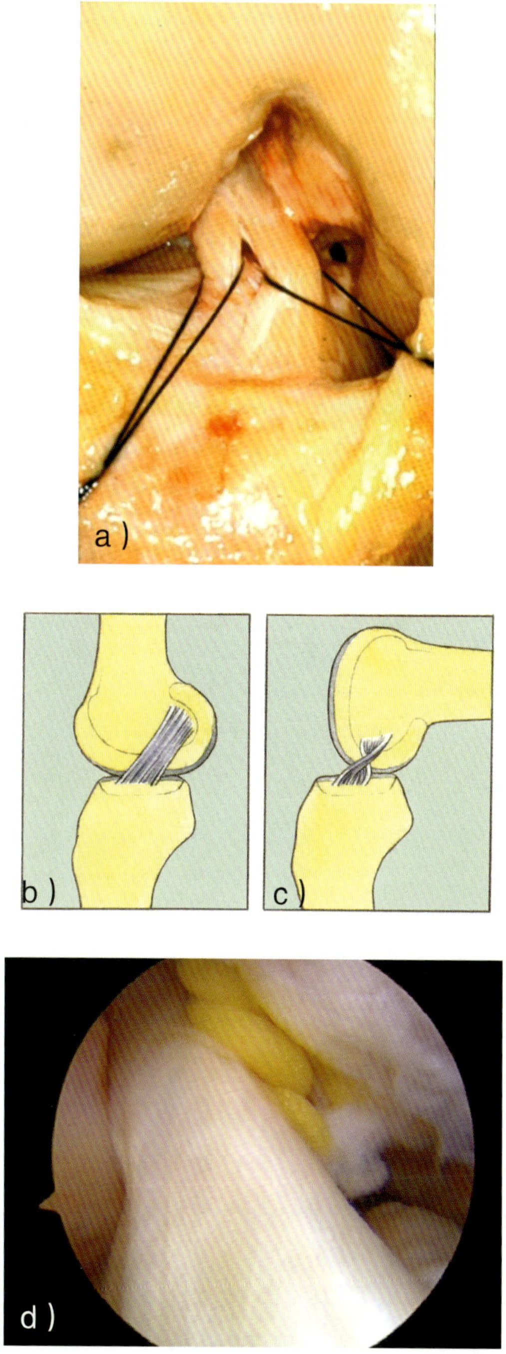

图19.12 前交叉韧带由3个主要的功能部分组成：前内侧束、中间束和后外侧束。前内侧束和后外侧束具有主要的功能价值，它们通过中间束的胶原桥相互作用。**a）**前内侧束和后外侧束从中间组织被分开（图片来自Savio Woo教授，匹兹堡大学，宾夕法尼亚州，美国）。**b）、c）**膝关节屈曲时前内侧束绷紧，伸展时松弛；相反地，后外侧束在膝关节伸展时绷紧，屈曲时松弛。**d）**在膝关节屈曲90度时关节镜下看到的前交叉韧带，显示前内侧束是绷紧的（图片来自ArtroClinic，斯德哥尔摩，瑞典）。

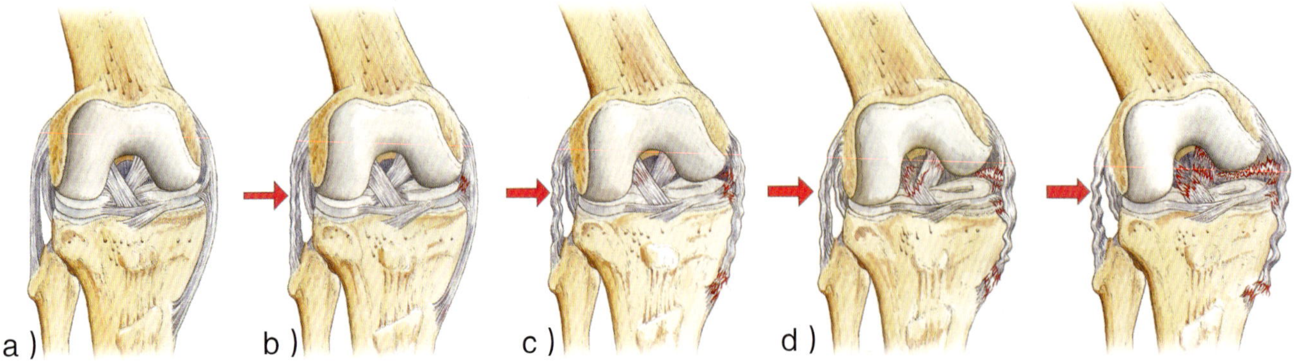

图19.13 膝关节受到来自外部创伤后的损伤过程。**a）**正常膝关节；**b）**受到外力后，膝关节内侧副韧带深层断裂；如果创伤较大，内侧副韧带可完全断裂；**c）**附加力可导致前交叉韧带断裂；**d）**如果外力很大，后交叉韧带也会断裂。

损伤机制

单独的前交叉韧带损伤可发生于扭转损伤时，无论是内旋、过伸还是外旋和外翻。在高山滑雪中有2种典型的损伤机制：由滑雪靴和“幻影脚”损伤导致的前交叉韧带损伤（第108页，图6.27）。

膝关节外侧的创伤使膝关节外翻和小腿外旋，可同时损伤前交叉韧带、内侧副韧带和关节囊（图19.14）。同样的损伤可能源自作用于足内侧的创伤。膝关节内侧（或足外侧）的创伤可使膝关节内翻和小腿内旋，可同时损伤前交叉韧带、外侧副韧带和后外侧关节囊。膝关节任何形式较大的创伤，无论来自外侧或内侧、膝关节过伸或过屈时的损伤，都可能导致联合损伤，并可损伤后交叉韧带。总的来说，任何使膝关节脱位或半脱位的过度暴力都可导致前交叉韧带损伤。

前交叉韧带损伤可导致撕脱骨折，尤其在发育期个体出现过伸或过屈损伤时。胫骨止点的撕脱骨折在年轻运动员中并不罕见。

青春期女性前交叉韧带的损伤机制

前交叉韧带重建的数量在青春期不同性别之间有所不同。总的来说，女性前交叉韧带损伤比男性多2.6倍。

了解前交叉韧带损伤的根本原因或危险因素很重要。外部环境、激素水平、解剖结构和生物力学因素被认为是前交叉韧带损伤的危险因素。外部危险因素包括运动种类、鞋类、场地、环境因素和运动员的位置。例如，在足球运动中，后卫比前锋发生前交叉韧带损伤的概率高。在手球中，后场运动员的风险最大，进攻球员和守门员的风险最小。表面摩擦系数也是一个危险因素。现有的大多数科学研究都是针对孤立变量的，因此运动员前交叉韧带损伤完整的外部和内部危险因素谱尚不清楚。人们对于体育特定因素作用的认识是有限的，如规则、裁判、教练、天气/气候、鞋和地面间的摩擦系数、衰老的影响、技巧程度、心理因素和先前的膝关节损伤。

性激素起到了什么样的作用呢？青少年女性运动员在排卵期时前交叉韧带损伤发生率显著增加。这项发现表明，性激素在女性前交叉韧带损伤的发生中起一定作用。有研究发现，前交叉韧带的结构和力学特性在男性和女性间有差异。女性的前交叉韧带较小，其刚度、张力阈值、能量吸收能力、强度（导致损伤的负荷）较小。即使考虑人体测量的差异，这些发现也是一致的。服用节育（避孕）药对前交叉韧带损伤的程度没有影响。

解剖学上有证据表明，受伤的膝关节髁间窝的宽度（即前交叉韧带在股骨附着处开口的宽度）小于正常对照的宽度。这表明髁间窝宽度与前交叉韧带损伤之间存在相关性。与没有前交叉韧带损伤病史的女性相比，有前交叉韧带损伤病史的女性全身

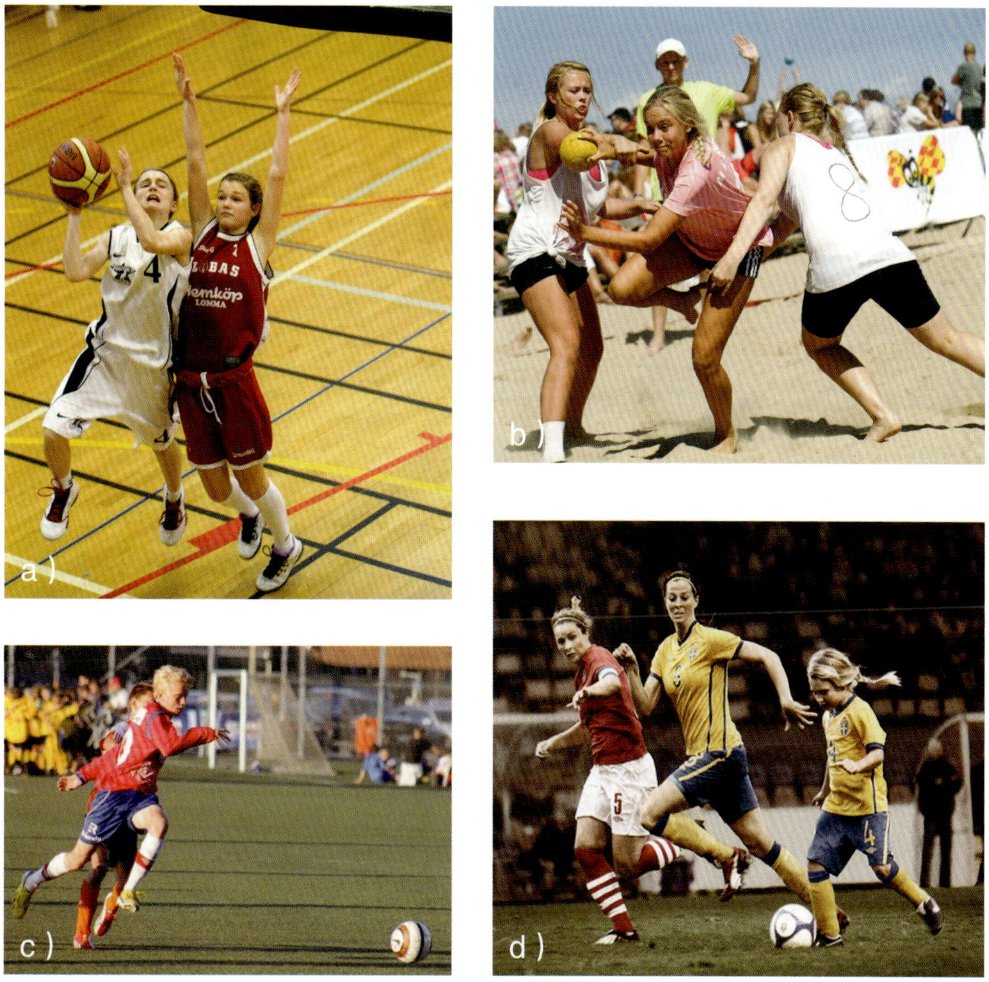

图19.14　包含跳跃和“切入”动作的运动增加了青少年前交叉韧带损伤的风险。**a）、b）**包含跳跃动作的运动增加了膝关节损伤的风险［图b)来自Henrik peterson］；**c）、d）**年轻足球运动员有较高的膝关节损伤风险［图c)来自Henrik peterson，瑞典足球协会］。

松弛性较高，膝关节过伸（膝反屈）更大、髂胫束的弹性较低。下肢解剖对神经肌肉功能、生物力学功能及前交叉韧带损伤风险的影响尚不清楚。需要注意的是解剖因素很难控制。

核心稳定性降低会影响膝关节的动态稳定性。用核心稳定性相关因素预测女性运动员前交叉韧带损伤风险的敏感性较高，特异性中等，但在男性运动员中不适用。值得注意的是，舞者和花样滑冰选手前交叉韧带损伤较少，因为他们有出色的躯干控制能力，他们的训练强调躯干力量、平衡和灵活性。

有结果表明，女子篮球运动员在比赛中落地时的膝关节运动和负荷是前交叉韧带损伤的危险因素，这在其他女性运动员中也一样。女性运动员在跳跃后落地时，如果髋关节和膝关节屈曲减少、股四头肌活动增加、腘绳肌活动减少，会导致负荷增加，这使得落地时前交叉韧带损伤风险增加。总而言之，损伤常发生在跳跃后落地时、动态方向改变时和切入或减速时。小腿向前移位、外翻和相对股骨旋转是最常见的损伤机制。

小贴士

女性前交叉韧带损伤发病率增加的可能因素包括：

- 与前交叉韧带损伤机制相关的潜在神经肌肉失衡。
- 女性比男性表现出更多的“四头肌优势”神经肌肉模式。
- 与女性相比，男性对腘绳肌的募集更多。
- 腘绳肌和股四头肌最大力量（峰值扭矩）的比值是一个很好的衡量力量的指标，男性比女性高。

损伤预防

有效的、合理的预防方案可能会有帮助，但必须包括以下部分：

- 合适的神经肌肉训练可以减少落地时的受力峰值。
- 减少膝关节内收（向身体中线运动）和外展（远离身体中线运动）的幅度，进而减少落地时的受力。
- 能显著提高腘绳肌的力量，减少腘绳肌和股四头肌力量比值的不平衡，以及两侧力量的不平衡。
- 通过训练将内收和外展的能量从约40焦耳减少到20焦耳。
- 此外，通过良好的腘绳肌活动来缓解较大的着地力峰值是很有帮助的。

优秀的预防方案应具有以下特点：

- 有通过神经肌肉和本体感觉训练改变膝关节动态负荷的尝试。
- 强调正确的落地技术；运动员应该用前脚掌轻柔地落地，然后过渡到后脚跟。膝关节和髋关节在落地时应该屈曲。
- 如果可能的话，训练两只脚同时落地而不是单脚落地。
- 应关注避免变向、切入动作和落地、深蹲时大幅度的膝外翻，而不是关注膝关节超过脚尖（图19.15）。
- 增强腘绳肌、臀中肌（3块臀肌之一）和髋外展的力量，合理地训练减速技巧。
- 需要体育管理机构、体育科研人员、运动医学医生、教练、家长和运动员的良好配合，方案才能成功实施（图19.16）。

临床检查

- 提示前交叉韧带损伤的症状有很多。
- 全面了解病史很重要。如果运动员描述损伤由旋转、屈曲、直接创伤、快速减速或落地导致，就应当怀疑前交叉韧带损伤。
- 突然出现疼痛，有时可以听到“咔嗒”声或“啪”的一声。
- 膝关节不适。运动员刚受伤时，通常可以自行离开场地，但这不能排除前交叉韧带损伤的可能。

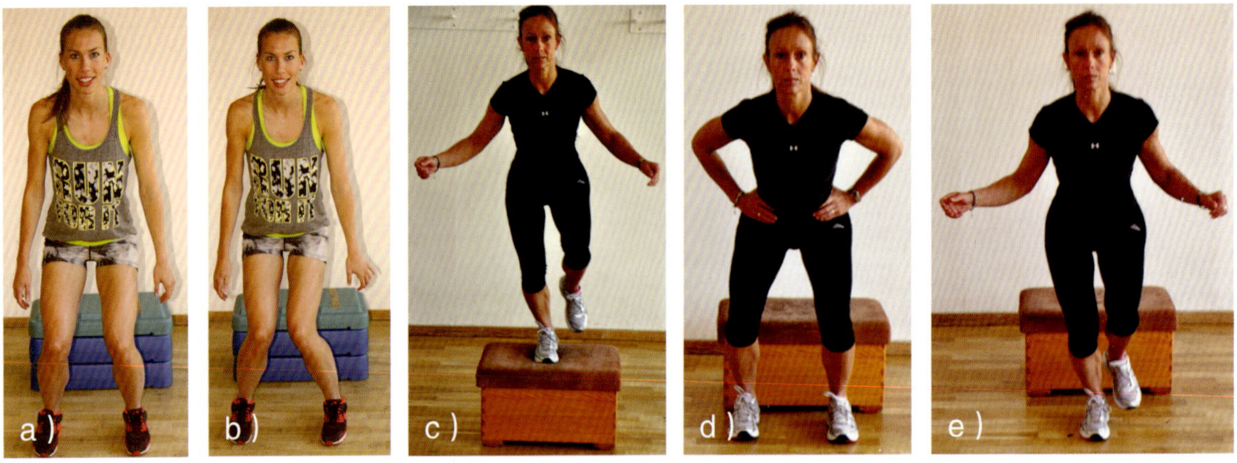

图19.15 跳跃后的落地。为了预防受伤，在落地时注意“膝关节超过脚趾”很重要，这决定了髋关节内收的角度，导致膝关节外翻负荷增加。**a）**落地时膝关节正确的姿势。着陆的特点是髋关节轻微外展，膝关节中立位，负荷点在足部。**b）**落地时膝关节错误的姿势；错误着陆的特点是髋关节内收，膝关节外翻，负荷点在足内侧，这使膝关节更加外翻，伴随小腿和脚外旋（图片来自F-MRAC）。**c）**训练正确着陆时的起始位置。**d）**膝关节屈曲双腿落地，双脚之间有足够宽度，这样可以安全着陆。 **e）**单腿落地是一项重要的训练（图片来自Heijne/Frohm）。

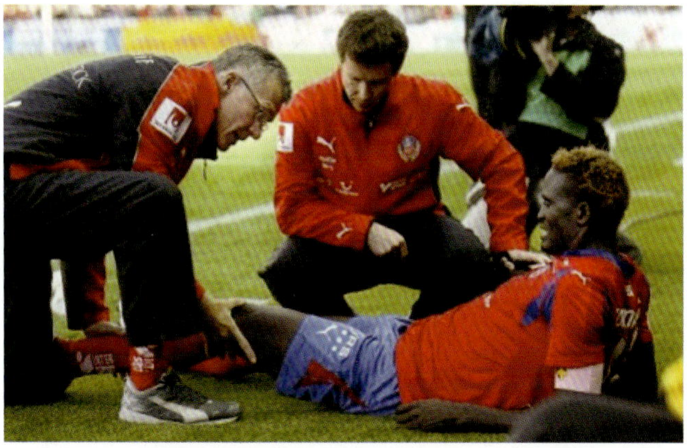

图19.16 有经验的足球队医可以通过现场检查了解损伤的严重程度（图片来自Harald Roos，隆德大学，Helsingborg IF医生，瑞典）。

- 反复发作的“打软腿”及膝关节不稳定，运动员几乎失去平衡或跌倒。这些症状提示前交叉韧带损伤严重，通常需要手术治疗。
- 肿胀可在几小时内出现并引起疼痛。肿胀是膝关节内出血（关节积血）造成的。当创伤后出现关节积血时，应小心前交叉韧带损伤，因为70%的前交叉韧带损伤可引起出血。
- 有时关节穿刺可抽出积液；如果抽出的积液中有血，则前交叉韧带损伤的可能性很大。穿刺抽吸也可减轻疼痛。
- 主动和被动的关节活动范围受限。运动员膝关节活动度通常降低，特别是受伤后的几天。

前交叉韧带损伤的临床检查包括：

- Lachman试验［（图19.17a）］：是一种非常可靠的前交叉韧带损伤检查方法。它基本上是膝关节屈曲20~30度的前抽屉试验，被检查者小腿（胫骨）呈旋转中立位。检查者用一只手稳定被检查者股骨远端，另一只手紧紧抓住被检查者胫骨近端，用轻柔的力将胫骨相对股骨向前牵拉，并评价是否有硬的或软的终点。
  - ✓ Lachman试验阳性高度提示前交叉韧带撕裂，其在韧带完全断裂时的灵敏度是96%，在部分断裂时为68%[2, 3]。
- 前抽屉试验［（图19.17b）］：可靠性有限，但对膝关节状态的全面评估是有价值的。被检查者仰卧，髋关节屈曲45度。检查者拇指位于被检查者胫骨前上方。被检查者膝关节屈曲70~90度，胫骨呈中立位或内旋位。在检查前交叉韧带时，检查者向前牵拉胫骨近端。向前牵拉不超过6~8毫米是正常的。与健侧相比，胫骨相对股骨前移的增加和在终点位置的松弛提示前交叉韧带撕裂。
  - ✓ 由于腘绳肌和内侧半月板后角会阻碍移动，这项试验不如Lachman试验可靠。
  - ✓ 胫骨外旋下的前抽屉试验会收紧关节囊后内侧部。如果向前运动存在（和腿在中立位时向前运动相同），则提示前交叉韧带损伤及关节囊后内侧和内侧副韧带损伤。

轴移试验（旋转前抽屉试验）［（图19.17c）］：在经验丰富的检查者手中是一项优秀的测试。相比于Lachman试验，这项试验的灵敏度显著降低。轴移试验的实施很难，尤其是在损伤的急性期。它的缺点是：①即便交叉韧带完全断裂，试验也不一定为阳性。②试验可能给被检查者造成疼痛和不适。如果被检查者不能放松，检查可靠性会降低。

- ✓ 然而轴移试验有助于发现需要重建手术来矫正的旋转不稳定。如果受伤的人年轻好动，轴移试验阳性是一个手术指征，因为它表明前交叉韧带的损伤很严重。
- ✓ 在膝关节屈曲20~30度和直腿时来检查，膝关节内侧和外侧的横向稳定性（分别是外翻和内翻稳定性）以分别排除内侧副韧带和外侧副韧带的损伤（第411页，图19.28）。
- ✓ 髌骨和股骨之间的关节（髌股关节）也需要被检查。
- ✓ 需要X线检查排除骨损伤。
- ✓ MRI使用较普遍。然而，当诊断可以根据病史和体格检查确定时，MRI通常是不必要的。但MRI对检查合并损伤有帮助，如骨、关节软骨、出血和组织损伤的分布（图19.18）。

- 关节镜检查（图19.19）可提供明确的诊断，尤其是术中用探针检查前交叉韧带时。然而当诊断可以与手术治疗结合时，诊断性关节镜检查通常是多余的。

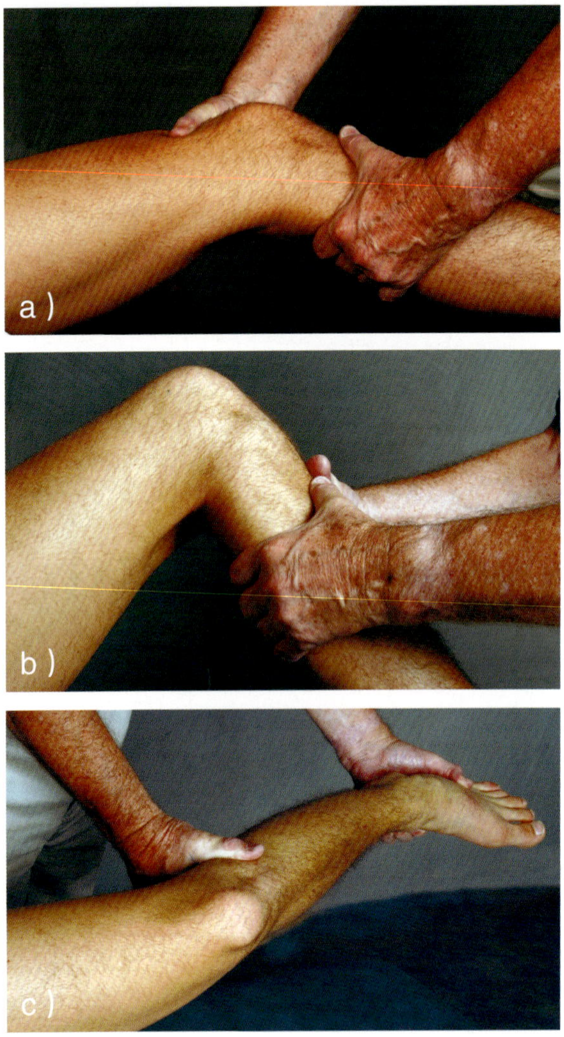

图19.17 前交叉韧带的稳定性检查。**a）**Lachman试验：是膝关节屈曲20~30度的前抽屉试验。检查者用一只手稳定股骨远端，另一只手紧紧抓住胫骨近端，用轻柔的力将胫骨相对股骨向前牵拉。**b）**前抽屉试验：被检查者仰卧，膝关节屈曲70~90度，髋关节屈曲45度。检查者拇指放于被检查者胫骨前上方，被检查者胫骨中立位或内旋位。在检查前交叉韧带时，检查者向前牵拉胫骨近端。这项检查也可以在胫骨外旋时进行。如果向前运动存在，提示除了前交叉韧带损伤，关节囊后内侧和内侧副韧带也可能损伤。**c）**轴移试验：在膝关节外翻的情况下进行。被检查者伸直膝关节，检查者在被检查者小腿施加内旋力，向腿部施加轻微的远端牵引。然后开始屈曲被检查者膝关节。在膝关节屈曲20~30度时，对膝关节施加外翻和内旋的力，胫骨会相对于股骨前外侧半脱位。当膝关节进一步屈曲（超过约60度），由于髂胫束的作用由伸膝变为屈膝，胫骨前外侧半脱位减轻。

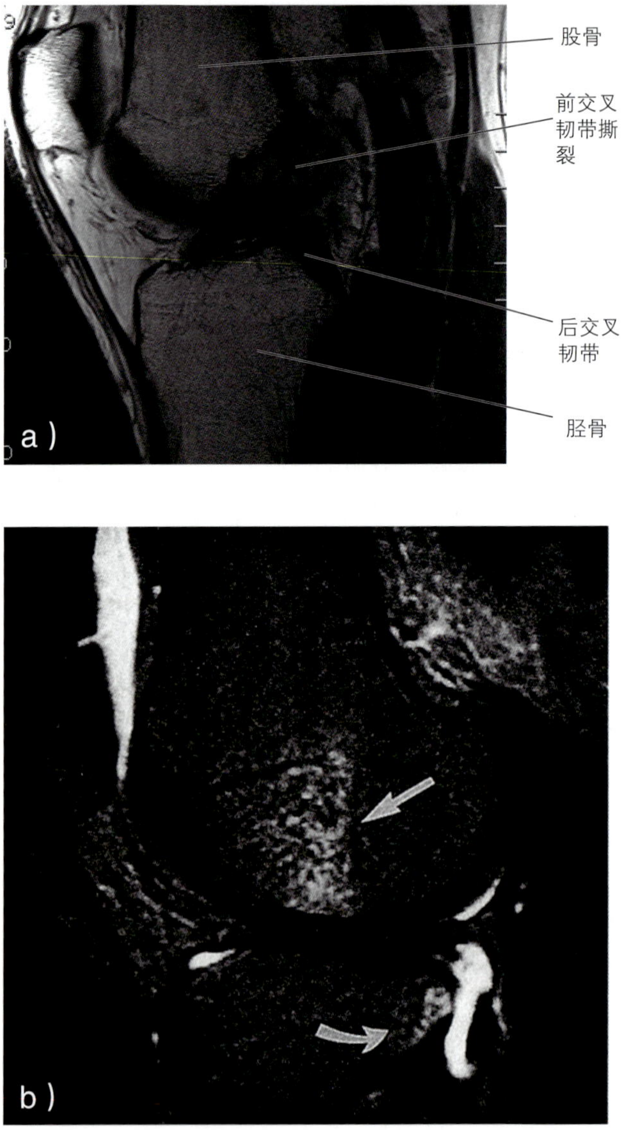

图19.18 膝关节MRI。**a）**MRI显示前交叉韧带损伤。这项检查通常在病史和体格检查不能确定诊断时进行。**b）**导致前交叉韧带损伤的创伤也可以导致组织肿胀。股骨和胫骨后部可形成积液（箭头）。骨小梁的微小骨折也可因出血导致积液，这就是所谓的“骨挫伤”。

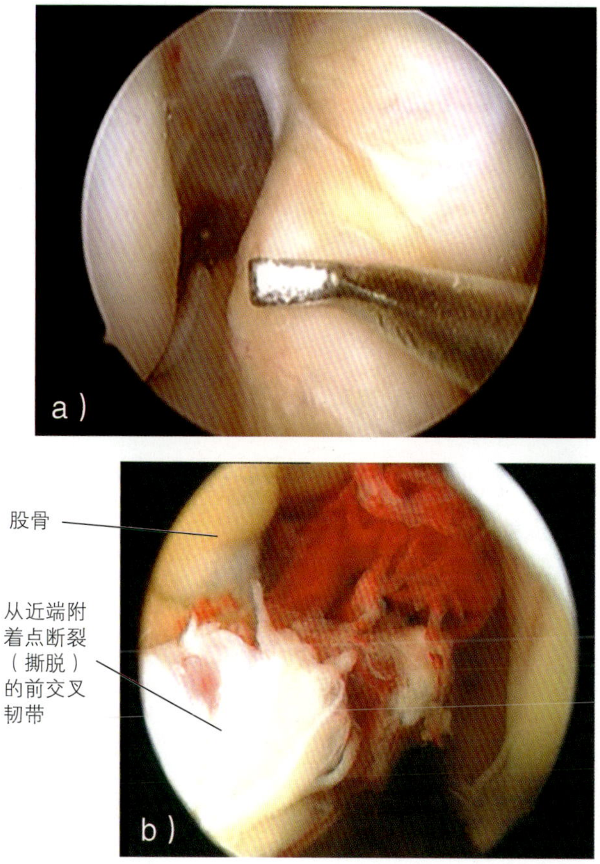

图19.19 膝关节关节镜检查。**a**）用探针检查前交叉韧带；**b**）前交叉韧带断裂的关节镜下图像。图片来自ArtroClinic，斯德哥尔摩。

治疗

没有一种治疗方案适用于所有患者。治疗方案必须与下列因素相符合：损伤的严重程度，膝关节是否合并其他损伤，患者的年龄和活动程度，膝关节不稳定的程度，前交叉韧带损伤的类型和患者对治疗方案的依从性。决定治疗的因素有：

- 患者的年龄：越来越多的人在晚年仍然保持活动，因此没有绝对的年龄界限。如果50~60岁的患者十分活跃并（或）膝关节很不稳定也可以手术治疗。
- 活动水平是决定是否手术的首要因素。非常活跃的患者从手术中获益最大，因为他们更愿意参与必要而强度较大的恢复项目。不太活跃的、不做转向和旋转运动的，或者可以接受改变他们活动水平的患者可以不进行手术。
- 复合损伤也是决定手术的重要因素。主流观点认为，其他主要韧带的损伤会增加前交叉韧带非手术治疗后功能性不稳定的可能性，但仍存在争议。前交叉韧带撕裂经常合并1个或2个半月板损伤。当可修复的半月板损伤合并前交叉韧带完全撕裂时，通常推荐在修复半月板的同时重建前交叉韧带。如果没有修复韧带，半月板撕裂会复发。如果慢性前交叉韧带撕裂的患者没有“打软腿”的病史，且半月板损伤不可修复，可以将撕裂的部分半月板从膝关节中取出，症状可能会消失，但是未来发生关节炎的风险将增加。
- 膝关节不稳定的程度：全身性韧带松弛的患者在前交叉韧带损伤后是否比普通患者更容易膝关节不稳定仍有争议。
- 反复“打软腿”和轴移试验阳性：与健腿相比，胫骨相对股骨异常前移，但没有或只有轻微的轴移试验阳性的前交叉韧带撕裂患者非手术治疗效果好于轴移试验明显阳性的患者。反复“打软腿”和轴移试验阳性的患者需要手术。
- 患者的依从性：接受前交叉韧带手术的患者必须能够并愿意参加长期的术后康复训练。在受伤后早期接受康复训练的患者更可能在术后接受康复训练。

小贴士

应当考虑所有上述因素，独立评估每个患者，谨慎地选择手术对象。

保守治疗

老年患者、不活跃的患者，以及不参与包括急转弯和旋转等体育活动的患者，不接受手术效果也很好。部分患者选择先观察、暂不手术。当膝关节出现如“打软腿”、疼痛、肿胀发展等症状时，可能在后期需要手术。应告知患者这种选项。“观望”一直被认为有一定风险，如发生“打软腿”的概率增加，以及对膝关节、软骨和半月板的损害增加。

一篇著名的文章报道，发现年轻活跃的急性前交叉韧带损伤患者接受早期手术和康复训练的预后并不比接受保守康复治疗和可能的晚期手术好。第二种治疗策略大大减少了前交叉韧带重建的数量。在5年的随访中，研究人员发现了同样的结果，即膝关节早期或晚期手术重建和单纯康复治疗之间没有差别[4]。

保守治疗包括以下方法：

- 急性期主要控制肿胀程度和疼痛程度，可采用膝关节支具、冰敷、抗炎药物治疗，在合适的运动中逐渐增加关节活动范围。肌肉的恢复应当在受伤组织可以接受的速度下进行，尽可能越快越好。膝关节固定支具和石膏应使用几天后尽快拆除。
- 如果可能的话，功能训练应尽快开始，应包括骑自行车、游泳和简单跑步等活动。这些活动应在关节可以全范围活动和关节没有肿胀的情况下开始。在前交叉韧带损伤后的6~12周内，应避免包括急转弯在内的危险运动。
- 如果运动员回到包括像急转弯的运动中，可以使用护膝。护膝可在关节活动范围提供支持并防止关节过伸，也可在受力较小时防止胫骨相对于股骨前移。然而，目前没有充分证据证实护膝的效果，护膝应主要用于有"打软腿"的患者（第409页，图19.26）。有理由对轻微半月板撕裂、前交叉韧带断端关节梗阻，关节的"锁定感"和"捕获感"，复发肿胀或膝关节持续疼痛不适的患者进行小手术干预。在这种情况下，术前MRI可能有助于评估受损的结构。

小贴士

医生应告知保守治疗的患者：

- 早期手术并不一定比保守康复治疗和后期重建手术的患者有更好的结果。
- 不接受手术的风险。
- 如果膝关节有"打软腿"、反复疼痛或肿胀可以进行手术治疗。

手术治疗

一般来说，高度活跃的人最需要外科手术。手术指征包括膝关节明显不稳定、反复发作的关节肿胀和疼痛、严重的可修复的半月板损伤，以及严重的关节软骨损伤。患者必须了解并依从整个治疗和康复计划。

急性损伤时，应将手术推迟到膝关节恢复、肿胀和疼痛消退以后。手术最好在受伤后2~8周进行。更晚的手术没有什么意义，可能会稍微降低手术成功的机会。手术应该由前交叉韧带手术经验丰富的医生进行，以减少手术风险。康复的要求很高，要求患者依从并遵循所有医嘱。

小贴士

手术前向患者交代全部信息。患者应当被告知：

- 目前还没有任何手术能完全再造正常前交叉韧带的解剖特征。
- 手术不能完全恢复膝关节正常的生物力学功能。
- 手术结果相对较好，能达到80%~90%的改善。
- 不是每个人都能恢复到手术前的活动水平。

手术技巧

- 手术入路应遵循解剖学原则，允许患者尽快开始关节活动。
- 外科医生应该确保移植物放置在正确的解剖学位置，有恰当的张力，固定牢固。

移植物的选择很重要。大多数医生使用患者自己的组织进行重建（自体移植）。自体的髌腱和腘绳肌腱都是很好的移植物（图19.20，图19.21）。有时在再次手术时，可以使用异体组织（来自已故供体的组织，异体移植）。然而这种方法不是运动员的第一选择。应避免使用合成韧带，因为它们太僵硬，根据经验，效果欠佳。

手术可通过关节镜或经关节的一个小切口进行。前交叉韧带手术的标准关节镜技术（内窥镜技术）是通过关节打入螺钉将移植物固定在股骨上（图19.22，图19.23）。手术也可通过在膝关节外侧加上小切口，将移植物固定于股骨。这种技术更容易、更可靠。医生应使用其熟悉的重建技术。

长期随访表明，单束前交叉韧带重建不能完全阻止晚期骨性关节炎的发展。这种发展的一个原因是遗留的旋转不稳定性。双束重建技术利用2条移植物修复韧带生物力学功能，提高旋转稳定性（图19.24）。一些外科医生认为双束重建技术能更好地恢复前交叉韧带的正常解剖结构，改善膝关节动力学，有更好的效果，可降低关节炎的发病率。目前这种技术的长期疗效并不清楚。可能未来会发现更好的三束解剖重建技术。

小贴士

前交叉韧带重建不是一个简单的手术，需要技术高超、经验丰富的医生和善于合作（依从性好）的患者有机配合才能有好的结果。

术前、术中、术后注射镇痛剂，加上冷敷，可以达到良好的疼痛控制效果（图19.25）。这使得大多数手术可以在门诊进行，有些患者可能需要住院。

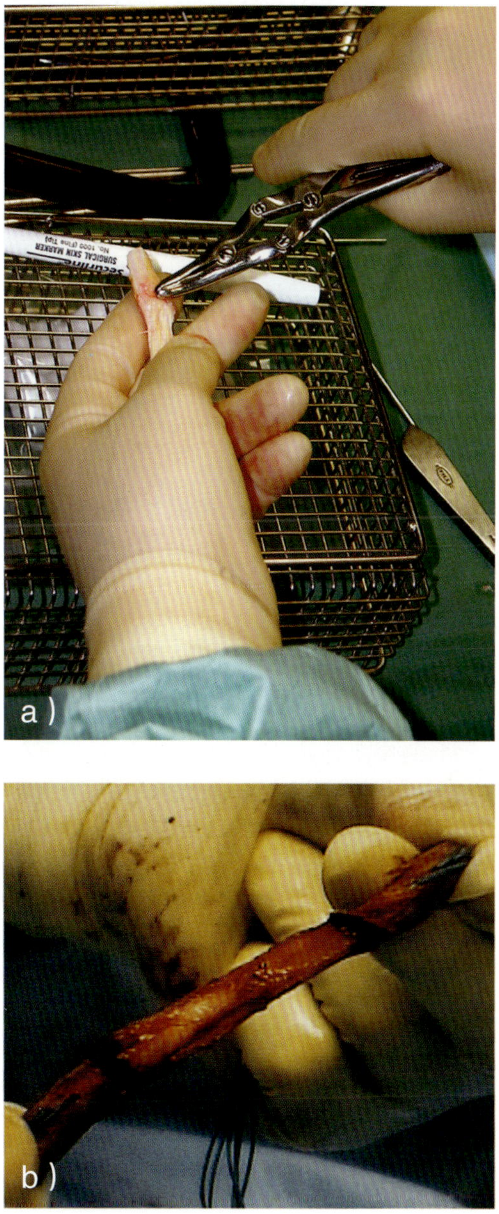

图19.20　髌腱移植前交叉韧带重建术：两端带骨的髌腱可作为新韧带（移植物）。**a）**在靠墙的桌子上加工移植物；**b）**用缝线固定移植物，把移植物拉入预制的隧道。

康复

疼痛和肿胀应该是首先要解决的问题，可以通过压迫和冷敷治疗。

早期运动训练有助于减轻肿胀。

- 最需要恢复力量的肌肉是股四头肌和腘绳肌。腘绳肌作为拮抗肌，可以支持前交叉韧带，应尽早开始锻炼。然而只要疼痛和肿胀存在，肌肉体积就无法增加。
- 在手术顺利进行的情况下，膝关节矫形器（KO）在前交叉韧带重建后的康复过程中价值有限。在某些情况下，如当运动员回归到完全的体育活动时，功能性膝关节矫形器被认为是有价

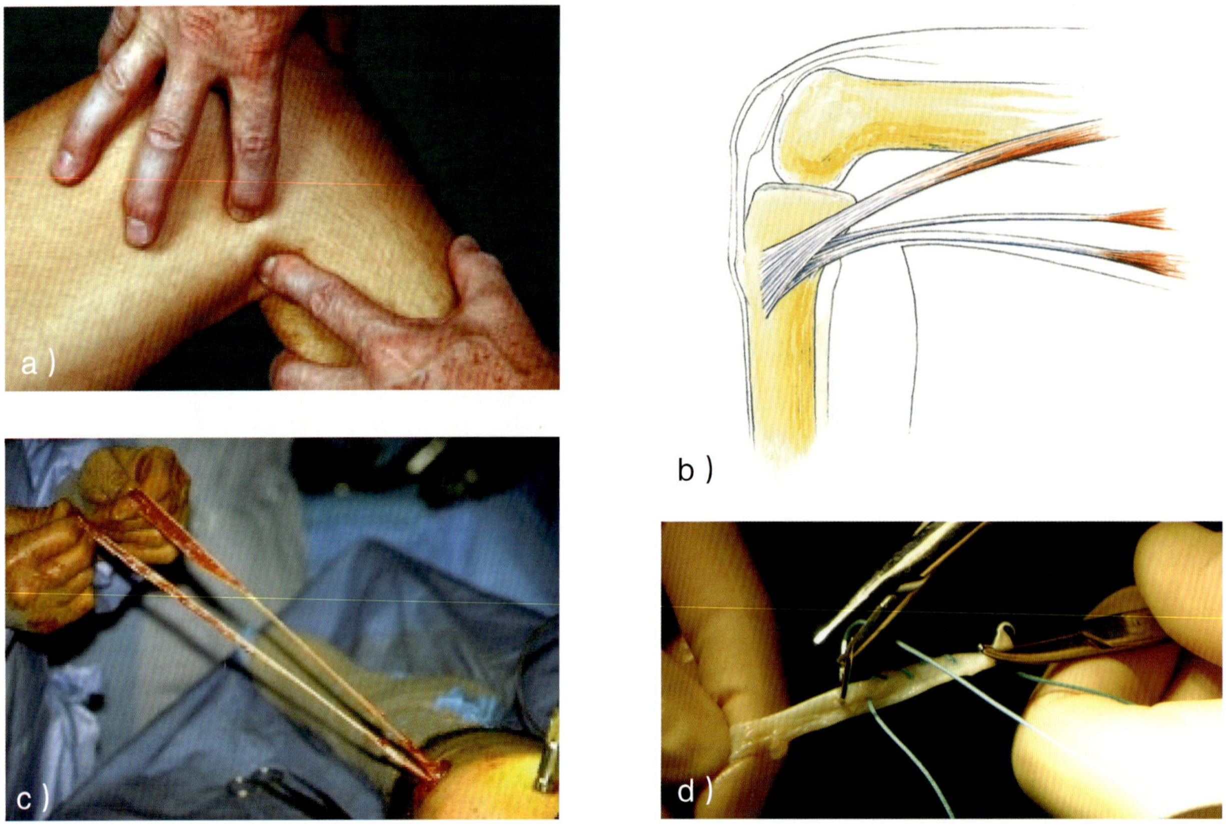

图19.21 腘绳肌腱如半腱肌腱，以及股薄肌腱可用作交叉韧带移植物。a）腘绳肌腱在膝关节的位置。b）这两条肌腱与缝匠肌腱一起附着于膝关节内侧的胫骨，形成鹅足，缝匠肌腱在上方，股薄肌腱在中间，半腱肌腱在底部。c）从肌肉中取出肌腱，准备用于重建。肌腱可用作游离移植或与在鹅足中保存完好的附着点一同移植。d）将肌腱缝合在一起，在末端准备好用于拉出的缝线。

值的。然而其稳定效果有限，特别是在高速活动时。尽管膝关节矫形器不能对重建的韧带提供充分保护，但大多数使用它们的运动员觉得有效。它们与日常活动结合起来往往具有显著的积极效果（图19.26）。

小贴士

许多佩戴矫形器/支具的患者感觉其可提供支持和安全感，这一点也很重要。

恢复活动

运动员通常可以逐渐增加活动水平。骑自行车已被证明是一种安全的前交叉韧带康复方法。在关节活动范围达到100度后开始骑自行车较好，通常在前交叉韧带重建后的3~4周开始。2个月后，运动员通常可以开始跑步。然而，与健侧相比，在运动员恢复至少85%的大腿肌肉力量前，应避免包括急转弯和旋转在内的活动。这种活动可在手术后4 ~ 6个月开始。

关于恢复到受伤前运动水平的科学研究不多：

- 足球：冠军联赛（最高水平联赛）中的足球运动员可以在前交叉韧带重建后6个月开始训练，并在9~10个月后参加足球比赛。94%的球员可在12个月内完全回归比赛。需要注意的是，这些优秀的运动员经历了每天几小时的严格康复过程，并

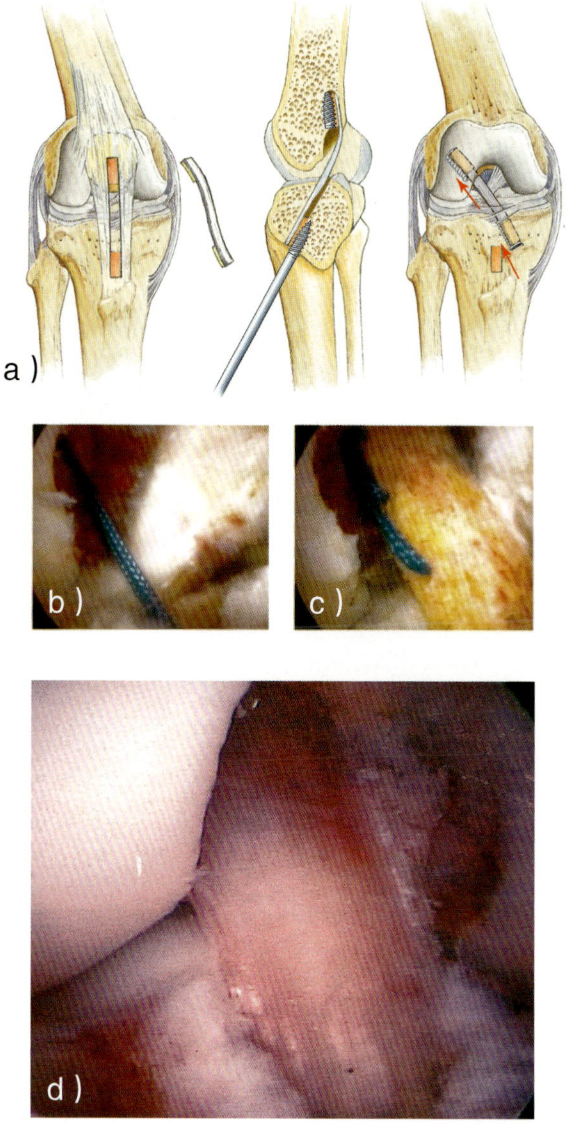

图19.22　用部分髌腱重建前交叉韧带。**a)** 髌腱的中间部分被取走，两端带有从髌骨和胫骨取走的部分骨质（左）；移植物穿过股骨和胫骨的骨隧道；用螺钉把移植物固定在股骨和胫骨的骨隧道中，侧面观（中），前面观（右）。**b)** 关节镜下可见移植物的缝线穿过股骨的骨隧道。**c)** 关节镜下拉出缝线，使移植物进入隧道。**d)** 关节镜显示移植物拉紧和固定。

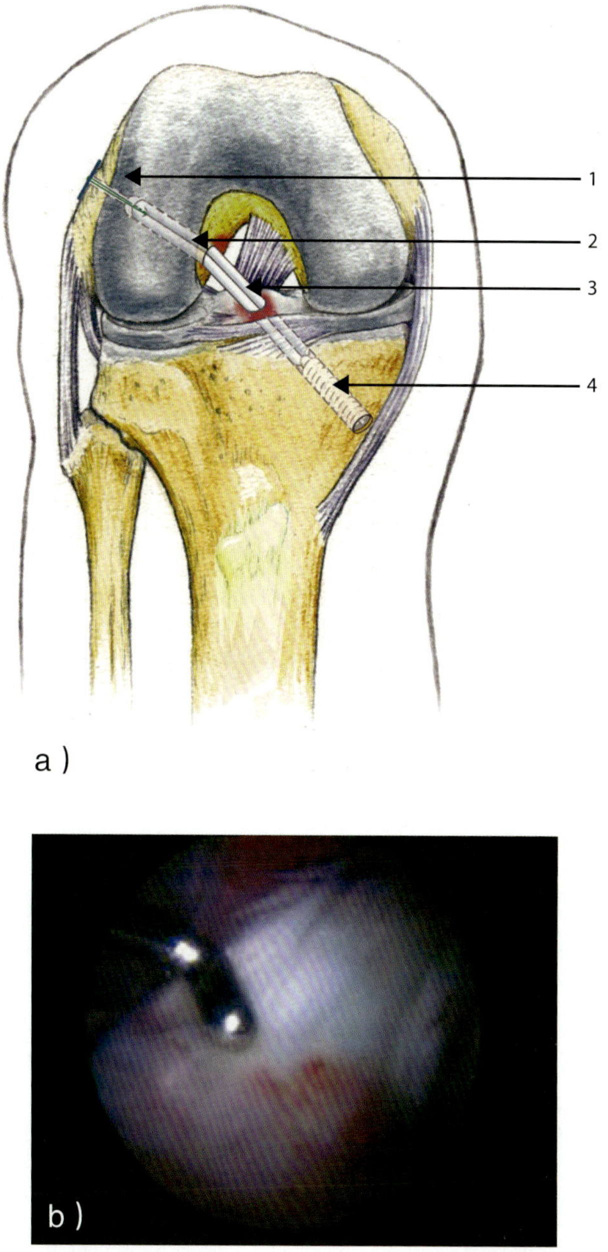

图19.23　用腘绳肌腱（半腱肌腱和股薄肌腱）重建前交叉韧带。**a)** 移植物经过胫骨的隧道，通过关节，进入股骨外侧髁的隧道。移植物有多种固定方法。1.将移植物用螺钉固定在胫骨隧道中；2.移植物通过关节；3.移植物在股骨隧道中；4.移植物固定在股骨外侧。**b)** 关节镜下的移植物。

在康复过程中获得了有经验的康复治疗师的有力支持。

- 橄榄球：在最近的一项研究中，63%瑞典全国橄榄球联盟（NFL）的球员可在前交叉韧带重建手术后11个月完全恢复到比赛水平，这比之前的研究稍慢一些。结果表明，与其他球员相比，经验丰富的球员更有可能完全恢复竞技水平。
- 普通运动员：80%的活跃人群恢复了体育运动。

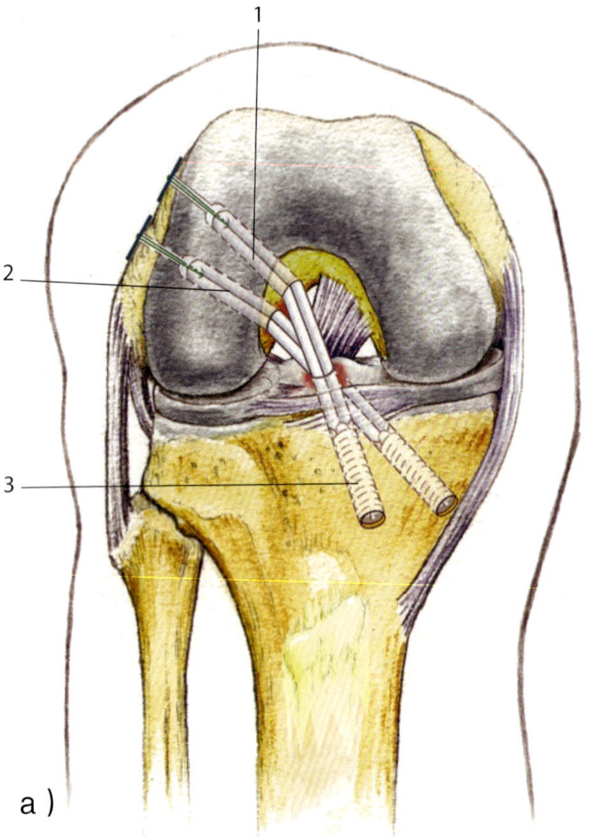

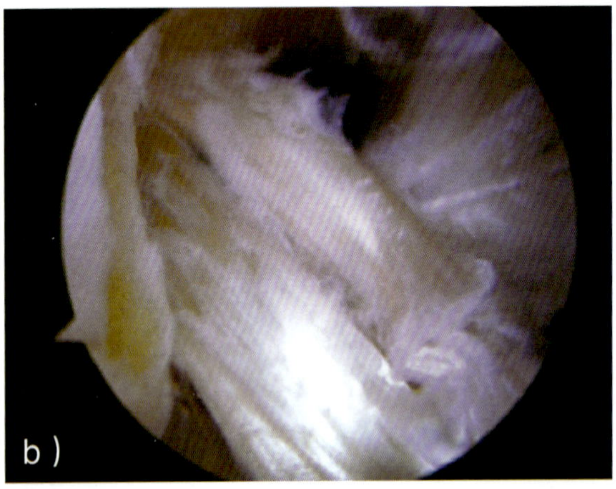

图19.24 双束重建技术，用2条移植物重建了前交叉韧带的2个部分。**a）**重建方法。1.前内侧束；2.后外侧束；3.固定螺钉。**b）**关节镜下的双束重建（图片来自ArtroClinic，斯德哥尔摩）。

据估计，50%~60%的患者恢复了手术前的活动水平，还有40%~60%的慢性病例。

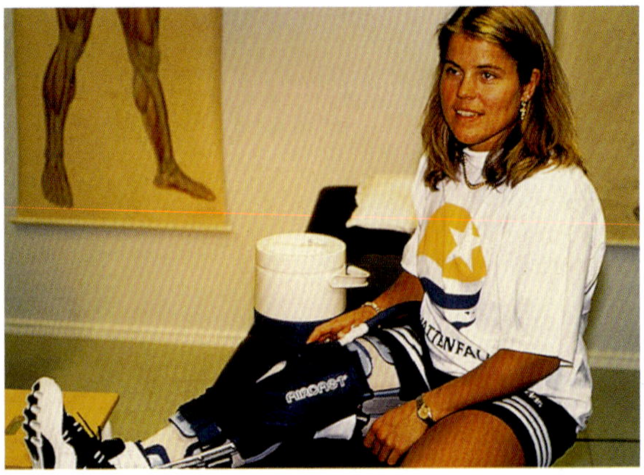

图19.25 冷敷可以很好地缓解疼痛。图片来自2014 DJO，LLC，已授权，版权所有。

小贴士

恢复到体育运动的康复过程没有通用的模板。康复过程需要个体化才能成功。

回到顶级水平的体育运动本身可能是晚期骨性关节炎的一个危险因素。

前交叉韧带损伤治疗的结果

- 前交叉韧带重建的结果往往相当不错，但可能不如受伤运动员希望的那样好。需要注意不同病例结果可能有很大不同。
- 预后很大程度上取决于手术骨科医生的经验、积极康复中康复治疗师和患者的参与。
- 急性和慢性损伤的手术原则是相同的。在慢性病例中手术可能会稍微改变一些，会去掉更多的骨来为韧带创造空间。
- 慢性病例中，关节软骨和半月板经常受损，因此预后不如急性损伤好，但结果仍然是令人满意的。

骨性关节炎的风险

手术是否可以防止远期严重的膝关节退行性变及双束重建是否可以减少骨性关节炎的发展仍不确定。

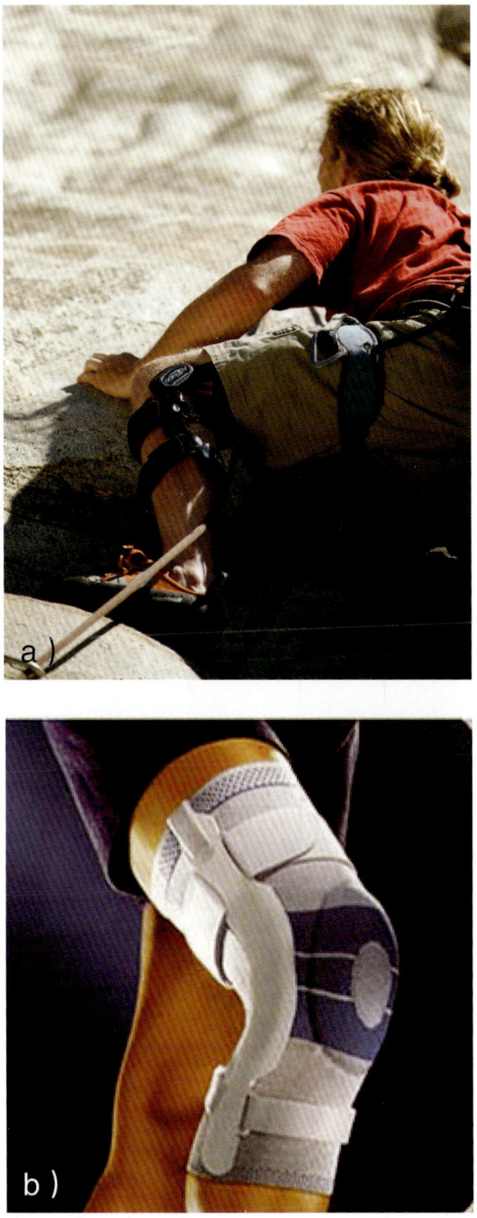

图19.26 膝关节矫形器（功能性护膝）可能对膝关节损伤后的日常活动和某些体育运动有一定价值。**a）**轻型护膝，为受损的前交叉韧带提供持久的支持（图片来自2014 DJO，LLC，已授权，版权所有）；**b）**SofTec® Genu，Bauerfeind护膝。

小贴士

最近的经验显示，前交叉韧带重建不能防止远期退行性变，即尽管膝关节手术后获得稳定，年轻运动员仍可能患骨性关节炎。

前交叉韧带损伤的长期结果显示，损伤15年后50%的患者X线下会发现膝关节的改变，提示骨性关节炎的发展，这与治疗无关。由于前交叉韧带损伤常发生于年轻人，尤其是女性，许多患者在35岁时就已经有了明显的症状。重回顶级水平的体育运动可能是晚期骨性关节炎的危险因素。

小贴士

- 前交叉韧带损伤的成功治疗仍然是一项复杂的任务，需要专门的技术。
- 明显存在晚期膝关节骨性关节炎的风险。
- 重回顶级水平的体育运动可能是晚期骨性关节炎的一个明显的危险因素。
- 治疗应个体化并符合患者期望的活动水平。

内侧副韧带损伤

内侧副韧带是最经常受到损伤的膝关节韧带之一。膝关节内侧结构损伤的发病率是0.24/1 000时。男性的发病率是女性的2倍（0.36：0.18）。因为许多内侧副韧带的微小损伤没有被报告给医生，所以很难发现。该损伤的治疗从20世纪70年代的手术修复转变成了今天广泛采用的保守治疗和早期康复。

解剖

内侧膝关节的稳定性是由膝关节前、后中线延伸的内侧静态和动态稳定结构维持的。静力结构包括内侧副韧带浅层、后斜韧带（POL）、关节囊韧带的中间1/3。动态稳定结构是鹅足肌腱，尤其是半膜肌腱。

内侧副韧带浅层是膝关节内侧最大的结构。它起于股骨内上髁，附着在胫骨的2个点上。近端在股骨的起点是椭圆的，位于内上髁后3~5毫米。内侧副韧带远端的2个止点附着于胫骨。后方更靠近端的附着点位于关节间隙下1厘米，部分和内侧副韧带深层一起附着。前方更远端的附着点位于关节间隙下5~7厘米，胫骨前内侧鹅足附着点之下，基底较宽。这2个附着点导致内侧副韧带浅层有2个功能明显不同的部分。前纤维在整个屈曲过程中绷紧，提供支持，后纤维在屈曲时放松，伸直时紧张。内侧副韧带在胫骨外旋时紧张。

关节囊的中间1/3构成了内侧副韧带的深层，是一个2~3厘米长的短结构。它附着于内侧半月板，在浅层内侧副韧带之下，附着于关节间隙下10毫米的胫骨，与内侧副韧带有部分共同的附着点。

内侧副韧带深层和浅层往往在近端融合。这条韧带相对宽松，可以允许膝关节活动，又足够短以稳定半月板。韧带的深层被分为半月板股骨韧带和半月板胫骨韧带两部分。不论浅层内侧副韧带断裂发生于何处，深层断裂都可能发生在邻近半月板附着处、胫骨附着处或半月板上方。

后斜韧带是一部分增厚的关节囊。它起于股骨内上髁，在内侧副韧带浅层之后，附着于关节间隙下胫骨髁上和内侧半月板后角。这个结构对于内侧稳定很重要。后斜韧带在关节屈曲时松弛。

生物力学分析显示，内侧副韧带的主要功能是抵抗使胫骨相对股骨外翻（位于膝关节外侧的力使小腿相对股骨向外，“八”字脚）和外旋的力量。内侧副韧带浅层在膝关节屈曲5度时承担57%的内侧稳定性，在膝关节屈曲25度时。承担78%的稳定性。内侧副韧带深层在膝关节屈曲5度时承担8%的稳定性，在膝关节屈曲25度时承担4%的稳定性。后斜韧带分别承担18%和4%的稳定性

症状和诊断

- 滑雪者的损伤机制既有膝关节间接外翻损伤，也有小腿外旋（图19.27）。足球运动员的大腿下部或小腿上部外侧的直接创伤会对内侧副韧带造成相当大的损伤。
- 疼痛可能很剧烈，但没有剧烈的疼痛并不能排除严重损伤。有时小损伤的疼痛比严重损伤更为明显。
- 内侧副韧带损伤可影响行走能力。50%的严重Ⅲ级损伤的运动员必须依靠支撑行走。
- 关节肿胀应重视；肿胀表明膝关节本身有更大的损伤。
- 受伤的部位常有压痛，尤其是股骨内上髁。
- 用外翻应力试验检查稳定性很重要（图19.28）。

  损伤分级：
- 0级：正常，即没有关节开大。
- Ⅰ级：关节开大1~4毫米。
- Ⅱ级：关节开大5~10毫米。

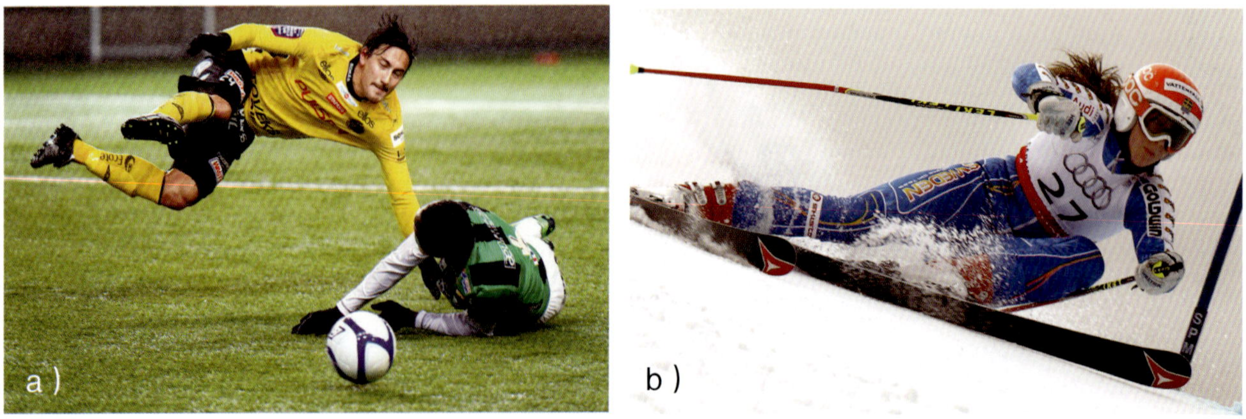

图19.27 膝关节的韧带承受着巨大的压力，尤其在顶级水平的接触运动和个人运动中，如足球［**a**）］和高山滑雪［**b**）］。图片来自Bildbyrån，瑞典，已授权。

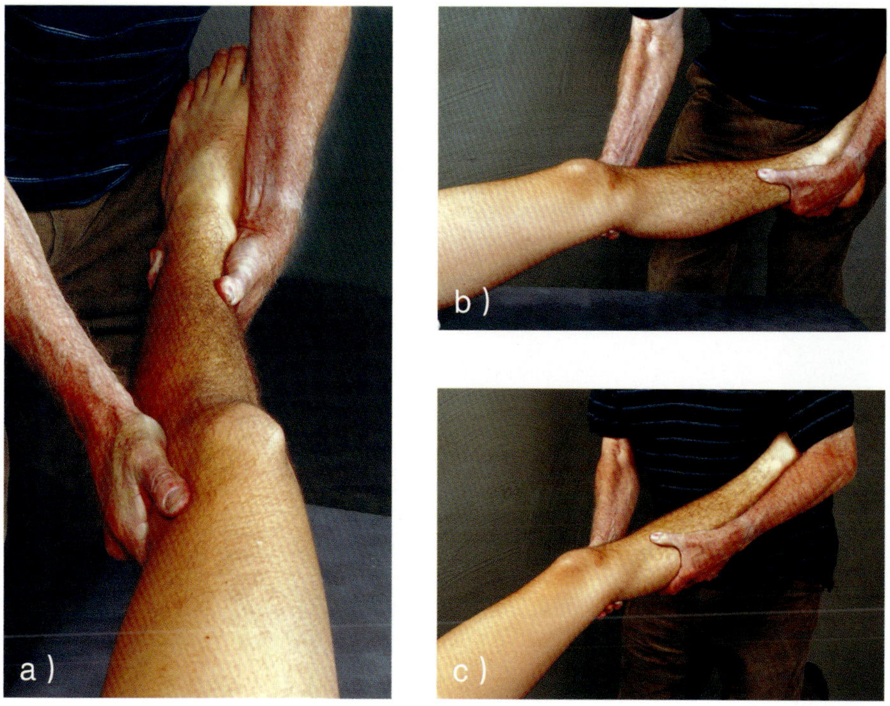

图19.28　外翻应力试验检查内侧副韧带稳定性。**a**）被检查者膝关节完全伸直，检查者一只手在被检查者膝关节外侧，另一只手在被检查者踝关节内侧，通过对膝关节向内用力和对脚向外用力来检查膝关节的稳定性；可以通过与另一条腿的对比来判断是否存在不稳定。**b**）在膝关节屈曲至30度进行同样的检查。**c**）还可将被检查者脚放在检查者的腋下检查。

- Ⅲ级：关节开大10~15毫米。

在Ⅰ级和Ⅱ级损伤（撕裂）时，外翻试验中有明确的终点或阻力，但Ⅲ级损伤（撕裂）中没有终点或明显的阻力。注意：如果后交叉韧带和后关节囊完好，即使内侧副韧带完全断裂，膝关节完全伸直时也不存在外翻不稳定。内侧不稳定应首先在膝关节屈曲30度时进行检查，也应在腿伸直时进行检查。

当存在严重的内侧副韧带不稳定时，应当用Lachman试验检查前交叉韧带的稳定性。95%的内侧副韧带Ⅲ级损伤病例合并前交叉韧带损伤。前后位、侧位和髌骨股骨X线检查是所有膝关节损伤患者必需的。应排除骨折。在可疑病例中，MRI可用于识别内侧副韧带损伤的确切位置及相关的半月板和交叉韧带损伤（图19.29）。

治疗

- 正确的诊断是成功治疗的基础。急性、孤立的Ⅰ级和Ⅱ级内侧副韧带损伤应采取保守治疗和早期康复训练。
- 对于Ⅰ级和Ⅱ级损伤，力量和早期康复训练可以在耐受疼痛的情况下尽早开始（第462页，表19.2）。
- 辅助稳定性的护膝可能会有帮助。
- 如果运动员在第1周治疗结束时已经取得了相当大的进展，即膝关节可完全伸直，且没有肿胀和压痛，运动员很可能在3~8周恢复正常的运动（包括接触性运动）。
- Ⅲ级损伤的治疗取决于其他的损伤情况。一般认为，严重的胫骨前内侧半脱位（即高度内侧不稳定）是不可能在没有前交叉韧带断裂的情况下发生的。目前的共识是，对于前交叉韧带和内侧副韧带联合损伤，应关节镜下重建前交叉韧带和开放手术修复内侧副韧带。这些合并伤的康复训练与单独的前交叉韧带损伤相同。内侧副韧带手术会使膝关节变得僵硬，因此早期运动训练非常重要。

小贴士

单纯的内侧副韧带损伤基本上应采取保守治疗。如果同时有前交叉韧带损伤，可以考虑手术治疗。早期的运动训练很重要。

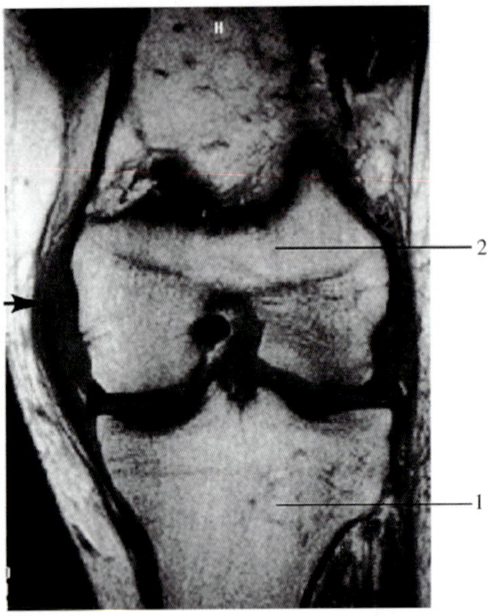

图19.29　MRI显示膝关节内侧副韧带完全断裂（箭头）。1.胫骨；2.股骨。

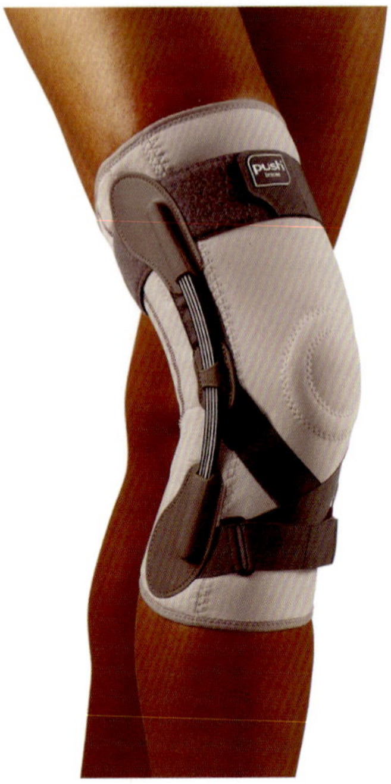

图19.30　稳定性支具/矫形器（这里显示稳定活动范围）通常对Ⅰ级和Ⅱ级损伤有很好的疗效。图片来自Nea International BV。

并发症和体育运动的恢复

内侧副韧带损伤很少有并发症。在某些情况下，近端可能存在一定程度的残留疼痛。早期的运动员被关节僵硬所困扰，但现在早期的运动训练几乎消除了关节僵硬。然而，如果受损的内侧副韧带结构不能正常愈合，则膝关节的不稳定性仍会持续。这种情况应该进行修复手术，应由经验丰富的膝关节外科医生进行解剖学修复。再怎么强调康复训练也不为过。早期包括负重和力量训练的运动训练应该尽快开始。

运动员感觉膝关节舒适且没有功能缺陷时可以重返运动场：

- Ⅰ级损伤可能需要1~2周重返运动场。
- Ⅱ级损伤需要更长一点的时间；体育运动可以在没有疼痛或外翻不稳定、只有轻微压痛的情况下开始——一般是2~4周。
- Ⅲ级损伤更为严重：运动员需要接受外翻应力测试和80%力量测试来检查稳定性，之后才可以进行功能活动。有时可能会需要佩戴支具（图19.30）。

前交叉韧带–内侧副韧带联合损伤

前交叉韧带–内侧副韧带联合损伤很常见，尤其是在滑雪运动中。对这种损伤的普遍共识是先通过功能康复训练治疗内侧副韧带损伤。内侧副韧带完全断裂者通常需要使用功能性护膝4~6周。在此之后，可以处理前交叉韧带撕裂，通常对活跃的个体进行手术重建。这是对联合损伤的最佳治疗方案。前交叉韧带撕裂后最好等待几周再进行手术，以避免术后早期可能出现的膝关节过度僵硬。

然而，对于内侧副韧带完全断裂，甚至存在关节囊破裂和内侧副韧带两个止点明显分离的治疗，目前尚存在不同意见。这种情况无法满意愈合，应进行外科修复。

当内侧副韧带完全断裂时，后遗不稳定的风险增加，这是很难处理的。MRI可用于联合损伤评估（图19.31）。

在受伤后1~2周进行内侧副韧带修复手术，必要时可同时重建前交叉韧带。

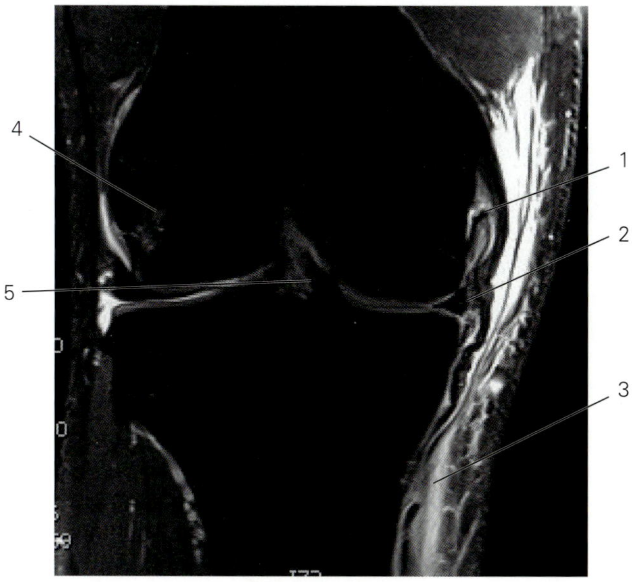

图19.31　MRI可用于联合损伤的评估。1.内上髁撕脱骨折；2.内侧半月板深部撕裂；3.内侧副韧带浅层远端附着处断裂；4.前、后交叉韧带损伤；5.软骨下骨出血——骨挫伤。

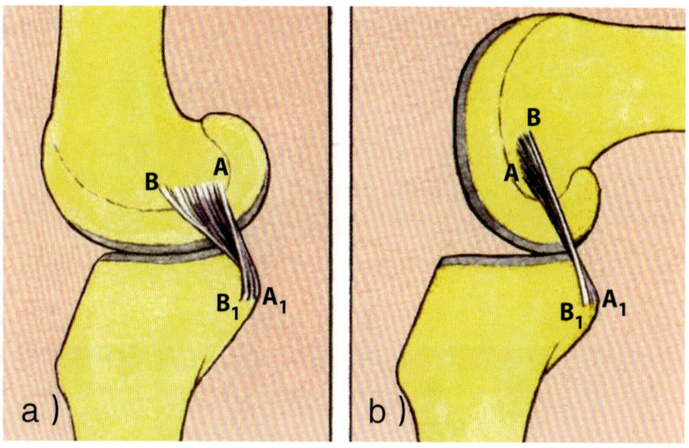

图19.32　后交叉韧带。a）A–A1为后内侧束，在伸膝时紧张；b）B–B1为前外侧束，在屈膝时紧张。

后交叉韧带损伤

膝关节后交叉韧带撕裂不太常见，占膝关节韧带撕裂的5%以下。

解剖

后交叉韧带的平均宽度为15毫米，长度为40毫米。后交叉韧带呈扇形，中部最窄，上方扩大，下方扩大程度较小。后交叉韧带起于胫骨后表面，向上方和前内侧走行，附着于股骨内髁外侧壁。后交叉韧带由较大的前束和较小的后束组成。前束在屈膝时紧张，伸膝时松弛。后束在伸膝时紧张，屈膝时松弛（图19.32）。70%~100%的膝关节有前或后半月板股骨韧带（从半月板到股骨的韧带）。后半月板股骨韧带称为Wrisberg韧带，比前半月板股骨韧带更常出现。前半月板股骨韧带又叫作Humphrey韧带。应该指出，后交叉韧带是关节内韧带，但远端位于关节外，附着于胫骨。

生物力学和功能

后交叉韧带比前交叉韧带强大。后交叉韧带在极度伸展时相对拉紧，但膝关节屈曲时张力较低，屈曲约30度时的张力最小。随着屈曲的增加，后交叉韧带再次开始绷紧，在完全屈曲时最大程度绷紧。后交叉韧带在防止胫骨相对于股骨后移方面提供95%的强度。其他稳定装置包括后外侧关节囊、腘肌及其韧带、内侧副韧带的后斜韧带、外侧副韧带和内侧副韧带深层。后交叉韧带的功能是抵抗胫骨相对股骨后移的外力，限制过伸和内旋，限制过度屈曲，防止内翻和外翻。

损伤机制

后交叉韧带损伤最常见的原因是屈曲膝关节的前上方受到后方的直接作用力，如车祸中的“仪表板损伤”。在足球运动中，运动员若在铲球时胫骨近端前面受到创伤，可迫使胫骨向后，导致后交叉韧带撕裂（图19.33）。当足跖屈时，后交叉韧带也会因膝关节屈曲时摔倒而撕裂。独立的后交叉韧带撕裂也可能出现在膝关节被迫过度屈曲而足背伸时（图19.34）。急性后交叉韧带损伤的机制还可以是突然、意外的膝关节过伸。

后交叉韧带损伤常由胫骨附着处的撕脱和撕裂引起，通常发生在仪表板损伤和过伸损伤中。青少年胫骨附着处撕脱伤比成人更为常见。

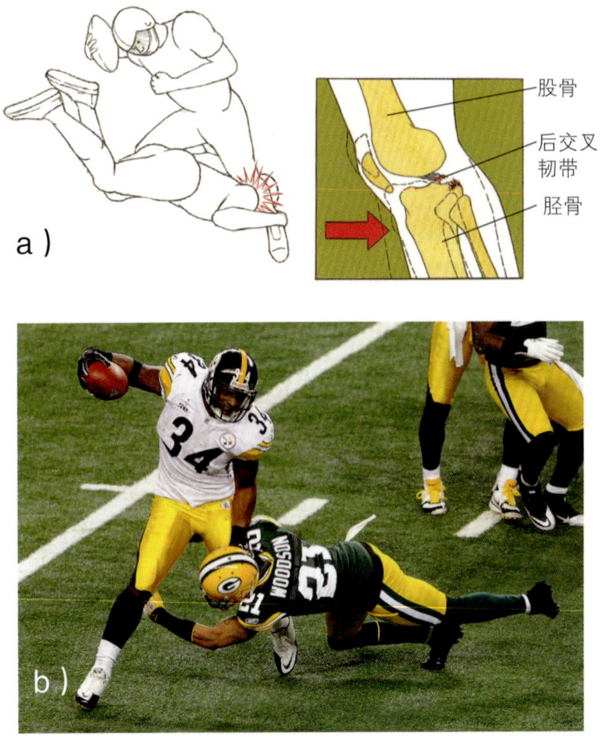

图19.33 后交叉韧带损伤的机制。**a）**后交叉韧带损伤可由小腿前侧的创伤导致；**b）**橄榄球是这种损伤的高危运动。图片来自Bildbyrån，瑞典，已授权。

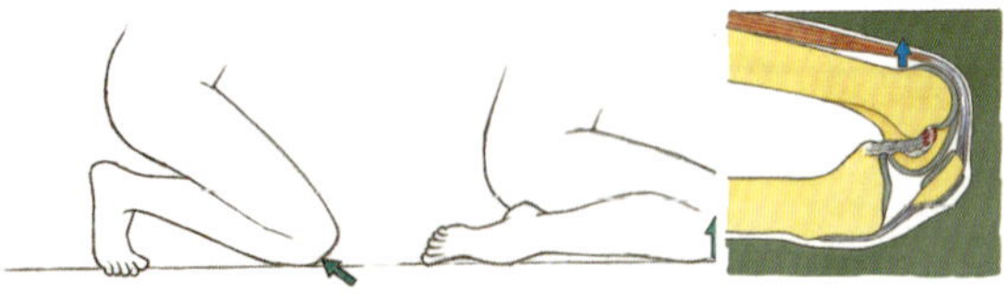

图19.34 导致单纯后交叉韧带损伤的机制：当足背屈或跖屈时，膝关节被迫过度屈曲。

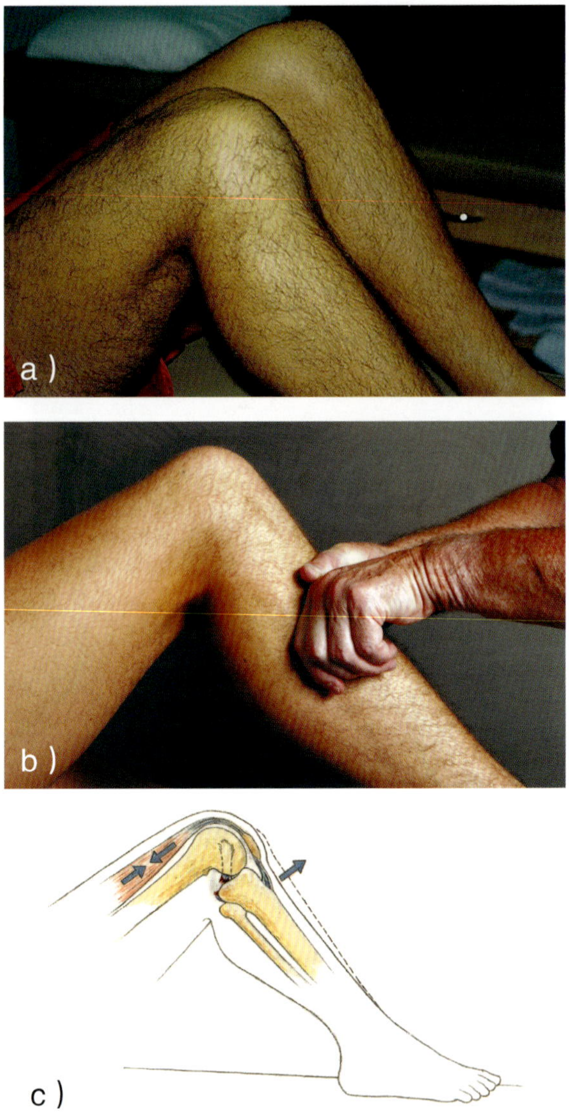

图19.35 后交叉韧带稳定性试验。**a）**后沉试验：胫骨自发相对股骨后移（抽屉）。**b）**后抽屉试验：膝关节屈曲90度，小腿处于中立位。检查者手放在被检查者小腿上部近端前侧，相对于股骨向后推小腿。应与另一侧进行比较。**c）**后交叉韧带断裂的股四头肌主动收缩试验。被检查者仰卧，膝关节屈曲。如果存在后交叉韧带断裂，在四头肌主动收缩的过程中，胫骨会从相对股骨后沉的位置回到正常位置。

症状和诊断

- 急性单纯后交叉韧带损伤经常有轻度关节内出血。通常，膝关节屈曲超过90度时疼痛增加，肿胀和疼痛比前交叉韧带损伤小。
- 有症状的慢性后交叉韧带损伤患者常伴有髌股关节疼痛和反复的膝关节不稳定，这可以支持诊断。

以下试验提示后交叉韧带损伤：

- 后沉试验：是指膝关节屈曲70~90度时的胫骨后移［图19.35a）］。
- 后抽屉试验：是一个经典测试，显示膝关节屈曲90度时，胫骨平台相对股骨的后移。胫骨应在试验中保持旋转中立位。如果运动幅度增加3~10毫米，通常表明后交叉韧带部分撕裂。如果后抽屉试验移位增加10毫米以上，可能出现后交叉韧带完全断裂，手术指征增强。后抽屉试验对慢性后交叉韧带损伤敏感，但在急性病例中，假阴性结果并不少见［图19.35b）］。

✓ 后抽屉试验在确诊严重后交叉韧带损伤的病例中的阳性率是31%~76%。次级稳定结构后外侧角具有重要的继发约束作用，可使后抽屉试验产生假阴性结果。

- 股四头肌主动收缩试验：患者仰卧，膝关节屈曲至90度［图19.35c）］。在这个位置如果后交叉韧带存在功能不全，当患者主动收缩股四头肌时，胫骨明显向前滑动。
- 膝关节的病理性过伸并不少见，但可能是慢性后交叉韧带损伤的非特异性表现。这项检查通常在慢性后交叉韧带损伤、不引起疼痛的情况下较易进行，在急性损伤时疼痛可能妨碍检查。
- X线平片可以排除骨折和骨性撕脱。
- MRI是有价值的研究和诊断工具。如果韧带只是被拉长，韧带的连续性没有损伤，MRI可能会漏诊韧带撕裂。如果临床诊断不明确，并计划对术后有主诉患者进行翻修手术，MRI可用于后交叉韧带损伤的诊断（图19.36）。

可以通过下列方法确诊：

- 麻醉下检查：可以采取全身麻醉、硬膜外麻醉、脊髓麻醉或局部麻醉。当患者放松时诊断往往较易明确。
- 关节镜检查：可提供损伤的直接信息，特别是使用探针检查时（图19.37）。该检查很重要，因为在有些情况下，韧带的连续性没有中断，更多的是韧带被拉长了。

损伤预后

后交叉韧带损伤的预后尚不清楚。据报道，在保守治疗的单纯性损伤中，80%的结果很好，并恢复了运动。其他研究发现，90%的患者主诉活动中疼痛，50%的患者在受伤6年后有行走困难。长期随访达15年的报告显示，80%的患者出现了骨性关节炎；这一结果可能与活动相关。它还显示15年后，62%的患者出现髌股关节骨性关节炎。不良预后与软骨软化、半月板损伤、股四头肌萎缩、膝关节退行性变相关。目前认为，膝关节后交叉韧带功能不全的自然病程如下：

- 功能性适应：3~18个月。
- 骨性关节炎发展的功能性耐受：15~20年。
- 膝关节骨性关节炎恶化：25年后。

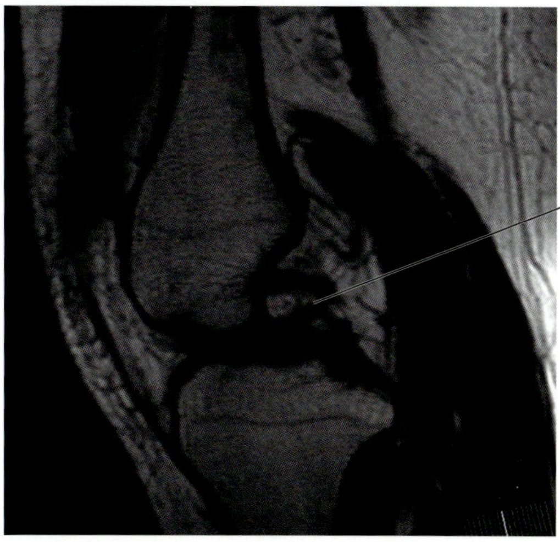

图19.36　后交叉韧带断裂的MRI。

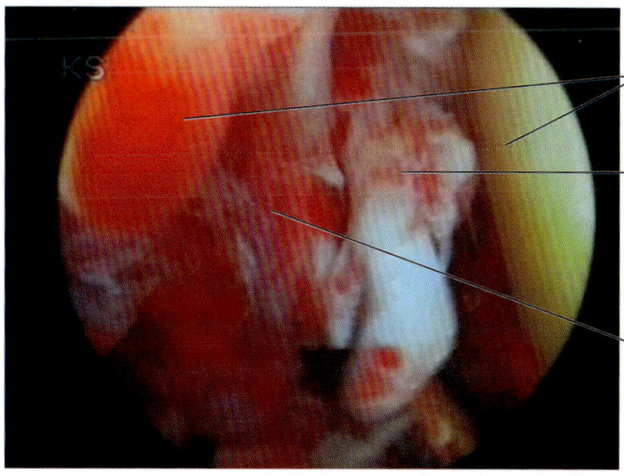

图19.37　膝关节后交叉韧带中间部分断裂的关节镜图像。图片来自ArtroClinic，斯德哥尔摩。

后交叉韧带损伤伴骨性撕脱

对于后交叉韧带移位的骨性撕脱，应进行开放或关节镜下复位和内固定手术。经钻孔缝合或螺钉固定后可以重新使韧带附着，这样可取得良好效果（图19.38）。应用护膝早期控制活动。

单纯的韧带内部撕裂

对于单纯的后交叉韧损伤，尤其是后移小于10毫米时，通常采用保守治疗和强化康复训练的方法治疗。保守治疗包括护膝（图19.39）或夹板支撑2周，然后进行早期功能锻炼。

股四头肌强化很重要，可以弥补后交叉韧带功能不全。对运动员的研究表明，保守治疗后交叉韧带损伤的膝关节与未受伤的膝关节相比有后遗的向后松弛，但大多数运动似乎有功能稳定性，且没有症状。单纯的后交叉韧带损伤可在2~8周完全恢复活动。如果可以保持强大的股四头肌功能，短期预后通常很好。如果股四头肌不能控制向后移位，远期可能发生骨性关节炎，常发生在髌股关节。

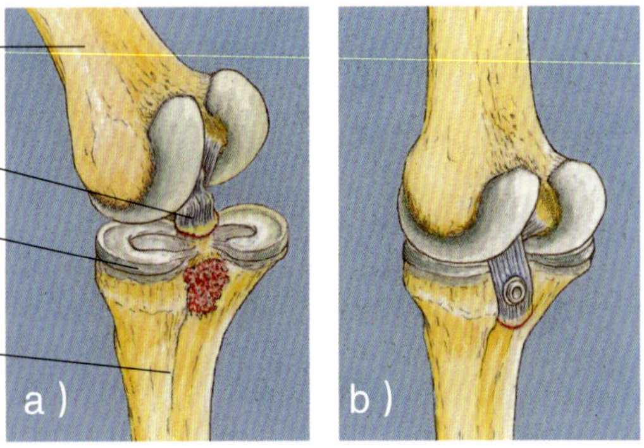

图19.38 后交叉韧带损伤。**a）**后交叉韧带损伤合并胫骨后上部骨片撕脱；**b）**螺钉固定骨片。

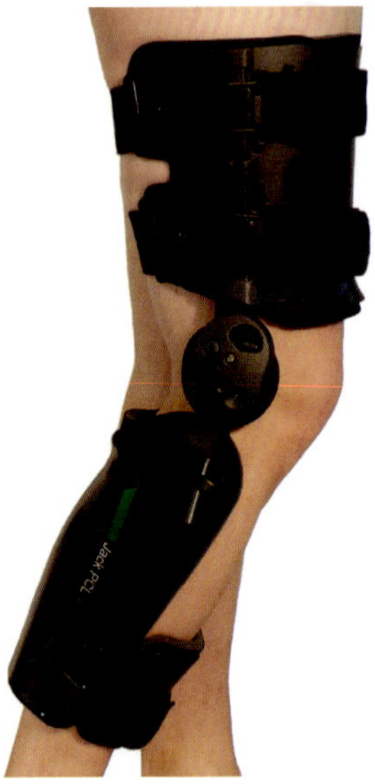

图19.39 这种护膝（矫形器）是专为后交叉韧带重建或保守治疗后膝关节的康复而设计的。图片来自Albrecht股份有限公司。

手术治疗急性后交叉韧带损伤是有争议的。如果抽屉试验的向后位移超过10毫米，则应考虑手术，因为次级稳定结构也可能受到损伤。如果后交叉韧带撕裂合并其他韧带损伤，手术指征增强。手术技术与慢性后交叉韧带损伤一样。

小贴士

单纯后交叉韧带损伤通常采取强化康复训练的保守治疗。

慢性后交叉韧带不稳定

如果运动员康复训练后有“打软腿”或不适的功能性症状，或后抽屉试验有超过10毫米的向后松弛，应考虑手术。目前有许多相关手术技术。大多数不能完全防止向后不稳定。与正常的对侧膝关节相比，有些患者有后遗的后抽屉试验阳性或后沉。

- 后交叉韧带重建最常用的移植物有：
  - ✓ 受伤膝关节的髌腱或股四头肌腱。
  - ✓ 异体移植（尸体移植）；现在最常用跟腱移植（主要在美国）。
  - ✓ 利用腘绳肌腱加强现有的后交叉韧带。
- 手术主要通过关节镜进行，但技术上要求很高、很详细，需要有经验的外科医生操作。

后交叉韧带术后通常允许早期活动，但在最初几周关节活动范围仅限于0~60度。通常建议部分负重8~10天，然后进行可忍耐负重。股四头肌等长训练在最初几天即可开始，紧接着进行直腿抬高训练。腘绳肌应靠后锻炼。功能活动应尽快开始。然而，最佳术后康复方案仍存在争议。根据运动的类型，75%~85%的患者可以在手术后4~8个月恢复运动。

外侧副韧带损伤和后外侧不稳定

外侧副韧带是抵抗膝内翻应力（小腿相对于股骨向内，“O”形腿）的主要约束结构，经常与一条交叉韧带合并损伤。损伤机制通常是膝过伸与内翻应力的结合。后外侧复合体包括股二头肌腱、腓肠肌腱外侧头、腘弓状韧带，外侧副韧带和腘肌-肌腱复合体。医生的检查和治疗根据所涉及的结构而有所不同。

诊断和治疗

外侧副韧带功能不全

在膝关节屈曲30度时，对胫骨施加内翻应力，若引起内翻不稳定，可诊断为外侧副韧带功能不全（图19.40）。松弛5毫米表示外侧副韧带功能不全。内翻开口5~10毫米提示外侧副韧带合并腘肌损伤，内翻开口超过10毫米提示外侧副韧带、腘肌和前交叉韧带或后交叉韧带损伤。在这种情况下，完全伸直的膝关节也会存在不稳定。

严重的外侧副韧带功能不全可以通过外科手术来加强现有韧带，如肱二头肌腱、腘绳肌腱或异体移植。

腘肌腱损伤

如果存在后外侧不稳定的症状合并超过5~10毫米的内翻开口，或者在膝关节屈曲30度时小腿外旋增加10~15度，应怀疑腘肌腱损伤（图19.41）。

后外侧不稳定和后交叉韧带损伤

后外侧抽屉试验用于评估外旋的不稳定性。反向轴移试验也可以检查后外侧不稳定（图19.42）。当膝关节屈曲足外旋时，外侧胫骨平台关节向后半脱位。当膝关节伸直并从外侧压胫骨时，在屈曲30度的位置时膝关节会重新复位。35%的正常膝关节也可以出现反向轴移试验阳性。在诊断这些损伤时，应着重观察足外旋增加、足跟疼痛或突然内翻的步态（即受伤的膝关节在腿负重时突然向外移动）。

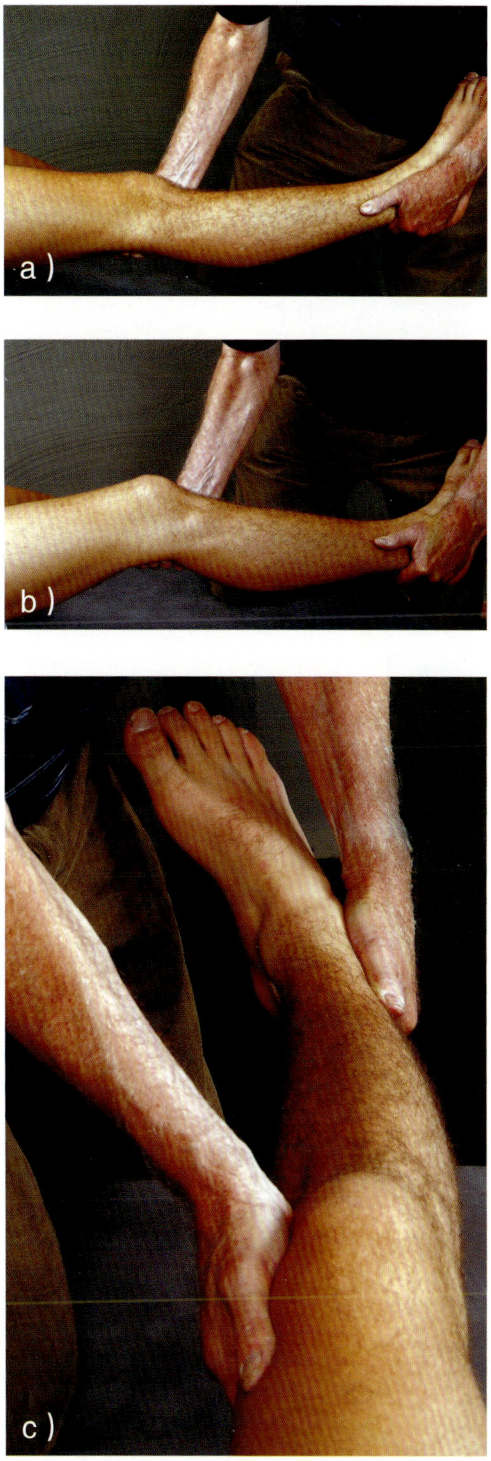

图19.40 内翻（“O”形腿）应力试验。**a）**内翻应力试验：在膝关节伸直时进行。检查者的一只手放在被检查者膝关节内侧，另一只手放在被检查者脚踝外侧。向外压膝关节的同时向内压足。与健侧比较来确定不稳定的程度。**b）**、**c）**在膝关节屈曲30度时进行相同的检查。与健侧比较来确定不稳定的程度。

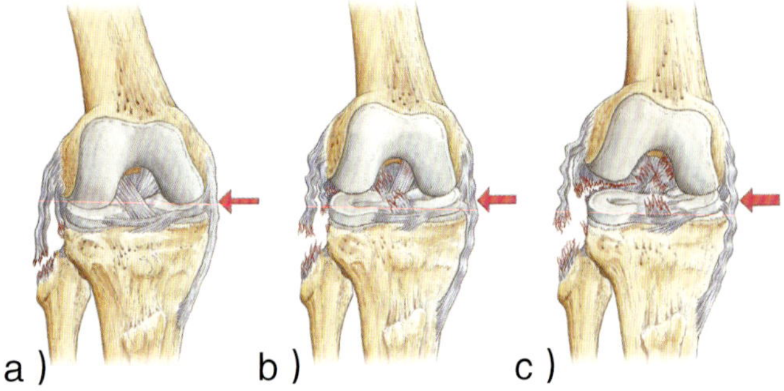

图19.41 膝关节内侧创伤造成的损伤。a）轻度创伤可导致膝关节外侧受伤，如外侧副韧带和腘肌腱损伤；b）较大的创伤可导致前交叉韧带断裂；c）更大的创伤甚至可使后交叉韧带断裂。

急性后外侧旋转不稳定的运动员需紧急手术修复。如果手术能在几天内完成，能显著提高预后良好的概率。术中需要对腓神经进行评估。术后应给患者佩戴护膝，允许膝关节0~60度范围部分负重1~2周。此后，关节活动范围和负重可在忍受范围内增加。

小贴士

后外侧结构损伤很难完全治愈。如果需要手术，应在受伤后几天内完成，能显著提高预后良好的概率。

前交叉韧带与外侧副韧带合并损伤

外侧副韧带和后外侧结构的损伤（图19.41）可能是韧带损伤中最为严重的（尤其是合并损伤）。如果这种损伤诊断太晚，治疗难度会增加。不满意的或不成功的治疗结果很常见。在受伤后1~2周手术可以获得最好的结果。当前交叉韧带与外侧副韧带发生合并损伤时应同时处理；通常只重建前交叉韧带。

膝关节脱位

需要相当大的外力才能使股骨和胫骨之间的

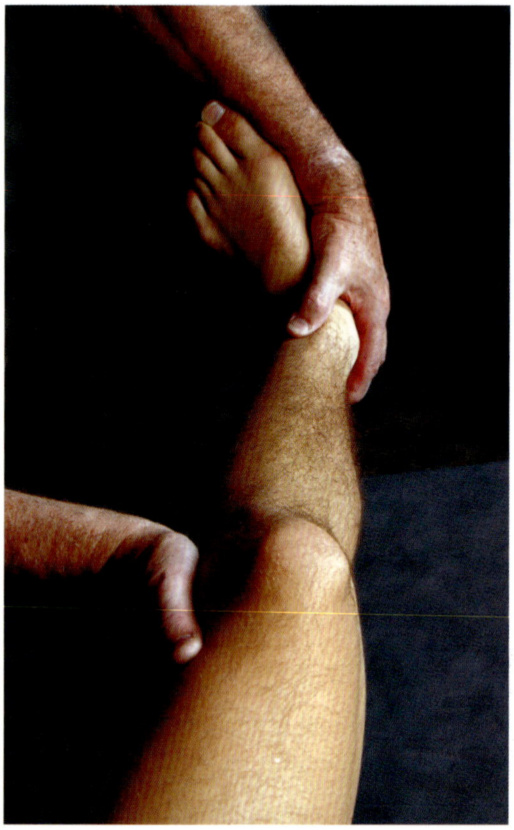

图19.42 反向轴移试验检查后外侧不稳定。检查者一手放在被检查者膝关节外侧，另一手放在被检查者足部。屈曲并同时向内推被检查者膝关节，外旋其小腿，可以感到胫骨向后滑动。与健侧对比确定不稳定的程度。

关节脱位（脱臼）。该损伤在大多数情况下发生在交通或打猎事故中，有时发生在运动中。大约30%的病例有循环系统并发症，也常伴有神经损伤。由于小腿的血流会受到影响，因此立即解除脱位很重要。

在关节被复位后，如果可能的话一定要用动脉造影评估小腿动脉，还可以通过使用多普勒技术仔细观察血流。膝关节脱位需要住院观察。如果出现下肢动脉损伤和血液供应不足，应立即进行血管缝合或血管搭桥手术。

小贴士

膝关节脱位是骨科最严重、最危险的情况之一。受伤后迅速确保腿部有满意的血液循环至关重要。

膝关节脱位可导致多发韧带断裂，哪些韧带断裂取决于脱位时的创伤方向。通常，前交叉韧带、后交叉韧带、外侧副韧带和内侧副韧带都会断裂，并且可有关节囊损伤。尽管石膏保守治疗6～8周可以取得令人满意的疗效，但目前脱位后手术修复和重建受损韧带越来越普遍。

如果手术，最好在1~2周完成，手术至少要将副韧带和关节囊缝合在一起，前交叉韧带和后交叉韧带可以稍后重建。如果患者的病情不能及时治疗，完全重建可以适当延后，但手术效果可能不好。膝关节脱位是一种毁灭性的损伤，大多数运动员很难恢复到以前的运动水平。运动员可能在受伤后9~12个月重返运动。

半月板损伤

相比于其他关节损伤，膝关节损伤可以引发更多问题。膝关节损伤最常见的问题是内侧和外侧半月板损伤。常见的发生半月板损伤的运动项目是足球、美式足球、篮球、棒球和滑雪等，即运动过程中出现膝关节旋转、剪切的体育项目（图19.43）。半月板损伤者中需要进行半月板切除术（移除部分或全部半月板）的比例是61/10万。目前，关节镜已经成为治疗半月板损伤最常用的骨科手术方式，在很多骨科中心，10%~15%的半月板损伤使用关节镜治疗。

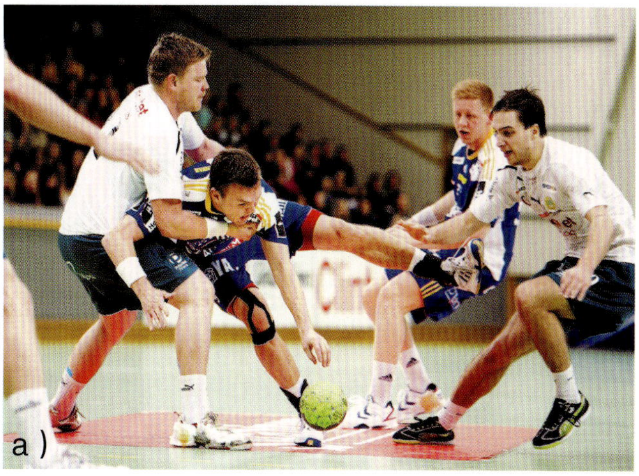

a）

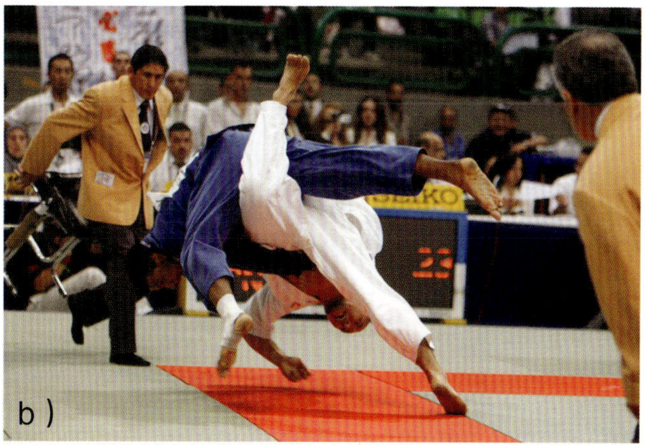

b）

图19.43　半月板损伤可发生于多种体育运动，如足球、柔道和手球运动。图片来自Bildbyrån，瑞典，已授权。

小贴士

半月板在膝关节的功能和生物力学方面起着十分重要的作用。半月板切除后可造成膝关节功能不全并可加速膝关节退行性变。

内侧半月板切除后，在膝关节内侧的承重部位可出现膝关节软骨的进行性损伤。长期随访发现，切除半月板后，20%~80%的运动员出现了关节退行性变，32%~50%的运动员出现了不满意的结果。

20世纪80年代起，人们对膝关节生物力学方面的知识逐渐增加。最近的研究使人们逐渐达成共识：半月板在膝关节的功能中扮演着重要的角色，应重视半月板的承重作用和在屈伸和旋转中的稳定作用。

过去，人们认为半月板是膝关节可去除的结构，半月板受损后外科医生都倾向于将它全部移除。完全移除半月板被认为是一种相对安全的手术方式，运动员切除半月板后可快速恢复训练。短期随访研究发现，这种手术结果令人满意。许多专家认为手术后半月板可被再生的纤维软骨结构替代，但是这种结缔组织结构并没有被证实具有确定的功能。

解剖

半月板为月牙形结构。内侧半月板和外侧半月板是位于股骨髁和胫骨之间的“C”形楔形纤维软骨结构。内侧半月板纤长，外侧半月板较内侧半月板宽、圆，形成这种结构的原因是外侧半月板的前后角被固定于胫骨平台内的非关节区，而内侧半月板的前后角附着点则在胫骨平台以外（图19.44）。半月板的外侧增厚形成楔面，内侧形成凹面和较薄的边缘。内侧半月板前、后两部分宽度不同：前部比后部狭窄。有时由于个体差异的存在，这种宽度的差别并不明显，但通常较窄的半月板不容易发生损伤。

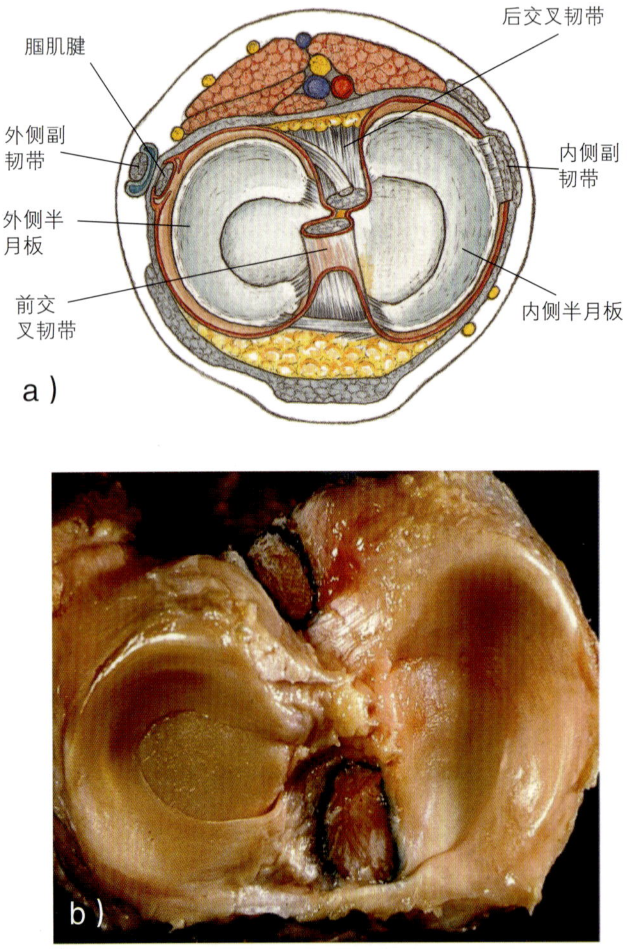

图19.44 膝关节上面观。**a**）可见内侧半月板与外侧半月板均为半月形结构。**b**）尸体解剖所见膝关节解剖结构；前交叉韧带和后交叉韧带附着部位已用黑色标记。

内侧半月板长约3.5厘米。内侧半月板前角固定于胫骨前部，距离胫骨平台有一定的距离。前交叉韧带的前部纤维与横韧带融合，横韧带连接内、外侧半月板的前角。内侧半月板后角固定于胫骨后面、后交叉韧带附着处的前方。内侧半月板外缘沿其走行固定于关节囊。内侧半月板中点通过内侧副韧带加强固定于股骨和胫骨。内侧半月板没有直接连接至任何肌肉，但是关节囊和半膜肌的间接连接可导致肌肉收缩时半月板后角被向后拉。

外侧半月板外形接近圆形，覆盖胫骨关节面的面积比内侧半月板大。外侧半月板全长宽度一致。其前角与前交叉韧带附着点融合，后角附着于髁间隆起后方，通常和前交叉韧带后面相融合（图19.45）。外侧半月板与外侧副韧带之间没有连接。其外缘附着处被后方的腘肌腱分隔。与内侧半月板相比，关节囊与外侧半月板的连接更松弛，活动度更大，外侧半月板约存在10毫米左右的前、后方向活动范围。这种活动可以用外侧半月板的解剖特点解释：外侧半月板前、后角的附着处十分靠近，而其与关节囊后外侧连接较松。弓状韧带与外侧半月板之间，腘肌与双侧弓状韧带和半月板之间存在强有力的连接，这种连接使得膝关节由完全伸直到屈曲的过程中胫骨在股骨上内旋时半月板的后部可被回拉。

结构、循环和神经解剖

半月板的胶原纤维呈圆周走行，以此抵抗股骨对其施加的应力，并且这种走行可以很好地抵抗延伸，就像桶外面的箍。放射走行的连续纤维从外向内加强半月板强度。

半月板的血供主要来自供应关节各个方向的血管。对成人来说，只有10%~30%的内侧半月板和10%~25%的外侧半月板存在血液供应，而其余部分则为无血供区（缺乏血液供应）。

半月板血供分类（图19.46）

- 外侧1/3的血供最好，损伤后愈合情况最好，被称为红–红区。

- 中间部分血供尚可，损伤后能够愈合，被称为红–白区。
- 最内侧1/3基本无血供，愈合能力最差，被称为白–白区。

随着年龄增加，半月板的血供逐渐减少，而血供的减少也与关节承重相关。半月板中央和外周的细胞依靠关节滑液的浸润提供营养。

人类的半月板前、后角比体部存在更多的神经分布。中间1/3几乎没有神经分布。终止于半月板的神经纤维具有感觉功能，作用可能是感受关节位置的本体感觉。

半月板功能

半月板和软骨下骨协助关节软骨吸收关节受到的冲击。当膝关节受到冲击时，半月板可通过向外伸展吸收能量。当关节受到应力，半月板楔形的外侧面向外挤压，其圆周走行的纤维发生延伸。因此，半月板可以持久地吸收能量并减少对软骨和软骨下骨的冲击。当受到较低速度的外界压力时，半月板可以吸收绝大部分能量；即使外界冲击十分快速猛烈，半月板吸收能量的功能也十分显著。半月板切除后，膝关节吸收能量的能力可下降20%。

半月板既可保护关节的承重结构，也可起到分配负荷的作用。它将30%~70%作用于膝关节的能量向下传递。半月板可抵抗十分强大的压力。当股骨压向胫骨时，由于半月板的楔形结构、圆周走行的胶原纤维，以及前、后角的强有力连接，承重的半月板可以延长。后角比前角承受更大的应力，前、后角负荷的分配取决于膝关节的屈曲角度。当关节伸直时至少50%的膝关节压力通过半月板向下传递，而屈曲90度时，半月板可传递85%的应力。

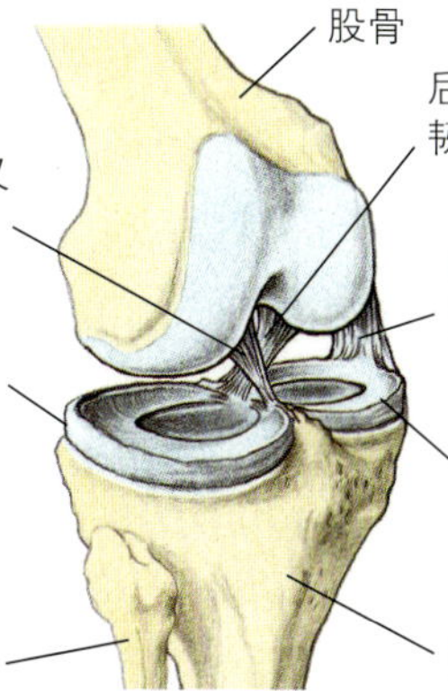

图19.45　膝关节解剖前面观。

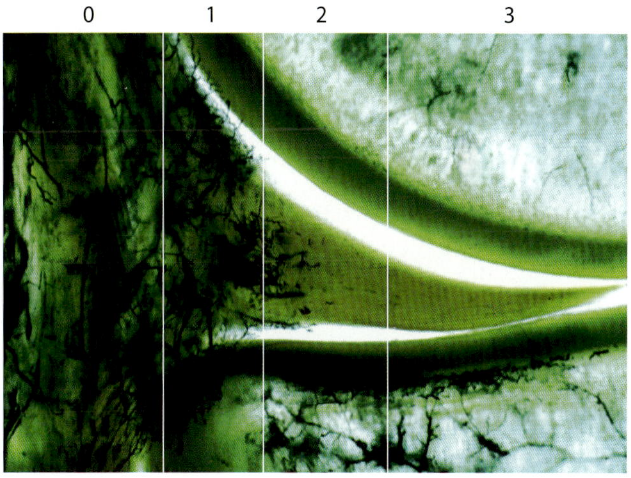

图19.46　半月板切面示意。0.关节囊血液供应；1. 红–红区；2.红–白区；3.白–白区。图片来自Steven P. Arnoczky教授，密歇根州立大学，美国。

移除部分或全部半月板可造成膝关节分配重量的能力显著下降。半月板切除术会显著改变膝关节承重的模式。内侧半月板切除术后减少了50%~70%的关节承重接触面积，并且承物重量越大承重面积的丢失越明显。保留外侧楔形部分的半月板部分切除术相比于半月板全切具有更强的重量分配能力。半月板切除术后常可由于这种功能的丧失出现关节间隙狭窄、骨赘形成和股骨髁变平的现象。

半月板在减少关节表面静态负荷方面也起一定作用。通过在狗和人类尸体上的试验可以发现，移除半月板后膝关节上的压强（单位面积上的压力）能够分别增加3倍和2.5倍。

半月板另一个非常重要的功能是可通过填充胫骨和股骨之间的间隙增加膝关节的匹配度。半月板在保证膝关节稳定性方面的作用十分重要，因为它能够保证胫骨和股骨之间的相对位置。半月板的存在使得关节面向下加深，并填充了存在于股骨髁外周的无效腔（死腔），从而使关节更加稳定，而这种结构也使关节囊和关节滑膜不能进入关节面之间。另外，半月板与交叉韧带和关节囊之间紧密的连接关系也在半月板的稳定功能中发挥作用。

当前交叉韧带损伤后，半月板可使膝关节前部的不稳定性不再进展。单纯前交叉韧带损伤患者经常可出现内侧半月板撕裂的情况。由于内侧半月板和胫骨平台之间的联系十分紧密，使其具有限制胫骨向前平移的作用，而外侧半月板与胫骨平台的联系较松则不具备这种功能。因此，我们就不难理解为什么前交叉韧带损伤后内侧半月板出现延迟撕裂的概率比外侧半月板高了。

半月板维持膝关节动态稳定性的作用主要依赖于其与股四头肌、腘肌及半膜肌腱之间存在的密切联系。当股四头肌收缩使膝关节伸直时可将双侧半月板拉向前方。

半月板同时也可限制关节的屈伸活动。在膝关节完全伸直前，胫骨相对股骨存在18度的外旋角度，关节从屈曲15度或30度到全部伸直时胫股关节可出现螺旋式向外旋动作。这种动作的出现是由于膝关节内侧的承重面积比外侧更大。在旋转过程中半月板因与股骨髁发生碰撞被迫向前运动，此时半月板的前角就发挥了阻止膝关节过伸的作用。关节过伸度越大，半月板前部就越紧。在关节囊和韧带结构完整的情况下，关节完全屈曲时半月板的后角也被向后推动，协助阻止过度屈曲。

半月板也可将滑液均匀分布至关节面，使关节得到足够的润滑。此时，半月板起到的作用是减少关节面之间的间隙，使滑液在关节囊内积聚减少，增加滑液润滑剂的功能。

在关节承重的过程中，半月板也可使滑液中的营养成分更好地进入关节软骨。

半月板损伤中的生物力学

半月板损伤可发生于许多体育运动，在接触对抗的比赛中尤为常见。半月板损伤存在以下几种不同的类型：

- 创伤性半月板损伤：任何年龄均可出现，但在年轻运动员中高发。病因主要是高能量扭转性损伤和其他膝关节创伤。
- 中老年人的退行性半月板损伤：是膝关节退行性变中的一部分改变。

半月板损伤通常伴有韧带损伤，尤其是内侧半月板损伤。出现这种现象的原因一部分是由于内侧半月板与内侧副韧带深部连接紧密，当膝关节受到的创伤外力主要朝向膝关节外侧时，膝关节外翻和相对胫骨外旋。内侧半月板出现损伤的概率是外侧半月板的5倍。单纯半月板损伤经常出现于膝关节扭转的情况。

当足或小腿相对股骨外旋时，内侧半月板损伤的概率可明显增高；足和小腿内旋时，外侧半月板则易受到损伤（图19.47）。

半月板损伤也可发生于膝关节过伸或过屈时。由于半月板的退行性变，其强度下降。一些老人可在完成如深蹲这种普通的动作时出现半月板损伤。

创伤多造成半月板的纵向撕裂，而老人更常见的损伤是水平方向的半月板撕裂（图19.48，图19.49）。怀疑半月板或膝关节损伤的患者需要由医生进行专门的膝关节稳定性测试以排除韧带损伤。

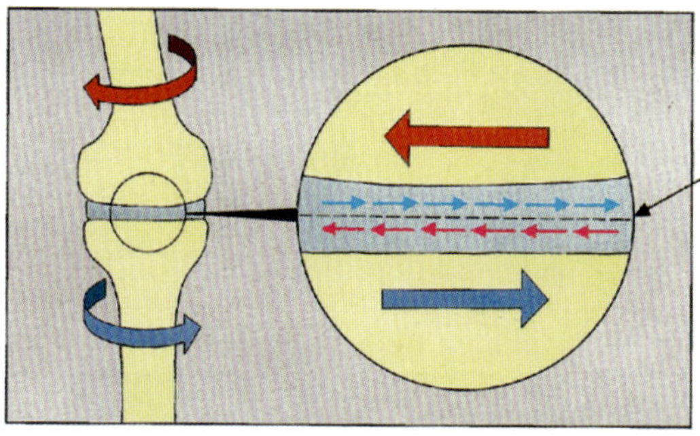

图19.47 半月板水平撕裂的损伤机制示意。旋转运动可增加半月板损伤的风险。

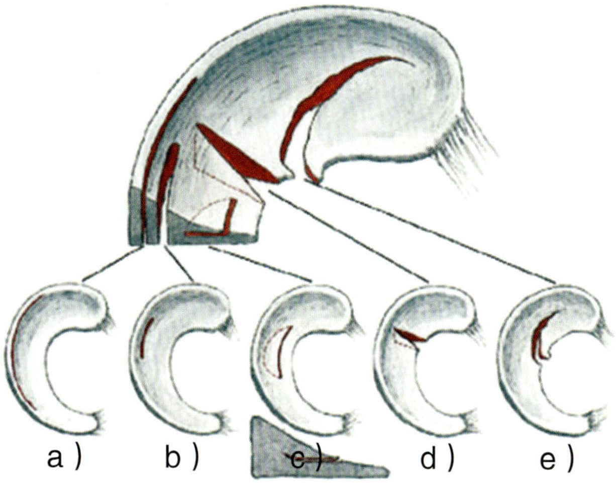

图19.48 半月板撕裂类型。**a）**关节囊撕裂；**b）**红-红区纵向撕裂；**c）**红-白区水平撕裂；**d）**放射状撕裂，累及大部分半月板；**e）**后角翼状撕裂。

内侧半月板损伤

症状与诊断

- 膝关节运动中或运动后出现内侧疼痛。
- 当内侧半月板撕裂部分滞留在关节腔内并形成类似于“桶柄”的形状（图19.50）时，可出现关节的“交锁”现象，这种情况可造成关节不能完全屈曲或伸直。关节可在特殊位置出现暂时锁定。
- 当关节过伸或过屈，或者当关节屈曲且足外旋时，可出现位于关节内侧间隙的疼痛。
- 有时关节过度运动后可出现渗出（积液）。

当出现以下3种及以上的症状时，可诊断为内侧半月板损伤（图19.51）：

- 关节内侧间隙压痛。
- 关节过伸时出现内侧关节间隙疼痛。
- 关节过屈时出现内侧关节间隙疼痛。
- 当膝关节处于70~90度屈曲位时，向外旋转足和小腿可出现疼痛。该检查最好在俯卧位进行。
- 股四头肌萎缩或无力。
- MRI可以确诊（图19.52）。
- 关节镜是诊断内侧半月板损伤最确定的方法（图19.53）。

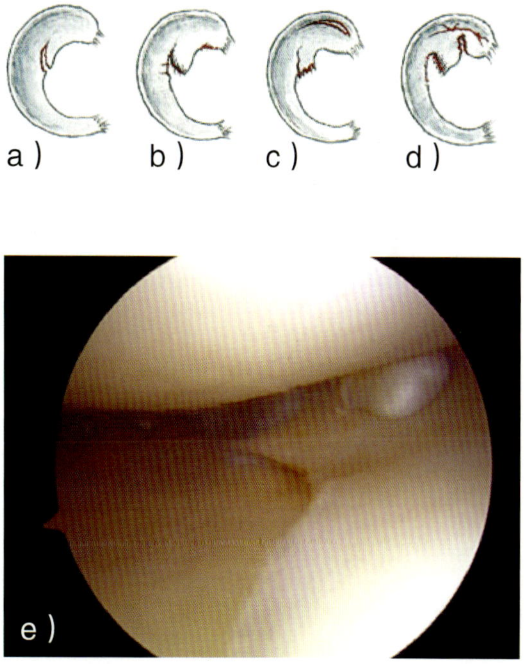

图19.49 半月板“翼状”撕裂的发展过程。**a）**白区起始斜形损伤；**b）**损伤扩大进入红-白区；**c）**半月板退行性变伴红区后角撕裂；**d）**半月板多发损伤退行性变的进展；**e）**关节镜下所见半月板后角“翼状”撕裂。图片来自Björn Engström, ArtroClinic, 斯德哥尔摩。

小贴士

内侧半月板损伤最常出现的症状是卡顿感或交锁感、刺痛、捻发感、疼痛、肿胀，以及由于半月板不稳定所带来的相关特异性表现。

外侧半月板损伤

症状和诊断

- 膝关节运动相关的外侧疼痛。在很多情况下，膝关节进行特定量的活动后会出现持续疼痛。
- “锁定”现象。
- 关节过伸或过屈时出现外侧间隙疼痛，或者当关节70~90度屈曲位时内旋足和小腿出现疼痛。
- 关节内有时可出现液体渗出。

当出现下列3种及以上的症状时，可诊断为外侧半月板损伤（图19.54）：

- 关节外侧间隙压痛。
- 关节过伸时出现外侧关节间隙疼痛。
- 关节过屈时出现外侧关节间隙疼痛。
- 当膝关节屈曲70~90度时，内旋足和小腿可出现疼痛。
- 股四头肌萎缩或无力。
- MRI或关节镜可以确诊。

治疗

运动员应：

- 当怀疑半月板损伤时，应开始进行静态股四头肌训练（等长训练）。在等待膝关节手术过程中每天规律进行大腿肌肉训练很重要。这样可阻止肌肉萎缩并缩短手术恢复期。

医生应：

- 通过关节镜切除或原位缝合半月板损伤的部分。

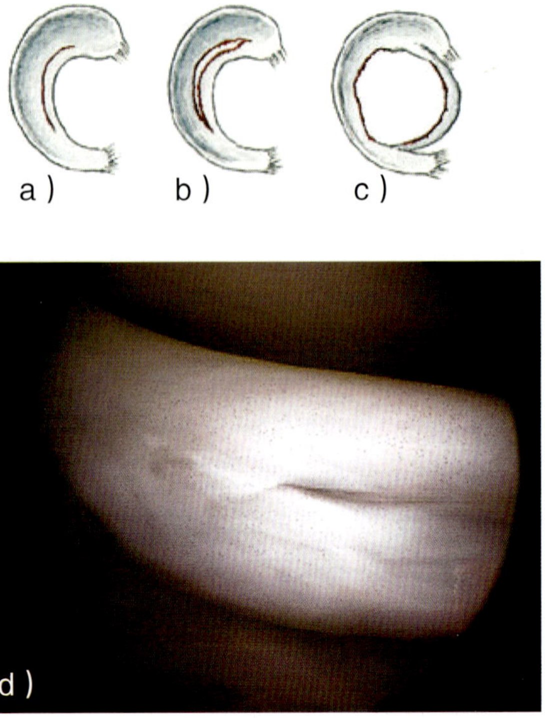

图19.50 半月板损伤形成“桶柄”。**a）**在红区和白区之间的撕裂发展成为“桶柄”；**b）、c）**“桶柄”分离，并固定于关节内；**d）**关节镜下可见松弛的桶柄样撕裂。图片来自ArtroClinic，斯德哥尔摩。

当出现严重“锁定”现象时，需要立即进行手术。患者越年轻，将半月板缝回原来的位置保留半月板的完整性越重要。

- 只有当半月板损伤特别严重以至于完全丧失功能或损伤带来关节局部疼痛、出现“锁定”现象及反复的关节积液时才需要将受损的半月板完全切除或将损伤部分切除。可在进行关节镜检查时将损伤的半月板用刀或钳切除或移除。

手术方式

- 部分半月板切除：目前普遍认为，与半月板全切相比，半月板部分切除可以更大限度地保证关节的稳定性和平衡性从而更好地保护关节软骨，预防关节软骨的应力性损伤和退变。人群中关节发生退行性变的比例与半月板切除率呈正相关。使

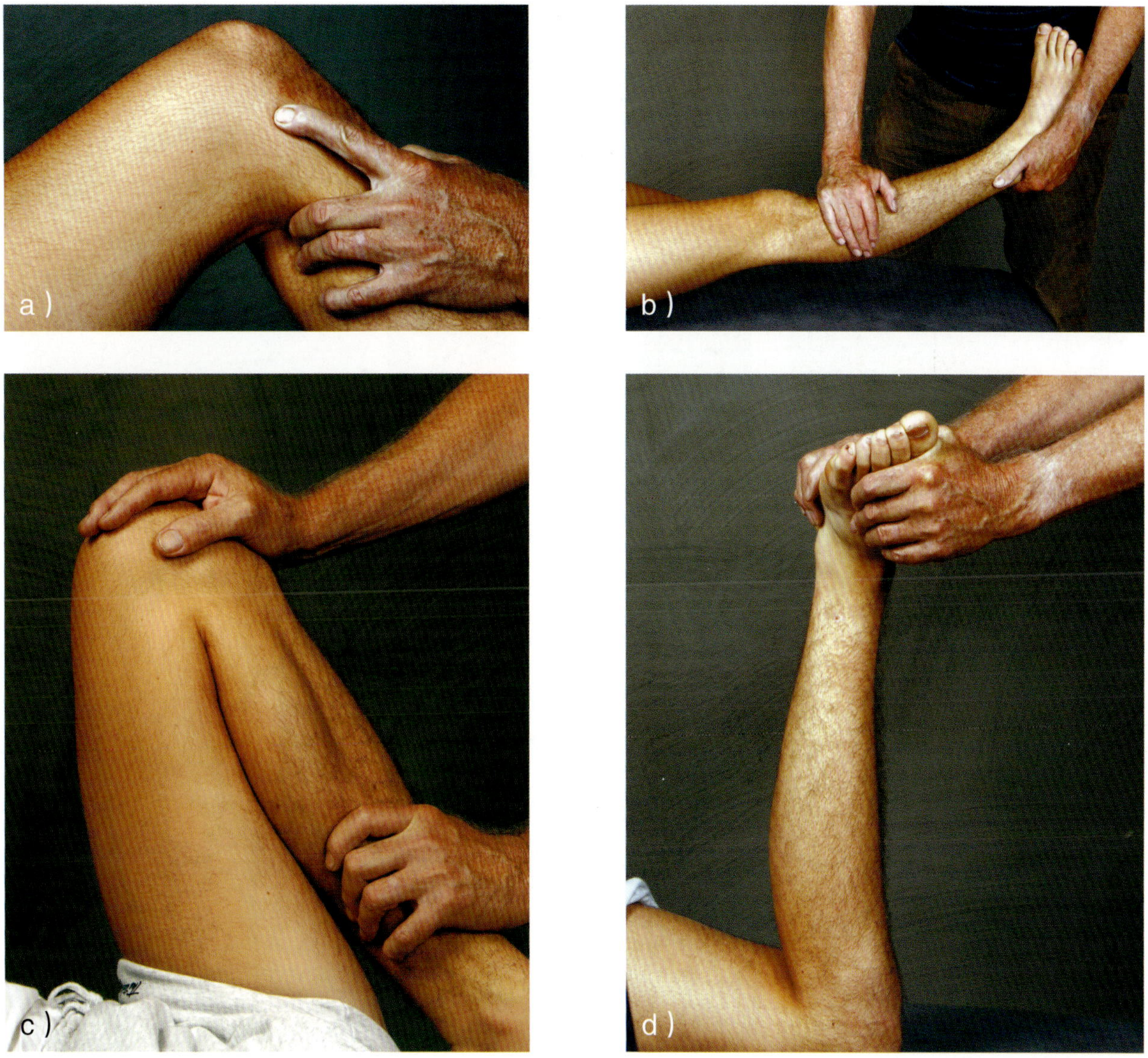

图19.51 内侧半月板损伤检查。**a）**50%~75%的患者可有关节间隙压痛；**b）**无论哪种半月板损伤均可在关节过伸时出现疼痛；**c）**膝关节过屈位；**d）**旋转试验检查半月板损伤。出现内侧半月板损伤时，60%~85%的患者在膝关节70~90度屈曲位同时足和小腿外旋时可出现关节疼痛。此检查最好在俯卧位进行，检查等同于McMurray试验。

用关节镜进行半月板部分切除的好处是能够减轻关节的负担，缩短手术后恢复所需时间，也有不错的关节稳定效果，并且可降低术后关节软骨退行性变导致骨性关节炎的发生率。

- 手术修复：进行手术修复的目的在于尽可能地保留半月板组织。损伤部分最好通过不同的方法进行缝合或锚定。当发生半月板外周撕裂，如红–红区外缘部或纵向损伤，合并前交叉韧带断裂，以及发生于年轻运动员时，此种手术方法有强烈指征。越靠近关节囊，血液供应越充分，愈合潜能越大。然而一些生物因素比手术技巧更为关键，如手术修复之后过快地屈曲关节时应注意保护。修复半月板能够预防骨性关节炎的发生，但是其愈合和康复可能需要一段漫长的时间。

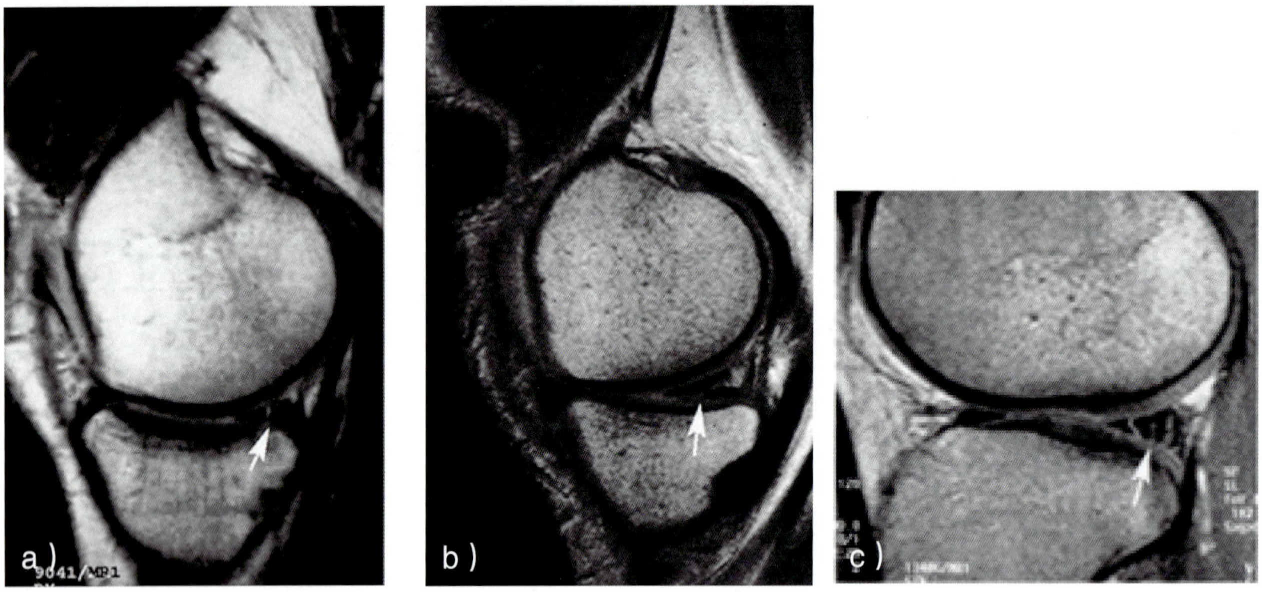

图19.52 MRI可确诊内侧半月板损伤，箭头所指为断裂的半月板。a）半月板垂直性撕裂；b）半月板水平方向撕裂；c）由退行性变导致的半月板断裂。

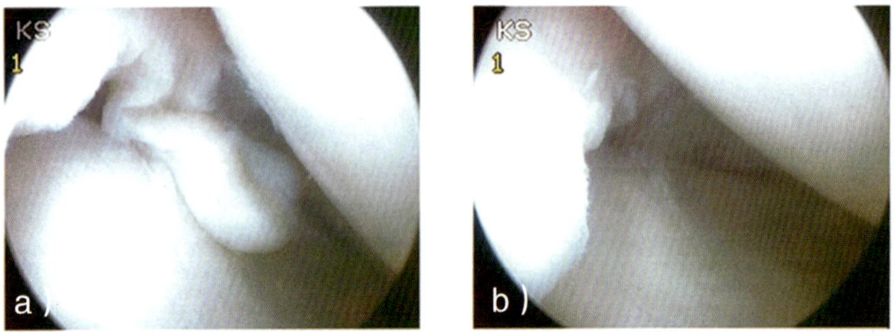

图19.53 关节镜可清楚地显示半月板损伤。a）治疗前的半月板"翼状"损伤，可见半月板碎片；b）通过关节镜将碎片移除后的半月板。

- 目前，人们的关注点重新转移到手术修复半月板损伤上。据报道，该方法临床效果尚佳（图19.55~图19.58）。将不稳定的创伤性或退行性半月板转变为稳定的半月板比半月板部分切除效果更好。
- 异体半月板移植，特别是内侧半月板异体移植，提供了增加疗效的新机遇，但这种方法目前还在临床探索中。部分人工半月板替换术只能在术前评估符合特定条件的患者中进行，但具有一定前景（图19.59）。

小贴士

半月板损伤的手术指征是建立在整体病史基础上的。有时候通过MRI检查诊断的半月板损伤并没有必要进行手术。

虽然目前大多数患者都能从简单且相对直观的关节镜手术中获益，但是关节镜的价值仍存在较大的争议。对治疗方式的选择应该基于循证医学的证据，但是目前我们仍然缺少该领域高质量的随机对照研究。目前，在这个问题上仍存在许多争议，希望这也会带来半月板损伤和治疗方面更清晰的答案。

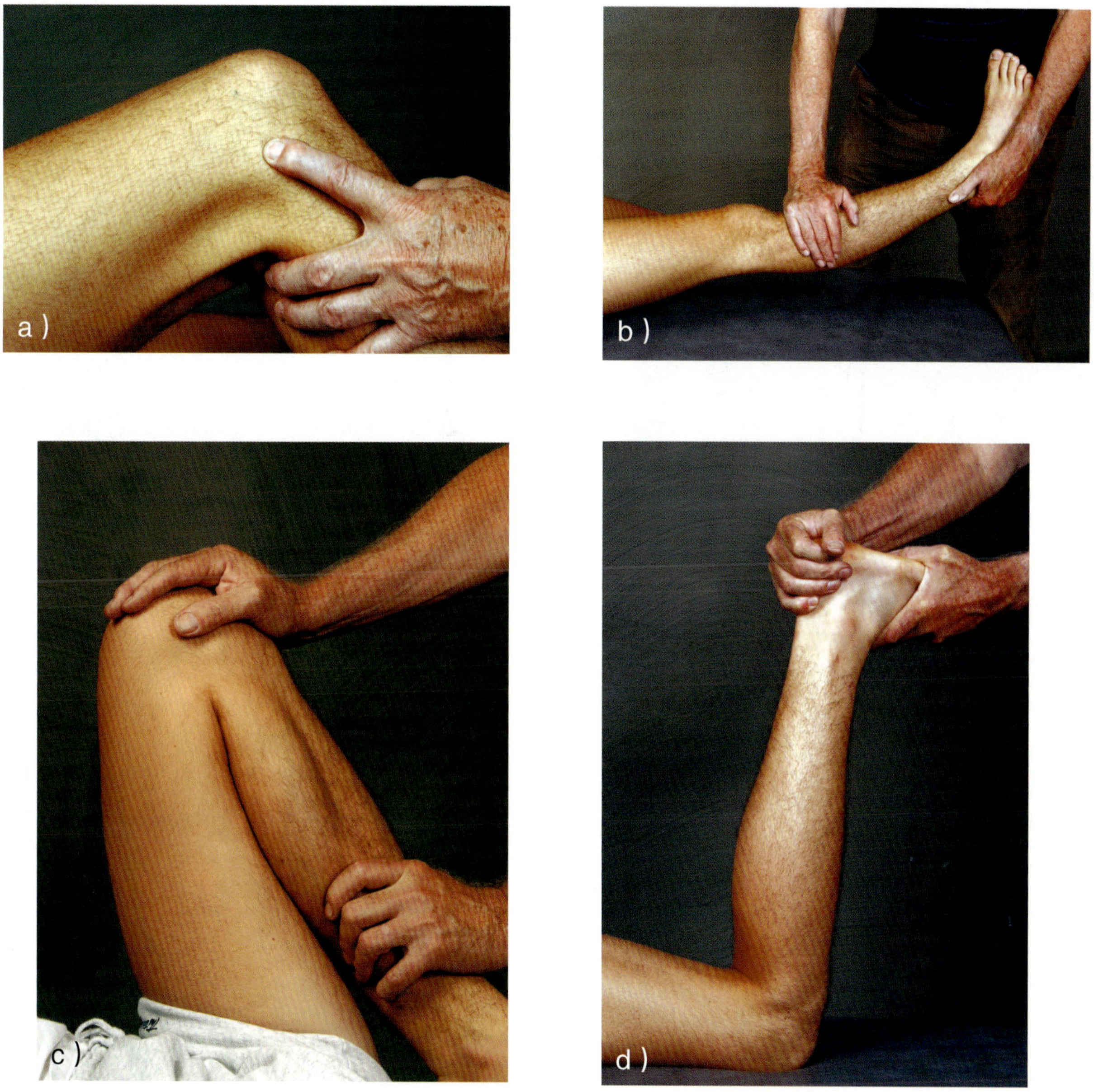

图19.54　外侧半月板损伤体征。**a**）触诊关节外侧间隙有压痛；**b**）过伸时可出现关节疼痛；**c**）过屈时疼痛；**d**）当膝关节屈曲70~90度时向内旋转足和小腿，外侧半月板损伤者可出现疼痛。该检查最好在俯卧位进行。

小贴士

值得一提的是，目前很多专家认为应该对使用关节镜治疗膝关节损伤加以限制，同时MRI不应作为单一的手术指征，病史和其他的临床资料在进行正确的临床决策时十分重要。

手术后医生应为患者安排股四头肌和腘绳肌训练（第462页表19.3；第458、459页的训练方法）。手术后患者应尽快开始康复。有时，患者术后可能需要拐杖辅助1~2周，以使患肢能够减少承重。这一点在完成半月板缝合术的患者中尤为重要，但是允许在疼痛阈值以下的承重。

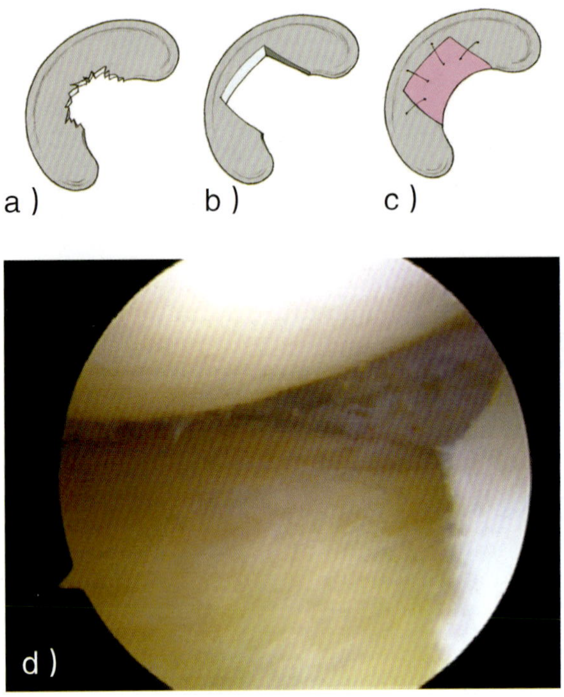

图19.55 部分半月板切除术，即切除受损的半月板并用假体替代的手术方法。a）半月板内缘部分断裂；b）部分切除损伤的半月板，并修整切缘；c）用假体替代半月板缺失部分并与周围组织进行缝合，假体可能发生生物降解；d）关节镜下见假体植入半月板缺损部分。

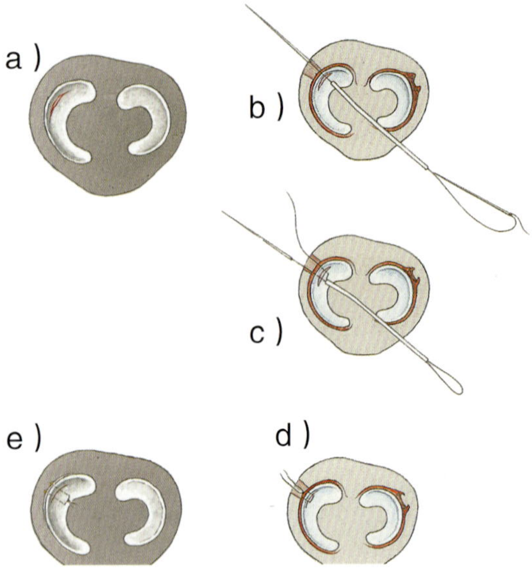

图19.57 半月板内-外交替缝合技术，该技术使用带有2根缝线的细针进行穿刺缝合，最后形成一个环。a）半月板破裂部位位于红-白区。b）细针穿过半月板损伤部位，并通过纤维关节囊，最后从皮肤切口穿出，其中一根缝线在关节外从细针中拉出。c）细针从原来部位进入关节内，移到第一针附近，并平行于第一针穿过半月板，从皮肤切口穿出。d）2根缝线的末端均被拉出，这样形成的环正好在半月板表面，当缝线在纤维关节囊上拉紧时，可以向半月板撕裂处加压。e）半月板修复完成。

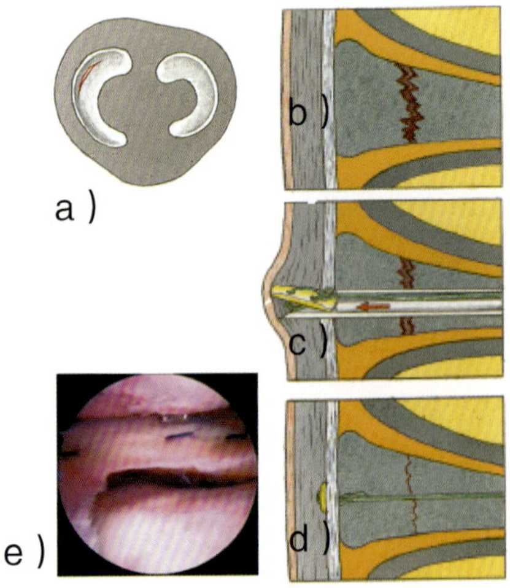

图19.56 半月板修复技术示意。所有的操作，如插入和固定，都从关节内进行。a）、b）半月板破裂位于红-白区。c）带有“T”形固定锚的针穿过半月板和纤维关节囊。d）当牵拉关节内的缝合线时，锚的水平部分固定于纤维关节囊的外部。另一个与之平行的“T”形锚也被插入半月板中，两者在关节中联合起来。e）关节镜下可见半月板已被修复。

小贴士

治疗的原则是尽可能地保留半月板，最好将半月板进行原位固定。

尽可能多地保留稳定、平衡的半月板十分重要，因为这样能够减少关节软骨的压力和退行性变。关节退行性变的程度与切除半月板多少有明显的相关性。半月板切除越多、结构被破坏得越多，胫股关节接触表面的应力增加越多。只要半月板外周的长度可以保持完好，即使半月板被破坏也能分配应力。除非超常巨大的外力作用于刚修复的边缘，否则即使行部分半月板切除术，完整的半月板外侧缘也可分散相当大的一部分负荷。通常，单纯

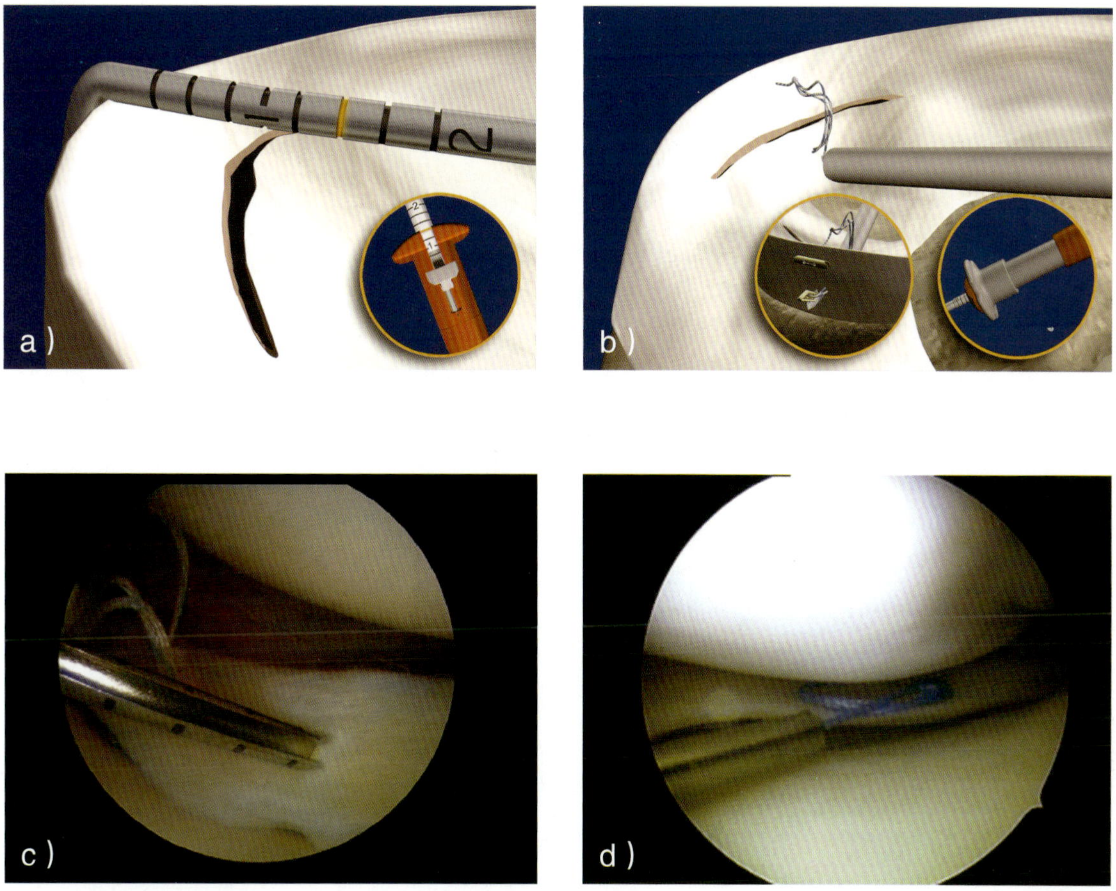

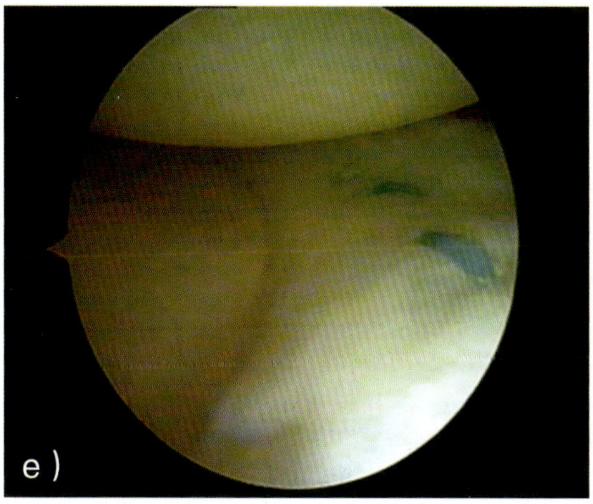

图19.58　另一种半月板损伤修复（缝合）技术，该技术是改良的图19.57所展示的技术。该技术使用缝合器，缝合器的穿刺针中有2段缝线，将缝合器穿过半月板损伤处的上、下缘。该方法可在关节镜下进行操作。**a**）对损伤部位进行定位和测量。**b**）带锚的缝线分别从上面和下面通过半月板损伤部位。小图展示的是关节囊外上、下锚的位置。缝线打沽结，并可用特定的工具进行拉紧固定。**c**）关节镜下见细针带着锚穿过半月板。**d**）关节镜下见特定工具使缝线拉紧固定。**e**）缝线固定完成。图片来自ArtroClinic，斯德哥尔摩，瑞典。

桶柄样撕裂的半月板外缘是完整的。

当富有血管的外周部分发生小的撕裂时，预后良好。

小贴士

需要注意的是，如果半月板损伤是稳定的、垂直或纵向损伤，尤其是损伤较小、症状不明显时，可采用保守治疗。

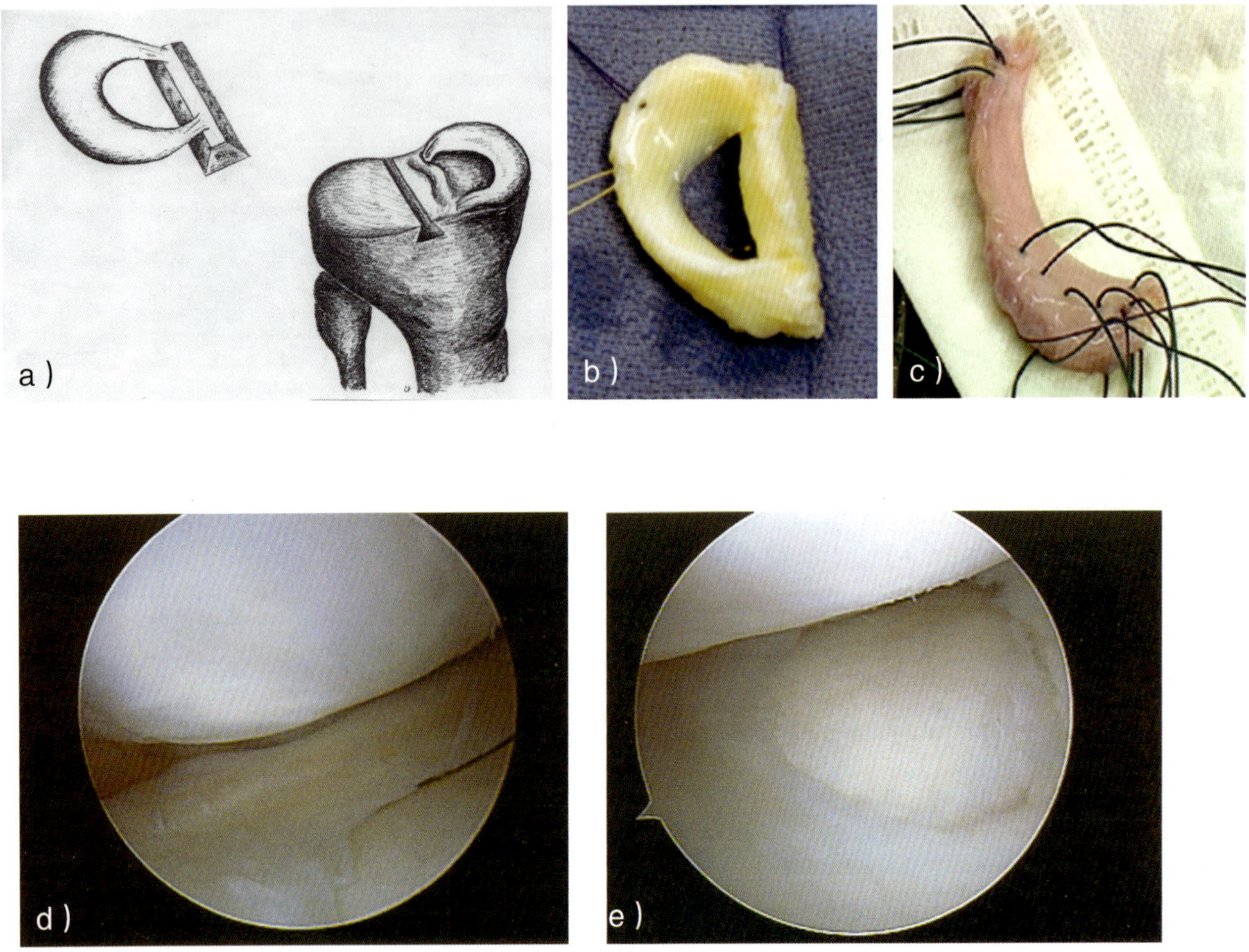

图19.59 半月板移植的不同方法，目前已逐渐成为常规手术。**a**）带骨性部分的半月板固定于开放的骨通道；**b**）用于移植的异体移植物；**c**）用于移植的无骨性结构的异体半月板；**d**）、**e**）半月板原位移植。图片来自Wayne Gersoff，丹佛大学，科罗拉多州，美国。

重返运动

运动员进行半月板损伤修复术后最好在关节恢复完全活动范围并重获关节周围肌肉力量后再进行常规训练。关节镜术后一般需要2~6周才能恢复训练，而具体的时间需要根据撕裂的部位和大小确定。当后角发生较大撕裂，恢复运动所需要的时间可能是12~16周，甚至更长。进行半月板缝合和锚定修复后因愈合需要，通常4~6个月才能返回训练（第463页，表19.4）。

小贴士

即使返回训练，运动员也需要继续训练股四头肌和腘绳肌，并应该尽可能地保护半月板。

盘状半月板

盘状半月板是一种外观增厚、增大并覆盖大部分胫骨髁的异常半月板，它可以覆盖整个胫骨关节面，厚度可能存在差异（图19.60）。盘状半月板多发生在膝关节的外侧且后角活动性较大。在不同人群中盘状半月板的发生率不同，但据报道，总体在1.4%~16.6%。

症状和诊断

- 盘状半月板的诊断有时依据病史，有时通过检查可发现在膝关节屈曲或伸直的过程中有弹响，有时运动员自述膝关节可听到弹响。
- 可有“卡顿感”和“打软腿”的感觉，可发生于青少年和儿童。
- 可通过关节镜或MRI确诊。

治疗

- 治疗方法多种多样。偶尔在患者身上可见完整的盘状半月板，此时不需要特殊治疗。对于不进行治疗的盘状半月板发生撕裂的概率并不明确。
- 治疗需要个体化。对于发生盘状半月板撕裂并产生疼痛和弹响，或者半月板后角活动度过大的患者，最好的治疗是关节镜下半月板次全切除（切除部分半月板）。患者年纪越小需要保留的正常半月板组织越多。
- 半月板后角不稳定可能需要手术修复和半月板切除进行治疗。在进行半月板切除术之前应尽可能地通过稳定半月板挽救其功能，只有在该方法无效时才进行半月板切除，这一点对年轻运动员来说尤为重要。
- 运动员返回运动所需要的恢复时间与传统的半月板手术相同。

关节软骨损伤

关节软骨损伤可影响膝关节股骨、胫骨和髌骨的关节面。由于难以发现，软骨损伤在临床上经常被漏诊。损伤可仅局限在关节软骨上，也可进展成为骨性关节炎，即通过机械性磨损和由受损的软骨细胞释放出酶导致周围组织降解，使软骨下骨组织产生损伤。

软骨损伤可以由膝关节的直接应力作用所致，也可继发于半月板和韧带的损伤。半月板损伤可导致软骨损伤并继发产生膝关节骨性关节炎，也可由于半月板的退变和强度减弱发生自发性破裂，这一点在老人中更为常见。关节软骨的损伤可导致关节面的裂隙和缺损的形成，加快关节软骨的退变。最终结果为关节过早磨损。因为软骨破坏主要影响年轻、有活力的个体，所以他们更容易在相对年轻的年纪患骨性关节炎。

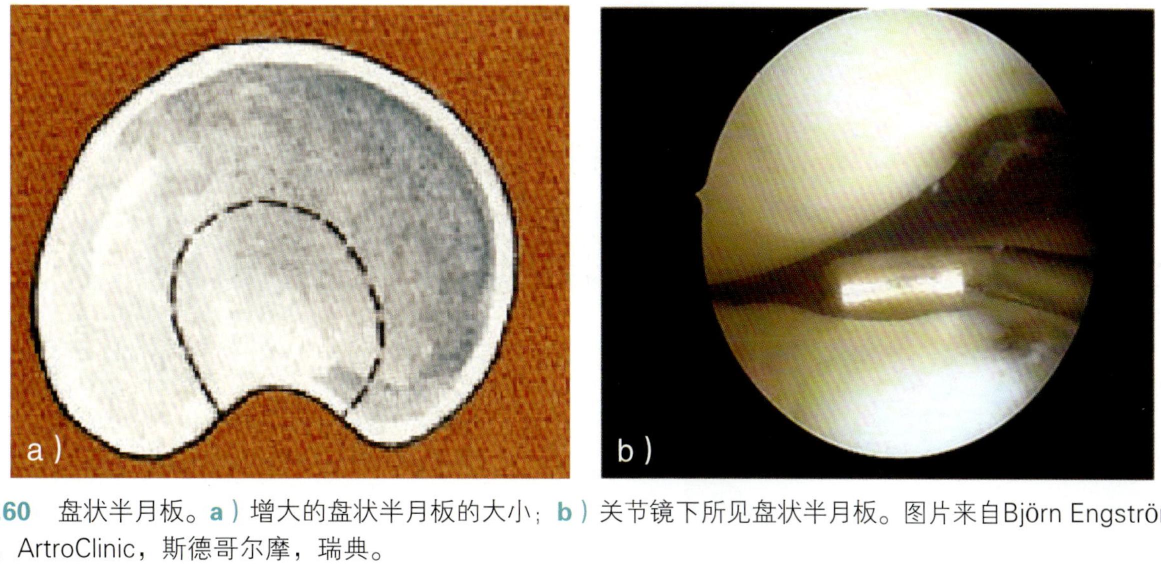

图19.60 盘状半月板。**a**）增大的盘状半月板的大小；**b**）关节镜下所见盘状半月板。图片来自Björn Engström教授，ArtroClinic，斯德哥尔摩，瑞典。

小贴士

40%~70%的情况下，半月板损伤同时伴有前交叉韧带损伤和软骨损伤。

症状与诊断

- 反复渗出造成膝关节肿胀。
- 活动时和活动后感到疼痛。
- 与半月板损伤类似的“锁定感”或“卡顿感”。
- 负重活动时听到捻发音或触诊有捻发感。
- 可感到游离体。
- 关节镜（图19.61）和MRI可用于损伤诊断。

治疗

运动员应：

- 避免诱发症状的活动。
- 增强大腿肌肉的力量训练。
- 佩戴护膝及保暖装备。

医生应：

- 建议患者改变运动方式，减少膝关节的使用。

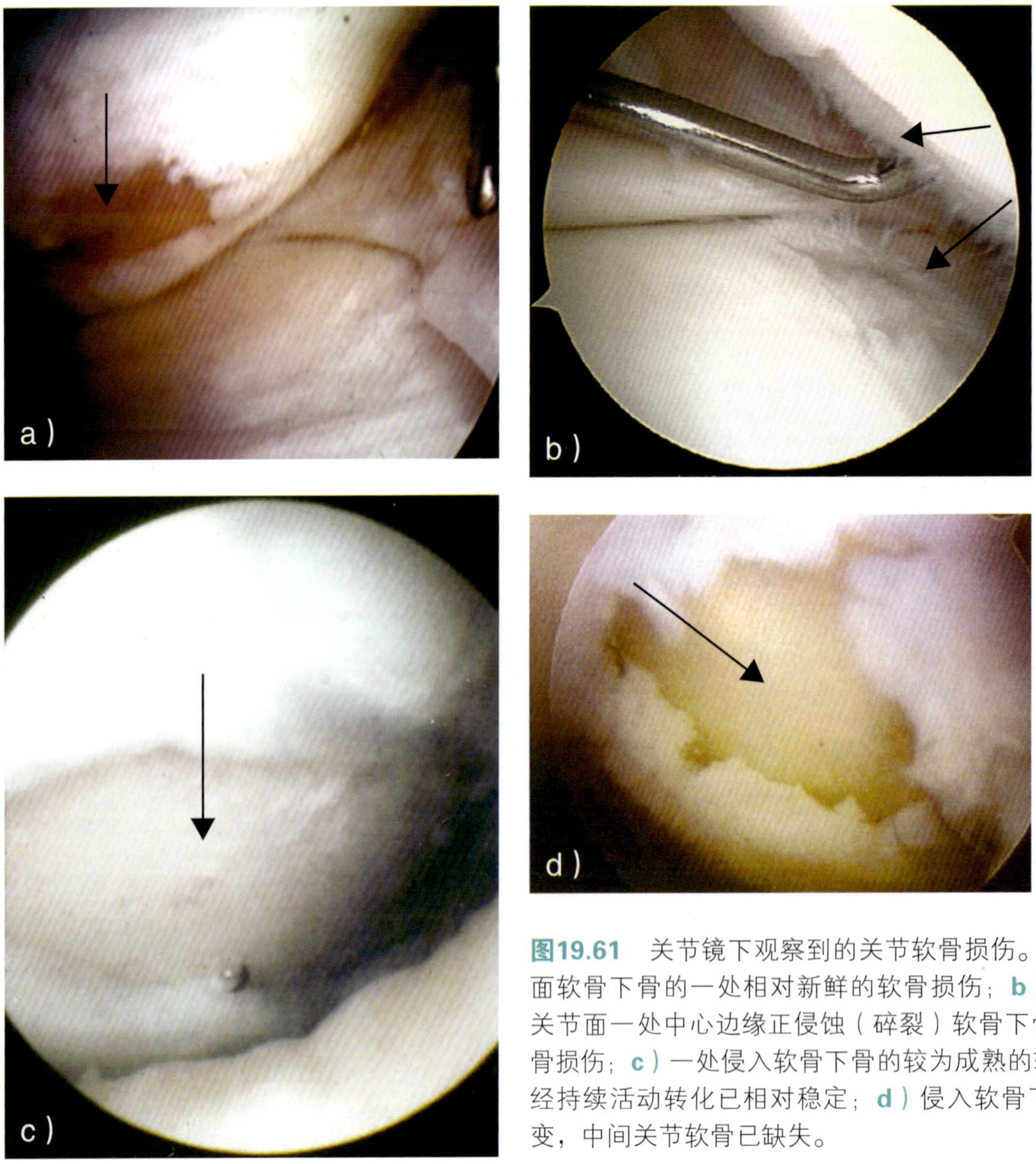

图19.61 关节镜下观察到的关节软骨损伤。**a**）股骨负重关节面软骨下骨的一处相对新鲜的软骨损伤；**b**）股骨和胫骨负重关节面一处中心边缘正侵蚀（碎裂）软骨下骨的较为成熟的软骨损伤；**c**）一处侵入软骨下骨的较为成熟的软骨损伤，但边缘经持续活动转化已相对稳定；**d**）侵入软骨下骨的急性软骨病变，中间关节软骨已缺失。

- 将运动员转诊到经验丰富的物理治疗师处，进行灵活性及针对大腿肌肉的训练。
- 关节内注射鸡冠提取物、透明质酸或类似制剂。
- 老年患者可注射小剂量可的松，当膝关节内肿胀并伴有积液时效果更佳。
- 可手术切除受损软骨，该关节面可能在愈合过程中被弹性更低的纤维（结缔组织）软骨所取代，而随时间延长，最常发生的是软骨磨损至软骨下骨，导致骨性关节炎。当患者因疼痛或肿胀而膝关节功能受限，且仅存在关节软骨损伤时，医生可采用下述更先进的手术方式。

手术方式

目前已有几种新的手术方式用于治疗面积小且不合并其他损伤的关节软骨缺损。尽管仍需进一步评估，但早期结果显示出了很大的发展前景。

- 骨髓刺激技术，如打磨、穿孔、微观断裂、钻孔等。目的是制造裸露区或钻入软骨下骨，从而刺激新骨髓干细胞的生长。迁移而来的细胞可以浸润该区域产生的凝血块，于是缝隙和缺损就被纤维（结缔组织）软骨填充。目前尚无充足的长期结果和对照研究证明干预效果。
- 另一种骨髓刺激方式在第8章进行了描述。其中部分方法已被证实可以产生以纤维组织为主的新组织，有时还含有部分软骨组织。但目前为止，较大范围或合并多处损伤的关节面缺损仍是骨科的一大难题。
- 面积在3平方厘米之内的损伤可以取非承重区域的关节软骨进行自体骨软骨柱移植，填补损伤部位的缺失。已有研究报道，该技术长期效果好，有的患者可恢复至损伤前体育运动水平。
- 内源性（自体）软骨细胞移植用于治疗2平方厘米以上的膝关节及其他关节（如踝关节）软骨损伤已有20余年的历史。关节镜下发现损伤时，从关节微小负重区域取小块软骨活检，并于体外培养软骨细胞。几周后，去除损伤部位软骨，并覆盖注入或播种了培养细胞的骨膜或人工合成材料。该方法甚至对于较大或多处同期损伤的长期效果都很好。12~15个月后患者即可恢复足球、曲棍球等运动。

剥脱性骨软骨炎

剥脱性骨软骨炎（OCD）是骨块及软骨块的剥脱。膝关节剥脱性骨软骨炎常见于12~16岁的青少年，可对股骨关节面造成永久损伤。损伤部位通常显而易见（图19.62）。剥脱的软骨块和骨块可达榛子大小，甚至更大。之后可能会愈合，也可能会部分剥脱甚至完全分离形成关节内游离体。这可导致患者出现膝关节锁定感或卡顿感，以及反复出现渗出。骨性部分可出现坏死，软骨部分初期存活，但最终多会分解。骨坏死会阻碍剥脱块的原位愈合，原本就有些松动的骨软骨块可能因此完全剥脱，成为游离体。

OCD的病因不明，但存在遗传和创伤因素。体育运动活跃的儿童和青少年更常见，提示为创伤所致。OCD常发生于膝关节，75%位于股骨内侧关节面。5~10岁至40岁的人群都可受累，但10~20岁的青少年最为常见，男性患病率是女性的3倍。

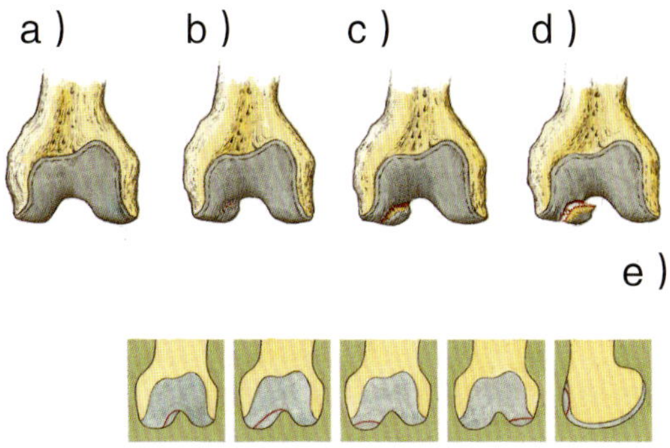

图19.62 膝关节剥脱性骨软骨炎（OCD）的常见损伤部位。**a**）1级：中心软化。关节软骨面完好。**b**）2级：剥脱块不稳定，存在与周围软骨–骨的初期分离。**c**）3级：剥脱块完全分离。**d**）4级：骨软骨剥脱块移位，造成机械不规则和关节内游离体形成。**e**）OCD的常见损伤区域。

OCD可分为青少年型和成年型。青少年型发生于年龄15~17岁以下，处于生长发育期，长骨生长板（骨骺板）尚未完全骨化的人群。OCD越早被发现、患者年龄越小，预后及治疗效果越好。如果发现晚、患者年龄较大，预后则差。若剥脱块已松动并被移除，20~30年内发生骨性关节炎的概率接近100%。

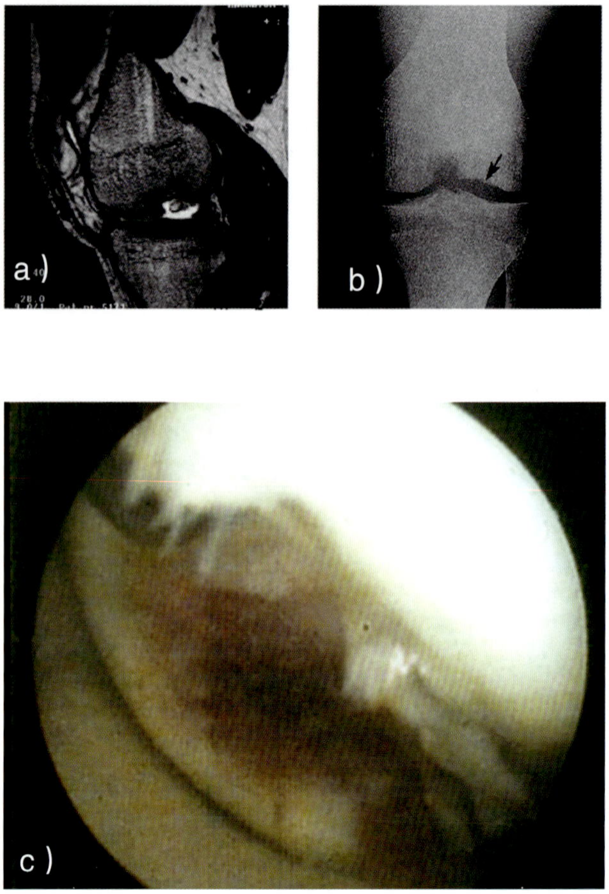

图19.63 用于证实存在剥脱性骨软骨炎的检查手段。**a**）膝关节MRI检查显示，股骨外侧关节面可见剥脱性骨软骨炎大的剥脱块；**b**）X线检查显示移除剥脱性骨软骨炎碎块后股骨髁处留下缺损；**c**）关节镜下可见剥脱性骨软骨炎碎块松动成为游离体。

症状与诊断

- 关节弥漫性疼痛，运动后加重。
- 膝关节卡顿感和直接锁定较为常见，尤其当存在不稳定的剥脱块时；通常伴有渗出引起的关节肿胀。
- X线和MRI检查可用于明确诊断（图19.63）。
- 骨扫描（核素显像）可提示损伤区域的灌注情况。
- 关节镜下的评估有重要治疗意义。游离体或不稳定剥脱块可在镜下移除，可能的话可予以固定。

治疗

对青少年型且剥脱块稳定的治疗：

- 首先嘱患者休息，并同时适当进行力量训练。
- 有时可佩戴护膝保护正在愈合的部位。
- 可以考虑手术固定剥脱块，术前应清理剥脱块表面及周围骨面以刺激骨愈合。
- 在恢复运动前应用X线及MRI监测愈合过程。

对成年型的治疗：

- 保守治疗很少有好的效果，仅当剥脱块稳定且变性、坏死轻微时才考虑尝试保守治疗。
- 不稳定的剥脱块可采取手术治疗。需要先将骨面和边缘变粗糙，然后将骨移植到中间。之后将剥脱块固定，年轻患者则可进一步愈合。如果剥脱块有轻微的坏死、松动或被移除，可用自体骨软骨柱取代受损软骨，亦可尝试内源性（自体）软骨细胞移植。面对更大的骨缺损，可将自体骨移植到缺损处并将软骨细胞移植到关节面内，即“三明治技术”。
- 经过保守治疗和康复训练的患者，若X线或MRI检查证实已经愈合，应循序渐进恢复运动。经手术治疗的患者则应使用MRI和关节镜监测愈合过程，之后再考虑是否可以恢复体育训练和比赛等。具体要根据患者的情况进行个体化评估。

青少年型剥脱性骨软骨炎的预后较成人型更好。未经治疗的剥脱性骨软骨炎在20~30年后有发生骨性关节炎的风险，考虑到大多数剥脱性骨软骨炎患者年龄在10~40岁之间，较早即出现行动障碍的风险较高，可能需要膝关节置换（关节成形术）。

骨性关节炎

创伤后骨性关节炎是创伤造成的以关节软骨为主的退化和磨损，并可最终累及软骨下骨。原发性膝关节骨性关节炎在老人中尤为常见，55岁以上人群中有约3%受其影响。发病原因尚不清楚。女性发病率是男性的2倍。创伤后骨性关节炎可发生于25~35岁的年轻人，主要由膝关节损伤所致，如骨折，交叉韧带、半月板及软骨损伤。

足球运动员患髋关节及膝关节骨性关节炎的风险高。老年慢跑者髋关节负重不对称也可是骨性关节炎的危险因素。其他发生骨性关节炎的原因包括感染、类风湿关节炎（RA）及长期可的松治疗。

症状与诊断

- 缓慢起病的疼痛，运动后加重。运动员热身过程中疼痛可缓解，但运动结束后可再次出现。
- 关节内积液导致关节肿胀，滑膜增厚。
- 晨僵，早晨进行日常活动较困难，活动本身可导致疼痛。
- 关节处细碎的爆裂声（捻发音）。
- 静息时疼痛。仅在疾病晚期出现，此时疼痛可使患者出现睡眠障碍。较少见于膝关节骨性关节炎。
- 关节变形，主要由关节软骨崩解使关节腔空间减小、韧带松弛不良所致。变形严重时可形成骨刺（骨赘），重者可改变关节轮廓。
- 关节镜可用于早期诊断。
- 更严重的病变可进行X线检查，如关节软骨退变导致的关节腔减小、骨密度增加（硬化）及骨赘囊形成。滑液分泌增加及关节肿胀的征象也可在X线片上看到（图19.64）。
- MRI可非常详细地描述关节炎特征及结构。近年来发展出了应用造影剂的MRI（dGEMRIC，即MRI延迟增强软骨成像），用于研究骨性关节炎的病变及进展。这项技术提升了发现关节软骨损伤的敏感度。

小贴士

在临床症状出现前，关节内骨性关节炎改变可能已存在很长时间，通过骨组织检查可以早期发现。这些改变随时间增加，关节负重越大病变加重越快。

治疗

运动员可以：

- 急性期缓解疼痛。
- 维持或增强关节灵活性及肌肉功能。受骨性关节炎影响的关节对压力很敏感，因此治疗中很重要的部分是减少关节负重。
- 开始无负重的灵活性训练，可考虑在水中进行以减少压力。应避免被动活动，即避免他人帮助患者拉伸关节，因其可增加软骨退变、加重症状。所有形式的拉伸都应谨慎进行。
- 热疗和保温装备可以减轻症状并有利于积极的肌肉训练。

医生可以：

- 开具处方药缓解疼痛和炎症，如扑热息痛（对乙酰氨基酚）及抗炎药（非甾体类抗炎药，NSAIDs）。
- 可给予患者氨基葡萄糖补剂和注射透明质酸。
- 给予患者支具支撑未发生病变但目前负重的部位，目的是改变负重模式。

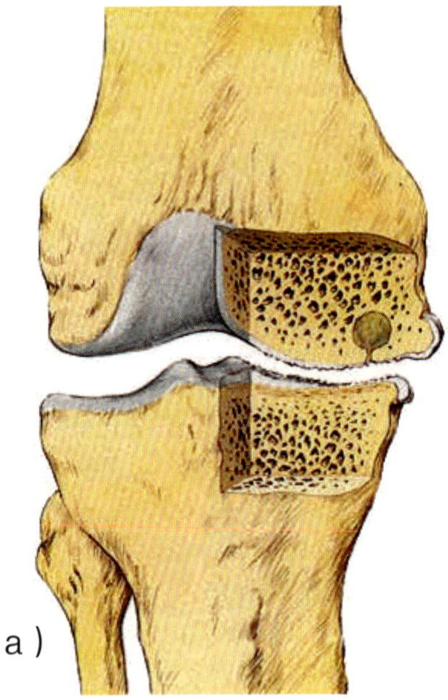

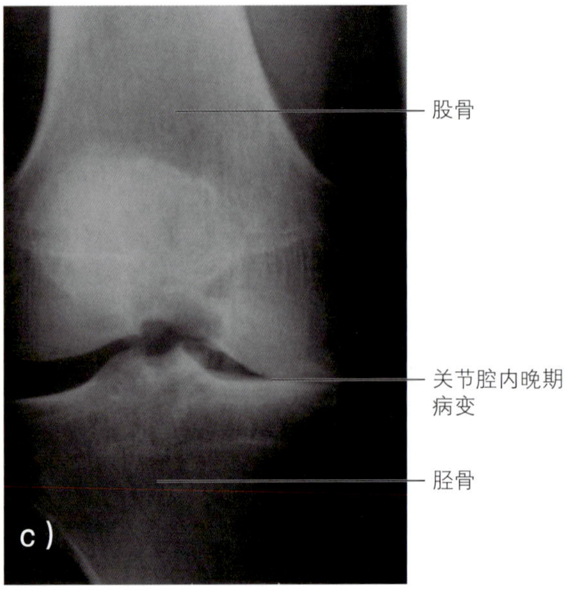

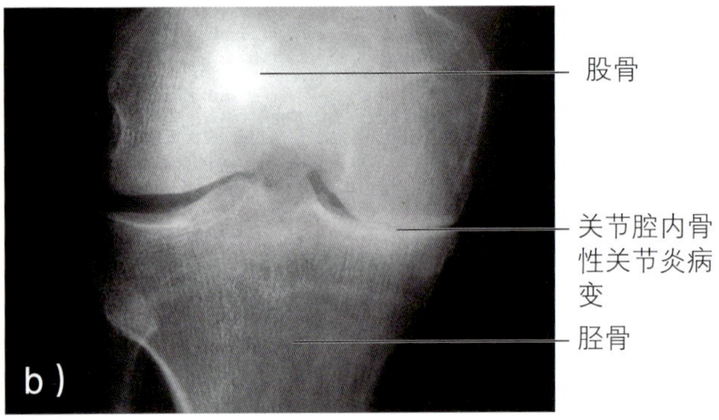

图19.64 骨性关节炎（磨损的关节）。**a）**膝关节正面观。图片显示骨性关节炎晚期病变，如关节腔减小、软骨侵蚀（磨损）、骨密度增加（硬化）、形成囊和骨赘。**b）、c）**膝关节内侧骨性关节炎，X线上明显可见内侧关节腔减小和骨赘。

- 对于严重的骨性关节炎行关节镜检查。医生可移除松动的软骨块、软骨组织瓣、游离体，移除引起症状的病变半月板及骨赘，还可削薄增厚的关节囊。关节镜手术的指征是软骨和半月板损伤合并机械因素导致明显关节交锁，且行全（人工）膝关节成形术为时尚早。
- 与老年运动员讨论大型手术的选择。对于60岁以下的中年运动活跃人群，若骨性关节炎局限于单个关节间室，可考虑楔形（截骨）手术。该手术通过改变负重力线减轻关节磨损，从而矫正膝内翻或膝外翻。
- 对于60岁以上患者行关节成形术，即使用金属及塑料人工合成材料替换磨损关节面（全膝关节成形术）。
- 人工关节有很多种（部分或全部）：
  - ✓膝关节单髁置换（即部分膝关节置换）：适用于骨性关节炎局限于膝关节局部的患者。置换股骨及胫骨的内侧或外侧间室关节面（图19.65）。
  - ✓全膝关节置换（TKA）：内侧及外侧间室的全部关节面均被人工膝关节面替代（图19.66）。
  - ✓第三关节间室是髌骨与股骨髌骨面之间的关

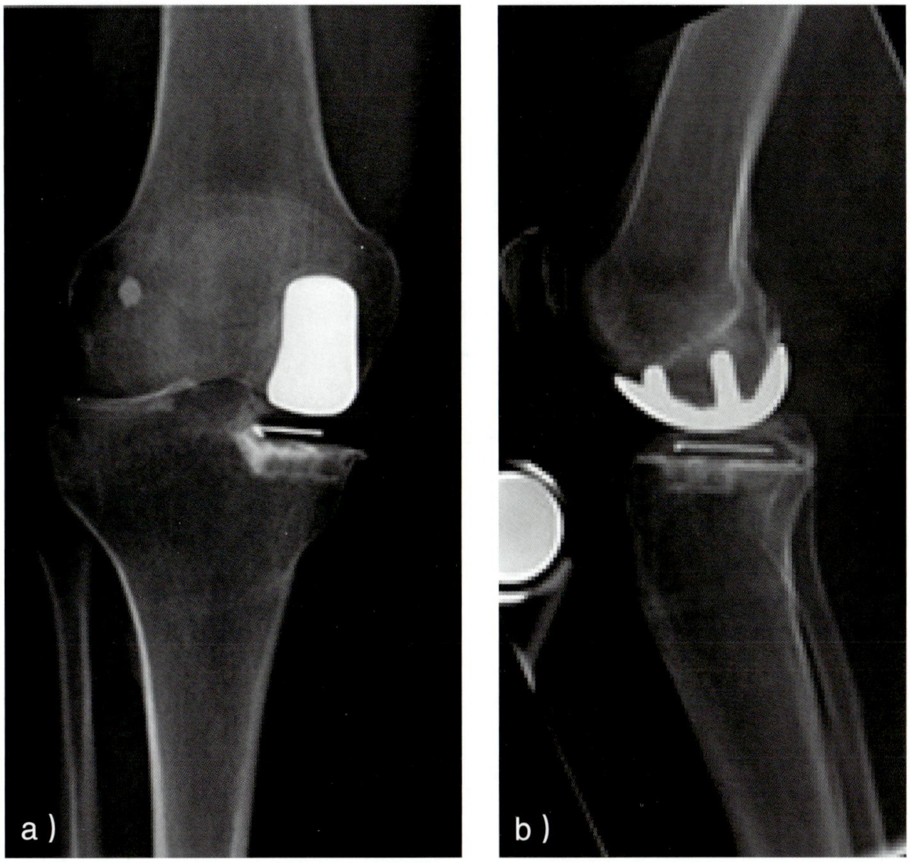

图19.65 膝关节内侧间室单髁置换。**a)** X线正位片；**b)** X线侧位片。

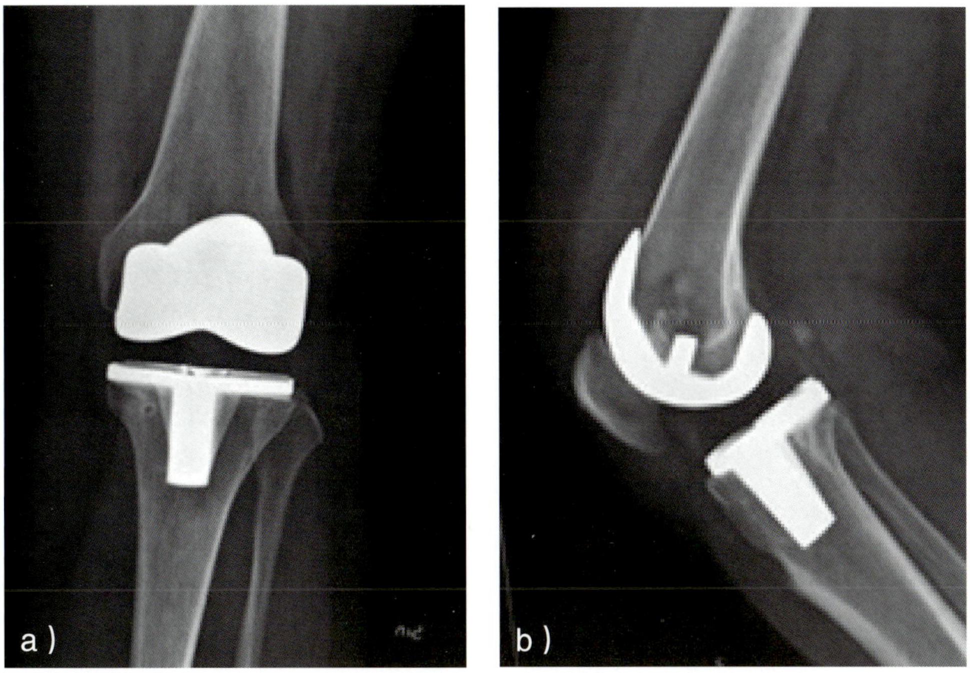

图19.66 全膝关节置换。**a)** X线正位片；**b)** X线侧位片。

节。仅替换髌骨及相应股骨髌骨面的人工关节，但临床应用经验有限，若仅应用于该关节，也算单关节间室置换的一种。

✓ 髋关节表面置换术：作为全髋关节置换的替代手术存在。相较之下骨丢失大大减少，并越来越多地应用于年轻患者及早期骨性关节炎患者。

患者在关节置换术后应住院观察，直至能够在支撑下平地行走、依靠扶手及拐杖或助行架可以上、下楼梯，且关节活动范围达5~70度（尽可能达90度）时方可出院。

研究表明，近20年间，进行关节成形术的患者平均住院时间由14天缩短为2天。原因很多，包括手术技术的进步使软组织损伤减少、疼痛管理的进步、早期活动及更积极的康复技术等。关节置换术甚至已经可以在门诊进行。

康复训练的主要目的是使患者可以无须辅助地行走于户内及户外，并达到0~110度，甚至更大的关节活动范围。年轻患者通常希望能够骑自行车，这就需要至少110度的屈曲。理论上，现代人工关节可以达到120~130度的屈曲。手术结果在功能和持久度上都较为理想。

尽管现在已经很少发生并发症，但风险仍然存在。早期并发症有感染、血栓形成、栓塞、肺炎、脱位；晚期并发症有人工关节松动、磨损、脱位，以及骨折或人工关节断裂。骨性关节炎治疗的最佳效果是患者症状得到缓解。

医生应建议患骨性关节炎的运动员主要进行减少受损关节负重的运动项目。患膝关节骨性关节炎时骑车、游泳及越野滑雪等较跑步对关节产生的压力更小。严重的骨性关节炎要避免参加一些特定的运动。与普通人群相比，运动员早发骨性关节炎更常见于从事接触性运动的运动员，如足球、橄榄球、手球和冰球运动员等。

关节置换术后恢复运动前一定要咨询外科医生的意见。应考虑改为对膝关节冲击更小的运动项目。骑车和游泳是全膝置换术后最自然的健身运动。膝关节屈曲达到120度时更鼓励进行这些运动。若运动员强烈要求，也可考虑越野滑雪，但需格外谨慎。网球、高尔夫球和乒乓球都是患者可以有效参与的运动。有些网球爱好者完全可以在关节置换术多年后参与双打，且达到无人能敌的水平！

膝关节滑膜皱襞综合征

膝关节滑膜皱襞综合征是一个有争议的疾病，不常见但偶尔可导致膝关节疼痛。皱襞是滑膜囊内的正常结构（即膝关节囊内增厚的褶皱），有时可发生炎症从而产生疼痛。20%~60%的人膝关节内存在褶皱（皱襞）。皱襞若位于髌骨近端则为髌骨上皱襞。偶尔也有髌骨侧方皱襞。髌骨下方由髌骨下皱襞填充，将脂肪锚定在凹陷（股骨髁间窝）前方。最常受累的皱襞是髌内侧皱襞，从髌骨上方内侧走行至前方脂肪垫。

症状与诊断

- 跑步、滑雪及骑车时感到疼痛。
- 运动员有时诉关节弹响、交锁。常发生于关节屈曲时，发炎的皱襞走行于关节表面造成局部滑膜增厚和炎症，进而卡在股骨和髌骨之间。
- 有时皱襞可在关节表面边缘触及，为一较厚的条带。
- 超声检查对于发现膝关节内的皱襞有一定价值。

治疗

- 保守治疗包括休息和避免产生疼痛的活动。运动员应逐渐增加活动水平至可耐受的疼痛限度。
- 抗炎药物可有一定效果。
- 关节镜可明确诊断。70%~90%去除（切除）皱襞的运动员有良好效果。
- 2周内可恢复运动。

伸膝结构损伤

伸膝结构包括股四头肌及其肌腱、髌骨、髌韧带及其附着于胫骨的部分。这些结构均可发生损伤。

股四头肌腱损伤

股四头肌腱下部连接髌骨及其周围结缔组织带（支持带）。这些部位在伸膝结构中起重要作用。股四头肌腱非常强壮，在极端情况下才会撕裂，如年长运动员参加爆发性和快速球类运动时，或高尔夫运动员在湿滑的草面上滑倒，或膝关节过度屈曲的举重运动员拿起过重的杠铃。反复深蹲也可在举重运动员中造成过度使用损伤（图19.67）。药物如可的松，以及兴奋剂如合成类固醇也会使肌腱变弱。

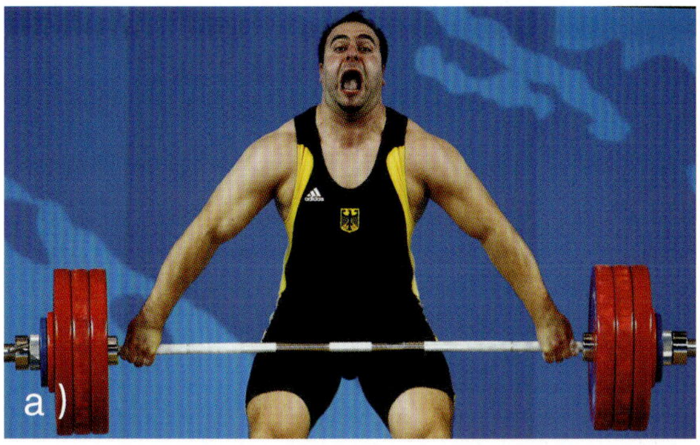

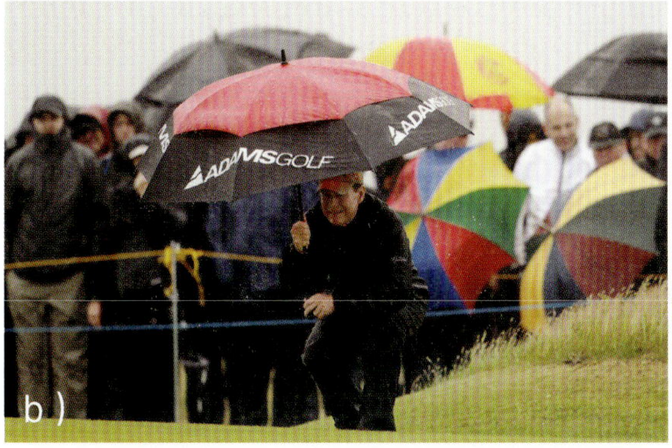

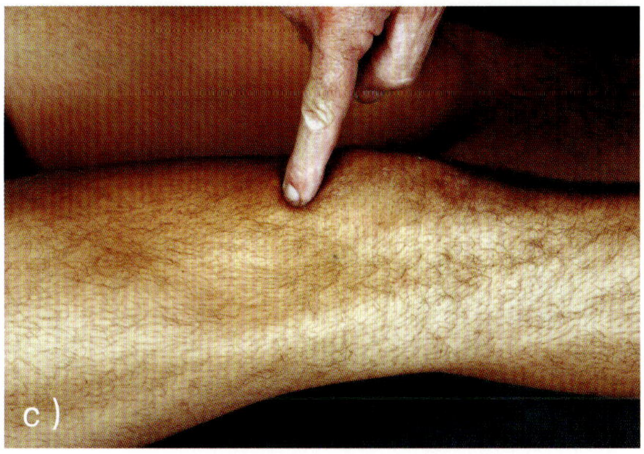

图19.67 运动场地湿滑时损伤风险增加。**a**）、**b**）膝关节肌腱和肌肉损伤的高危场景（图片来自Bildbyrån，瑞典，已授权）；**c**）手指示股四头肌腱于髌骨的附着处，这里是损伤的常见部位。

断裂

股四头肌腱断裂的典型情景是运动员受到了突然的撞击，使得上述伸膝结构暴露于过大的压力之中。运动员试图伸膝并将腿抬离地面，然而膝关节仍保持屈曲状态从而使腿无法离开地面。当发生完全断裂时，功能将即刻丧失，运动员无法靠受伤侧负重。通常髌骨会下陷移位。这种损伤一般都是完全断裂，因此疼痛不是主要症状。

症状与诊断

- 髌骨上肌腱与肌肉或髌骨与肌腱之间移行处触痛和肿胀。
- 断裂处可触及间隙。
- 受伤的运动员无法收缩股四头肌或伸膝并抬腿。
- MRI可明确诊断（图19.68）。

治疗

医生应：

- 当断裂发生于肌肉和肌腱之间时，应给予绷带包扎支持，逐渐增加力量和灵活性训练。
- 部分断裂不应手术治疗，因为此类损伤远期通常不引起显著的功能缺陷。
- 初步可通过X线检查髌骨是否移位。
- 当断裂较大且肌腱从髌骨上撕脱（撕脱伤）时可进行手术（图19.69）。
- 此类陈旧损伤产生症状时可以手术。
- 早期活动性训练很重要，但恢复体育运动至少要等到伤后4~6个月。

过度使用损伤

股四头肌腱远端（下部）慢性过度使用损伤不常见。这种损伤常见于举重运动员，但也可见于篮球和团队手球运动员，因为这些运动过程中有反复

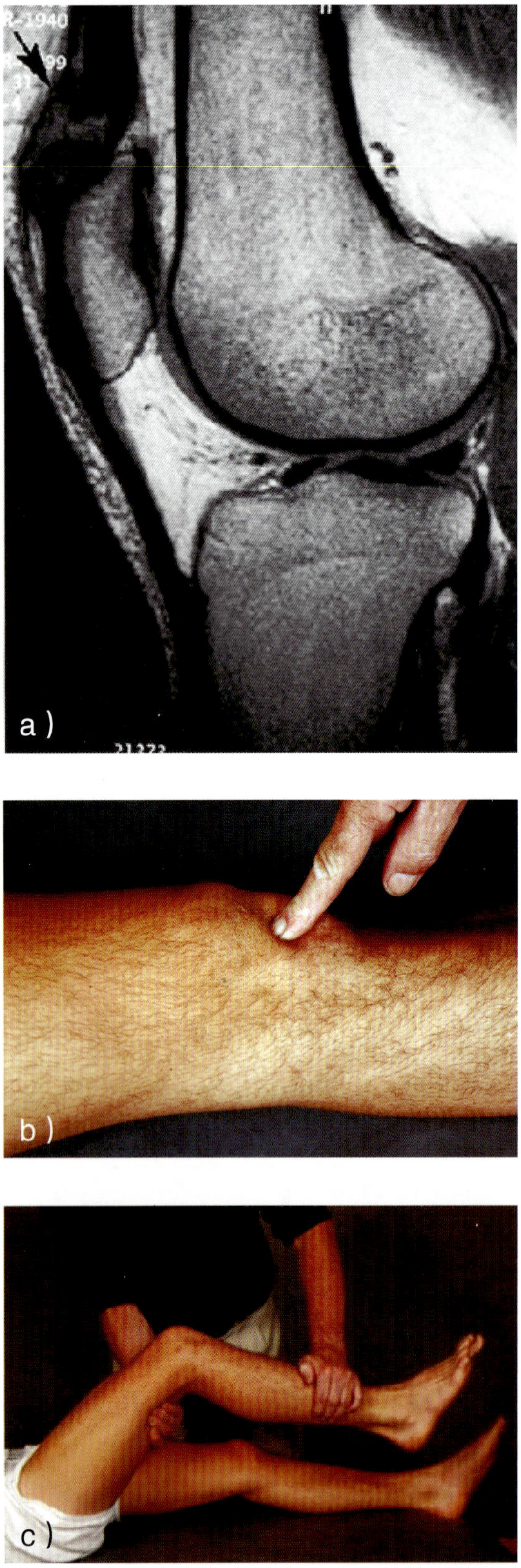

图19.68 膝关节检查。a）髌腱MRI。箭头示股四头肌腱部分断裂处。b）手指示髌腱损伤时压痛部位。c）无法主动对抗阻力伸膝。

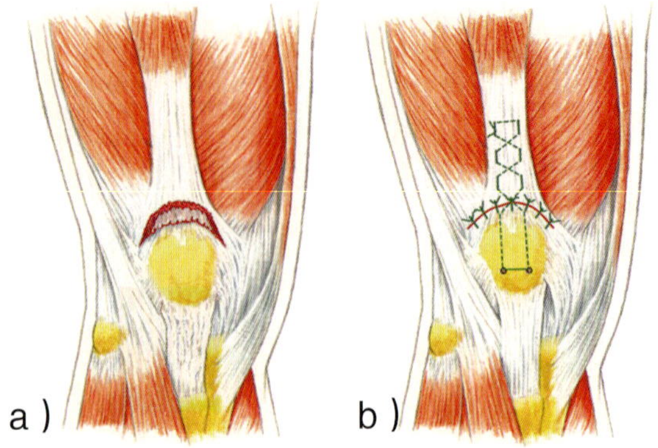

图19.69 股四头肌腱断裂的手术治疗。a）髌骨处股四头肌腱完全断裂；b）将肌腱缝合至髌骨裸露骨面。

的跳跃。运动员在起跳蹬地或从深蹲或跪姿起立时诉疼痛（图19.70）。在髌骨近端股四头肌腱附着处有局部触痛。有时收缩股四头肌可出现不适，当对抗阻力收缩或对抗阻力抬起伸展的膝关节时不适加重。这些过度使用损伤的治疗依据第457~459页的原则。预后通常较好，在经过一段以拉伸和力量训练为主的康复后可逐渐恢复体育运动。

髌骨运动损伤

运动中髌骨（膝盖骨）及周围的疼痛较为常见。髌骨疼痛综合征即髌股疼痛综合征，亦即髌骨软化症，在大多数运动中都可发生，尤其常见于生长发育阶段的个体，特别是年轻女性。髌骨移位（髌骨脱位）常见于9~14岁的儿童，且复发率达30%~50%。

髌股疼痛综合征

膝关节前方髌骨/股骨区域（髌股关节）的疼痛常见于各年龄段。该疼痛综合征的病因尚不明确，但可见于多种情况。因此诊断应尽可能准确，否则治疗很可能无效。

功能解剖

正常情况下髌骨是楔形的，内侧和外侧是平面，中间凸起。髌骨有比其他所有关节都厚的关节软骨。伸膝和屈膝时髌骨滑动于股骨两侧髁上方之间的滑车槽（沟），作用是提升关节的稳定性。

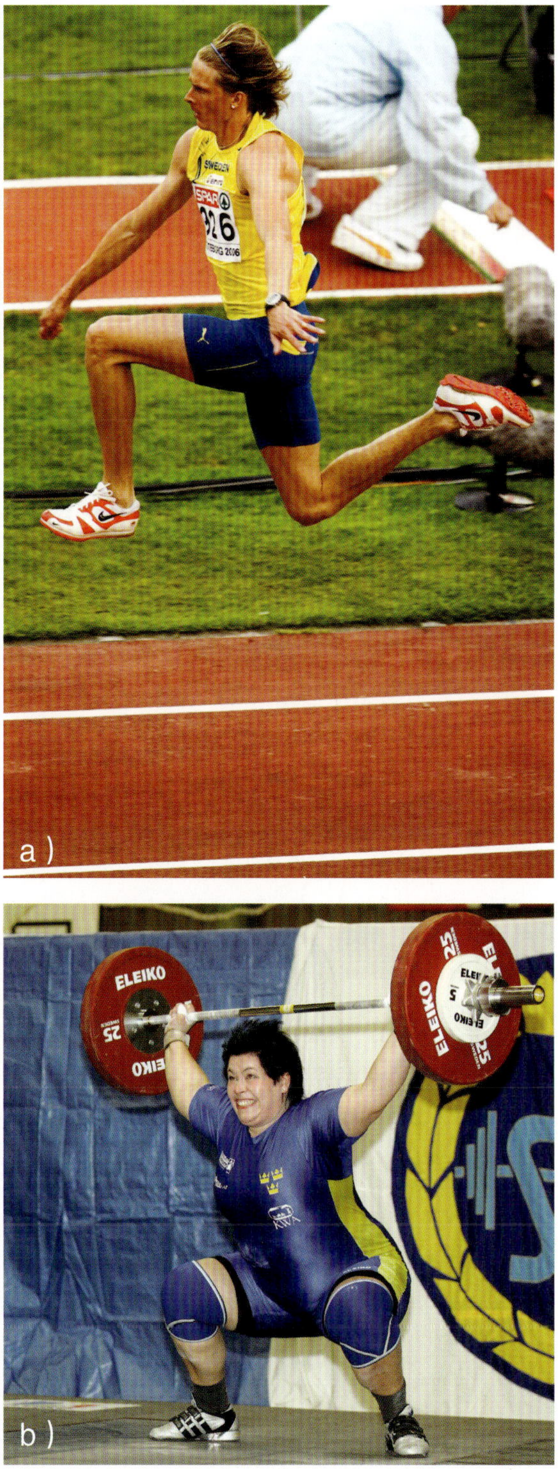

图19.70　涉及膝关节、肌腱及其他结构大量负重的运动。图片来自Bildbyrån，瑞典，已授权。

病因学

髌骨背面关节软骨的损伤常见于10~25岁的个体。所谓的髌骨软化症，较为常见，可在上、下山或楼梯，深蹲或屈膝活动时引发疼痛。

上、下山时膝关节的疼痛较为常见。与正常在平地上行走的关节屈曲相比，上、下山时膝关节的屈曲度显著增加，即增加了髌骨与股骨间的挤压。行走上山较下山疼痛更轻，因为上山时膝关节负重屈曲度约为50度，而下山时负重屈曲度达80度。下山时身体不会前倾，所以屈膝仅由股四头肌控制，增加了髌骨和股骨之间的压力。

膝关节前方的疼痛不一定都能找到病因（特发性疼痛）。可能的病因包括创伤、过度使用、力线不齐或不稳定（图19.71）。

特发性膝关节前方疼痛

膝关节前方疼痛常见于生长发育阶段的个体且通常找不到病因（特发性）。在诊断为特发性之前应排除其他病理性因素，如滑囊炎、脂肪垫综合征、皱襞综合征及半月板问题。有些神经末梢不存在于软骨中，但关节软骨失去保护功能后，髌骨下

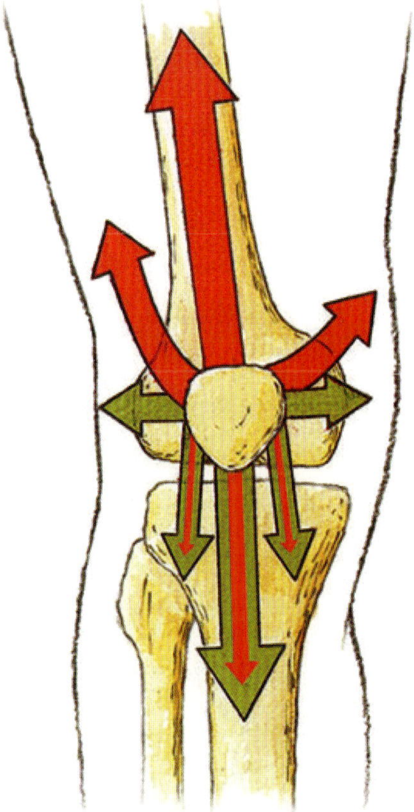

图19.71　膝关节受力。红色箭头代表主动的稳定力；红绿相间箭头代表主动和被动的稳定力；绿色箭头代表被动稳定力。

压并沿股骨表面滑动可诱发疼痛。这是髌股疼痛综合征最主要的疼痛来源。关节滑膜内衬受到机械压力或被关节软骨退变释放的碎片和酶激惹产生的炎症也可引起疼痛。关节软骨的生物机械病变影响了软骨下骨的应力分布。骨可因此增厚，从而增加疼痛发生的风险。伸膝结构功能异常也可引发疼痛，原因有多种，以肌肉不平衡为主。

创伤

运动员膝关节受到冲击后可感到膝前方疼痛。直接的冲击可损伤关节软骨及软骨下骨从而引发疼痛。髌骨也可能向侧方完全移位（脱位）或部分移位（半脱位）。

至于髌骨脱位具体损伤了关节囊内的哪些结构尚无定论。内侧髌股韧带（MPFL）是防止髌骨移位的主要结构。MPFL起于股骨内侧髁，止于髌骨内侧缘。成人常在其股骨端损伤该韧带。MPFL损伤会有横向结缔组织带（支持带）的断裂，并伴有股四头肌的股内斜肌（VMO）部分的力量削弱。结构不稳定可使股骨外侧髁或髌骨发生骨软骨（骨及关节软骨）骨折，可见于约75%的脱位病例。

发生髌骨不稳的高危因素包括髌骨相对于股骨处于高位（高位髌骨）、髌骨活动度过大、韧带整体松弛、Q角（图19.72）增加、股骨与胫骨的相对位置改变、大腿肌肉萎缩、膝外翻、股骨槽（沟）过于平滑（滑车发育不良）和（或）膝内部结缔组织脆弱导致的髌骨形状异常和髌骨滑脱。15%~45%的髌骨移位（脱位）由上述因素引起。

力线不齐/伸膝结构不稳定

稳定性不佳是导致髌股疼痛的常见原因。整体人群中髌股关节功能受损很常见，其中伸膝结构相关症状最常见于运动损伤。约30%的过度使用损伤发生于膝关节，其中35%累及伸膝结构。在一些依靠腿部力量的运动中，如跑步、跳跃、体操、芭蕾，髌股疼痛的发生率高达75%。膝关节不稳定和力线不齐是重要的潜在因素。

髌股关节的被动（骨性）稳定性依赖于滑车和髌骨间的契合度。当膝关节伸展0~30度时，髁间窝的解剖结构对于髌骨的稳定起重要作用，特别是滑车关节面的近端部分。其他被动稳定髌股关节的结构包括外侧及内侧横韧带和纵向支持带，在负重和非负重、屈膝和伸膝时均起到积极作用的股内斜肌和股外侧肌腱。

外侧和内侧髌股韧带及横向支持带分别起于股骨内、外上髁，止于髌骨近端的内侧和外侧，为髌骨的稳定提供被动支持。内侧和外侧纵行支持带是股内斜肌和股外侧肌之间的腱性连接，分别止于胫骨近端的内侧和外侧。膝关节的纵行支持带既提供被动稳定支持，也提供了主动稳定支持。

髌韧带也兼具被动和主动支持功能。在髌骨受

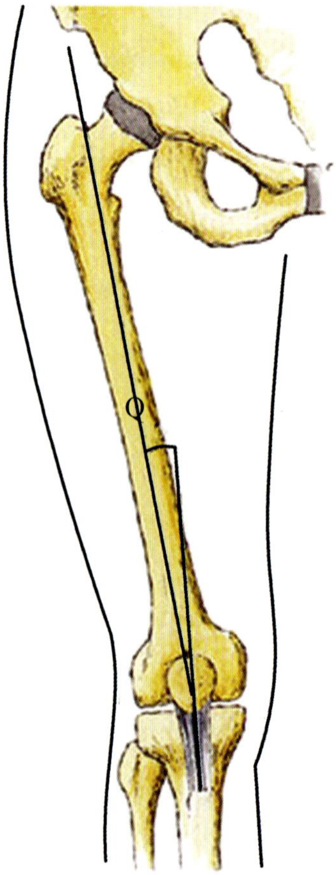

图19.72 股四头肌角（Q角），即股直肌长轴与髌腱（韧带）所在直线形成的夹角。

到近端牵引时起稳定作用，并作为肌腱连接髌骨至股四头肌。髌骨的主动稳定由股四头肌控制：股内斜肌起内侧牵引作用，股外侧肌起外侧牵引作用，股直肌和股中间肌轴向牵引髌骨。

股四头肌角（Q角）是股直肌长轴与髌韧带所在直线形成的夹角（图19.72）。这两条线相交于髌骨中心。Q角增大会造成股四头肌收缩时髌骨向外侧移位。

即使髌骨的主动和被动稳定发生轻微的偏移，也可能引发髌股症状和髌骨不稳定。髌股关节没有正常发育（滑车发育不良）或髌骨高位可导致反复的髌骨不稳定。软组织缺陷也可能存在，如髌骨内侧韧带（支持带）断裂或功能不全，或股四头肌的股内斜肌部分薄弱。髌股关节发育不良（滑车发育不良）导致的髌骨不稳定是发生髌股关节疼痛的重要因素。髌股关节发育不良的原因包括遗传因素和发育异常。

膝关节的正常发育需要髌骨的移动刺激滑车在股骨两侧髁之间形成沟，从而形成契合良好的关节。若缺少这种刺激，滑车只形成浅沟或平坦乃至凸起，近端更易如此。髌骨面将倾向于变得扁平而失去楔形形状，被外侧面占据。

髌股关节尤其是股骨滑车的发育不良，可能与高位髌骨、Q角增大、膝外翻有关；也与胫骨和股骨旋转异常（胫骨股骨扭转）有关。正常沟的缺乏（发育不良）加上增大的Q角可导致髌骨不稳定，并可因肌肉不平衡而加重，尤其是股内斜肌的薄弱。

髌骨不稳定的分级

- **Ⅰ级，外侧挤压综合征：**由于Q角增大，股四头肌收缩时髌骨会先向外侧移动再向近端移动。这会导致外侧髌骨挤压综合征，即滑车外侧与髌骨间发生小面积接触，髌骨软骨面和滑车外侧间压力增加（图19.73）。髌骨没有脱位，但伸膝状态收缩股四头肌时，髌骨外侧会与滑车外侧持续接触。恐惧试验阴性（第446页图19.77）。
- **Ⅱ级，髌骨半脱位：**髌骨半脱位既可以是直接外侧半脱位，也可以是髌骨的倾斜。两种情况下都只有部分关节面接触，所以都算半脱位。CT检查可用于明确诊断：
  - ✓ 髌骨外侧倾斜见于慢性膝关节疼痛。外侧支持带和关节囊缩短、变厚，内侧软组织受到牵拉延长，于是屈膝时髌骨外侧面被迫移向股骨滑车，既产生外侧挤压又发生倾斜。随时间推移，髌骨外侧倾斜会导致软骨损伤。X线和CT检查可用于明确诊断。
  - ✓ 髌骨外侧半脱位为伸膝状态下收缩股四头肌引发的髌骨半脱位。随时间推移反复的髌骨半脱位会造成髌骨和滑车的关节软骨损伤。有时髌骨外侧半脱位和髌骨倾斜同时存在，更会增加不稳定性。股四头肌舒张和收缩时的CT检查可以明确诊断。
- **Ⅲ级，髌骨移位/脱位：**这是一种严重的情况，并且会经常反复发生（图19.74）。由于不稳定和关节软骨的累积损伤，运动员常出现“打软腿”的现象。这是一种膝关节的严重功能不全，应尽快进行纠正。专科检查时股四头肌收缩可诱发半脱

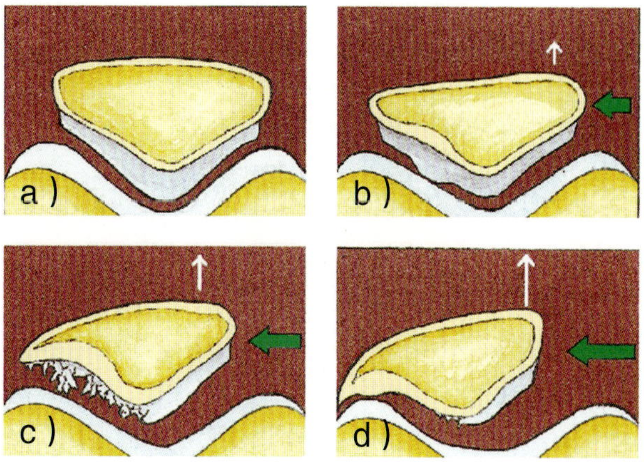

图19.73 髌骨位置。**a）**正常位置；**b）**外侧挤压综合征及倾斜造成的髌骨外侧角损伤，导致髌骨与股骨外侧隆起（滑车）相接触，增加了关节面所受的压力；**c）**半脱位伴一定的髌骨倾斜，额外增加了关节面的损伤；**d）**脱位伴严重的髌骨倾斜。

位甚至全脱位，恐惧试验阳性。正常膝关节的髌骨脱位可由创伤导致，如跌倒时髌骨受压，或髌骨受到猛烈冲击，造成髌骨移位并损伤内侧支持带（即内侧髌股韧带和关节软骨）。还可发生于滑车发育不全伴有Q角增大的运动员。这些情况下应手术修复内侧支持带或纠正患者本就存在的缺陷。

髌骨软骨损伤的Outerbridge分级（图19.75）：

Ⅰ级：软化和囊起；

Ⅱ级：持续软化伴裂隙形成；

Ⅲ级：裂隙深入软骨下骨并破坏周围软骨组织；

Ⅳ级：软骨完全损毁，软骨下骨暴露（图示2种例子）。

骨–软骨损伤的整体分类见第157页图8.13。

- 有时膝关节可出现轻微肿胀。
- 测量Q角可有一定诊断价值。Q角的测量：屈膝30度时男性正常值小于10度，女性正常值小于15度，屈膝90度时正常值小于8度。屈膝状态

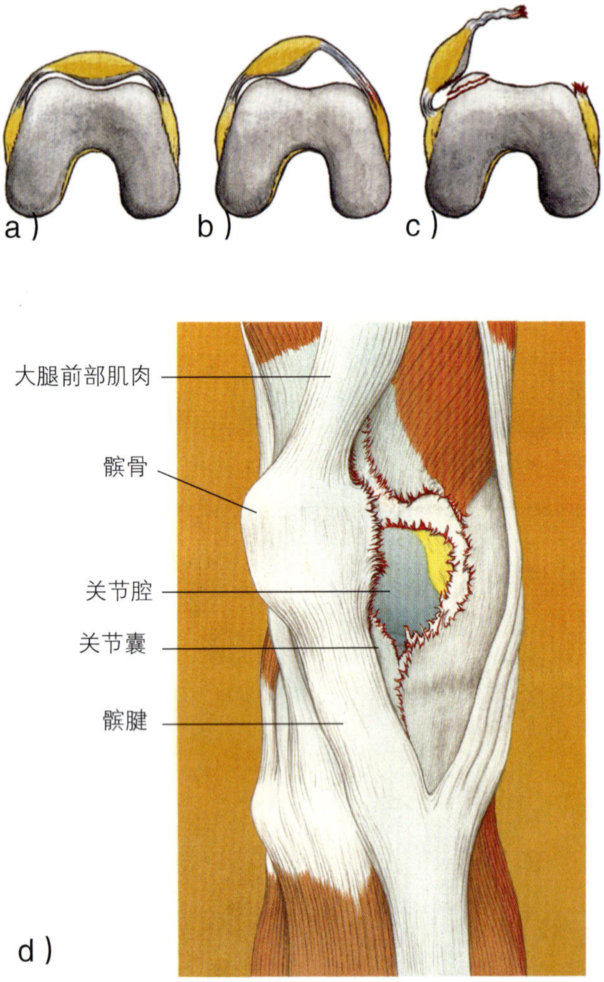

图19.74 髌骨移位可对股骨骨–软骨表面或仅软骨面造成损伤。同时髌骨软骨也会产生损伤。**a）**正常位置；**b）**髌骨半脱位伴内侧结构牵拉延长；**c）**髌骨脱位伴内侧关节囊、韧带和肌腱完全撕裂导致的股骨关节面外侧撕脱；**d）**髌骨外侧移位前面观，注意周围软组织的损伤程度，包括关节囊撕裂、髌骨和股骨间内部韧带（内侧髌股韧带）断裂和股内斜肌腱断裂。

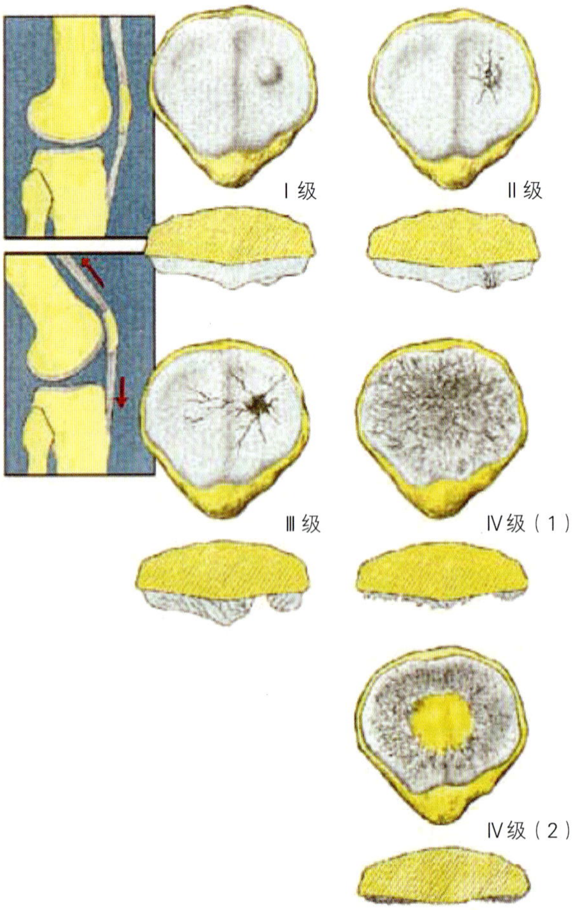

图 19.75 髌骨软骨损伤。左上图显示股骨伸展状态下髌骨相对于股骨的位置，左下图显示屈膝状态下髌骨更紧地压在了股骨上。右图为Outerbridge分级。

下，Q角15~20度需要矫正。

- 下肢的力线不正包括足过度外翻（旋前）、胫骨或股骨旋转不良（股骨前倾）；膝外翻和外侧支持带紧张是重要因素，因其可增大Q角，造成髌骨的反复脱位（图19.76）。
- 应主动和被动追踪髌骨的位置以便评估。
- 恐惧试验阳性。该试验在屈膝0度时进行。检查者用手固定被检查者髌骨外侧。当被检查者屈膝时，髌骨有半脱位倾向并可引起疼痛（图19.77）。
- 被动髌骨倾斜试验可评估外侧支持带结构的张力。
- 应拍摄膝关节X线片。侧位片可显示髌骨相对于关节线的位置。Merchant髌下位片很有价值，即屈膝40度的髌骨X线片。

CT可有效评估不同的力线不正模式、评估骨损伤及髌股相对关系（图19.78）。CT也可用于诊断青少年反复的髌骨半脱位。CT应分别在伸膝位和屈膝30度时收缩和放松股四头肌时进行扫描，以评价不稳定和滑车发育不良的程度。

- MRI的诊断价值相对较小，因为屈膝超过30度时难以完成检查。不过MRI可提供关节软骨面及下方骨小梁图像。

dGEMRIC技术用于早期发现软骨损伤和软骨修复及骨关节炎的预后随访。该技术仍处于研发阶段，故主要用于一些大学诊所的科学研究。该检查通过注射造影剂增强MRI图像，由此可以评估葡糖胺聚糖的水平，这是软骨中的一种物质，对于维持软骨的生物力学特性不可或缺。即使是骨性关节炎早期，葡糖胺聚糖的水平亦有所降低。

- 骨扫描（核素显像）极少应用，但可用于症状迁延合并膝前部疼痛的患者。髌骨和股骨的低核素（放射性物质）同位素摄取可明确诊断，并可提示预后不佳。
- 关节镜可评估髌骨和滑车关节损伤的程度、核对临床与影像学诊断是否一致，还可明确是否存在滑膜炎。

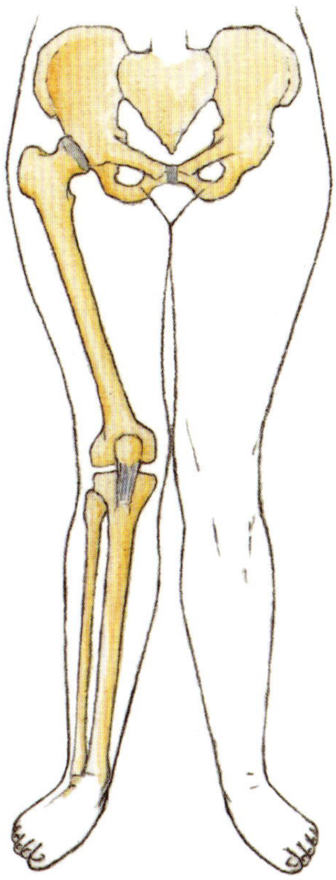

图19.76 下肢力线异常，“对线不良疼痛综合征”。这些畸形可导致过度使用问题。

治疗

运动员可：

- 积极休息。
- 急性期冰敷。
- 使用有髌骨开口、可提供支持的护膝。
- 可使用肌内效贴，有些患者认为是有帮助的（第72页图5.19）。
- 拉伸，但效果未被证实。
- 直腿状态下激活股四头肌。逐渐增加负重的直腿抬高有治疗价值。
- 深蹲至屈膝90度的训练；起初只对抗运动员自身体重，后逐渐增加负重，并可单腿站立。

医生可：

- 解释疼痛产生的原因，必要时可让家属参与。这在首次门诊接诊时就该完成。
- 完善必要的体格检查和辅助检查以明确诊断。

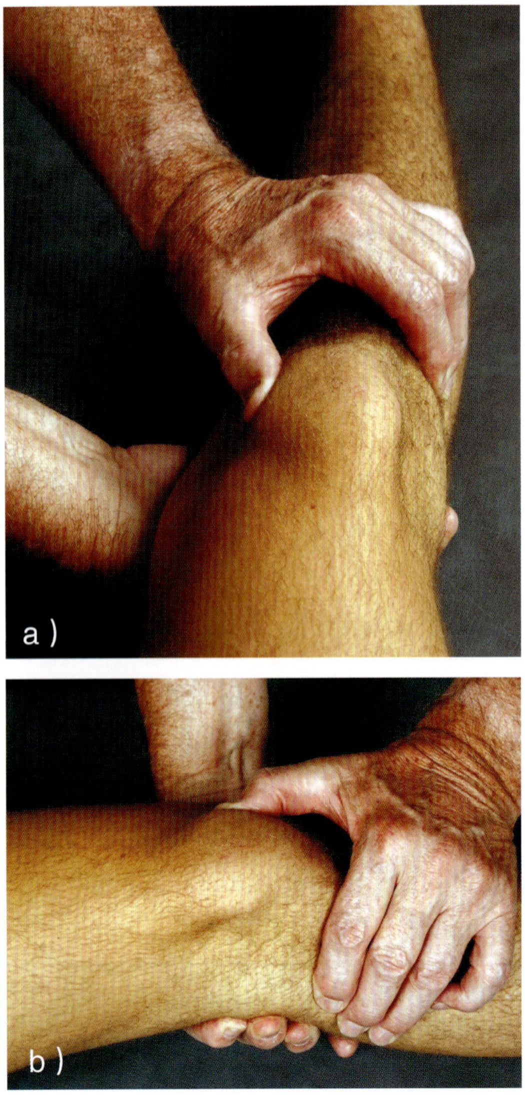

图19.77　恐惧试验。检查者将髌骨推至外侧并固定。当运动员屈膝时，其髌骨有部分移位（半脱位）倾向，并可产生疼痛。

- 开具积极休息和物理治疗处方。通常需要经验丰富的物理治疗师和医生对运动员进行健康教育。为了更好地接受治疗，运动员必须真正理解损伤的本质，也务必意识到，经过保守的运动训练，80%患有特发性髌股疼痛的运动员在6个月后可有明显改善。
- 急性期开具抗炎药物处方。即使没有明显客观症状，抗炎药物也可帮助重新回到稳态（代谢平衡

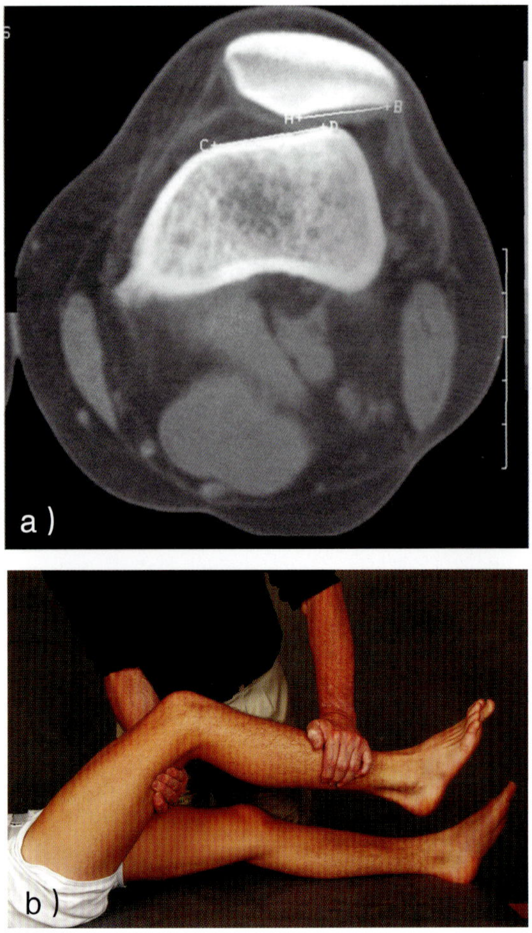

图19.78　股四头肌收缩状态下的髌股关节CT。**a）**膝关节横截面，显示髌骨相对于股骨的半脱位，可见平坦的表面（滑车）；**b）**股四头肌收缩时髌骨向侧面移位。

小贴士

医生应详尽地解释并强调这种损伤的恢复需要一定时间。

态）。

- 有时可通过关节镜检查明确诊断并评估髌骨和滑车的关节软骨状态。
- 症状迁延者可手术治疗。针对不同的力线不正问题、髌股相关疾病有一百余种手术方法。手术还可包括关节软骨损伤的治疗。

髌骨外侧倾斜的治疗

运动员应避免引起疼痛的活动，推荐使用保护膝关节的装置。使用带有两侧加强的功能性支具/矫正器或胶带缠绕（图19.79）可稳定髌骨。离心力量训练很重要，尤其是针对股内斜肌的训练。

医生可：

- 建议运动员避免诱发疼痛的活动。
- 开具物理治疗处方，并强调股四头肌的股内侧肌训练；为了增强效果应同时配合电刺激。
- 开具抗炎药物。
- 行关节镜并偶可松动紧张的外侧结构。如果有松动的关节碎块对关节造成损伤，或关节软骨软化、变形造成机械交锁或锁定，外科医生可移除受损组织（清创）。如果还存在其他致病因素，如Q角增大和髌股发育不良，有必要针对这些问题制订纠正措施。
- 如果髌股症状由髌骨外侧移动造成而关节软骨完好，保守治疗预后较好。

髌骨倾斜的治疗

如果不存在关节软骨损伤，保守治疗如髌骨稳定支具和股内斜肌力量训练预后较好；但长期看来，手术仍可能是必要的。慢性病程中，外侧支持带和关节囊都可被拉紧、增厚。如果仅外侧支持带紧张，手术治疗配合后续股内斜肌力量训练可以解决。必要时可以行内侧髌股韧带手术。如果还存在其他致病因素，可能需要相应的手术使髌骨回到正确位置。

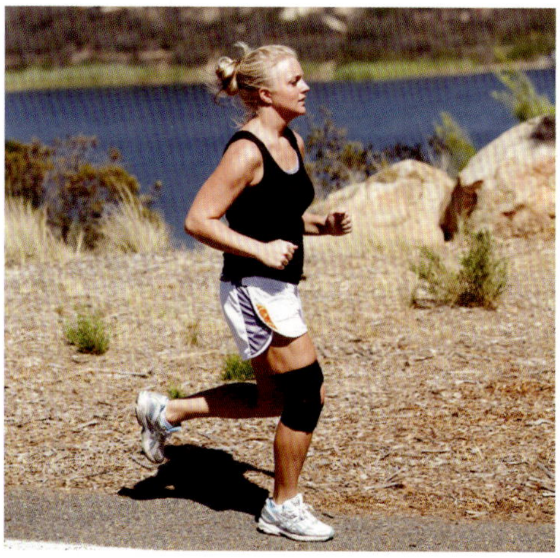

图19.79　不同髌股问题使用支具/矫正器均可有一定程度的缓解。轻巧的支具，应用于轻度半脱位、移位和髌骨关节炎的成年患者。图片来自DjO，LLC，已授权。

髌骨外侧半脱位的治疗

治疗应尽早开始。起初应进行保守治疗，如应用髌骨稳定支具、绑带，股内斜肌力量训练及改变原有运动员训练计划。如果保守治疗失败，应进行手术干预以矫正所有缺陷因素。

髌骨移位/脱位的治疗

伴或不伴股四头肌收缩的MRI或CT检查可明确诊断。如果怀疑存在软骨损伤，可行关节镜检查。初期通常建议保守治疗。可加入训练项目和髌骨稳定支具。如果保守治疗失败可转向手术干预。应仔细检查内侧髌股韧带，若存在断裂或功能不全应予以修复。

只要髌股关节内关节软骨完好，则预后较好。软骨损伤的治疗在第8章有所描述。需注意的是经保守治疗的髌骨脱位复发率约为50%。

愈合和恢复体育运动

髌骨损伤的症状可自行消失，尤其是年轻运动员。运动员应改变运动计划并避免诱发疼痛的活动，如在不平的地面跑步。尽可能避免或推迟手术。为了尽可能成功恢复，应发现缺陷因素并予以干预。

小贴士

髌股疼痛综合征是最难治疗的运动损伤之一；部分康复时间较长，运动员需要拥有强大的耐心。

对运动员进行损伤特点的教育至关重要。

应诊断出与症状相关的易感因素，并在保守和手术治疗过程中考虑在内。

髌骨骨折

髌骨可横向或纵向折断，也可呈放射状碎裂。该损伤通常由摔倒时膝关节着地造成。碎块移位时需要手术干预，术后需要用石膏或稳定支具固定4周。如果没有移位，通常石膏铸型或矫正器固定即可。没有发生移位的髌骨纵向断裂通常只需要绷带包扎。应指导患者进行大腿肌肉等长训练。愈合时间通常为6~8周，不同的骨折愈合时间有所不同。

髌腱断裂

髌腱非常强壮（几乎是全身最强壮的软组织），起于髌骨，附着于胫骨前方近端的隆起处（胫骨粗隆）。髌腱是伸膝结构的必要组成部分，即除非髌腱完好，否则伸膝是不可能完成的。它还作为韧带限制髌骨在整个关节活动范围内向近端移动，因此也有人称之为髌韧带。

髌腱可以完全或部分断裂。因为髌腱特别强壮，完全断裂并不常见。生物力学研究显示，髌腱断裂可发生于深屈膝状态下的举重过程，出现断裂时髌腱张力可达举重者体重的17.5倍。髌腱断裂还可发生于意外用力伸膝，如在湿滑的高尔夫球场滑倒，受伤运动员不能伸腿或收缩股四头肌（图19.80）。

髌腱断裂的高危因素之一是运动员之前注射了可的松。

症状与诊断

- 受伤时运动员听到突然的弹响并伴随剧烈疼痛，典型情景是起跳或落地。
- 运动员瞬间丧失活动能力，受伤侧无法承重。
- 髌骨将向近端移位，断裂部位可触及缺损。该区域会有触痛和一定的肿胀，但只有轻中度疼痛。
- X线检查可显示近端移位的髌骨。
- MRI可用于明确诊断。

治疗

髌腱完全断裂（近端或远端）应手术治疗。通常将髌腱缝合至骨面即可，但偶尔还另外需要通过腘绳肌腱或人工可吸收网加强。可用膝关节矫正器保护膝关节6~8周。康复过程缓慢，应先逐渐增加膝关节活动度，随后增强力量。6~8个月后可恢复体育运动。骑车和高尔夫等运动可更早恢复。

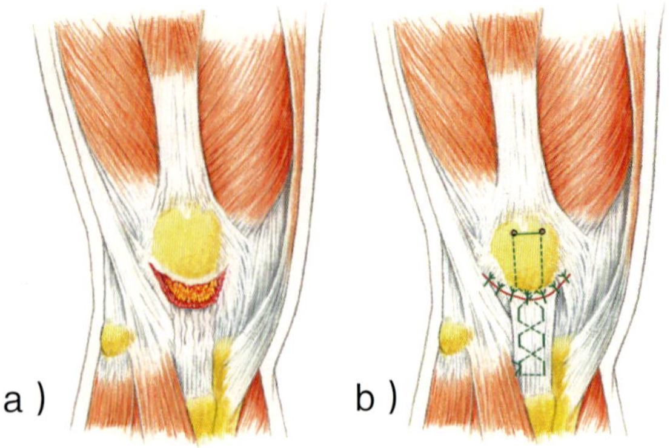

图19.80 髌腱完全断裂及其治疗。**a）**髌骨远端处完全断裂；**b）**将髌腱重新连接于髌骨的手术方法。髌腱需连接至裸露骨面，通过在髌骨内钻的通道缝合固定。

髌腱病（跳跃者膝，髌腱过度使用损伤）

因为髌腱在几乎所有体育运动中都起核心作用，所以其过度使用损伤很常见。髌腱病是一种临床综合征，经常但不总是指髌腱过度使用导致的损伤。其特点是疼痛、弥漫性或局部肿胀和功能受损。髌腱病的发生也可以没有过度使用迹象，这种情况通常与更广泛的临床问题有关。

由于人们越来越多地参与体育运动，且运动的强度也有所增大，因此髌腱病的发病率也在逐渐增加。损伤的发生与对伸膝结构的高损耗有关，也与爆发性跳跃和跑步对髌腱产生的负荷有关，这可造成局部胶原纤维（束）微小撕裂或髌腱慢性过度负重（髌腱病），导致髌腱部分撕裂。如果合并了年龄相关的髌腱退化，损伤风险将会增加。髌腱病常见于以跳跃为主的体育项目，如排球（14%）、团体手球（13%）和篮球（12%）。该病也常见于田径运动（图19.81）。

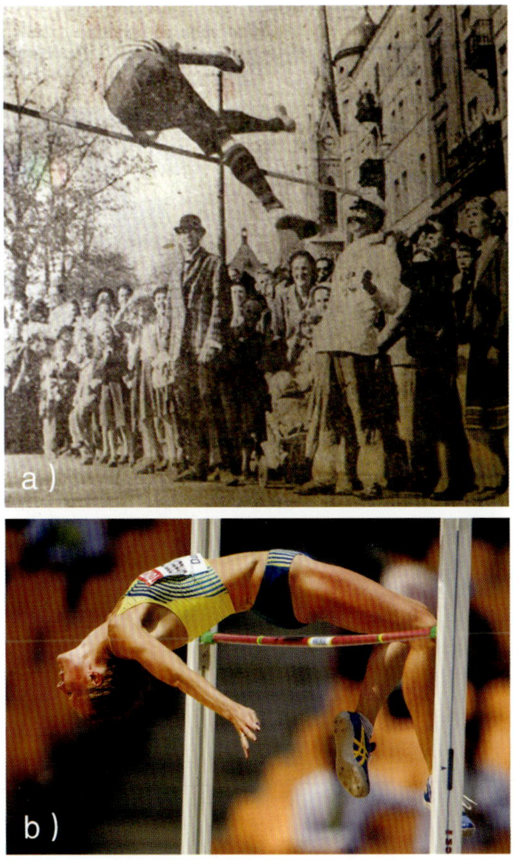

图19.81 跳高可在髌腱处产生巨大压力。**a**）髌腱病的概念在20世纪60年代晚期才引入。此图拍摄的是1951年学生狂欢节中瑞典跳高冠军使用剪刀跳技巧在斯德哥尔摩街道上完成连续跳高。他随后发生了髌腱损伤，但当时无法明确诊断（图片来自斯德哥尔摩Karolinska学院Arne Ljungqvist教授，IOC和WADA已授权）。**b**）1965年由Dick Fosbury设计的背越式跳高至今仍是现代跳高项目中的主要技巧。该技巧也对膝关节产生很大的压力（图片来自Bildbyrån，瑞典，已授权）。

该损伤的机制目前仍存在争议。屈膝时可能在髌骨远端和髌腱本身之间发生碰撞。大部分损伤，尤其是部分撕裂，都位于髌腱的近端后部，提示该撞击可能是这些损伤产生的主要原因。

症状与诊断

髌骨尖或附近疼痛。典型症状发生于排球、篮球和团队手球等运动过程中的跳跃和落地时。研究表明，落地技巧的差异较为重要。

- 髌腱的压痛，通常于髌骨尖的凹槽处。压痛通常局限且有特异性，提示髌腱部分断裂或有炎性病变。膝关节完全伸直状态下于髌骨上方加压时疼痛更加明显。
- 髌腱上部可有增厚。
- 常见肌肉萎缩伴股四头肌紧张。
- 已证实篮球运动员等踝关节背屈受限是发生髌腱病的危险因素，这是因为髌腱代偿性负重增加。
- MRI或超声检查可明确损伤。这些检查可用来发现退行性变（肌腱变性）和慢性部分断裂（图19.82）。

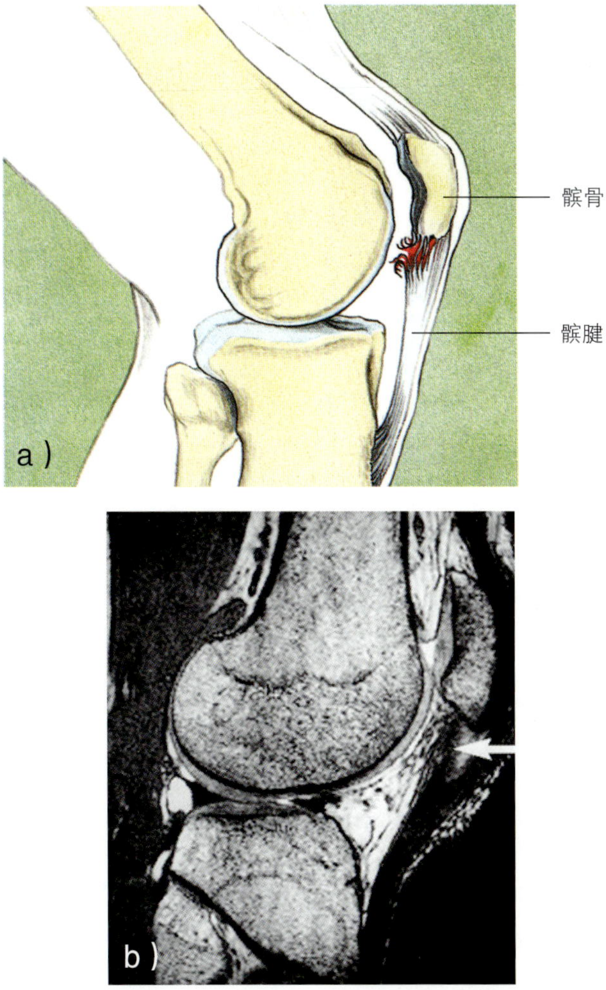

图19.82 髌腱病，髌腱的过度负荷。**a**）髌腱上方后部髌骨连接处损伤；**b**）MRI（箭头示髌腱损伤）。

治疗

运动员可以：

- 休息至运动时不再疼痛。
- 通过力量训练和拉伸训练强健伸膝相关肌肉，如骑车。

医生可以：

- 开具抗炎药物（效果有限）。
- 矫正力线不齐。
- 开具物理治疗处方，因为这些损伤需要专业人员帮助。对患者进行健康教育尤为重要。
- 推荐包括离心训练的力量训练，应按照第197页的原则缓慢增加，还应有第457页所述活动度训练；为期6周的训练项目有很好的效果，85%以上的患者都可得到改善（图19.83）。

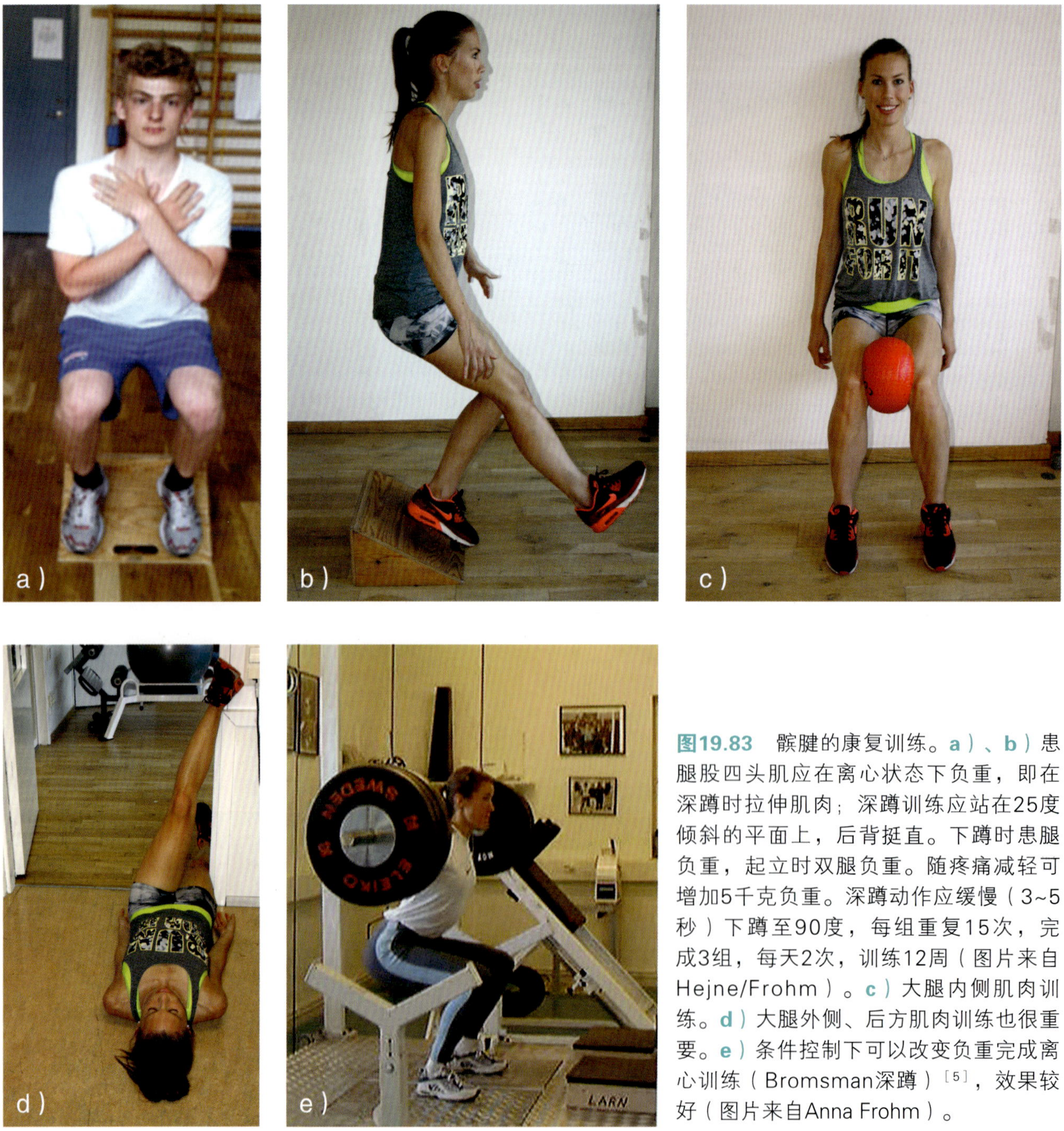

图19.83 髌腱的康复训练。**a）**、**b）**患腿股四头肌应在离心状态下负重，即在深蹲时拉伸肌肉；深蹲训练应站在25度倾斜的平面上，后背挺直。下蹲时患腿负重，起立时双腿负重。随疼痛减轻可增加5千克负重。深蹲动作应缓慢（3~5秒）下蹲至90度，每组重复15次，完成3组，每天2次，训练12周（图片来自Hejne/Frohm）。**c）**大腿内侧肌肉训练。**d）**大腿外侧、后方肌肉训练也很重要。**e）**条件控制下可以改变负重完成离心训练（Bromsman深蹲）[5]，效果较好（图片来自Anna Frohm）。

- 将患者转诊至物理治疗师处进行康复训练，因为患者通常难以自行恢复。
- 开具髌腱带在髌腱水平环绕胫骨以加压（图19.84）。类似于网球肘中绑带的作用，它可以改变肌腱内的机械应力；77%的患者通过使用髌腱带可以减轻疼痛以至于能够回到“正常”的活动水平。不过这些结果仍存在争议。治疗仍应遵循个体化原则，毕竟髌腱带的作用不一。
- 推荐髌骨胶带缠绕以减少髌骨活动。这只对有些患者有效，且应由专业人员操作。
- 开具现代保守治疗处方，如体外冲击波治疗和低强度脉冲超声波（LIPUS）。起初一些报道称得到了相对好的结果，尤其是慢性患者，但有严格对照的临床研究还未完全证实该结果。
- 据报道，注射硬化剂可以抵消受损肌腱中血管增加（血管数目增加）的作用。起初一些报道称取得了相对好的结果，但同样，仍需要更多临床研究来证实这些结果。
- 注射血小板丰富的血浆（PRP）增加生长因子可刺激愈合。值得注意的是，这是一项使用颇多的技术，可能未来会获得成功，但目前还没有高质量的长期临床研究支持该方法的实质效果。
- 避免注射可的松。注射可的松可降低髌腱强度，增加断裂风险。
- 如果单纯保守治疗效果不佳，可采取关节镜下或开放手术去除病变组织。目前，关节镜检查可在超声引导下完成，这样便于更好地识别和切除病变组织（图19.85）。

小贴士

包括离心力量训练并有完善计划的康复训练可以促进愈合并对这种髌腱慢性疼痛疗效较好。

这种过度使用损伤比较难治，需要长期、大量的康复训练。

所以请对这种损伤予以重视！

康复过程通常较长，运动员需要有足够的耐心。能否恢复运动取决于运动项目，但通常在4~8个月可恢复较为剧烈的运动，具体时长取决于损伤的特点。

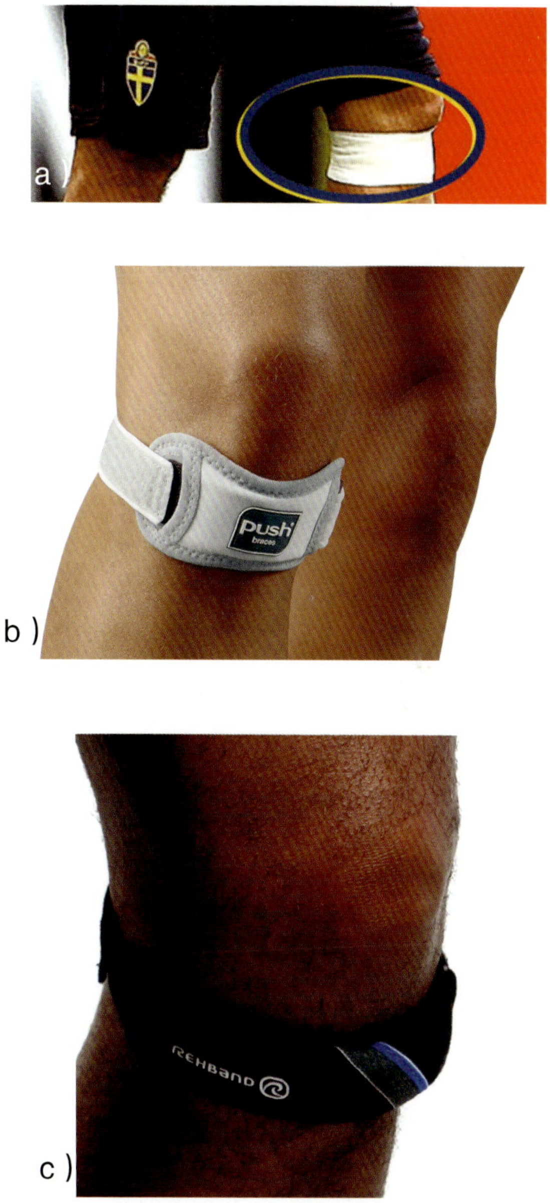

图19.84　髌腱病和胫骨粗隆骨软骨病的髌腱缓解支持。a）胶带缠绕通常较为有效（图片来自瑞典足球协会）；b）、c）髌腱处用髌腱带绷紧可帮助很多运动员［b）图来自国际NEA；c）图来自Otto Bock Scandinavia Rehband］。

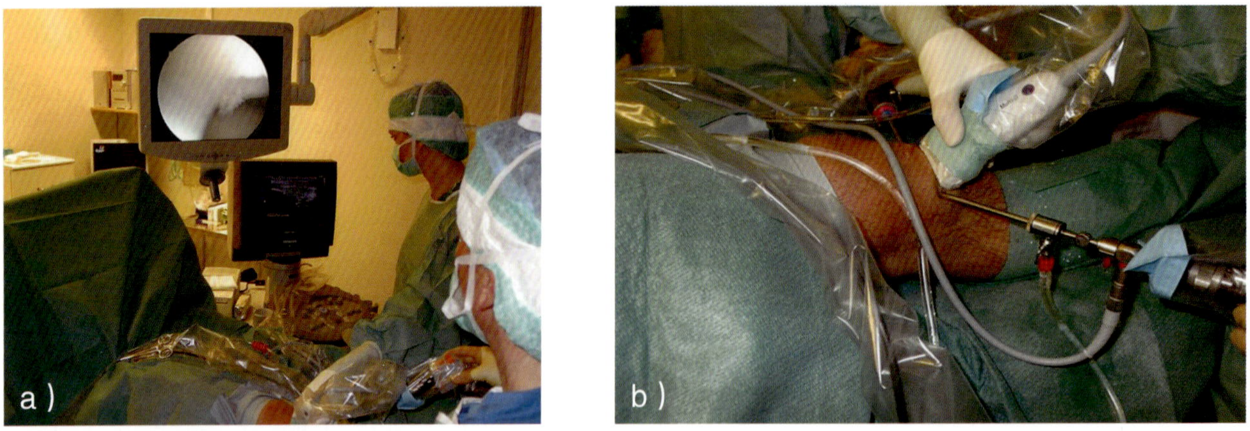

图19.85 髌腱的关节镜检查在超声引导下进行。这样便于识别并移除任何病变组织。图片来自斯德哥尔摩Artro诊所的Lotta Willberg。

过度负重/过度使用造成的髌腱连接处病变

Sinding–Larsen–Johansson病

Sinding–Larsen–Johansson病是髌腱髌骨远端尖部连接处的炎性病变。可由过度使用造成的反复微损伤导致。见于生长发育中的个体，表现为跑步和跳跃相关的髌骨远端尖部疼痛。该部位的局限性压痛是其典型的临床表现，常伴有肿胀、关节活动度受限和跛行。X线检查可见髌骨尖端髌腱连接处破碎和骨化。

此病可自愈，主要针对缓解症状进行治疗。12个月之内运动员即可恢复。在此期间以限制性活动为主。力量训练和拉伸是康复训练的重要部分，运动员对疾病的理解也很重要。成年运动员通常不会有残留症状。需要注意与髌骨的应力性骨折相鉴别。

胫骨粗隆骨软骨病

胫骨粗隆骨软骨病（Osgood–Schlatter disease）是指发生于胫骨与髌腱远端附着处（胫骨粗隆）的肌腱炎（图19.86），由过度使用引起。该病常见于年轻运动员，有13%因膝关节疼痛而就诊的运动员患有此病。生长速度比较快，且刚刚开始参加高强度训练，尤其是跳跃、跑步或球类运动等非常考验股四头肌收缩能力的体育项目的年轻运动员易发生本病。

在胫骨粗隆骨软骨病中，髌腱与胫骨的附着处是炎症与骨退变（胫骨粗隆炎）的好发区域。髌腱的附着组织将细小的软骨碎片从胫骨粗隆处拖拽松动。造成此症状的病因尚不明确，可能由局部负荷过重所致。主要患病人群为10~16岁的青少年运动员，症状在生长发育成熟后便会消失。

症状与诊断

- 发力时和发力后胫骨髌腱附着处出现疼痛。
- 疼痛可能由股四头肌对抗阻力收缩而诱发。
- 在髌腱胫骨附着处出现局部压痛及软组织肿胀。
- 皮肤可发热、发红，尤其是受伤部位。
- 常见肌肉紧张。
- X线检查显示肌腱连接处有骨碎片。最终可以看到髌腱下部出现肿胀和增厚。。

治疗

运动员可以：

- 避免引发疼痛的运动，如跳跃和跑步，但其他运动不受限。
- 局部热敷，并在运动前与运动期间使用保暖装备。
- 运动后进行局部冰敷。

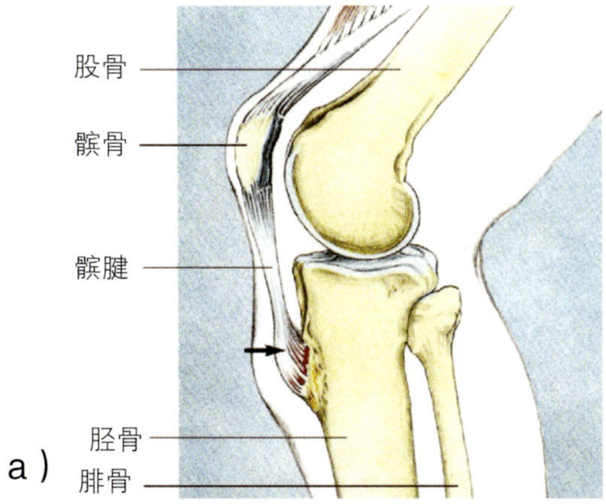

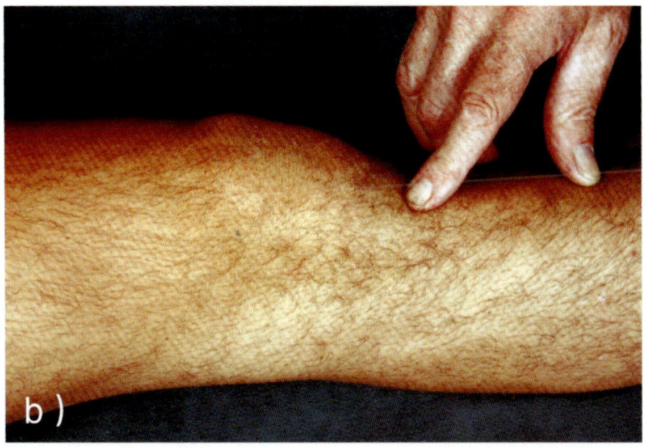

图19.86 胫骨粗隆骨软骨病。**a）**箭头指示的是肌腱附着于胫骨的位置，即组织断裂、碎片形成并引起疼痛的部位；**b）**手指指示的是肌腱附着处，也是出现压痛的部位。

- 谨慎训练股四头肌。

医生应：

- 告知运动员及其家属本病的预后，即让年轻运动员知道只要不进行引起疼痛的运动，这一病症可以自愈。
- 若患者痛感非常强烈，应使用2周腿部石膏，以利于缓解疼痛。
- 开具参加体育训练时使用的髌腱带、矫正器或支具。
- 转诊至物理治疗师处，以为患者提供更多的针对该病的措施和健康教育。
- 在极少见的情况下，若患者疼痛持续，应通过外科手术清除小块骨碎片。

愈合及并发症

胫骨粗隆骨软骨病可以自愈。但当髌腱再次过度负荷，症状亦可复发；不过当运动员至17~18岁骨骼发育完全时，复发的概率会大大降低。年长一些的运动员若出现问题，可能是由于在髌腱止点或髌腱下方的滑囊处形成了游离体。可通过手术清除游离体，预后良好。

膝关节滑囊炎

膝关节周围有许多滑囊。相关的治疗原则详见第8章。

髌骨前方滑囊炎（髌前滑囊炎，女佣膝）

髌前滑囊位于髌骨的前方远端，所处位置使其易患创伤性滑囊炎（图19.87）。团体手球、美式橄榄球、摔跤与体操等项目的运动员患病风险较高。

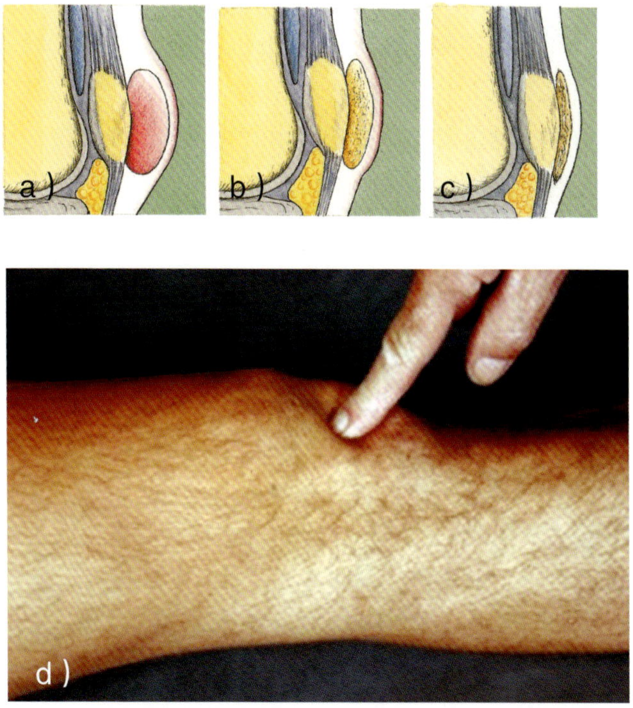

图19.87 髌骨前方滑囊炎。**a）**膝关节前方急性出血进入滑膜囊（滑囊积血）；**b）**未经治疗的出血、粘连和关节游离体；**c）**伴有粘连、瘢痕组织和关节游离体的残留病变；**d）**手指指示的是出现损伤和压痛的部位。

一项研究表明，有9.5%的摔跤运动员在6年训练期间患过髌骨前方滑囊炎[6]。

急性创伤性滑囊炎是一种由单次直接撞击所导致的出血性滑囊炎。诊断与治疗详见第183页。该病的愈合通常需要1周左右的时间，当症状完全消失、肿胀及炎症消退、关节活动度基本正常之后，运动员可重返运动。保护性护垫对于防止复发相当重要。

复发性滑囊炎可由反复创伤导致，这种慢性病变治疗起来比较困难。抽吸积液往往是必要的，之后可局部注射可的松。加压绷带可有一定帮助。短期制动可能有必要。若多次复发，或滑囊炎症蔓延至髌骨以外，可能需要手术切除。术后2~3周可恢复体育运动。手术可在关节镜下完成。

感染引起的滑囊炎（化脓性滑囊炎）需要更加积极的治疗，详见第183页。

髌骨下方滑膜囊的炎症（髌下滑囊炎，牧师膝，女仆膝）

髌腱远端和胫骨近端前部下方有一个小的滑膜囊。此处的疼痛可源于胫骨粗隆骨软骨病的残留病变。滑囊炎可合并存在小的骨碎片。症状包括局部疼痛和压痛及膝关节负重弯曲时的不适。通常采取保守治疗；偶尔需要手术干预。当患者在体育活动和工作中跪地，髌腱止点（胫骨粗隆）处可见一浅表（皮下）滑膜囊，伴疼痛、肿胀。治疗如上所述。

鹅足滑囊炎

鹅足是腘绳肌（缝匠肌、股薄肌和半腱肌）在胫骨近端前内侧部的腱性止点。这些肌腱腱膜和内侧副韧带之间内侧关节线下方6厘米处存在一个滑膜囊。该滑膜囊可因过度使用时摩擦产生炎症。偶尔可有直接的挫伤。由于该损伤的诊断较为困难，其发病率可能比以往认为的要高。

症状主要是活动时的局部疼痛。体格检查可发现局部压痛、肿胀，有时有捻发感。

以保守治疗为主，包括应用抗炎药物和活动限制。偶尔可的松注射和超声疗法也较为成功。如果保守治疗效果不佳，手术移除滑囊通常效果较好。

腘窝囊肿（Baker cyst）或滑囊炎

腘窝（膝关节后窝）处滑囊增大是一种较少见的病变，通常表现为膝后关节囊的肿胀（图19.88）。滑

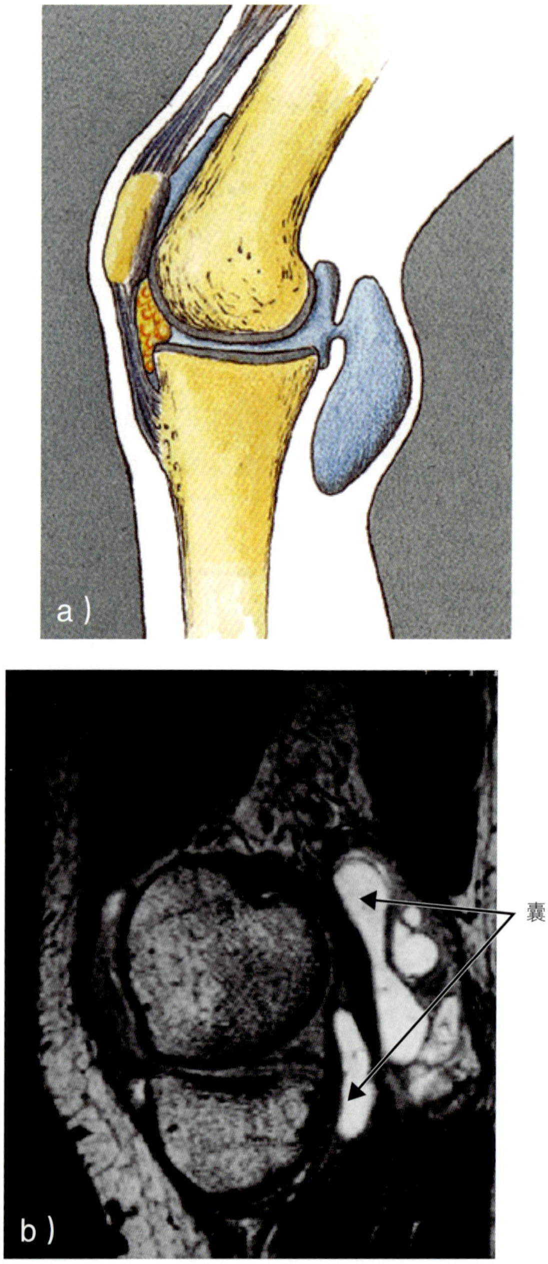

图19.88 腘窝囊肿多小叶囊的形成。**a）**膝关节后方空间滑膜囊示意，腘窝囊肿；其和膝关节之间通常相通。**b）**MRI显示腘窝囊肿（箭头）。

膜囊与膝关节相连，当关节内受到激惹产生渗出，滑膜液可被挤压进入滑膜囊使其增大。

症状与诊断

- 可感到腘窝处有压力，屈膝时尤其明显。这种感觉还可以传导到小腿肌肉。
- 完全屈膝和伸膝都很困难。
- 膝关节用力后产生疼痛和压痛。
- 滑膜囊膨胀呈圆形、肿胀区有波动感；滑膜囊通常高尔夫球大小，但当膝关节处于被动伸展状态时可与网球大小相当。
- 超声或MRI检查可显示滑膜囊的成分［（图19.88b）］。
- 关节镜可以发现膝关节积液的原因。

治疗

运动员经休息后症状有可能消失。

医生可以：

- 针对任何造成膝关节积液的病因进行治疗。
- 如果滑膜囊引起其他问题可手术去除。
- 受伤的运动员可以在术后4~8周恢复体育运动。儿童的腘窝囊通常可以自行消失。

跑步者膝（髂胫束摩擦综合征）

疼痛局限于膝关节外侧，尤其常见于经常跑步和长距离跑步的运动员。这种损伤也常见于参加极限跑的运动员，如南非长达89千米（正常马拉松距离的2倍）的“战友马拉松”。也可见于自行车运动员、滑雪运动员和举重运动员。

髂胫束起自阔筋膜张肌，经大转子向远端延伸至腿外侧，附着于胫骨外侧髁。当膝关节处于伸展状态时，髂胫束走行于股骨外上髁前方。当运动员屈膝30度时，髂胫束恰好经过髁突，摩擦增加。继发于该摩擦，髂胫束于股骨外上髁处即可发生炎症。同时还可伴有滑囊炎。屈曲超过30度时，髂胫

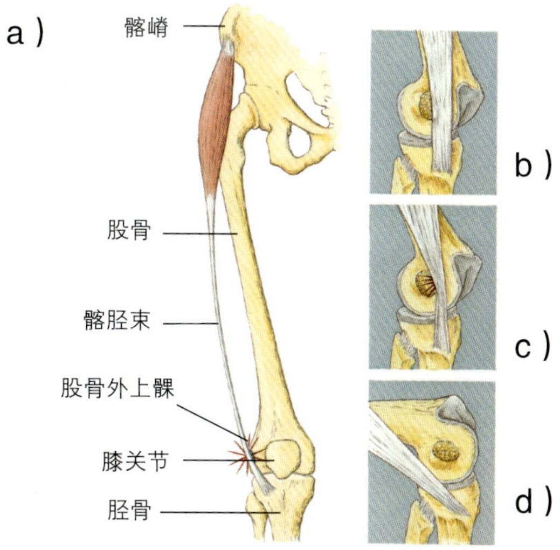

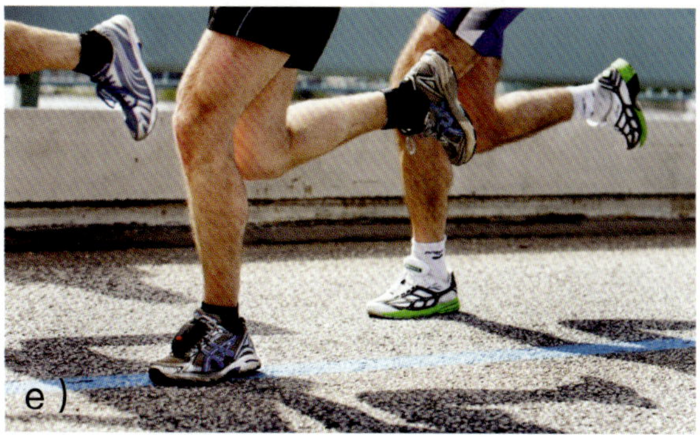

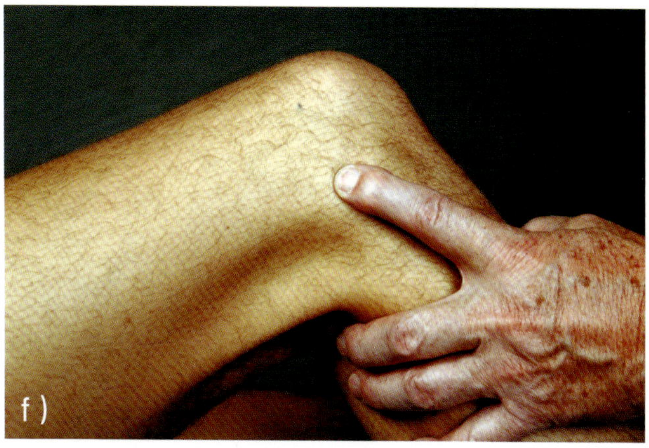

图19.89　髂胫束摩擦综合征，又称“跑步者膝”。**a**）髂胫束因摩擦发生的损伤；**b**）当膝关节处于伸展状态时，髂胫束走行于股骨外上髁前方；**c**）当运动员屈膝30度时，髂胫束与股骨外上髁发生摩擦；**d**）当膝关节屈曲超过30度时，髂胫束走行于外上髁后方；**e**）在水泥混凝土路面长跑可引发上述症状（图片来自Bildbyrån，瑞典，已授权）；**f**）股骨外上髁处可有压痛。

束走行于外上髁后方（图19.89）。

运动学评估，即身体动作评估，提示患有此综合征的跑步者髋关节内收减少且髋关节冠状平面活动受限。他们的最大屈髋速度和最大屈膝速度均有所降低，且屈髋和屈膝提前。与之相关的其他常见异常包括过度的足外翻、膝内翻（“O”形腿）、胫骨过度旋转和髂胫束过度紧张。跑步者膝也见于跑拱形路面的运动员，这会导致功能性腿长短不一（图19.89）。

症状和诊断

- 膝关节外侧的疼痛可使活动度受限。
- 疼痛可向上或向下放射。
- 疼痛始于运动员跑一定距离之后并随之加剧，导致运动员无法继续跑步；短暂的休息后疼痛可能会消失，但是继续跑步会再次出现。
- 下坡跑或爬楼梯可加剧症状，因为这些活动可导致髂胫束在外上髁处过度摩擦。
- 外上髁的压痛点大致位于外侧关节线近端3厘米处（图19.90）。
- 挤压试验（Noble试验）可诱发典型的疼痛。患者仰卧位，检查者的拇指放在被检查者髁上，被检查者进行主动的伸、屈膝，膝关节30度屈曲时疼痛最为显著。

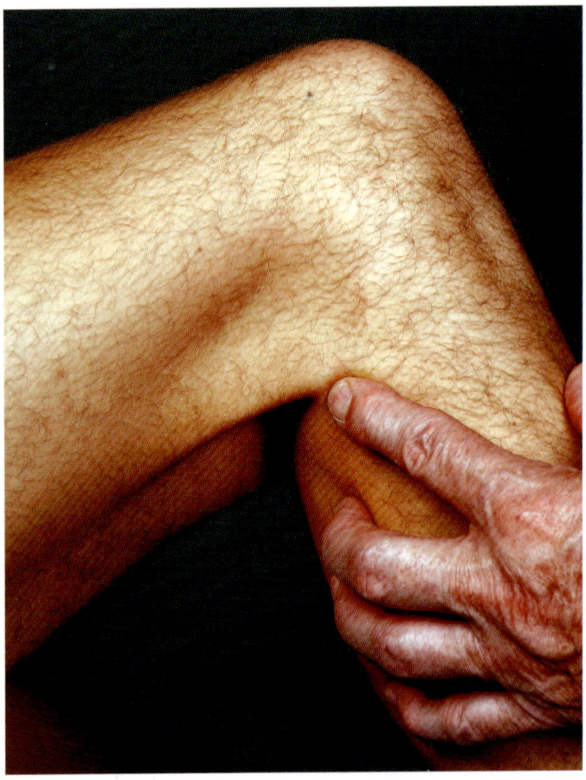

图19.89 膝关节外侧股二头肌腓骨止点处局部压痛。

治疗

运动员可以：

- 改变运动方式，避免引起疼痛的运动，如下坡跑或在路边跑步。
- 缩短跑步步幅可能有用，但未在研究中得到证实。
- 恢复训练后，改变训练计划可能有所帮助。
- 局部热敷并使用保暖装备。
- 运动后可以马上进行冰敷。
- 大腿外侧肌肉的静态拉伸。
- 通过拉伸髋关节外展肌及腘绳肌、小腿肌肉和髋屈肌来增加髋关节的活动度。

医生可以：

- 开具抗炎药物。
- 嘱患者休息。
- 开具外侧楔形矫形器，对于髂胫束紧张的运动员可能有所帮助。
- 局部注射类固醇。
- 如果保守治疗失败，可以进行手术。膝关节屈曲30度时，可经外上髁在髂胫束后方切一小口。3~4周可能可以恢复运动。

腘肌腱过度使用损伤

腘肌腱过度使用损伤相对少见。其可造成膝关节外侧疼痛。腘肌腱广泛起始于胫骨后方比目鱼肌附着点上方，向外上方及前方走行于外侧副韧带后方，并在其前方止于股骨。腘肌及其肌腱的主要功能是启动并维持胫骨相对股骨的内旋及辅助后交叉韧带。此类损伤常见于跑步运动员，但也可发生于徒步下山的徒步旅行者。

损伤性质通常是腱鞘炎（腱鞘的炎症）或肌腱变性（肌腱的退行性病理改变），断裂很罕见，主要见于重大外伤时。

症状与诊断

- 腘肌腱过度使用损伤的典型症状是股骨外侧髁疼痛。常见于屈膝15~30度的负重状态下。
- 疼痛通常隐匿出现，无剧烈外伤史。疼痛常见于走路、跑步、下山或下楼梯时。
- 髌腱附着处和股骨外侧副韧带附着处前方有局部压痛。运动员坐位扶患膝屈曲90度并将患侧足置于健侧膝上时压痛最明显。
- 小腿向内旋转可诱发疼痛。
- 做出诊断之前，医生应检查并排除外侧半月板损伤。
- 体格检查结果往往正常。因此应在运动员跑步后立即进行检查。

治疗

运动员可以：

- 避免引起疼痛的情况，通常可以在平面跑步、骑车或越野滑雪。
- 运动前局部热敷，运动后冷敷。

医生可以：

- 开具抗炎药。
- 症状持续时给予患者肌腱周围局部激素注射，随后限制活动1~2周。
- 将患者转诊至物理治疗师处进行教育和治疗。
- 鼓励拉伸。
- 症状迁延或问题严重时手术。

股二头肌远端肌肉–肌腱于膝关节处的损伤

该损伤的症状和治疗与第18章所描述大腿肌肉损伤相同。

膝关节损伤的康复

目前，膝关节损伤的康复着重强调早期活动性、平衡性及神经肌肉训练，包括早期负重平衡训练，在个体化基础上完成的康复和严格控制下运动的恢复。为膝关节损伤患者制订一份有效的康复计划需要熟练掌握外科手术相关知识、膝关节解剖、膝关节损伤机制及基本训练理论知识。

小贴士

负重抬举训练包括开链和闭链训练，依运动员的自身需求而定。

- 髌股关节相对关系评估应在静止和动态活动中分别完成。
- 髌骨位置、灵活性和轨迹对于膝关节及其周围肌肉的正常功能恢复起重要作用。

膝关节活动度训练

利用重力进行膝关节伸展

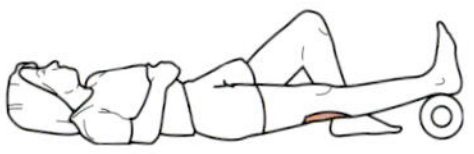

- 背部着地平躺，将患腿足部置于一毛巾卷上。确保腿抬离地面，尤其膝关节

要离地。

- 放松腿部，依靠重力使腿部拉至伸直位。保持10~15分钟。
- 此拉伸可配合股四头肌激活（神经支配），甚至可结合直腿抬高。

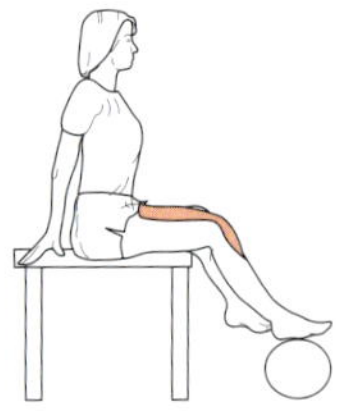

利用重力进行膝关节屈曲

- 坐于桌子或高凳边缘，将患腿置于瑜伽球上。
- 通过滚动瑜伽球，最大限度屈曲患膝。腿部在训练过程中保持放松。
- 维持最大限度屈膝姿势20~30秒，然后放松。重复10次。

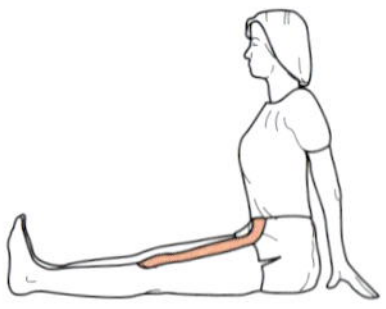

下肢训练

每项训练都应缓慢、有控制地进行。可通过踝关节沙袋或弹力带增加阻力。每组重复10~15次，完成2~3组。

大腿肌肉（股四头肌）等长收缩训练

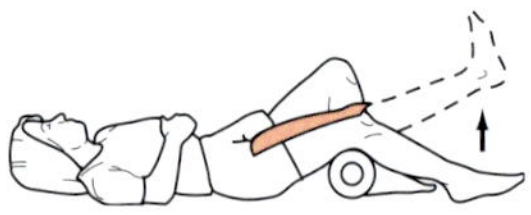

- 两腿伸直坐于地面，按压膝关节使后方着地，从而使大腿肌肉紧绷。保持10秒，放松。重复。
- 本项训练也可坐在椅子上完成。坐在椅子上练习时，足跟应着地。

末端伸展（股四头肌）

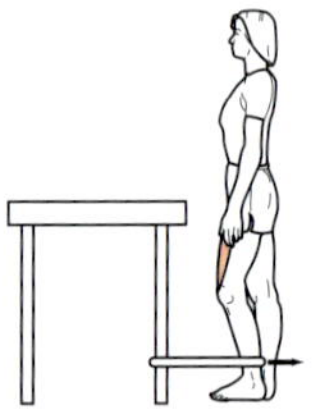

- 仰卧，伸直患腿，屈曲健腿，将毛巾卷置于患腿膝关节下方。
- 收缩股四头肌，上抬小腿和足部。膝关节后方应始终与毛巾卷接触。
- 保持10秒，缓慢放下。重复。

站立末端拉伸（股四头肌的股内斜肌）

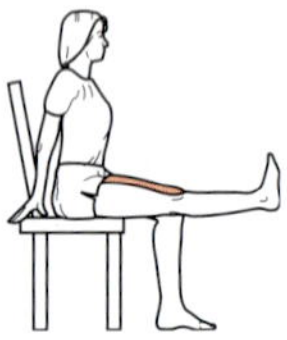

- 将弹力带制成圈，一端环于稳固物体，另一端环于患腿。后退一步，使弹力带绷紧。
- 保持健腿伸直站立，微屈患腿，收缩大腿肌肉，伸展腿部。
- 保持5秒，放松。重复。

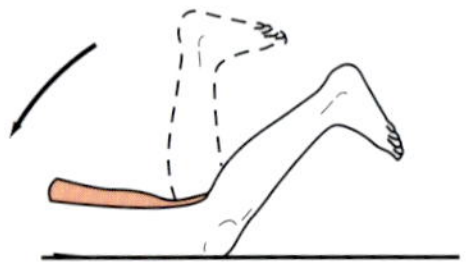

膝关节完全伸展（股四头肌）

- 坐于桌子或高凳边缘，可将一毛巾卷置于膝关节后方，双腿悬空，股骨位于椅上。
- 缓慢抬升患腿至完全伸展。保持5秒，缓慢回归原位。重复。

膝关节完全屈曲（腘绳肌）

- 双腿伸直趴于地面，收缩大腿后部腘绳肌，缓慢最大限度屈曲患腿。

• 保持5秒，缓慢归位。重复。

上、下台阶训练（股四头肌、腘绳肌、臀肌）

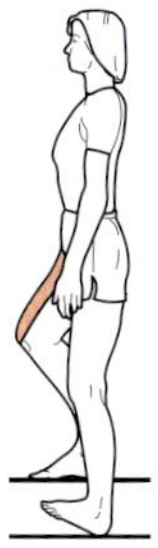

• 以5厘米高的阶梯起步，连续提升至15厘米。
• 身体侧面朝向台阶，将患腿置于台阶上。脚掌着地，患腿发力抬高身体，然后缓慢回落至健腿足跟着地。再次将身体抬高，重复。
• 确保患腿膝关节与足和髋部处于一条直线，不要让膝关节超过脚趾前端。重复。

深蹲（股四头肌、腘绳肌、臀肌）

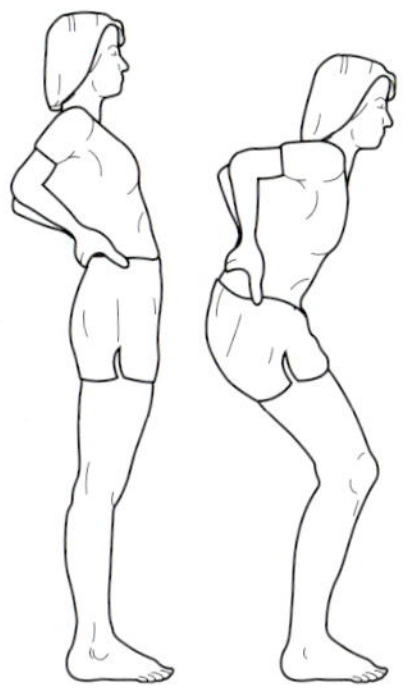

• 双脚分开与肩同宽站立。
• 身体稍前倾，双膝屈曲45度。保持5~10秒。
• 回到直立状态，但膝关节不要完全伸展。为提升训练挑战性，可在膝间夹一球或毛巾卷。重复。
• 本项训练可通过增加屈膝角度至超过45度进一步增加难度，但难度增加的目的是肌肉受到挑战，而不是造成关节的剧烈疼痛。确保患腿的膝关节与足和髋部处于一条直线，不要让膝关节超过脚趾前端。重复。
• 使用瑜伽球的闭链训练有利于锻炼膝关节及身体其他部位的稳定性。

膝关节特殊损伤的康复

• 前交叉韧带重建（髌韧带）：见表19.1。
• 单纯内侧副韧带损伤：见表19.2。
• 半月板部分切除或关节镜手术：见表19.3。
• 半月板修复：见表19.4。
• 髌股疼痛综合征：见表19.5。

表 19.1 使用髌韧带或腘绳肌腱重建前交叉韧带的术后标准康复流程

	康复阶段/时间范围					
	1. 术前	**2. 术后（第7~10天）**	**3.恢复负重/全范围活动（至第11周）**	**4.恢复直线运动（3~4个月）**	**5.恢复切向运动（4~6个月）**	**6.恢复竞技（6个月以上）**
目标	• 减轻疼痛/肿胀 • 增加关节活动度（至少0~120度） • 尽量增加力量（肌肉力矩） • 尽量维持整体力量/有氧运动能力	• 可完全伸展（相对于非手术膝关节） • 膝关节至少屈曲90度 • 减轻肿胀和疼痛 • 增强股四头肌/腘绳肌功能	• 无须支具达到正常步态 • 肿胀消失 • 达到全范围活动度 • 力量增强（髋/膝/踝关节肌肉） • 增强本体感觉/平衡性/姿势稳定性 • 尽量维持整体力量/有氧运动能力	• 进行积极的无痛股四头肌抗阻力训练 • 正常跑步姿态 • 尽量维持整体力量/有氧运动能力	• 达到>90%正常力矩（等速测量） • 无痛跑步且能完全掌控 • 跳跃时不出现疼痛且能完全掌控	当满足以下条件时可恢复完全不受限的运动： • 与健侧腿相比达到了全范围活动度和肌肉灵活性 • 等速肌力>健侧腿的90% • 训练后无疼痛或肿胀 • 所有功能学检查结果理想
方法	术前测量： • IKDC评分 • 膝关节松弛度测量（KT 1 000） • 等速向心/离心测量股四头肌和腘绳肌力 • 本体感觉/姿势稳定性试验（KAT 2 000） 初始治疗： • 加压冷敷 • 被动伸膝活动 • 主动屈膝活动 • 对于腘绳肌移植后进行康复训练的患者，开始为轻外负重、低速、严格控制的力量训练。最好在仰卧位进行	手术当天，开始住院治疗： • 加压、冷敷（冷冻套） • 被动伸膝活动 • 主动屈膝活动 • 股四头肌控制和直腿抬高训练 • 能够耐受的负重，必要时支具和拐杖辅助 • 家庭项目指导 • 提示： • 每周2~3次门诊治疗 • 其他身体部位不能进行高强度训练	实现第2阶段目标后增加以下治疗： • 髌骨活动（按需进行） • 下肢拉伸（特别是腘绳肌和腓肠肌） • 对于经腘绳肌移植后康复训练的患者，腘绳肌拉伸应很慢且轻柔 • 步态训练［面对镜子和（或）在物理治疗师指导下完成］ • 闭链运动 • 腘绳肌力量训练 • 本体感觉、平衡和协调性训练	实现第3阶段目标后增加以下治疗： • 次最大强度的等速或等张股四头肌训练（开链训练、向心/离心训练、全范围活动度） • 对于腘绳肌移植后进行康复训练的患者，继续低速的腘绳肌力量训练，增加外负重时要循序渐进。成功加入北欧卷曲训练（Nordic curlexercise）很重要 • 平整地面上的直线慢跑，仅限于平地和上山 • 进展至其他所有身体部位的一般正常训练和特定体育项目训练	实现第4　阶段目标后增加以下治疗： • 不平整平面上 • 的慢跑和快跑 • 变向慢跑（90度，180度） • 45度变向"之"字形跑 • 加速和减速训练 • 全身特定体育项目训练，强调腿部力量训练	实现第5阶段目标后测量：IKDC评分 • 膝关节松弛度测量（KT 1 000） • 本体感觉/姿势稳定性试验（KAT2 000） • 等速向心/离心测量股四头肌和腘绳肌力 • 客观功能试验，如单腿跳、三级跳试验，和（或）并腿台阶跳跃试验 • 所涉及运动项目相关的全速田径或场地训练

续表

	康复阶段/时间范围					
	1. 术前	**2. 术后（第7~10天）**	**3.恢复负重/全范围活动（至第11周）**	**4.恢复直线运动（3~4个月）**	**5.恢复切向运动（4~6个月）**	**6.恢复竞技（6个月以上）**
方法	• 股四头肌控制和直腿抬高训练 • 能够耐受的负重，必要时支具和拐杖辅助 提示：逐渐增加运动和活动水平，强调不诱发疼痛的活动和力量训练，逐步恢复活动直至达到平台或进行手术时	• 在步态恢复正常且疼痛消失之前需使用拐杖 • 前3周在负重活动时使用支具	• 运动单车（当屈膝达>100° 时） • 泳池训练（避免蛙式蹬腿/蛙泳） • 5~6周可加入的运动（在物理治疗师指导下）： • 主动的股四头肌动态训练，40~90度屈膝 • 功能训练（跳绳、滑板等） • 特定的离心性下肢训练（下楼梯、蹦床） • 户外单车 • 户外行走于平地或上山（路面不平时使用拐杖辅助） 提示：可进行适当强度的上身/腹部/健侧腿训练			

表 19.2 单纯内侧副韧带损伤的康复流程

	早期	中期	晚期	恢复运动
目标	减轻/控制疼痛和肿胀 保护关节 维持ROM 避免股四头肌萎缩	增加ROM 保护关节 恢复力量 增加功能	恢复残留力量缺损 进行性运动功能恢复	准备恢复运动
负重状态	至能耐受的程度 使用所选择的固定支具	全体重负重	全体重负重	全体重负重
ROM、灵活性	屈膝/伸膝PROM/AROM 腘绳肌拉伸	继续ROM训练 腘绳肌拉伸 站立髋屈肌拉伸	若仍存在缺陷则继续	
开链力量训练	股四头肌训练 直腿抬高 短弧股四头肌训练 髋关节力量训练	继续之前的力量训练 在无痛ROM内进行股四头肌/腘绳肌等张力量训练	全下肢等张/等速训练	继续之前的力量训练
闭链力量训练	双膝屈曲0~45度 膝关节远端伸直	双膝屈曲0~80度 正前方弓步 跳跃、双脚跳 上、下台阶	侧方弓步、双脚跳、弹跳 快速交替腿（向前、向后） 深蹲	前交叉步、双脚跳、交替腿跳、增强式训练
功能/本体感觉	维持健身：固定单车、浅打水（膝关节不动，仅用小腿上、下击水的游泳法）、深水跑步	双腿站立平衡板训练 单足站立平衡训练 维持健身：骑车、游泳、爬楼梯、泳池内跑	单腿站立平衡板训练 滑板、灵活性/平衡训练 维持健身：跑步、骑车、游泳	功能跑练习 跳绳 特定运动项目训练
限制或建议	不能进行跳跃、切入运动或踢腿等；泳池内不能蛙泳蹬腿	不能进行跳跃、切入运动或踢腿等	考虑功能支具 考虑力量试验	

注：AROM，主动活动范围；PROM，被动活动范围；ROM，活动范围。

表 19.3 半月板部分切除或关节镜术后康复流程

	早期（0~2周）	中期（2~4周）	晚期（4~8周）和恢复运动
目标	减轻/控制疼痛和肿胀 增加ROM 唤醒股四头肌	增加ROM 恢复力量 增加功能	恢复残留力量缺损 进行性恢复运动功能 恢复运动
负重状态	至能耐受的程度	全体重负重	全体重负重
ROM、灵活性	屈膝/伸膝PROM/AROM 腘绳肌拉伸 髌骨活动度训练	继续ROM训练 腘绳肌拉伸 站立髋屈肌拉伸	若仍存在缺陷则继续
闭链力量训练	股四头肌训练 直腿抬高 短弧股四头肌训练 髋关节力量训练	开始股四头肌/腘绳肌等张力量训练至耐受限度	全下肢等张/等速训练
功能/本体感觉	维持健身：固定单车、游泳、深水跑步（切口愈合后）	双腿站立平衡板训练单足站立平衡训练 维持健身：骑车、游泳、爬楼梯、泳池内跑步	单腿站立平衡板训练 滑板、灵活性/平衡训练 功能跑练习 跳绳 跑步、骑车、游泳
限制或建议	不进行体育活动	不能进行跳跃、切入运动	当达到健侧腿力量的85%时恢复运动

注：AROM，主动活动范围；PROM，被动活动范围；ROM，活动范围。

表 19.4 半月板修复后的康复流程

	术后时间			
	1~7天	**7天~4周**	**4~12周**	**12周~4个月**
目标	减轻/控制疼痛和肿胀 避免股四头肌萎缩	增加ROM 保护关节 增加功能	增加ROM 开始力量训练	恢复残留力量缺损 恢复功能性活动
负重状态	部分体重负重，长腿支具固定于0度	全体重负重，支具固定于0~30度	全体重负重 行走时佩带支具至第6周，然后逐渐脱离	全体重负重
ROM、灵活性	髌骨活动度训练、外科大夫允许情况下限定AROM	髌骨活动度训练 2周时： • 0~90度AROM训练 • 腘绳肌拉伸	0~120度AROM训练 腘绳肌拉伸	进行性ROM训练 腘绳肌拉伸
开链力量训练	股四头肌训练 直腿抬高 侧卧位髋关节训练	佩带支具训练至第3周： • 股四头肌训练 • 直腿抬高 • 短弧股四头肌训练 • 侧卧位髋关节训练 • 侧卧位髋关节无负重训练	脱离支具训练 继续之前训练至负重达4.5千克	继续之前的力量训练：可使用达14千克的负重 伸膝0~60度状态下14千克负重 卷腿 加强髋关节力量
闭链力量训练	无	踮脚尖、抬脚跟	8周时： • 双膝屈曲0~80度 • 正前方弓步 • 上、下台阶 • 双腿站立平衡板训练 • 单足站立平衡训练	4个月时： • 前交叉步、双脚跳、侧方弓步 • 增强式训练
功能/本体感觉	无	在平稳的水平面上练习平衡站立	步态训练 维持健身：浅打水、骑车、椭圆机训练、泳池内跑步 8周时：爬楼梯	慢跑、骑车 4个月时： • 功能跑练习 • 跳绳 • 特定运动训练
限制或建议	活动时不可增加负重 不能进行体育运动	活动时不可增加负重	不能进行跳跃和切入训练	在医生许可下恢复运动

注：AROM，主动活动范围；ROM，活动范围。

表 19.5 髌股疼痛综合征康复流程

	早期	中期	晚期	恢复运动
目标	减轻疼痛、炎症 开始股四头肌内侧力量训练	增加下肢灵活性 恢复力量 增加髌骨活动度	恢复残留力量缺损 进行性恢复运动功能	准备恢复运动
负重状态	全体重负重	全体重负重	全体重负重	全体重负重
ROM、灵活性	腘绳肌拉伸 髋屈肌拉伸 股四头肌拉伸	继续积极下肢拉伸	若仍存在缺陷则继续	
开链力量训练	股四头肌训练 直腿抬高 短弧股四头肌训练 侧卧位髋关节训练	继续之前的训练 无痛前提下进行等张短弧股四头肌/腘绳肌训练	着重进行股四头肌离心训练 无痛前提下进行全弧度等张股四头肌/腘绳肌力量训练	继续之前的力量训练
闭链力量训练	双膝屈曲0~45度 膝关节远端伸展	上、下台阶 双膝屈曲0~45度 膝关节远端伸展	正前方弓步 双脚跳 快速交替腿（向前、向后）深蹲	前交叉步、侧方弓步、双脚跳、轻度增强式训练
功能/本体感觉	维持健身：固定单车训练、游泳、深水跑步	双腿站立平衡板训练 单足站立平衡训练 维持健身：骑车、游泳、爬楼梯、泳池内跑步	单腿站立平衡板训练 滑板、灵活性/平衡训练 功能跑练习 跑步、骑车、游泳	功能跑练习 跳绳 特定运动训练
限制或建议	避免增加髌骨压迫的运动	避免增加髌骨压迫的运动		无痛前提下可恢复运动

注：ROM，活动范围。

参考文献

[1] DEMAIO M. Giants of orthopaedic surgery: Masaki Watanabe MD. Clin Orthop Relat Res,2013, 471(8) : 2 443–2 448.

[2] LEBLANC M C, et al. Diagnostic accuracy of physical examination for anterior knee instability: a systematic review. Knee Surg Sports Traumatol Arthrosc, 2015, Mar 13. [Epub ahead of print].

[3] GURTLER R A, et al. Lachman test evaluated. Quantification of a clinical observation. Clin Orthop Relat Res, 1987, 216: 141–150.

[4] FROBELL R B, et al. Treatment for acute anterior cruciate ligament tear: five year outcome of randomised trial. Br Med J, 2013, 346:f 232.

[5] FROHM A, et al. Eccentric treatment for patellar tendinopathy: a prospective randomised short-term pilot study of two rehabilitation protocols. Br J Sports Med, 2007, 41(7):e1–e6.

[6] MYSNYK M C, et al. Prepatellar bursitis in wrestlers. Am J Sports Med, 1986, 14(1) : 46–54.

拓展阅读

ARENDT E A, et al. Current concepts of lateral patella dislocation. Clin Sports Med, 2002, 21(3) : 499–519.

BRITTBERG M, et al. Treatment of deep cartilage defects in the knee with autologous chondrocyte transplantation. N Engl J Med, 1994, 331 : 889–895.

COLVIN A C, et al. Patellar instability. J Bone Joint Surg Am, 2008, 90(12) : 2 751–2 762.

DEHAVEN K E. Peripheral meniscus repair. An alternative to meniscectomy. Orthoped Trans, 1981, 5:399–400.

FREDERICSON M, et al. Iliotibial band syndrome in runners: innovations in treatment. Sports Med, 2005, 35(5):451–459.

FULKERSON J P, et al. Disorders of the Patellofemoral Joint, 3rd edn. Baltimore: Williams & Wilkins, 1997.

HARRIS J D, et al. Treatment of chondral defects in the athlete's knee. Arthroscopy, 2010, 26(6):841–852.

JOHNSON R J, et al.Current concepts review: the treatment of injuries of the ACL. J Bone Joint Surg, 1992, 74, A:150–151.

JOHNSON R J, et al. Factors affecting late results after meniscectomy. J Bone Joint Surg, 1974, 56A: 719–729.

KIRKLEY A, et al. A randomized trial of arthroscopic surgery for osteoarthritis of the knee. N Engl J Med, 2008, 359:1 097–1 107.

LANE C G, et al. The pivot shift. J Am Acad Orthop Surg, 2008, 16(12) : 679–688.

MITHOEFER K, et al. Return to sports participation after articular cartilage repair in the knee: scientific evidence. Am J Sports Med, 2009, 37(Suppl 1):167S–176S.

MITHOEFER K, et al. Articular cartilage repair in soccer players with autologous chondrocyte implantation: functional outcome and return to competition. Am J Sports Med, 2005, 33:1 639–1 646.

NOBLE C A. Iliotibial band friction syndrome in runners. Am J Sports Med, 1980, 8:232–234.

PETERSON L, et al. Treatment of osteochondritis dissecans of the knee with autologous chondrocyte transplantation: results at two to ten years. J Bone Joint Surg Am, 2003, 85(Suppl 2):17–24.

PETERSON L, et al. Long-term results after autologous chondrocyte implantation in cartilage lesions of the patellofemoral joint. In: Patellofemoral Pain Instability and Arthritis. Zaffagnini S, Dejour SD, Arendt E (eds). Springer: Esska, 2010, Ch 31, 245–254.

PETERSON L, et al. Proximal open trochleaplasty. In: Patellofemoral Pain Instability and Arthritis. Zaffagnini S, Dejour S D, Arendt E (eds). Springer: Esska, 2010, Ch 27, 217–224.

PETERSON L, et al. Autologous chondrocyte implantation–a long-term follow-up. Am J Sports Med, 2010, 38(6):1 117–1 124.

REES J D, et al. Management of tendinopathy. Am J Sports Med, 2009, 37(9):1 855–1 867.

RENSTROM P, et al. Non-contact ACL injuries in female athletes: an International Olympic Committee current concepts statement. Br J Sports Med, 2008, 42(6):394–412.

STÄRKE C, et al. Meniscal repair. Arthroscopy, 2009, 25(9):1033–1044.

VAN LEEUWEN M T, et al. Extracorporeal shockwave therapy for patellar tendinopathy: a review of the literature. Br J Sports Med, 2009,43(3):163–168.

ZAFFAGNINI S, et al. Single-bundle patellar tendon versus non-anatomical double-bundle hamstrings ACL reconstruction: a prospective randomized study at 8-year minimum follow-up. Knee Surg Sports Traumatol Arthrosc, 2011,19(3):390–397.

第20章 小腿运动损伤

功能解剖学

小腿的肌肉组织被4个紧密而固定的筋膜室包绕，筋膜室由结缔组织构成，固定于胫骨和腓骨。膝关节下10厘米处的小腿横截面图显示，4个筋膜室是非常清晰明确的。在前部，胫骨和腓骨之间有前间室，内有趾伸肌群、胫前肌，以及支配、营养小腿前侧和足背部的神经和血管。在后部，小腿被分为2个筋膜室，解剖层次上一深一浅。后深间室位于胫骨和腓骨之间，在连接胫、腓骨的致密结缔组织带（骨间膜）后方，内有趾长屈肌群（趾长屈肌和拇长屈肌）和胫后肌，支配和营养小腿后部和足底部的神经、血管也走行于后深间室。后浅间室包含有位置较深、较宽的小腿肌肉（比目鱼肌）和位置较浅的小腿肌肉（腓肠肌）。在小腿腓侧腓骨旁有外侧间室，其内有腓骨长肌、腓骨短肌和腓浅神经（图20.1~图20.4）。

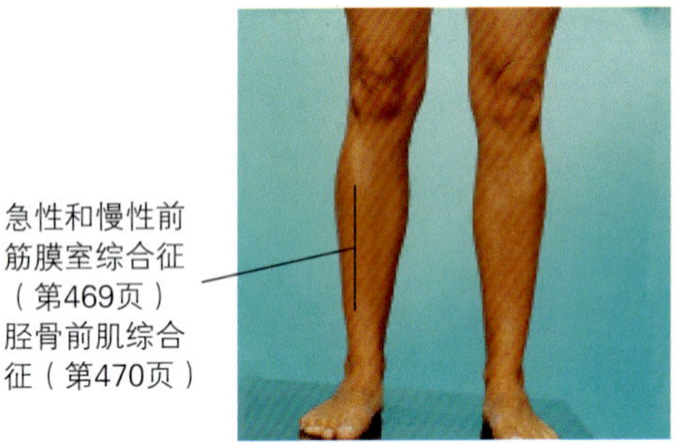

图20.1

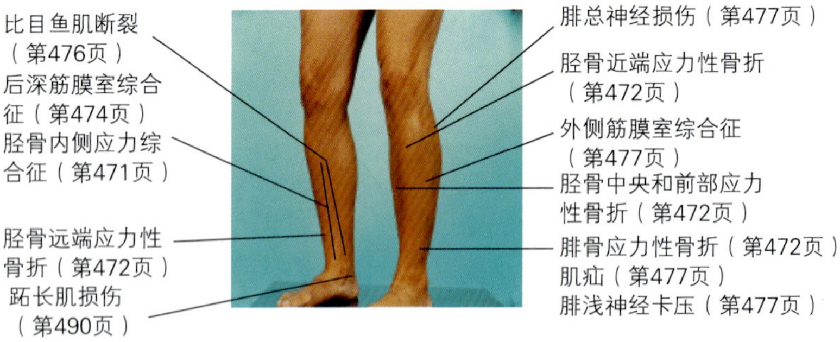

图20.2

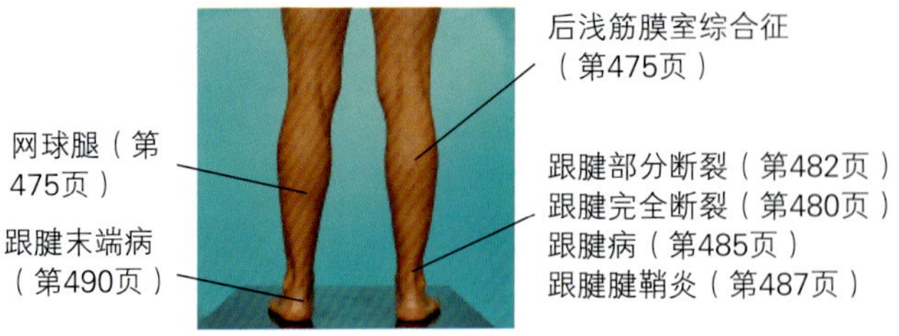

图20.3

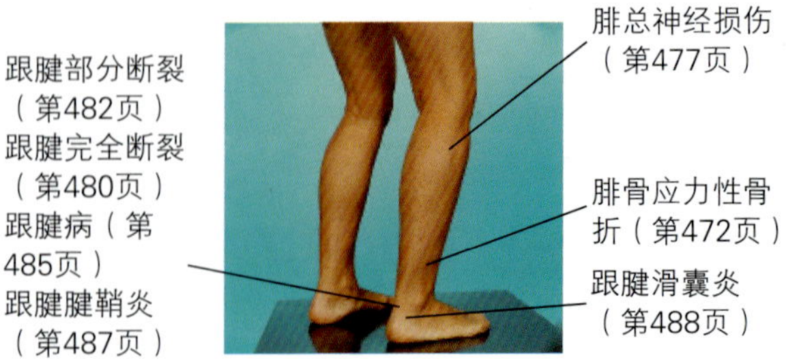

图20.4

图20.1~图20.4 小腿运动损伤部位。

骨折

小腿的骨折最好发于高山滑雪者、骑马者和其他有肢体接触的运动员（如美式橄榄球、足球、英式橄榄球和冰球运动员）（图20.5）。

在高山滑雪运动中，年轻的滑雪者最常发生骨折，性别因素在此没有影响。雪的状态是影响胫骨骨折的重要因素：在结冰的或者紧密压实的雪地表面，胫骨骨折的发生概率明显低于在松软雪地。导致这一现象的一个原因可能是雪板固定装置没有及时松开。越野滑雪中，胫骨骨折相对少见，但是也时有发生。足球运动中骨折通常是发生于脚承重时，小腿被对手撞击。在英式橄榄球中，擒抱或被对手绊倒且腿处在过伸状态时，也常导致骨折。小腿骨折在摩托车运动中也不少见。

胫骨和腓骨骨折

胫骨和腓骨可同时也可分别骨折。一般而言，如果2块骨同时骨折并脱位伤情会较为严重，尤其是当断端刺破皮肤造成开放性骨折时。

症状和诊断

- 受伤部位即刻出现强烈的疼痛感。
- 骨折处有压痛和肿胀。
- 运动员不能再使用受伤的腿。
- 由于断骨的移位，小腿的外形和对线可发生改变。

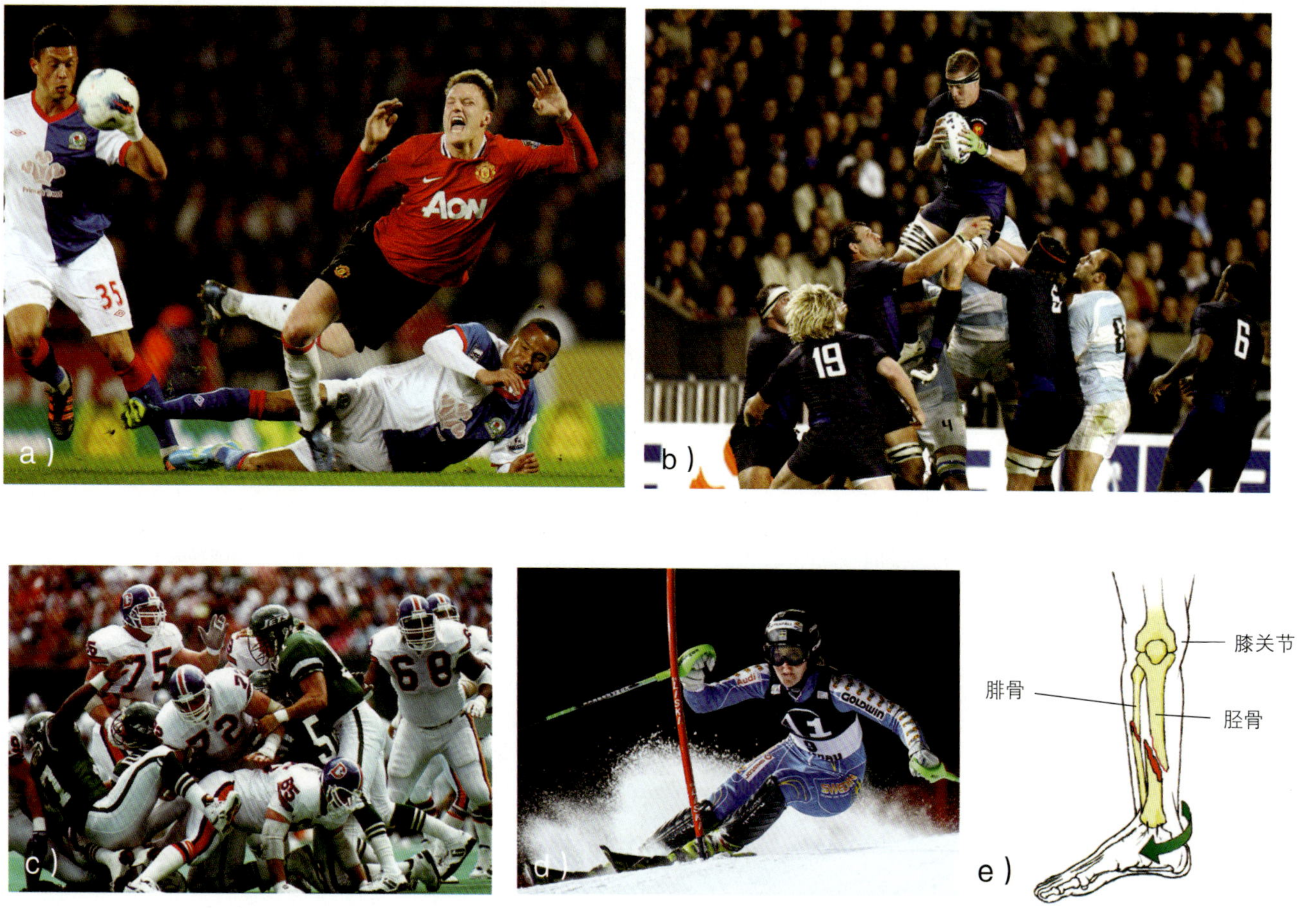

图20.5　胫骨和腓骨骨折。该骨折可发生在如足球、橄榄球、滑降滑雪等运动中当脚牢牢地固定在地面时。足在外旋位而身体向内旋转时骨折风险增高。图片来自Bildbyrån，瑞典，已授权。

治疗

在治疗骨折时，应注意受伤处附近的软组织也受到了破坏。合理的骨折治疗指南可参见第8章。考虑到有可能需要全麻，在受伤运动员转运到医院之前应禁食禁水。

医生应：

- 检查受伤区域及远端的神经功能和血液循环。
- 对患处进行X线检查。
- 如必要可进行复位，并将患腿置于行走靴、支具或石膏中固定，在最初的4~8周固定范围应包括足部、小腿、大腿向上乃至腹股沟。治疗时间一般为8~12周，有时可更长。
- 如必要可进行手术。骨骼断端可复位并由金属棒、金属板和螺钉固定。手术后，需外部支撑固定4~12周，但是膝关节和踝关节要尽早活动。
- 复位并使用外固定装置。这可保证早期活动度（ROM）训练。急性骨筋膜室综合征有可能发生，要与骨折一起治疗。

愈合及并发症

在保护期之后，活动度和力量可经持续的训练逐渐得到改善。至少6周以后，运动员才有可能回归体育运动中。对于胫骨骨折，可能有并发症出现，如延迟愈合、不愈合或假关节形成。这些并发症很棘手，甚至需要进行手术治疗。

腓骨骨折

当腓骨单独发生骨折时，胫腓联合处也会同时发生损伤。此处有强韧的韧带连接近踝侧胫骨和腓骨，组成可轻微活动的关节。因此应由医生检查并通过X线检查踝关节稳定性，这非常重要。

症状和诊断

- 骨折处有疼痛和压痛。
- 腿承重时会感到疼痛。
- 当发生联合韧带损伤（第502页）时，踝关节肿胀、压痛，并可在外旋运动检查时出现不稳定。
- 需要小腿和踝关节的X线片确认诊断。

治疗

如单独腓骨骨折并无移位，通常只需要休息并不需要制动。但是如果发生了严重的联合韧带损伤，则需要手术修复韧带。

愈合

根据骨折严重程度不同，愈合时间一般为4~6周。如果存在联合韧带损伤，那么三角韧带可能有断裂。

骨筋膜室综合征

骨筋膜室综合征是由筋膜室内压力增高而产生包括疼痛在内的症候群，可是急性的也可是慢性的（图20.6）。

急性骨筋膜室综合征可能的病因为：

- 外伤导致的骨折和（或）软组织损伤，筋膜室内

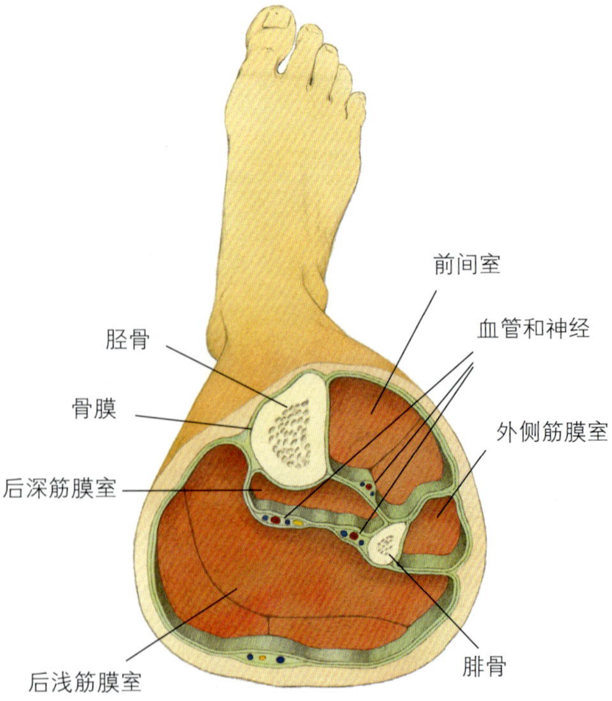

图20.6 小腿被分为4个筋膜室，由弹性稍弱或较坚韧的结缔组织（筋膜）围绕而成。1个筋膜室的压力增高，即可出现骨筋膜室综合征。

出血。

- 肌肉断裂导致筋膜室内出血。
- 劳损，如长时间在硬地面上跑步，并未采取适当的准备活动或调整适应时间。

慢性骨筋膜室综合征可由长期训练导致的肌肥大（肌肉体积的增大）引发。因为筋膜是致密且缺少弹性的组织，体积增加可导致肌肉增长超出周围筋膜承受的范围。当肌肉放松时，并不会导致问题，但当肌肉运动时，数以千计的小血管扩张以增加血供，进而可导致筋膜室的压力增加，额外增加的压力可能阻断血流，使肌肉处于缺氧状态，进而产生乳酸，这会改变细胞环境，使毛细血管渗出液体，导致肌肉肿胀（水肿），进一步增加筋膜室的压力，更加严重地阻碍血流。只有停止锻炼才能打破这个恶性循环。筋膜室内的肌肉收缩可牵拉骨膜，导致骨膜炎。

骨筋膜室综合征可发生于小腿的前侧、后侧、内侧和外侧。

小腿前侧疼痛

小腿前侧疼痛的病因可能是慢性骨筋膜室综合征［前筋膜室（10%~20%），后筋膜室（1%~2%）］，腓神经综合征（20%），肌疝（5%）或胫骨内侧应力综合征（50%）。

急性前筋膜室综合征

急性前间室综合征可由直接创伤引起，如胫骨前肌受到踢打。但因胫骨前肌位于胫骨外侧并被较好地保护，这一情况并不常见。小腿前间室的急性出血可显著增加其压力，进而阻碍走行于前间室的血流。其中最重要的供应足背前部的动脉，该动脉可被完全堵塞，导致需要手术治疗的严重情况。

过度使用劳损也可导致急性前间室综合征。诱发原因是运动员过度训练或比赛过于频繁，或在硬地面上运动并未进行适当的准备活动。

症状和诊断

- 特征性症状是急性疼痛程度逐渐加重，直到不能继续跑步。
- 足背屈时可出现无力感。
- 可出现从上部延伸到足部的麻木感。
- 在胫骨前肌区域可出现局部肿胀和压痛。

足部或趾被动跖屈时可诱发疼痛。

治疗

运动员应：

- 积极休息。
- 受伤部位降温处理。

医生应：

- 给予患者利尿剂。
- 给予患者抗炎药。
- 通过测量筋膜室的压力来评价治疗效果。
- 如果筋膜室的压力持续过高，需要手术切开筋膜。手术应尽早进行，以防筋膜室内的肌肉和其他软组织产生永久的损伤。

慢性前筋膜室综合征

慢性前筋膜综合征主要见于长跑运动员和竞走运动员。这些运动员因过高强度的训练小腿肌肉量很高（可达20%），肌肉会增大到超过周围筋膜承受的范围。用力的过程中，静脉血流首先被阻断，进而是动脉血流，缺氧和不断增高的压力可导致疼痛，疼痛逐渐加剧。或是因为疼痛，或是因为肌肉功能受损，运动员无法继续训练。

症状和诊断

疼痛在肢体受力时会加剧，最终导致肌肉不可能继续工作。

疼痛在短时间的休息后会消失，但会在继续运动时重新出现。

局部肿胀和压痛可出现在胫骨前外侧的肌腹处（图20.7）。

- 运动导致的疼痛和肌肉无力会在足背屈的时候出现。
- 被动的趾跖屈可引发疼痛。
- 踇趾和第2趾间有麻木感，足部无力感，以及可明确感受到的足背屈困难。
- 可在肌肉放松时和工作时测量筋膜室的压力。压力增加提示慢性前筋膜室综合征。

治疗

运动员应：

- 休息直到疼痛缓解。
- 拉伸相关骨筋膜室。
- 局部热敷并用保暖装备。
- 分析跑步的地面、技术、训练，鞋的类型等。

医生应：

- 分析导致受伤的解剖学因素。
- 使用利尿剂和抗炎药治疗受伤的运动员。
- 测量筋膜室压力（如果运动后压力大于33毫米汞柱可提示该诊断）。
- 手术切开筋膜，给增大的肌肉更多空间（90%的病例都有良好预后）。

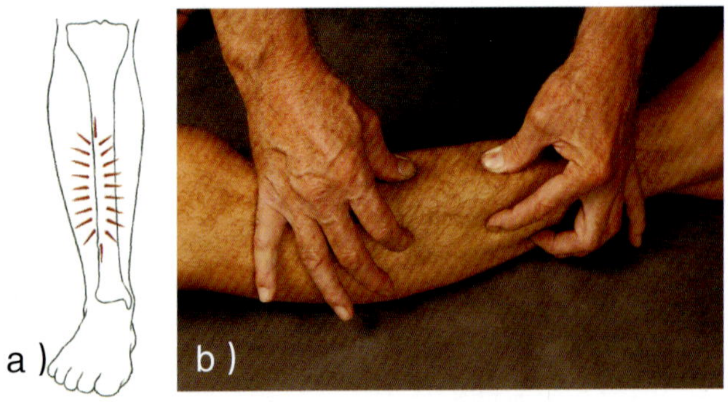

图20.7 前筋膜综合征。**a）**小腿前部可出现压痛的区域。**b）**局部压痛可出现在小腿前部。

胫骨前肌综合征

胫骨前肌综合征是指胫骨前肌腱鞘的急性炎症，可由过度使用踝关节引起，如跳跃和跑步运动（尤其是在硬的地面上）、球拍类运动等。踝关节的背屈运动可导致胫骨前肌综合征。运动鞋或滑冰鞋束缚过紧致压力升高也可引起胫骨前肌综合征。

症状和诊断

- 背屈踝关节时可感到局部疼痛。
- 活动踝关节时肌腱会发出捻发音（“咯吱”声）。
- 胫骨前下部可出现温度升高，皮肤红肿。
- 当直接按压胫骨外侧或进行足屈伸活动时，肌腱及其腱鞘可有压痛。如果手放在肌腱上，脚活动时可有捻发感。

治疗

运动员应：

- 积极休息。
- 在急性期和急性期之后开始热敷之前，都可以进行冷敷。
- 使用合适的鞋袜及装备。
- 消除胫前部来自过紧的运动鞋和滑冰鞋的压力和摩擦。

医生应：

- 开具抗炎药的处方。
- 要求患者使用2~3天拐杖以减轻患腿的承重。急性受伤很少需要支具治疗，但对于防止症状延长可能有效。

小腿内侧疼痛

小腿内侧疼痛可由胫骨内侧应力综合征引起，该病可来源于胫骨应力性骨折或后深筋膜室综合征。

胫骨内侧应力综合征

胫骨内侧应力综合征（胫骨内侧骨膜炎或外胫夹）是经常发生在运动员身上的疾病，尤其是在春秋更换运动场地地面的；换运动鞋种类的；更改他们的专业技术或让自己在坚硬无弹性的跑道、街道或地板上进行密集训练的。这一综合征可由跑步或者其他包含跳跃的运动引起，导致疼痛的主要原因是重复的落地和起跳动作。使用前脚掌跨步跑、足外旋跑（查理·卓别林式跑步者）或穿钉鞋的运动员可患上这种疾病。外翻增加或者高足弓也可为加重因素。该伤病较为常见，根据目前的文献记载，其占所有跑步相关损伤的13%~17%。在舞蹈者中更为常见。

症状和诊断

- 胫骨远端内侧缘有压痛，可较剧烈。压痛可以是局限性的，也可以纵向弥散的，一般压痛点位于胫骨远端。
- 可触及并观察到一定程度的弥漫性肿胀。
- 疼痛在休息时缓解，在运动时又会再发。运动员会进入疼痛循环。
- 脚趾或踝关节跖屈时，易诱发疼痛。
- 局部压痛常出现在胫骨的下端（图20.8）。可触及一定程度的不规则胫骨缘。
- 为排除应力性骨折，症状延迟不愈者需要做X线检查。检查结果正常时，胫骨后骨皮质可有增生。
- 筋膜室内有正常的压力。
- 三相骨扫描可鉴别诊断胫骨应力性骨折。后内侧胫骨边缘的延迟相有轻微的活动增加。
- MRI较好显示骨水肿，这一表现可能为骨骼的应激性反应和应力性骨折的前兆。
- 该病很多症状也是其他疾病的症状，这导致诊断较为困难。正确诊断对于选择最为适当的治疗非常重要。

预防

- 每更换一种地面，需要逐步适应，据此调节训练强度。
- 应使用合适的衣着和装备。应根据不同地面选择鞋：避免在硬的无弹性的地面使用钉鞋，如沥青路。可能需要进行足部矫形治疗。
- 运动技巧要根据不同地面调整。
- 谨慎小心的热身十分重要。

治疗

运动员应：

- 尽快终止训练和比赛并休息。越早终止训练，伤情恢复得就越快。可避免演化为慢性病程。疼痛是提示需要休息的信号。
- 直到受力状态下不疼痛并且胫骨处无压痛后，才可重新开始训练。

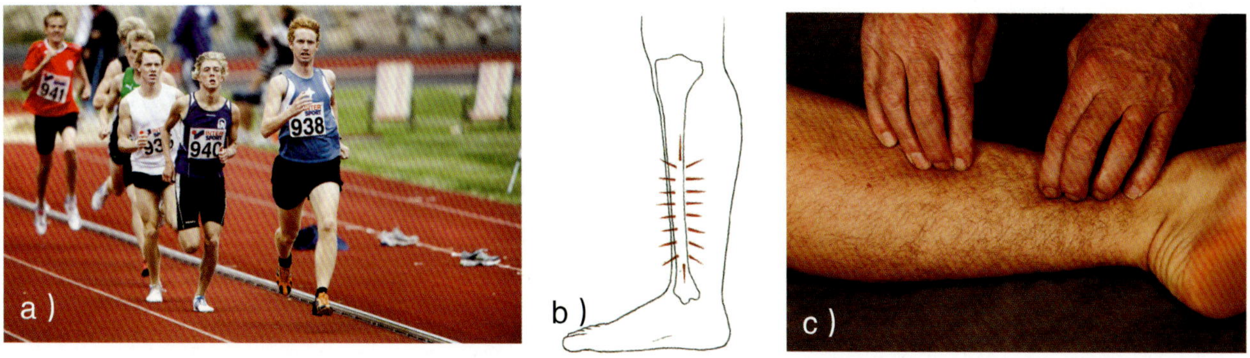

图 20.8 胫骨内侧应力综合征。**a）**在非常坚硬的地面上训练和跑步的年轻运动员，易出现小腿疼痛（图片来自Bildbyrån，瑞典，已授权）；**b）**小腿疼痛的部位；**c）**局部压痛出现在内侧，通常位于胫骨的下端。

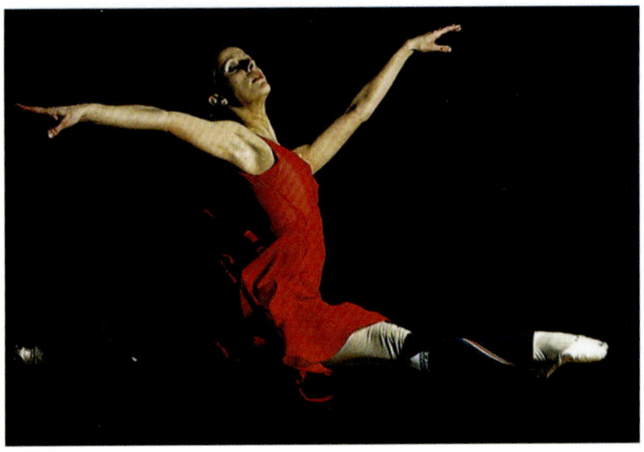

图 20.9 小腿的保暖装备。

- 通过骑自行车和游泳保持健康。如果骑自行车，应用脚跟踩脚踏板，而不是前脚掌。
- 可进行局部热敷并使用保暖装备（图20.9）。冷热交替处理患处可能对恢复有帮助。
- 如果疾病不缓解应就医。

医生应：

- 给予患者抗炎药。
- 测量受刺激时后深筋膜室的压力，鉴别持续性疼痛，排除后深筋膜室综合征。
- 分析诱因时，应考虑腿对线不齐：检查下肢和足部的解剖结构，特别关注外翻、高纵足弓和膝外翻（足部矫正对多达30%的患者有效）。
- 手术分离胫骨内侧缘的骨膜。

大多数病例可在2~4个月恢复运动。需缓慢增加运动。对运动员和教练进行教育，让他们了解这一伤病的慢性特征，以及熟练团队合作。运动员应考虑在如草地等较软的地面上开始恢复跑步。预后一般良好，但是导致伤病的原因究竟是训练失误还是生物偏差必须要诊断明确。

胫骨内侧应力综合征可单独发病，也可以作为后深筋膜室综合征的一个症状出现，后者可用利尿剂治疗。保守治疗时，如果负重疼痛没有在2周内减轻，要怀疑应力性骨折并应通过X线片或骨扫描进行排除诊断。

小腿应力性骨折

胫骨和腓骨都可发生应力性骨折。应力性骨折常发生于长时间和反复的跑步与跳跃。骨骼不对称、双腿长度不等、步态不同、跑步条件较差、坚硬或拱形的地面或已有伤病均可导致小腿应力性骨折。女性当中应力性骨折更常见。

应力性骨折的不同类型

- 腓骨应力性骨折：经常发生在内踝尖上部5~8厘米处。这是长跑者的典型损伤。
- 胫骨近端和远端应力性骨折：近端最为常见，多位于内后部。这部分的胫骨是受压的部位，发展缓慢，会导致骨改建以满足力学负重的功能需求。骨折一般在4~8周愈合，多见于跑步者。
- 胫骨中央和前部应力性骨折：多发于胫骨的前侧面，也叫张力侧。该损伤愈合状况较差，占胫骨应力性骨折的5%。对于本损伤应格外注意。典型骨折累及胫骨前部的骨皮质，常被称为“可怕的黑线骨折”，因为他们总体上预后不佳，有演化为完全骨折的倾向（图20.10）。常发生于各种包括跑步和跳跃的运动，如排球、手球、跨栏和跳远。

症状和诊断

应力性骨折的特征（图20.11）在第8章有描述。

可通过三相骨扫描检查区分应力性骨折和胫骨内侧应力综合征（图20.12）。对于胫骨内侧应力综合征，扫描只在延迟相阳性并包括一个长节段。而对于应力性骨折，所有时相均呈阳性，并有一个病灶的集中位置。MRI和CT可证实诊断。骨水肿（肿胀）可被视作应力性骨折的反应。

治疗

- 休息并避免导致疼痛的活动。

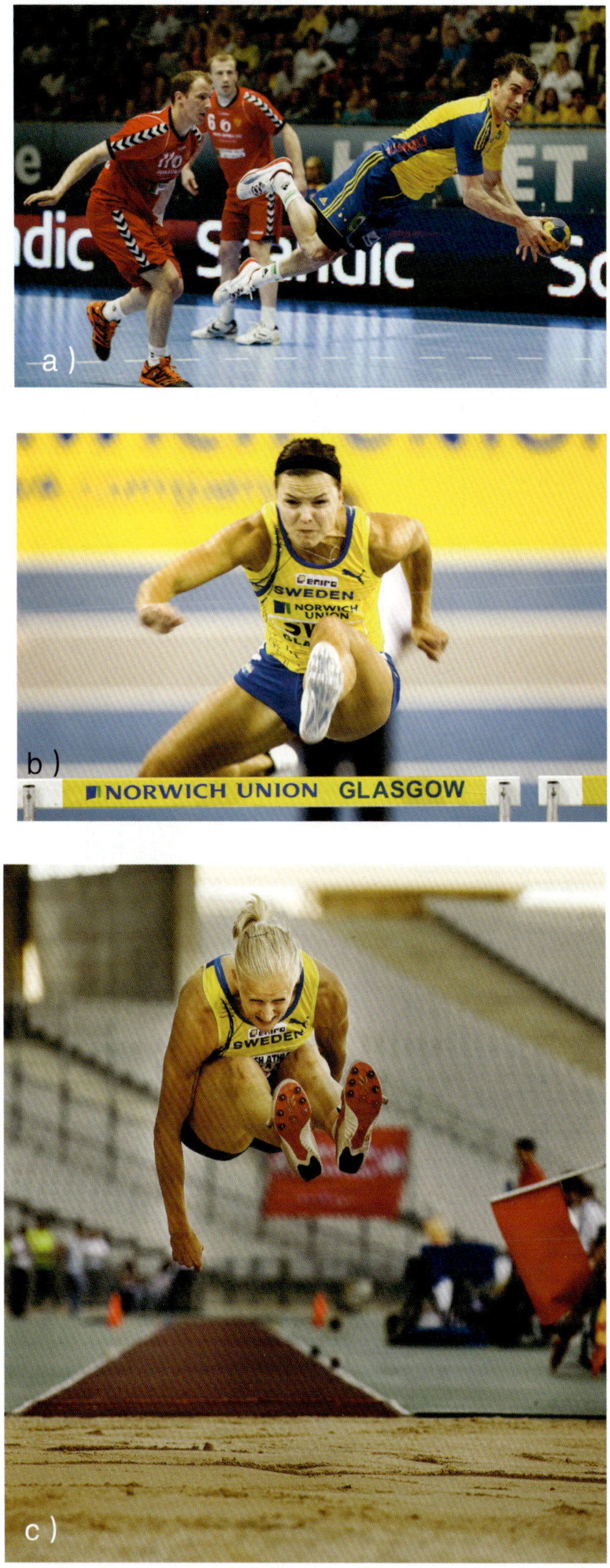

图20.10 精英运动员的训练和比赛通常包含反复的强有力的跳跃训练，如增强式训练，可能会增加应力性骨折的风险。图片来自Bildbyrån，瑞典，已授权。

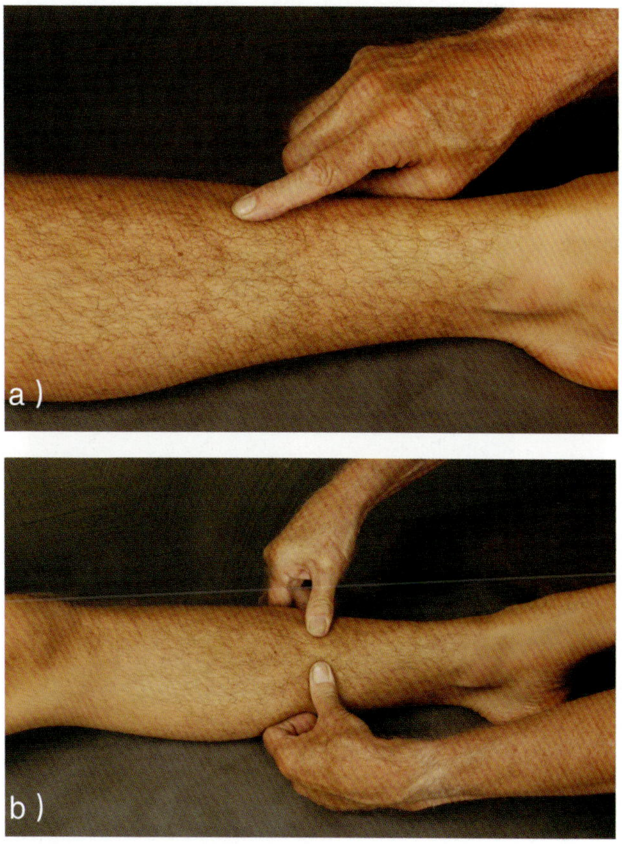

图20.11 小腿前部应力性骨折的压痛常见位置。**a）**通常用一个手指就可查出压痛；**b）**双手检查也能查到压痛。

- 如果负重感到疼痛，那么在早期可能需要拐杖。
- 可使用电刺激针对这些应力性骨折进行保守治疗。
- 对于发生在胫骨中间段的前侧胫骨应力性骨折，鼓励进行更加激进的治疗方法，因为这些骨折可能需要很长时间来愈合。治疗选项包括：
  - ✓ 保守治疗：休息，可以使用外部电刺激等治疗加强疗效。
  - ✓ 小腿充气支具加适当的休息，对于有些病例很有效。
  - ✓ 冲击波疗法：在有些病例中这一疗法有很好的效果。尽管该疗法的治疗效果很有前景，但是目前依旧要视作实验性的疗法。
  - ✓ 早期手术治疗切除延迟不愈的多余硬化骨，也可以钻除。
  - ✓ 早期进行髓内（骨髓腔）手术效果极佳，可在

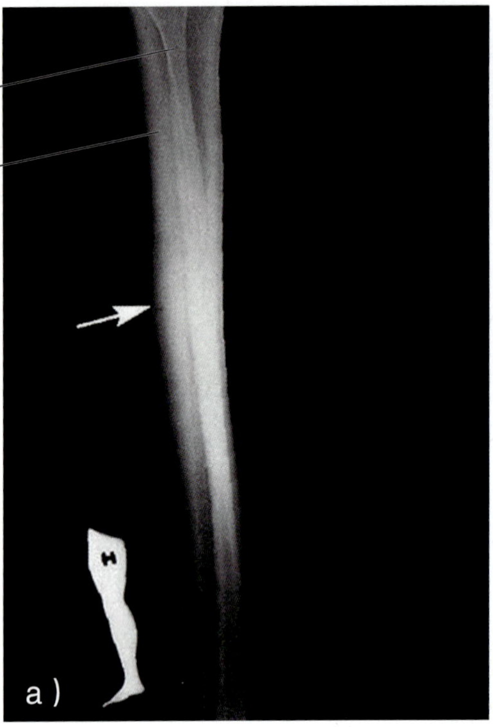

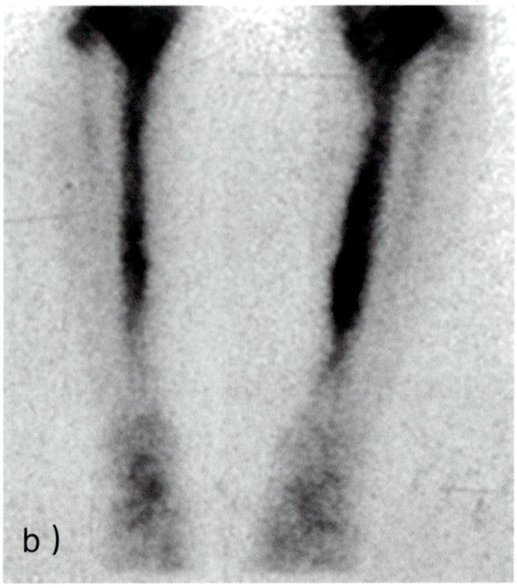

图 20.12 胫骨应力性骨折的客观检查。**a**）X线片显示胫骨前侧有应力性骨折。注意胫骨前侧缘（骨皮质）有增厚（增生）。**b**）放射性同位素检查扫描成像。黑色区域显示吸收。

几月内恢复运动。手术无法全部成功，有些可能出现并发症，包括切口处或接合处的持续性疼痛。

✓ 骨板固定手术治疗有效[1]。

因为应力性骨折（尤其是发生在胫骨前侧中间段的）有愈合不良的倾向，推荐在早期咨询运动医学专家。高强度、重复性训练，缺少变化且没有给组织修复适应的时间会增加应力性骨折的风险。

小贴士

胫骨前侧中段的应力性骨折需要相关领域的专家治疗。

后深筋膜室综合征

急性后深筋膜室综合征可由外部冲击或急性肌肉过劳引发，如跑步和跳跃（尤其是起跳时）。该损伤可同时影响全部的肌肉，或者单独影响其中之一（如胫后肌、踇长屈肌或趾长屈肌）。有时确定受累肌肉非常困难，甚至无法确定，但是通过单独测试每个肌群，可有所提示。

- 对抗阻力跖屈踇趾如果能引发疼痛，提示损伤累及踇长屈肌腱。
- 如果跖屈全足对抗阻力可引发疼痛，提示损伤主要累及胫后肌。
- 如果所有脚趾对抗阻力跖屈引发疼痛，提示损伤累及趾长屈肌。

对于慢性后深筋膜室综合征，在活动期间，肌肉收缩增加，筋膜室内的压力也会随之增高，可导致其内血管和神经受压，同时胫骨内侧缘的骨膜所受牵张力也会增高。最终结果可能是出现骨膜疼痛和炎症（骨膜炎）。

症状和诊断

- 如需要，检查应当在激惹后进行（图20.13）。
- 踢、蹬地面或踮脚时可出现疼痛。疼痛起始隐匿，逐渐加重，直到身体运动被阻碍难以进行。
- 起跳时，足部有麻木感和无力感。
- 症状在休息后减轻，但在再次竭力运动时重新出现。

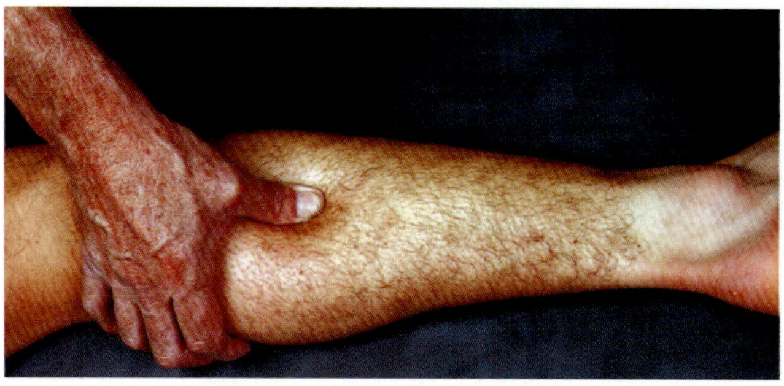

图 20.13　后深筋膜室综合征的不适感定位。

治疗

本病的治疗与慢性前筋膜室综合征相同。

小腿后侧疼痛

后浅筋膜室综合征

后浅筋膜室综合征并不常见，累及的筋膜室内有宽而深的小腿肌肉（比目鱼肌）和浅层的小腿肌肉（腓肠肌）。症状、诊断和治疗在原则上与前间室综合征相同。

网球腿（腓肠肌撕裂）

小腿肌肉组织的撕裂（腓肠肌撕裂）通常出现在跟腱与小腿肌肉内层肌腹移行的位置（图20.14）。该损伤最多出现于网球、羽毛球、壁球、排球、篮球和手球等运动，以及跳跃性运动。

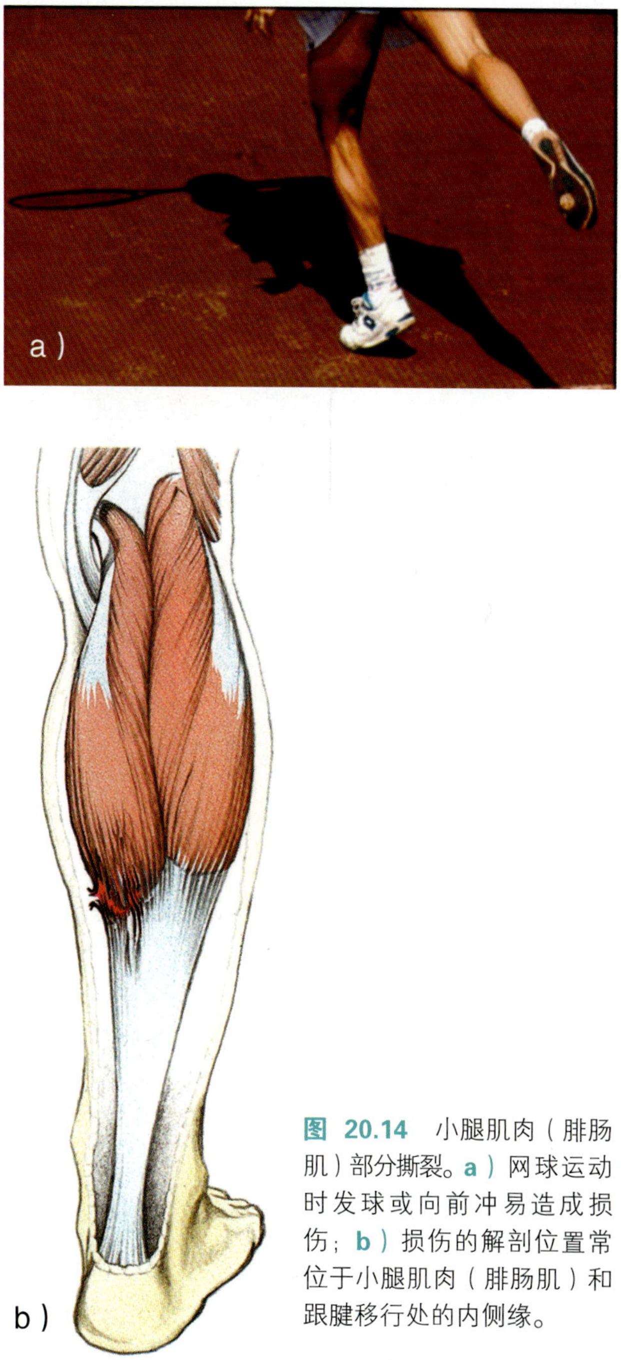

图 20.14　小腿肌肉（腓肠肌）部分撕裂。**a）**网球运动时发球或向前冲易造成损伤；**b）**损伤的解剖位置常位于小腿肌肉（腓肠肌）和跟腱移行处的内侧缘。

表 20.1　胫骨内侧应力综合征、胫骨应力性骨折和骨筋膜室综合征引起的疼痛鉴别

征象	胫骨内侧应力综合征	胫骨应力性骨折	骨筋膜室综合征
活动时疼痛	500米	立刻	3 千米
需要停止	否	是	是
活动后疼痛	是	否	否

胫骨内侧应力综合征、胫骨应力性骨折和骨筋膜室综合征引起的疼痛和不适的鉴别见表20.1。

症状和诊断

- 小腿突发疼痛，如同受到重击。
- 收缩小腿肌肉和踮脚困难。

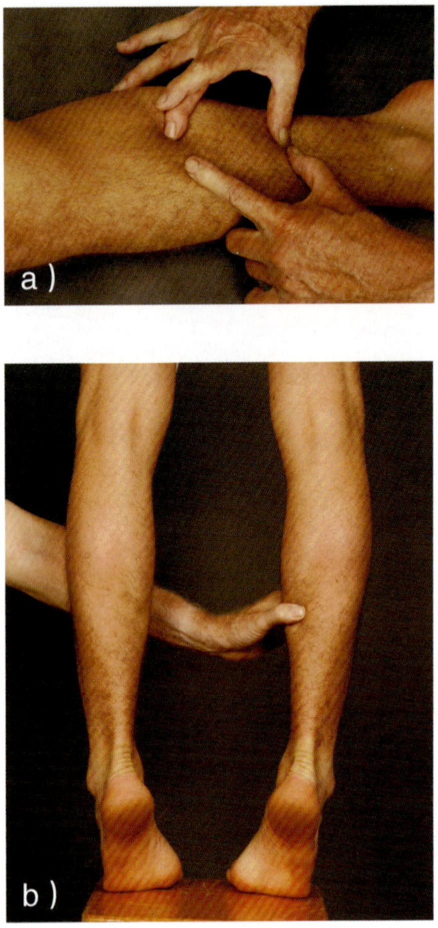

图20.15 腓肠肌撕裂。**a）** 损伤压痛和疼痛的定位；**b）** 寻找压痛位置的替代方法。

- 受伤处有压痛（图20.15）。
- 撕裂处有血液渗出。
- 受伤区域肌肉–肌腱联合的地方有裂隙。
- 中年和老年患者患肌肉–肌腱联合处损伤可被误诊为血栓栓塞。

治疗

运动员应：

- 及时治疗损伤，冷敷、使用弹性绷带并抬高患腿。
- 避免任何蹬地运动。
- 使用拐杖。

医生应：

- 对于出现微小撕裂伤的患者和老年患者，应给予支持绷带并早期引入活动训练和渐进式力量训练。
- 建议运动员穿着步行靴保持脚踝固定并防止蹬地运动。
- 当损伤和血肿过于严重或有急性骨筋膜室综合征的风险时，对于运动活跃的运动员要视情况进行手术。

愈合及并发症

- 肌肉康复应在3~5天内开始，并逐渐进展。撕裂伤较小的运动员可在2~6周后恢复训练。在手术后，恢复另需要6~10周。
- 未经治疗的撕裂伤可导致瘢痕形成，过度发力时有再发不适的风险。
- 撕裂复发风险很高，因此良好的康复非常重要。

比目鱼肌断裂

在剧烈的蹬地和起跳运动时，小腿深部的比目鱼肌可超负荷并断裂。这样的断裂伤不常见且通常是局部断裂。

症状和诊断

- 疼痛位于小腿深处，反复负重时会再次出现。
- 足对抗阻力跖屈和试图踮脚走路时可引发疼痛。
- 大多数情况下，受伤约24小时后，才能感觉到出血。在胫骨内侧的近端和中间段可观察到瘀血。
- 断裂处有局部深处压痛，经常沿着胫骨缘的比目鱼肌出现。
- 为避免长期问题，MRI有助于诊断。

治疗

运动员应：

- 立即通过冷敷，使用弹性绷带并抬高患腿来治疗损伤。
- 3~5天后，逐步开始恢复运动和力量训练。

医生应：

- 制订未来力量和运动训练计划。
- 如果患者腿部疼痛应给予其抗炎药。

如果伴随肌肉断裂的出血十分严重，可以导致后浅筋膜室的压力剧烈升高。

愈合

直到负重运动不再感受到疼痛时，受伤运动员才可重新开始规律训练，这一般需要2~4周。

小腿外侧疼痛

在小腿的外侧面，出现疼痛的原因可能是腓骨应力性骨折，也可能是急性或慢性的外侧间室综合征。

外侧筋膜室综合征

急性外侧筋膜室综合征可由外部冲击和肌肉过劳引发。症状、诊断和治疗在原则上和急性前筋膜室综合征相同。

外侧筋膜室内出现慢性压力增高的情况，多见于跑步运动员，这常常和踝关节外侧韧带功能不全有关。外侧筋膜室的肌群为稳定踝关节外侧的重要结构，关节不稳定者很可能会超负荷。症状、诊断和治疗在原则上和慢性前筋膜室综合征相同。

肌疝

肌疝是一种筋膜缺陷的表现，肌肉可以从筋膜缺损处疝出。它存在于40%的患有慢性骨筋膜室综合征的运动员中，只有5%的正常运动员患该病。肌疝的特征性表现是局部肌肉肿胀。伴随着运动锻炼，疼痛和肿胀逐渐加重。X线片和骨扫描阴性。如果伴骨筋膜室综合征，偶尔可测得筋膜室压力异常。

因为筋膜封闭时才可能会出现局限性压力增高，所以最常见的治疗方法是筋膜切开使疝完全形成。有时候，也可以通过使用移植的筋膜组织完全封闭缺损处。

腓总神经损伤

腓总神经沿着腓骨外侧面上部走行，此处受伤可由冲击引发，如重击、踢打或坠落。此时，腓总神经损伤可合并严重的膝关节韧带损伤。腓总神经损伤也可由外部压力导致，如绷带或石膏管型的压力。该压力最常在腓骨近端2厘米腓总神经绕行处造成损伤。

症状和诊断

- 神经受压可导致瘫痪，产生踝关节背屈和足外翻时的无力感，表现为垂足。
- 受伤部位皮肤可丧失部分感觉。
- 肌电图检查可用来分析损伤。

治疗

- 力量和活动性训练。
- 释放受伤部位压力。
- 如果必要，使用绷带或者拉伸矫正器来保持足部在其正常位置。
- 在瘫痪的情况下，可请物理治疗师进行电刺激治疗，以减少肌肉失用性萎缩。
- 需要时使用抗炎药。
- 必要时可进行外科修复。

愈合

踝关节功能通常可在一段时间后恢复，时间长度不同，从几天到几个月不等。仅由压力导致的神经损伤功能通常可恢复。

腓浅神经卡压

腓浅神经在外踝近端上方10厘米处穿出深筋膜，这是最常见的小腿神经受压部位，症状表现为外踝局部的隐痛，有时有足部疼痛。该疼痛一般与运动相关。蒂内尔征（Tinel sign）阳性（轻敲腓浅神经可引发不适）和神经传导速度检查阳性。治疗包括手术减压和筋膜切开术。

小腿神经性疼痛

在年长的运动员中，可出现小腿神经性疼痛，原因如下：

- 神经病或“神经痛”，在中年女性糖尿病患者中并不少见。疼痛症状在夜间和休息时加重。该问题最好由糖尿病专科医生治疗。有时使用矫正器也是对治疗有帮助的。
- 神经放射性疼痛，通常伴有背痛，导致神经支配区域的弥漫感觉性疼痛。有些情况下可出现肌肉无力。可通过休息治疗，偶尔也可进行手术治疗。
- 椎管狭窄（椎管腔窄小）同样可导致腿部在走或跑时疼痛、乏力。有时症状过于严重，患者需要停止并坐下休息来缓解。这些患者在弯曲脊柱和屈膝时疼痛消失，可继续运动，如骑车和爬楼梯，但是在进行其他活动时可感觉疼痛。运动时伴随背痛和脊髓影像可明确诊断。

小腿的血管性疼痛

老年人常有循环系统的问题。跛行提示动脉灌注不足，动脉灌注不足可导致进行任何活动时都有腿痛。这些患者需要进行血管评估，静脉灌注不足多见于更高龄的人群中。这些较年老的运动员可有远端胫骨前骨痛、压痛和肿胀，症状随时间加重。这些患者血管检查通常是正常的，应进一步由医生进行评估。劳力性深静脉血栓（血凝块）在保持活动的人群中极少发生。它的典型症状是持续性疼痛，局限在后筋膜室内。疼痛与运动无关。

跟腱损伤

肌腱损伤的原理在第8章讨论过了。跟腱作为比目鱼肌和腓肠肌肌肉—肌腱复合体的一部分，主要的作用是产生有力的跖屈活动，该肌腱的腓肠肌成分较长（11~26厘米），比目鱼肌的成分较短（3~11厘米）。比目鱼肌从它汇入跟腱的水平处以下占据了跟腱内侧部，腓肠肌则从该水平以下占据外侧部。在跟腱最远端的2~5厘米处走行方向有旋转，这可能是损伤的基础（图20.16）。跟腱是非常强壮的。

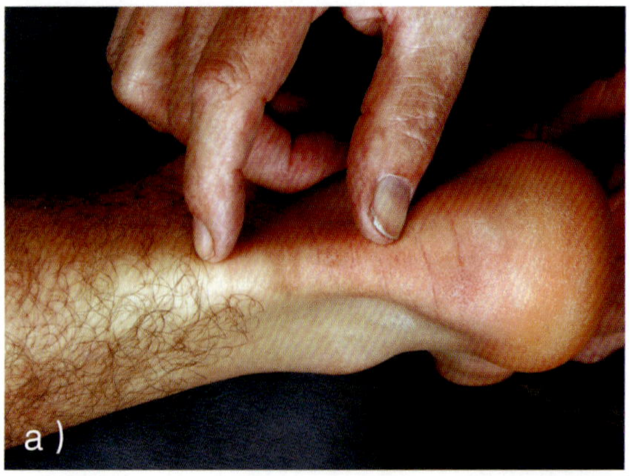

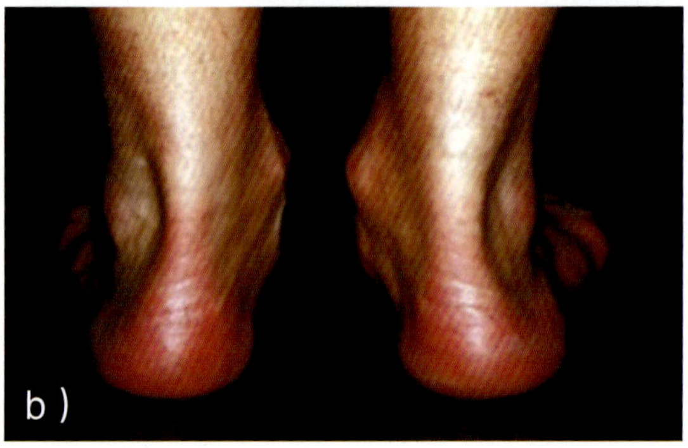

图20.16 跟腱损伤。**a）**跟腱损伤通常位于跟骨处上方2~6厘米附着处。**b）**与正常足/小腿结构相比，足外翻10度可增加跟腱内侧面20%的负荷。内侧面负荷增加可通过观察距骨和跟骨的关节轴向解释，该处是足外翻最常发生的位置；该轴可相对跟腱附着处侧向代偿。

病因学

跟腱损伤有很多原因，包括内部和外部原因。

外部原因

最常见的外部原因可能是运动突然改变、过度训练、突然更换不同特性的训练地面或者穿着不合适的鞋。大多数跟腱断裂或损伤出现在从非活跃运动到活跃运动的转换过程中。尤其易发生于原来曾经活跃的运动员，他们经过一段时间活动量较低的生活如婚姻，然后选择在35~45岁时重新恢复紧张训练时。另一个跟腱断裂原因是运动类型的突然改变，如从越野滑雪或跑步改为网球。过度训练，尤其是中年运动员，也有可能导致跟腱损伤。年轻运动员多由于突然的、极有力的超负荷运动，如起跳、跳跃或快速启动受伤，多发生在包含减速-加速的活动中。

运动中的特定动作，如网球发球或跳高起跳蹬地，可导致跟腱损伤。网球发球动作包括一个高强度的起跳接着一个小腿的旋转，进一步增加了跟腱和小腿肌肉的负载。这个动作可导致网球腿，这是跟腱和腓肠肌接合处的部分撕裂伤。突然变向包括突然的减速和一个重蹬地，这会使足和小腿进行大幅度旋转，同样可能会损伤跟腱，这也是中年网球运动员跟腱完全断裂最常见的原因。

不同运动地面的差异可以非常大。刚性的地面，如沥青或水泥地面通常有很高的摩擦系数，容易导致腿部疲劳及跟腱过劳。柔软的地面，如泥土地不太容易引发跟腱问题，因为减速的负荷已通过在地面上滑行降低了。

鞋是跟腱重要的支撑物。现代慢跑和网球鞋的后跟鞋帮很高，可在跟腱旋转时提供支撑，从而保护跟腱免受损伤。

内部原因

常见的内部原因包括对线不齐，过度外翻，腓肠肌-比目鱼肌僵硬，肌肉不平衡和年龄。

功能性过度外翻可以是生理性的，但也可以由对线不齐导致，如胫骨内翻（胫骨向外成角）和前足内翻。大于7度的前足内翻（前足向外成角）可见于大约50%的有跟腱问题的跑步运动员。有证据表明，这可能是跑步群体中导致功能性过度外翻的常见原因之一。

过度外翻导致跟腱局部压力升高缺乏生物力学证据。与中正位相比，10° 外翻增加内侧20%的张力。内侧负荷增加可归因于距下关节位于跟腱附着处外侧的旋转轴，足围绕该轴进行外翻。内侧相对于轴是离心的。当足外翻时，内侧面的纤维会向远处旋转，增加相对的应力和张力（图20.16）。

早在25~30岁，跟腱就会出现退行性变。退行性变使跟腱变得脆弱，但是这一变化从某种程度而言，可通过规律的体育运动避免或者延迟。

跟腱的损伤可分为跟腱完全断裂、跟腱部分撕裂、肌腱病、腱鞘炎伴或不伴肌腱病和末端炎。损伤也可出现在跟腱周围，如跟腱滑囊炎。

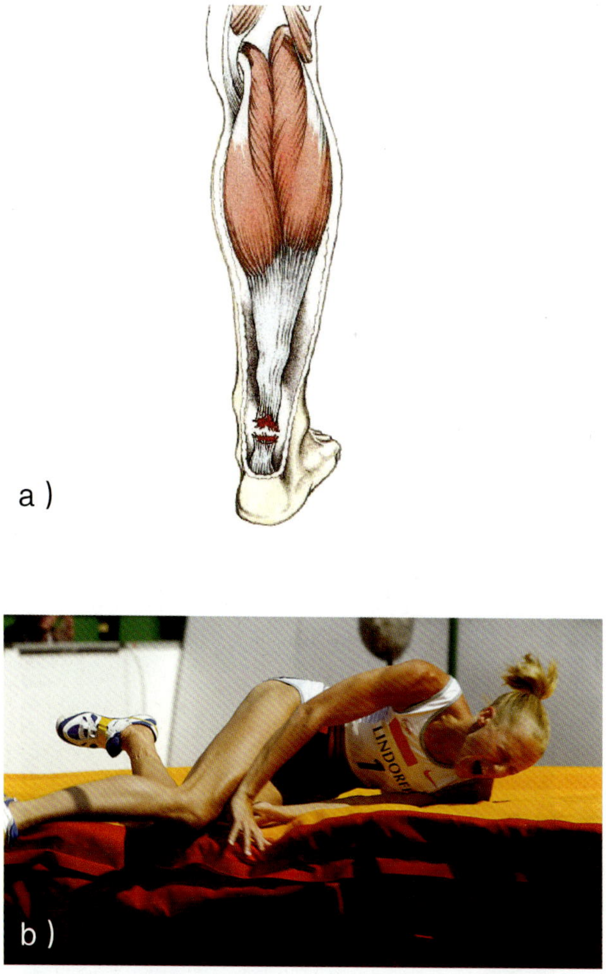

图20.17 跟腱完全断裂。**a）**跟腱完全断裂示意；**b）**该损伤可发生于顶尖运动员，如跳高运动员，可能的原因是加速和减速之间的快速转换，以及跳跃动作本身。图片来自Bildbyrån，瑞典，已授权。

跟腱完全断裂

无论是运动员还是其他人群，跟腱断裂是最常见的跟腱损伤，每年每1万人中有1人发生跟腱断裂，发病率随年龄升高而上升。男女患病比例为6∶1，受伤者的平均年龄是35~40岁。断裂可能是完全的也可能是部分的。主要见于足球、手球、排球、篮球、美式橄榄球、英式橄榄球、网球、壁球等运动员，尤其常见于羽毛球运动员，跑步和跳高、跳远运动员也可发生跟腱断裂（图20.17）。

跟腱完全断裂好发于发生退行性变的跟腱，因其对负重增加敏感。年轻运动员多在突然而强力的负荷下，如蹬地、跳跃或快速启动时受伤，因为此时加速和减速力同时交汇冲击。

症状和诊断

- 受伤时，跟腱断裂部位有剧烈的疼痛。受伤者在疼痛开始的一瞬间，通常主诉："被什么东西从后面重击了。"在急性期之后，疼痛会减轻，运动员常感觉病情好转。需密切关注功能性损害。
- 受伤运动员不能正常用脚或足尖走路，患腿也不能做蹬地动作。
- 出血可导致肿胀加剧，可逐渐引起小腿和足部的瘀青。
- 断裂局部有压痛，运动员俯卧位时，受伤位置一般在跟骨上方2~8厘米处。
- 跟腱处可见或可触及断裂裂隙［图20.18a）］。
- 跖屈（足向下屈曲的功能）受损。
- 提小腿三头肌试验（Thompson test）阳性。进行试验时，患者俯卧朝下躺着，患腿的膝关节轻微弯曲。检查者用一只手按压患者小腿肌肉，如果患者跟腱未受伤则足部会跖屈（向下屈曲，因为被检查者是俯卧位，所以此时看到的是足向天花板屈曲），如果跟腱断裂则足部静止在原位［图20.18b）］。
- MRI和超声扫描可证实是否断裂（图20.19），但是如果已经计划手术就不必要进行这两项检查了。如果计划使用保守治疗，有时有必要通过这两项检查排除拖把样撕裂。如果发生了拖把样撕裂，保守治疗效果很差。
- 需要指出的是，通常通过体格检查即可诊断跟腱完全断裂，但是会有20%病例没有得到初诊医生的正确诊断。

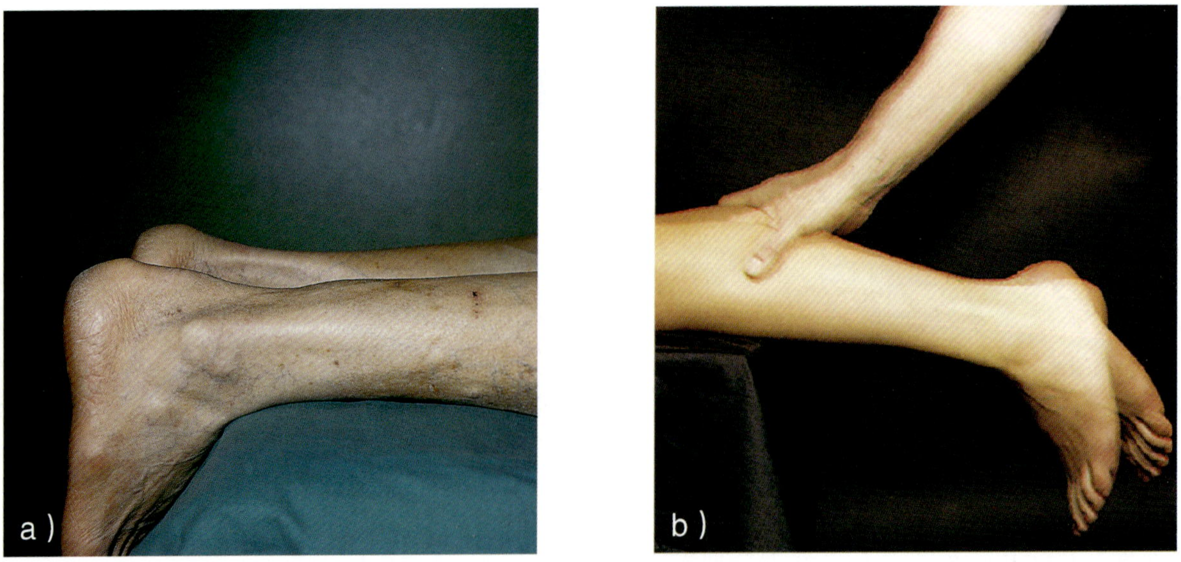

图20.18 跟腱完全断裂。**a）**跟腱处可见一个裂隙，这是完全断裂的征象。**b）**提小腿三头肌试验：患者俯卧，脚伸出桌面，检查医生用一只手按压受伤腿的小腿肌肉，以刺激小腿肌肉收缩。如果足向天花板屈曲（跖屈），跟腱是完好的；但如果脚停留在原始位置，说明跟腱已撕裂。

治疗

可以使用石膏管型将足固定于生理跖屈位，使断裂端相互接触。石膏管型要使用8~10周，逐渐恢复到中立位。有证据表明，可在4周完成治疗，但是支持证据还不清晰。使用石膏管型保守治疗可成功达到治疗效果，但是需要在48小时内得到及时治疗。保守治疗的一个问题是再次断裂的风险较手术治疗高。这可能是因为跟腱发生了拖把样撕裂［图20.19c）］，该情况下跟腱断裂远端会向下折叠，使得跟腱断端几乎不可能重新复位。拖把样撕裂发生率为20%。如果超声显示断裂间隙宽度在2厘米以内，患者接受保守治疗才可能成功。

可以通过开放性、闭合性或微创手术，将跟腱的断端缝合在一起。这样可以使跟腱重新获得张力，帮助组成跟腱的胶原纤维重新以正确方向排列，对于重新获得良好的跟腱力量十分重要。

手术可降低再断裂风险并可使患者早期回归运动，这是康复和力量恢复的关键。

1周之后可进行活动，足可跖屈0~20度。通常2周之后患者可以穿着步行靴，并在可耐受的前提下开始负重。6周之后患者可穿着慢跑鞋，3~4个月内通常有可能恢复运动。

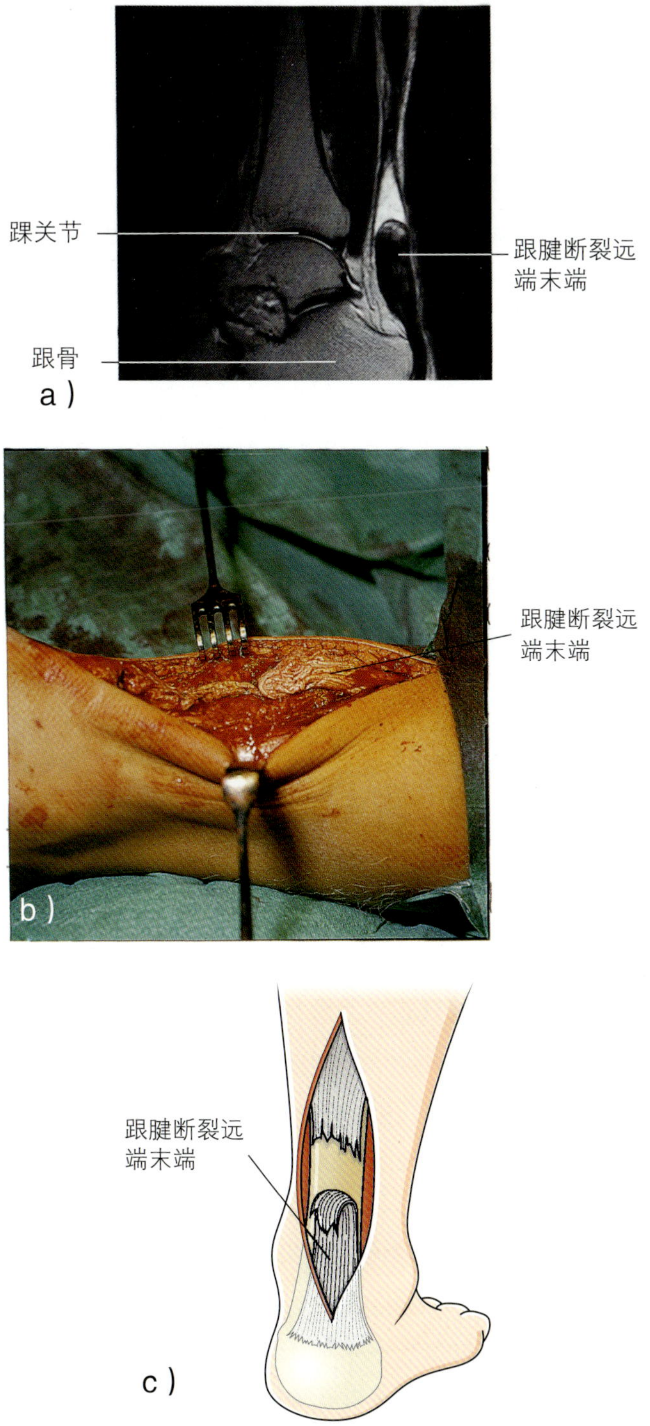

图20.19　跟腱完全断裂。**a）**跟腱MRI；**b）**手术台上所见的完全断裂；**c）**拖把样撕裂：跟腱远端（下部）末端向外翻转，不能保证两断端能接合上和在保守治疗如石膏固定后能够自然愈合。

愈合及并发症

保守治疗后，跟腱再次断裂的风险增高（10%~15%）。因此，治疗应当由训练师和物理治疗师严密监视，至少9~12个月后才可重新开展跑步和跳跃运动。跟腱愈合延长可导致跖屈的力量降低。

手术治疗并早期进行功能性活动和治疗可使患者更早恢复运动。有75%的顶尖职业网球运动员在跟腱完全断裂后恢复至之前相同水平，业余网球爱好者完全恢复的比例为90%。在保守治疗组中，相应数据则低得多。手术治疗有一些很小的并发症，如皮肤切口的延迟愈合和感染。手术治疗组中，再次断裂率低于2%。

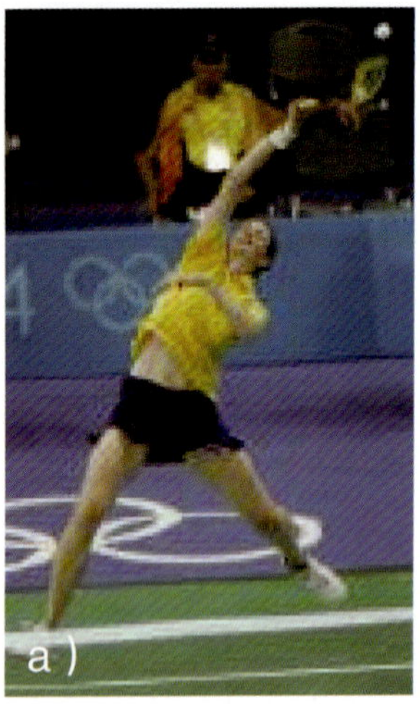

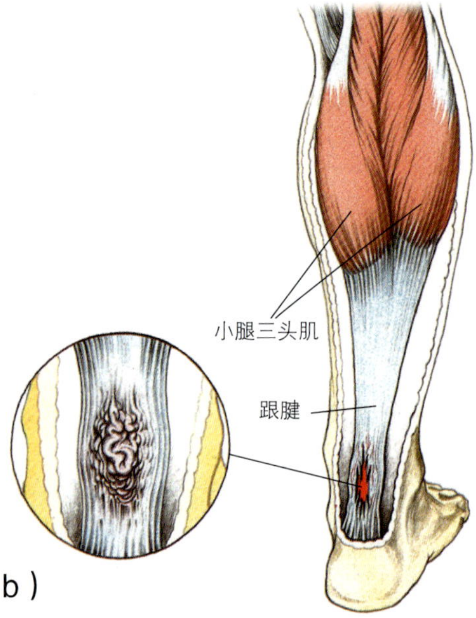

图20.20 跟腱部分断裂。**a**）即使是精英羽毛球运动员也会发生跟腱损伤（图片来自Bildbyrån，瑞典，已授权）；**b**）该损伤常导致跟腱局部病变扩大。

跟腱部分断裂

跟腱部分断裂可出现在跑步、跳高、跳远和投掷运动员中，同样也发生在壁球、篮球、手球、美式足球、英式足球、排球和足球运动的参与者中（图20.20）。该损伤可导致瘢痕形成，这是导致跟腱退行性变和肌腱变性/肌腱病的主要原因。该损伤通常会演化成慢性病程并导致长期问题。

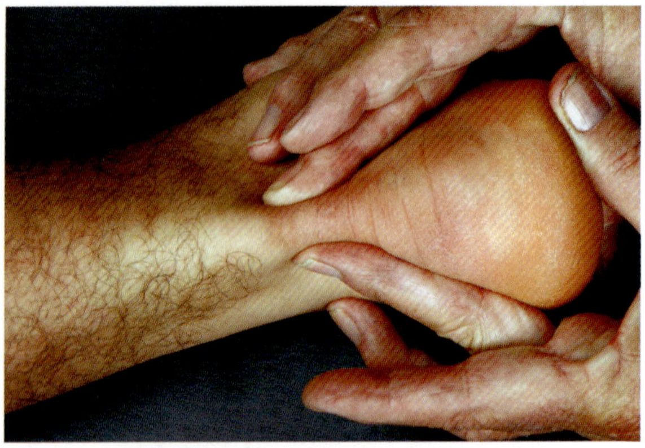

图 20.21 跟腱部分断裂。通常受伤处有局部肿胀，从两侧按压时可感受到特异性压痛。

症状和诊断

- 有些年轻患者在受伤时会出现突发的疼痛；但是有些患者在真正撕裂时可能不会感到疼痛，在结束活动后疼痛却更加明显。
- 当损伤在急性期时，跟腱处可触及病变（有时不超过小指尖大小），病变处有剧烈的压痛（图20.21）。
- 若继续体育运动，受伤运动员会感到一种强烈的枪击样、切割样或刺扎样疼痛。
- 在接下来的训练期间，症状在热身后可暂时消失，但是训练结束后症状会再次出现，程度甚至更加剧烈。结果可能是患者进入了一个恶性循环，伤情进行性加重并愈加难以治疗。
- 早上会出现僵硬感，在发力前后同样可出现僵硬感。
- 开始愈合时，通常会出现局部肿胀。从侧边按压时会出现特异性压痛。肿胀通常较为轻微，但是有时可导致跟腱形态发生改变，可以从跟腱的外形上看出来。
- 肿胀通常很轻微，但有时如果受伤运动员出现严重疼痛，肿胀处通常有压痛。
- 在慢性病例中，小腿肌肉通常会出现肌力下降、体积缩小（萎缩）。
- 软组织X线片可以显示断裂处局部和周围肿胀的软组织。

- MRI可提供撕裂位置的详细评估，也可提示受伤程度。超声检查可确认诊断并可以评估受伤程度。

治疗

运动员应：

- 休息并在急性期进行冰敷治疗。
- 如果疼痛严重应使用拐杖。
- 穿1厘米高的坡跟鞋。
- 咨询运动医学专家。

医生应：

- 对于较小的急性断裂，应使用步行靴或石膏管型固定4~6周，足保持轻微跖屈；对于慢性病例，可尝试使用步行靴3~4周。
- 安排训练计划。
- 出现延迟的慢性症状，应手术清除受损组织。

表 20.2 跟腱修复的康复原则

术后时间	0~4 周	4~12 周	12 周~6 个月	6~8 个月
目标	减少/控制疼痛、肿胀。开始活动度训练	活动度开始正常化 增加功能训练 开始力量训练	训练力量恢复正常 减少功能性缺陷	准备回归体育运动
承重	在耐受范围内承重	踝关节承受全部重量	承受全部重量	承受全部重量
状态	步行靴或支具	稳定性支具和慢跑鞋		
活动度和柔韧性	仅主动和被动跖屈0~20度 脚趾经常屈、伸	谨慎进行主动和被动背屈、跖屈、内翻、外翻 避免极端背屈 第8周： • 用毛巾拉伸跟腱 • 站立拉伸小腿	主动和被动活动度训练 用毛巾拉伸跟腱 站立拉伸小腿	
开链力量训练	无	第6周： • 等长训练：各个方向 第8周： • 橡胶管练习 • 背屈、跖屈、内翻、外翻训练	完整训练量的次极限等张/等速力量训练：各个方向	继续之前的力量训练
闭链力量训练	无	第8周： • 抬脚趾 • 提踵	向前弓箭步，跳跃，前、后快速跳跃	前交叉步，左、右跳跃，弓箭步，增强式训练
功能性本体感觉	保持健康；骑固定式脚踏车	双腿站立平衡板训练 步态训练 健身运动：骑车、游泳（禁止翻滚或潜水）	单腿站立平衡板训练 弓箭步，敏捷性/平衡性训练 健身运动：骑车、游泳、爬台阶，第4个月可在平地跑步	单腿抬趾/提踵 功能性跑步训练 跳绳 专项运动训练
限制或推荐	禁止拉伸或力量训练。如切口愈合情况允许，推荐切除瘢痕组织	禁止负重运动	可在第4个月回归非对抗性运动	无

跟腱远端疼痛持续超过6个月通常保守治疗无效。对于这样的患者，通常需要手术清除跟腱的瘢痕组织和肉芽组织，1~2周内进行包含早期运动训练的、谨慎的、渐进的康复训练（表20.2），并应在监管下进行。

愈合及并发症

术后愈合时间一般在2个月左右，康复期另需3~4个月，之后运动员可恢复训练，即受伤运动员至少需要4~6个月才有可能恢复比赛。对于严重的慢性跟腱损伤通常需要6~8个月。手术对于大多数患者有极好的治疗效果，其中有80%的患者可恢复到先前的运动能力。

受伤后康复中最常见问题是2~4个月后患者感觉愈合良好，开始过度使用跟腱。慢性跟腱疾病的愈合通常需要很长时间。

锻炼可促进愈合，但是过度、过早恢复运动会导致疼痛。因此对于受伤运动员，“听从跟腱”非常必要。

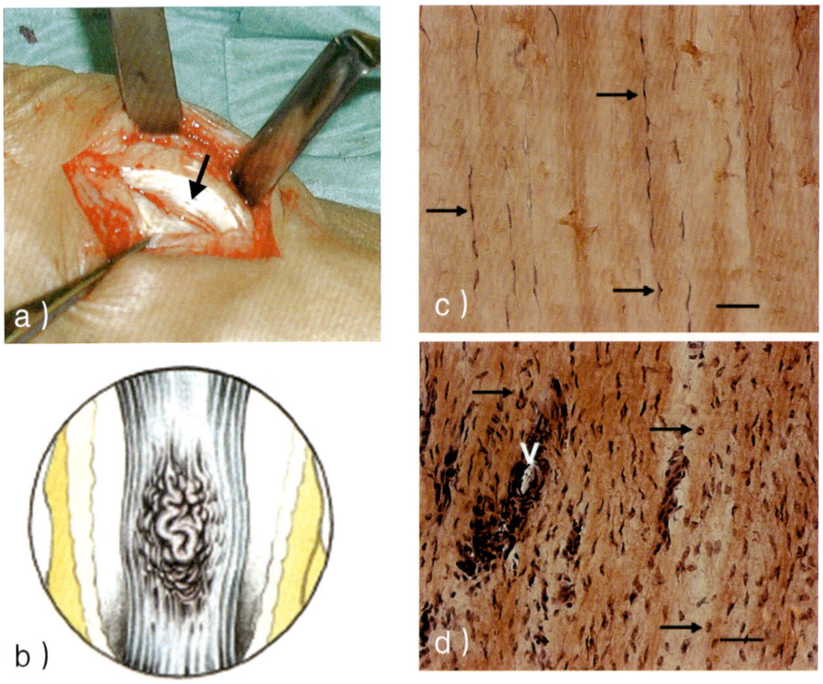

图20.22 跟腱退行性变（跟腱病）。**a**）开放性手术中可见伴有水肿的跟腱退行性变；**b**）跟腱退行性变，即细胞改变或胶原纤维微断裂，由于跟腱循环不足导致交叉连接薄弱伴跟腱自行愈合受限；**c**）健康跟腱，在显微镜下可见有沿跟腱长轴平行排列、同一朝向的胶原纤维；**d**）跟腱断裂愈合期间，显微镜下可见有成纤维细胞浸润，有丰富的小血管（血管形成亢进），波浪形结构和数目增多的成纤维细胞。

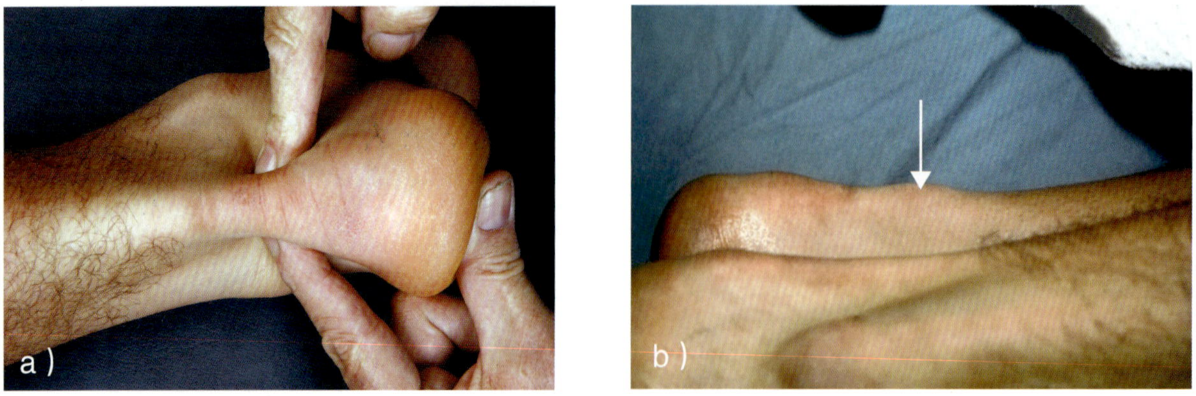

图 20.23 跟腱病的临床检查。**a**）触诊时有压痛，尤其是检查者用力触诊时。**b**）有退行性变的区域，检查者可看到或感受到跟腱后轮廓的肿胀（箭头）。

跟腱病

运动中这类损伤十分常见。10年前，每100 000跟腱受伤的患者中，会有2个出现肌腱病。目前，比例增高到每100 000人12例。

跟腱在25岁之后开始出现退行性变；训练的改变可能加重这一过程，导致跟腱病（图20.22）。

跟腱病是一个临床术语，是指跟腱出现疼痛、肿胀、僵硬和无力感的病理状态。

症状和诊断

- 僵硬常出现在早晨，也可出现在运动之前和之后。
- 通常可触及局部肿胀，有特异性压痛，压痛位置

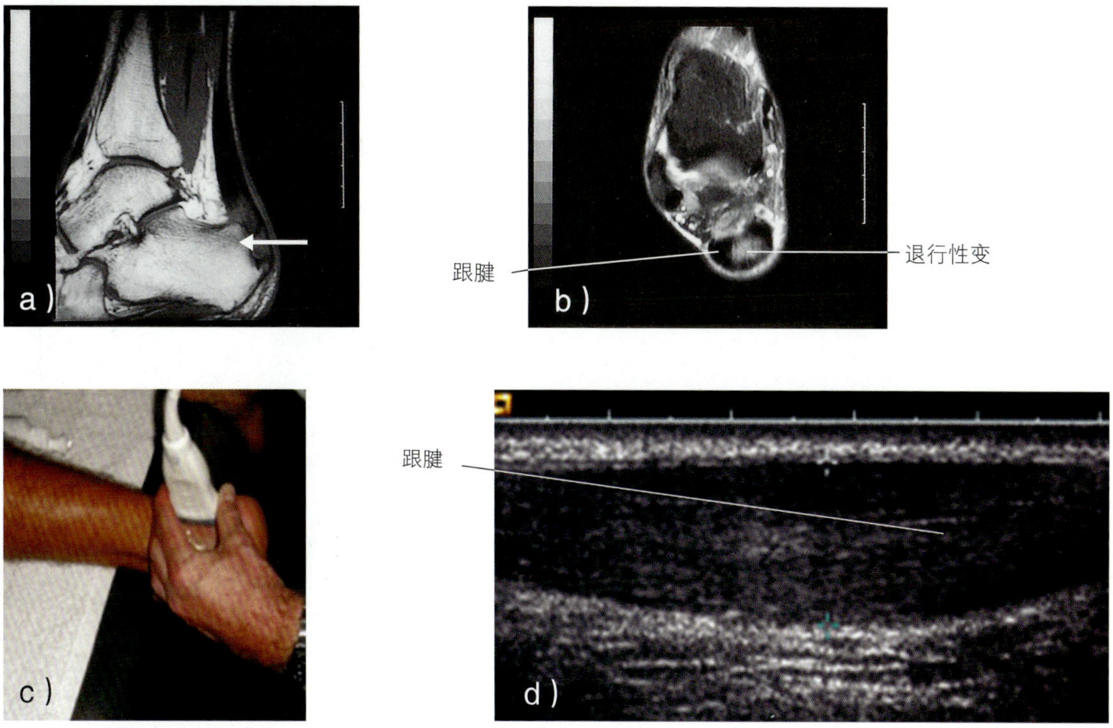

图20.24 跟腱病MRI和超声检查。**a）**MRI显示病变在跟腱远端。箭头示跟骨背部有骨性扩大（Haglund畸形）；**b）**跟腱横断面MRI，显示有明显的退行性变；**c）**跟腱的超声检查；**d）**超声检查显示跟腱正常。

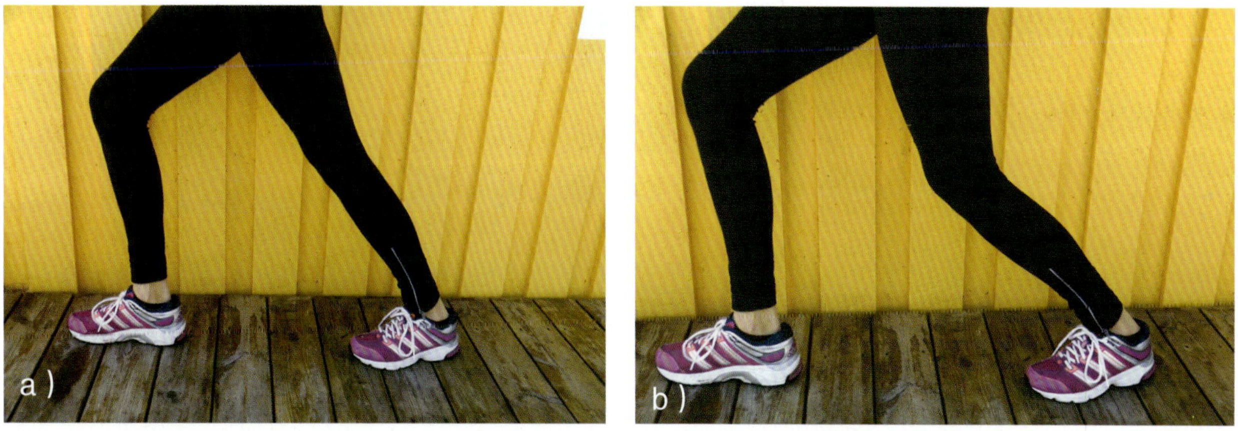

图20.25 在跟腱病的治疗过程中，柔韧性训练十分重要。**a）**左腿伸直，拉伸左膝。该动作能拉伸腓肠肌。**b）**左腿屈曲，拉伸左膝。该动作最能拉伸比目鱼肌。图片来自Linn Samuelson。

在跟腱的一侧（图20.23）。

- MRI或超声检查可明确跟腱损伤的细节及跟腱变性（跟腱在细胞层面的损伤）的程度。MRI还能精细地评估跟腱的连续性，但费用较高（图20.24）。超声检查相对便宜，所以常在随访中用于评估损伤的愈合情况。

治疗

运动员应：

- 避免导致疼痛的运动，避免过度使用跟腱。
- 积极参加非冲击性运动，如骑车或水中慢跑。
- 接受指导后进行拉伸和离心力量训练（图20.25）。
- 遵守第197页列出的原则。
- 使用脚踝矫正器，以限制脚的跖屈和背屈。

医生可以：

- 安排锻炼项目，包括拉伸训练和力量训练。如果是慢性跟腱病，离心运动有很好的治疗效果。以上训练应在医生的指导下进行，初期应在监督下进行。与物理治疗师或教练紧密合作很重要（图20.26）。
- 指导受伤的运动员如何“听从跟腱”，从而达到理想的训练效果。

小贴士

向运动员阐述规律运动可促进愈合十分重要。肌腱对机械性负重，如离心训练有很好的反应。

- 当疼痛缓解时，可通过使用杠铃/杠铃片/重背包增加身体负重来加强小腿肌肉力量。在直腿和屈膝时进行该训练。
- 体育运动，如跑步，可在恢复期继续。

离心训练的概念是由加拿大的柯温（Curwin）和斯塔尼什（Stanish）在1984年提出的。离心训练为何有良好的疗效？一种假说是离心训练刺激增加胶原蛋白的生成，进而促进微观裂口的愈合并减轻疼痛。

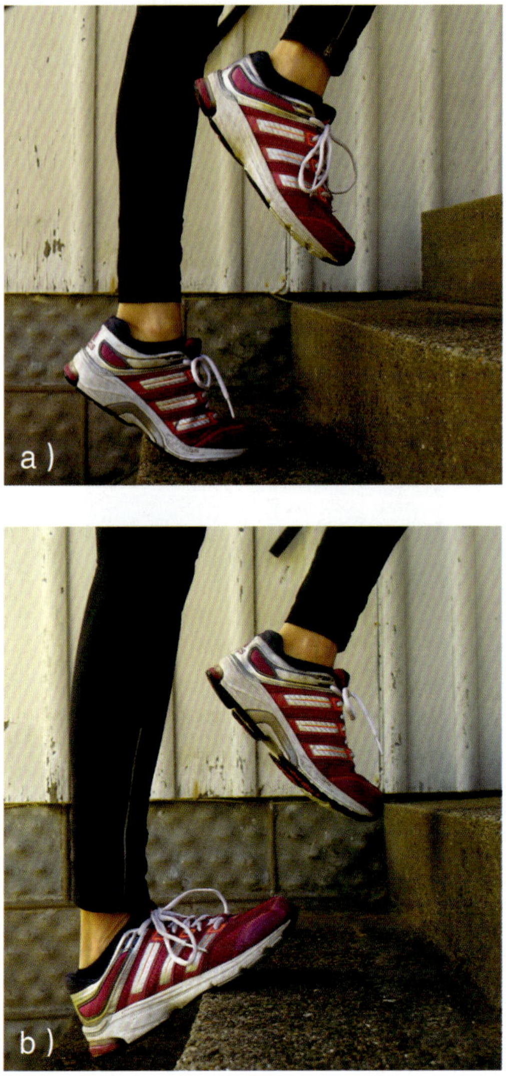

图20.26 跟腱病的康复应包括小腿肌肉的离心训练，如用前脚掌站在台阶上。**a)** 用双脚或者一只脚（此处为左脚）抬高身体；这是一个向心动作。**b)** 慢慢降低身体，通过逐渐对抗台阶上患腿的踝关节背屈，使肌肉–肌腱单位在肌肉收缩（此处指右脚）时拉伸（伸长）；这是一个离心动作。图片来自Linn Samuelson。

小贴士

锻炼是治疗跟腱过劳损伤——跟腱病的基石。康复过程应当由资深的物理治疗师监督进行。

- 可尝试由专业物理治疗师进行深处横向的摩擦按摩，但是该疗法的任何主要疗效的科学根据都很有限（图20.27）。

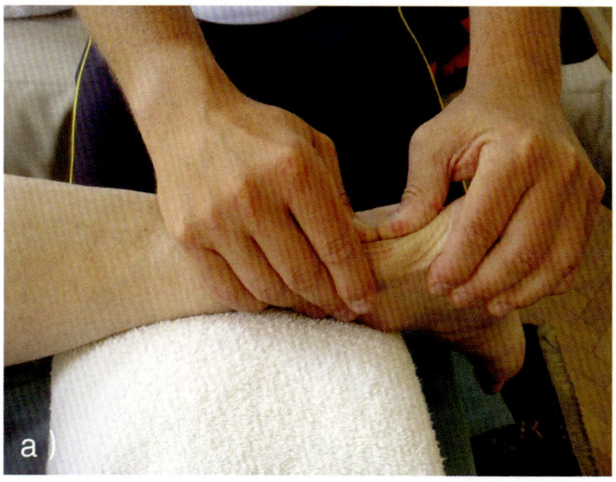

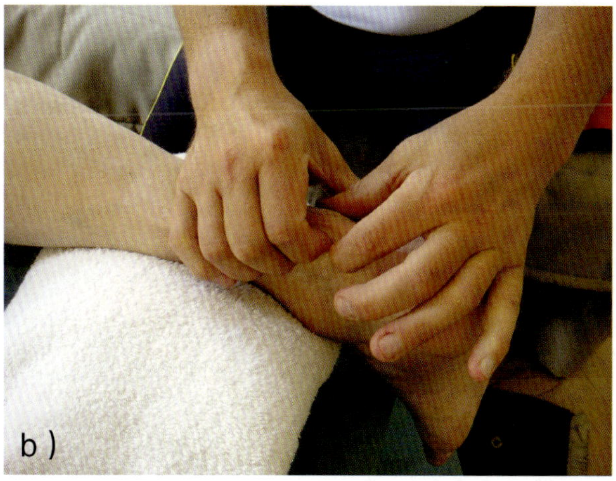

图20.27 横向摩擦按摩治疗，应由技巧熟练的物理治疗师操作。

- 如果多普勒超声检查发现新生小血管和伴生神经末梢，可注射硬化剂（乙氧硬化醇），8周内可重复注射2~3次。康复训练包括在第2周开始骑自行车，且逐渐增加负重。该疗法被报道有效的可能原因是这项技术可使跟腱去神经（失去神经支配）。
- 建议谨慎使用可的松治疗。可的松不可直接向跟腱注射。可的松抗炎效果很好，但是跟腱病不是一种炎症，而是一种退行性变。可的松可使得跟腱更加脆弱，更易断裂。

小贴士

不应当直接向跟腱注射可的松。

- 冲击波疗法：长期结果提示，冲击波疗法可作为离心训练和其他治疗失败后的治疗选择。
- 近期研究提供了其他可供选择的治疗方法，如基因疗法、干细胞疗法、血小板疗法、所谓的富血小板血浆疗法（生长激素伴血小板治疗）等。支持以上疗法的科学依据仍旧不足。但是毋庸置疑的是，在未来跟腱损伤的治疗中它们会扮演重要角色。
- 如果所有保守治疗都失败，则应进行手术治疗。如今，关节镜和内镜辅助下的治疗开展广泛。手术治疗带给大多数患者可接受的治疗结果，其中80%的患者可恢复到先前的运动水平。术后在伤口愈合后可在矫正器辅助下进行早期活动。术后康复项目应当在监视下进行。

愈合及并发症

康复时间个体差异性很大。通常运动员可以很快重新开始骑车和游泳，依据受伤严重程度的不同，3~6个月后可恢复跑步。外科治疗可给大多数患者可接受的治疗结果，其中80%的患者可恢复到先前的运动水平。

小贴士

跟腱过劳损伤是一个严峻挑战，治疗应当给予格外重视。

跟腱腱鞘炎

跟腱很少出现炎症反应。其周围组织对炎症反应较敏感。

急性炎症

急性跟腱腱鞘炎通常见于近期开始训练且强度过大者。训练良好的运动员如果更换训练地面、鞋或运动技术，或在寒冷中训练，同样可以发生该病。在过软的地面（沙地）跑和上坡跑可引发疼痛。

症状和诊断

- 使用跟腱时会感到疼痛。
- 跟腱附近有弥漫性肿胀。

- 出现剧烈的、弥漫的压痛且功能受损。
- 在严重炎症反应时，跟腱处皮肤发红。
- 在踝关节活动时将手指压在跟腱上，可有捻发感（“咯吱”的感觉）。

预防

热身和拉伸运动非常重要。应使用设计合理、质量良好的训练鞋和比赛鞋。1厘米高的坡跟鞋可减轻跟腱的张力。

治疗

运动员应：

- 休息；急性期使用拐杖可有帮助。
- 冰敷伤处可减轻疼痛和肿胀。
- 穿1厘米高的坡跟鞋。
- 急性期后局部热敷并使用保暖装备。
- 如果症状几天后不减轻应咨询医生。

医生应：

- 开具抗炎药处方。
- 在严重情况下，使用石膏管型。
- 急性期后，安排训练项目，项目应包括力量训练和静态拉伸。当愈合状况允许时，跟腱高负荷离心训练也应加入项目。

愈合

及早开始治疗跟腱及其腱鞘的急性炎症，预后一般良好，损伤可在1~2周愈合。如果运动员不过早恢复体育活动，复发风险很低。急性跟腱腱鞘（肌腱周围的软组织鞘）炎可发展为慢性疾病，非常难以治疗。因此，重中之重是运动员出现跟腱腱鞘炎的征象时安心休养。

慢性炎症

慢性跟腱腱鞘炎常发生于长时间高强度在硬地面上训练，且忽视疼痛警示的运动员（通常是年龄较大的运动员）。疼痛在热身后训练前会消失，受伤的运动员从而可继续训练。训练结束后，症状重新出现，并且逐渐加重。连续跑步迟早会变为不可能，而运动员会陷入疼痛的恶性循环。

症状和诊断

- 剧痛、隐痛和僵硬感可在跟腱发力前、发力时和发力后出现。
- 跟腱处有弥漫肿胀。
- 跟腱触诊时有弥漫性压痛。
- 运动员可在走路时感到疼痛，尤其是上坡和爬楼梯时。
- 50%的患病运动员有某种类型的对线不齐，如过度外翻或前足内翻。
- 对于顽固性跟腱问题的病例，应怀疑损伤合并肌腱病，并由医生研究分析。

治疗

运动员应：

- 避免导致疼痛的情况。
- 局部热敷并使用保暖装备。
- 穿1厘米高的坡跟鞋。

医生可以：

- 分析受伤运动员的训练，特别考虑鞋的设计和训练地面的种类。
- 安排包含力量训练和拉伸的锻炼项目。力量训练应包括离心训练。
- 短期内开具抗炎药处方。
- 使用软膏，以促进血液循环并控制炎症。
- 如果有严重疼痛或功能不良，使用步行靴或石膏管型固定3~6周。
- 对迁延不愈合的病例进行手术，将跟腱从周围腱鞘的瘢痕组织中分离出来，再清除瘢痕组织。小心处理损伤，因为其可合并肌腱病。
- 跟腱腱鞘炎要在早期阶段尽快治疗。

跟腱滑囊炎

跟腱滑囊炎可出现在皮肤和跟腱后表面之间的浅层滑囊处。此处较脆弱，来自鞋的压力常导致炎症。深处同样有滑囊（跟骨后滑囊），位于跟腱和跟骨之间，受到外部压力刺激和跟腱部分断裂时，会出现炎症（图20.28）。对跟腱附着处的持续性压力是导致炎症的原因，如反复背屈，跟骨后面就会出现骨性突起，这使得滑囊更易受到跟骨和跟腱之间的压迫和撞击。

症状和诊断

- 如果病变涉及浅层滑囊，跟骨上方跟腱附着处外侧的皮肤可出现红肿和增厚。
- 上坡跑或在软地面上跑步时会感到疼痛。
- 通常会出现如压痛和肿胀等症状，使得运动员很难穿普通鞋。
- 从跟腱前方双侧按压深层滑囊，可感到海绵状阻力和疼痛，以及不适感。
- MRI或超声检查可确认诊断，但是很少有明确显示。

治疗

运动员应：

- 在症状出现时立刻采取措施消除跟骨压力，可穿无后帮的鞋，如拖鞋或木屐。
- 当浅层滑囊出现炎症时要减压，在骨性突处四周放置泡沫橡胶环。
- 调整鞋，如抬高鞋跟和穿后帮柔软的鞋，以避免对该区域施加压力。
- 局部热敷。

医生应：

- 开具抗炎药处方。
- 给予超声治疗。
- 给予局部类固醇注射并要求患者休息。

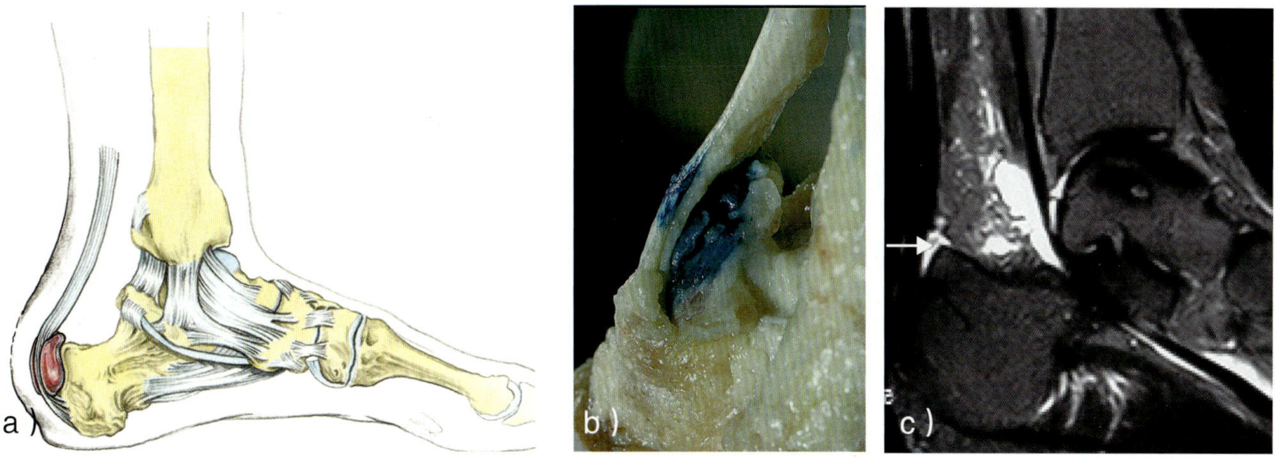

图20.28 跟腱滑囊炎。**a**）跟骨附近滑囊炎示意；**b**）人体标本上用蓝色标出来的滑囊（图片来自Dr.Christer Allenmark, 瑞典Varberg医院）；**c**）跟腱后方滑囊炎（箭头所指）MRI。

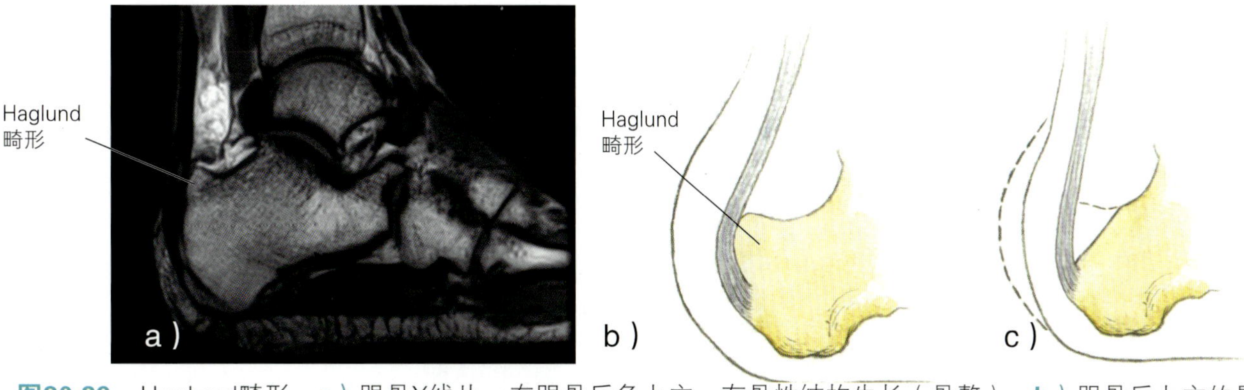

图20.29 Haglund畸形。**a**）跟骨X线片。在跟骨后角上方，有骨性结构生长（骨赘）。**b**）跟骨后上方的骨赘，也就是所谓的Haglund畸形。**c**）可以通过手术移除骨赘和滑囊，以减轻跟腱的压力。现在该手术可通过关节镜完成。

- 当滑膜炎症转为慢性并出现骨性隆起（图20.29）时进行手术治疗。手术时清除滑膜和突起。
- 根据手术类型不同，可在3~6个月内恢复跑步。

跟骨缺血性坏死（跟骨骨骺骨软骨病，跟腱末端病）

跟骨缺血性坏死（Sever disease）是生长期个体的足跟骺板的炎症。跟腱隆起附着跟骨处的损伤可发生于老年和年轻运动员。

老年运动员的跟骨缺血性坏死

年老者的跟腱通常有退行性变，可形成钙化并导致跟腱末端变性；这些运动员在跑步时会感到疼痛，对于慢性病程的病例，跑步后也会感到疼痛。远端跟腱区域在早晨时十分僵硬，运动员开始活动时非常困难。以保守治疗为主，但若疾病持续超过9~12个月可进行手术治疗。远端跟腱也可能是跟腱部分断裂发生的部位，并和滑囊炎相关。

年轻生长期个体的跟骨缺血性坏死

在8~15岁爱活动的青少年中，跟腱与跟骨骨突的连接处可发生破碎断裂（图20.30）。该病有可能由劳损导致并可通过X线检查发现（对比胫骨粗隆骨软骨病，第452页）。

症状和诊断

- 跟骨处的疼痛通常在进行体育活动如跑步、跳跃和走路时加重。发力后症状依旧持续，此时僵硬感出现并可导致跛行。
- 跟腱与跟骨附着处有时可见肿胀和压痛。
- X线检查可支持诊断。

治疗

运动员应：

- 在疼痛消失前避免进行引起疼痛的活动（症状常反复出现）。
- 穿1厘米高的坡跟鞋，可通过减轻跟腱张力进而缓解症状。

医生可以：

- 偶尔给予患者步行靴或石膏管型治疗，治疗1~3周，可永久性缓解疼痛。
- 使用矫正装置来减轻跟腱和跖腱膜的负荷（生长期个体）。

愈合

年轻运动员到16~18岁时，随着骨骼成骨的完成，可自行康复。对于年纪较大的运动员，保守治疗可能成功，但是花费时间很长。对于慢性病例，如果有远端部分断裂和滑囊炎，手术治疗可能更有帮助。

跖长肌损伤

跖长肌有长而薄的肌腱，在跟骨内侧靠近跟腱处附着于跟骨。跖长肌可在伴有外翻的爆发性运动时部分或全部断裂。只有部分断裂会导致残留症状。

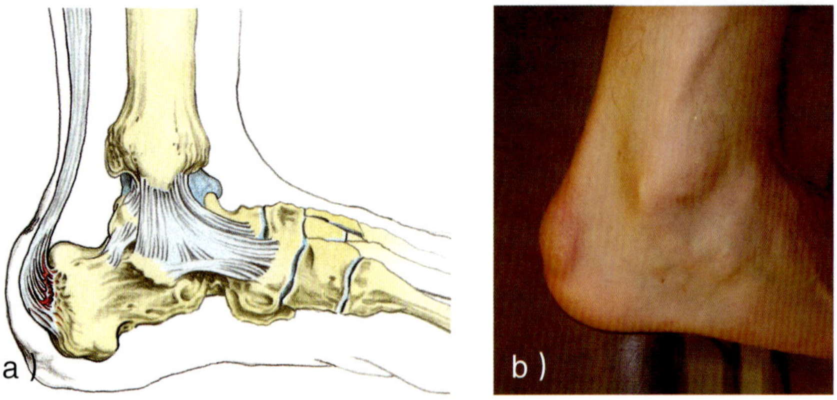

图20.30 跟骨缺血性坏死。**a**）跟腱与跟骨连接处可松弛或破损；**b**）结果可能是跟骨后面出现骨性生长（骨赘——外生骨疣）。

症状和诊断

- 在跑步和跳跃时，跟腱内侧会感到疼痛。
- 在跟腱末端的内侧面出现局部压痛。有时跖屈时可出现肿胀和疼痛。
- 超声和MRI检查可确定诊断。

治疗

运动员应：

- 休息，直到疼痛和压痛消失。
- 穿坡跟鞋，以减轻压痛区域的负荷。

医生可以：

- 开具抗炎药处方。
- 对于慢性病例，切除损伤肌腱。
- 术后可在步行鞋辅助下进行早期活动。
- 术后1~3月内逐渐恢复体育运动。

参考文献

[1]LIIMATAINEN E, et al. Anterior mid-tibial stress fractures. Results of surgical treatment. Scand J Surg, 2009, 98(4):244–249.

拓展阅读

KANNUS P, et al. Histopathological changes preceeding spontaneous ruptures of a tendon. J Bone Joint Surg, 1991, 73A:1 507–1 525.

LEADBETTER W B. Cell matrix response in sports injury. Clin Sports Med, 1992, 11(3): 533–579.

LONGO U G, et al. Achilles tendinopathy. Sports Med Arthrosc, 2009, 17(2):112–126.

MAFFULLI, N, et al. Achilles tendon ruptures in elite athletes. Foot Ankle Int, 2011, 32(1):9–15.

第21章　踝关节运动损伤

一些研究显示，踝关节外侧韧带损伤是最常见的运动损伤，约占到所有运动损伤的25%。另一些研究估计，英国每天约有5 000例踝关节损伤，美国每天约有23 000例踝关节损伤。

在对70项运动进行研究后，发现其中24项运动（尤其是排球和田径运动）最容易导致踝关节损伤[1]。在43种运动中，踝关节韧带扭伤是其中33项运动中最常见的踝关节损伤，尤其是手球、澳式橄榄球、陆上曲棍球、定向越野和壁球等运动。在其他运动中，踝关节损伤同样常见，如英式橄榄球、足球、排球和篮球等运动。

踝关节是骨骼、关节、韧带和肌肉-肌腱之间功能上互相起保护作用的典型结构。踝关节由楔形的距骨保持稳定，并在胫骨和腓骨之间匹配良好。在踝关节中正位，有强有力的骨性连接束缚。随着跖屈程度的增加，骨性束缚减少而软组织和韧带保持关节稳定性。此时，韧带最易受损。除此之外，维持踝关节稳定性的软组织因素还包括肌肉-肌腱收缩时的张力。

在实际应用中，踝关节症状及损伤可分为由急性或慢性韧带损伤造成的关节不稳定、踝关节疼痛、骨折、软骨损伤、骨性关节炎、撞击综合征等（图21.1~图21.3）。上述情况也有可能自发形成。

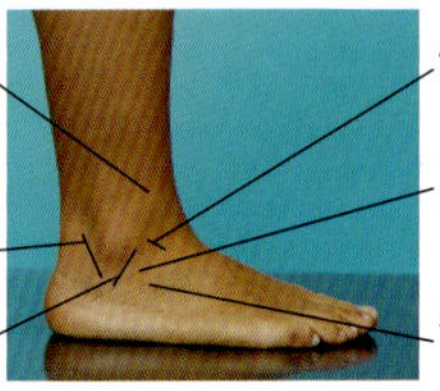

图21.1

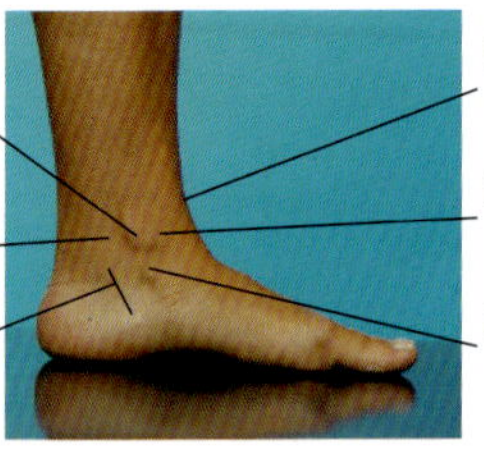

图21.2

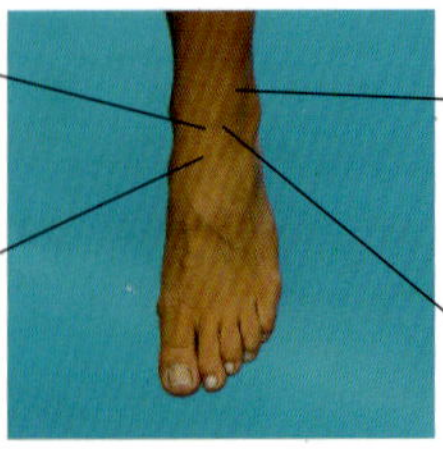

图21.3

图21.1~图21.3 踝关节损伤部位。ATFL：距腓前韧带；CFL：跟腓韧带。

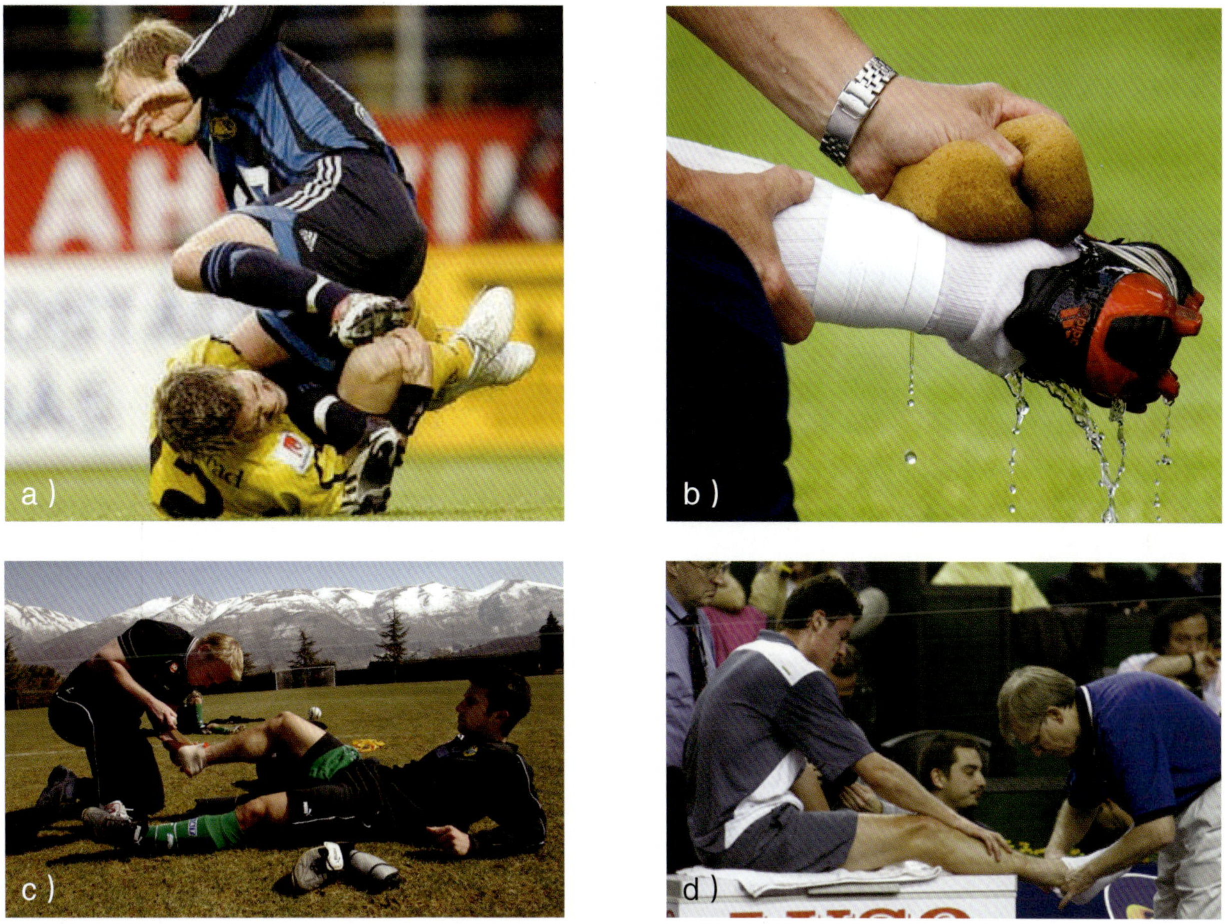

图21.4　踝关节韧带损伤在运动中非常常见，大多在赛场（也就是受伤地点）就需要进行处理，因为快速的处理非常重要。a）可能发生踝关节创伤的案例；b）、c）早期冷敷通常是有益的；d）给予绷带包扎通常有较好的效果。图片a）~c）分别来自Bildbyrån, 瑞典；Bill Norris, ATC，博卡拉顿，佛罗里达州，美国，均已授权。

踝关节损伤概述

踝关节损伤主要与踝关节不稳定和（或）疼痛相关（表21.1）。

表 21.1　不同类型的踝关节不稳定和（或）疼痛

踝关节不稳定	踝关节疼痛
力学不稳定	骨折
功能性不稳定	软骨破坏
联合韧带损伤	骨–软骨损伤
距下关节不稳定	撞击
跗骨窦综合征	• 纤维化 • 骨/骨赘 肌腱病/肌腱断裂

踝关节不稳定

急性踝关节韧带损伤

踝关节韧带损伤是最常见的运动损伤。可发生于几乎所有的球类运动、跳跃运动等（图21.4）。每天大约每10 000人中就有1人发生踝关节扭伤。近期一项美国军事学会的研究表明，踝关节韧带损伤每年的发生率为58/1 000人。女性损伤的严重性明显高于男性。在本研究中，罹患踝关节韧带损伤的男性与未受损伤的男性比，有较高的平均身高、较大的体重和较大的体重指数（BMI）[2]。

功能解剖学

踝关节的软组织由外侧韧带、三角韧带和踝关节上方韧带（联合韧带复合体）3组韧带维持，这些韧带起静态稳定的作用。

踝关节外侧韧带复合体由3条韧带组成：距腓前韧带（ATFL），跟腓韧带（CFL）和距腓后韧带（PTFL）。这些韧带在踝关节不同位置的起止和走行的差异是决定其受伤可能的关键因素（图21.5）。

ATFL起自外踝的前下侧面，在前方走行，在外侧附着于距骨颈。在踝关节中立位，该韧带几乎与足长轴平行，当踝关节完全跖屈时，该韧带与胫骨长轴平行，成为防止踝关节内翻的主要韧带。该韧带是踝关节内翻扭伤中最常受伤的韧带。

CFL起自外踝下面，稍向后方和远端走行，止于跟骨外侧面。该韧带有助于维持距下关节的稳定性。在踝关节中立位，CFL几乎与胫骨长轴平行，提供踝关节外侧的稳定性。当踝关节跖屈时，CFL与腓骨垂直，此时，提供踝关节稳定性的力学优势减少。

PTFL起自外踝的后内侧面，向后内侧走行，止于距骨后突。该韧带有助于距骨相对腓骨向后方脱位。这是极少在外侧踝关节扭伤中受伤的韧带。

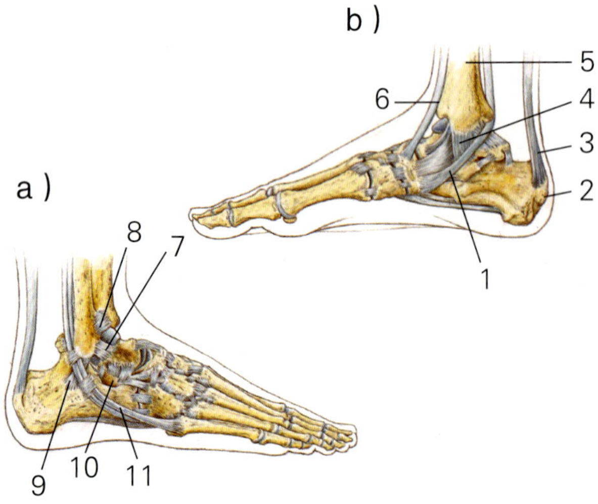

图21.5 踝关节、韧带和肌腱的解剖。**a**）位于外侧的韧带复合体包括3条韧带和肌腱；**b**）位于内侧韧带复合体的韧带包括副韧带和胫骨后肌腱。1. 胫骨后肌腱；2. 跟骨；3. 跟腱；4. 三角韧带；5. 胫骨；6. 胫骨前肌腱；7. ATFL；8. 联合韧带；9. CFL；10. 跗骨窦；11. 腓骨肌腱。

三角韧带是一个宽扇形韧带，位于踝关节内侧面，跨过踝关节和距下关节。它由浅层和中央深层2个部分组成，作用是稳定胫距关节；浅层中央部分稳定距下关节，中央深层部分稳定距小腿关节。功能上，同时两者对抗距骨相对胫骨和跟骨外翻。前方浅层部分（胫距前韧带和胫舟韧带）对抗距骨向前脱位，后方浅层部分（胫距韧带）对抗距骨向后方脱位。

踝关节联合韧带包括胫腓前下韧带、小腿骨间膜、胫腓后下韧带和胫腓下横韧带。联合韧带可稳定踝穴并在踝关节背屈位外侧韧带扭伤时可能受到损伤。若足落地时踝关节外旋，也就是身体向内旋转，该韧带最易受伤。

踝关节韧带的生物力学

尽管1条韧带可能对抗1个特定的动作，但ATFL、CFL和PTFL共同以一个单位的形式发挥功能，哪条韧带起到稳定踝关节的主要作用，取决于足的位置。对于稳定踝关节，ATFL和CFL都起重要作用，但分别是在不同位置时。

当足部不负重时，ATFL和CFL互相协同。不论伴或不伴踝关节生理性负重，关节面都起重要的稳定作用，在旋转时起30%的稳定作用，在内翻时起100%的稳定作用。除了负重，起稳定作用的主要韧带和次要韧带随着检测模式和脚踝位置的不同而发生改变。韧带负荷在功能性活动范围（背屈10度至跖屈20度之间）均处于较低水平。这支持了踝关节韧带的作用是运动性引导而不是在正常活动中起限制作用这一观点。但当有外部负荷出现时，ATFL的主要功能是稳定踝关节，对抗内翻和对抗在跖屈各个角度时内旋。CFL和PTFL的主要功能是稳定踝关节，对抗内翻和背屈时各个角度的外旋。ATFL是最脆弱的韧带，应变力最小，最大负荷也最小。CFL是第二脆弱的韧带，而PTFL是最强壮的外侧副韧带。

损伤机制

踝关节外侧损伤多发生于跖屈时踝关节内翻，可有一条或多条外侧韧带完全断裂。单独ATFL断裂可见于约2/3的病例。其次常见的是ATFL和CFL同时断裂，可见于20%~25%的病例。除了严重踝关节外伤，PTFL很少受到损伤。

内踝扭伤通常发生于足外翻（将足底向外翻）和外旋时。单独的内侧三角韧带断裂非常少见，通常合并外踝骨折或联合韧带断裂，常与腓骨中段（骨干）骨折有关。

联合韧带同样可以断裂，通常是部分断裂；合并骨折和三角韧带撕裂时，通常是完全断裂。单独发生的完全断裂仅有3%。联合韧带断裂也称高位踝关节扭伤。

如果联合韧带断裂未被识别并正确治疗，未来发展为关节病（关节炎）和踝关节不稳定的风险极高。因此，极为重要的是，医生应意识到该损伤的风险，并通过细致的病史采集、压痛位置、稳定性评估和影像学检查进行诊断。

小贴士

当存在长期问题时，注意联合韧带损伤的风险，它可能演化为慢性疾病。

分类和分级

踝关节扭伤是根据受伤的机制分类的。在不同角度跖屈或背屈时，胫距关节的过度内翻动作可导致内翻或外侧踝关节扭伤。踝关节的过度外翻动作可导致踝关节内侧和三角韧带的损伤，以及外翻（将足底从正中面移开的动作）踝关节扭伤。依据损伤的严重程度，踝关节扭伤还可进一步分成3级：

- Ⅰ级：韧带拉伸不伴显微镜下撕裂伤，轻微肿胀或压痛，轻微功能损伤，关节无力学不稳定。
- Ⅱ级：显微镜下韧带部分撕裂伴中度疼痛、肿胀和受累结构上方压痛，关节活动度减小，轻至中度的关节不稳定。
- Ⅲ级：韧带完全断裂伴明显肿胀、血肿和压痛。存在功能损伤和严重的关节不稳定。这些患者完全承重存在困难。

关节超范围活动的每一种扭伤都会导致稳定组织的损伤，引起出血、肿胀和压痛，应被认定为韧带损伤。在扭伤和脱位的病例中，通常是踝关节外侧和内侧韧带发生撕裂。有时一小部分位于韧带附着处的骨骼可被撕脱，而韧带本身是完好的。这一类型的撕脱伤通常发生于年轻的、处于生长期的、有着强健韧带的运动员，也发生于年老骨骼较脆的个体。

踝关节的韧带损伤绝不应被忽视，因为正确的治疗通常可以保证完全康复。回归体育活动的时间应被推迟，直到没有疼痛，并且踝关节的正常活动性和力量都已恢复。因此，根据损伤严重程度的不同，受伤运动员应有2~12周的休息期。当开始通过训练加强踝关节力量时，应使用胶带或绷带支持关节。应逐步开始本体感觉训练。

当踝关节在治疗完成后或反复受伤后出现不稳定时，可能需要手术治疗。

ATFL撕裂

踝关节中最常受损伤的韧带ATFL走行于腓骨和距骨之间。其主要功能是阻止足相对胫骨滑向前方。在65%~70%的踝关节韧带损伤病例中，该韧带单独受到损伤。在约20%的病例中，存在ATFL和CFL合并损伤。受伤机制通常是旋后（将脚底向内转）（图21.6，图21.7）。

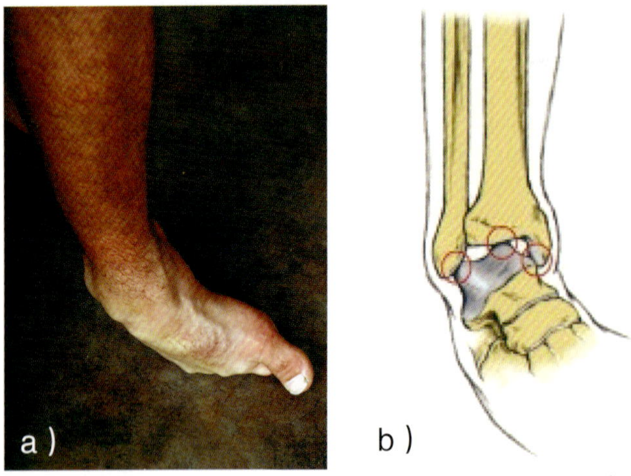

图21.6 足内翻/旋后创伤可导致踝关节损伤。**a）**踝关节畸形可能是持续的。当足跖屈且前足内旋时，1条或多条踝关节外侧韧带可能撕裂。**b）**典型损伤部位。

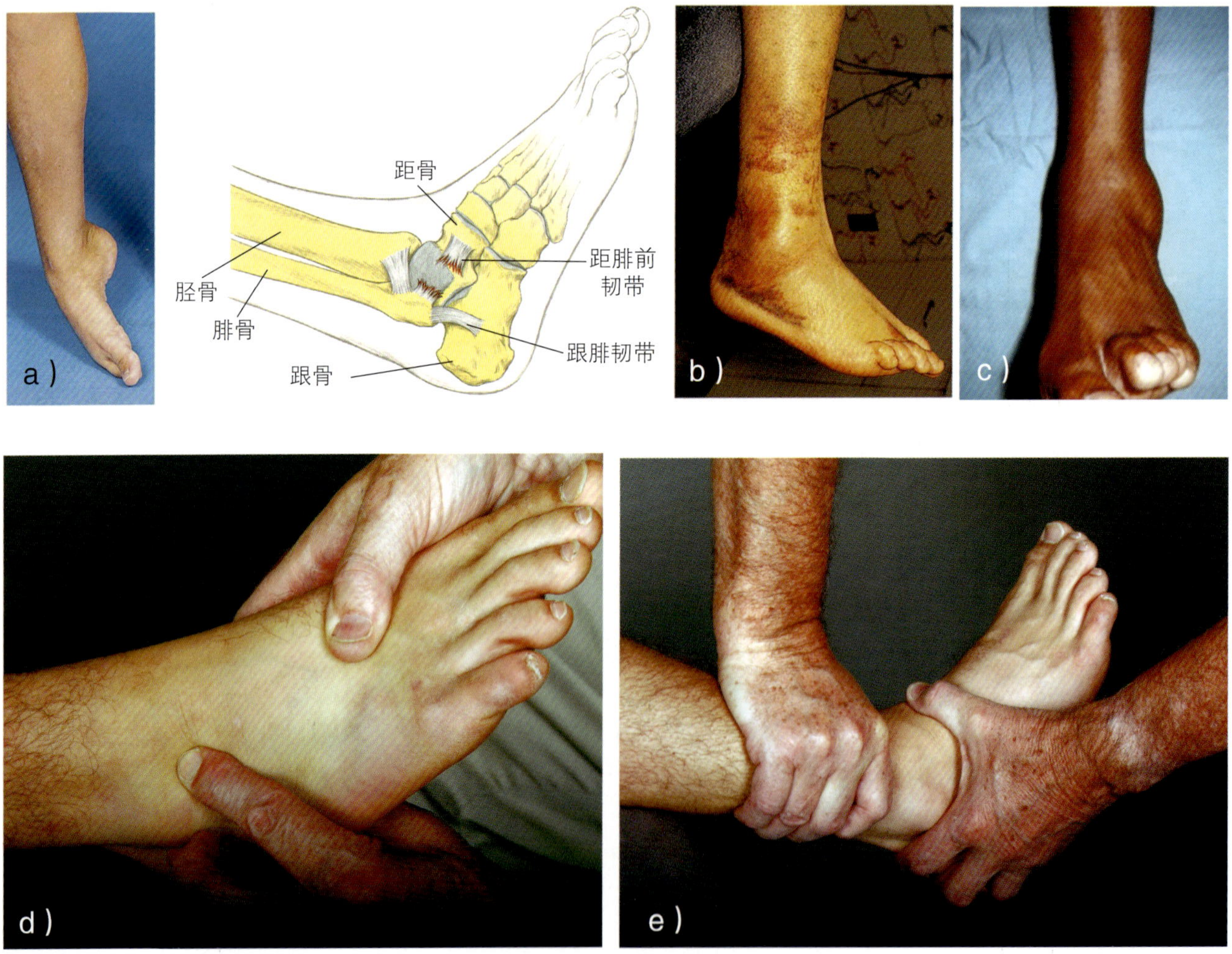

图21.7 ATFL（腓骨和距骨之间的韧带）撕裂。**a）**在旋后创伤时，可发生单独的ATFL损伤；**b）**创伤2天后出现血肿伴肿胀；**c）**外踝附近可能有肿胀（踝关节外侧有骨性突起）；**d）**可能在触诊韧带时查到压痛；**e）**用前抽屉试验检查稳定性。

症状和诊断

- 负重或关节活动时疼痛。
- 外踝前方肿胀和压痛。
- 渗血导致血肿、瘀青，以及损伤处附近和远端皮肤变色。
- 通过将足相对胫骨向前拉，可检查韧带完全断裂的不稳定性（前抽屉试验）［图21.7e）］。该试验可用于评估ATFL的完整性。最大向前移位量在踝关节跖屈10度时产生，正常移位小于3~4毫米。应当进行另一侧的对比试验。
- 内翻应力试验（以前叫距骨倾斜试验，可参考第501页图21.13）评估CFL的完整性。踝关节在中立位且胫骨远端固定，向足跟施加内翻应力，评估后足相对胫骨远端的倾斜变形。正常范围是0~30度。推荐与对侧未受伤踝关节进行对比试验。
- 受伤4~7天后最适合进行急性踝关节扭伤的评估。此时有可能通过触诊检查最严重的压痛区域，以显示韧带损伤的位置。稳定性试验也会变得更为可靠。可评估血肿形成和扩散。

小贴士

对急性踝关节损伤进行临床检查的理想时间是受伤后4~7天，此时肿胀和疼痛程度变得稳定。

- 大多数踝关节扭伤应进行X线检查，以排除骨折。但是，很多不必要的X线检查也可能被实行了。因此，建立了踝关节X线检查的“渥太华准则”，目前，大多数专家遵循该准则（图21.8）。

渥太华准则

需要X线检查的条件是，当踝关节、两侧骨性突起（踝尖）或下列位置之一周围有疼痛时：

- 胫骨后侧远端6厘米处或者内踝尖存在压痛。
- 腓骨后侧远端6厘米处或者外踝尖存在压痛。
- 不能立刻用受伤脚负重或在急诊室检查时无法走4步。

渥太华准则敏感性接近100%，准则给出的症状有中等的特异性。准则有假阴性率很低，但在生长期的群体中准则的有效性未被全面评估。

小贴士

如果正确使用渥太华准则，可减少30%~40%的不必要X线检查。

在前抽屉和内翻应力试验等激发试验中，应力X线成像可辅助评估韧带的损伤程度。MRI可很好地评估踝关节韧带（图21.9），但在急性期很少需要进行MRI检查。由有经验的放射科医生操作的超声成像有相似的良好结果。关节造影和骨扫描很少需要使用。

治疗

- 治疗取决于损伤程度，但同样要依据功能和是否有反复出现“打软腿”的问题。

运动员应：

- 对于怀疑韧带损伤的病例，避免参加任何可能导致损伤的体育运动。
- 使用冰敷和压迫紧急治疗损伤（图21.10）。

医生可以：

- 使用支持绷带保护关节的情况下，通过活动度和力量训练，指导患者开始早期功能性治疗。一些随机研究表明功能性治疗[1, 3]：
  - ✓ 可最快恢复全部活动度。
  - ✓ 可最快恢复运动和体力活动。
  - ✓ 对于关节力学稳定性没有可察觉的影响。

小贴士

早期功能性治疗应当应用于急性踝关节韧带损伤的治疗。

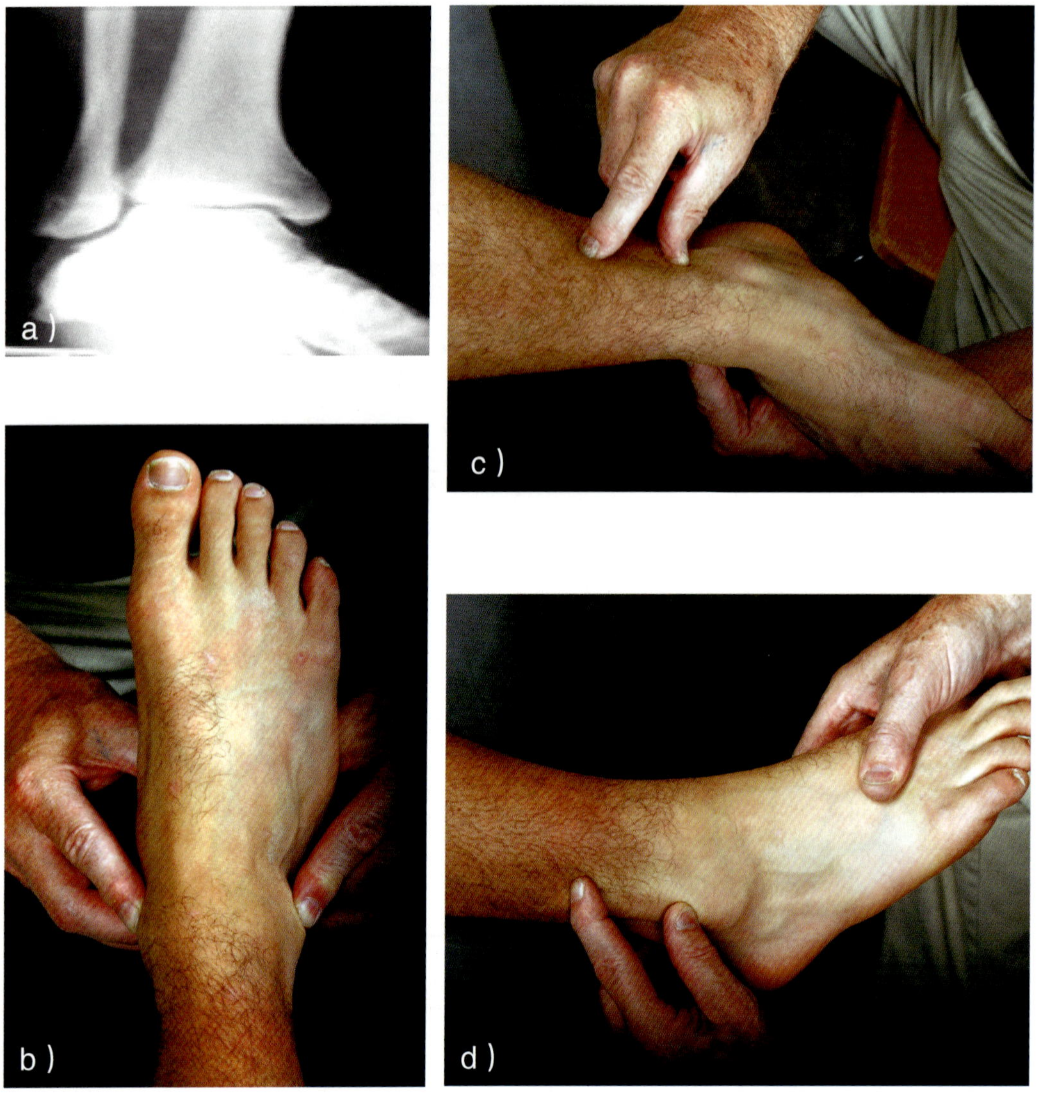

图21.8 使用渥太华准则进行踝关节X线检查。**a）**踝关节X线片；**b）**内侧或者外侧踝关节有压痛；**c）**胫骨内侧后缘有压痛；**d）**胫骨和腓骨远端外侧后缘有压痛。**b）~d）**为渥太华准则规定的需要拍X线片的情况。

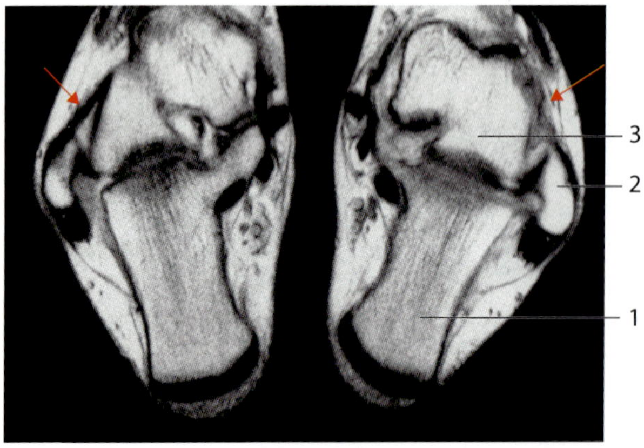

图21.9 虽然MRI可以很好评估损伤的解剖结构和程度，但急性期很少需要进行MRI检查。左侧图片，箭头指示的是正常的ATFL，右侧图片箭头指示的是撕裂的ATFL。1.跟骨（足跟的骨）；2.腓骨；3.距骨。

- 科学证据表明，功能性治疗和制动相比可产生更好的结果，表明踝关节支具治疗可节省社会经济学方面的成本[3, 4]。

小贴士

急性踝关节扭伤后，应考虑使用固定支具。

- 指导患者进行康复训练。康复训练应包括关节活动度训练、力量训练和功能性活动，可依据第526、527页，以及第528页表21.2中所列的项目进行，训练应在临床检查和稳定性检查之后进行。
- 早期负重通常可早日回归体育运动。

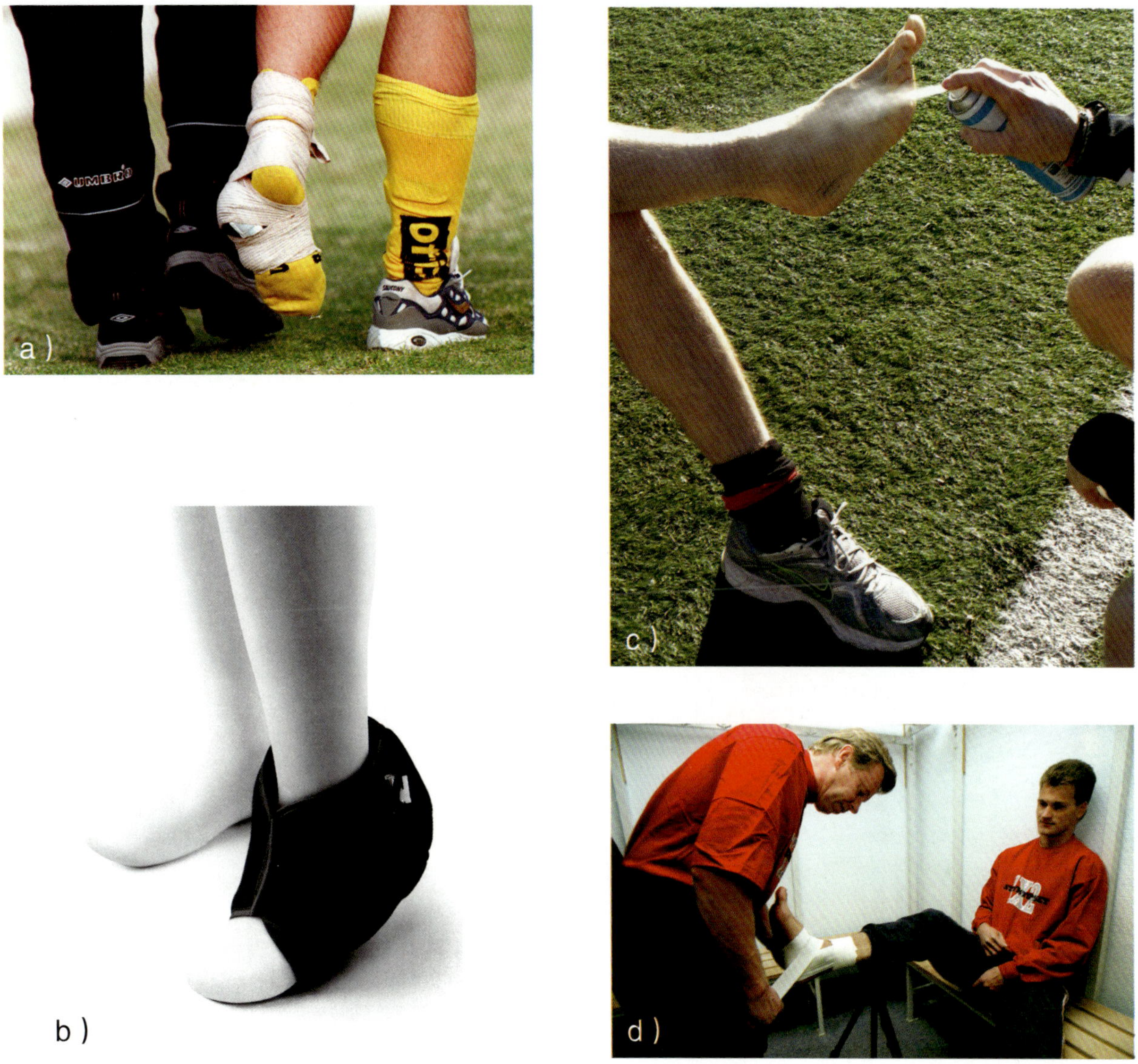

图21.10　对踝关节损伤进行充分的紧急治疗非常重要。**a）**冰敷或冷敷与加压包扎合并使用，是常用的踝关节急性损伤的紧急治疗；**b）**新型冷敷系统一直在发展中（图片来自Jan Häggström，Hässelby，瑞典）；**c）**尽管冷却喷雾疗效甚微，仍有很多运动员在急性期使用；**d）**使用绷带可能有助于稳定踝关节（图片来自Bildbyrån，瑞典，已授权）。

小贴士

如果受伤者的脚和踝关节不能负重，应怀疑有更严重的损伤。

Ⅲ级扭伤或者踝关节有持续性疼痛，应拍X线片，以确定是否有骨折或撕脱伤。

如果踝尖和腓骨后方有特异性压痛（见渥太华准则），X线片有特殊的辅助诊断价值。

Ⅰ级和Ⅱ级的损伤通常可在2周内使用倾斜板开始本体感觉训练，以改善平衡能力和神经肌肉控制力，并应持续至少10周以达到最大效果。

- 倾斜板上的神经肌肉训练是针对踝关节损伤的非常高效的训练，可显著降低再损伤的风险（图21.11）。
- 尽管总体上，紧急手术的长期效果更好，但是急性踝关节韧带损伤很少需要手术治疗，因为：
  - ✓ 和动态稳定性、力量和本体感觉相比，静态不稳定性较为次要。
  - ✓ 早期活动十分重要。

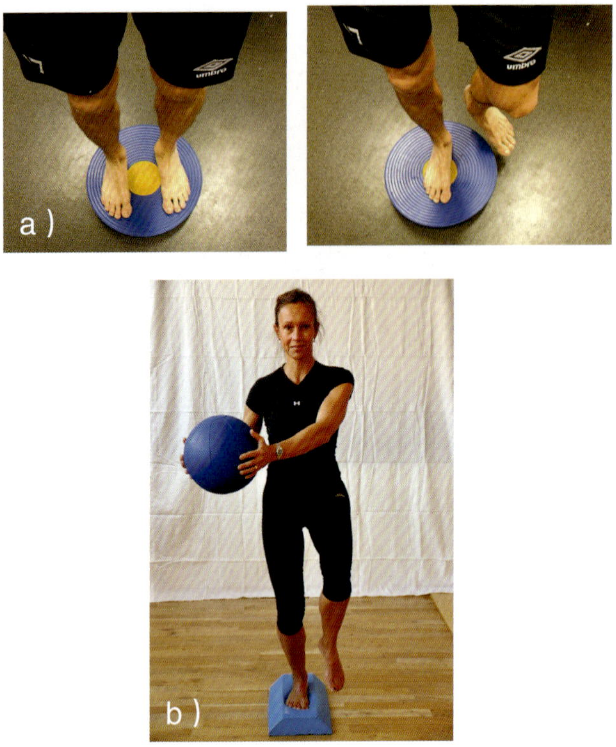

图21.11 平衡（本体感觉、神经肌肉）训练。**a**）在倾斜板上的平衡训练。良好效果是有证据支持的，训练10周就会有很好的效果。**b**）负重软地面神经肌肉训练（图片来自Heijne/Frohm）。

小贴士

当今急性踝关节不稳定通常选择早期功能性治疗，不进行手术。

✓ 择期利用现代技术进行外科重建也有很好的疗效。

- 如果不稳定性要求必须进行解剖结构的重建，则应使用所谓的修正的Broström重建术（参考图21.25）。术后使用步行靴或石膏制动踝关节6周。但步行靴外的活动是允许的。有可能在10~12周之内恢复运动。如果有大的撕脱骨折，可能需要手术治疗。

愈合和并发症

Ⅰ级踝关节韧带损伤需要1周的愈合时间，Ⅱ级需要2~3周，Ⅲ级需要8周或更长时间。愈合时间取决于所受冲击的严重程度和损伤程度，但损伤可遗留至受伤8~10个月之后。当受伤运动员活动踝关节时不感到疼痛并且有很好的活动度，通常可在使用踝关节支具下开始体育训练（第526、527页）。

本体感觉训练极其重要，否则韧带有再次受伤的可能。应加强胫骨前肌、腓骨长肌及腓骨短肌的力量。训练时间可延长到6~8周，期间应使用踝关节支具、黏合绷带、弹性绷带或胶带保护踝关节，以避免进一步的过度拉伸。未经治疗的韧带损伤可使韧带伸长，进而导致永久的不稳定及反复扭伤。

如果6个月后，韧带损伤依旧导致反复不稳定的问题，可以通过外科手段重建韧带。

CFL撕裂

在足旋后和背屈时，CFL可单独受到损伤（图21.12），但是极为少见。CFL更容易合并ATFL损伤。该韧带起自腓骨内侧，在腓骨肌腱下方穿过并止于跟骨的外结节。该韧带在背屈时伸长，从距下关节上方经过，有助于该关节的稳定性。

小贴士

CFL几乎总是和ATFL合并受到损伤。

症状和诊断

- 肿胀和压痛出现在受伤韧带上方，外踝的远侧。
- 负重时和活动踝关节时可感到疼痛。
- 渗血可导致外踝后方和下方的血肿和瘀青。
- 内翻应力试验显示，与未受损的踝关节相比，受损关节旋后增加（图21.13）。
- 应力X线片联合内翻应力试验偶尔被用于确诊。

治疗

治疗和ATFL撕裂一样。但除此之外，运动员如果有持续性疼痛或反复不稳定应当咨询医生。

如果损伤严重，医生可推荐患者使用2~3周踝关节支具、黏合绷带、弹性绷带或石膏管型来支持

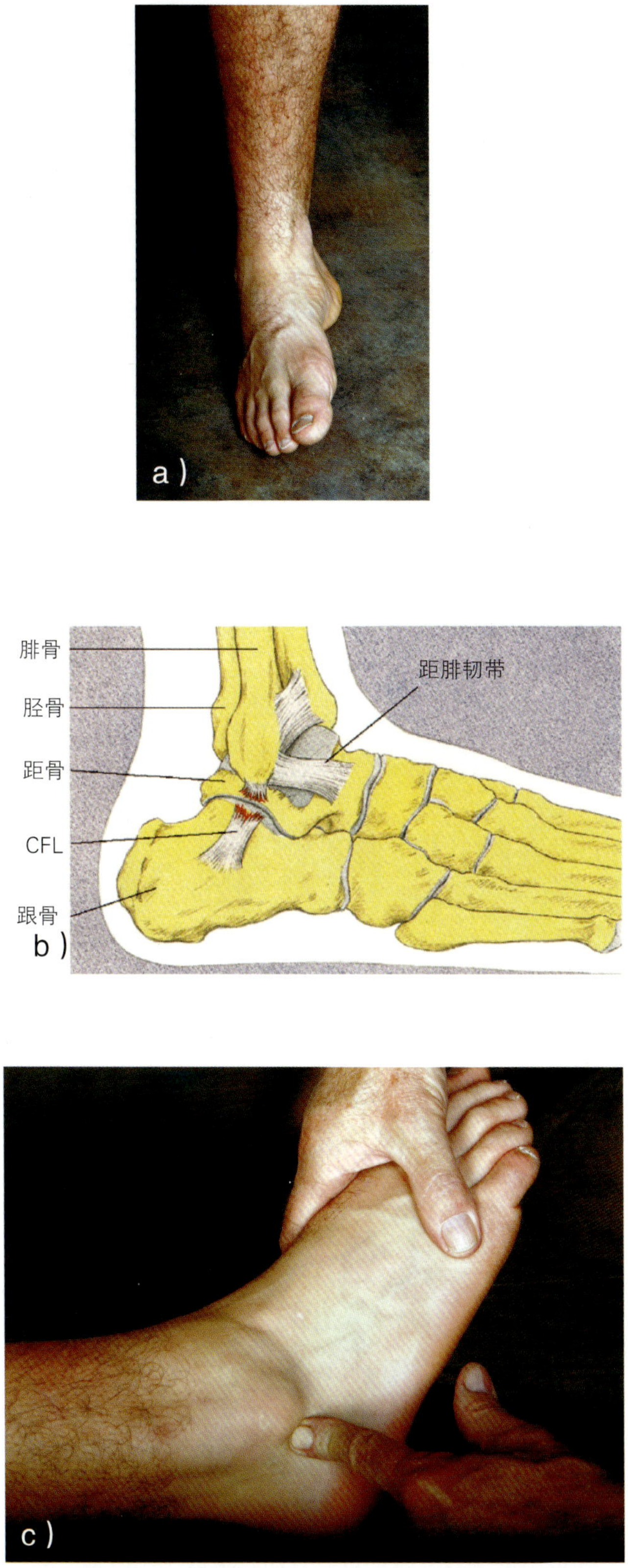

图21.12　CFL撕裂。**a）**旋后，即足内旋可导致CFL损伤；**b）**CFL撕裂示意；**c）**局部触诊可在外踝下方引发压痛。

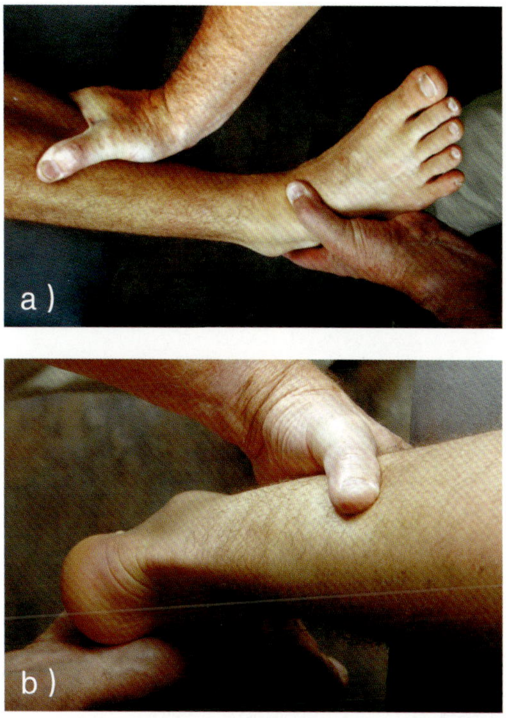

图21.13　当怀疑CFL损伤时使用踝关节内翻应力试验旋后诱发（技术）进行检查。**a）**从前方观察试验；**b）**从后方观察试验。

关节。在合并ATFL损伤时，可能需要外科手术治疗。

三角韧带（踝关节内侧副韧带）撕裂

三角韧带（踝关节内侧副韧带）由胫距韧带（前方深层部分）、胫腓韧带（前方深层部分）、胫舟韧带（前方浅层部分）、胫距韧带（中央深层部分）、胫跟韧带（中央浅层部分）和胫距韧带（后方浅层部分）组成（图21.5，图21.14）。

在所有踝关节韧带损伤的病例中，约有10%的病例三角韧带受到损伤。通常是部分撕裂，损伤常出现在外翻（旋前）时，此时足底转向外。最常见的三角韧带撕裂部位在三角韧带前面（图21.14，图21.15）。

症状和诊断

- 负重和活动踝关节时感到疼痛。
- 韧带走行区域（通常是内踝的前部）肿胀和压痛。

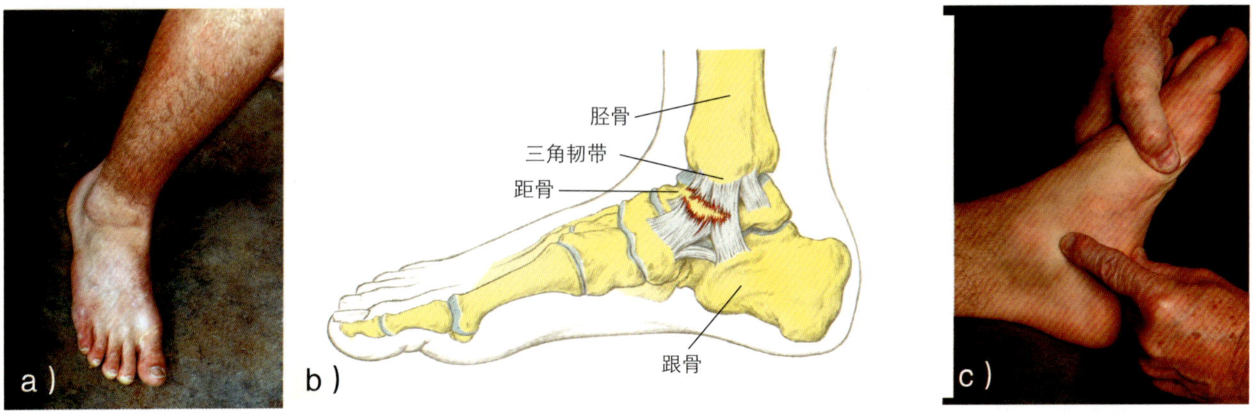

图21.14 三角韧带撕裂。**a**）脚底外翻（踝外翻且足外旋）时三角韧带可能受损；**b**）三角韧带部分损伤示意；**c**）触诊受伤部位可引发疼痛。

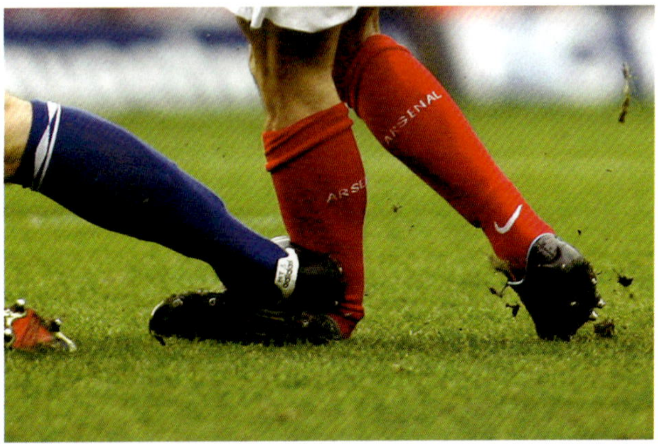

图21.15 铲球时冲击脚踝外侧，可导致严重韧带损伤及骨折。如果按照现有运动规定操作，这些损伤是不应该发生的。图片来自Bildbyrån，瑞典，已授权。

- 当发生完全撕裂，相对于未受损伤的关节，外翻活动度增加。
- 外旋应力试验可评估联合韧带，外翻应力试验时评估深层三角韧带。

治疗

运动员可以：

- 加压、抬高并冷敷患肢（见第7章）。
- 开始早期的功能性治疗。
- 咨询医生。

医生应：

- 对于部分撕裂并保有稳定性的病例，给予患者3~4周的踝关节支具、黏合绑带或弹性绷带，以支持踝关节。
- 如果难以判断不稳定是否存在，可在患者麻醉后检查关节。

三角韧带需要时间来愈合，当它终于愈合后，韧带长度会增加，这是慢性三角韧带损伤的典型特征。当踝关节不稳定时，可能需要手术治疗。术后需要穿步行靴或石膏制动4~7周。

一个潜在问题是距骨可向外侧平移，即距骨移位。病因可能是不完全愈合、外踝错位骨折或联合韧带和三角韧带损伤。距骨移位可导致踝关节间隙（踝穴）的增宽和慢性踝关节不稳定伴骨关节炎，并最终导致严重的不适。

联合韧带损伤（高位踝关节扭伤）

以往联合韧带损伤在运动中不常见。由于对这一令人迷惑的且常很严重的损伤的认识增加，该损伤近年来的发生频率明显增高。据报道，其发生率占所有踝关节损伤的1%~11%。联合韧带导致不能运动的时间为2~7周；也有文献表明为0~137天，平均10~52天。一项已发表的针对活跃的美国军校学生的研究表明，联合韧带损伤发生率为4.8/（1 000人·年）。在韧带损伤方面，没有性别差异[2]。联合韧带由前、后胫腓韧带和骨间膜组成（图21.16）。韧带联合的脱离（增宽）见于联合韧带胫腓韧带和骨间膜部分或完全断裂。

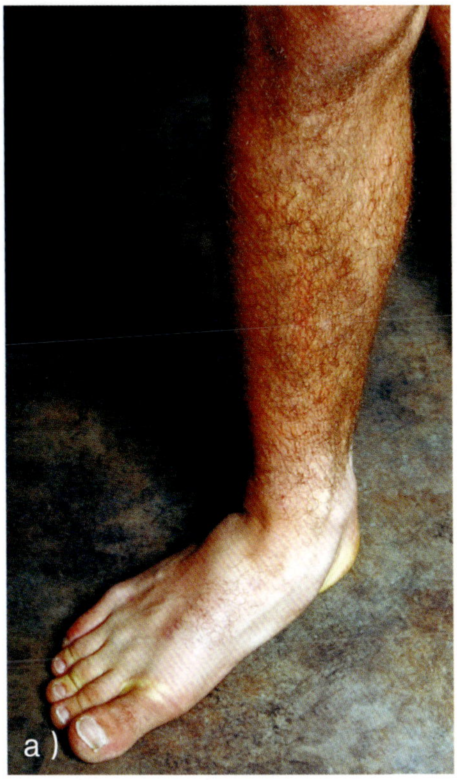

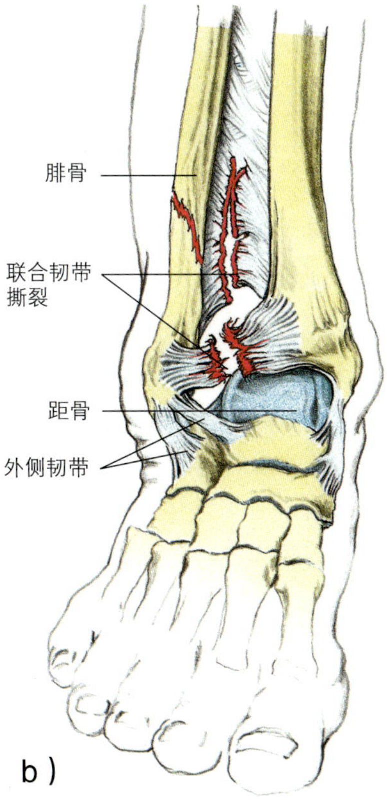

图21.16 联合韧带损伤，即胫腓韧带和小腿骨间膜。**a**）该损伤在足外翻且前足外旋时出现；**b**）联合韧带断裂的解剖示意。

小贴士

在20世纪60年代，布罗斯特伦（Broström）发现，联合韧带前部部分断裂占全部踝关节韧带损伤的10%。

损伤机制

明确病史以确定损伤机制，并对急性踝关节损伤患者谨慎进行临床检查是重中之重。损伤机制通常与外旋相关。常见的损伤机制是踝关节外旋合并背屈时轴向负重。

冰球运动员最常见的损伤机制是踝关节外旋，这可发生于多种情况。例如，球员滑向挡板且脚先接触，于跗趾侧被绊倒；冰球运动员在冰鞋卡在冰里时从膝关节外侧被扭倒，导致外旋；踝关节跖屈时剧烈外旋有时可能导致胫腓前韧带下部部分断裂。橄榄球运动员、篮球运动员、足球和冰球运动员更常受到影响。该损伤同样可发生于滑雪、摩托车越野、滑冰和其他球类运动（图21.17）。

在美式橄榄球和滑雪运动中，踝关节外旋同样是损伤的重要因素。在橄榄球中，该损伤非常常见，受伤原因是运动员足部固定在地面时受到作用于大腿或小腿外侧的外力。

单独联合韧带完全断裂且不伴骨折极为少见。据文献报告，急性踝关节扭伤中单独发生联合韧带损伤的概率为1%~16%。如果在超过2个月后踝关节功能依旧丧失，发生概率增高到23.6%[5]。

联合韧带撕裂通常合并三角韧带断裂或内踝骨折。通常是包括大部分前部组织的部分撕裂。在更加不稳定的条件下，三角韧带中央深部和浅部也可出现断裂。通常伴有腓骨中部或上部骨折。

症状和诊断

- 受伤运动员通常有踝上方、小腿前侧和外侧的疼痛。踝关节旋转时，疼痛加剧。
- 胫骨和腓骨之间的联合韧带前面出现压痛和肿胀，后方的疼痛不那么剧烈（图21.18）。

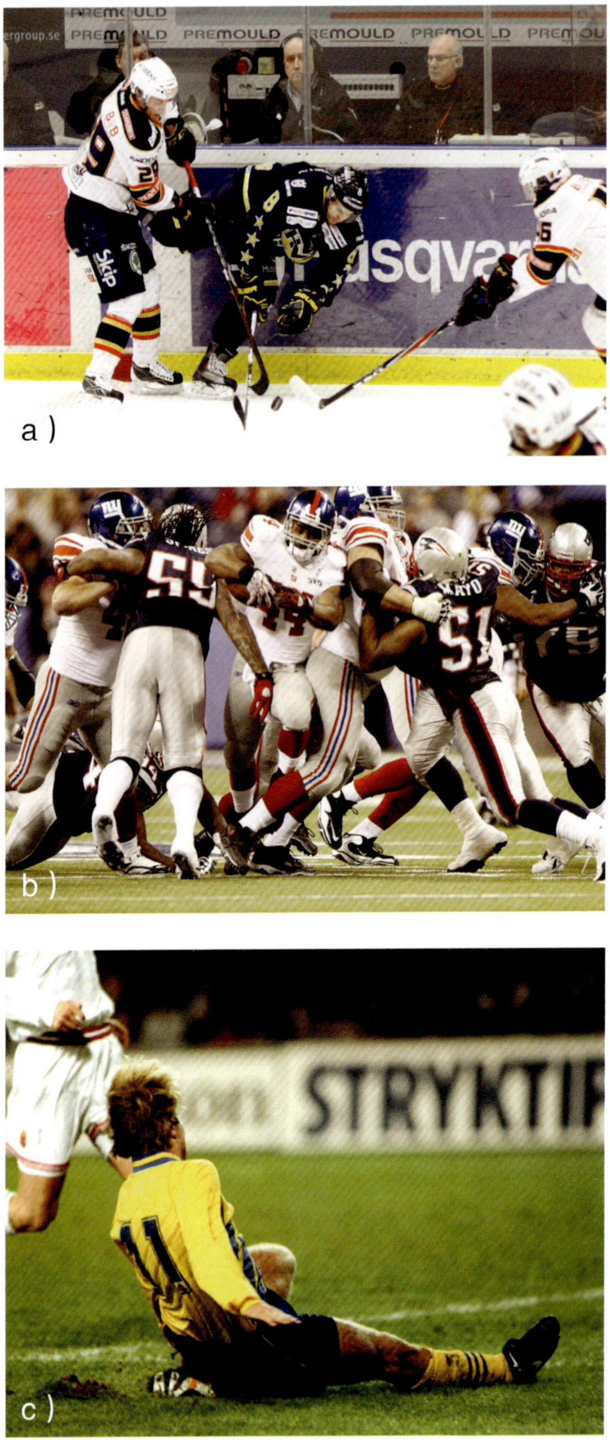

图21.17 联合韧带损伤在对抗（如拦截）较多的运动中并不少见。图片来自Bildbyrån，瑞典，已授权。

> **小贴士**
>
> 如果压痛位于联合韧带正上方并可能位于胫骨和腓骨之间骨间膜，有充足的理由怀疑联合韧带损伤。

- 内踝和三角韧带处有压痛是这些结构有更加严重损伤的重要指征，也可能提示腓骨中部或上部有骨折。
- 联合韧带处肿胀。常见于外侧踝关节扭伤的大面积鸡蛋型肿胀在联合韧带损伤中并不常见。

> **小贴士**
>
> 联合韧带损伤引起的肿胀通常比较局限，因此这可能导致损伤的严重性被低估。

- 运动员不能用患腿承重。
- 足部频繁外旋会感到疼痛。

联合韧带损伤的临床检查

- 可对怀疑联合韧带部分撕裂的患者进行外旋试验。检查时患者站立，双腿完全承重。足部固定，身体向内旋转，此时患者可感到联合韧带区域疼痛。患者会意识到有不稳定的存在，尤其是急性期之后（图21.19）。
- 对于怀疑联合韧带完全断裂的患者，应行外旋试验。检查时患者一条腿膝关节屈曲90度悬空；检查者一只手外旋患者足部，另一只手固定患者胫骨［图21.19a）］。韧带周围感到疼痛，提示联合韧带损伤的强有力证据。该试验需要进一步被评估。
- 挤压试验：也称压迫试验。通常在患者小腿外旋位挤压联合韧带上方的胫骨和腓骨。如果两骨或其支持结构之间的筋膜处产生疼痛，挤压试验为阳性［图21.19b）］。
- Cotton试验：检查者用一只手托住患者跟骨和距骨，另一只手固定患者胫骨，左右移动患者足跟，测试患者足部在内、外方向上的活动性［图21.19c）］。该试验评估距骨在踝关节的

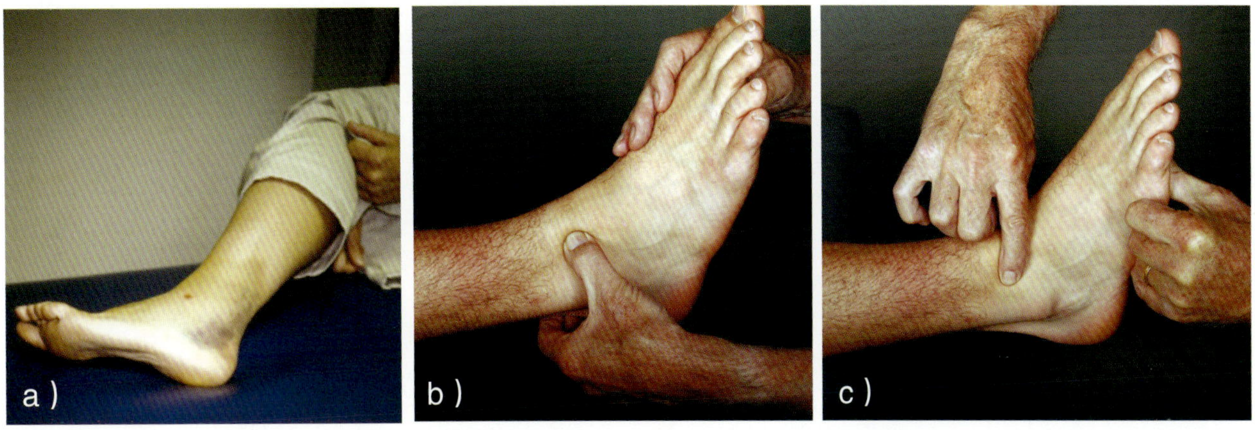

图21.18　联合韧带损伤。**a)** 血肿通常局限在外踝或其后方；**b)**、**c)** 触诊受伤部位可诱发疼痛。

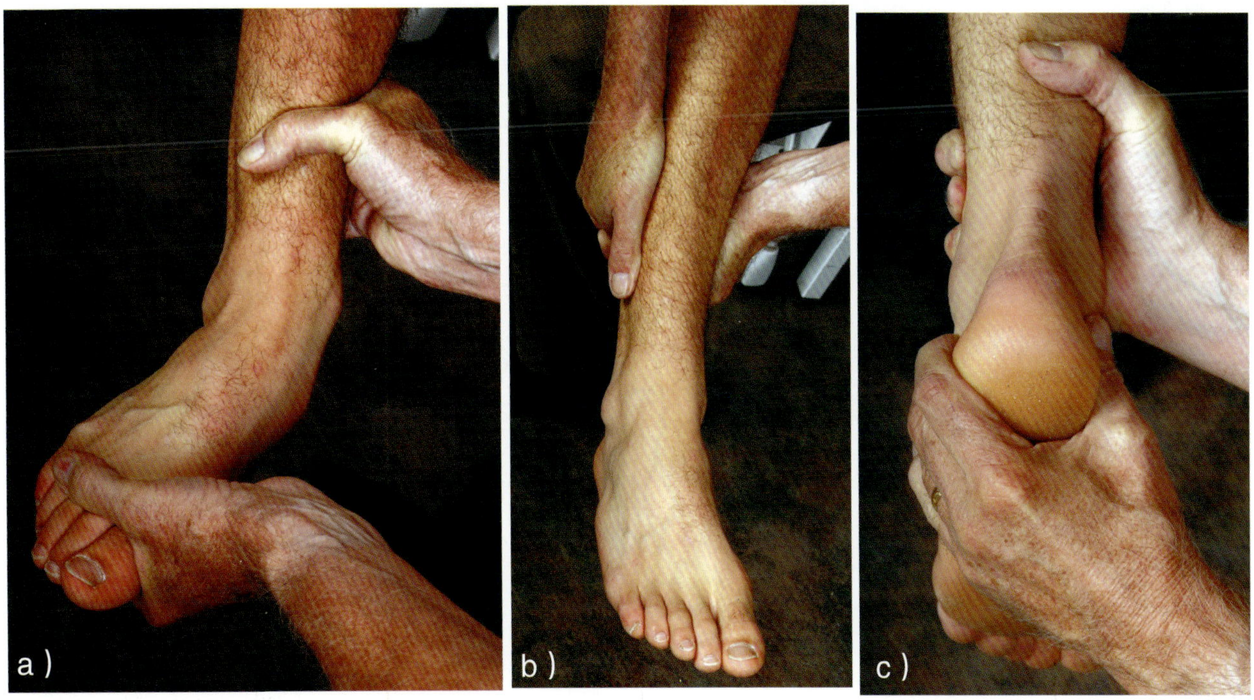

图21.19　评价联合韧带损伤的功能性试验。**a)** 外旋试验：检查者一只手固定患者胫骨，另一只手向外旋转患者足部；**b)** 挤压试验：将损伤上方的胫骨和腓骨向一起挤压；**c)** Cotton试验：检查者一只手托住患者跟骨和距骨，另一只手固定患者胫骨，左右移动患者足跟。

内外运动。如果在足部处于中立位时有左右活动的感觉，提示可能存在间隙增宽。

- 检查踝关节稳定性及三角韧带要进行外翻测试，否则需要受伤者进行一系列功能测试，如提踵站立、走路和跑步。
- 应查前后位、侧位和踝穴位X线片，以排除骨折和撕脱伤。背屈和跖屈位外旋应力X线片可显示胫骨和腓骨之间的分离。踝穴增宽是联合韧带撕裂的一个征象（图21.20）。内踝和距骨关节面内侧之间的距离增宽提示同时有三角韧带撕裂发生。
- 需要注意的是，非应力下X线检查不完全可靠，因为让踝关节固定于正确位置进行检查是很困难的。
- 通过胫骨和腓骨之间增宽这一联合韧带断裂的征象很容易诊断联合韧带损伤伴踝穴增宽，进而可以开始充分治疗。
- 但是，X线片中骨骼和韧带之间可出现正常结

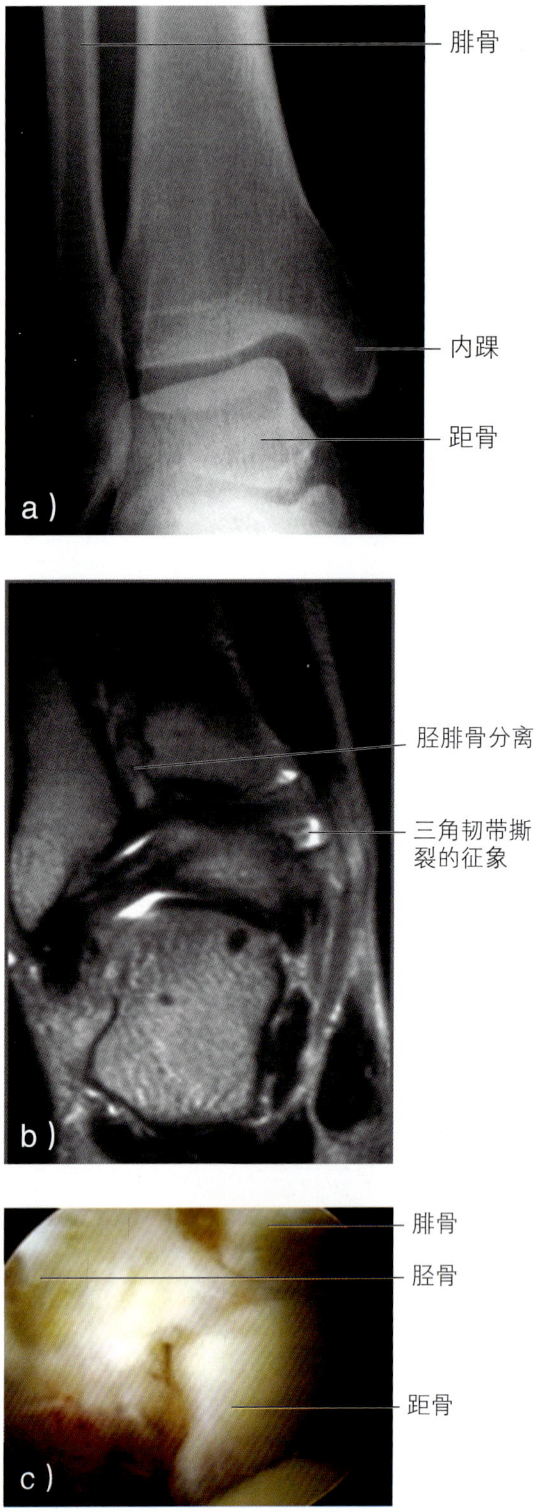

图21.20 联合韧带损伤的检查。**a）**踝关节X线片显示距骨和内踝之间间隙增宽；这是联合韧带断裂的征象，也因此更应怀疑内侧三角韧带也有撕裂。**b）**联合韧带断裂MRI。**c）**踝关节镜结果提示联合韧带损伤。图片来自Ned Amendola，美国爱荷华大学。

果，使得评价严重程度更加困难。应采用更新的应力下X线检查。

> **小贴士**
>
> 该类型损伤给医生造成了诊断和治疗上的困难。

- 有时需要MRI来估计损伤程度。目前，越来越多地应用MRI作为诊断性检查的早期选择。研究表明，在行关节镜检查确认的情况下，MRI有更好的准确性、敏感度和特异性。
- 踝关节镜可提示联合韧带受到损伤［图21.20c）］。
- CT与传统平片相比，更加准确。但是对于微小的损伤，CT却没那么精确。CT有其他重要功能，如检查和联合韧带损伤相关的其他损伤(撕脱骨折)。撕脱骨折可出现于胫骨的前侧或后侧，见于超过50%的联合韧带损伤病例。

治疗

运动员应：

- 加压、抬高并冷敷患肢（见第7章）。
- 尽快咨询医生。

> **小贴士**
>
> 损伤后踝关节完全恢复活动和负重是最主要的挑战。

医生可以：

- 对于单独的部分联合韧带撕裂，指导患者使用踝关节支具并早期进行功能性治疗。
- 使用胶带限制造成损伤的外力，有时可在胫腓关节下部额外缠绕胶带来限制其活动。使用胶带和矫正器［（图21.21b）］治疗韧带联合损伤是十分困难的。
- 对于联合韧带全部断裂的病例，应手术。如果联合韧带完全断裂，腓骨可能缩短并外旋，可导致踝关节不匹配和创伤后骨关节炎。完全断裂可通

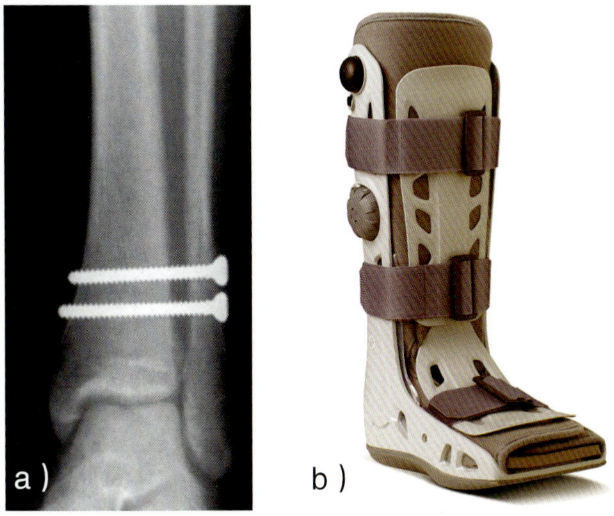

图21.21　联合韧带损伤，即胫腓韧带和小腿骨间膜损伤（高位踝关节扭伤）。如果发生了完全断裂，可将韧带断端缝合到一起，并临时用螺钉固定胫骨和腓骨。**a）**螺钉固定术后X线片；**b）**该损伤术后使用的小腿矫正器/步行靴（图片来自DJO，LLC，版权所有）。

过缝合韧带并暂时用螺钉或钢丝环扎固定腓骨和胫骨来进行治疗（图21.21a）。

- 如果三角韧带有损伤，也应当缝合。应使用踝关节支具/小腿矫正器或石膏6~8周。鼓励患者进行早期活动。螺钉通常在8~12周后取出。
- 迟发并发症包括踝关节不稳定、不匹配、迟发关节病/骨性关节炎和骨间膜骨化。

小贴士

- 联合韧带损伤的治疗在很多体育项目中还是很有争议的，因为对于如何理想地修复联合韧带还没有达成共识。
- 受伤导致很多结构有很大应力和张力，这些结构也是踝部各个关节的生物力学的核心，因而恢复无痛、正常的功能是很难达到的。
- 恢复到运动的过程可能很长，常给每一个相关人员带来沮丧感——因此对于该损伤早期诊断和治疗非常重要。

胫腓骨融合症

胫腓骨融合症（联合韧带骨化）可发生在踝关节扭伤伴韧带联合断裂且累及骨间膜之后。断裂导致骨膜损伤和血肿，进而骨化，使联合韧带部分或完全骨化。该损伤可能是胫骨活动时疼痛和踝关节定位不清疼痛的潜在原因。

典型患者是有3~12个月病史的急性或反复踝关节扭伤的运动员，且之前并未怀疑其有联合韧带损伤。患者在站立时、起跑蹬地时和切边跑（快速变向）时感到疼痛。疼痛出现的原因是骨性融合阻碍了胫腓关节的正常活动，因为其阻碍了腓骨在承重时向远端移动，并限制了踝穴在距骨背屈时正常地增宽。临床检查通常显示踝关节背屈受限。影像学显示骨性连接的形成。

- 早期推荐以恢复正常腓骨移动为目标的保守治疗。如果运动员有持续性疼痛，表明需要手术切除骨性连接。

康复不全综合征

很多运动员在完全康复之前就恢复运动了，通常会导致再次损伤或附加损伤。检查表明有活动度缺失，如背屈或跖屈挛缩受限。小腿肌肉萎缩也很常见。尽管X线片结果正常，踝关节活动起来通常是痛苦而僵硬的。

为避免这一问题，对踝关节韧带损伤进行充分的紧急治疗非常重要。功能性治疗也应作为外踝韧带完全断裂的治疗选择。早期治疗应包括短时间使用踝关节保护装置，如支具、绷带或胶带，并早期活动和承重。康复训练是治疗过程中最重要的一步，目的是重建踝关节活动度、肌肉力量和神经肌肉控制。训练应重点强调腓骨肌的力量训练、前侧和后侧肌肉及足固有肌的力量训练。使用倾斜板进行本体感觉训练应与增加敏捷度和运动技巧的训练一同进行。如果急性损伤的功能性治疗失败，则需要手术治疗。

- 使用小腿石膏制动2~3周仍是常用的治疗手段。

尽管制动最后会有较好的稳定性，但会导致所有组织强度减弱、肌肉萎缩和活动受限。

康复不全综合征可以通过继续康复至恢复全部活动度、力量和走路、跑步能力来预防。充分的康复需要在有经验的物理治疗师的监督下进行。患者的依从性是治疗成功的必要条件。

如果发生了康复不全综合征，则应重新制订康复计划，这种治疗方案通常会取得成功。

慢性踝关节不稳定

慢性踝关节韧带损伤

大量研究显示，20%有过踝关节反复扭伤史者会发生慢性踝关节不稳定。轻微、暂时的复发性踝关节扭伤的情况很常见：50%~75%的患者会再发扭伤，25%的患者会频发扭伤。

特定的运动项目存在特定风险。有过受伤史的足球运动员扭伤另一侧脚踝的概率是没有受伤史运动员的2~3倍。据报道，有过扭伤史的高中篮球运动员中80%会发生反复多重扭伤。慢性踝关节不稳定可以被分为机械性不稳定和功能性不稳定（图21.22）。

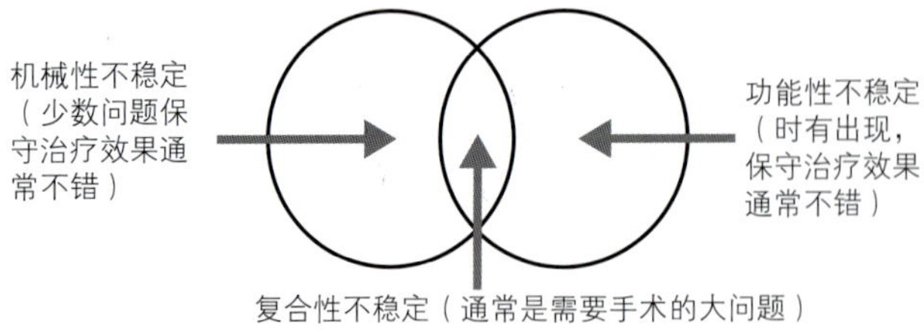

图21.22 慢性踝关节不稳定分为机械性不稳定和功能性不稳定。在有些情况下，机械性不稳定和功能性不稳定并存。

机械性不稳定

机械性不稳定的特点是踝关节活动性超出了生理性关节活动范围，关节活动范围是基于前抽屉试验和（或）强迫内翻试验(距骨倾斜试验）来确定的。然而，机械性不稳定的标准是多种多样的。普遍认为，前抽屉试验距骨向前移动超过10毫米或与健侧相比前移距离超过3毫米，和（或）距骨倾斜试验距骨内翻大于9度或与健侧相比大于3° 时存在机械性不稳定。这些试验可在X线下使用Telos应力设备更客观地进行，检查者能够精准地确定作用于关节的应力。对踝关节进行标准化和定量的应力测试，也包括距骨倾斜激发试验。

现在距骨倾斜激发实验仅用于科学研究，因为它需要有经验且有兴趣的放射科医生参与。此外，单纯的踝关节机械性不稳定很少发展到晚期症状。

小贴士

中度踝关节机械性不稳定临床意义有限，但是合并功能性因素造成明显不稳定时需要进行治疗。

功能性不稳定

脚踝扭伤后，在运动或简单的日常生活中踝部“失控感”的主观感觉常提示功能性不稳定。频发的踝关节扭伤常出现复发性疼痛和肿胀。功能性不稳定可以描述为：活动性超过自我控制，但不一定超出生理活动范围。对功能性不稳定的诊断主要是基于频发、反复的“失控感”病史，通常表现为在不平坦的地面上行走困难。

查体可以发现机械性不稳定的证据，但这些检查结果对于做出诊断不是必需的。功能性不稳定常与肌肉无力和萎缩有关，但这通常很轻微。据报道，脚踝扭伤后的功能性不稳定发生率为15%~60%，且其可能与原始损伤的严重程度无关。

功能性不稳定的病因复杂，其中神经源性

（本体感受、反射和肌肉反应时间）、肌肉源性（力量、动力和耐力）和机械性（外侧韧带松弛）因素起重要作用。其他因素包括附着物（瘢痕）形成导致踝关节的活动度降低，特别是背屈时；腓侧肌肉无力；胫腓扭伤和关节软骨损伤。

踝关节扭伤后可能会出现一些并发症，包括机械性不稳定、肌肉萎缩和功能性不稳定。残疾程度与发生多少后遗症相关性最大。功能性不稳定与机械性不稳定性之间的联系仍不清楚。由功能性不稳定引起的反复扭伤可能会导致机械性不稳定。机械性不稳定和功能性不稳定可能是相继发生的，但两者并不总是同时存在。

小贴士

功能性不稳定在机械性不稳定患者中的发生率是80%，而在机械性稳定患者中的发生率是40%。

持续反复疼痛时，两种不稳定性往往并存。不论临床表现如何，慢性踝关节外侧不稳定综合征是最常见的一种联合性（机械性和功能性）不稳定。

慢性踝关节不稳定常有的特征是反复发作的“失控感”，两次发作间存在无症状期。对比来看，尽管症状可能不尽相同，但其他原因导致慢性踝关节疼痛的运动员多感到踝关节的持续疼痛不适。病史的差异往往是正确诊断的关键（图21.23）。

小贴士

功能性不稳定是一种临床疾病。如果在足够的保守治疗后功能性不稳定持续存在且机械性不稳定也存在，此时需要处理机械性不稳定。

治疗

运动员应：

- 接受功能性康复包括本体感觉训练和肌肉训练（图21.11），如倾斜板训练。
- 使用踝关节支具或绷带来提供外部支持（图21.24）。
- 频发“失控感”时需要医生手术治疗。

踝关节不稳定的外科治疗

单发的没有疼痛或“失控感”症状的机械性不稳定不是手术指征。然而，机械性和功能性的联合不稳定是最常见的手术指征（图21.25）。

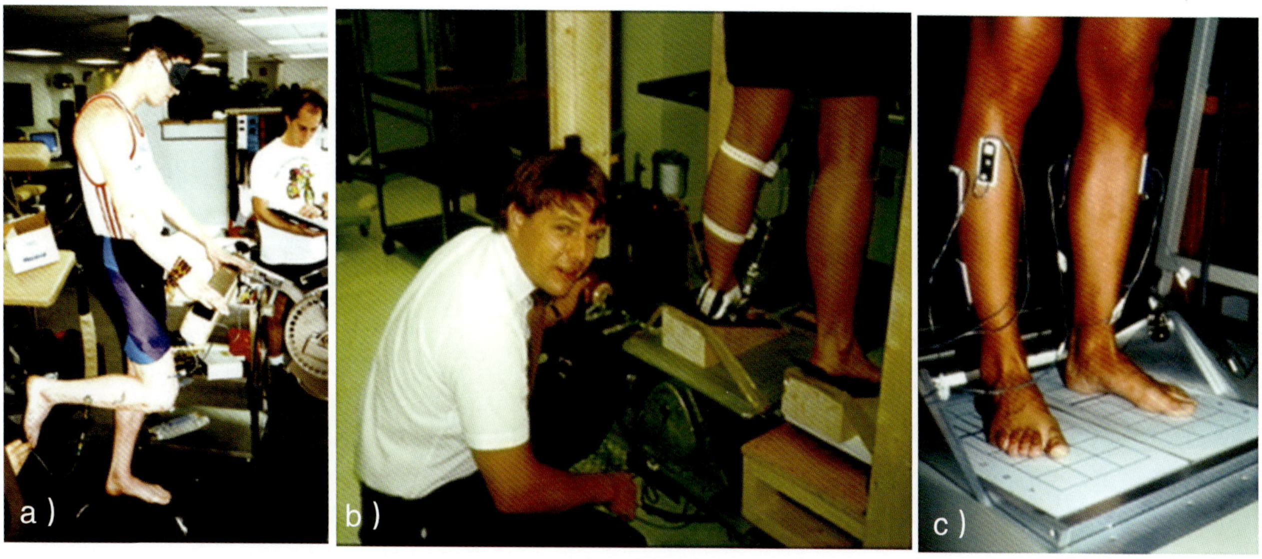

图21.23 用于评估功能性不稳定的不同方法。**a**）运动员先将一条腿屈曲，然后将腿伸直，再将腿恢复到原来的位置（这被称为关节位置觉，JPS）；**b**）运动员站在倾斜板上，当足突然倾斜时肌电图会记录踝关节反射时间；**c**）通过在测力板上进行的平衡测试来评估神经肌肉的控制能力（测量姿态晃动）。

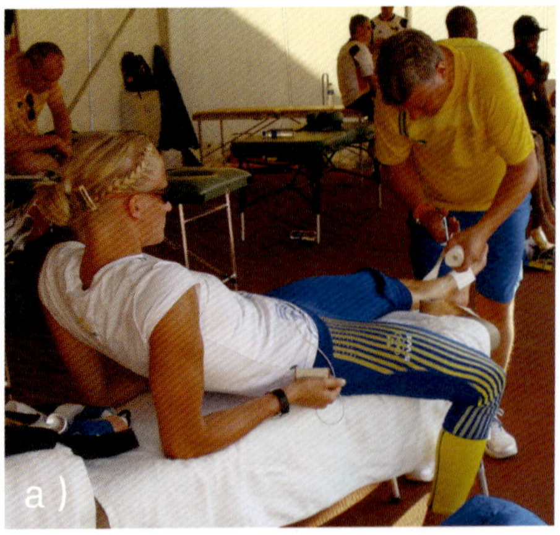

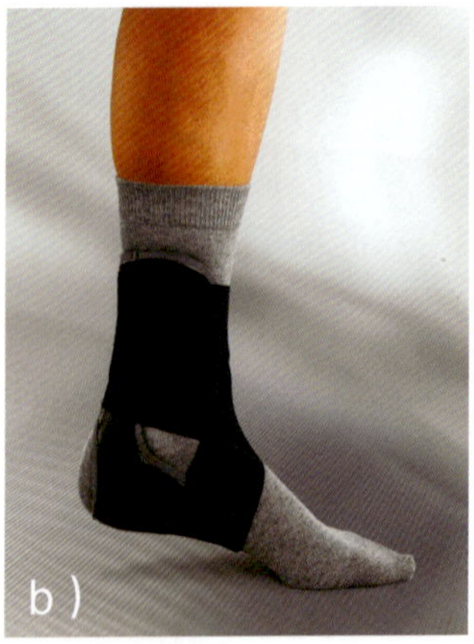

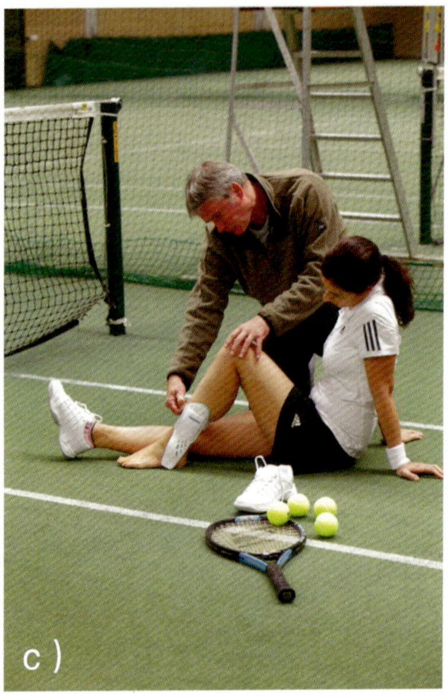

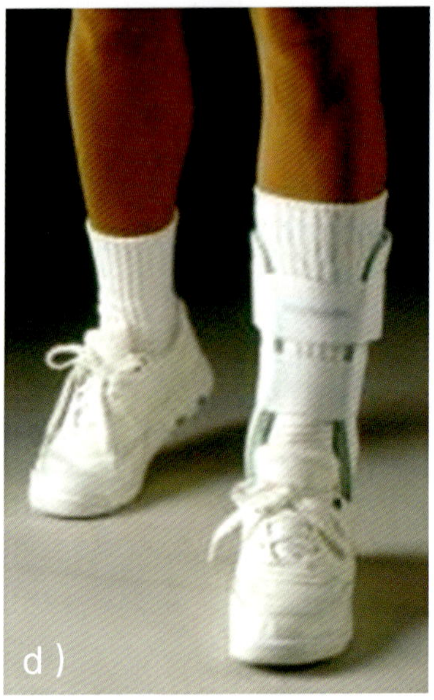

图21.24 支持不稳定踝关节的不同方法。**a**）赛场用绷带（图片来自Tommy Eriksson，瑞典体育协会，已授权）；**b**）在很多运动中，Push Aequi踝关节支具治疗和预防已有慢性踝关节不稳定的运动员踝关节扭伤效果很好（图片来自NEA国际，已授权）；**c**）充气支具在各种运动中广泛用于固定脚踝（图片来自DJO，LLC，已授权）；**d**）鞋内空气马镫II型充气支具是一种有效的组合（图片来自DJO，LLC，已授权）。

需要强调的是，反复发作的失控感并不倾向于使踝关节易患退行性关节炎（关节软骨受损），但长此以往可能会导致退行性关节炎。患者进行外科治疗的主要原因是不愿意接受因反复的"失控感"导致的不适及功能受损。是否手术取决于病史及临床检查的结果。应力片有时很有意义。

外科治疗可以被分为：

- 非解剖学重建，用另一种结构(如腓骨肌腱）来代替受损伤的韧带。非解剖学重建，无法恢复正常的生物力学结构。这种技术如今已很少使用。
- 解剖学重建，受伤的韧带被重新修复，甚至被加固（强化）。解剖学重建时，距腓前韧带和跟腓韧带通常都需重建。

在20世纪60年代，伦纳特·布罗斯特征（Lennart Broström）提出了一种技术：在有关踝关节韧带的研究中，他切掉原始断端，再重新将它们缝合。他的方法仍是踝关节扭伤手术治疗的基础。上文所描述的技术后由拉尔斯·彼得森（Lars Peterson）进行改良。

解剖学重建后，需要使用支具或步行靴。脚踝可以伸出步行靴以允许足在跖屈0~20度范围活动。愈合时间为6周，通常10~14周后可完全恢复活动。

据报道，解剖学重建的效果良好，甚至极好率可达90%。有4种情况提示预后不良：

- 术前有10年甚至更久的踝关节不稳定病史。
- 合并踝关节骨性关节炎。
- 广泛的关节运动过度。
- 有肌腱重建（肌腱固定术）史。

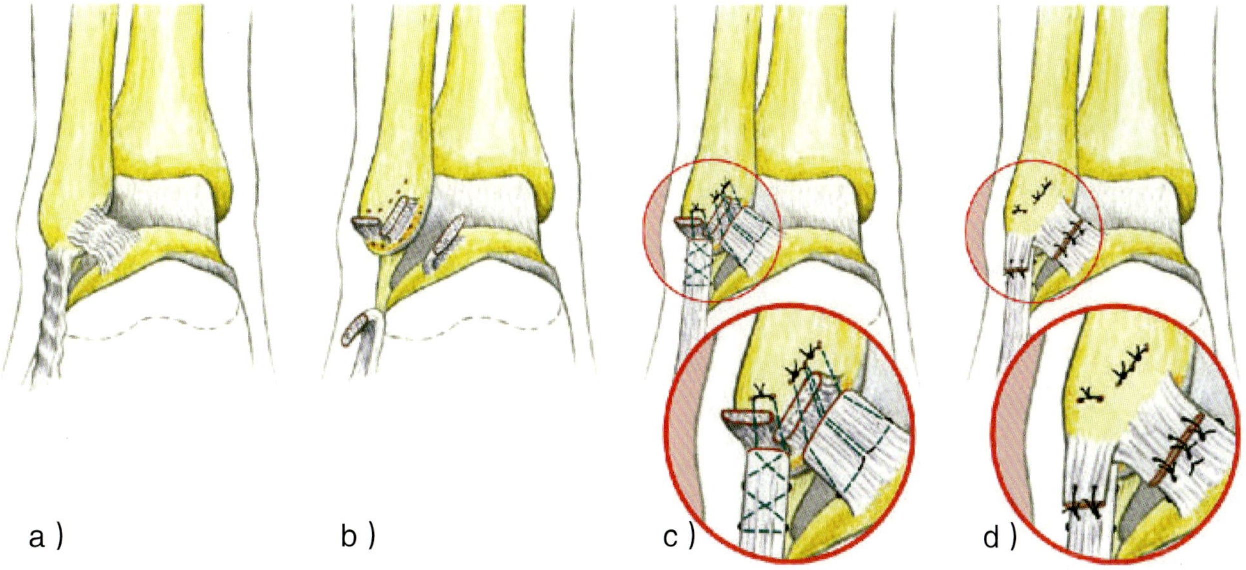

图21.25 慢性踝关节不稳定的手术治疗，该解剖学重建技术由20世纪60年代瑞典的Lennart Broström设计，由Lars peterson改良。**a)**因愈合不良导致腓骨和距骨间韧带（距腓前韧带）及腓骨和跟骨间韧带（跟腓韧带）过长，产生踝关节功能性和机械性的不稳定。**b)**过长的韧带在距离与腓骨连接处3~5毫米的位置被切开；之后在外踝钻孔，直到看到韧带连接处以下的新鲜骨。**c)**穿过所钻孔道进行缝合使韧带远端拉紧并绑在外踝骨桥上。此时踝关节处于外翻状态。**d)**缝合近端韧带末端以增加强度。

小贴士

解剖学重建方法简便且可以较早恢复功能。这种方法应作为首选的手术方法。

距下关节扭伤及不稳定

距下关节由距跟关节及距舟关节组成。距下关节损伤仍是一种神秘而鲜为人知的临床疾病，其发病率尚不清楚。普遍认为大多数距下韧带损伤常与踝外侧韧带损伤联合发生。距下关节不稳定在踝关节外侧不稳定患者中的发生率约为10%。重度距下关节不稳定包括骨间韧带损伤。由于三角韧带深层及表层中部断裂导致的内侧距下关节不稳定是一种罕见的类型，当疼痛部位是内踝且有不稳定时需怀疑这种疾病。此时需拍摄应力片检查，有时需要手术。

患有慢性距下关节不稳定的运动员经常在活动中出现“失控感”且有反复扭伤和（或）疼痛、肿胀、僵硬的病史。他们会有关节不稳定的感觉，尤其是在不平的地面上走路时。因为距下关节不稳定和踝关节不稳定的症状类似，运动员有严重的反复踝关节扭伤史时需要仔细评估有无距下关节不稳定。触诊时距下关节局部压痛提示距下韧带损伤，但是对于距下关节不稳定的临床评估非常困难，而且不可靠。如果临床怀疑有距下关节严重损伤，需要进行距下关节造影、距下关节应力透视或应力断层扫描才能明确诊断。尽管证明CT和MRI价值的科学研究仍不可靠，但是CT或MRI可能最终会被认定为最好的诊断方法。关节镜检查还在发展中，现在还未被用于常规检查。

距下关节不稳定的治疗方法是功能性练习（参见踝关节康复训练第526、527页，以及第528页的表21.2）及使用踝关节支具。偶尔有手术指征的可以进行解剖学重建。

跗骨窦综合征

跗骨窦位于后足的外侧。跗骨窦综合征（距骨与跟骨连接处外侧疼痛）的特点是疼痛，跗骨窦外侧开口处压痛，伴有踝关节不稳定及“失控感”（图21.26）。

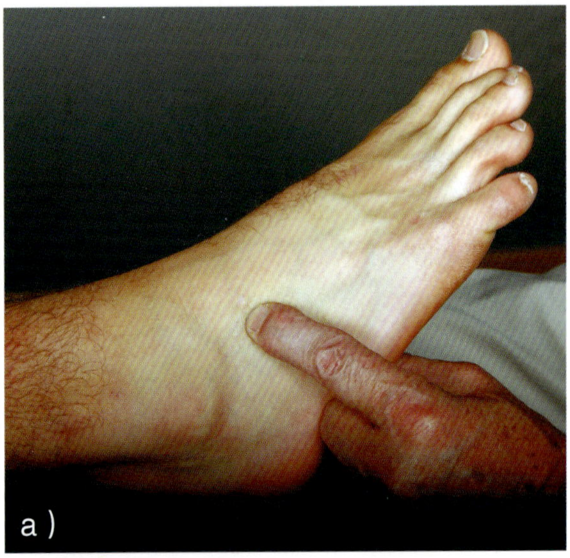

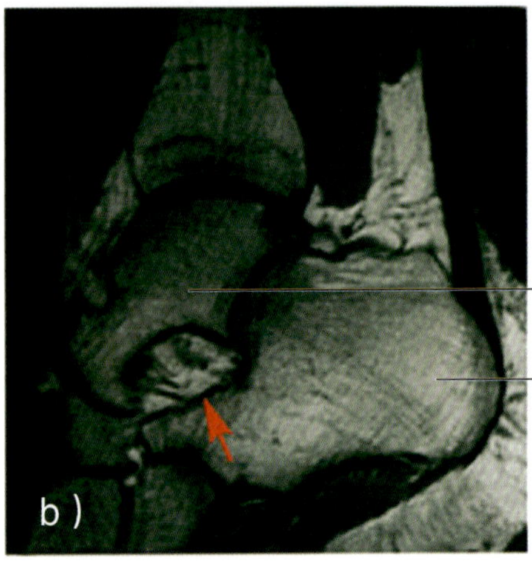

图21.26 跗骨窦综合征。**a**）跗骨窦压痛；MRI显示跗骨窦正常。**b**）损伤后跗骨窦液体量增加（滑膜炎）。

跗骨窦综合征是一种不常见的损伤：大约70%患病运动员会经常受伤，通常是踝关节严重扭转。如果跟腓韧带撕裂，跗骨窦处的距跟骨间韧带也会扭伤。大多数病例韧带会很快愈合且很少有后遗症。但是，因为跗骨窦处有丰富的滑膜组织，可能会继发滑膜炎。

症状和诊断

- 跗骨窦的疼痛及压痛，常伴有不稳定（图21.26）。
- 对跗骨窦外侧开口处施压时足外侧疼痛加重，这是该病的特征性表现。
- 患者在不平的地面上站立或行走时疼痛最严重。
- MRI可见跟距骨间韧带断裂及滑膜炎征象（图21.26）。但是MRI在该病诊断中的作用还未被全面评估。

治疗

医生可以：

- 向跗骨窦内注射局麻药和皮质类固醇通常可以缓解疼痛。约2/3的患者对每周间隔注射（每周注射2~4次）反应较好。但应该限制注射次数，因为此处皮下组织少。
- 手术切除填充于跗骨窦外侧的组织。某些难治性病例需进行距下关节融合术（固定关节）。

踝关节疼痛

骨折

踝关节是一个运动中易受多种损伤的部位，包括骨折。骨及其周围韧带一起来维持踝关节的稳定，所以踝关节的联合损伤很常见。

损伤机制

最常见的损伤机制是足底向内旋转（内翻）的同时脚前部向身体中线移动（内收）。内翻、跖屈和内收联合起来被称为旋后。旋后的力量和程度不同可以造成不同的损伤：

- 距骨和腓骨间韧带（距腓前韧带）撕裂。
- 关节线平面以上腓骨骨折。
- 内踝或外踝骨折。
- 距骨脱位。

另一种常见损伤是脚掌向外旋转（外翻）的同时脚前部远离身体中线（外展）。外旋、背屈和外展联合起来被称为外翻。同样，外翻力量不同造成的损伤也不同：

- 三角韧带撕裂或内踝骨折。
- 骨间韧带撕裂。

- 踝关节水平以上的腓骨骨折。
- 距骨脱位。

同时也可能存在其他损伤机制。

症状和诊断

- 足部负载时感到疼痛甚至剧烈疼痛。
- 压痛及明显的肿胀。
- 有时有明显的移位。
- X线显示骨损伤。

治疗

运动员应：

- 立即给伤处降温，使用加压绷带，抬高足部（第7章）。
- 咨询医生。

医生应：

- 如果骨折没有明显移位且对踝关节进行评估后认为其稳定，可让患者应用踝关节支具、步行靴或石膏铸型4~8周。
- 骨折有移位或踝关节不稳定时，应进行手术。

恢复时间和制动时间大致相同，通常是4~8周。受伤的运动员在拆除石膏后就可以开始踝关节及小腿肌肉训练（参见第526、527页是关节活动度、力量和本体感觉训练）。踝关节骨折需要至少2~3个月的愈合时间才能完全恢复其稳定性，受伤的运动员应停赛至少4个月。重新开始训练时需使用支具。

手术后患者预后良好，术中受损伤的骨会被复位至其正确位置。愈合过程中，骨折轻微的移位可造成软骨磨损，并可因发生骨性关节炎影响日后的功能。

踝关节持续疼痛

踝关节扭伤后的持续疼痛可能由以下因素导致：未完全康复、关节内损伤（包括距骨或胫骨的骨软骨损伤或骨损伤）、游离体、关节病、撞击及包括腓骨肌腱和胫骨后肌腱在内的慢性肌腱损伤。也可能存在未发现的骨折和神经损伤。

踝关节持续疼痛的重要检查工具——踝关节镜

踝关节镜是一项应用越来越广泛的技术，可用于处理多种多样的踝关节问题。它不仅可用于诊断，也是一种有价值的治疗工具（图21.27）。通过踝关节镜可移除骨赘和游离体，对距骨骨软骨损伤进行清创，移除慢性增生性滑膜组织，消除粘连及修复关节面。

使用关节镜时患者取仰卧位，常使用椎管内麻醉。这使得患者可以观看显示屏，外科医生可以随时解释发现的情况。笔者通常使用4毫米30度的关节镜。如果关节腔狭小，笔者会使用更小型号的关节镜。

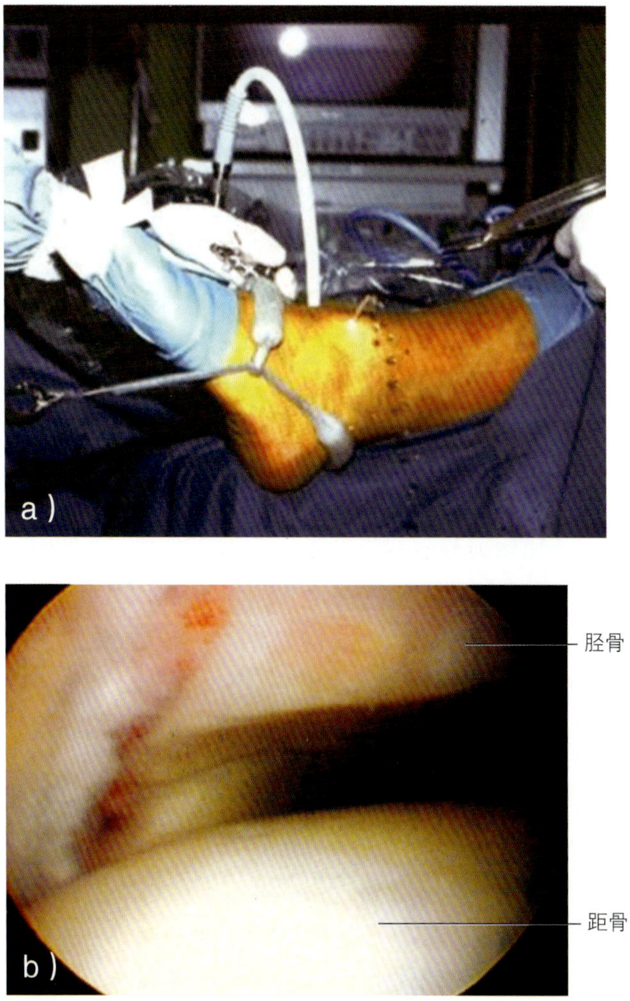

图21.27 踝关节镜。**a**）踝关节镜的放置；**b**）关节镜下图像，显示踝关节的外侧部分，可见上部的胫骨远端和下部的距骨近端。

使用关节镜时常规采用前内侧和前外侧入路。最初建立的前内侧入路在胫距关节面以上。皮肤切口在胫骨前肌腱内侧、胫距关节面水平。钝性分离至关节囊，避免损伤隐静脉和伴随神经。经透视确定前内侧入路会更加方便。在切开皮肤以前，应确认腓浅神经中间背侧皮支，然后用笔标记神经的走行。当踝关节跖屈或轻微内翻时更容易触诊到神经。后入路，如后内侧和后外侧入路并不常规使用，但它们适用于后内侧骨软骨损伤的治疗。也有人描述了前正中入路，但很少使用。笔者更倾向于通过前外侧入路插入关节镜，并在前内侧入路处操作，但应取决于病变的位置。

偶尔需要使用踝关节牵引器，但并不常规使用，因为大多数病变可以在不用牵引器时通过前方入路到达。

术毕，入路用胶带或缝线封闭，再使用一些加压敷料。运动员可以承受自身体重的负荷并可进行可忍受的主动活动度训练。除了骨软骨损伤患者，术后2~8周患者可恢复全部活动。重返运动项目的指征是活动关节及慢跑时无痛。

症状持续且有上述使用关节镜指征的患者，如果其症状经过合理的保守治疗后没有改善或未缓解，那么他们适合使用上述方法。不幸的是，踝关节的许多问题都很难被诊断出来，而且决定何时进行手术干预往往会有困难。游离体和剥脱性骨软骨炎是使用关节镜的明确指征。运动员由于骨赘引起的前部撞击也相对容易诊断。然而，很多患者主诉踝关节扭伤后疼痛，这时很难区分他们的症状是以下哪种原因引起的：相关肌肉无力或不平衡、轻微的不稳定、撞击或骨间韧带损伤如外翻损伤。这可能需要超过3个月来愈合。这些问题应该通过详细的体格检查、力量测试等方法来鉴别，但在实际情况中，明确诊断是非常困难的，即使是对那些经常处理这些问题的医生来说也是如此。踝关节扭伤3个月后的后遗症通常是由未完全康复所致，但未被发现的创伤或关节内损伤也可能导致这些问题。因此，如果在保守治疗约3个月后仍无效，即使并没有出现使用关节镜的明确指征，也应考虑使用关节镜治疗。

距骨软骨损伤

骨软骨损伤，即同时损伤骨和表面覆盖的软骨组织，可以在踝关节扭伤后持续存在。据报道，距骨的骨软骨损伤在踝关节扭伤患者中的发病率为6.5%，某些形式的软骨损伤发生率甚至超过50%。

骨软骨损伤是踝关节潜在的严重损伤。它们可能被治愈并保持无症状状态；也可能加重，表现为负重时踝关节深部疼痛并导致软骨下骨的进行性损伤（硬化，形成囊肿）。

骨软骨损伤可分为4期（图21.28）。

症状和诊断

- 常有踝关节扭伤伴“爆裂”感的病史。韧带撕裂可能掩饰来自骨软骨损伤的疼痛。
- 运动中及运动后感到疼痛。
- 踝关节肿胀。
- 可能有踝外侧压痛，偶尔发生在踝内侧。病变最常位于距骨的前外侧或后内侧。
- 可有关节锁定感。严重的锁定或捕获症状，造成脚踝屈曲，提示较大的骨软骨损伤或关节内有游离的软骨或骨。
- 踝关节活动受限。
- X线通常可以明确诊断。分别在踝关节屈、伸时拍摄正位片、侧位片及踝穴片。跖屈时的踝穴片可以显示后内侧的病变，背伸时可以显示前外侧的病变。
- 骨扫描的指征是患者有持续疼痛但常规X线检查为阴性（图21.29）。
- MRI或CT（图21.29）可以判断病变的确切位置及病变程度。CT扫描可帮助确定术前计划。

治疗

运动员应：

- 避免引起疼痛的活动。
- 进行骑车及其他无影响的活动。

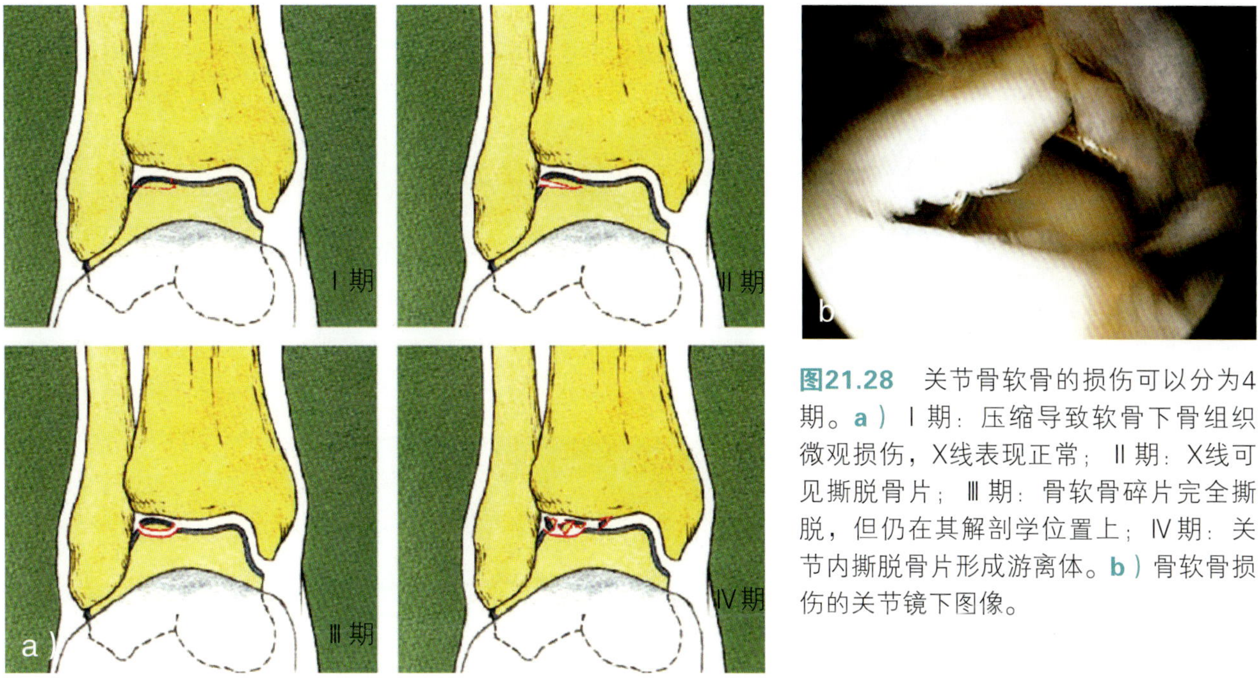

图21.28 关节骨软骨的损伤可以分为4期。**a）** Ⅰ期：压缩导致软骨下骨组织微观损伤，X线表现正常；Ⅱ期：X线可见撕脱骨片；Ⅲ期：骨软骨碎片完全撕脱，但仍在其解剖学位置上；Ⅳ期：关节内撕脱骨片形成游离体。**b）** 骨软骨损伤的关节镜下图像。

医生应：

- 对处于Ⅰ期和Ⅱ期的损伤进行保守治疗，包括制动和限制负重。这些损伤通常愈合良好且预后良好。
- 向关节腔内注射10毫升局麻药来鉴别疼痛来源。如果疼痛缓解，可以考虑手术治疗。
- Ⅲ期和Ⅳ期的病变需尽早实施手术；手术延误常导致治疗失败。关节镜下清创术可以治疗该病。在病变骨床上钻孔可以刺激纤维软骨修复。偶尔需要开放手术治疗，如较大骨缺损需要进行骨移植时。术后至少2~6周后方可开始负重。
- 用自体柱状骨软骨来治疗损伤部位或者用自体细胞治疗损伤部位。

愈合和重返运动

手术成功度在一定程度上取决于从受伤到进行手术的时间。据报道，40%~80%的早期治疗病例预后良好。治疗延误超过1年导致病变进展通常预后不佳。能否重返运动取决于愈合情况。自体细胞或组织移植的成功率达80%~90%。

小贴士

重视骨软骨损伤。应尽早由有经验的骨科医生开展计划好的治疗方案。

踝关节游离体

对于有间歇性疼痛、肿胀和弹响的患者应考虑由4期距骨软骨骨折导致的游离体。此外，少数游离体可能起源于胫骨末端前缘或距骨颈背侧的骨赘（骨沉积），纯软骨的游离体也可能引起同样的问题。在这些病例中，X线平片会显示正常，而关节造影、CT或MRI可发现游离体。关节镜检查可确诊骨软骨损伤。

该病的治疗方法是关节镜下清除游离体，有时行清创术并在受损骨床钻孔或进行自体细胞和组织移植。

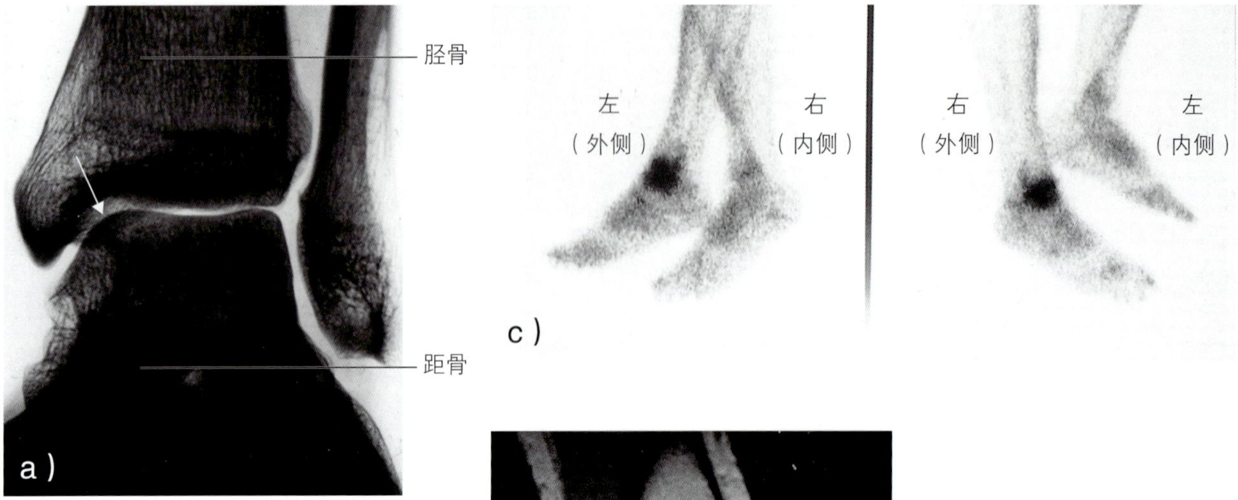

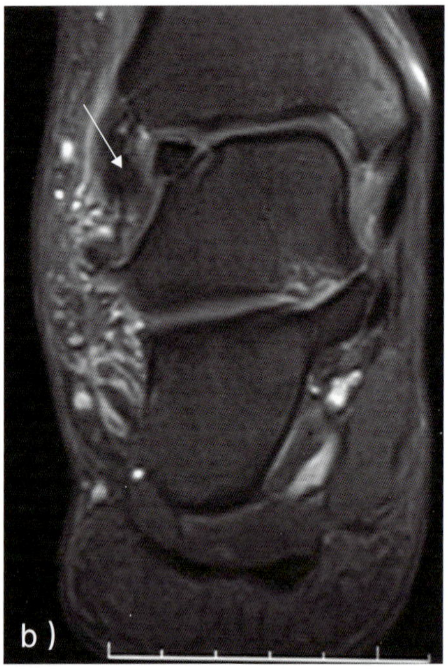

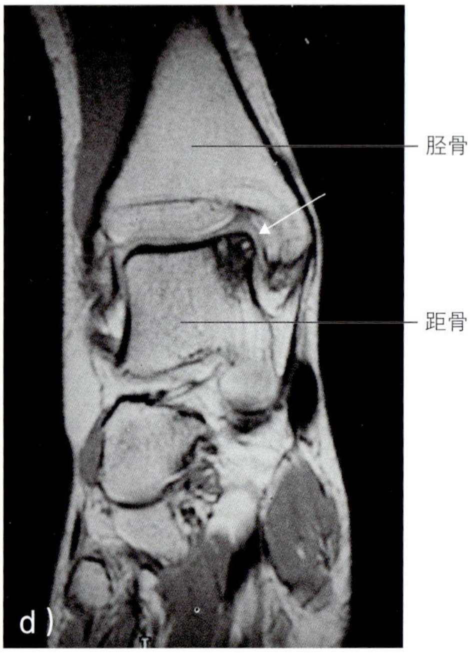

图21.29 骨软骨损伤。**a）**骨软骨损伤（箭头）的X线图像；**b）**骨软骨损伤伴游离骨片的CT图像（图片来自N.C.van Dijk，阿姆斯特丹大学，荷兰）；**c）**骨软骨损伤的骨扫描（骨闪烁扫描术）图像（暗区为病变处）；**d）**骨软骨损伤的MRI图像。

踝关节撞击损伤

骨性撞击（足球踝）

未经治疗的急性或慢性踝关节过度拉伸可导致关节囊附着处前侧形成骨赘。本病并不少见，主要影响长年练习足球、越野跑、定向越野等的运动员。

造成这种损伤的原因可能与重复的射门练习有关。来自阿姆斯特丹的生物力学研究表明，射门时球和足之间的接触位于前内侧。很少有人在射门时足达到完全跖屈。这项研究的结论是，导致撞击损伤的胫骨前缘骨赘的产生与反复踢球有关，也就是说，踢球造成了踝关节前缘的反复细微损伤，正是在此处形成了骨赘（图21.30）[6]。

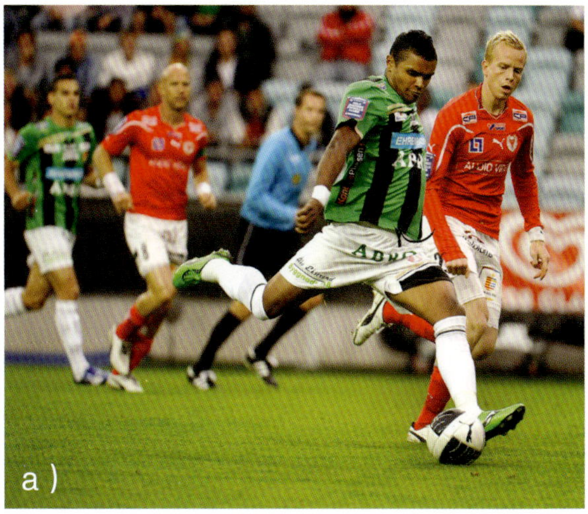

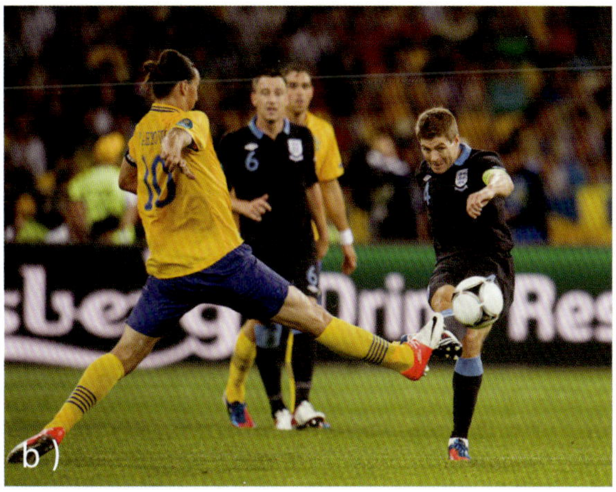

图21.30　足球运动员射球可产生撞击损伤。**a）**来自Tommy Holl，GAIS，哥德堡，瑞典，已授权；**b）**来自Bildbyrån，瑞典，已授权。

踝关节的过度屈、伸导致关节囊附着处的牵拉或胫骨远端和距骨颈骨面急性或反复撞击可形成微骨折（图21.31）。骨损伤可以导致骨赘的形成，并可引起关节囊和腱鞘的炎症。

症状和诊断

- 当手指按压踝关节前部时有压痛。有时可以触及骨赘（图21.32）。
- 运动时若踝关节有绷带缠绕可感到疼痛，如踢足球时。
- 当足向上或向下屈曲时感到疼痛。
- 踝关节活动通常受损较轻，尤其是背屈时。如果出现踝关节活动度下降应该怀疑撞击损伤［图21.33a）］。
- X线片可见骨赘［图21.33b）］。
- 关节镜检查可确诊。

小贴士

背屈时踝关节活动度下降应怀疑撞击综合征。

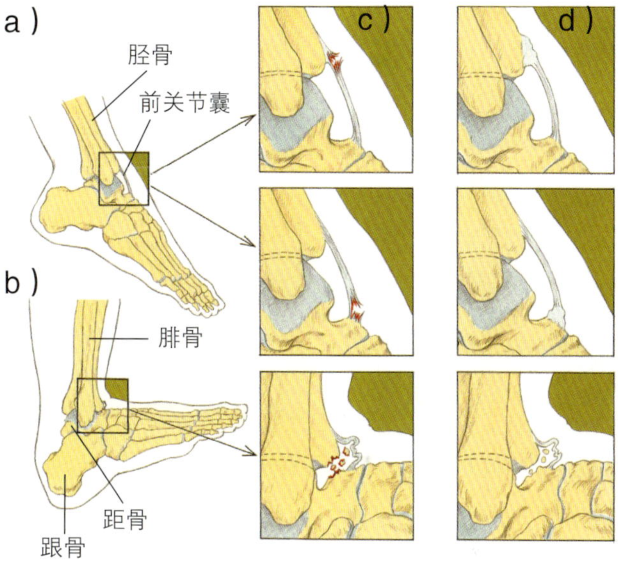

图21.31　足球踝。对踝关节骨关节改变的可能的解释。**a）**当向下屈曲脚踝时的被动过伸，即跖屈；**b）**当向上屈曲脚踝时的被动过伸，即背屈；**c）**急性期可能存在的损伤；**d）**遗留的损伤。

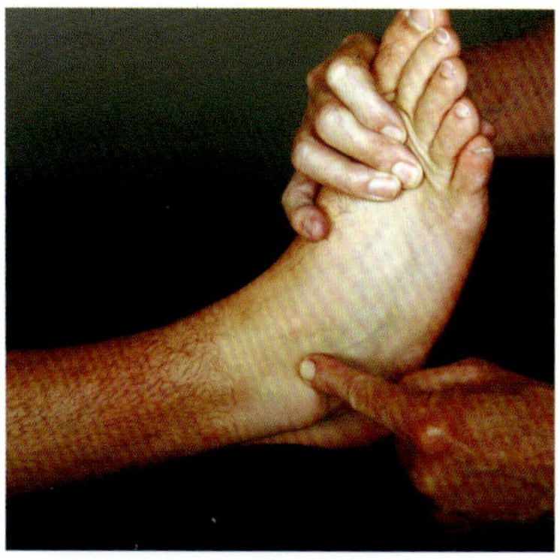

图21.32　如果在踝关节前侧和（或）外侧施加压力，受损伤的运动员可感到压痛。

治疗

运动员应：

- 进行力量训练、活动度训练及静态伸展运动。
- 尝试抬起脚跟（脚跟下垫物）。
- 使用保暖设备。
- 使用支架或绷带。

医生应：

- 痛点注射类固醇，建议患者休息。
- 手术治疗严重病变：关节镜下清除骨赘。
- 术后建议：早期活动及回归体力活动，大多数情况下需1~2个月。

小贴士

重返运动场通常会晚于预期或计划。

软组织撞击

踝关节向内扭伤后可能出现创伤性滑膜炎（关节囊内层的炎症反应）并伴有滑膜增厚和渗出。“新月形损伤”被用于描述踝关节运动时大量的透明组织位于距骨和腓骨之间。沃林（Wolin）于1949年进行了对这种损伤描述。人们已意识到韧带源性运动损伤的存在。踝关节向内扭伤后，韧带和关节囊可能会撞击到距骨前外侧。新月形损伤也可能是撕裂的距腓前韧带，撕裂的碎片插入外踝和距骨外侧之间——外侧沟综合征。

症状和诊断

- 确诊的关键是要认识该病。
- 患者有长期的踝关节反复扭伤史是软组织撞击损伤的特点。
- 患者偶有踝关节锁定和被卡住的感觉。
- 检查足内翻稳定性时，可以引出弹响。
- 蹬地时可感到疼痛。
- 疼痛和不适感出现在踝关节前方。
- 外踝前方可查到压痛，背屈时存在有限的不适感。
- 没有证据表明软组织撞击损伤的患者存在机械性不稳定，其X线片正常。
- 患侧踝与健侧踝相比背屈受限5~10度，这是一条诊断性指标（图21.33a）。
- 与健侧踝关节相比，患侧踝关节背屈受限是一条诊断性指标。
- 在压痛处注射10毫升局麻药后，疼痛症状缓解，支持对该病的诊断。
- MRI扫描有助于确定对该病的诊断，但是MRI的敏感性和特异性个体差异很大。使用造影剂，即关节造影，更有意义。

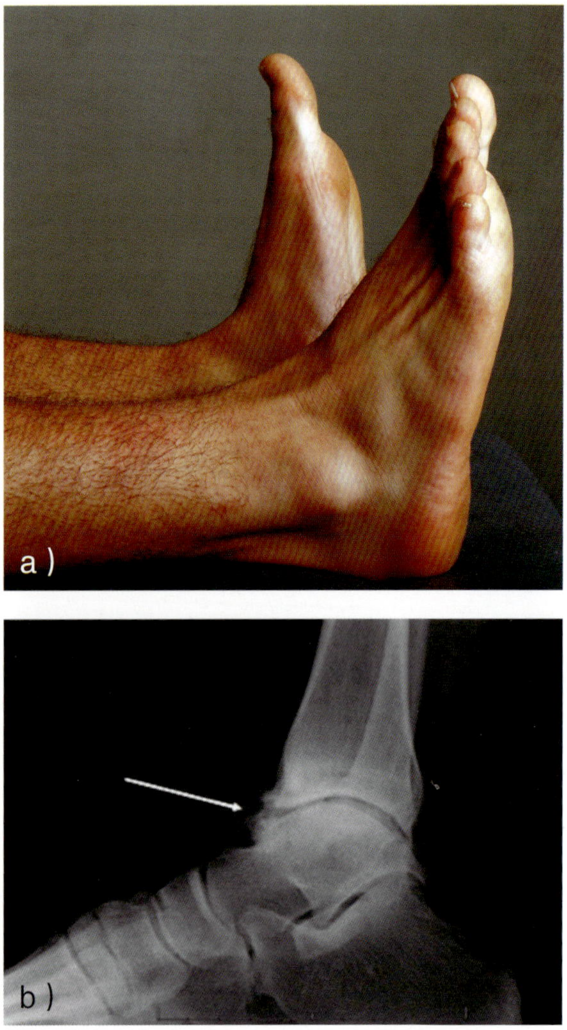

图21.33 踝关节的撞击损伤。**a**）踝关节撞击损伤的特点是踝关节的活动度下降，尤其在背屈（足向上屈曲）时；**b**）踝关节X线显示距骨和胫骨前缘均有骨赘（箭头）。

治疗

运动员应：

- 进行背屈拉伸练习。
- 穿坡跟鞋。
- 使用踝关节支具。

医生应：

- 使用关节镜检查确诊，同时去除病变组织（图21.34）。
- 完全恢复活动一般需要2周到2个月的时间。

距骨后（距后三角骨）撞击综合征

距骨后撞击综合征在芭蕾舞者中最常见。它的发生与足跖屈状态承重有关。该病通常与距后三角骨有关，它是距骨后侧的一个小附属骨，但并非全都与该骨有关；不过，距后三角骨也可不引起疼痛。距后三角骨在正常足中的存在率为3%~14%。距骨后方突起骨折也可导致撞击损伤。

距骨后撞击综合征可因反复过度跖屈产生的微小创伤导致，如跳芭蕾舞；也可能因急性用力过度跖屈造成，如踢足球。舞者反复脚尖或半脚尖站立的活动可造成该区域承受巨大的压力（图21.35）。

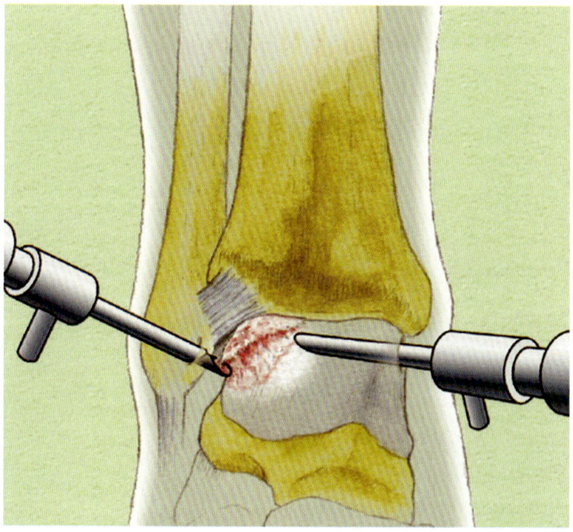

图21.34　关节镜检查可以确诊该病，且可以进行治疗，因为镜下可以使用剃刀去除增生的骨质和（或）瘢痕组织。

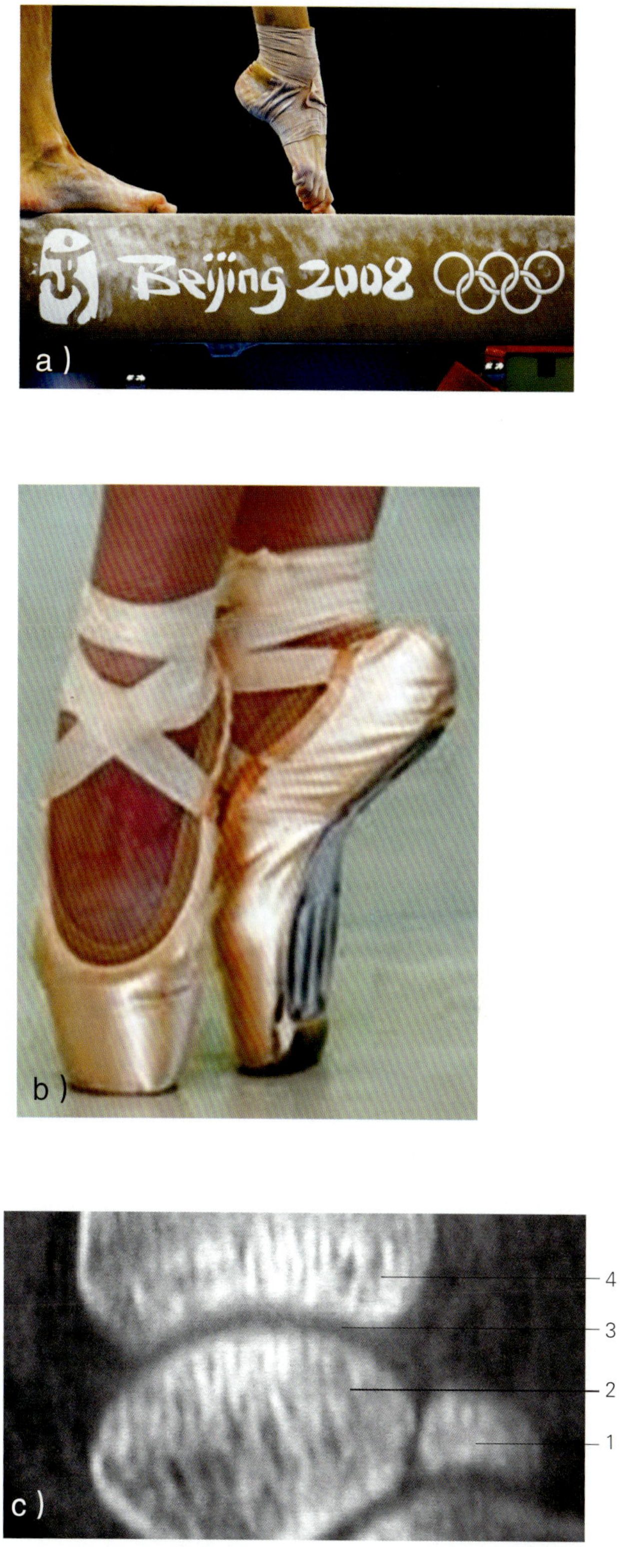

图21.35　距骨后撞击综合征可以由距后三角骨引起。在极度跖屈时距骨后缘突起的骨质可能与刚好位于距骨后的附属骨片（距后三角骨）撞击。这可发生在体操［**a**）］、芭蕾［**b**）］等运动中。**c**）距骨和距后三角骨的CT扫描图像。1.距后三角骨；2.距骨；3.关节腔；4.胫骨。

症状和诊断

- 外踝后方可有压痛。
- 当脚趾向下，尤其是在负重状态时，外踝后方可感到疼痛。
- X线通常可见距骨后侧有附属的骨块（距后三角骨）（图21.35）。大多数情况下这些骨块不引起临床症状，因此存在距后三角骨并不一定是该病病因。
- 如果向该区域注射局麻药可以暂时缓解疼痛，则可以明确诊断。

治疗

运动员应：

- 调整运动方式避免脚踝处于跖屈状态。
- 开始物理治疗以增强踝关节的肌肉力量来更好地承重。

医生应：

- 给予患者抗炎药。
- 对于难治性病例，局部注射皮质类固醇，以减轻炎症反应。
- 对以上治疗无效者，应手术切除骨块和软组织。该病极少需要进行切开手术，在关节镜下手术即可。通常，术后6~8周可恢复运动。

骨性关节炎：踝关节的关节病（“磨损的”关节）

与髋关节和膝关节相比，踝关节的关节病发病率较低。它最常发生于踝关节骨折后，特别是骨折没有在解剖学位置愈合时（图21.36）。其他的诱因包括：Ⅲ期和Ⅳ期的胫骨和距骨头的骨软骨运动损伤。长期的关节不稳定伴软骨损伤也可能会引起骨性关节炎。

通常采取对症治疗，包括减轻关节表面负荷和使用非甾体类抗炎药减轻炎症反应。当踝关节有“卡顿”和“锁定”的感觉时，要进行关节镜下清创术去除游离体或骨赘。如果保守治疗失败，就需要进行踝关节融合术。踝关节融合术后，功能障碍可以得到很好的代偿，尤其是年轻患者。如今，踝关节置换术已经成熟，并成为老年患者的一种可选治疗方案。

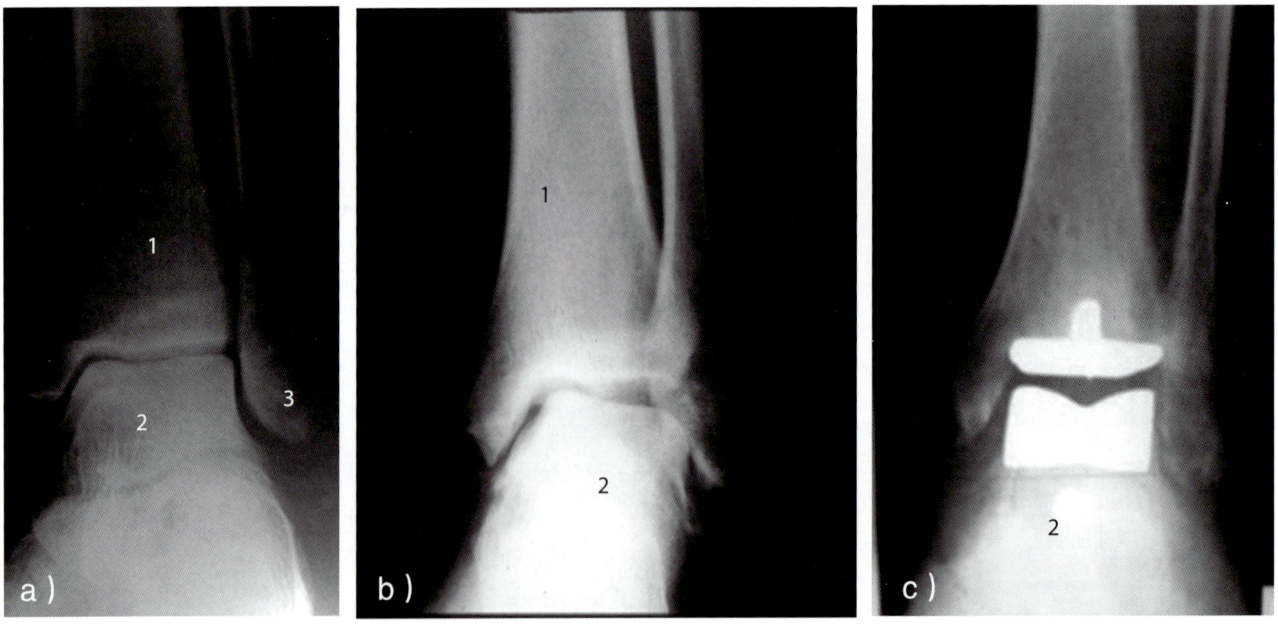

图21.36 踝关节骨性关节炎X线图像。**a**）健康的踝关节；**b**）踝关节的软骨变薄，即骨性关节炎的开始；**c**）踝关节假体。一般90%的假体可以保持其位置和功能8~10年，之后需要重新进行手术。1.胫骨；2.距骨；3.腓骨。

慢性踝关节肌腱损伤

腓骨肌腱损伤

腓骨肌腱走行于踝关节外侧和中足的后方，止于足底。腓骨肌腱在腓骨长肌腱沟和腓骨肌支持带下方穿过外踝的后方，并被固定在其解剖学位置上。腓骨短肌是足部最有力的外展肌，并行使踝关节的次级屈肌和外翻肌的功能（使足远离足中线）。腓骨肌腱的功能是在行走时稳定足部，尤其是在站立阶段的末期。踝关节外侧不稳定使腓骨肌腱的负荷增加，尤其是腓骨短肌腱止于第5跖骨近端，可能会发生纵向断裂。

滑雪下坡时，运动员可能会同时受到内旋和内翻损伤。此时将肌腱固定在间室内的支持带可能会断裂或从腓骨上撕脱下来，这使得腓骨肌腱可以沿着外踝向前方滑动（图21.37）。

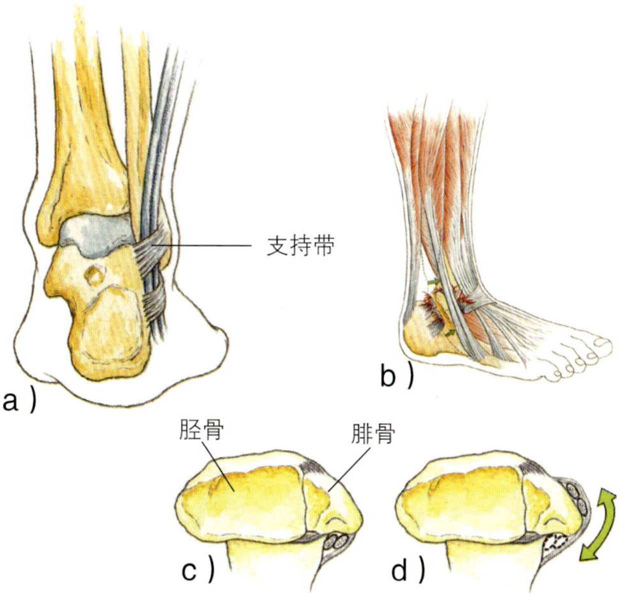

图21.37　腓骨肌腱（腓骨长肌腱和腓骨短肌腱）损伤。**a**）踝关节后面观。可以在外踝后方看到腓骨肌腱。**b**）腓骨肌支持带（一条结缔组织带，将肌腱固定于其解剖学位置）断裂，腓骨肌腱将会向前方脱位。**c**）踝关节横截面，显示肌腱穿过外踝时的正常位置。**d**）踝关节横截面，显示腓骨肌腱已经滑出其正常位置（脱位）到达外踝前方。

腓骨肌腱可发生半脱位、脱位和撕裂。肌腱反复脱位引起的炎症反应和退行性病变可造成二次撕裂，导致慢性损伤。腓骨肌腱的运动损伤可发生于有过反复踝关节扭伤和踝关节不稳定的运动员，也发生于滑降运动员和从事包含跳跃动作的运动员，如足球运动员和篮球运动员。

症状和诊断

- 外踝后方可有压痛（图21.38）。
- 踝关节主动外翻时会感到疼痛。
- 运动员的踝关节跖屈或背屈经常可诱发肌腱半脱位。这导致一种通常可见且可触及的腓骨肌腱向外踝前方的移位。这种滑脱可以导致疼痛。在外踝后方用大拇指按压时，肌腱也可能脱位，这说明外踝后方存在缺陷（图21.38）。
- 腓骨肌腱周围肿胀很常见。
- 偶有外踝侧面的边缘撕脱性骨折（发生率为15%~50%）。这些骨折可以在踝关节踝穴位X线图像上被发现。

治疗

医生应：

- 在急性损伤中，给患者使用步行靴或石膏固定3~4周。
- 手术加深腓骨长肌腱沟，并将支持带重新缝回骨质。术后需要使用步行靴或石膏固定4~6周，术后2~3个月可重返运动。
- 如果存在腓骨肌腱的撕裂（通常是纵向撕裂），需要对该肌腱进行修复。

胫骨后肌腱损伤

胫骨后肌起于胫骨和腓骨的后方，移行为包有腱鞘的胫骨后肌腱，走行在胫骨和内踝的后方，最后附着在足内侧船形的足舟骨上。胫骨后肌腱的主要功能是维持足弓形态，行走时支撑足部。

足用力外翻时，会造成胫骨后肌腱负荷增加和紧绷，导致该肌腱部分撕裂和（或）腱鞘炎症反应。胫骨后肌腱主要承受来自内踝后方的机械性压力，因为它走行在内踝后方一个狭窄的凹槽中。胫骨后肌腱周围的炎症反应也是很常见的，主要影响跑步，也会影响滑冰和滑雪。

如果胫骨后肌腱周围的炎症反应没有得到合理地治疗，肌腱可能会完全断裂。在运动员中该肌腱完全断裂并不是很常见，主要发生于中年女性；肌腱很脆弱且断裂后很难治疗，预后情况多变。治疗的关键是要识别该病的症状，并在肌腱完全断裂前开始非保守治疗。

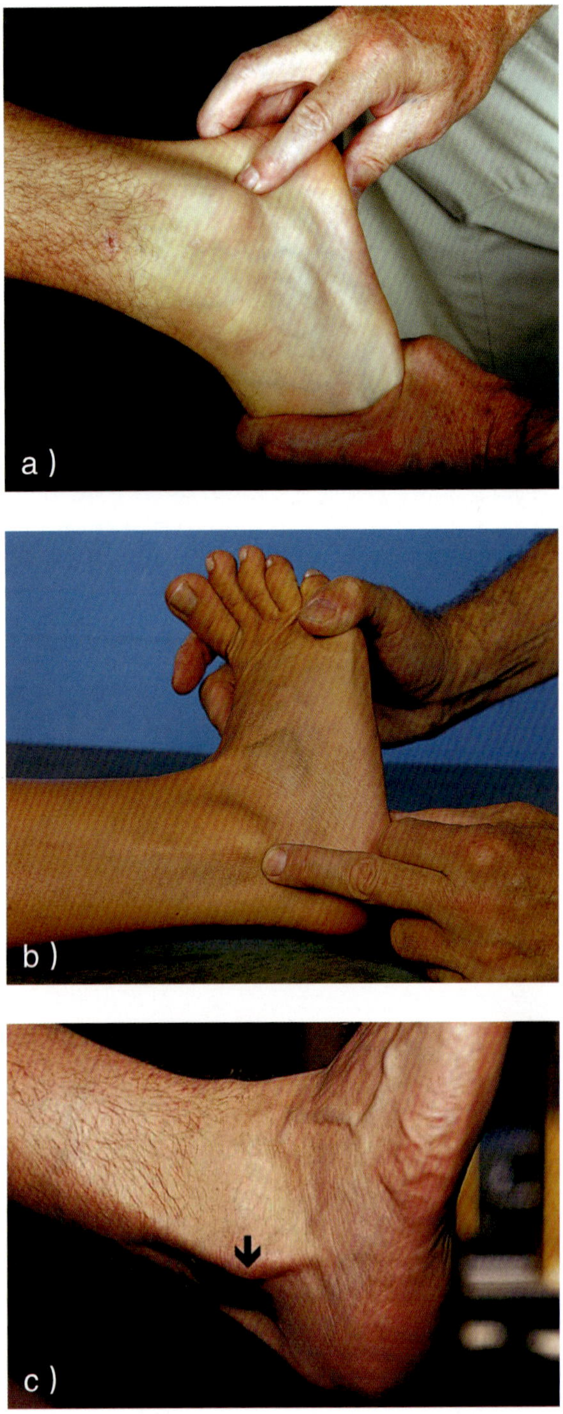

图21.38 外踝后方的腓骨肌腱离开其解剖学位置（脱位）。a）、b）外踝后方压痛处；c）肌肉收缩时很容易看到肌腱。

症状和诊断

- 运动时，胫骨后肌腱在腱鞘中滑动时可感到疼痛。
- 胫骨后肌腱被动承受负荷、主动锻炼时可感到疼痛。
- 可有压痛，通常发生在足舟骨的肌腱附着处，但肌腱在内踝后方走行部位表面也可产生压痛（图21.39）。
- 有时可有肿胀。
- 运动损伤急性期内，在肌腱表面可有捻发感。
- 经常可见足外翻程度增加。
- 肌腱完全断裂可导致平足，此时内侧足纵弓向脚内侧塌陷，脚趾向脚外侧推挤。
- 在肌腱完全断裂时，运动员将不能在用脚趾站立时维持足弓形态，甚至不能用脚尖站立。
- MRI扫描可以确定对该病的诊断。

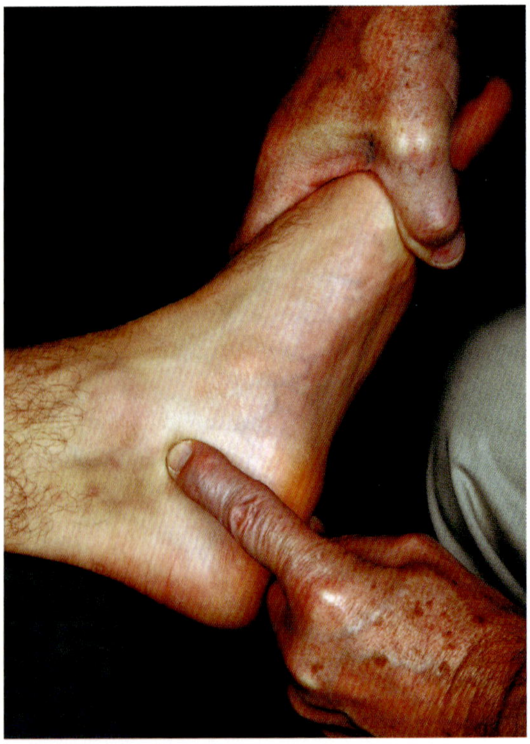

图21.39 胫骨后综合征。胫骨后肌腱止于足舟骨处，此处可查到压痛，该肌腱在内踝后方走行部位表面也可查到压痛。

治疗

运动员应：

- 停止运动，休息足部1~2周。
- 在损伤急性期内，进行冷敷；急性期过后局部热敷，如使用保暖装备。
- 在损伤部位使用绷带或踝关节支具。
- 使用半刚性鞋内矫正物（插入），优先选用定制款，它可支撑足纵弓并减少足的外翻。

医生应：

- 给予患者抗炎药。
- 在肌腱的腱鞘内注射皮质类固醇类（不要注射到肌腱内），并要求患者休息。
- 嘱运动员使用步行靴或石膏管型3~4周。
- 如果肌腱腱鞘缩窄，肌腱不能在其内自如地滑动，则需要进行手术。手术探查可以发现是否存在病理性变化，即慢性腱鞘炎、肌腱变性和肌腱纵向撕裂。
- 为慢性肌腱断裂患者提供鞋内插入型矫正物。
- 胫骨后肌腱急性完全断裂者，需通过手术修复肌腱。
- 伴有疼痛的慢性胫骨后肌腱断裂需进行手术。虽然手术不能修复足弓，但可以减缓疼痛。在完全断裂后是否还能够重返运动是难以预测的。

踇长屈肌腱损伤

踇长屈肌走行于距骨后方的凹槽。在踝关节的平面上，踇长屈肌、胫骨后肌和趾长屈肌的肌腱一起在屈肌支持带的下方穿过。踇长屈肌及其肌腱主要负责踇趾的屈曲。

踇长屈肌腱损伤和过度使用在芭蕾舞和体操等运动中并不少见，因为在这些项目中，踝关节和踇趾频繁用力进行跖屈。重复的蹬地动作会在肌腱和腱鞘之间传递巨大的应力，可能会产生刺激、肿胀和畸形。踇长屈肌腱损伤也可发生在其他运动中，如网球运动，发球时的蹬地和旋转动作也可造成踇长屈肌腱损伤（图21.40）。踇长屈肌腱的肌腱病比该肌腱完全断裂更常见。

由于距后三角骨的存在，踇长屈肌腱可能会造成踝关节后方的撞击损伤，距后三角骨是一个额外存在的骨，其在人群中存在率为3%~14%。

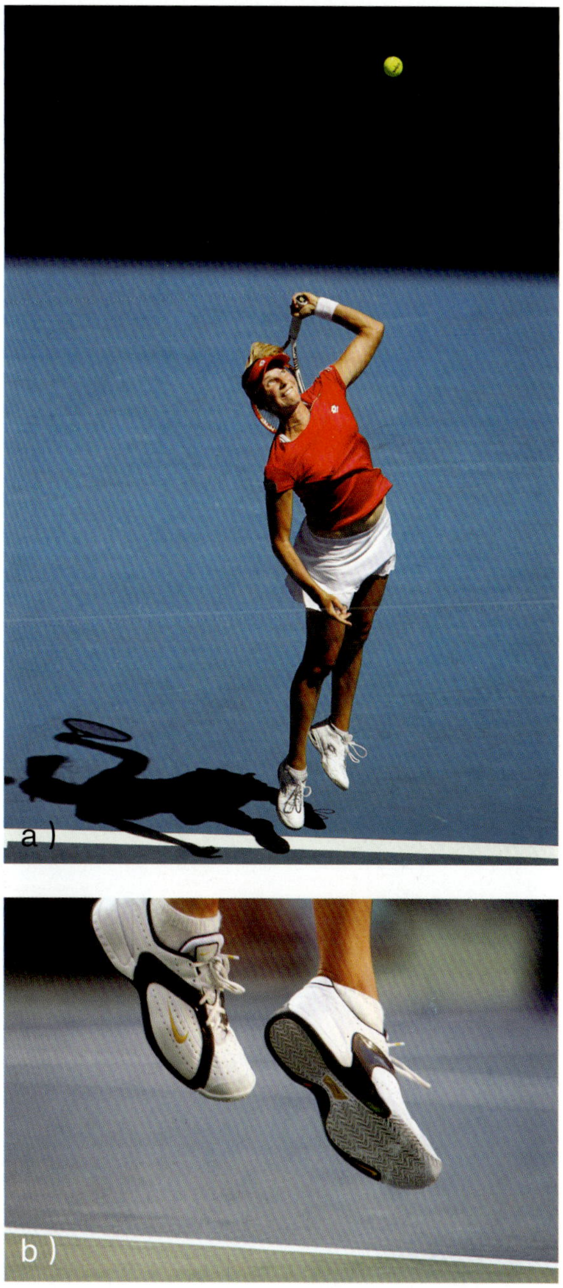

图21.40 踇长屈肌腱的负荷过多可以发生在有蹬地、旋转和着陆的运动中。**a）**损伤可以发生在网球发球后着地时；**b）**发球时，网球运动员跳离地面，着地时肌腱将承受负荷。图片来自Bildbyrån，瑞典，已授权。

症状和诊断

- 用力跖屈踝关节和屈曲踇趾时疼痛重现。
- 踝关节后内侧可以感到隐痛。
- 有时可感到肌腱“捕获”或“卡顿”，因为肿胀的肌腱处在解剖空间狭窄的内踝后方。

- 肌腱上方可有局部压痛，通常在内踝后方或远端（图21.41）。
- 用力主动收缩踇长屈肌时，内踝后方可闻及“咔嗒”声或“砰砰”声及捻发音。
- MRI可显示腱鞘内积液，有时可见肌腱变性（图21.42）。

治疗

运动员应：

- 使用拐杖，休养患处。
- 冷敷。
- 遵循肌腱病治疗原则。
- 舞者可以继续练习，但应避免跳舞时仅用脚尖站立。

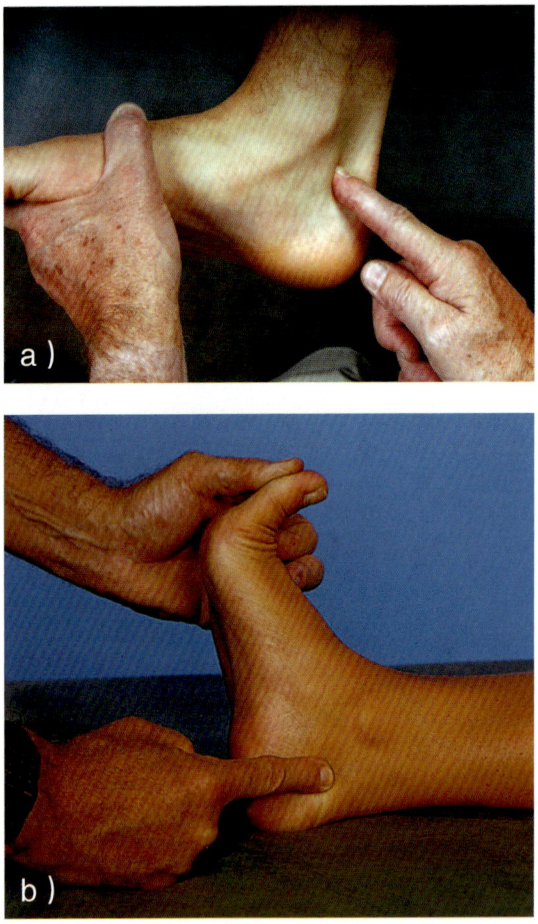

图21.41 踇长屈肌腱损伤。**a**）肌腱后方或内踝下方可以查到压痛点；**b**）用力背屈踇趾（踇趾向上屈曲）时可以引出疼痛。

医生应：

- 给予患者抗炎药。
- 短期用步行靴制动关节。
- 关节镜下腱鞘减压。手术产生的瘢痕组织有时会像术前的肌腱病一样使肌腱功能丧失。在舞者重新脚尖站立跳舞前，至少需要3个月缓慢渐进的康复训练。

胫骨前肌腱损伤

胫骨前肌腱沿小腿前缘向下走行并穿过踝关节，可使踝关节向上屈曲（背屈）。该肌腱及其腱鞘的任何部位都可有炎症反应。炎症反应可由过度负荷引起，也可由外部压力造成，通常是因为鞋子或滑冰鞋的鞋带系得过紧。胫骨前肌腱及其腱鞘也可发生断裂从而导致肿胀、压痛及足背屈无力。这种运动损伤可发生于从事冰上曲棍球、手球和篮球等的运动员，也见于跑步者和墙球球员。

症状和诊断

- 足背屈时可引起踝关节疼痛。
- 足背屈力量显著降低。
- 在损伤急性期，胫骨前肌腱表面可有压痛、肿胀，有时可发红、出现功能障碍。

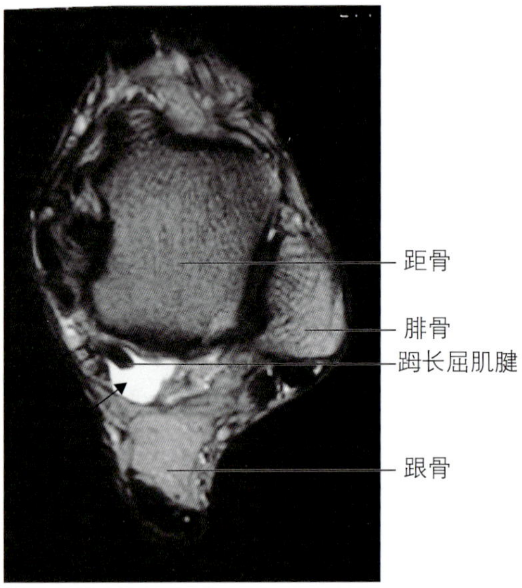

图21.42 踇长屈肌腱MRI图像。

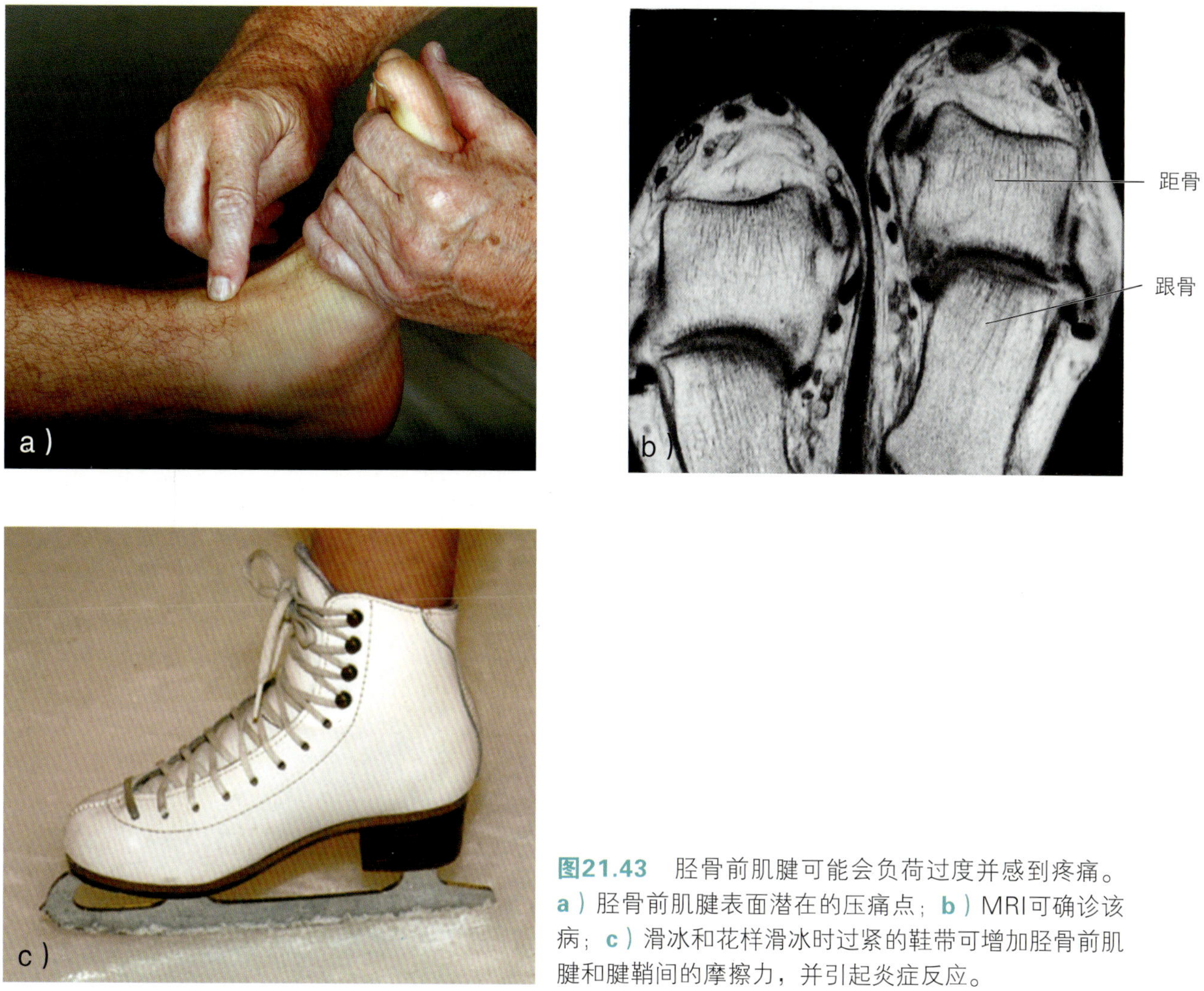

图21.43 胫骨前肌腱可能会负荷过度并感到疼痛。**a**）胫骨前肌腱表面潜在的压痛点；**b**）MRI可确诊该病；**c**）滑冰和花样滑冰时过紧的鞋带可增加胫骨前肌腱和腱鞘间的摩擦力，并引起炎症反应。

- 在损伤急性期，足向上、向下屈曲可听到关节活动时的捻发音（“咔嗒”声）。
- MRI对诊断有帮助（图21.43）。

治疗

运动员应：

- 停止进行可产生疼痛的运动，尤其是踝关节的背屈。
- 急性期冰敷（可与热敷交替进行）。
- 急性期过后，局部热疗或使用保暖装备。
- 通过将鞋子或滑冰鞋的压力分散到足周围部位的方法，来减轻胫骨前肌腱承受的压力，如在鞋带和肌腱之间放一块泡沫橡胶。

医生应：

- 给予患者抗炎药和抗炎软膏。
- 规划运动损伤急性期后的锻炼计划。
- 对于运动损伤严重的病例，在急性期，给予石膏管型或步行靴。
- 对肌腱完全断裂的患者进行手术。

踝关节康复训练

踝关节和足的生物力学对保证下肢的正常功能是很重要的。足是下肢动力链的终末环节。

关节活动度练习

踝关节背屈和跖屈

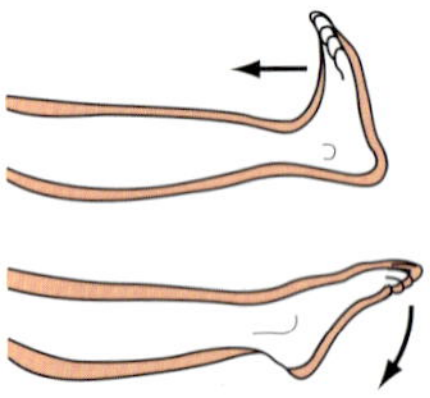

- 坐姿，双腿伸直，尽可能向上勾全足和踝关节都，同时保持膝关节伸直。
- 保持5秒，尽可能向下勾脚和踝关节。保持5秒。
- 可用一条带子缠绕脚来辅助背屈。重复。

踝关节内翻和外翻

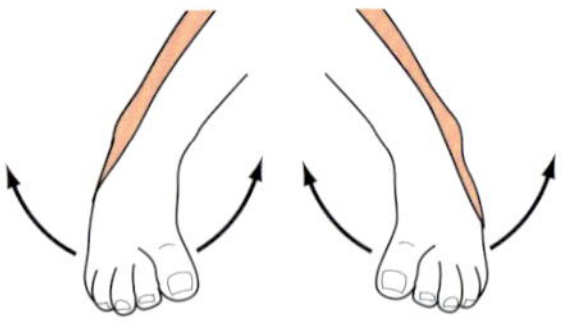

- 坐在椅子上，脚踩在地板上，脚下放一条毛巾，用毛巾辅助小腿从一边移动到一边。
- 一定要把脚底放在地板上，这样运动的才是足，而不是小腿。保持5秒，然后尽可能向外转动脚底。保持5秒。重复。

踝关节环转

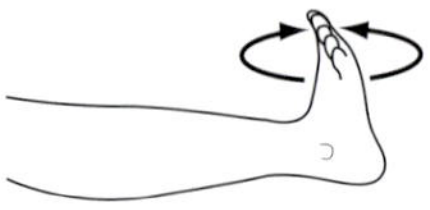

- 坐姿，双腿伸直，小范围内顺时针转动患足。
- 逆时针重复转动。先从小圆开始，然后逐渐增加转动幅度。
- 顺时针和逆时针各重复10次。

踝关节力量练习

毛巾卷动（足趾和足的屈肌、伸肌）

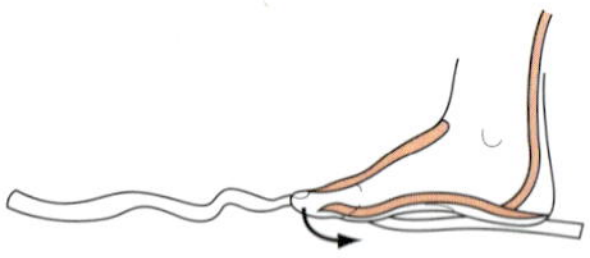

- 坐姿，把毛巾铺在你面前的地板上。
- 将患足的脚跟放在毛巾上。试着用脚趾卷起毛巾，保持脚的其余部位静止不动。
- 增加难度：在毛巾的末端放一个小的重物或书来增加阻力。重复5~10次。

毛巾内翻、外翻（踝关节和足的内翻肌群、外翻肌群）

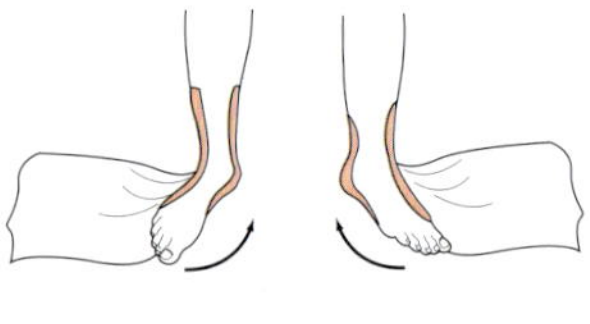

- 坐姿，将一条毛巾铺到患足外侧。
- 将脚跟放在毛巾的末端，脚向内旋转，同时用脚趾和脚拉住毛巾。
- 重复直到脚到达毛巾的另一端。再把毛巾展开。重复5~10次。
- 将毛巾铺到患侧踝关节的内侧，重复上述练习，将脚向外旋转，同时拉住毛巾。重复5~10次。

提踵（腓肠肌、比目鱼肌）

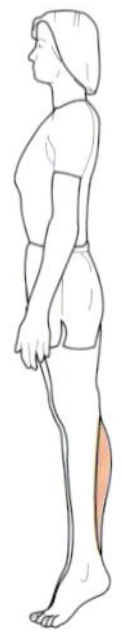

- 站姿，双脚承担相同的体重。
- 慢慢地尽可能地踮起脚尖，用脚趾站立，然后再降低。重复10~15次。

- 增加难度：仅用患肢站立，然后重复这个练习。也可以站在台阶边缘，脚后跟悬空，这可作为额外关节活动度的练习。

脚趾抬高（踝关节背屈肌）

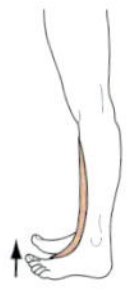

- 站立，双脚承担相同的体重。
- 抬起脚趾和脚的前部使其离开地板，保持脚跟与地面接触。慢慢地降低。重复10~15次。

使用橡皮条的练习

将一定长度的橡皮条固定在一个低至地面的稳定物体上。做2~3组，每组重复10~15次。

抗阻背屈练习

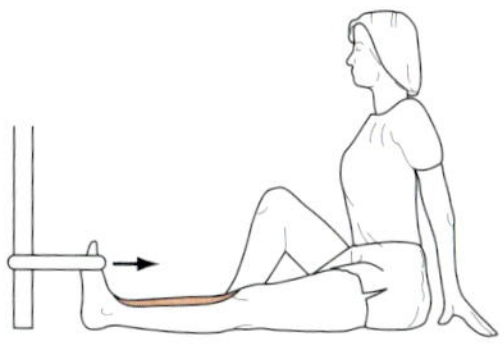

- 坐在地板上，腿向前伸直，把橡皮条套在脚的顶端，仅低于脚趾水平。
- 向后滑动给橡皮条施加一些张力。
- 慢慢地抵抗橡皮条的阻力将踝关节拉向身体。
- 慢慢地降低。重复以上步骤。

抗阻跖屈练习

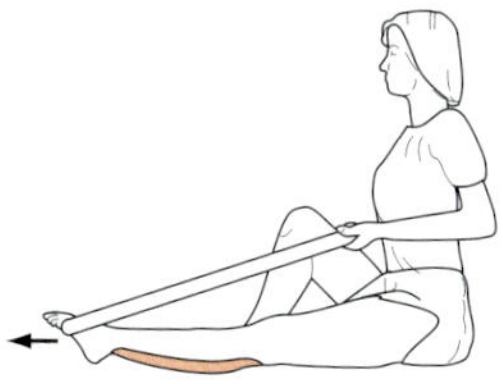

- 如果患者还无法承受站立脚跟抬高练习的负荷，可以用这个练习替代。
- 坐在地板上，双腿向前伸直，将橡皮条套在前脚掌上，另一端握在自己手上。
- 慢慢地抵抗橡皮条的阻力将脚向下压，然后再慢慢地回到开始的位置。重复。

抗阻内翻练习

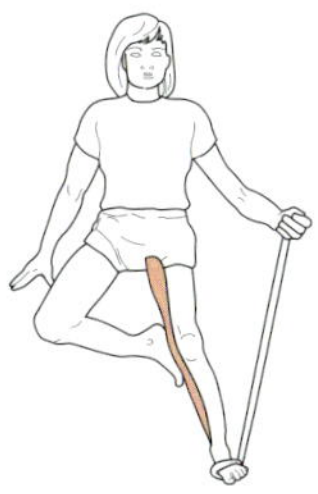

- 坐在地板上，腿向前伸直，将橡皮条套在你的脚的顶部，仅低于脚趾水平。这条橡皮条应置于患肢的外侧。
- 身体滑到一边来给橡皮条施加张力。
- 慢慢地抵抗橡皮条的阻力向内转动脚掌。确保运动由脚发起，整条腿没有旋转。
- 慢慢地回到起始的位置。重复。

抗阻外翻练习

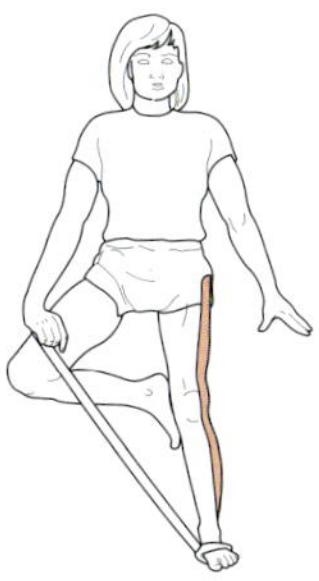

- 坐在地板上，腿向前伸直，将橡皮条套在脚的顶端，仅低于脚趾水平。这条橡皮条应该置于患肢的内侧。
- 身体滑到一边来给橡皮条施加张力。慢慢地抵抗橡皮条的阻力向外转动脚掌。
- 确保运动由脚发起，整条腿没有旋转。
- 慢慢地回到起始的位置。重复。

表 21.2 踝关节急性扭伤康复训练方案

	早期	中期	晚期	重返运动
目标	减轻/控制疼痛、肿胀 保护关节 维持关节活动度	提高关节主动、被动活动度 保护关节 提升功能 开始力量训练	解决力量不足问题 功能强化练习	准备重返运动
承重	在可选的踝关节支具辅助下耐受承重	在可选的踝关节支具辅助下完全承重	完全承重	完全承重
关节活动度、灵活度	主动背屈、跖屈，脚趾伸展	主动的关节内翻、外翻活动度练习 关节被动活动度练习：跖屈、背屈、内翻、外翻 跟腱毛巾拉伸 站立位小腿拉伸	站立位小腿拉伸	继续先前的训练项目
开链力量训练	等长跖屈、背屈、内翻、外翻训练 毛巾卷动	使用橡皮条的练习：跖屈、背屈、内翻、外翻 毛巾卷动 毛巾内翻、外翻	继续先前的训练项目 增加： 使用橡皮条的练习——多轴的踝关节练习	继续先前的力量训练 下肢力量训练
闭链力量训练	可耐受的单脚平衡练习	脚跟抬高练习 脚趾抬高练习	弓步、蹲跳、弹跳快走（向前、向后） 向后、向前跑	交叉步跑，侧向蹲跳、弹跳 增强式训练
功能/本体感受练习	维持健康：动感单车，游泳	双腿站立平衡板 平衡训练，鹤立 维持健康：骑行、游泳、爬楼梯、水池跑	单腿站立平衡板 滑板，敏捷度、平衡度练习 跑步、骑行、游泳、爬楼梯	功能性跑步模式 跳绳 盒式敏捷性训练

表 21.3 外侧踝关节（解剖学）重建康复训练方案

	手术后的时间			
	0~3 周	**3~6 周**	**6~12 周**	**12 周至4~6个月**
目标	减轻、控制疼痛、肿胀 开始关节活动度练习	规范化关节活动度练习 开始力量训练 提高功能	规范化力量训练 减少功能障碍	准备重返运动
承重状态	在踝关节支具或步行靴的辅助下耐受承重	在可选的踝关节支具辅助下完全承重	完全承重 踝关节支具辅助下活动	完全承重

续表

	手术后的时间			
	0~3 周	3~6 周	6~12 周	12 周至4~6个月
关节活动度、灵活度	关节被动活动度练习：背屈、跖屈 有限的关节主动活动度练习：脚趾屈曲、伸展	关节主动活动度练习：背屈、跖屈 避免过度内翻、外翻 8周时：跟腱毛巾拉伸	关节主动活动度、被动活动度练习 跟腱毛巾拉伸	继续关节活动度练习，拉伸练习
开链力量训练	无	8周时： 等长训练：背屈、跖屈，内翻、外翻 使用橡皮条的练习：背屈、跖屈	完整等张、等速力量训练；所有平面使用橡皮条练习：4个平面	继续先前的力量训练
闭链力量训练	无	脚跟抬高练习 脚趾抬高练习	标准弓步、蹲跳、弹跳、快走（向前、向后）	交叉步跑，侧向蹲跳、弓步、弹跳增强式训练
功能/本体感受训练	维持健康：穿着步行靴骑动感单车	双腿平衡板站立练习 步态训练 适当活动：骑行、游泳、深水跑	单腿平衡板站立练习 滑板 适当活动：骑行、游泳、爬楼梯	功能性跑步模式 跳绳 专业运动练习 敏捷度、平衡性训练 4个月时平地慢跑
限制条件	不可进行拉伸或力量训练	不进行负重运动	无	无

参考文献

[1] FONG D T, et al. A systematic review on ankle injury and ankle sprain in sports. Sports Med, 2007, 37(1):73–94.

[2] WATERMAN B R, et al. Epidemiology of ankle sprain at the United States Military Academy. Am J Sports Med, 2010, 38(4):797–803.

[3] KANNUS P, et al. Treatment for acute tears of the lateral ligaments of the ankle. Operation, cast, or early controlled mobilization. J Bone Joint Surg Am, 1991, 73(2):305–312.

[4] LEANDERSON J, et al. Treatment of acute ankle sprain. Comparison of a semi-rigid ankle brace and compression bandage in 73 patients. Acta Orthop Scand, 1995, 66(6):529–531.

[5] VALKERING K P, et al. Isolated syndesmosis ankle injury. Orthopedics, 2012,35(12):e1 705–1 710.

[6] TOL J L, et al. The relationship of the kicking action in soccer and anterior ankle impingement syndrome. A biomechanical analysis. Am J Sports Med, 2002, 30(1):45–50.

拓展阅读

KARLSSON J, et al. Re-construction of the lateral ligaments of the ankle for chronic lateral instability. J Bone Joint Surg [Am] , 1988, 70:581–588.

PETERSON L. Ankle ligament injuries and operative treatment principles. Ann Chir Gynaecol, 1991, 80:168–176.

PETERSON L, et al. Autologous chondrocyte transplantation of the ankle. Foot Ankle Clin, 2003,8(2):291–303.

RENSTROM P. Persistently painful sprained ankle. J Am Acad Orthoped Surg, 1994, 25:270–280.

WILLIAMS G N, et al. Syndes – MOTIC ankle sprains in athletes. Am J Sports Med, 2007, 35(7):1197–1207.

第22章　足的运动损伤

足是强壮而复杂的机械性结构，在走路、跳跃和奔跑时接收并分配身体的负荷。大多数体育项目包含奔跑或跳跃元素，在进行这些运动时身体下肢承受的压力将急剧增加（见第6章）。

功能解剖

下肢应被视为由不同组成部分协同工作的功能单位。足部解剖结构异常会引起膝关节和髋关节的问题，反之亦然（图22.1~图22.4）。

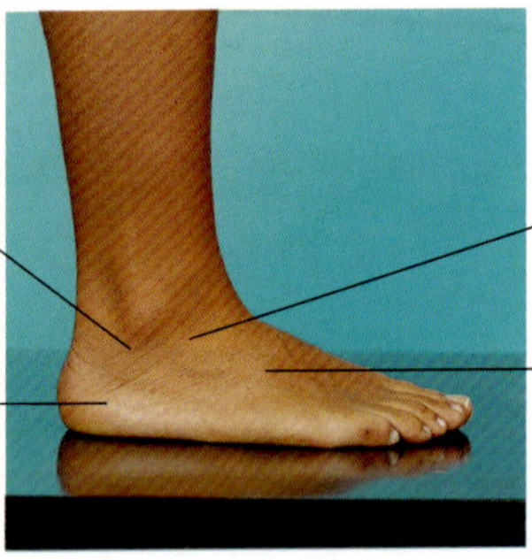

图22.1

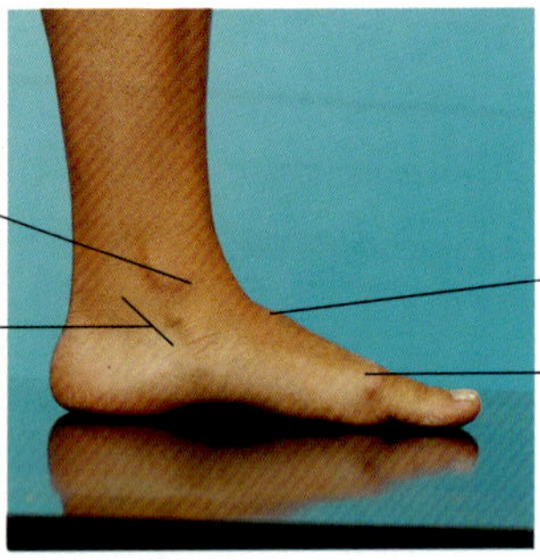

图22.2

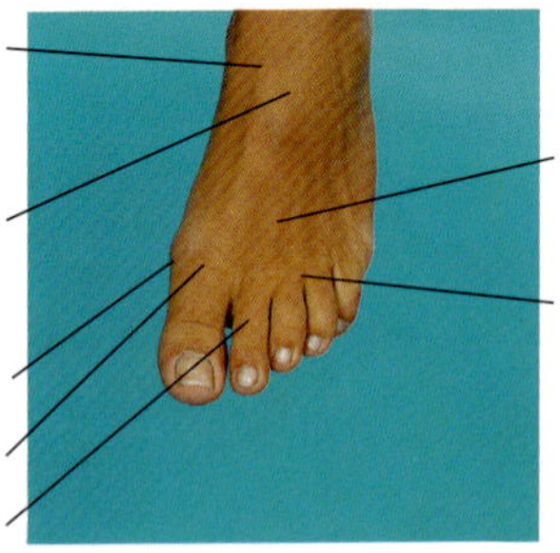

图22.3

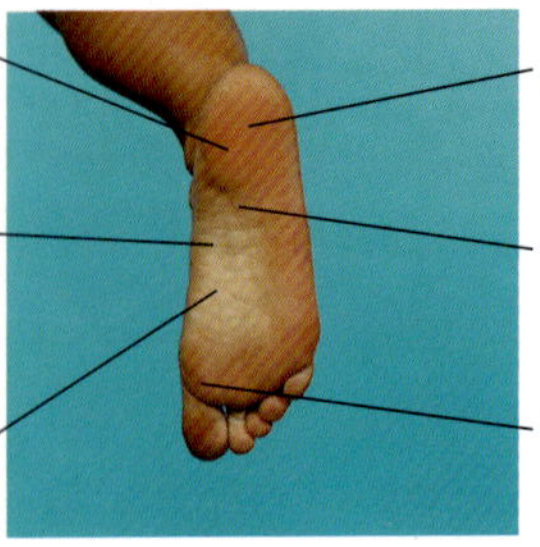

图22.4

图22.1~图22.4 不同足部运动损伤的定位。

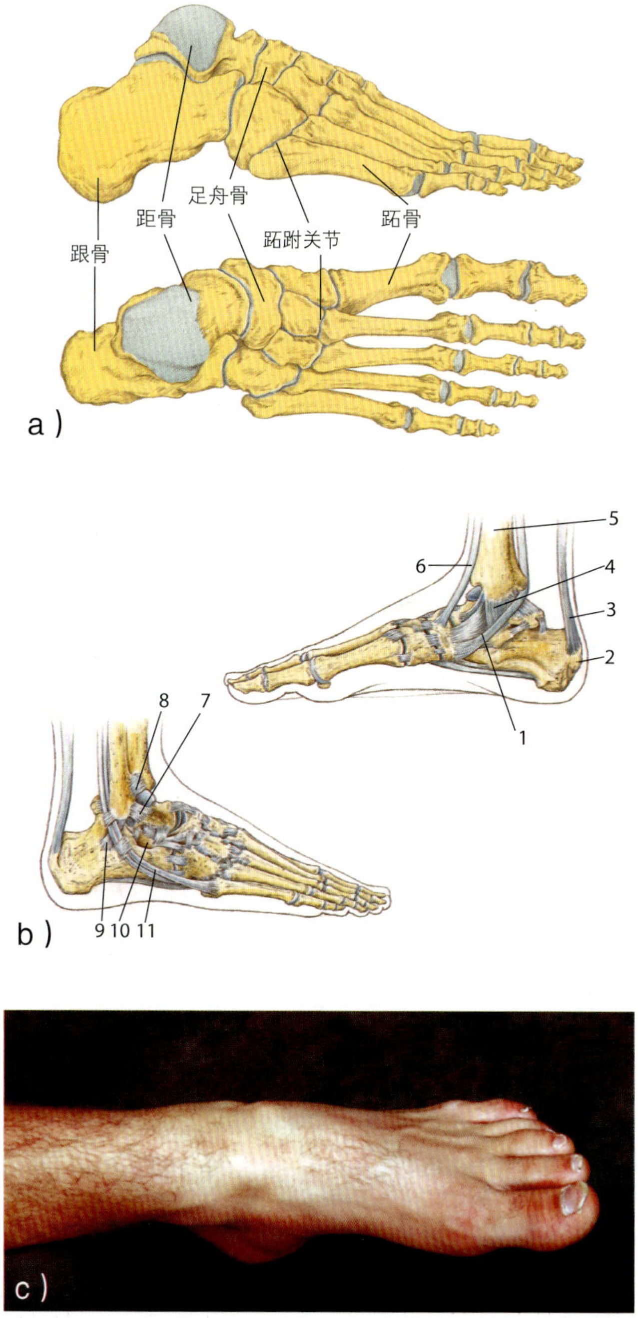

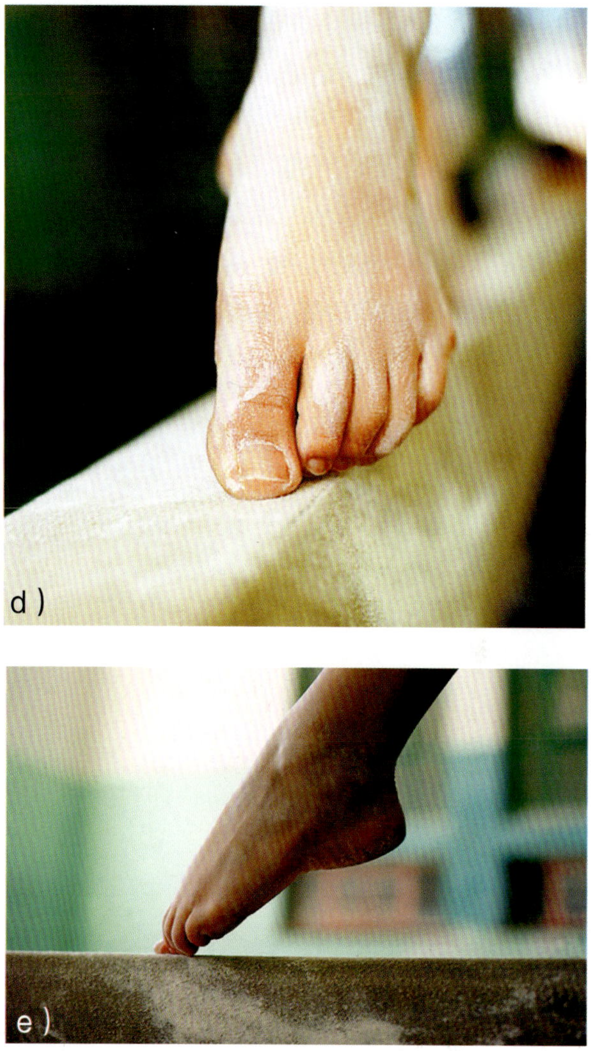

图22.5　足的解剖。**a）**足骨和关节位置的外侧面观和上面观（前面）。**b）**足的外侧面观和内侧面观。1.胫骨后肌腱；2.跟骨；3.跟腱；4.三角韧带；5.胫骨；6.胫骨前肌腱；7.距腓前韧带；8.骨间韧带；9.跟腓韧带；10.跗骨窦；11.腓骨肌腱。**c）**足上面观。**d）**、**e）**足部承受多种负荷的运动，图示的是体操运动。

足由26块不同的骨组成，它们相互连接成33个关节，并被许多的韧带和关节囊连结在一起（图22.5）。足大约有30条肌腱，包括小腿和足本身肌肉的肌腱，这些肌腱均参与足的运动。足可以分为3部分：

- 后足：由距骨和跟骨组成。
- 中足：由足舟骨、骰骨和3块楔骨组成。
- 前足：由5个足趾及其近端5块长骨（跖骨）组成。踇趾和拇指一样，只由2块趾骨组成，而其他趾由3块趾骨组成。足趾的长度和形状差别很大。当足趾承受负荷时，踇趾会被紧压在地面上，而其他脚趾则会形成一个抓取的动作。在第1跖骨远端的下面有2块籽骨。

足部有2个弓状结构：横弓和纵弓。纵弓沿足的内侧从跟骨延伸到蹲趾的跖趾关节。前部的横弓走行时斜跨过跖跗关节，并被纤维性的关节囊和韧带固定。固定结构包括足底腱膜(足弓韧带），它沿着足弓从跟骨走行至足趾。在不承受负荷的状态下，韧带维持足弓的形状；在承受负荷的状态下，这些韧带会被拉伸使足弓被压在地面上。足弓承受的负荷越大，韧带被拉伸得越紧。

足和趾的许多运动都是由起于小腿的肌肉控制的，这些肌肉的肌腱止于足部。更精细的运动是由起于且止于足的肌肉控制的。

足的运动

足部可沿2个轴运动。一个轴水平地穿过距骨，这是踝关节垂直运动的轴。另一个轴斜向走行，始于跟骨后侧下部，向前上方延伸到距骨的头端。脚在这条对角轴上的运动被称为外翻和内翻。

足外翻时，脚底转向外侧，脚内侧的主要部分与地面接触，就像处于平足的状态（图22.6）。

足内翻时，脚底转向内侧，足部的内侧缘比外侧缘要高。

跑步和行走

跑步和行走时，在足触地之前，足轻微地旋后。足接触地面时，通常是足跟的外侧首先触地。在支撑阶段，足弓承受负荷被压平，足开始外翻，再加上小腿肌肉的收缩，导致产生的应力在整个足部和腿部分散。内侧纵弓被压平一直持续到足弓韧带被绷紧。此时，身体重量产生的应力已经通过了脚，并开始了下一步蹬地的准备。通常，足在支撑阶段有40%~70%的时间处于外翻状态，然后逐渐地变为旋后状态，这可以使前足保持稳定，形成更好的蹬地“杠杆”。

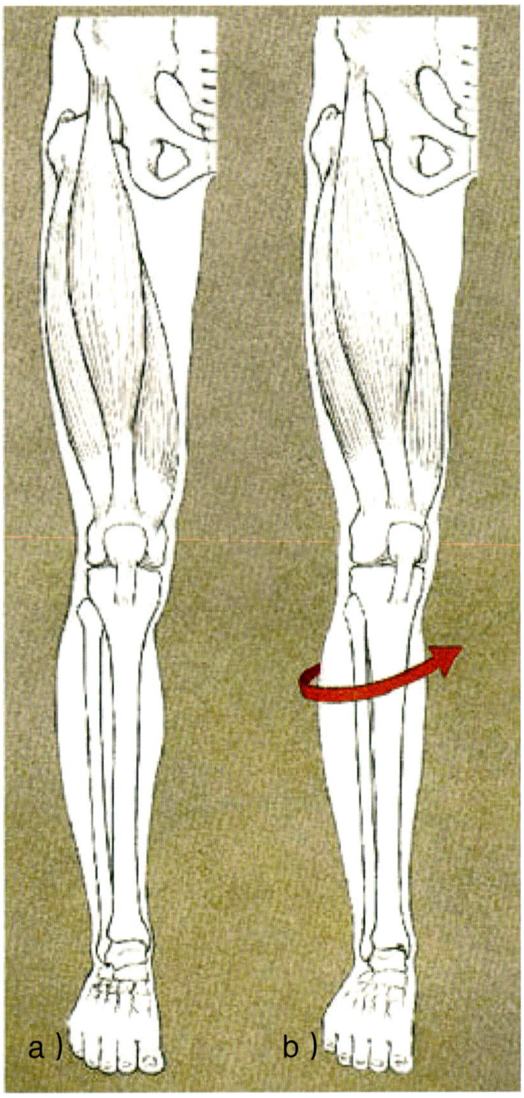

图22.6 足的外翻，即脚底转向外侧。**a**）腿在正常位置的足外翻；**b**）当足部过度外翻时，往往会造成小腿的代偿性内旋。

足的角度

足和小腿之间的角度很重要。这个角度可以通过皮肤上的标记来检查，这些标记是沿着胫骨前缘做的。通过距骨和跟骨的垂直轴应该与胫骨上的皮肤标记平行；它也应该与穿过横弓的直线成直角。

足过度使用损伤的病因

跑步时造成足部损伤的原因是多方面的。影响足部负荷分布的因素包括解剖学特性、体重、鞋子类型、跑步地面、技巧和训练计划。

解剖学因素

明显有别于正常足的解剖结构（如过度的外翻和高弓足）可能会造成损伤。即使是轻微的变异或对合不良，在长期或反复的负荷下，也可能造成显著的伤害。

外翻足

当重量从足跟向前足转移时，足向内滚动，足底转向外上方，发生外翻。足部负重时有一定程度的外翻是正常的，但是过度外翻则是一种代偿，它由足跟和足之间或腿和足之间的不正常关系造成（图22.7）。腿和足衔接欠佳很常见，这容易造成不平衡。负重时，足底可被过度外翻压向地面。

在跑步过程中，过度的外翻或在支撑阶段外翻维持过久会导致足部支撑结构承受的压力增加，也会增加肌肉的负荷，造成过度使用损伤。过度外翻也可能是身体代偿其他轻微的解剖学缺陷和偏差的机制。

是否存在过度外翻可以通过湿足试验来确证（图22.8）。脚浸在水中后，在光滑干燥的地面行走就可印出脚印。脚印会显示整个脚的负荷分布。当足部正常时，内侧纵弓不会留下印迹，但如果存在过度的足外翻，整个足的印迹都会留下。

在走路或跑步时，足过度外翻可能会导致下肢整体负荷的增加，因为它会造成小腿、膝关节和大腿向内旋转的幅度增加。这种过度外翻会导致大腿肌肉组织生物力学模式的改变，从而使小腿、膝关节和髋关节负荷增加。这可能是这些部位过度使用损伤或其他疼痛的原因。与过度外翻有关的损伤包括髌骨软化症、胫骨后肌综合征、足底筋膜炎和大转子滑膜炎。需要重点强调的是，解剖学上的改变——对合不良，其不与任何特定疾病的诊断有直接关系。诊断可以由足踝外科医生、物理治疗师或

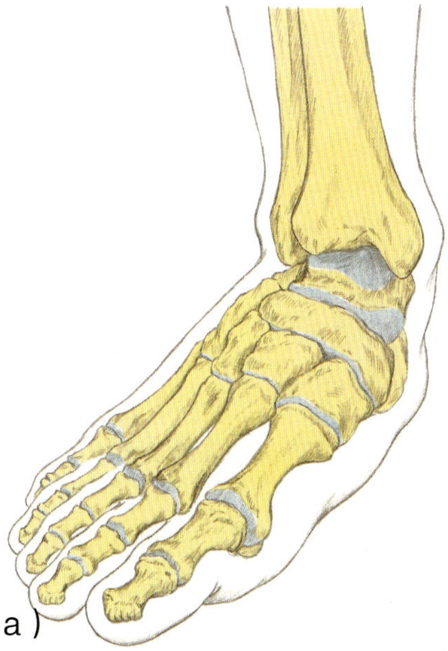

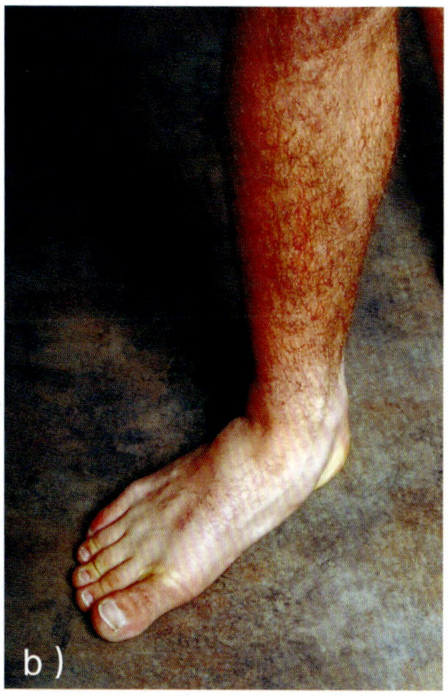

图 22.7 足负重时有一定程度的外翻是正常的。过度外翻是一种代偿，可由不正常的功能性解剖结构造成。

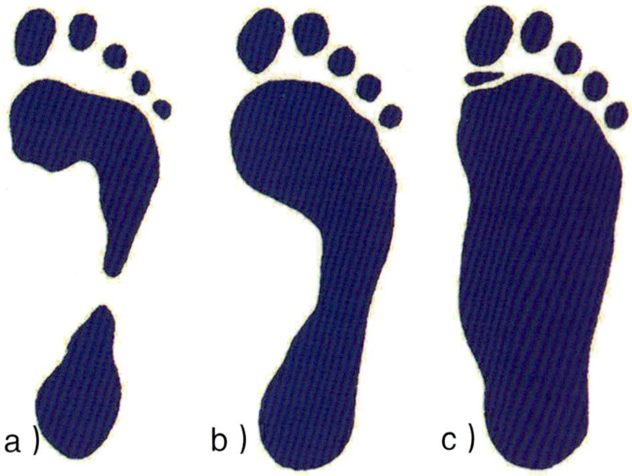

图22.8 足弓的形态可通过湿足试验进行观察。**a）**高弓足；**b）**正常足；**c）**足弓过平，由于外翻增加（平足）或其他原因。

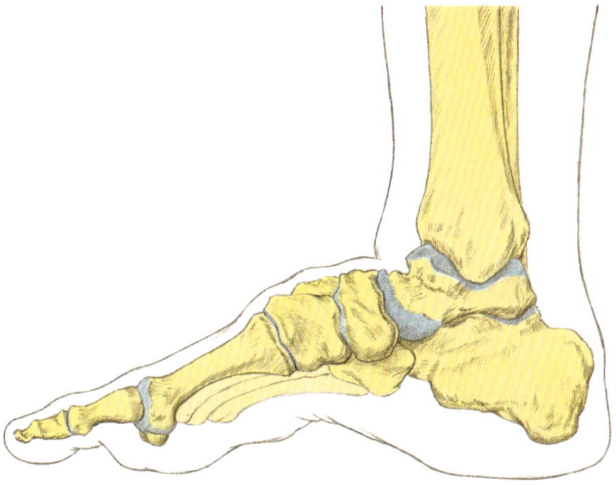

图22.9 高弓足，即足纵弓过高。

相关人员给出，他们可以在跑步机上进行步态全程分析或使用测力平台测量跑步时足的应力和角度。额外的内侧支持和（或）矫正器对该病会有所帮助。

高弓足（爪形足）

高弓足纵弓先天性异常增高，承重时足底明显中空。高弓足与平足恰恰相反，且不太常见（图22.9）。

高弓足相对不灵活，关节活动范围受限。它常伴有小腿肌群及足底腱膜紧绷。其承重面积相对较小，通常集中于3个点：足跟、踇趾和小趾。压力集中导致了异常的负荷状态。

症状和诊断

- 足部欠灵活，足弓在负重时几乎不能平展。
- 锤状趾（脚趾屈曲，不能伸直）。
- 踇趾向下脱位，常可导致疼痛的胼胝形成。
- 长时间用力会有疼痛。

小贴士

严重高弓足患者通常不能很好地耐受长距离的跑步。

治疗

- 可以用足矫正器和特制的带软垫的鞋来缓解疼痛，并重新分配足底的压力负荷，如可以使用专门定制的具有良好减震功能的足弓支撑垫。鞋有1厘米高的半刚性材质的楔形后跟，可以有效减少足底胼胝的形成并可分散负荷。
- 在倾斜35度的板上进行紧绷、无力肌肉的静态拉伸练习。然后运动员可进行力量练习——交替进行脚趾抬高和脚跟抬高。
- 去除所有的足底胼胝，并对鞋进行调整，以减轻压力，使负荷在脚底分散。

外部因素

不恰当的训练计划或湿滑的道路等外部因素也会导致足的损伤（第2章）。

后足、足跟的运动损伤

- 后足不适可局限于足跟或跟骨的内侧和外侧。内侧的症状可由神经压迫或屈肌腱损伤引起。
- 跗管综合征可由胫后神经或其分支受压引起，或由跖内侧神经和跖外侧神经在屈肌支持带下受压引起。
- 胫骨后肌肌腱的撕裂或肌腱病也可引起近端足弓

的疼痛。疼痛可向纵弓远端放射，可能与肌腱的肿胀和增厚有关。

- 踇长屈肌腱撕裂或肌腱病也可引起后足内侧疼痛。

足跟疼痛有很多原因，包括神经压迫、足底筋膜损伤和应力性骨折。足跟脂肪垫疼痛综合征、足底筋膜炎（图22.10）或足底筋膜断裂也可引起足跟疼痛。跟骨应力性骨折可在承重时产生疼痛，其特征是按压足跟内侧和外侧时有明显的压痛。神经压迫导致的疼痛并不罕见。

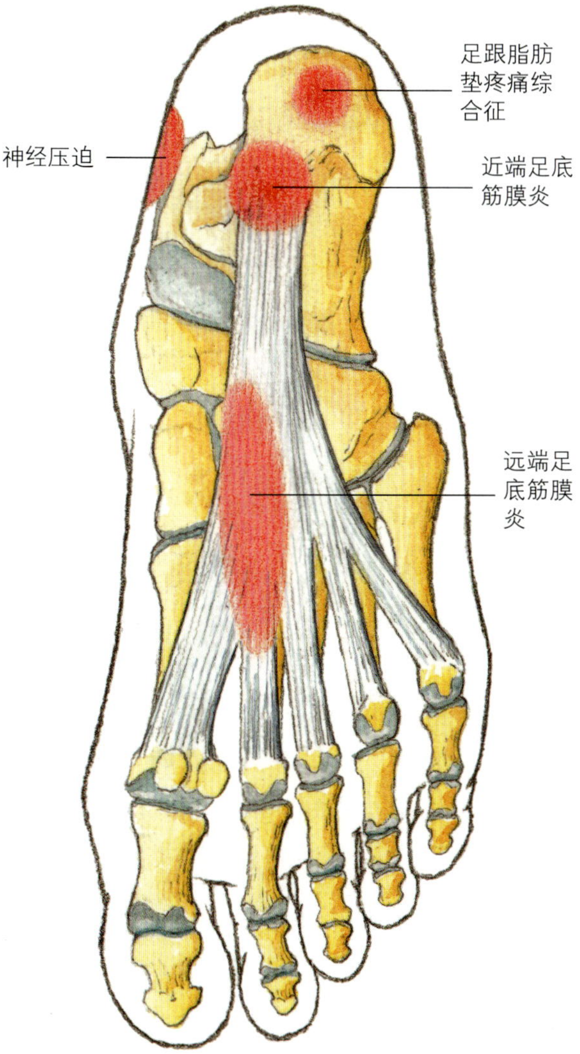

图22.10　足跟疼痛可有多种病因。标红的是常见疼痛部位。

足跟脂肪垫疼痛综合征

足跟脂肪垫由具有弹性的脂肪组织组成，依靠结缔组织筋膜附着于皮肤。筋膜在垂直方向形成一个个螺旋状“U”形纤维隔膜，构成一组包含脂肪的小间室。这是为抵抗压力负荷而产生的特殊结构（图22.11）。

不同于足背的皮肤，足底的皮肤不能在组织表面向前、向后滑动。在坚硬的地面上反复跳跃，如跨栏、跳远和三级跳，可以撕裂或拉伸这些结缔组织带/筋膜。如果与地面接触的足跟处的隔膜内脂肪被挤出，可削弱脂肪垫减轻跟骨负荷的保护作用。

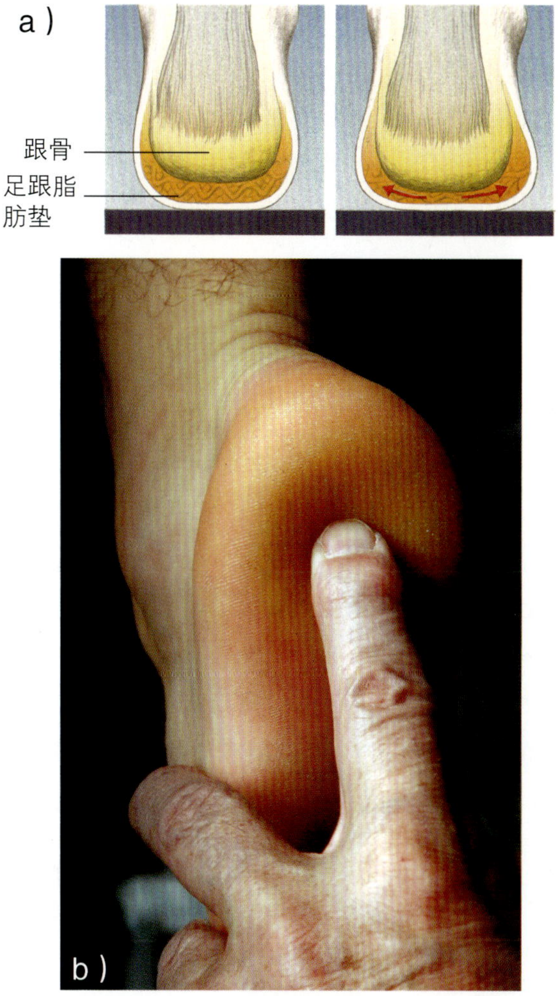

图22.11　足跟脂肪垫疼痛综合征。**a**）反复跳跃可以导致脂肪垫周围及形成脂肪垫的结缔组织断裂；如果这些支撑脂肪细胞的“墙壁”被压向外，脂肪垫的保护性作用会降低。**b**）足跟下方压痛点。

随着保护作用的减弱，皮肤和骨在负荷时对疼痛会更加敏感。40岁以后，脂肪组织往往会逐渐减少，形成一个更疏松、更薄的足跟脂肪垫。

运动员经常主诉弥漫的足跟底部不适感，且不适感在坚硬的地面上跑步和跳跃时会加重，不伴有放射痛。如果结缔组织带的断裂是近期发生的且较轻微，仅足跟的脂肪垫有压痛（图22.12）；然而，在长期受损患者中，跟骨会紧贴皮肤，这种情况很难进行治疗。因此，必须要预防这种情况的发生。

可以通过在跑步时使用更小的步伐，减轻足跟的负重来部分缓解疼痛；但是，预防的主要手段是选用匹配路面的舒适鞋子，并使用足跟支撑垫缓冲地面的冲击，将这些冲击力分散。支撑垫可以插在足跟下。带有足跟杯的鞋子可以容纳并集中剩余的脂肪组织，以增强其保护能力。对足弓的支撑也可以减轻足跟的压力。可集中并支持软组织的足跟支撑垫通常都有重要价值，尤其是在慢性患者中。

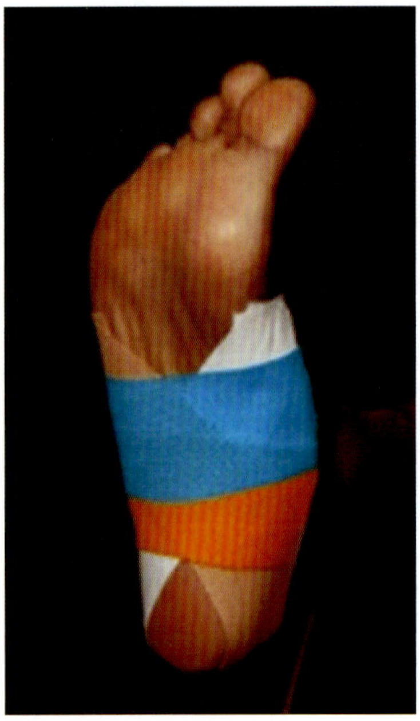

图22.12 足跟脂肪垫有压痛。可用非弹性运动胶带、肌内胶贴包扎，以缓解疼痛。足保持垂直于小腿的位置。图片来自Tommy Eriksson，瑞典田径协会。

足跟脂肪垫炎和滑囊炎

足外伤或过度使用偶尔会引起足跟脂肪垫的炎症反应。在跟骨和足跟脂肪垫之间有一个小的滑囊，在撞击负荷后会发炎和疼痛，如打篮球或跑步。炎症反应会使脂肪垫变得脆弱，让运动员无法负重。对于受伤的运动员来说，跑步有时甚至走路都变得不可能，医生应让他们休息。

这种情况可发生于任何年龄人群，但常见于中年人和运动员。双侧损伤的病例占10%~15%。有高弓足的长跑运动员似乎更容易受伤。

检查时，足跟脂肪垫软而柔韧。这种运动损伤保守治疗时常为自限性的。足跟杯或用凹槽支撑足弓对疼痛缓解是有效的。

足底筋膜炎（足跟疼痛综合征、跟骨骨刺、足底筋膜病）

足底筋膜（足弓韧带或足底腱膜）是一种由致密的结缔组织构成的纤维带，从足底跟骨内侧起始，走行时与附着于脚趾的韧带合并。蹬地或跑步上坡时，足跟抬起，脚趾与跖骨之间的夹角增加，腱膜被拉伸（图22.13）。

足底筋膜炎很常见。据估计，每10个人就有1人在其一生的某个时间患过该病，最常受影响的是中年人群（40~60岁）。

随着脚趾屈曲度增加，腱膜变得越来越紧，而纵弓也因此而更稳定。然而，紧绷的腱膜也成了一个潜在的损伤位点。在剧烈的起跳过程中，足底腱膜起始处或趾短屈肌处可发生断裂。急速转身也可增加足底组织的负荷，造成损伤。足底筋膜炎也可由脚过度使用造成。在长时间的损伤中会存在瘢痕增生、炎症反应或结构破坏的迹象，这与退行性病变的过程更相符。也许是时候把病名统一为足底筋膜病了。

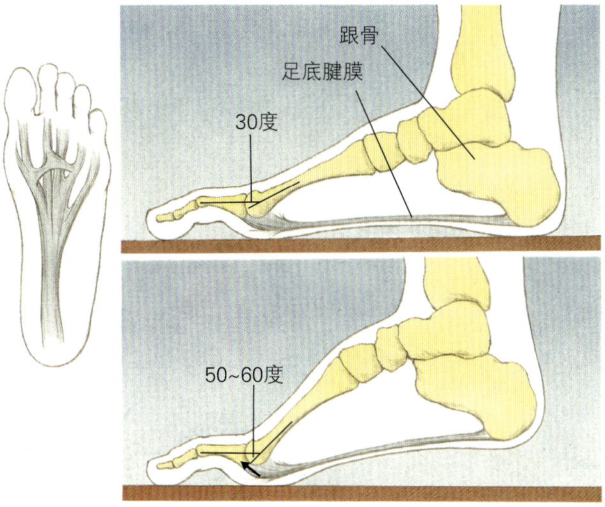

图22.13　足底筋膜炎。当跑步上坡时，足趾和后足之间的角度增加，足底筋膜纵向拉伸，其与跟骨连接处的负荷增加。

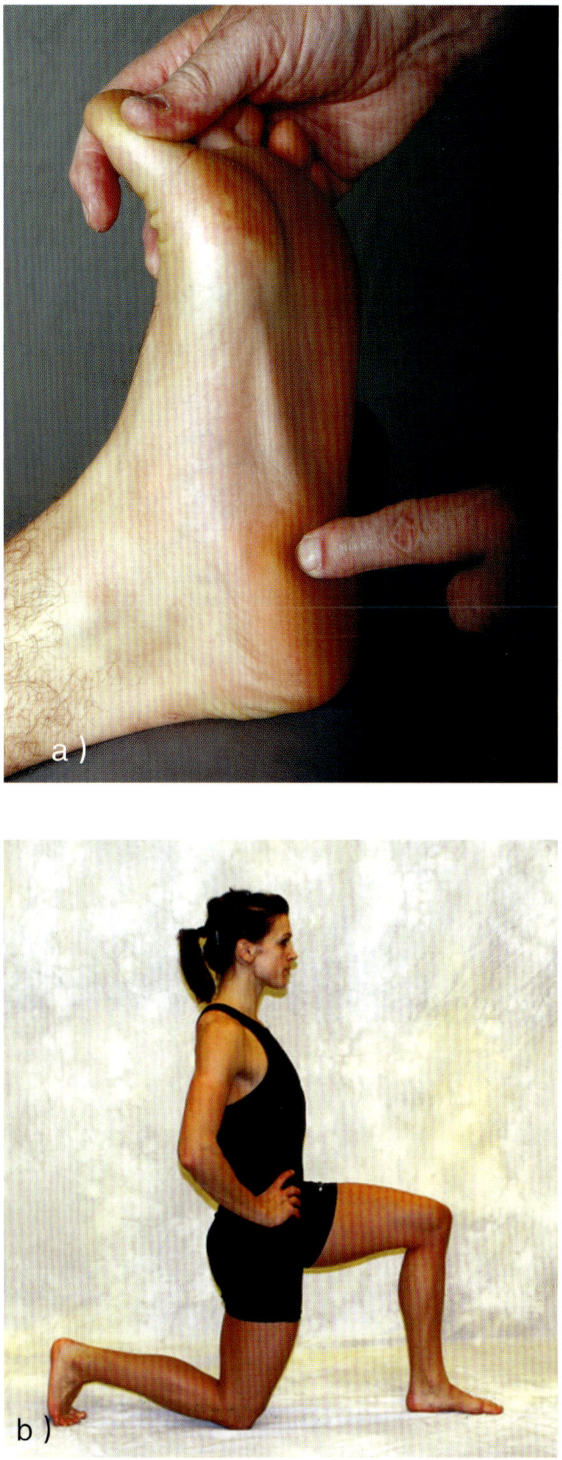

图22.14　**a）**足底腱膜附着于跟骨处压痛；**b）**足底的拉伸应包括跟腱拉伸和足底腱膜拉伸（图片来自Anette Heijne）。

有过度外翻足的运动员更有可能出现足底腱膜的过度使用损伤或起始处撕裂。由于外翻，足弓伸展，足趾张开，腱膜承受了更大的压力。长时间穿鞋运动不能为足弓提供足够的支撑也会造成足筋膜疼痛。然而，足跟疼痛综合征和平足(扁平足）或爪形足（高弓足）之间并没有明显的联系，引起足底筋膜炎的原因尚不清楚。这就解释了为什么这种疾病会有许多不同的名字。

足底筋膜炎也可发生于中足（图22.13）。

症状和诊断

- 不适感隐匿发作。
- 活动开始阶段，跟骨的腱膜起始处可以感到疼痛，随着运动的持续，疼痛慢慢消失。休息时症状减轻。
- 早晨，当运动员起床开始走路时，常有晨僵和疼痛性跛行。在短暂的热身活动后晨僵可消失。
- 运动员踮脚站立及用足跟走路时会感到疼痛。
- 沿脚底外侧可偶感麻木。
- 跟骨内侧腱膜附着处可出现局部压痛，有时有肿胀(图22.14）。
- 常伴有跟腱紧绷。
- 双腿长度不等长的运动员，其较短的腿相应的足跟疼痛更常见。

- 影像学检查如超声或MRI不是常规检查项目。值得注意的是，影像学发现足底腱膜增厚既可存在于有症状的患者，又可存在于无症状的群体。
- X线有时可显示水肿和（或）跟骨骨刺（骨外生），这是跟骨的腱膜附着处受拉伸产生的刺激性反应。跟骨骨刺起于趾短屈肌起始处，向远端生长，有时向脚底方向生长。只有3%的足底筋膜炎患者有跟骨跖面骨刺，有15%的患者无临床症状。目前，足底筋膜炎和跟骨骨刺之间的确切关系还不明确。
- 三相骨扫描有助于辅助诊断该病。60%的患者在骨扫描延迟相腱膜跟骨附着处有异常的轻度吸收灶。但是诊断主要依据临床症状。

治疗

运动员应：

- 损伤急性期用冰块冷敷脚跟。
- 如果承重时感到疼痛，可借助拐杖支撑患足。
- 了解足底筋膜炎：知道这种损伤的自限性是很重要的。
- 更改训练方式以避免足的过度使用：避免冲击较大的活动，用骑行和游泳代替跑步。
- 把静态拉伸练习作为一种保护和康复训练的措施；拉伸应包括跟腱的拉伸和足底腱膜的拉伸［图22.14 b）］。

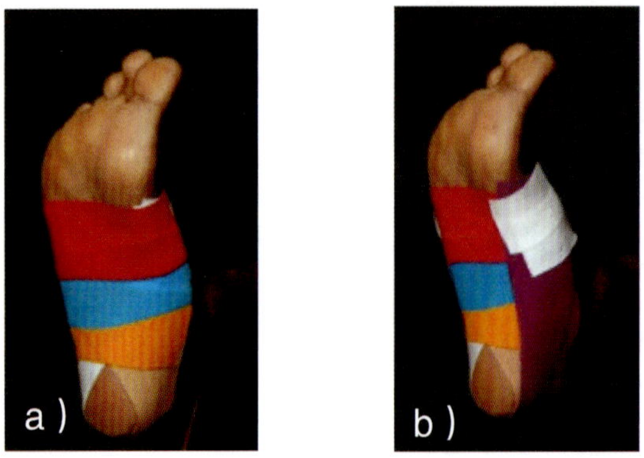

图22.15 足底筋膜炎的包扎。包扎方法详见图5.15。图片来自Tommy Eriksson，瑞典田径协会。

- 使用绷带减轻患处负荷（图22.15），也可使用保暖袜子或鞋垫。
- 检查运动鞋是否会造成腱膜负荷增加(鞋子可能太硬或太软）。
- 可在鞋内放减震的足跟杯。

医生应：

- 向患者讲解足底筋膜炎的相关知识，如这种损伤是慢性的，但是有自限性，治疗时间较长。
- 指导患者使用与疼痛区相吻合的带有凹槽(减荷区）的鞋内足弓矫正支撑物；这是一种至少可有效减缓足底筋膜炎疼痛12周的方法。
- 提供足跟杯。足跟杯有不同的类型：
  - ✓ 黏弹性材质制成的足跟杯，杯承受负荷处会慢慢变形。
  - ✓ 硬质塑料制成的足跟杯，可包绕足跟，集中脂肪垫，使其更好地吸收外部的冲击力。
  - ✓ 联合使用柔软的毛毡或硬质的塑料制成的足跟杯和内侧纵弓支撑物，可以减少足底腱膜负荷。
- 指导患者使用夜用夹板或踝关节铸形石膏矫正模具(一种足矫正器，固定时踝保持背屈5度的状态）。这可使腱膜整晚处于拉伸的状态，可有效减少晨僵的发生。
- 抗炎药对一些患者可能有效。
- 给予物理治疗。物理治疗可包括下列方法中的一个或多个：冷热浴、涡流浴、声透疗法、电离子透入疗法和按摩。这些通常可暂时缓解疼痛，但它们的长期疗效有限。
- 注射皮质类固醇。应在内侧贴近骨面、骨和腱膜之间进行注射。应该避免直接在足跟脂肪垫内注射，因为它可能会导致足跟脂肪垫的萎缩。这种方法可以有效缓解疼痛1个月，但3个月后的效果将很有限。
- 针灸是如今可以尝试的一种治疗方法。
- 几篇前瞻性随机对照研究显示，对于足底筋膜疼痛保守治疗至少3个月仍无疗效者，体外冲击波疗法(ESWT）是一种有效的治疗方案。有科学证据表明，该方法可以缓解疼痛长达1年[1]。

- 如果充分的保守治疗超过6~12个月仍无法缓解症状，应进行手术，这是万不得已才使用的治疗方法。手术方案有很多种。最常见的治疗方法是足底筋膜减压，即将足底筋膜从跟骨附着处切下来。内镜技术和微创技术正在发展、提升，目前约80%的患者疗效很好。有2年以上症状的患者，内镜治疗的效果欠佳。
- 为了避免拖延成慢性疾病，应及早治疗这种损伤。大多数病例是自限性的，保守治疗将使其在6个月内得到改善。即使经过合适的治疗，对于慢性损伤者，恢复到能够进行体育运动至少也需要6个月，有时甚至需要更长的时间。术后需要2~3个月甚至更长才能恢复运动。切口部位的压痛可能会持续很长一段时间。偶发的手术并发症是损伤跟骨内侧神经，这可导致痛性神经瘤或足跟脂肪垫麻木。运动员在进行手术前应了解手术风险。

神经卡压综合征

最常见的神经卡压综合征是跗管综合征，它是由胫后神经及其分支或足底内侧神经和足底外侧神经受压力引起的。足跟疼痛也可能是由足底外侧神经的第1束支（Baxter神经）受压引起的。

跗管综合征（胫后神经痛）

内踝下方有一个被称为跗管的通道，跖内侧神经和跖外侧神经在其内穿过。胫后神经穿过跗管后分出很多分支，负责传导足底的感觉（图22.16）。

足部过度外翻增加了屈肌腱周围组织的负荷，并可造成炎症反应和肿胀，从而导致这些神经的压迫（跗管综合征）。炎症反应也可由距骨后突出的骨质引起。

受伤的运动员感到疼痛起于受压迫的区域。疼痛沿足内侧和足底向远端脚趾放射；这是受压神经支配的区域。当神经经过屈肌支持带下方时，可以在其表面直接查到压痛。叩击该区域的神经会诱发灼烧感、刺痛感，并向足底放射。可通过肌电图和神经传导试验来确定诊断。然而，试验结果正常并不能排除该病。

通过有足跟内侧楔子的足弓支持物降低神经的张力可以治疗这种损伤。在跗管内注射皮质类固醇可有暂时疗效。在90%的病例中，跗管手术减压可以缓解症状。患者可在术后6~8周恢复运动。

足底外侧神经第1束支（Baxter神经）卡压综合征

有医生认为足底外侧神经第1束支卡压综合征大约占慢性足跟疼痛的20%。神经在跟骨内侧跖面从垂直方向变为水平方向时受压可发生足底内侧神经卡压综合征（图22.17）。

神经卡压最常发生在运动员身上，如短跑运动员和芭蕾舞演员，因为他们经常使用脚趾支撑身体。跟骨内侧神经束支配足跟内侧底面，与第1束支的压迫无关。炎症反应和趾短屈肌跟骨附着处骨刺会造成沿着足底腱膜走行的神经肿胀和压迫。

这种损伤可能会在一天结束时或长时间的活动后引起疼痛。最明确的诊断体征是神经受压处严重的压痛。由于足底筋膜炎患者易受这种损伤，在足底筋膜近端跟骨附着处可能会有压痛。有时可有无力感。

治疗措施包括休息、应用抗炎药物和物理治疗。也可以注射皮质类固醇。减震足跟杯可以有效减轻该区域的炎症反应。对于足过度外翻的运动员，足纵弓支撑器可以减轻对神经的压迫。对于症状持续时间长的运动员，85%的患者手术可缓解症状，且可在3个月内恢复运动。

足底内侧神经卡压综合征（慢跑足）

足底内侧神经穿过踇内收肌的深处，穿过

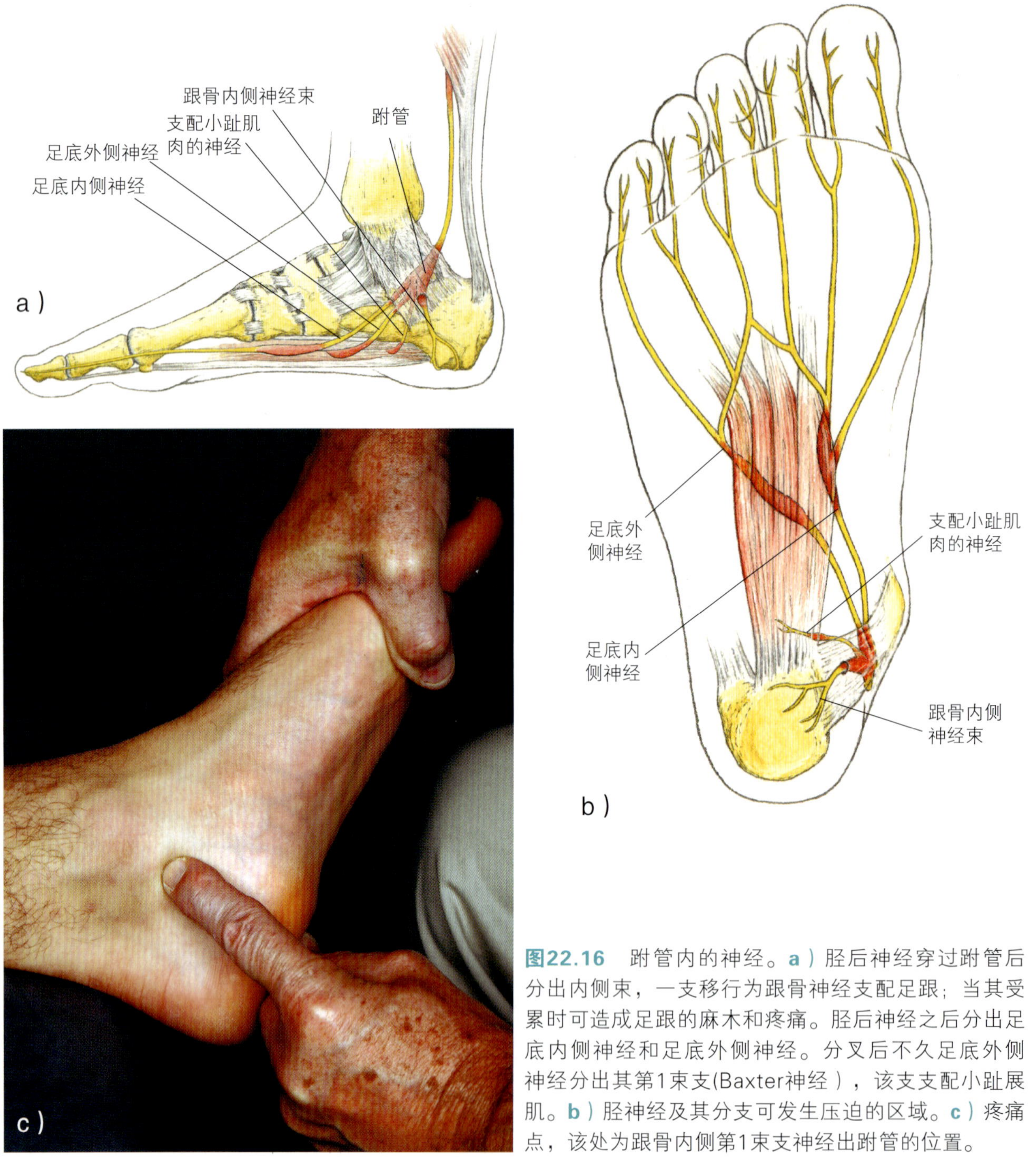

图22.16 跗管内的神经。**a**）胫后神经穿过跗管后分出内侧束，一支移行为跟骨神经支配足跟；当其受累时可造成足跟的麻木和疼痛。胫后神经之后分出足底内侧神经和足底外侧神经。分叉后不久足底外侧神经分出其第1束支(Baxter神经），该支支配小趾展肌。**b**）胫神经及其分支可发生压迫的区域。**c**）疼痛点，该处为跟骨内侧第1束支神经出跗管的位置。

Henry结节，并沿着足的内侧缘走行。压迫发生在Henry结节处，尤其是足过度外翻的运动员（图22.17）。

那些前足指向外侧（外展），或者有足跟向外旋转(外翻）的运动员，也常易患该病。先前有过踝关节运动损伤或慢性踝关节不稳定的运动员也可患该病。本病表现为疼痛向远端放射到内侧脚趾，也可能向脚踝处放射。在凹凸不平的地面跑步和跑步上坡时疼痛加重。压痛发生在足弓的内侧跖面。跑步后脚内侧感觉减退。

保守治疗是使用内侧纵弓支撑器或脚跟抬升器。手术治疗常可获得成功，可在术后6周内恢复运动。

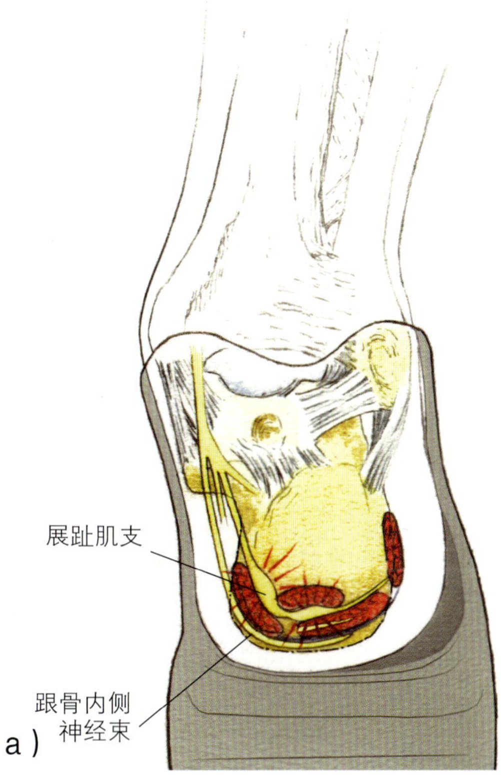

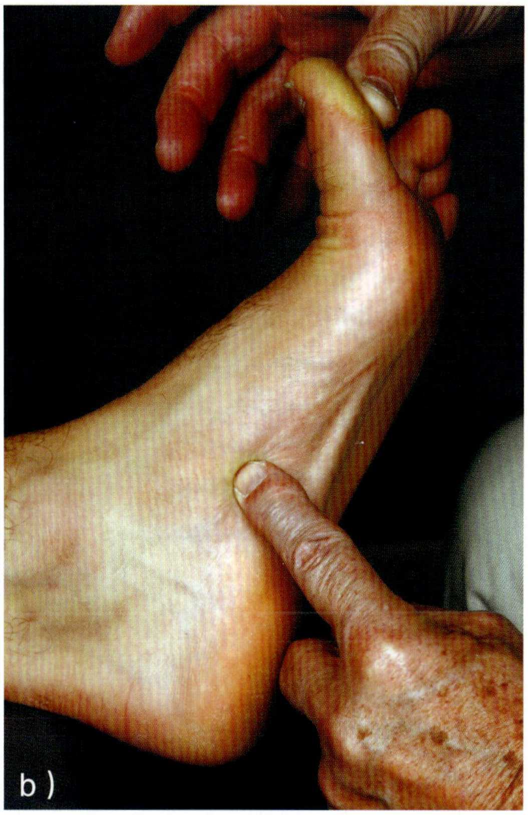

图 22.17 足底内侧神经卡压综合征。足跟内侧可以感到疼痛。**a**）足底及其神经，后面观；**b**）手指指示的是趾长屈肌腱与踇长屈肌腱交叉处——Henry结节。

跟骨应力性骨折

应力性骨折可出现于7岁以上健康人群。跟骨应力性骨折相对少见，但剧烈的跳跃和奔跑后可发生。

症状和诊断

- 在活动期间可感到脚跟疼痛。
- 可有明显的压痛和局部肿胀。按压脚跟内侧和外侧可引出弥漫性疼痛。疼痛不局限在足跟的跖面。
- 大约1/2的患者X线片无法显示骨折。如果仍然怀疑存在应力性骨折，可在2~3周后再拍摄一次X线片，可以在骨折周围看到愈合组织。
- 如果X线片不能证明存在骨折，MRI或骨扫描可以确诊该病。

治疗

- 在可耐受范围内承重，通常骨折初期需使用拐杖。
- 减震足跟垫有助于治疗。
- 其他的治疗方法参照第8章所述。
- 受伤的运动员可以在无症状时重新开始完全幅度的活动。在症状发生后的6~8周，通常可以重返运动，但需影像学显示骨折已愈合。

距骨骨折

距骨可在赛车、跳伞、踢足球、下坡滑雪、跳台滑雪、跳高和室内等运动中发生。这种骨折很罕见且很难治疗，并很可能因损伤为距骨供应营养物质的血管而进一步加重。血液供应不足会影响骨折愈合，常引起并发症。

跟骨骨折

外伤或从高处摔落后，跟骨可发生骨折。由于疼痛和严重肿胀，患者很难站立。治疗方法包括休息，减轻负重能够不同程度缓解疼痛；有时需考虑进行手术治疗。跟骨骨折可能会导致持久性的甚至是永久性的功能障碍。

跗骨联合

跗骨联合是指足部的两块或多块骨异常联合。联合可发生于骨、纤维或软骨组织之间。骨的联合可因为限制距下关节复合体中关节的活动而导致一些症状，并会牵拉其他关节，产生疼痛。联合的位点可在距骨和足舟骨之间（距-舟联合）、距骨和跟骨之间，也可在其他骨之间。距-舟联合不同于其他联合，其症状在更早的时期即可出现。

跟骨的联合不常见，但可引起8~12岁儿童疼痛、僵硬和外翻或内翻程度降低等症状。如果X线看到骨质联合，可以确定该病的诊断；有时需要通过CT或MRI扫描来确诊。治疗方法包括使用矫正支撑器或支具减轻距下关节活动时的疼痛。该病通常需要手术治疗。在恢复运动前需要进行长时间的康复训练。

中足的运动损伤

中足由跗骨和跖骨组成，包括足舟骨、骰骨、3块楔骨和5块跖骨。致密的韧带和纤维关节囊将这些骨连接起来，使其形成一个稳定、坚硬的整体。大多数活动发生在“运动关节”，即跗横关节。中足单发的运动损伤罕见且不典型，需要高能量暴力。影响中足的疾病包括韧带扭伤和关节病。足副舟骨（一块附属骨）也可引起中足的疼痛。足舟骨也可发生应力性骨折。

足底远端筋膜炎

足底远端筋膜炎会伴有足底筋膜中部的局部疼痛和压痛。它比传统的足底筋膜炎少见。疼痛可以向近端或远端放射，但最明显的部位在中足。这种损伤更常见于短跑运动员和中长跑运动员，因他们在跑步时会更多使用前足和脚趾。在体格检查中，中足的足底筋膜常有压痛，比传统的足底筋膜炎的疼痛更加弥散。足趾背屈时患者症状加重，因为此时筋膜纤维被拉伸。

治疗方法包括环绕绷带、抗炎药物、物理治疗和足底筋膜拉伸。足跟内侧楔状物或矫正器可以降低足底筋膜的张力，但有时会加重运动员的损伤。这种运动损伤通常是自限性的，且可以通过保守治疗痊愈。预后良好。

在有些病例中，可发生腱膜的撕裂。大多数腱膜撕裂发生在曾接受过局部皮质类固醇类注射的运动员身上。这些撕裂大多采取保守治疗，但偶尔需要进行手术。

中跗关节扭伤

中跗关节对于维持内、外侧纵弓有很重要的作用；在内翻或外翻时它们常与距下关节共同发挥作用。损伤程度从无脱位的韧带损伤和半脱位到脱位都可发生。保守治疗适用于未脱位的韧带损伤，先是一个短暂的制动期，之后主动活动踝关节和足部。所有移位的中跗关节脱位都需要通过内固定来进行解剖学复位。

足舟骨应力性骨折

足舟骨应力性骨折最常见于田径运动员，尤其是跑步运动员和跳远运动员。目前，对于其相关危险因素还未达成共识，但一般认为和以下因素有关：高弓足、穿宽跟鞋、第1跖骨过短、距下关节运动度受限和踝关节背屈受限。

足弓可有局限性隐痛。当中足运动和负重时，就会呈现出一种定位不明的、剧烈的疼痛，以及踝关节背屈受限。这些症状是模糊、不典型的，常给诊断造成困难。足舟骨也可有局限的压痛，但该部位压痛并不总是存在。

常规检查包括X线平片。观察骨骼正位片可做出诊断。诊断以后，需要进行CT扫描来提供解剖学细节，并指导治疗（图22.18）。MRI或X线平扫不比骨扫描和CT提供的信息多，但是是合理的替代选择。骨折通常位于矢状位足舟骨内、外侧的中点。

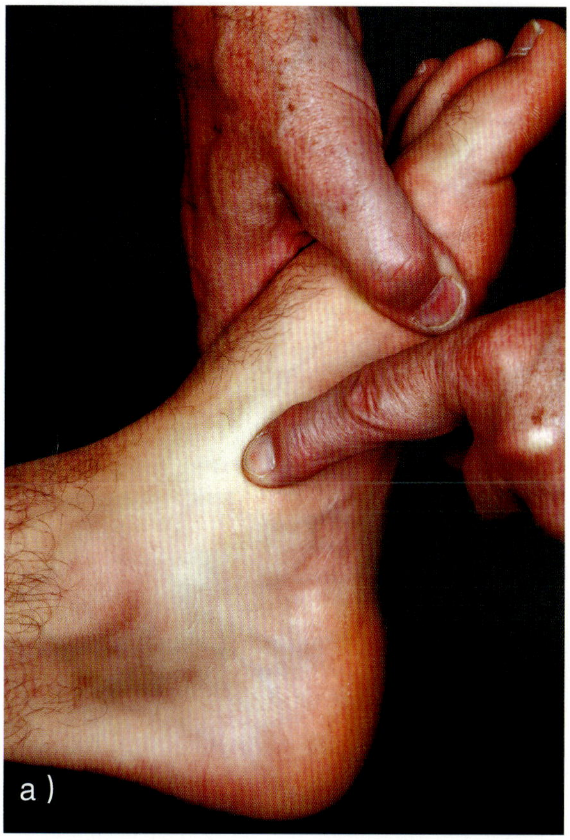

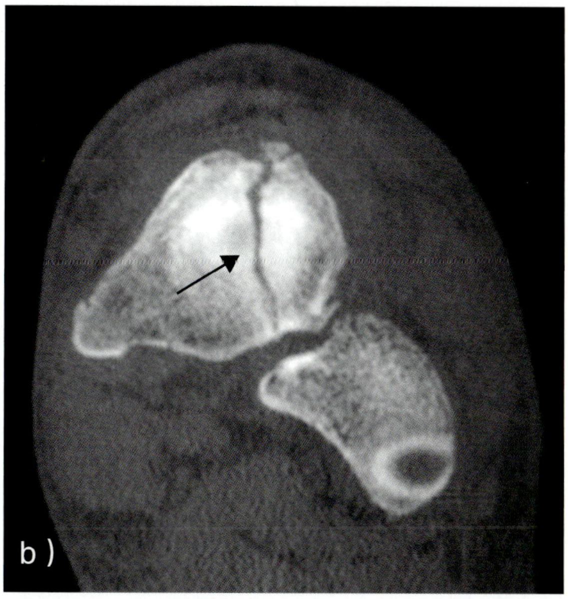

图22.18　足舟骨的应力性骨折。**a）**足舟骨局限性压痛点；**b）**CT显示的足舟骨应力性骨折（箭头）。图片来自Lars Engebretsen教授，挪威奥斯陆大学。

使用石膏管型或步行靴制动6周对于无移位的骨折治疗效果良好。这些骨折通常可在6~8周愈合。如果存在移位，则可行切开复位固定术；然而，手术并发症概率高，并发症有延迟愈合、不愈合或再发骨折，需要重新手术。需要快速康复以便尽快恢复训练的运动员，符合手术治疗的指征。在保守治疗5~6个月或手术治疗3~4个月后，运动员可以重新进行训练，当然恢复训练的时间长短和手术方式有关。

对这种运动损伤的诊断往往会延迟，从初次发作到诊断平均用时4个月。在恢复运动之前，需要拍片检查骨折是否愈合。如果不能及早开始治疗，可能会导致长期疼痛和并发症的产生。

小贴士

因为这些运动损伤通常很难被诊断和治疗，所以应仔细地检查那些在体育运动中有模糊不定足弓疼痛的患者。应尽早进行足部MRI检查。在恢复运动之前，应再拍片确认是否完全愈合。

Lisfranc损伤

Lisfranc关节是由5块跖骨和与它们相对应的跗骨形成的关节，跗骨包括3块楔骨和骰骨。第2跖骨基底是保证Lisfranc关节稳定的基础。Lisfranc韧带从第2跖骨基底延伸到中间楔骨；这条韧带的运动损伤并不常见，但损伤后必须合理地治疗，否则它会导致严重的畸形和慢性疼痛。

Lisfranc损伤是一个或多个跖骨从相应跗骨移位的足部损伤。导致这种损伤的发病机制有2种。直接的损伤机制是该区域足部单纯的挤压损伤。间接的损伤机制则更常见，即足在跖屈状态时受到纵向压缩，典型的例子是在向后的跌倒过程中，足被趾背卡住；道路交通事故中、从梯子上摔下来或踩到路边石头也可造成类似的损伤。舞者可因为脚尖着地时失去平衡，使得身体全部的重量都压在Lisfranc关节的韧带和关节囊上，而持续出现这种损伤。这种运动损伤也可发生在风帆冲浪、水上滑板、滑雪和美式足球等运动中，当球员跪在地上，脚趾和脚踝背屈，另一个运动员落到他的足跟时便会导致该损伤。

通过体格检查和X线检查可以做出诊断，检查时会发现在第1个足趾和第2个足趾之间可能存在一定间隙。MRI扫描通常对诊断很有帮助。

有时可以采用保守治疗，包括早期的闭合复位，石膏管型固定。然而，最常见的维持解剖复位的治疗方法是用针或螺钉进行外科固定。跖跗骨脱位后的并发症很常见，而且通常很严重，许多运动员无法再回到高强度的体育运动中去。即使没有并发症，损伤9~12个月之前也很少可以重返运动。在考虑重新运动之前，运动员需证明其足部和踝关节的无痛关节活动度完全恢复，且没有任何慢性炎症或关节病的体征。游泳和骑行可以比冲击较大的运动如跑步重返运动得更早。

小贴士

Lisfranc韧带的运动损伤罕见，损伤后需要由有经验丰富的医生给予治疗和仔细的监护。

跖骨骨折

跖骨骨折很常见。骨折原因通常是下落的重物（或者一个跳起的人）直接砸中脚背。直接的创伤会导致第2跖骨、第3跖骨或第4跖骨颈横断骨折。间接力量通常造成跖骨干螺旋形骨折。这些损伤的症状主要表现为负重时感到疼痛。触诊跖骨有明显的压痛或挤压足部可引起疼痛提示该诊断，需要通过X线检查来确诊（图22.19）。

大多数单发的跖骨骨干和颈部骨折是不需要进行手术治疗的。应避免骨折向跖面或背面移位，因为这将增加患者该区域的负重，并有可能产生皮肤问题。推荐在硬靴或石膏的辅助下早期开始负重。

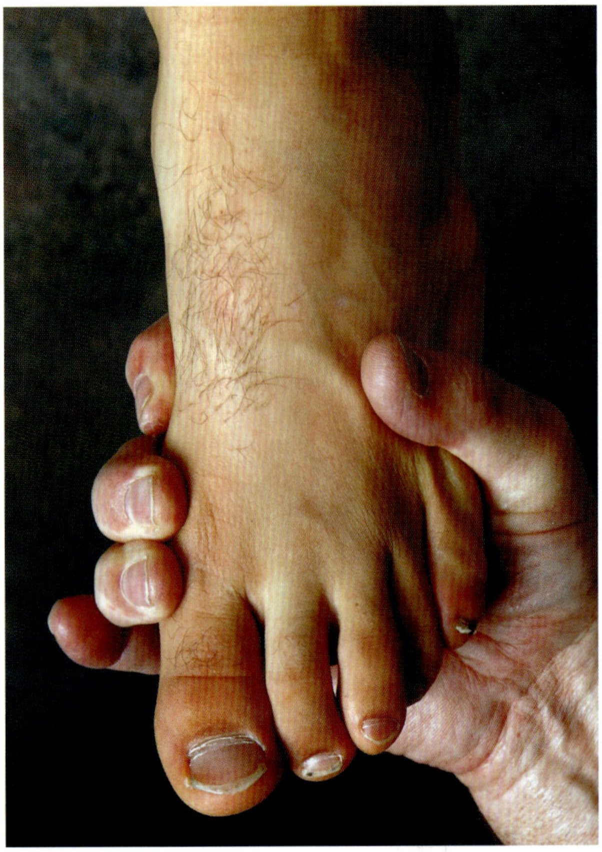

图22.19 跖骨骨折，挤压足部时患者感到疼痛。

一般跖骨骨折保守治疗3个月就可恢复运动。该病预后良好。

第5跖骨基底可发生3种独特类型的骨折，其中Jones骨折是一种跖骨基底的横断骨折，由前足内收和跖屈造成（图22.20）。

撕脱性骨折

撕脱性骨折是由腓骨短肌腱用力收缩以应对足部突发的内翻损伤所造成的。这些骨折可以通过石膏或穿步行靴的方法进行对症治疗。手术治疗的指征：移位较大的骨折和骨折延迟愈合。

跖骨应力性骨折或疲劳性骨折（行军骨折）

跖骨应力性骨折约占下肢所有应力性骨折的20%，第2和第3跖骨是最常见的骨折部位。其症状

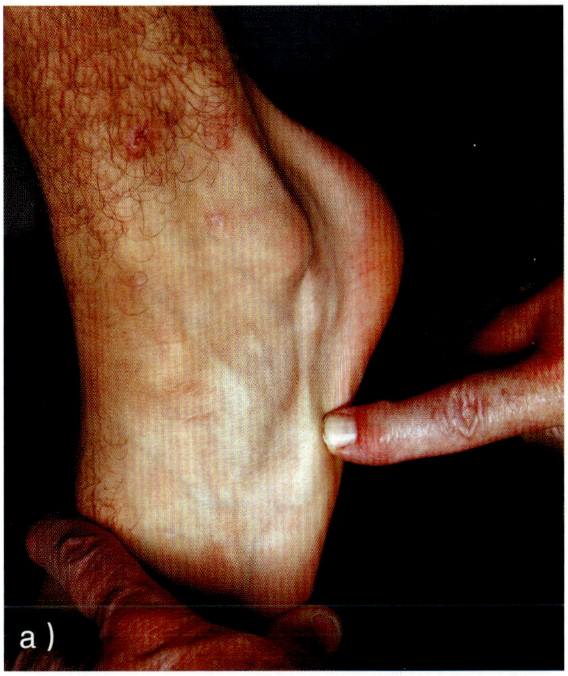

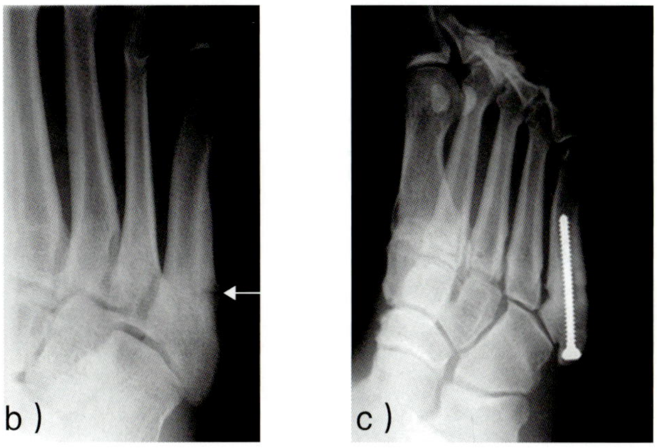

图22.20　第5跖骨骨折——Jones骨折。**a**）骨折表面局部疼部位。**b**）X线显示的骨折。**c**）如果骨折移位明显或愈合时间过长，需要进行手术治疗。这里显示了一种使用螺钉的手术方法。另一种可行的方法是使用钢丝（环扎术）。图片来自Lars Engebretsen教授，挪威奥斯陆大学。

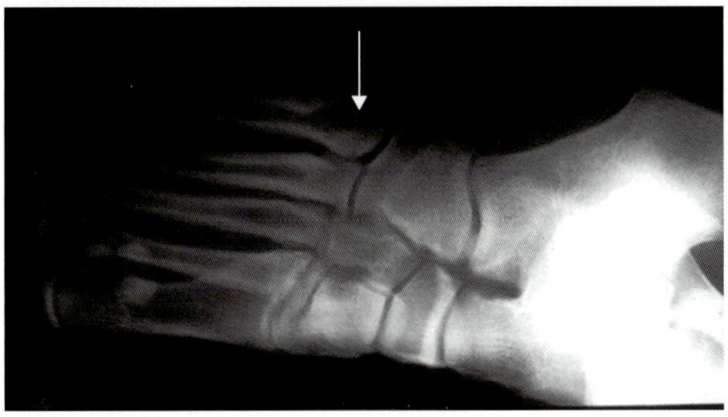

图22.21　X线显示第5跖骨的应力性骨折。图片来自Lars Engebretsen 教授，挪威奥斯陆大学。

是潜在的、渐进的，可能需要1~2个月甚至更长时间才能通过X线检查来证实应力性骨折的存在（图8.6）。在1~2周内进行骨扫描可以确定该病的诊断。这些应力性骨折可采取非手术治疗，需要在限制活动4~6周；在水中跑步对患者是有益的。

第5跖骨近端的应力性骨折需要特殊处理。该骨折常出现在跖骨的近端、结节的远端，同时也是腓骨短肌的附着处。大多数骨折由反复的应力产生，在篮球运动员中发病率高，美式/英式足球、手球、网球等运动员也容易发生病。

在真正的应力性骨折发生前1~2周，患者可感到足部外侧缘明显不适。该骨折延迟愈合、不愈合、再次骨折的发生率高，易造成运动员长期的困扰。

对于急性骨折，可给患者使用无负重石膏或步行靴6~8周。治疗停止前需要拍X线片证实骨折愈合；之后的6周内应尽可能限制活动。由于保守治疗愈合的失败率高，现在越来越倾向于通过髓内针进行早期内固定术，可大大缩短愈合时间。手术切口较小，且不需要暴露受伤部位。一般术后2周就可以逐渐恢复负重，一旦疼痛和压痛消失就可以重返运动，一般需要4~8周（图22.21）

骨折愈合缓慢或延迟愈合的患者也可以通过螺钉内固定术或其他内固定术来治疗。如果存在硬化（骨质增厚），建议行切开刮除术（使用刮刀或类似器械刮除增生组织）和骨移植术。术后3个月有可能恢复运动。

腓骨短肌腱过度使用损伤或撕裂

腓骨短肌腱在第5跖骨的附着处可发生炎症反应或者部分撕裂，这在美式/英式足球运动员中并不少见。有时腱鞘也可能会发炎，导致运动时有弹响。第5跖骨表面可感到疼痛。运动损伤的急性期可以使用抗炎药物。如有必要，需要使用石膏管型或步行靴。在其他情况下，该损伤可以参考第521页提供的方法进行治疗。该病常伴有踝关节的外侧韧带的不稳定。

小贴士

因其在MRI中显示不佳，这种运动损伤很容易被忽略。

内侧纵弓功能不全（平足）

不同的个体双脚差异很大。足纵弓可能变得扁平，但足仍然可行使其正常功能。然而，如果由于不正确的负重、肥胖或长时间站立而导致足部负荷过大，足弓可能会很大程度地塌陷，并导致平足。在足弓很低的情况下，脚的内侧缘比外侧缘低。这导致跖骨和足趾向外旋转（图22.7）。

症状和诊断

- 通常情况下没有任何症状。
- 过度使用后可产生疼痛——足和小腿疼痛。
- 当足反复负重，如在跑步时，疼痛可出现在足部、小腿的胫骨后肌腱附着处、膝关节和腹股沟。
- 足部疲劳感。
- 在脚底负荷增加的部位会形成胼胝（老茧）。

预防

- 应该进行踝关节和小腿肌肉的灵活度训练和静态拉伸训练。
- 足和足趾的力量练习会有所帮助。
- 运动员应穿具有外底、内底和足跟稳定器的鞋。

治疗

- 使用矫正器。
- 使用绷带。
- 避免进行会造成疼痛的运动。
- 在某些情况下，患病运动员必须暂停跑步，但仍然需要维持身体健康，如交叉进行游泳和骑行训练。极度平足的患者可能需要手术治疗。

横弓功能不全

横弓为前足提供弹性支撑。在步态的支撑阶段和蹬地阶段，横弓负重，中间的跖骨和足趾向下屈曲朝向地面。跖骨间韧带可能会变得松弛，足弓就会失去其形状和承重能力。因此足会变得更宽，跖骨和足趾将会呈扇形分散。

症状和诊断

- 横弓负荷时可感到疼痛。
- 由于皮肤承受压力增加，足底前部的皮肤磨损形成胼胝。
- 最终，踇趾成角与其他足趾交叉（踇外翻）。

治疗

- 应使用有横弓护垫的鞋内矫正装置。踇外翻患者会因压力的增加在踇趾内侧产生滑囊的炎症反应（滑囊炎），并引起骨质增生（踇囊炎）。足部持续受力通常是由于鞋子的设计不好，这会导致滑囊的炎症反应（滑囊炎）。

这种情况可能会继发“锤状趾”畸形，即除了踇趾外，所有足趾的近端趾间关节都处于持久性的屈曲状态。这可能使在第3和第4跖骨之间，第2和第3跖骨之间走行的神经所受的压力增加（莫顿跖骨痛，Morton metatarsalgia），和（或）在屈曲的足趾上形成痛性胼胝。

- 对踇外翻和锤状趾患者来说，必须要进行手术治疗。
- 进行足趾抓握练习。
- 开始综合练习计划。

足背骨刺

有时骨刺（骨性突起、骨质增生或骨赘）可出现在足部的背面或侧面。骨刺可以体积增大或发炎。它们通常由鞋子太窄或鞋带太紧挤压足部造成。骨刺最常出现在踝关节前方的足背，且有时是由分开的骨组成的。足的活动度通常正常，但患者不能穿鞋走路。骨刺表面会产生滑囊，其炎症反应时会有压痛。X线显示为有一小块骨性突起，有时显示形成一块多余的骨。

痛性骨刺的治疗方法是更换鞋子。有时骨性突起可以通过手术去除。

趾伸肌腱鞘炎（伸肌滑膜周围炎）

趾长伸肌附着在胫骨前缘，与使踝关节背屈的肌肉相邻。这些肌肉的肌腱在脚踝处交叉，趾伸肌腱沿足背侧走行至足趾。这些肌腱及其腱鞘可能会承受因运动鞋不合适或鞋带过紧带来的压力，也可因在山丘或沙地跑步被过度使用。该区域的炎症可导致足背疼痛，跑步时疼痛感可加重。沿肌腱走行方向可引出压痛。在急性腱鞘炎（腱鞘周围炎）中，有时可发生弹响。

治疗

- 运动员应主动休息，避免足的过度使用。
- 抗炎药对治疗可能有帮助。
- 更换鞋子。有时在疼痛部位垫一块有凹槽的毛毡或泡沫橡胶，可以有效缓解鞋舌对脚的压力。
- 当疼痛长期无法缓解时，沿腱鞘注射皮质类固醇可能会有帮助。之后至少需要休息2周。
- 对慢性病患者，手术是一种可选的方案。

前足和足趾损伤

趾骨骨折、爪形趾、锤状趾，以及硬、软鸡眼是常见的前足疾病。当运动员诉前足疼痛时，检查者需要检查是否有胼胝。如果未发现胼胝，需要考虑是否有神经源性疾病。如果以上2种情况都不存在，应该考虑关节不稳定或关节病（骨性关节炎）等关节疾病。

踇外翻

踇趾在正常状态下可以向外侧与中线成角达到10度。如果成角超过10度被称为踇外翻（图22.22）。

在关节脱位的情况下，在成角最大的足内侧会形成骨性生长（踇囊炎）。第1跖趾关节由滑囊覆盖，滑囊有时会在异常压力下发炎并伴有剧痛，引起踇囊炎。

前足横弓受压可以导致踇外翻。另外，过度外翻使踇趾肌力失衡和挛缩，也可导致踇外翻。其余如不合脚的鞋、第1跖骨成角（移位）也可以促进踇外翻的形成。

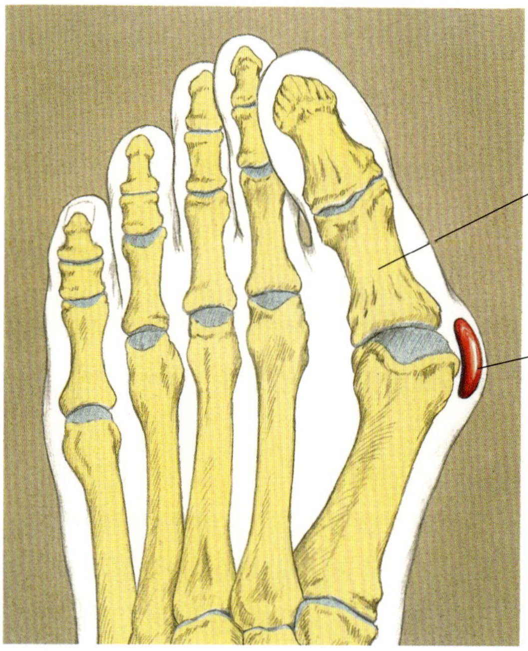

图 22.22　踇外翻与滑囊（标红），骨外存在踇囊炎。

症状和诊断

- 踇趾外展，成角超过10度，可能推挤第2趾。第2趾可能因此推挤第3趾，最终可能逐渐形成畸形足姿。
- 胼胝经常会在第2跖骨附近的足底形成。
- 穿鞋可能存在困难。
- 在足内侧成角最大处可有皮肤发红和压痛。

治疗

运动员应：

- 穿足趾空间大的鞋。
- 在踇趾和第二趾之间放软垫或者橡胶垫。

医生应：

- 指导患者在前足横弓下放置软垫支持足弓。
- 指导患者穿形状与踇囊炎相适应的鞋。
- 当疾病严重时推荐手术治疗。手术可以只切除踇囊炎部分和滑囊。如果踇趾和第2趾间角度过大，可楔形截骨以改变成角。前者恢复时间为4~6周，后者恢复时间为3~4个月。

锤状趾

锤状趾（图22.23）以足趾屈曲挛缩为特征，表现为第2、3和4趾近端趾间关节（趾骨间的关节）不能伸展。主要因鞋不合脚引起足趾采取屈曲姿态。

畸形早期可塑性强（可以被动矫正），但是随着时间发展，畸形会最终固定。该挛缩可由前足横弓功能不全或穿过小的鞋造成。畸形显著的关节处可以产生鸡眼和胼胝，引起疼痛。有时趾尖也可能有痛性胼胝。

治疗包括穿足趾空间大的鞋以减少对疼痛部位的压迫。如果存在扁平足，应该提供对足横弓的支持。如果有必要，应该使用鞋垫。切去疼痛的胼胝可以暂时缓解不适。有时需要进行手术干预。术后8周可恢复到可以慢跑的状态。

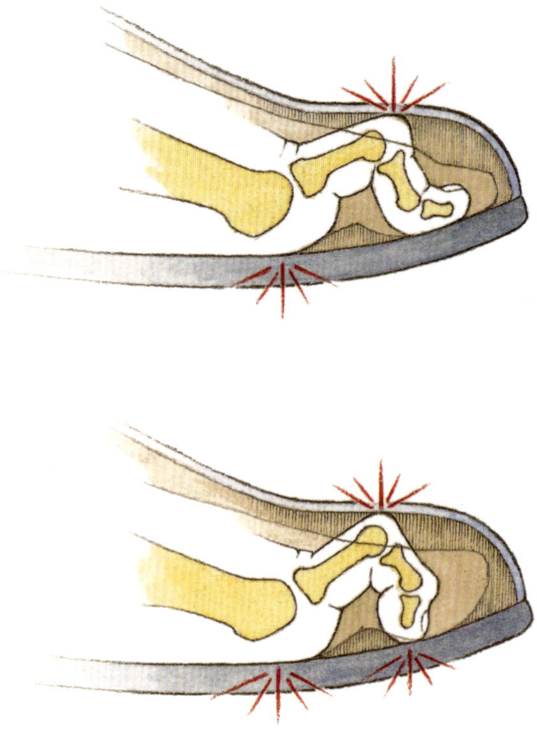

图22.23 锤状趾。肌腱存在屈曲痉挛，即趾间关节不能伸展。

踇趾僵硬

踇趾僵硬发生于第1跖趾关节面的反复微小损伤之后。伴有疼痛和不适的早期退行性骨性关节炎可随之发生。关节运动，特别是背屈运动会受损。患病的运动员不能正常行走或奔跑。长跑运动员可能会诉踇趾疼痛使他们不能完成长距离比赛。不能背屈意味着运动员不得不通过脚外侧滚动来代偿，并可因此导致其他部位的损伤。通过临床查体可发现第1跖趾关节背屈受限可诊断该病。

强制背屈通常可导致运动员出现不适。触诊常可发现跖骨头背外侧僵硬（图22.24）。有时也会出现水肿。跖趾关节或踇趾的X线通常不能显示病变，但有时会发现由退行性关节炎导致的背侧骨刺（骨赘）。

治疗包括使用足趾空间大的鞋来减压。有时可采用更硬的鞋，如有铁芯或弧形底的鞋。允许足外侧滚动的装置也有帮助，然而这对运动员来说并

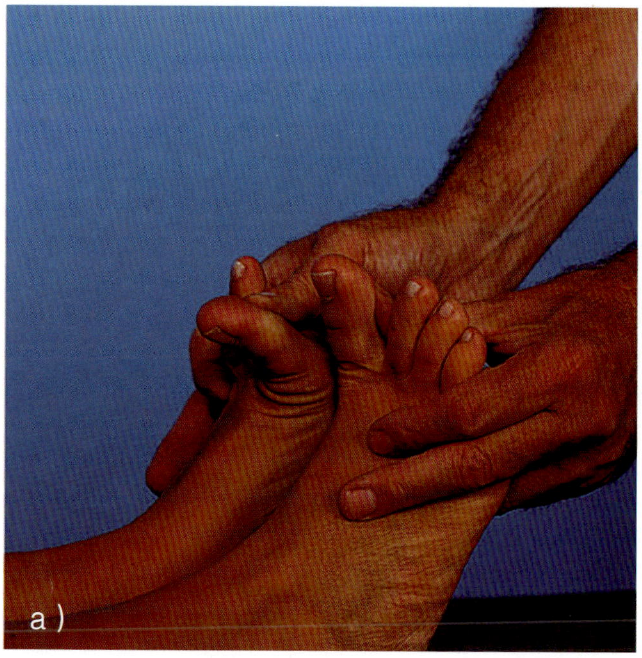

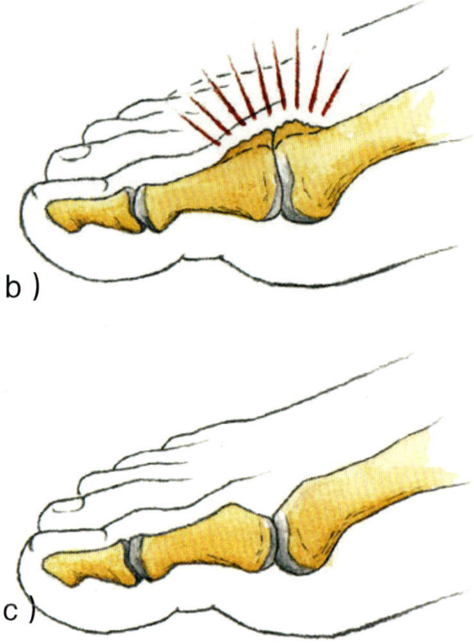

图 22.24 踇趾僵直，踇趾不能背屈。a）背屈能力下降；b）踇趾背侧（第1跖趾关节）骨化；c）手术去除骨赘。

不方便。通常非甾体抗炎药对治疗有效果。有时候运动员不得不更改原本从事的运动项目来解放该关节，如游泳和骑车。有时对踇趾僵硬采取手术治疗是必需的。去除背侧骨刺有时可以恢复活动范围并可延长运动员职业生涯，但是这并不会解决病因。多种手术都可以用来治疗踇趾僵直，但是手术效果不一。目前为止还没有有效性可靠的治疗手段。

草皮趾综合征——跖趾关节扭伤

草皮趾综合征常由运动员急停时鞋紧贴地面，足相对于鞋向前滑动，引起踇趾过度背屈导致（图22.25）。

在踇趾背屈、关节面受损的同时，第1跖趾关节（踇趾基底的关节）下方的韧带和关节囊可出现拉伸或扭伤。这是美式足球的常见损伤，易发生于人工全天候场地比赛时。在足球、篮球、英式橄榄球、壁球、羽毛球和网球等比赛中也可发生。草皮趾非常常见，常导致运动员错过大量训练。

其症状包括第1跖趾关节的肿胀、压痛和拉伸、屈曲时出现疼痛。运动员常认为最痛的部位位于踇趾下方。必须行放射学检查来排除骨折。

紧急处理包括降温、压迫、包扎、抬高患足和减轻负重。2~4天后受伤运动员可再次负重。行走时使用步行靴制动足趾，其他活动不受限制。可包扎或使用硬底鞋（有时是金属底）稳定受伤关节，这有助于限制关节活动。伤后休息2~4周。涉及跑步的运动，恢复可能需要2~3个月。一些运动员可能存在持续多年的症状，但仍可以继续职业生涯。

籽骨骨折

位于第1跖趾关节下的2个籽骨最容易骨折，它们位于踇趾的屈肌腱内。直接受力或者踇趾在起跳或着地时过度背屈都会导致骨折（图22.26）。

包裹籽骨的腱鞘不均一受力可引起炎症。

症状和诊断

- 运动员无法跑步或在起跳时足趾出现疼痛。
- 局部出现疼痛和水肿。
- 踇趾背屈时出现疼痛。

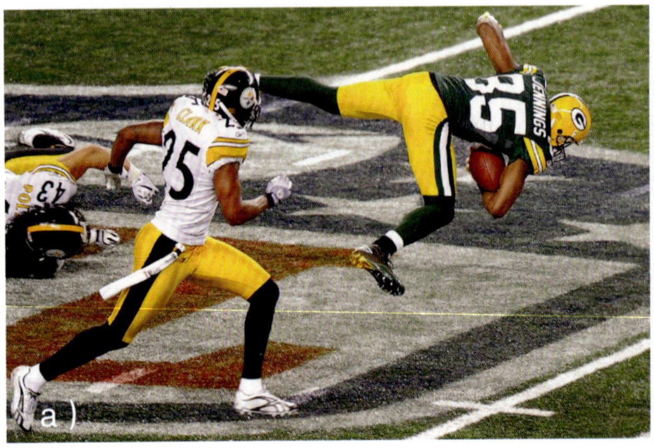

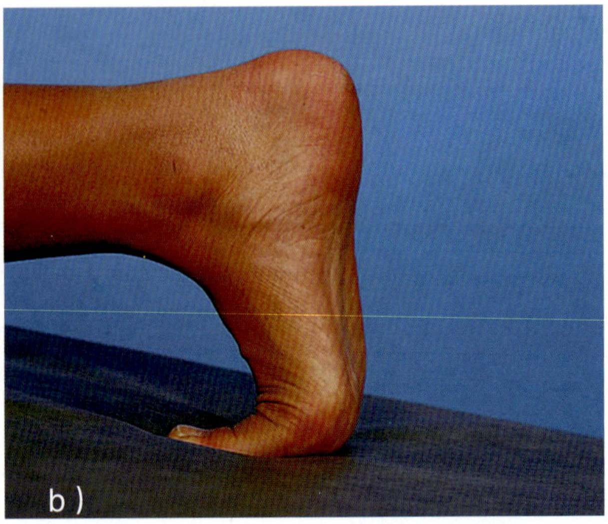

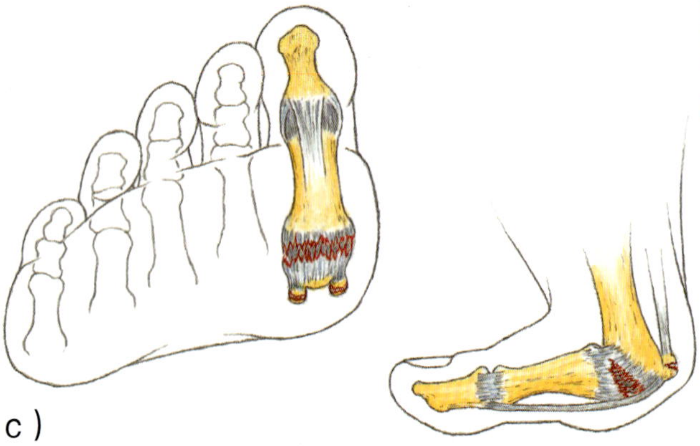

图22.25 草皮趾综合征是由运动员急停时鞋紧贴地面，足相对于鞋向前滑动，引起踇趾过度背屈导致的疼痛性疾病。**a**）在美式足球中，此类损伤并不罕见（图片来自Bildbyrån，瑞典，已授权）；**b**）此类损伤发生于踇趾在较大外力作用下过度背屈；**c**）踇趾关节韧带受损导致关节面受损及关节囊被拉伸或者破裂。

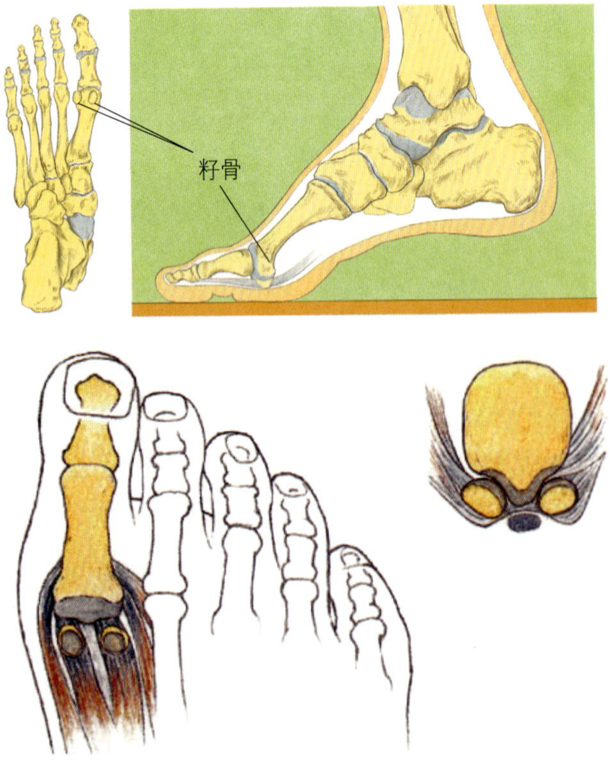

图 22.26 第1跖趾关节下方的2个籽骨骨折。

- X线片可确诊骨折。然而在X线平片上一般难以看清骨折。

治疗

- 穿步行靴或用石膏固定若干周。
- 如果损伤直到晚期都没有接受治疗或出现骨折不愈合，需要考虑手术治疗。手术包括去除部分或全部籽骨。
- 损伤多发生于高足弓同时足弓韧带紧绷的运动员。可以通过手术治疗降低足弓韧带的张力。

莫顿综合征（Moton syndrome）

当足蹬出时，足跖屈、足趾背屈，位于第2、第3跖骨间和第3、第4跖骨间的神经会被骨间韧带压迫（图22.27）。

不合脚的鞋或前足弓受压会增加跖骨压迫，跖骨头间的跖趾神经可因压迫受到激惹，产生局部神经水肿（神经瘤）。这多发生在第3和第4跖骨间。每条神经都传导足趾外侧和相邻足趾的内侧感觉和痛觉，因此运动员会感到疼痛和麻木。这种疾病被称为莫顿综合征。

症状和诊断

- 受伤运动员通常诉足趾外侧和相邻足趾内侧疼痛。通常第3、第4足趾受影响。
- 症状常如同电击。
- 受影响的2个足趾相邻侧面感觉丧失。
- 赤足行走有时可缓解疼痛。

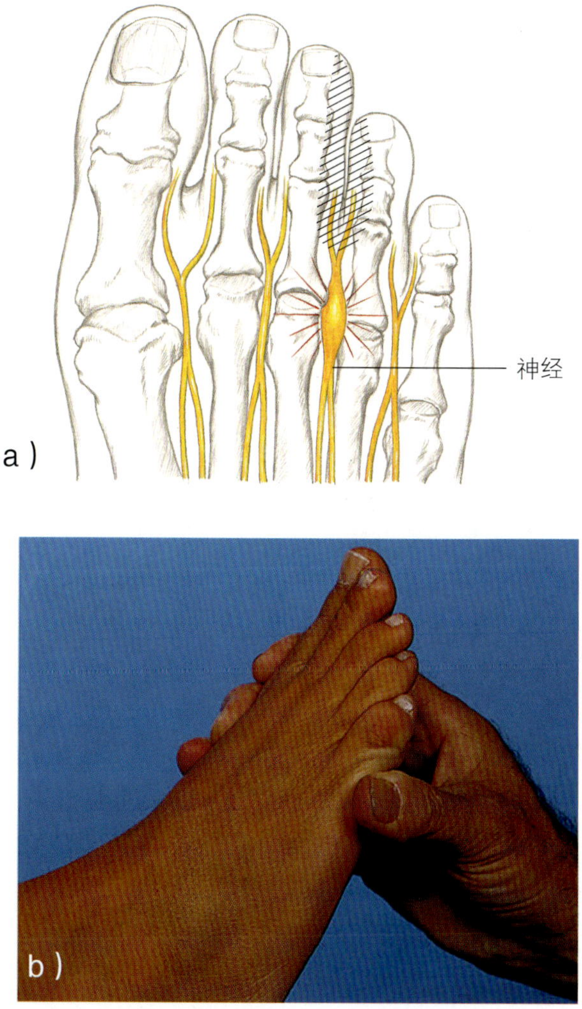

图22.27 莫顿综合征。**a）**骨间韧带可以压迫第2、3和第3、4跖骨间的神经；**b）**挤压跖骨可引起受影响的足趾疼痛。

- 按压跖骨可引起受影响足趾的疼痛。
- 用细小的物体如钢笔按压皮肤可引起足趾（跖骨头）间局限性压痛。

治疗

运动员应：

- 休息，减少对足趾的压力。
- 穿宽松的鞋。
- 避免带有蹬地动作的运动，游泳和骑车可作为很好的替代运动。

医生应：

- 给予患者1~2周抗炎药。
- 指导患者使用跖骨垫来矫正、支撑足弓以分散跖骨，进而减轻神经压迫。
- 物理治疗。
- 局部注射麻醉药和小剂量可的松。
- 手术去除跖骨头间的神经瘤。运动员2~3个月可恢复运动。该手术效果显著，但是会使受影响的足趾邻近侧感觉永久丧失。

足趾骨折

足趾骨折常发生在多项运动中，特别是包括踢腿动作的运动。踇趾骨折情况最严重，特别是在伴有关节受损时。如果存在移位，骨折远端必须复位，同时制动4周左右。其他足趾骨折，若只有微小移位，仅休息，不进行任何治疗也可以愈合。受损部位参与的训练需要中断3~5周。游泳、滑雪和身体其他部位的力量训练依然可以继续进行。

趾甲损伤

嵌甲

趾甲长入周围皮肤时即发生嵌甲。嵌甲倒生是运动员的常见病，通常由不合脚的鞋压迫趾甲旁的皮肤造成。具有较宽趾甲的踇趾最容易发生嵌甲。

预防措施非常有必要。鞋需要足够大、合脚且舒适。尽量避免穿过紧的袜子。足部卫生也很有必要。按时修剪趾甲，至少每周1次。趾甲的边缘要直，如果甲床修剪成弧线，趾甲很容易长入甲襞。过厚的趾甲需要削薄。

基础治疗包括用棉签推离趾甲上的皮肤。这个步骤需要每天重复，进行几周，以使趾甲生长。不要剪趾甲，等待趾甲长到足趾边缘。然后沿直线剪趾甲。阻止皮肤长过趾甲边缘是非常必要的。

嵌甲可合并侵入角质层的细菌感染，造成极度不适。感染部位需引流和保持干燥，同时使用局部抗菌药如抗生素粉。口服抗生素也有一定效果。如果嵌甲症状持续，可以进行外科手术。手术有多种入路。虽然有时有必要移除整个趾甲，但理想情况下，趾甲应该有所保留。当趾甲向后生长且增厚时，情况则不乐观。手术不仅需要清除一部分有问题的趾甲，也应该去除甲床，以保证趾甲不再倒向生长。

黑趾甲（网球趾、足球趾）

黑趾甲（趾甲瘀青）见于趾甲被重击、踩踏，穿鞋过小或趾甲太长等情况。黑趾甲是由甲床出血在趾甲下形成黑色斑点造成的。常见于大多数运动。当运动员跑步时，特别是在鞋太小或者下坡跑时，趾甲被鞋前部挤压，易出现瘀青。

甲床出血会造成积聚在趾甲下的血挤压周围组织，引发疼痛。清洁趾甲后用清洁而锋利的刀、烧红的针或者拉直的曲别针在趾甲上钻孔减压可以缓解疼痛（图22.28）。

以上措施其实并不可怕。血液会自行从孔内流出，然后用敷料保护切口以防感染。通过这种操作可以保留趾甲，否则2~3周后趾甲会由于血供被破坏而脱落。一旦趾甲变松开始从角质层附着处分离，感染风险会大大增加，这时必须就诊。

如果趾甲出现了瘀青，患者需要考虑瘀青的原因，若瘀青由鞋不合脚导致，则需要换鞋。

甲下外生骨疣

如果足趾反复受挤压，如篮球运动员经常被踩脚，趾甲下受挤压的趾尖会出现外生骨疣（向外生长的骨），撞击甲床。因经常发生在趾甲下方，所以称为甲下外生骨疣。该病多发生于踇趾，疼痛较重，对压力和进一步撞击高度敏感。大多数情况下需要去除趾甲或者手术清除外生骨疣来缓解压力。

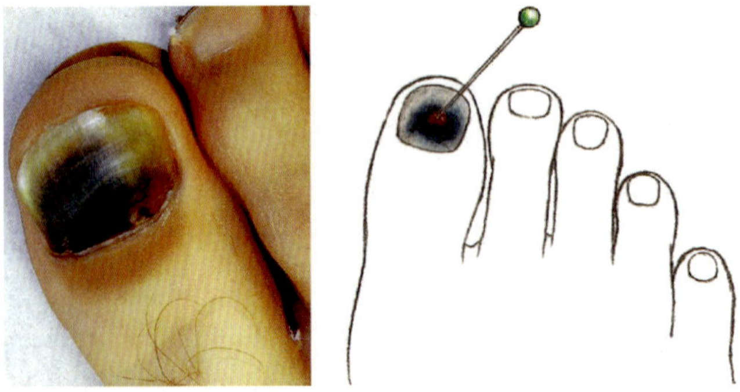

图22.28 甲床出血。可以使用如烧红的锋利的针等工具在趾甲上打孔来清除瘀血。

皮肤病

胼胝

皮肤在挤压下增厚形成胼胝。挤压可由鞋绑带过紧、鞋太狭窄及解剖变异导致。胼胝可发生于多个部位，常见于：

- 足跟。
- 前足底突出部分（趾与足弓之间的部分），特别是使用第2趾蹬地的患者。
- 高弓足的踇趾和小趾下方。
- 锤状趾或其他屈曲足趾的顶端。
- 踇趾内侧存在外生骨疣处。

减压可治疗足部胼胝。教练也可以用刀或者锉刀修剪胼胝（图22.29）。

胼胝有时会复发。去除诱发因素可以防止复发，如去除外生骨疣或换合脚的鞋，这常可以防止疾病进展。

皮肤外生

皮肤外生是形成于足趾之间的胼胝，多发生于第4、5足趾之间，常由过小的鞋压迫造成。治疗包括穿宽松的鞋，保护受损位置不再受压，如把毡环或海绵橡胶垫放在外生物附近。

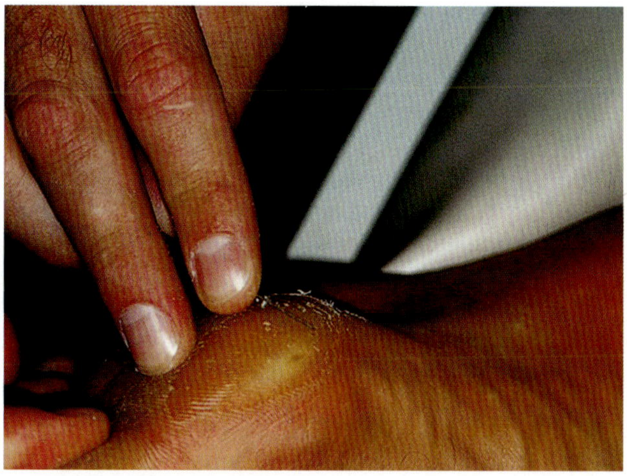

图 22.29 足部胼胝很常见。

足癣（运动员足）

足癣由足部皮肤真菌感染导致，通常原因是不注重足卫生。洗浴后足没有完全擦干可出现真菌感染（图22.30）。

真菌感染导致足趾间皮肤潮湿、破溃和发白，经常伴有浓烈臭味。足癣引起皮肤瘙痒、脱皮和破溃。感染可以通过光脚踩地板而在人际间传播，如在更衣室、浴室和泳池。

预防

- 规律用肥皂和水洗脚，洗后彻底擦干。
- 规律、频繁更换袜子。
- 用60℃水洗袜子，这样才能杀死真菌。
- 穿多孔透气的鞋，以利于鞋内空气循环和潮气蒸发。
- 避免在更衣室等区域光脚行走。
- 可尝试抗真菌非处方药，对足癣治疗非常有效。

治疗

医生应：

- 对于浅表皮肤感染，使用抗真菌霜、滴剂或药膏。
- 严重感染需要口服或注射抗真菌药。按要求规律使用抗真菌药，直到皮肤恢复正常。趾甲感染需要数月才能恢复。

疣（肉赘）

疣是由病毒感染导致的肉赘，可以通过浴室和更衣室等光脚踩在地面上人际间传播。潜伏期为1~6个月。疣常发生在足底，多为圆形或椭圆形，中心常有裂缝或黑点。疣通常需与胼胝鉴别，但是发生于承重区域的疣或者与胼胝同时存在时不容易鉴别。

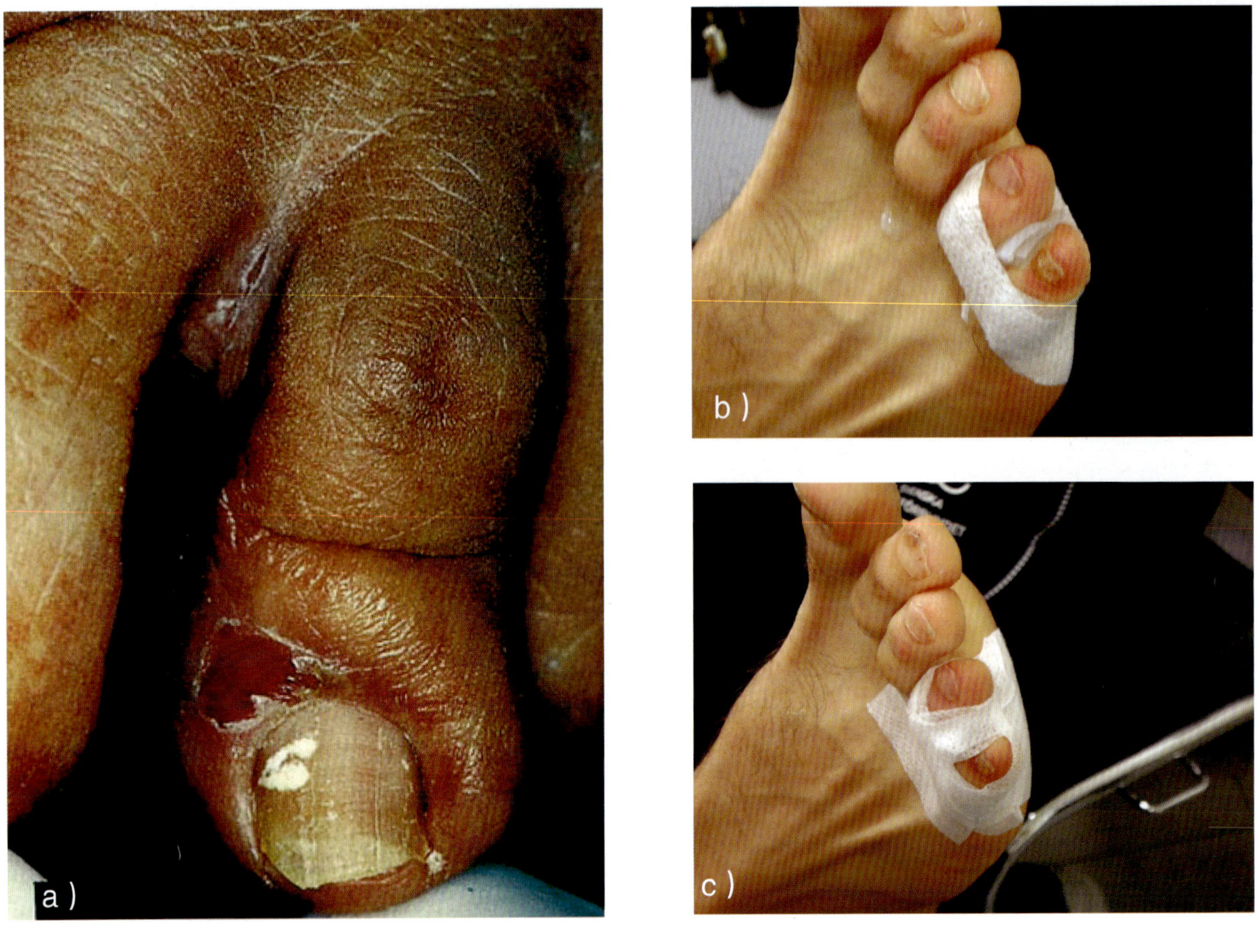

图22.30 足癣（足真菌感染）。**a**）典型的足癣表现；**b**）使用药膏和包扎局部治疗足癣；**c**）包扎就绪，运动员可以重回赛场了。

疣可导致压痛，直接压迫或压迫周围组织都可以产生疼痛。疣可继发细菌感染，但是感染很少经血播散。

大约50%的疣不经治疗会在2年内消失。压痛和出血常代表疣开始愈合。由于疣由病毒感染导致，当机体建立抵抗力后，疣将彻底被清除。感染后应立刻开始治疗，以免病毒传播。疣虽然对身体无害，但是容易传染。

当皮肤出现不正常凸起或肿块，伴有颜色改变或出血时，应立即咨询医生。

小贴士

感染疣的运动员在浴室或更衣室必须穿拖鞋。

治疗

运动员应：

- 用热水泡脚10~15分钟后，尽可能用砂板挫或擦掉疣。
- 使用疣专用的含有水杨酸的药物治疗，同时保护周围皮肤。治疗需延续几个月。

医生应：

- 如有必要，切去或烧灼疣。
- 推荐单次冷冻疣，疣会在之后的10~14天脱落。冷冻可以在家中进行。

参考文献

[1] AQIL A, et al. Extracorporeal shock wave therapy is effective in treating chronic plantar fasciitis: a meta-analysis of RCTs. Clin Orthop Relat Resl, 2013,471(11）: 3 645–3 652.

拓展阅读

BROCKWELL J, et al. Stress fractures of the foot and ankle. Sports Med Arthrosc, 2009, 17（3）: 149–159.

BAXTER D E. The Foot and Ankle in Sport. St. Louis: Mosby, 2007.

HUME P, et al. Effectiveness of foot orthoses for treatment and prevention of lower limb injuries: a review. Sports Med, 2008, 38 (9）: 759–779.

PORTER D A, et al. In: Baxter's The Foot and Ankle in Sport, 2nd edn. St Louis: Mosby, 2007.

第23章　生长期运动员特别注意事项

儿童和青少年的日常体育训练越来越常见。竞技运动强度在上升的同时，参与者年龄在下降（图23.1）。有些运动，如花样滑冰、游泳和体操，运动员在5~6岁时就开始训练。接触性运动，如足球、冰上曲棍球、曲棍球和手球，训练和比赛开始的年龄都比较小。每天需要训练2~4小时，每周训练5天或6天的情况并不少见。

近年来，早期专业化训练越来越常见，运动员必须在年龄很小的时候选择某项运动。由于训练和比赛的要求越来越高，产生了一些不良的结果，如早期淘汰。有些训练需要一侧躯体的运动比另一侧多，称为单侧训练或不对称训练，如网球运动中的重复性发球训练，运动员用一侧手臂持网球拍在头顶上方击球，但是另一侧手臂基本不活动。跑步一类的重复性运动如果只在一侧公路进行也会造成问题。由于公路一般是倾斜的，会造成在功能性上一侧腿比另一侧短，长此以往可造成使用过度的问题。

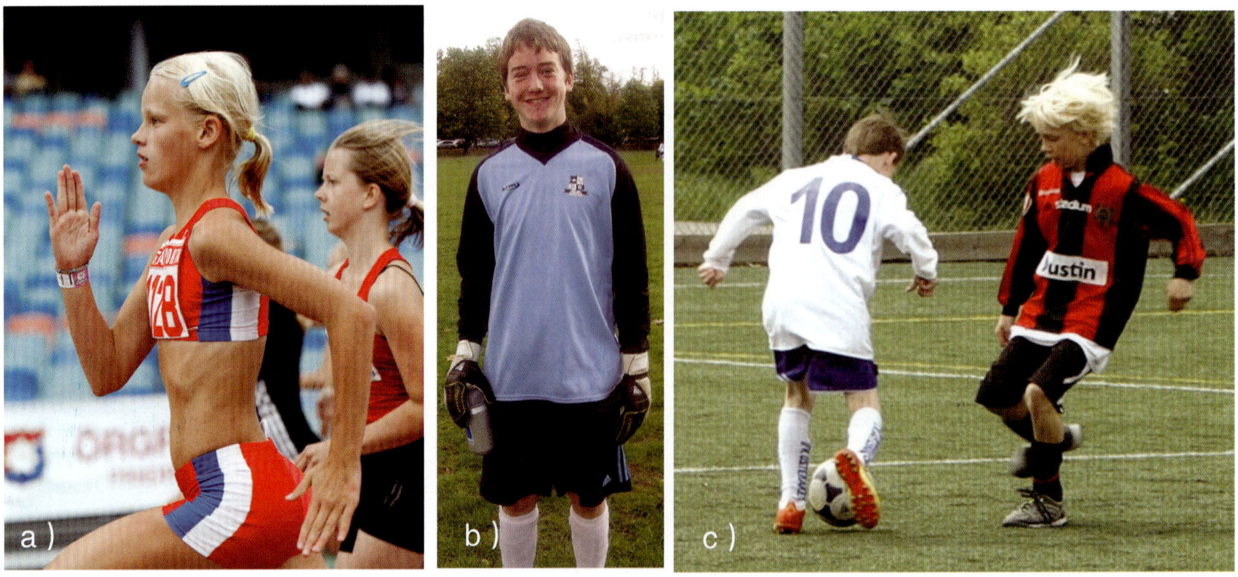

图23.1　儿童和青少年运动员大部分喜欢他们的运动且很有竞争力，梦想着将来能成功。跑步、摔跤、网球和足球等运动在各个年龄组都很流行。c）来源于Henrik Peterson。

让儿童在这么小的年龄开始进行规律训练和参加竞技性活动是否会有长期的优势？儿童的嬉戏通常包括跑和跳等活动，构成了体育运动的天然基础。但是，高要求和高标准的规律训练会给青少年造成不良影响，需要多加注意。在有些运动中，如游泳和网球，已有研究证明只有非常少的青少年冠军会成为成功的成年运动员。换句话说，预测未来的发展情况很困难。许多小男孩和小女孩因运动不再有趣而早早放弃了体育运动。

小贴士

儿童和青少年应该被给予参加不同体育运动的机会而不是过于专注于其中的一项。原则上，儿童和青少年的运动首先应该是有趣的，而不是带来痛苦的刻苦训练。成人训练原则不能直接应用于儿童和青少年，而应该根据他们的实际发育情况做出调整。

可以从生理、心理和骨骼等不同角度看待青少年规律训练和比赛的风险，体育运动的效果可分为3部分：

- 对骨骼肌肉系统发育的影响。
- 意外造成的损伤（创伤性损伤）。
- 过度使用性损伤。

运动训练对发育的影响

对正在生长中的个体来说，骨骼肌肉系统的发育取决于他们对训练或者受伤后变化或反复的负荷的适应能力。长时间使用一侧身体训练产生的适应可以造成永久的改变。例如，网球运动员在早期开始的持拍臂的不对称训练和负荷，可以导致“网球肩”的产生：持拍臂骨骼肌肉体积增大，肩关节囊、韧带和肌腱松弛度增加，会导致肩下垂和手臂的相对增长。在极端情况下会出现脊柱胸椎段的“S”形曲线（脊柱侧凸）。

在年轻的体操运动员身上也可以看到训练带来的影响。长时间反复训练可以增加脊柱的活动范围，带来椎体和骨盆的永久改变，增加形成骨盆带的骨骼的活动范围。长跑带来的改变现在还未知，因此有必要对进行密集常规训练的儿童和青少年进行医疗监测。同时，单侧和反复的运动需要避免。需要改变那些奖励反常运动的规则，如体操运动中的打分规则。

小贴士

儿童和青少年的训练应该全面且互补。

创伤性损伤

儿童和青少年的受伤比成人更常见，但是通常没有成人严重（图23.2，图23.3）。一部分原因在于儿童体型比成人小，在受伤中的受力也小。儿童的组织与成人不同：骨骼更有弹性且适应性更好，肌肉、肌腱和韧带更强壮且有弹性。与成人不同，儿童关节软骨有血液供应，关节软骨受损后可以一定程度上恢复。

青少年的骨骼系统是最容易受损的结构。尽管骨骼在多种压力下适应性很好（在这方面强于成人骨骼），但是其适应力仍不及心血管系统和肌肉系统。在日常训练的儿童和青少年中，肌肉系统发育快于骨骼系统，会增加骨骼系统的压力，对骨骼系统有害。由于组织的弹性，过度使用性损伤在儿童和青少年中较少见，但是近年来发生率有所提高，可能是由于儿童训练强度增高所致。

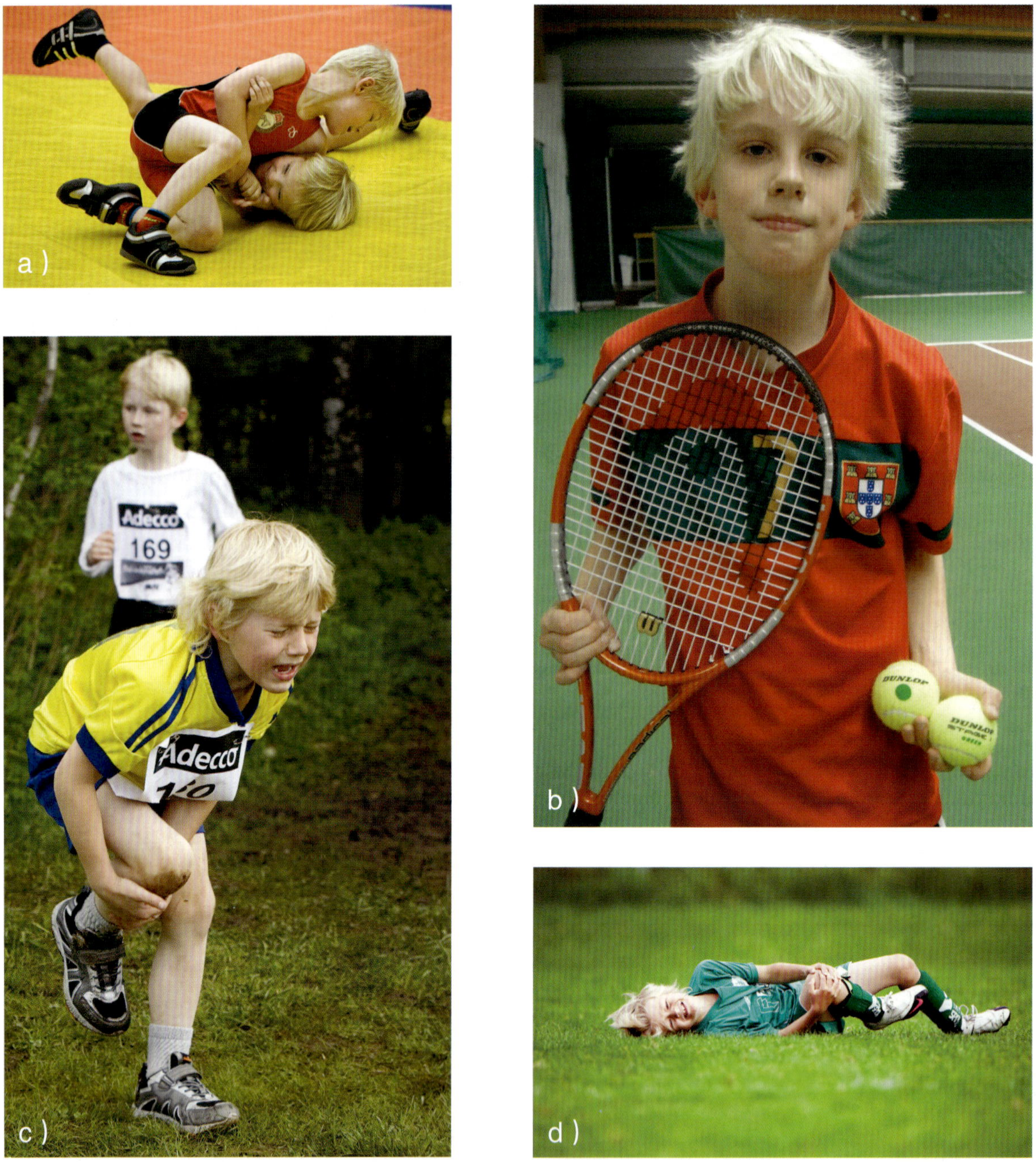

图23.2 儿童可在体育运动中获得很多乐趣，但有时他们也会在体育运动中感到不适。**c）和d）**来自Bildbyrån, 瑞典，已授权。

生长区受损

骨骼在生长区或骺软骨附近变长（图23.4）。股骨70%的生长发生于远端骨骺，30%的生长发生于近端骨骺。小腿骨骼远、近端骨骺生长分别占55%和45%。骺软骨比骨骼其他部位强度更脆弱，更容易受损。

骨龄决定了体育训练对骺软骨的影响效果。激素水平也同样重要。骺软骨在青春期时强度最低，到了身体发育的末期，骺软骨逐渐失去弹性。

青少年骺软骨强度低于正常的肌腱和韧带。能使成人主要韧带完全断裂的冲击强度可使青少年的骨骺或韧带在骨骼附着处撕脱。因此，儿童和青少年的膝关节受到冲击可造成骨骺损伤或韧带撕脱，相同的冲击在成人可以导致内侧副韧带和前交叉韧带软组织撕裂。如果怀疑一个青少年运动员存在主要韧带的撕裂，需拍X线片检查骺软骨和其他骨骼是否有损伤。

骺软骨（生长区）比关节囊纤维结缔组织脆弱，因此青少年和儿童意外事故中大关节的移位比骺软骨受损更少见。

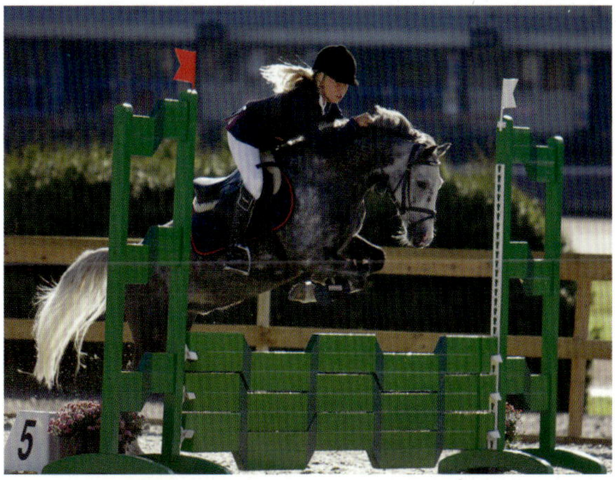

图23.3　马术运动非常流行，但是有受伤风险。图片来源于Henrik Peterson。

在10%的病例中，生长区受损可以影响骨骼长度的生长。但是影响效果区别较大。当骺软骨损伤正在愈合时，受损一侧的骨骼生长暂停，但是未受损的一侧生长却仍然继续。当股骨下段骺软骨损伤时，两侧股骨的长度相差可超过25毫米。有时骺软骨部分受损，未受损的部分继续生长，导致腿变弯或成角。

生长区可以相对于骨骼发生滑动，即骺滑脱。此损伤并不少见，在髋关节表现为股骨头逐渐或突然滑离骨干。骺滑脱需要手术治疗。

常见骨折

儿童和青少年的骨组织比成人软，年龄越小发生骨折的概率越低。因此，儿童骨折有不同的特征。儿童骨骼血供比成人好，骨折愈合时间短。儿童和青少年的治疗原则与成人不同。

儿童和青少年骨折较成人更容易愈合，且很少遗留可见征象。儿童和青少年伤后18个月的X线片会显示骨折完全愈合，看不到曾经骨折的征象，但

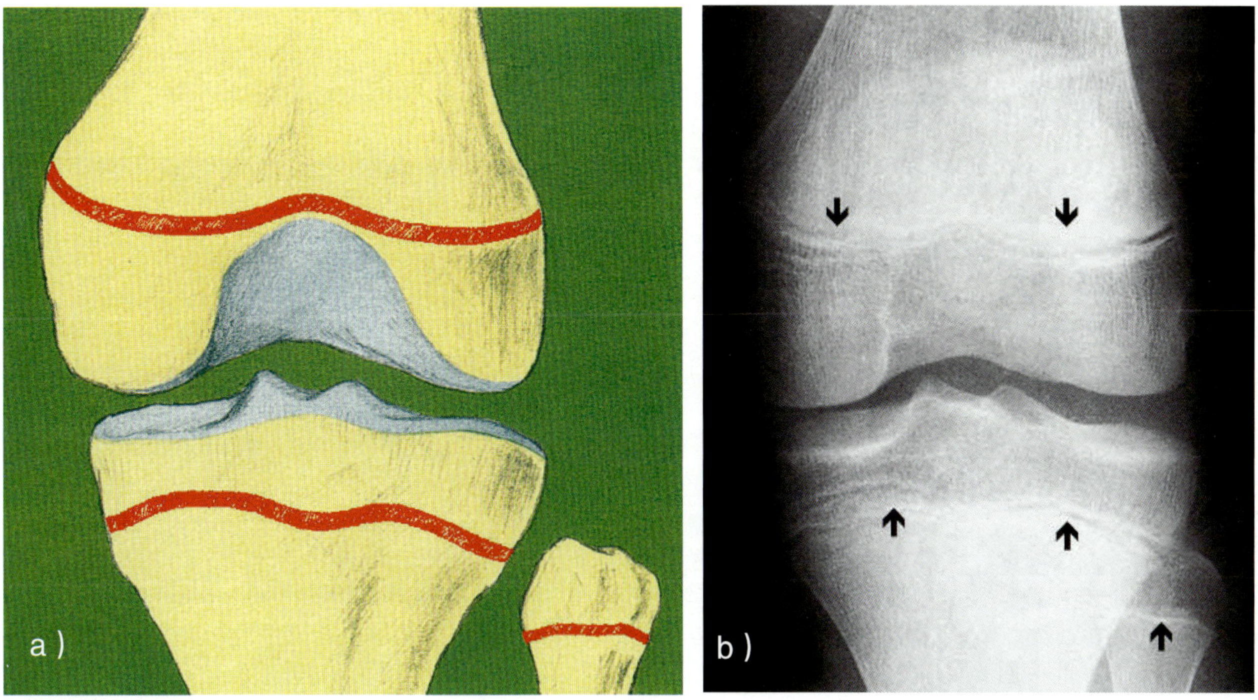

图23.4　生长区。**a**）股骨（大腿）远端（下端）和胫骨（小腿）近端（上端）的生长区，下肢生长主要发生于此；**b**）膝关节周围生长区的X线照片，包括股骨、胫骨和腓骨。

是成人骨折愈合后常见骨形状改变。

儿童和青少年骨折愈合较成人快，因此儿童和青少年不需要使用石膏制动过长时间。

儿童和青少年与成人的骨折类型不同（图23.5）。儿童和青少年骨骼还在生长，比成人更有弹性，可以在骨折前弯折很大角度。例如，青枝骨折就是不完全骨折的一个例子，常发生于10岁以前儿童的前臂。青枝骨折中，一侧骨皮质发生骨折，另一侧只是弯曲，骨折面的凸面完整性被破坏，但是骨没有完全折断，凹面保持完整。青枝骨折可以采取石膏固定4~6周进行治疗。

撕脱骨折

儿童和青少年的肌腱、韧带和肌肉强度高于骨骼，但是在成人则相反。这意味着儿童和青少年常在意外事故和过劳情况中损伤骨骼。韧带和肌肉的骨连接处（骨突）被撕脱，而不是肌肉肌腱、韧带本身被撕裂。撕脱骨折常发生于扁骨生长区，常见于有大腿后群腘绳肌附着的骨盆前部和坐骨（图23.6）。撕脱骨折常发生于肌肉突然快速、用力地收缩时。

当青少年出现意外伤害，受伤部位会出现压痛、水肿和出血，需要拍X线片。如果骨附着处撕脱，移位程度过大以至于不能愈合到原来位置，则需要手术复位和修复。如果损伤不能得到适当处理，大块骨片的移位会导致韧带和肌肉的功能丧失。

有时候不是一块骨片被撕脱，而是肌腱和韧带相连的骨膜被撕脱。这也会导致肌肉和韧带的功能

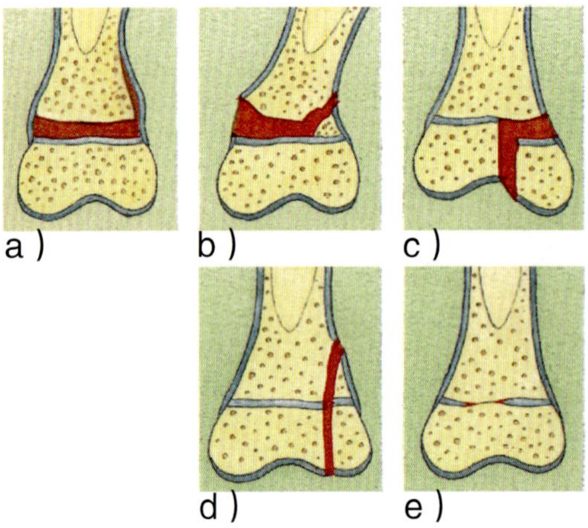

图23.5 生长区可以发生多种类型的骨折［骺板和骨骺可看作同义词，但是骨骺真正指代的是股骨和胫骨上端（近端）和下端（远端）承载骨骼的关节面］。**a）**骨折穿过骺板（骨骺、生长区、骺软骨）；**b）**骨折穿过骺板和干骺端（股骨/骨干中段方向邻近骨骺的区域）；**c）**骨折穿过骺板和骨骺达到关节面；**d）**骨折从关节面开始一直穿过骨骺到达干骺端；**e）**骺板挤压伤。

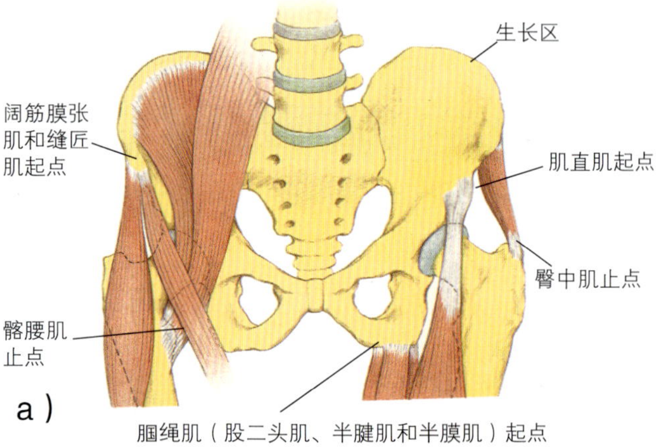

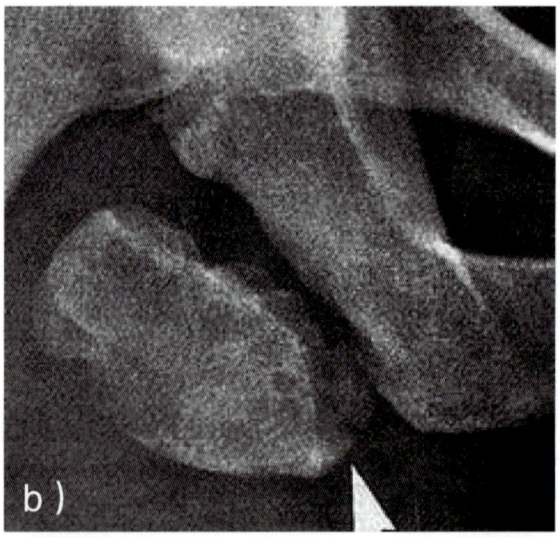

图23.6 撕脱骨折。**a）**撕脱骨折常见位置；**b）**X线片显示骨盆（坐骨结节）腿后肌肉附着处的一大块撕脱骨折。

丧失，但是在X线片上不可见。因此，肌肉功能和关节稳定性测试是做出正确诊断和选择正确治疗方案的关键。MRI可以辅助诊断。

撕脱骨折造成的损伤有时比肌肉或肌腱直接撕裂更严重，严重性等同于骨折。因此，撕脱损伤应该与成人常发生的肌肉撕裂相鉴别，相同的暴力强度可以导致成人发生肌肉撕裂。撕脱骨折的恢复时间比肌肉撕裂长，恢复时间为1~6个月，取决于治疗方案。早期诊断撕脱骨折很有必要，可以及早进行合适的治疗。如果被忽视，会出现慢性疼痛和关节或肌肉功能受损，导致关节不稳定和活动度降低。

小贴士

青少年伤处出现疼痛、水肿和出血时需要拍X线片。

过劳性损伤

肌腱、韧带、肌肉和关节囊附着在骨性突起上，青少年过度使用损伤常影响骨性突起。

骨突炎

骨突炎（骨突起处的炎症）是过度使用造成的骨突损伤，见于未发育成熟的运动员。在肌肉-肌腱单位中，以下部位受伤风险高：肌肉/肌腱骨附着处，肌肉和肌腱本身和肌肉-肌腱连接处。成人肌肉和肌腱常因外伤受损，然而青少年相似的外伤多导致肌肉或肌腱附着于骨处的损伤。研究证明，体育锻炼导致的肌肉、肌腱强度增加快于附着处强度增加。

骨突炎由一些运动中过度使用导致，如足球、手球、篮球、排球、美式足球、跳远和跳高等，这些运动有大量的跳跃和屈膝动作，使骨突承受张力过大、负荷过重。

骨突炎常发生于髌韧带的胫骨附着处（胫骨粗隆骨软骨病）。骨突超负荷导致肌腱附着处炎症，产生疼痛、压痛和水肿。X线片显示肌腱附着处下有骨碎片。骨突炎也见于跟腱的跟骨附着处（跟骨骺骨软骨病）。

预防骨突炎需要运动员在初期休息，在疼痛和不适消失前避免引起疼痛的运动，否则疾病将长期存在。

骨突炎的最常见的原因是单侧训练。有必要对处于生长期的运动员提出警告，不要过度进行力量训练。当进行大负荷的力量训练时，肌肉力量增长快于骨骼强度增加，易导致骨突炎和撕脱性骨折。正处于生长期的个体在力量训练时应该仅将其体重作为负荷或者使用较轻的重量。

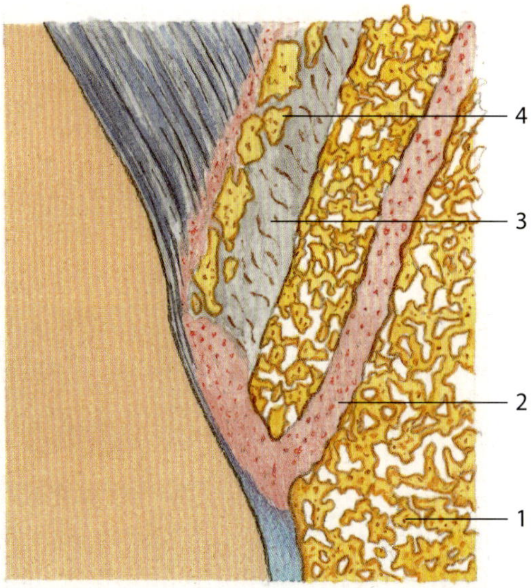

图23.7　骨突（肌肉/肌腱在骨骼上的附着处）受损时的骨改变。1.胫骨干骺端（移行区）；2.生长板或骺板（骺软骨）；3.纤维结缔组织和纤维软骨间的空隙；4.骨碎片。

应力性骨折

骨骼单侧负荷易导致应力性骨折或疲劳性骨折，发生于强度或负荷过大且恢复时间过短时，此时身体无法适应。应力性骨折最早可出现于参加训练的7岁儿童。青少年应力性骨折发生率在增加。骨折可由正常负荷下频繁的重复运动导致，如长跑；或由大负荷低频率的运动引起，如举重。最危险的组合是大负重高频率运动。理论上应力性骨折可以出现在身体的任何骨骼，但是下肢更常见。通常发生于跖骨、胫骨、腓骨、股骨、髋部、骨盆及椎体。有重复运动或大负荷和用力时疼痛的人，需要考虑应力性骨折的可能（图23.8）。

应力性骨折通常在休息时没有疼痛和不适。疼痛部位有压痛和水肿，结合临床检查可以确定诊断。如果X线片没有骨折征象但是症状持续存在，需要在3~4周后再次拍X线片。骨扫描和MRI可以用于早期确诊。

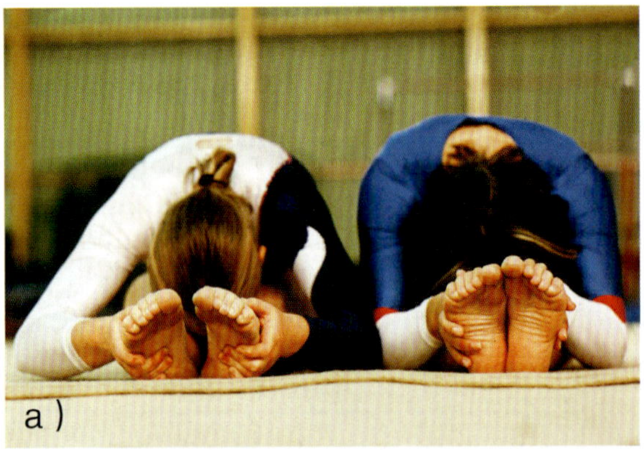

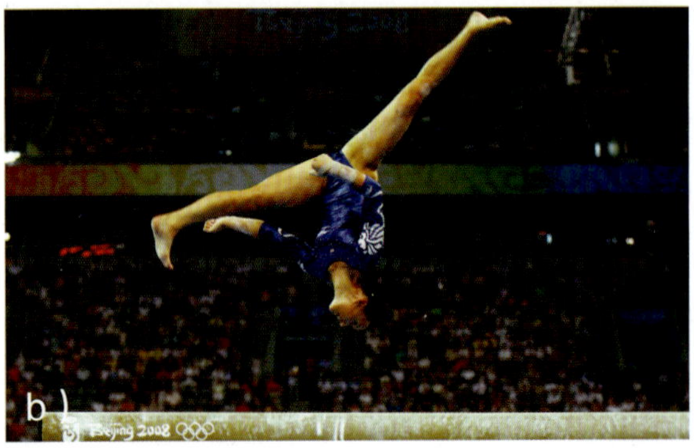

图23.8 体操等包含脊柱屈伸活动的运动，反复运动后可能会有脊柱应力性骨折风险。图片来自Bildbyrån，瑞典，已授权。

逐渐增加训练强度可以降低发生应力性骨折的风险。改变训练方式的同时规律休息可使身体有恢复的时间，也可降低风险。运动员训练场地和运动鞋的结构也同样重要。在硬地面跑步要穿有良好的冲击吸收能力的鞋。当地面由硬到软或者由软到硬改变时，过渡期的训练强度应该降低。

关节软骨损伤

青少年关节软骨的胶原组织抗拉伸强度弱于成人，因此在扭伤和直接暴力的情况下，儿童和青少年的关节软骨比成人更容易受伤。膝关节长时间承受高负荷，如滑降或帆船项目，可使髌骨软骨受损。在这种情况下，上、下坡跑和深蹲可诱发髌骨软化症，引起髌骨内表面和髌周疼痛。髌骨软骨变软，脱落碎屑。由于软骨内没有神经，疼痛的来源目前未知，可能来自于滑膜组织和软骨下骨。髌骨软化具体原因也未知，解剖学因素如高位髌骨、Q角增大和髌骨不稳定或髌股发育不良是可能的原因，需要进一步探究。早期进行热疗和大腿前、后群肌肉等长训练等有一定效果。

造成青少年软骨损伤的另一种疾病是剥脱性骨软骨炎，表现为关节软骨和骨骼破坏脱落，在关节腔内自由移动产生症状。

此类关节软骨损伤可以通过关节镜、骨扫描和MRI确诊。

生长期运动员的训练

从医学和骨科角度来看，运动员职业生涯最关键的时期是运动员选择特定运动方向的时期，这需要长期且有计划地进行高强度的训练。有必要对生长期运动员的生理资格进行分析，以判断其是否适合从事所选运动项目。然而不幸的是，目前还没有可靠的医学方面的判断标准（图23.9）。

目前，开始有目标的规律训练的年龄越来越早。针对成人运动员发展起来的训练方法往往直接应用在生长期运动员身上，而且不根据年龄或者个人情况进行调整。参照青少年训练和竞技性活动的强度，训练者和教练必须考虑生长期运动员长期和短期训练可能存在的风险。

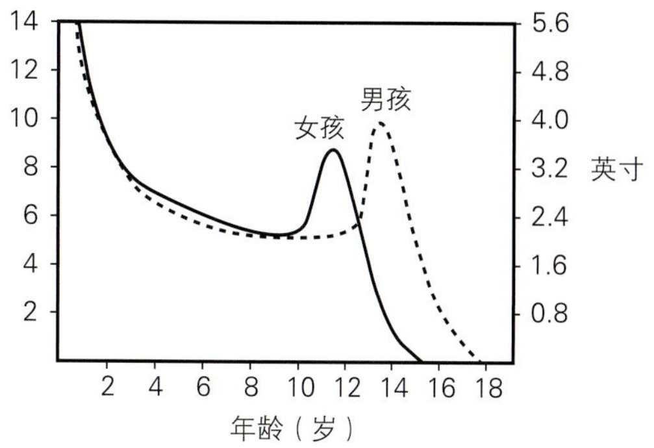

图23.9 儿童生长曲线。认识到10~15岁的生长个体变异很大非常重要。实际年龄和生理年龄可以相差3~5年。1英寸≈2.5厘米。

小贴士

对儿童来说，体育运动必须有乐趣；对成人来说，体育运动是保持身体健康的方式。

因此训练需要考虑：是否应该为了达到顶尖水平而让生长期运动员像现在这样刻苦地训练？目前使用的是否是最优的训练方案和技术？

小贴士

儿童不是微缩版的成人。他们成熟程度不一样，青春期长达4~6年，可以发生在任何时间。这种生理发育上的不平均经常不被教练和管理者重视和尊重。

体适能训练

体适能训练对10~20岁的人群来说并不比其他年龄段更有效。10~12岁的儿童在无氧状态下产生能量的能力比青少年更低。尽管年龄和无氧运动能力不同，年轻人参加无氧运动有益，而且儿童似乎不像成人那样容易疲劳。

小贴士

近期研究显示，将青少年系统性的体适能训练推迟到青少年末期不会有任何损失。

力量训练

正在生长中的儿童内脏器官可以承受巨大的负荷，但是骨骼肌肉系统却可能因此受损。儿童和青少年的训练效果主要体现在肌肉上——肌细胞体积会增加，这与训练长度和强度直接相关。肌肉在训练后力量会快速增强，但是当训练减少后力量会很快变弱。

儿童和青少年的肌肉力量训练效果显著，这是因为肌肉系统比骨骼系统对训练反应更好。正常情况下，儿童和青少年的肌肉系统不像成人那样需要参与大量的力量活动，因此在青少年时期力量训练对肌肉系统有显著的效果。在青少年时期，男性和女性的力量都会有明显增强，但是在青少年早期力量增强不如身体生长明显。处于青少年早期的运动员也许没有其体型看起来那么强壮。

力量训练的方法有许多种（图23.10）。等长训练可以增加肌肉的力量，但是对耐力增长效果不如动力训练。儿童和青少年的肌肉和肌腱附着处易受伤，因此儿童和青少年应小心负重的等长训练，即肌肉发力但是其长度不变的训练。轻度动力训练，如跑步和步行，肌肉既用力又缩短，在大多数情况下是足够的。

正在生长中的青少年应该避免大负重训练。例如，举重训练中脊柱负荷太大可对脊柱造成不良影响。在力量训练中，只可用自身体重作为负荷。只有在骨骼系统停止生长（女孩通常在16~18岁，男孩通常在18~20岁）后才能开始系统性的大负荷训练。在这之前，生长中的青少年只能进行轻重量的

小贴士

在大负荷的力量训练中，肌肉力量增长快于骨骼强度的增长，可导致撕脱性骨折。

训练，只可以通过逐渐增加训练次数而提高训练强度。

小贴士

力量训练计划应该根据青少年的年龄、成熟程度、体型、体能和性别制订。组织恢复的时间非常重要。

国际运动医学会发表了一份关于生长中的青少年抗阻训练的情况报告。在此经授权刊登其推荐内容。

有证据表明，抗阻训练在儿童和青少年中都可以显著提高力量，当如下的关键性安全方面得到保证时，训练可以安全进行。

- 只有在合格的力量与体适能训练专业人士的监督下才能开始抗阻训练。
- 应该教会儿童正确的训练技术。
- 使用的运动器械应该保证安全并且适合儿童体型。
- 避免高强度训练，16岁以前和Tanner分级5以下应该避免最大强度的训练。
- 训练强度应逐渐增强。
- 抗阻训练应被用于体育运动的补充而不能替代儿童正常的活动。
- 儿童和青少年抗阻训练项目应该可以满足其特定体育活动的需要。
- 所有的训练都应在控制下达到每块肌肉的最大运动范围。
- 训练中应避免快速、突然和冲击性的运动。
- 训练开始前和结束后应热身和冷身。

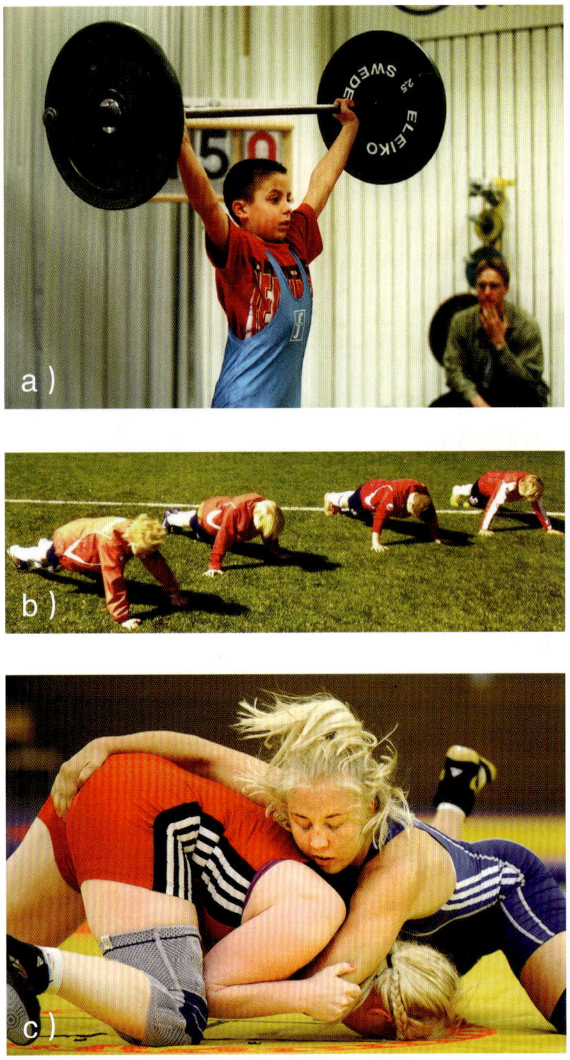

图23.10 早期的力量训练应该在严密监控和专业人士的指导下进行。**a**）大负荷训练可增加生长区受损的风险（图片来自Bildbyrån，瑞典，已授权）；**b**）用运动员自身的体重作为负重是安全且经过检测的负重训练方法，如俯卧撑（图片来自Henrik Peterson，已授权）；**c**）在有些运动中，如摔跤，运动本身就是一种力量训练（图片来自Bildbyrån，瑞典，已授权）。

一些美国和英国的运动医学组织推荐儿童进行早期大量的力量训练。在美国，一些学会推荐儿童每周进行2~3次力量训练，每次20~30分钟，每组重复6~15次，做1~3组。如果儿童每组可以正确地做15个，就可以增加负重。这些推荐和成人初学者没有区别[1]，笔者怀疑这种早期大量的力量训练的恰当性。

许多人认为8~10岁的儿童进行力量训练可以预防运动损伤。需要注意的是，并没有任何研究证明此观点。

一般运动训练

或多或少出于本能，很多青少年的运动训练包括基础动作训练，如躯体运动和维持平衡。这种运动与生俱来，是一种本能，可以遗传，并且在童年逐渐发育。例如，平衡感直到9~10岁才逐渐发育成熟。目前仍不清楚训练是否会对发育产生积极或消极的影响。在大多数体育运动中，复杂的运动模式在这种已经存在的本能活动的基础上习得。复杂运动模式习得后很难改变，所以在初学时就应该正确掌握动作。神经系统参与青少年时期新运动模式的学习。在神经系统完全发育之前，尽量不要将错误的运动模式信息输入神经系统中，否则之后将很难改变。因此技术训练常需要教练的帮助。

小贴士

给儿童和青少年力量训练的建议：

- 正如上文提到的，在10~15岁间生长情况差异大，生物学年龄和实际年龄可以相差4~5岁。相同实际年龄的儿童体重可以相差15千克，身高可以相差20厘米。
- 在快速生长的时期，肌肉体积会快速增加，可以造成短暂的发展不平衡。30千克的深蹲重量可以对骨突、骨骺和软骨下骨产生压力。
- 力量训练应个体化并对特定运动的有针对性。
- 所有负重训练前都应热身。
- 青少年力量训练应包含协调性、稳定性、运动性、灵活性、柔韧性和平衡训练。大肌群应尽可能包括在内。
- 通常情况下，自身体重作为负重已经足够，也可使用较轻重量练习。相比于增加重量，增加每组个数效果更好。但当肌细胞不能耐受长时间的负荷时，应限制每组个数。
- 进行抗阻训练时要经常休息。
- 力量训练应保证安全。需要时应寻求专业的建议和帮助。

不同年龄段的训练

5~9岁：玩乐、技巧和全面训练

5~9岁的儿童训练应充满变化和乐趣，玩耍和快乐是第一要务。包括各类球类运动的轻度训练是合适的。全面的训练是目标，可以引入技巧训练，这个年龄段的儿童对学习的接受能力非常好（图23.11）。

这个年龄段的抗阻训练和技巧训练可以提高力量，同时不会有肌肉体积的增加。训练提高了运动神经元的数量，这些运动神经元位于脊髓内，其神经纤维控制肌肉收缩。

小贴士

神经肌肉学习可以促进小儿力量增强。

10~11岁：一般基础训练，技巧训练和全面训练

10~11岁儿童的训练应包括技巧训练和协调训练，因为这是提高反射和运动能力的最佳时期。训练中游戏因素非常重要，系统体适能训练和无氧训练在此阶段没有意义。

12~14岁：一般体适能训练，学习技术和战术

12~14岁的年龄阶段与青春期部分重合，智力和身体都快速成长和成熟。训练必须针对个体成熟程度做出调整。

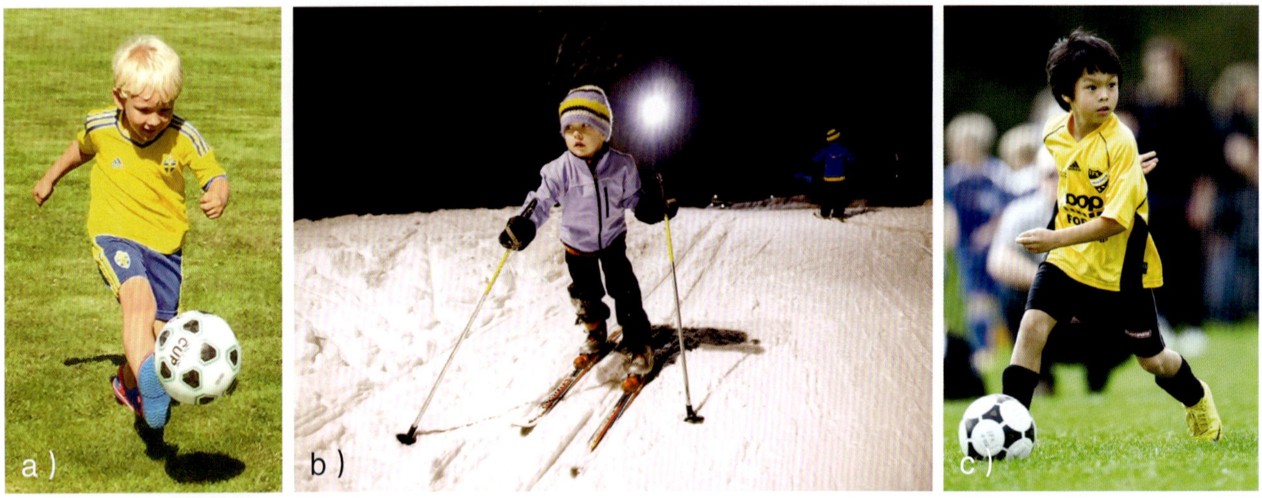

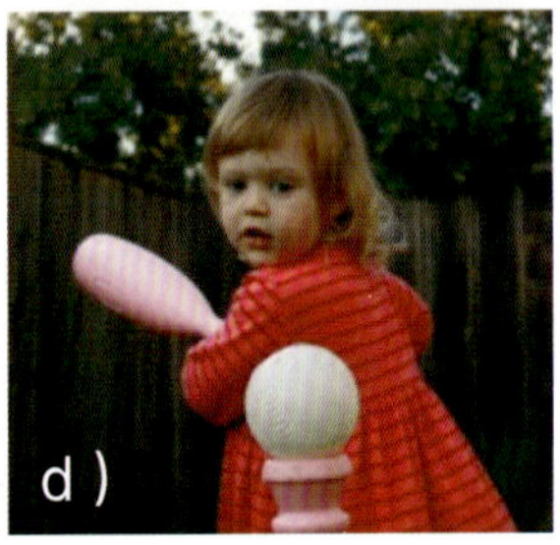

图23.11 对儿童的训练应集中在玩耍上。通常，在5~9岁时可开始一些技术训练。**b**）和 **c**）图来自Bildbyrån，瑞典，已授权。

> **小贴士**
>
> 这个阶段的孩子对生理和心理的发育非常敏感，必须将此特点考虑在内。

需要保证有足够的游戏元素。这个生长阶段个体的学习能力很强，因此也应该进行技术训练。对于在某些方面表现出天赋的年轻运动员可以开始专业训练，也可以向他们传授战术方法。

15~16岁：准备专业训练

15~16岁的运动员应该建立基础体能，因此日常体适能训练需变成习惯。现阶段可以开始无氧运动。生长会导致身体僵硬和笨拙，因此在这个阶段全面的体操和灵活性训练很重要。当骨骼和肌肉系统可以承受增加的负荷时，可以开始力量训练。这个年龄段的运动员可以开始学习正确的举重技巧，但是应使用较轻的重量。

> **小贴士**
>
> 骨骼还没有停止生长，因此不要使用大重量。

应通过增加每组的次数来提升力量训练强度，而不是增加负荷。使用正确的举重技术将运动员的背部从过大负荷中解放出来非常重要。在这段时期，可进行各运动项目专业化的训练。

16岁以上：专业化训练

16岁以上的青少年可以参加与成人差别不大的专业训练。女孩多在16~18岁停止生长，男孩则多在18~20岁。

训练的意义

青少年的训练和比赛必须同时注意到短期和长期的风险。了解正在生长期的青少年肌肉和骨骼系统的特点非常重要。有必要质疑提出严格、单调和规律要求的训练的正确性，这使体育运动变成一种痛苦，而不是一种娱乐。训练目标是鼓励尽可能多的年轻人去积极参与运动，这样才会有足够多的人参与，才可以长期产出顶尖运动员。

小贴士

应培养青少年对体育运动长期的兴趣，这样体育运动才能在人的一生中起到保持健康的作用。

在青少年最易接受和学习的阶段，更应注重有趣味和激励效果的技术训练。对于那些想进一步发展的人，辛苦的体力训练和专业化训练应该在稍晚时进行。

青少年和成人有所不同，当训练强度逐渐增大时，这点尤其重要（图23.12）。按照实际年龄段进行分类往往会忽视正在成长中的青少年的生理差异。

小贴士

在相同年龄段的年轻人中，成熟程度相差超过5年非常常见。

因此，11~12岁年龄组可包括有着相同的生物学年龄的16岁的运动员。儿童和青少年的训练需要存在个体差异。因此，必须进行教练培训，使训练他们的教练可以胜任其岗位。

在体育运动领域广泛存在着越早开始训练越有效的看法。但是这种观点没有科学证据支持。早期高强度的训练是否对今后的生活有负面作用也值得讨论。但是可以确定的是，这样的训练是许多青少年放弃体育运动的原因。

在没有医疗监督检查的情况下，不应为了培养顶尖运动员而对儿童和青少年进行高强度的训练。该过程应该在医生监督下进行。

参与训练青少年的教练应该具有大量儿童和青少年身体发育的相关知识。

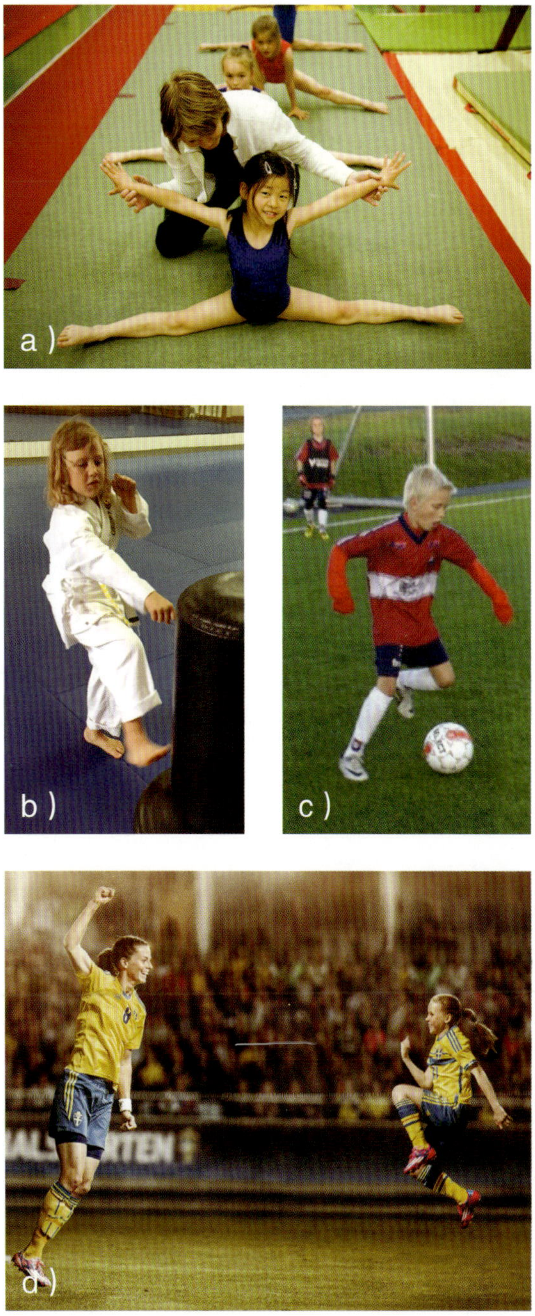

图23.12　儿童不是缩小版的成人。**a）**来自Bildbyrån，瑞典，已授权；**b）**来自Henrik　Peterson；**c）**来自Julia Tinder；**d）**来自瑞典足球协会，已授权。

小贴士

对儿童和青少年的训练计划应该根据个体制订。在实际年龄相同的儿童和青少年中，生物学年龄可以相差4~5年。训练应该适应个体，而非个体适应训练。

参考文献

[1] Policy statement on Strength Training by Children and Adolescents by the American Academy of Pediatrics. Pediatrics, 2001, 107:1 470–1 472, revised 2008.

拓展阅读

FAIGENBAUM A D, et al. Resistance training Among young athletes: safety, efficacy and injury prevention effects. Br J Sports Med, 2010, 44: 56–63.

JANSSEN I, et al. Systematic review of the health benefits of physical activity and fitness in school-aged children and youth. Int J Behav Nutr Phys Act, 2010, 7:40.

SEWELL L, et al. Strength training for children. J Pediatr Orthoped, 1986, 6:143–146.

TONKONOGI M. Weight training for children–pros and cons. (Styrketräning för barn–bu eller bä). J Swedish Athletic Res, 2007, 1:37–40.

第24章 户外运动风险和极端条件下的运动

户外运动

长时间的户外运动是一种挑战，在这种情况下，人往往经受比以往或预期更大的压力。

当在户外活动中出现医疗问题时，到达最近的医疗点一般会花很长时间（几小时到几天）。通常手机在偏远地区（山地等）不能使用。气候也会是一项挑战，如在斯堪的纳维亚半岛和加拿大，气候寒冷而多风，夏季冬季差别很大。在户外受伤或生病后，伤病会快速加重甚至死亡。

> **小贴士**
>
> 准备一个急救包，同时做好户外运动的身体准备非常重要。有些问题的紧急处理基础教育很有价值。

户外运动损伤预防措施

基本身体素质

去边远地区之前应该首先建立良好的身体素质。长时间的徒步旅行前应该先练习平时生活中不常见的活动，如背装满的背包。

设备

根据户外运动需要选择设备。鞋必须合脚，背包必须合身。舒适而合适的设备是享受户外活动的先决条件，同时需要携带换洗衣物。通常，简单的徒步旅行不需要特殊设备。

在如山区等环境艰苦的地区徒步时，合脚、防水、结实的鞋（徒步靴）是必需的。登山杖有时会很有用。

> **小贴士**
>
> 合身的、久经考验的合适设备对于徒步来说非常重要。

健康

虽然在户外让人愉悦且促进健康，但是艰苦的徒步不仅不会有益于健康，而且会得不偿失。近期有重感冒、支气管感染或类似感染的人不应该参加长期而艰苦的徒步。在这种情况下，待在原地或仅进行短时间的户外运动同时充分休息更有益（图24.1）。

体温

了解如何维持体温非常重要，尤其是在冬季。体温维持依靠食物代谢、肌肉活动和合适的衣服保暖。在户外期间，人体需求增加，饥饿时更容易感觉寒冷，因此推荐食用高热量食物。应该避免喝酒和吸烟。潮湿衣服不应该靠身体烘干，因为水蒸发会带走身体热量。

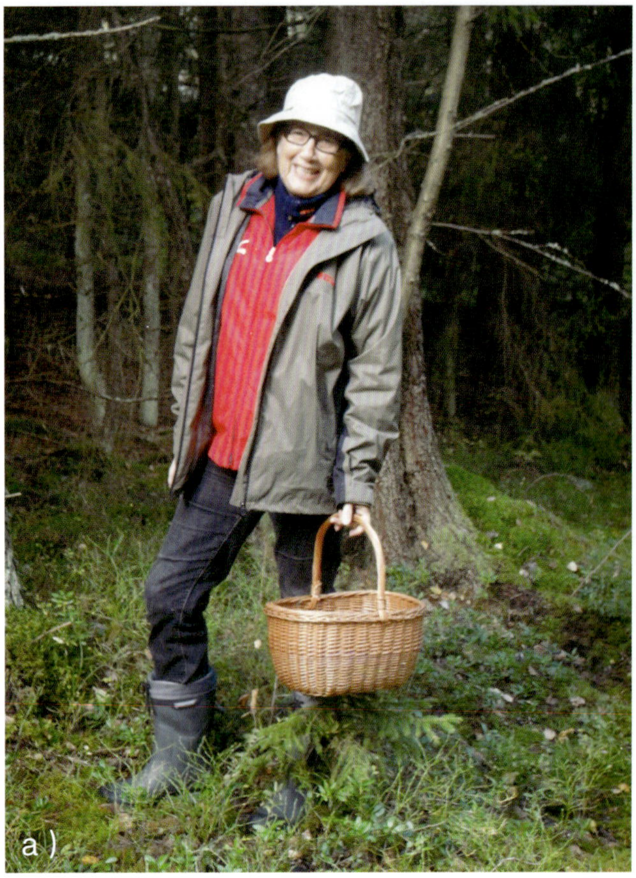

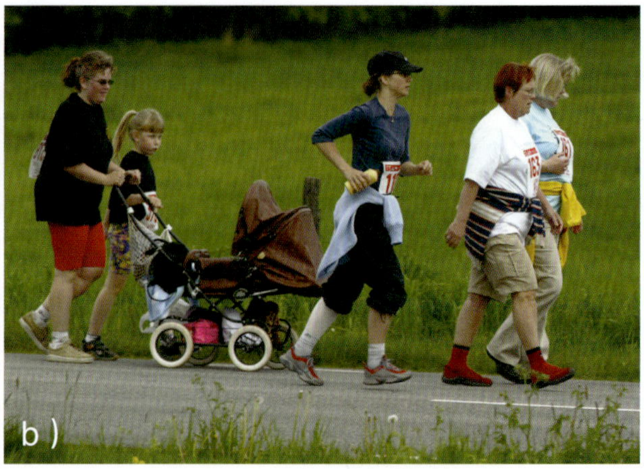

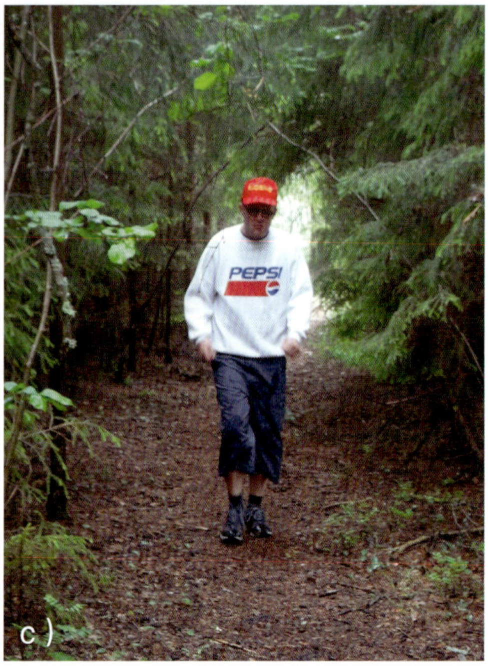

图24.1 在春季、夏季和秋季外出接触大自然是很棒的体验和让人激动的经历。但是，这需要充足的准备和合适的设备。以下是一些非常流行的户外娱乐活动的例子。**a）**在瑞典等国家，到处都有森林，在森林中采蘑菇非常流行；**b）**、**c）**结队或单人户外徒步或者跑步（图片来自Bildbyrån，瑞典，已授权）。

水疱和伤口

长途徒步易发生水疱。水疱和伤口的处理方法已经在第8章讨论过。长途徒步应预防水疱和伤口的发生。推荐晚上用药膏保持足部湿润，穿没有破洞的袜子。

昆虫叮咬或蜇伤

小到蚊子叮咬，大到黄蜂蜇伤，都算作昆虫叮咬，可以引发疼痛。昆虫叮咬通常无害，但是可以引起瘙痒、水肿和发红。被叮咬后尽量不要搔抓，症状很快会消失。局部使用糖皮质激素乳膏可以很好地预防刺激症状。如果反应剧烈，医生可以使用抗组胺药。

草长得很高、植物茂盛的落叶林中可能发生蜱叮咬，特别是在夏季。蜱可能携带莱姆病（由伯氏疏螺旋体引起）和蜱传脑炎（中枢神经系统病毒感染）。建议穿靴子和长裤，在草很高的地方徒步以后需要仔细地检查全身。蜱叮咬的基本治疗包括清创。如果蜱的口器仍留在皮肤中，应用镊子夹出，之后用酒精清洗。如果水肿加重或有感染迹象，需要去医院就诊。10%~20%被感染的患者会出现长期问题。

膝关节、踝关节扭伤

户外运动常发生膝关节和踝关节韧带损伤（图24.2）。通常除了肿胀以外没有其他症状，因为肿胀，换鞋会有困难。高筒靴可以为踝关节提供良好的支持。

小贴士

当踝关节受伤但是离援助点较远时，不应脱鞋检查伤情，特别是在冬季。

过劳损伤

在登山等运动中，长时间的发力可产生过劳损伤，在不熟悉这种运动的人身上更为多见。步行下山可引起膝关节周围疼痛（髌股疼痛综合征），而长距离上山和在沙滩上跑步可导致跟腱问题。

背着重背包长距离步行时，背包带可以压迫肩部，对肩胛上神经产生压迫。当进行长途跋涉，背负的重量超过10千克时，推荐使用腰带带垫子，使肩带主要行使稳定负荷的作用现代背包（图24.3）。这样臀部可以代替肩部和背部承受更多的重量。

小贴士

在此类运动之前应该进行周密的准备。需要仔细选择相关设备，保证合适。不熟悉的活动如背重包，应该提前练习。

在打猎、钓鱼和参加其他活动量小的户外运动时可以背较轻的背包。有的背包内有骨架，可以当作座椅坐在上面。

骨折

骨折的一般症状和治疗见第8章。骨折应该由医生来处理。因此在偏远地区户外运动时，患者的同伴有责任安排转运。

骨折应该用夹板固定。在没有其他更好用的东西时，可以用滑雪板、木棍和直树枝代替。夹板需要固定骨折两端的关节。例如，如果股骨骨折，膝关节和髋关节都应该被固定，夹板应从腋窝到足。如果没有合适的夹板，可以把骨折的腿和另一条腿绑在一起，把骨折的手臂固定到躯干上。如果移位严重，需要沿患腿长轴拉伸复位，之后再固定和转运。

除了夹板固定以外，在野外应尽可能减少对骨折的处理，并立即送往医院。

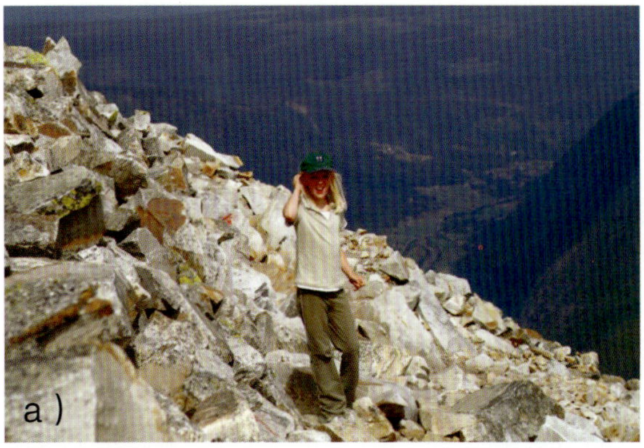

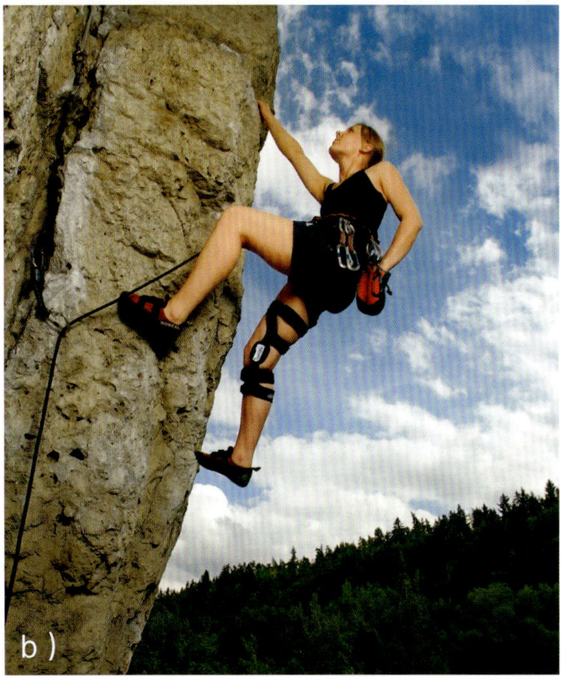

图24.2 户外运动包括多种形式不同的、激动人心的运动，可以通过多种方式去实现。**a）**步行下山时包括膝关节在内的下肢会很费力，特别是在没有小路的情况下（图片来自Kerstin　Samuelsson）；**b）**攀岩是一项很艰难的运动，需要经过良好的训练（图片来自DJO, LLC，已授权）。

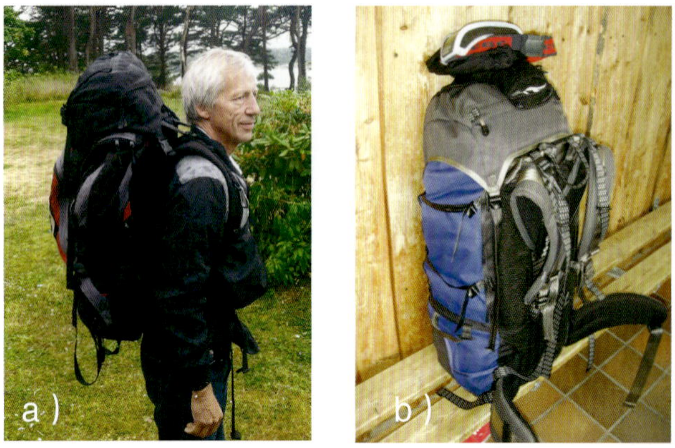

图 24.3 现代背包（帆布包）有一套带子系统，可以将肩部的大部分重量转移到有垫子的腰带上，使肩带主要负责稳定负重。背包还有一个紧密的拉伸网板，防止金属支架和背部直接接触。

护理和转运伤员的一般原则

如果在偏远地区发生了严重损伤，患者需要被安置在有庇护的地方，同时给其保暖。像带帽子的厚夹克或救生袋等保暖物品应放在患者身下。如果把患者带到最近的医院需要4小时以上，应该给患者一些热饮；如果有必要的话，给其止痛药；在等待转运过程中保持镇静。保持伤者镇静非常重要。

移动伤情过于严重的患者很困难，转运应该做好仔细的准备。如果有可用的担架、雪橇或救生艇，应将这些东西带到受伤的地点。在转运过程中，尽可能让患者感到舒服。在伤情严重，如骨折时，要毫不犹豫地呼叫直升机。如果怀疑颈部或脊髓受损，需要合适的固定，并需要预防颈髓在转运中受伤。

极端条件下的运动损伤

寒冷条件下的运动

冻疮

冻疮是由于在低温下暴露而导致的伤害的总称，温度可以高于或低于0℃。影响体温的生理调节因素包括热量摄入、湿度、酒精、疾病和衣物的选择（图24.4）。

冻疮的严重程度取决于温度、暴露时间和风寒指数。当温度在0℃以上时，湿度也是一个影响因素。“救生艇足”“防空洞足”和“战壕足”就是在寒冷而潮湿的条件下久坐引起冻疮的例子。

风速增加提高了冻疮的发生率。气温0℃、风速20米/秒和–20℃、无风条件下发生冻伤的风险相当，从这里可以看出，风速影响因素的意义。在不同风速下的实际气温见表24.1。

当外界气温为–10℃且天气晴朗时，非常适合滑雪。但如果风速为10米/秒，有效气温实际则为–30℃。在摩托车比赛时，运动员感受到的风速有同样的效果。只需用脸即可感受出风速的大小。

局部冻疮

局部冻疮可以分为不同的程度。

- Ⅰ度冻疮：皮肤变白，感觉麻木。患者往往不能及时注意到冻疮的发生。在正常室温时，皮肤变为蓝红相间的颜色。通常会逐渐出现刺痛，但是在非常冷的情况下没有刺痛表现。即使是Ⅰ度冻疮也可使受损局部在一生中遗留冷觉过敏。
- Ⅱ度冻疮。特征为皮肤变为深蓝色，伴有麻木。当身体变暖时会有锐痛。几小时到几天内皮肤会有水疱出现，如同烧伤。受损部位皮肤仍然有血液循环。几周内可以缓慢恢复。
- Ⅲ度冻疮。细胞外液凝固结晶，导致深部组织受损。细胞死亡，血液循环破坏。死亡组织需要手术清理，避免坏疽形成。Ⅲ度冻疮需要卧床休息几周。
- Ⅳ度冻疮。身体局部彻底冻硬，之后常需要截肢。

治疗

患者应：

- 躲在同伴身后或救生袋等类似物中。

表 24.1 风寒指数

风速	静止	5米/秒	10米/秒	15米/秒	20米/秒
温度（℃）	0	–5	–15	–18	–20
	–10	–21	–30	–34	–36
	–20	–34	–44	–49	–52

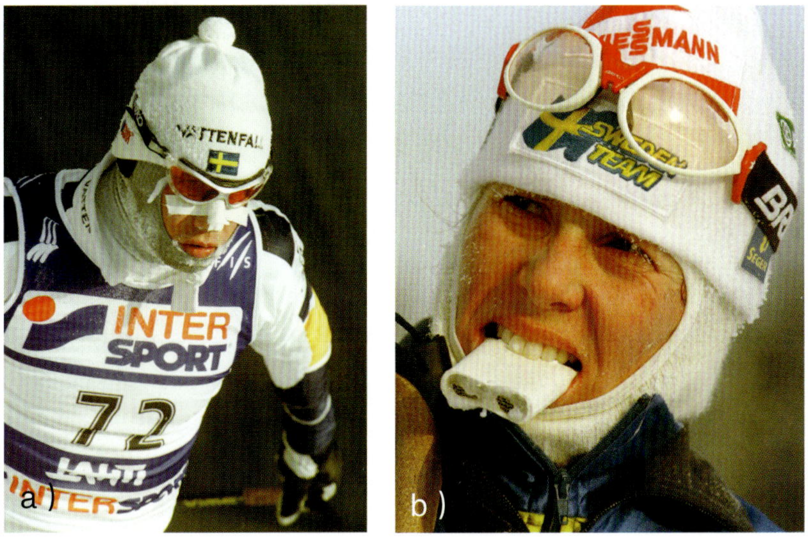

图24.4 当外界气温达到–10℃时，会有冻疮的风险。风速增加，冻疮发生概率也增加。应尽可能覆盖面部易发生冻疮的位置。**a）**展示的是顶尖运动员应对低温和大风的措施（图片来自Bildbyrån，瑞典，已授权）。

- 用体温温暖受伤部位。把温暖的手放在冻伤的脸或鼻子上。冻伤的手可以放在腋窝或者腹部温暖的皮肤上。冻伤的脚可以放在同伴温暖的肚子上。
- 不要用雪去摩擦或按摩冻伤的皮肤。
- 不要在明火前取暖，因为冻伤部位感觉受损，可能发生烫伤。

同伴或团队领导应：

- 给患者提供干燥暖和的衣服和热饮。
- 强迫患者活动来提高体温。
- 将患者带到室内，在严重冻伤的情况下应带其去医院。

脚冻伤时，在能够撤离寒冷的地方后再让脚复温。用冻伤的脚走路不会造成进一步损伤。但一旦复温后，疼痛会使患者不能走路。

如有可能，局部冻疮的患者可以在温水浴（40℃）中取暖。但是全身低体温症的患者不能使用这种方法。

并发症

如果冻伤数小时或数天后出现水疱，尽量不要碰触水疱。水疱表皮可以有效防止感染。冻疮的长期后遗症表现为冻伤部位的皮肤冷觉过敏，伴有刺痛和出汗。

低体温症

当身体的核心温度下降到正常身体功能和代谢所需的温度以下时，可发生低体温症。低体温症时体温降至35℃以下。发生低体温症的人逐渐变得虚弱和淡漠。他们感到疲乏，昏睡，最终因体温过低而死亡：似乎放弃抵抗寒冷而入睡更让人舒服。

低体温症的症状是肌肉寒战，但是在体温达到32℃时寒战会消失，随后会出现意识和肌肉功能障碍。患者会有死亡的风险，因为低于27℃的低体温可引起致死性心律失常。体温低于25℃时通常发生死亡。

治疗

如果患者有意识，采取如下方法：

- 给患者提供干燥温暖的衣服。
- 强迫患者四处活动，激活肌肉。
- 给予加糖的热饮。热饮温度不宜太高，因热饮温度太高会使皮肤血管舒张，导致更多热量丧失，核心温度进一步下降，进而心脏受损。
- 如有可能，应该立即把患者送到室内。
- 在正常室温下缓慢提高体温。避免使用加热袋和热毯为患者复温。
- 患者应立即送往医院。

如果患者没有意识，应采取如下方法：

- 不要尝试喂患者喝任何东西。
- 除去患者的湿衣服。
- 在室温下让患者缓慢升温，保持头比脚低的体位。检查呼吸和脉搏。
- 可以使用热毯和加热袋直到患者被送到医院。
- 患者应该尽快被送往医院，在医院可有控制地进行复温。

小贴士

保持温暖的基本方法包括保持身体干净和干燥，衣物应宽松，以保证充分的血液循环。

炎热天气下的运动损伤

在炎热天气下训练和比赛可以对运动员造成严重伤害。在这种环境下的任何人都应该有危险意识并采取预防措施。

多种因素对维持身体温度平衡有重要作用，如产热和散热的平衡。重要因素包括室外温度、风速、太阳辐射、环境中周围物体对阳光的反射、湿度和海拔。运动员的身体和心理状态，以及体能、年龄和体重都对维持体温稳定有重要作用（图24.5）。充足的液体摄入对身体调节体温非常重要。衣服应透气、浅色和有允许空气流通的性能。训练和比赛的时间是一个危险因素，运动时间越长、强度越大，产热越多，失水越多、在新的地区适应环境5~14天很重要，可以降低风险。

体温来源于肌肉运动和代谢产热，受蒸发、热辐射和对流的影响。蒸发是最有效的散热方式。为了有效地通过蒸发散热，运动员需要摄入足够的液体。气温超过38℃时热对流停止。当气压超过40毫米汞柱时，蒸发散热停止。风速越低，蒸发散热越慢。太阳直接辐射在中午（11：00~16：00）达到最大，此时训练和比赛需要暂停。环境中物体对阳光的反射在这段时间也更高。高海拔地区空气氧含量低，增加了循环、呼吸和肌肉运动压力。

体温升高在生理和心理上都对运动员有影响。体温调节压力过大会导致肌肉痉挛、疲劳和中暑，甚至导致昏迷和死亡。

一些已知并被广泛接受的关于热量或运动参数的科学事实包括：

- 炎热天气下训练和比赛的科学证据不完全，因此几乎没有规则限制炎热天气下的运动。
- 导致中暑的气温没有明确确定。在超过35℃的气温下参加如网球和跑步等活动是否会中暑在医学界一直有争议。
- 休息10分钟后，核心温度会降低1℃，特别是在

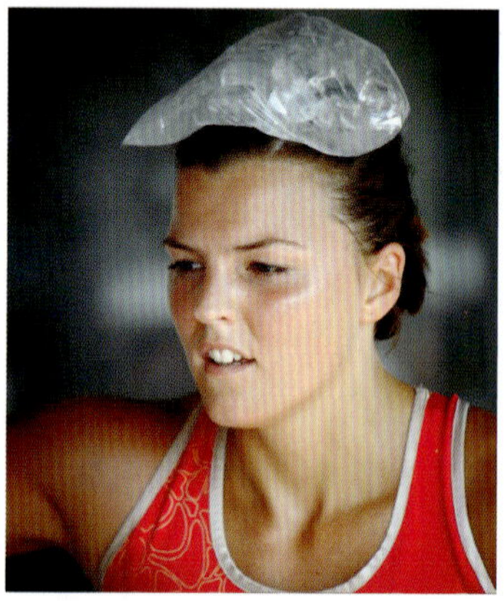

图24.5 可以通过多种方式降温，如使用大冰袋。图片来自瑞典运动协会，已授权。

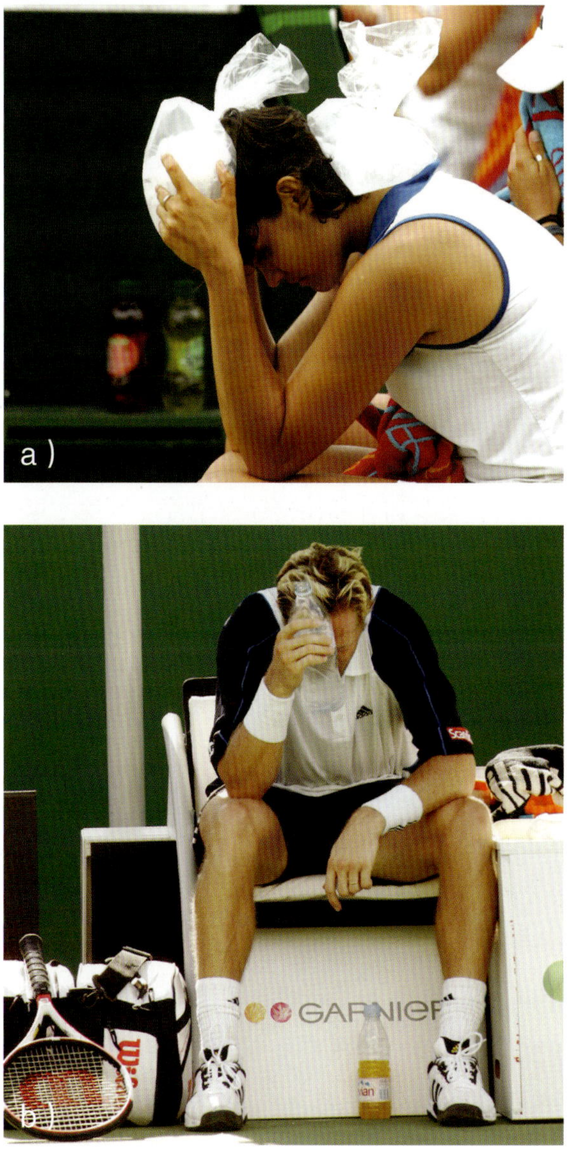

图24.6　网球运动员通常在高温下比赛，可以用冰和短暂休息来降温。在休息期间必须摄入大量液体。图片来自，Bildbyrån，瑞典，已授权。

没有适应环境的个体中。

- 在如足球和网球等运动中，有许多明确的预防性措施（图24.6）。一项重要的预防措施是让运动员保持良好的身体状态，也就是需氧状态。
- 在进行更多研究的同时应该发展教育。
- 高温下的体育运动应延期至温度合适再开始。

小贴士

应该避免高温下体育运动，特别是在这方面医学知识匮乏的情况下。

热病

传统热病分类包括热痉挛、热衰竭和热射病三种。

热痉挛

热痉挛与长时间锻炼有关，通常间歇、短时间发作，令人苦恼。热痉挛发生于大量运动的肌肉。在跑步运动员和足球运动员中，腓肠肌受累最常见。在使用球拍的运动中，常有手臂肌肉受累。热痉挛的具体机制未知，可能是由脱水后细胞内水、电解质紊乱导致的。这种理论现在受到其他理论的挑战：许多人认为热痉挛是疲劳和长时间运动后脊髓节段的神经肌肉控制异常所致。在网球运动中，大部分运动员对冰敷、拉伸和饮用加盐的运动饮料反应良好。

小贴士

热痉挛可以在没有受热的情况下产生，但是热是一个诱发因素。因此热痉挛不应被只看作是一个环境问题。

热衰竭

在炎热潮湿的天气下进行各种训练都有发生热衰竭（劳力性热病）的风险。在炎热天气下训练和比赛，运动员可以感到疲乏和精力衰竭，包括从单纯疲乏、意识模糊到暂时无意识或感觉眩晕（体位性低血压）这一持续的过程。热衰竭包括两种形式：水缺失和盐缺失，前者是对运动员的主要威胁。温暖环境中大量肌肉做功时，运动员通过汗液每小时丢失1~2升水。如果失水不能通过水摄入补偿，就会发生脱水。脱水时，细胞内液减少，细胞外液渗透压增高，水从细胞内转移到细胞外。严重脱水可导致循环衰竭和肾衰竭。运动员产生疲乏、眩晕，肌肉协调性差，可导致精神错乱和昏迷（严重情况下）。

运动员应通过饮水预防脱水。发生脱水时，应该静脉补液。在脱水早期阶段不需要给予电解质。

一些运动正积极预防炎热天气下脱水和热痉挛的发生。国际足联（FIFA）、国际网球联合会（ITF）国际男子职业网球协会（ATP）、国际女子职业网球协会（WTA）和国际排球联合会（FIVB）有时会测定湿球温度（WBGT）来评估环境热度。湿球温度会将风力、湿度和太阳辐射都考虑在内（表24.2）。

国际女子职业网球协会在多年前就有规定：如果温度过高，即WBGT达到28℃时，在第二和第三场之间需休息10分钟。研究证明这个规定可以使体温下降1℃。国际女子职业网球协会没有发现运动员滥用此项规定，但是发现网球第三场的水平有所提高。

小贴士

比赛间休息10分钟非常有效，可以使核心温度下降1℃。

表24.2 在不同周围环境干温度或湿球温度下的风险评估

周围环境干温度	WBGT	热损失风险
25~31.9℃	24.0~29.3℃	中等
32~38℃	29.4–32.1℃	高
38℃	32.2℃以上	极高

热射病

当机体体温调节系统不能维持正常体温时，会发生热射病。热射病在体育运动中较少见，会导致组织损伤，包括酶失活、细胞器和细胞膜损伤。特征性表现包括严重的中枢神经系统功能紊乱和多器官衰竭。长跑运动员、自行车运动员、网球和足球运动员及穿着妨碍蒸发的保护垫的美式足球运动员，都可以发生热射病。

运动员可能出现意识模糊和精神错乱，之后可发生惊厥和昏迷。由于无汗出现皮肤干燥，温度升高，体温会上升到41~42℃。这种情况死亡率一般为50%~90%。

治疗

- 用温水和流动的空气给运动员降温。
- 使用冰袋辅助降温。
- 将运动员送到医院继续降温并恢复水、电解质平衡。

并发症

- 肝损伤，出现黄疸。
- 肾损伤，出现肾衰竭和酸中毒。
- 心肌微损伤，可能有心律失常。
- 低血压和循环衰竭。
- 电解质失衡导致水样腹泻。
- 大脑损伤。

适应高温环境很有必要。正常需要7~10天的适应时间，如英国的运动员去澳大利亚参加比赛就需要适应。参加澳大利亚网球公开赛的网球运动员需要在同一地区参加1~2次锦标赛，才能准备周全。保持身体健康（良好的有氧运动状态）非常重要，这可以帮助运动员快速适应温暖的气候。长途旅行和时差同样会影响比赛表现。

在紧张的体育运动中，若气温高、湿度大、大气压超过40毫米汞柱需要警惕，应该停止一般的体育运动。通过大量饮水可以很容易预防危险的脱水情况。

小贴士

适应高温是预防各种热病的重要措施。至少需要1周的时间来达到适应效果。身体状态良好可以较快地适应高温环境。

高海拔

高海拔地区的空气密度和气压都很低。氧分压和气压成正比。参加耐力运动的运动员需要了解这一点。

在3 000米及以上的海拔，氧分压可下降到可能会影响到智力功能的程度。海拔高的地方，有氧运动能力也会下降，无氧呼吸和肺通气增加，很快会有乳酸产生。

高海拔的负面影响可以通过适应来降低，适应高海拔后血红蛋白浓度上升。理想的适应时间取决于海拔的高度，但是通常需要2~4周，才能参加比赛。

高海拔训练可用于提高竞技水平，可使运动员心脏体积增加、红细胞数量增加、肌肉利用氧气的能力提高，提升运动员的耐受能力。

高海拔训练效果取决于运动员在高海拔地区的训练时间。在高海拔地区训练后红细胞数量增加，当运动员初次返回低海拔地区后会有积极效果。2周后效果减退。在有些运动，如跳远和短跑，高海拔对运动表现有积极作用，因为在高海拔地区空气阻力一般是一种干扰。但是大多数运动会因氧气需求被高海拔限制。

太阳辐射导致的皮肤损伤

在阳光强烈的地区、山区和海边，皮肤受到的太阳辐射比运动员平时习惯的要强。在强烈的春季，阳光下暴晒15分钟就可以导致晒伤。为了预防晒伤，有必要逐渐适应阳光或者穿着合适。应该使用太阳镜、高防护的皮肤防晒霜及唇膏。

美国食品药品管理局（FDA）颁布了关于防晒霜的新规定。在阳光下暴晒可以增加皮肤癌和皮肤早衰的风险。为了降低风险，消费者应规律使用的防晒方法包括：“按照说明书，规律使用广谱SPF值为15或更高的防晒霜，减少日晒时间，穿衣避免直接日晒如穿长袖衬衫、长裤，戴太阳镜和宽边帽，每2小时涂一遍防晒霜，如果出汗或者入水，则应更频繁地涂防晒霜。”[1]

暴露部位，如额头和鼻子，可以用鸭舌帽或纸来保护。

晒伤等级

- **Ⅰ级：**皮肤变红。晒伤部位局限于皮肤表层。不需治疗，在几天内就可恢复。
- **Ⅱ级：**皮肤水疱。如果水疱破裂，须使用无菌绷带或使用药敷法。如果晒伤面积超过5平方厘米，需要咨询医生。
- **Ⅲ级：**皮肤全层受损，晒伤者必须咨询医生。在早期，较难区分Ⅱ级和Ⅲ级晒伤。

雪盲症

雪盲症（光性角膜炎的一种）由冰或雪反射紫外线（UV）导致。有雾和多云天气时，紫外线也可以穿透。紫外线损伤眼睛多出现在极地，也可出现在高山地区——高山上空气稀薄紫外线更强烈，同时阳光可被冰雪反射。新雪可以反射80%的紫外线辐射。雪盲症也指角膜表面冻伤。滑雪、雪地摩托和登山常发生这种情况。

戴保护眼睛的防护品可阻止大部分的紫外线，预防雪盲症发生，如高山滑雪护目镜或可更换防紫外线镜片的运动眼镜。对于越野滑雪者来说，应佩戴有大镜片和边缘护罩的眼镜，因为他们需要在穿过森林和山谷时对光线变化快速反应。透明镜片可以在光线弱的情况下保护眼睛不受风和雪的影响，深色眼镜可以防止紫外线和强光的伤害。

在各种情况下都应使用太阳镜，因为眼睛不能适应雪地或航行时的强烈紫外线辐射（图24.7）。

症状

- 患者感到“沙砾样”不适和肿胀，眼睛在夜间疼

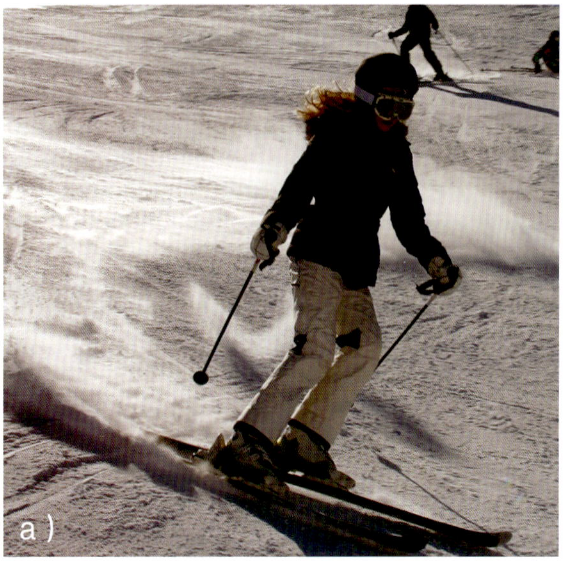

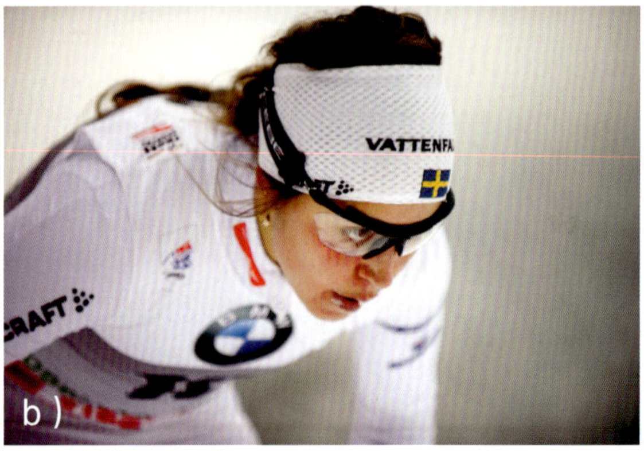

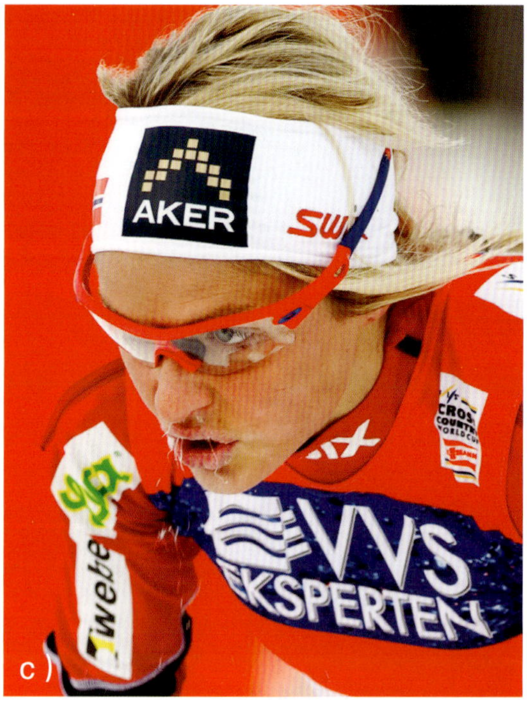

图24.7　应使用护目镜或运动眼镜，因为眼睛不能适应在冰雪环境下或反射阳光的水面上的强烈紫外线辐射。**a**）业余滑雪运动员应戴有保护功能的护目镜；**b**）、**c**）顶级越野滑雪运动员需要经常在穿过森林或山谷时快速对不同的光线做出反应，他们经常用有护罩的运动眼镜来保护眼睛（图片来自Bildbyrån，瑞典，已授权）。

痛。

- 眼白变红，不能忍受强光。
- 受伤严重时，患者像盲人一样需要领路。

治疗

- 患者的眼睛应避免光照。可以通过戴有硬纸板的太阳镜实现，硬纸板上有专为瞳孔设计的洞，佩戴者可以四处活动。
- 使用具有松弛虹膜括约肌功能的眼药水或眼膏。
- 通常失明只持续1~2天，不会导致长期的残疾。

参考文献

[1] US Food and Drug Administration, Silver Spring, MD Consumer update page, May 17, 2012.

拓展阅读

BERGERON M F. Muscle cramps during exercise – is it fatigue or electrolyte deficit. Curr Sports Med Rep, 2008,7:S50–55.

BINKLEY H M, et al. National Athletic Trainers’ Association Position Statement: Exertional Heat Illnesses. J Athl Train, 2002, 37(3）:329–343.

EICHNER E R. Heat Stroke in Sports: Causes, Prevention and Treatment. Sports Science Exchange, 2002.

SCHWELLNUSS M P, et al. Aetiology of skeletal muscle ‘cramps’ during exercise: a novel hypothesis. J Sports Sci, 1997, 15:277–285.

第25章　残疾运动员损伤

残疾运动员可以大致分为三类：身体残疾、智力残疾和失聪。残疾包括功能受损（指患者的功能障碍）和活动受限。据估计，全世界有5亿残疾人，占全世界人口的10%。其中1.7亿人存在一定的心理障碍。许多残疾人喜欢通过参加体育运动获得乐趣和消遣，但只有一小部分人活跃在精英运动员阶层。

残疾人运动的出现

在第二次世界大战期间出现了一大批需要身体康复的战争伤员，在此情况下英国和德国出现了残疾人运动。1944年成立的英国Stoke Mandeville医院是脊髓损伤康复的先驱，运动被引入作为康复的重要部分。1948年，路德维格·古特曼（Ludwig Guttmann）爵士受当年伦敦奥运会启发，在Stoke Mandeville医院组织了轮椅运动员的体育竞赛。

残疾人运动通常由各自国家残疾人协会的管理。一些协会有着悠久的历史，如成立于1912年的瑞典聋人运动协会。国际聋人运动委员会是听力受损者的国际组织，1924年在巴黎举办了第一场听障奥运会。奥运会的残疾人版本——残奥会，通常在奥运会结束后1~2周在同一地点举办。残奥会由成立于1989年的国际残奥委员会（IPC）组织（图25.1）。

残疾运动员按照他们的障碍水平被分为不同的组和级别。专家将运动员分为其运动项目的不同级别。残疾运动员与非残疾运动员进行竞赛，会根据残疾程度做出调整。这是显示残疾运动员可以有与正常运动员相同的竞技水平的机会（图25.2）。然而，也有专门为残疾人而发展来的运动，如门球。

IPC将残疾人分为6个功能障碍组：

- 截肢者。
- 脑瘫运动员。
- 盲人或者视力受损的运动员。
- 脊髓损伤运动员。
- 智力或学习能力障碍运动员。
- 其他不能归为以上5类的有身体残疾的运动员。

IPC制定了分类编码，所有运动都有详细的政策和程序，同时设定了所有残奥会运动的原则。国际标准通过提供技术上和操作上的分级要求补充了分类编码。

英国残疾人体育联合会（EFDS）负责全英国残疾人的运动。英国约有1 100万残疾人。但是只有1/5的残疾人较活跃。EFDS致力于按照残疾社会模型来增加各个水平残疾人的体育参与度[1]。

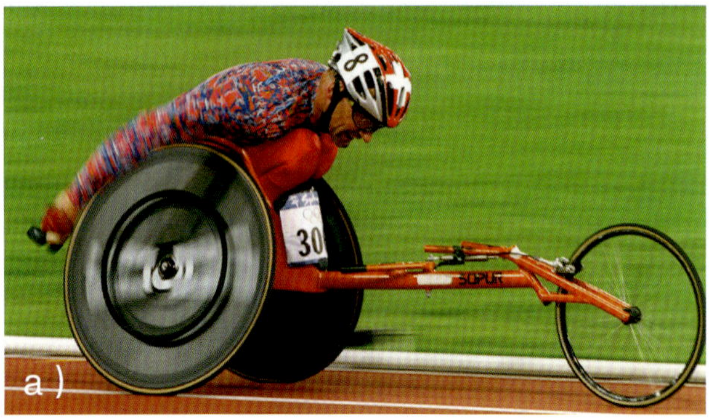

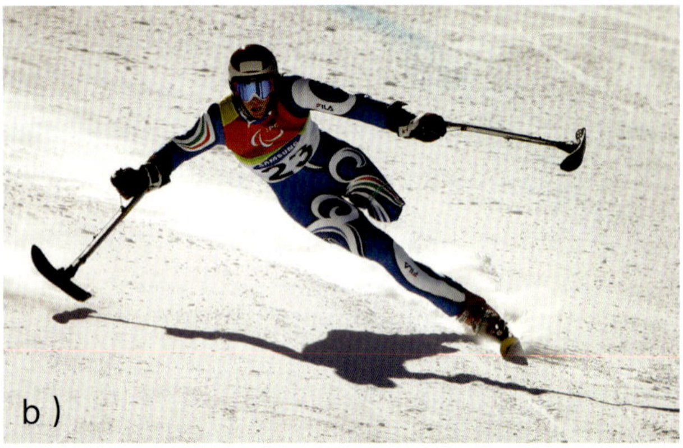

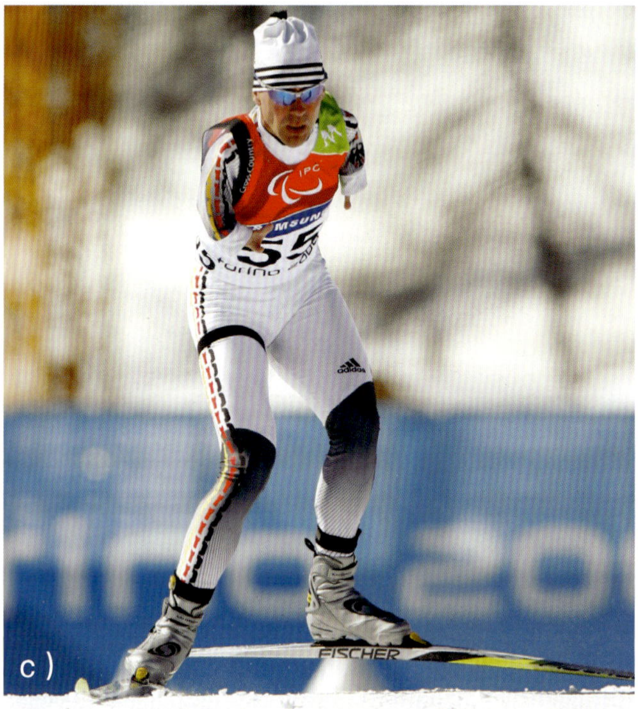

图25.1 残奥会吸引精英残疾运动员的参与。图片来自Bildbyrån，瑞典，已授权。

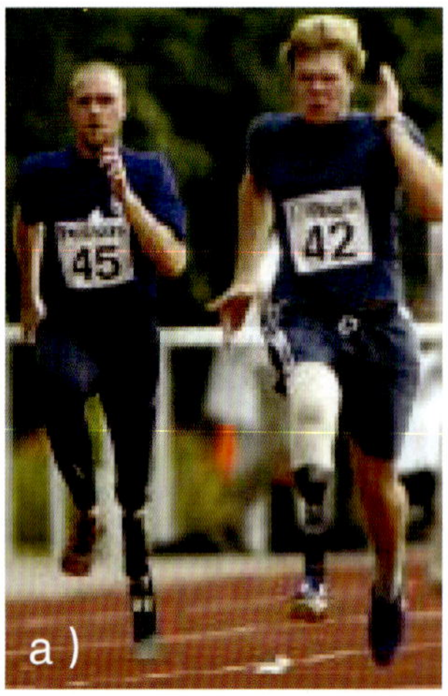

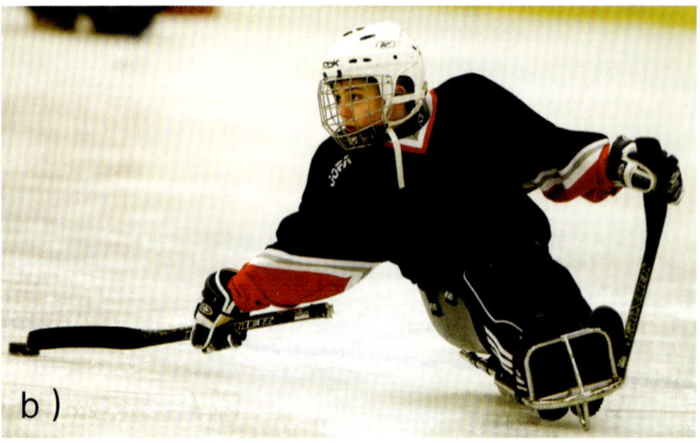

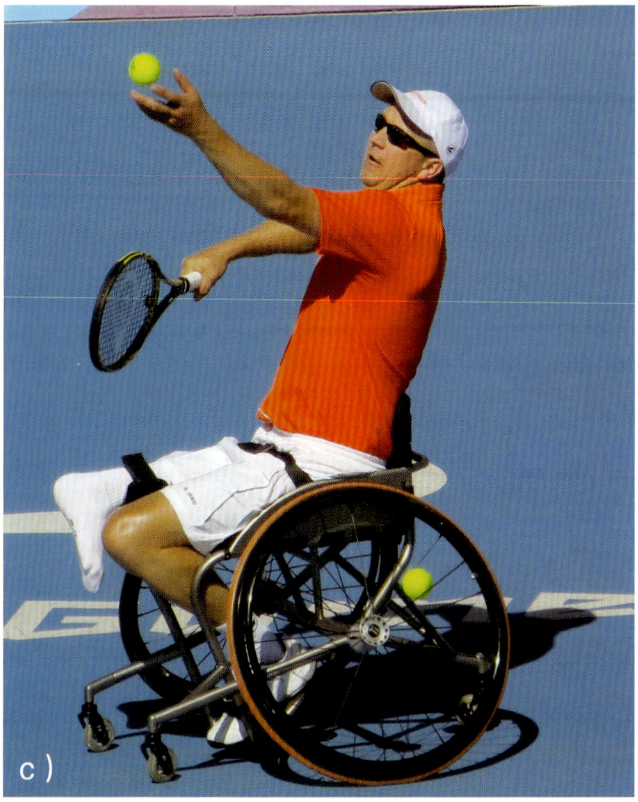

图25.2 其他残疾人运动的例子。图片来自Bildbyrån，瑞典，已授权。

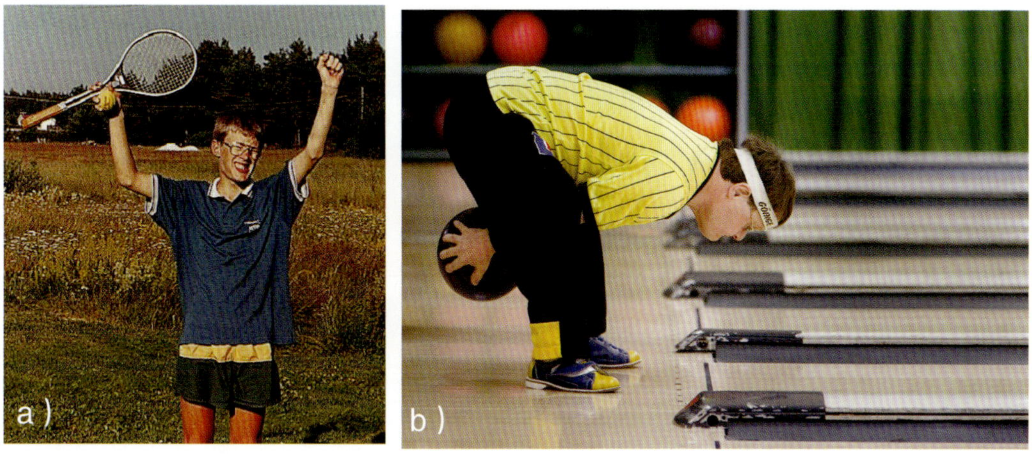

图25.3　运动对社交非常重要。**a）**打网球可以获得许多乐趣；**b）**保龄球是一种社交游戏，有许多打法（图片来自Bildbyrån，瑞典，已授权）。

残疾类型

总体而言，有以下几种不同类型的残疾：截肢造成的身体残疾，后天瘫痪，背部和大脑损伤，视力和听力障碍，智力发育障碍，精神障碍，医学性残疾［如心脏病、肺病（哮喘等）、糖尿病和血友病］。

尽管残疾人在医院或者特殊中心接受了良好的训练，但他们仍然会有一些明显的受限，当他们返回社会时可能会丢失一些已经习得的技能。根据技能水平和残疾类型分级的体育运动可以在医院外提供继续训练和习得新技能的机会（图25.3）。体育运动使残疾人在社会和心理上极大地受益（图25.4）。大多数国家都有为残疾人组织的体育运动，参与通常是免费的。

小贴士

所有的残疾人都应该有机会根据自身能力和资格参与体育运动，运动应该有医学监督和物理治疗师或经过训练的运动教练的帮助。

参与运动的残疾人的运动伤害和正常运动员的运动伤害没有本质区别（图25.5）。常见损伤包括压疮和水疱、挤压伤，以及韧带、肌肉和骨骼损伤。

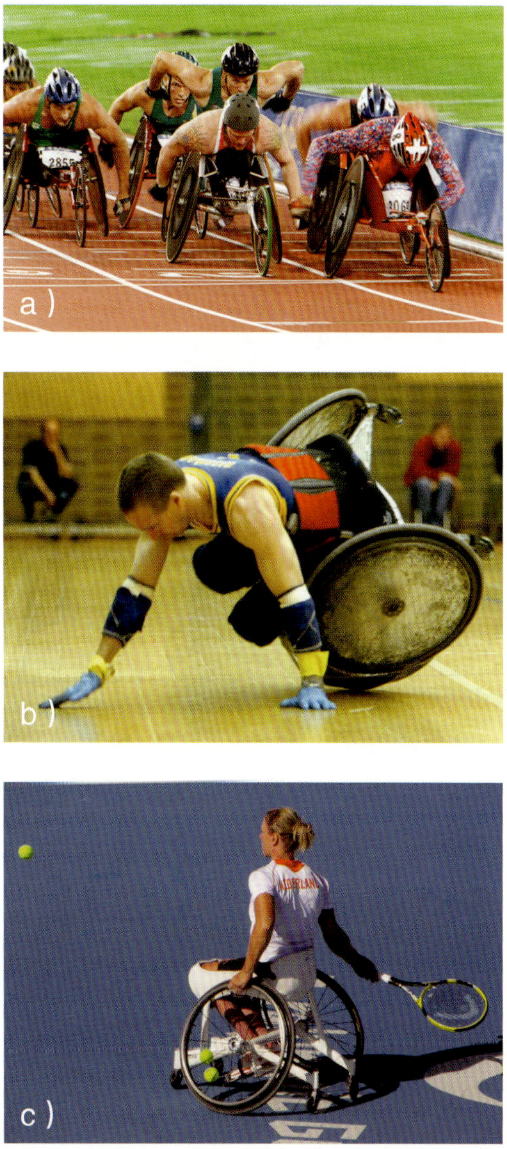

图 25.4　轮椅运动为下肢损伤的运动员提供了多种运动的可能。图片来自Bildbyrån，瑞典，已授权。

残疾运动员避免受伤的机会取决于残疾的本质。有些残疾，如伴有肌力减小肌肉废用或伴有感觉丧失的瘫痪，会给损伤诊断带来困难。

身体残疾

身体残疾是指永久的瘫痪或者运动障碍、截肢、畸形和严重关节僵硬。存在身体功能丧失，如行走、大体运动功能或截肢后身体某部位残缺。

瘫痪

瘫痪是指肌肉丧失自主收缩的能力。瘫痪可由中枢神经系统、外周神经系统或肌肉损伤导致。根据受损部位可将瘫痪分为：

- **偏瘫**：身体同侧的上、下肢瘫痪，多发生于卒中（脑出血或脑血栓）之后。
- **截瘫**：双腿部分或完全瘫痪，由脊髓C8及以下节段受损导致。
- **双侧瘫痪**：身体对称性的瘫痪。这种情况多出现于儿童脑瘫之后。类似截瘫，但双侧瘫痪也会对上肢造成一定影响。症状可能会加重，但是神经疾病部分不会改变。
- **四肢瘫痪**：双侧上肢和下肢完全或部分瘫痪。多由颈髓损伤或脑瘫等损伤中枢神经系统的疾病造成。麻痹包括任何程度的瘫痪。在残疾人运动会中有许多痉挛性（肌张力增高）脑瘫的患者，活跃在室外地滚球、乒乓球、游泳和田径的赛场上。

脑损伤

脑损伤的症状包括语言障碍（失语症）、感知障碍（身体形象改变）、人格解体、情感增加和伴有患者整体智力（认知）功能（包括记忆）受损的痴呆。

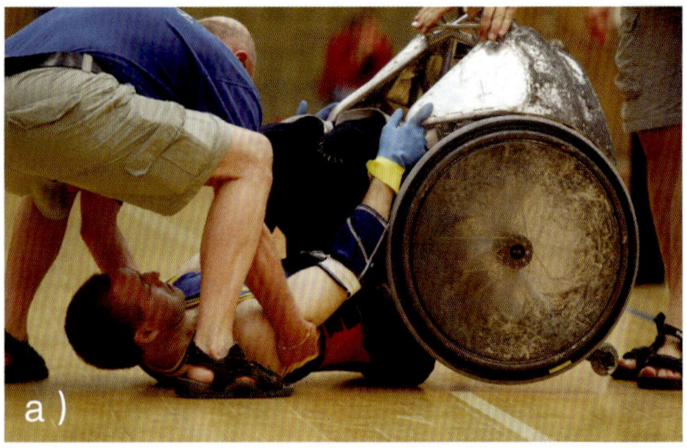
a）

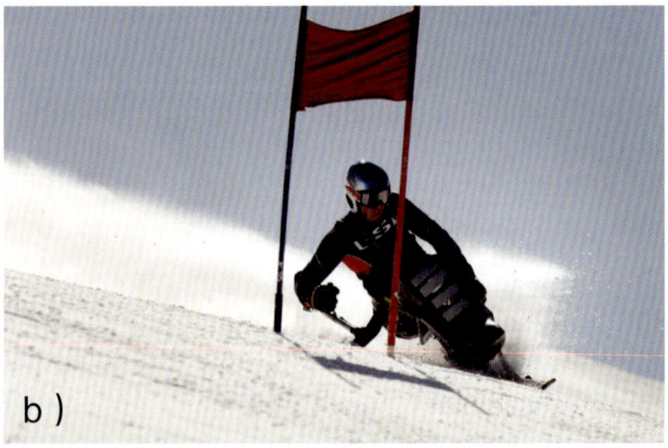
b）

图 25.5 残疾运动员参与运动同样会有风险。

创伤性脊髓损伤

瑞典和冰岛有创伤性脊髓损伤的记录。在瑞典，创伤性脊髓损伤每年新发100~120例，其中75%~80%是男性。最常见的，病因是交通伤害（超过50%，见第16章背部损伤）。据估计，美国脊髓损伤的发生率为每年每100万人40例，或每年12 000例。男性发生创伤性脊髓损伤的风险比女性高。

创伤性脊髓损伤的运动员常出现在轮椅篮球（截瘫患者）、轮椅网球、轮椅英式橄榄球（四肢瘫）、高山滑雪、田径、乒乓球和运动射击等残疾人比赛。

瘫痪常导致不同程度的感觉受损，这是一种严重的残疾，会增加压疮的风险。

膀胱和肠功能紊乱

膀胱功能障碍、膀胱充盈感觉受损和不能自主排尿是脊髓受损的常见表现，增加了失禁和感染的风险。许多瘫痪的人由于膀胱感觉受损和久坐而产生泌尿系统感染的问题。感染症状可以很轻微或无症状，因此有必要规律地进行尿液细菌学检查。

皮肤损伤

压疮

下肢瘫痪的人经常依靠拐杖和轮椅来行动，臀部常有感觉障碍。久坐产生的压力可导致压疮。压疮初始表现为受压部位小红点，此时若采取治疗措施，预后较好。但如果由于感觉障碍而忽视的话，可能会快速发展为较深的溃疡，需要很长时间才能愈合。

采取预防措施非常重要。运动员不应该久坐而应该经常从椅子上被扶起。在每次比赛或训练开始前教练都应该检查运动员是否有压疮的迹象。如果发现有皮肤发红，发红处应该减压，可以使用橡胶圈或者改变坐姿。皮肤应该用肥皂和水清洗，彻底擦干，用消毒酒精擦拭，并暴露在空气中。如果已经发生压疮，应该咨询医生。

水疱

许多运动员需要使用紧身衣、假肢和各种绷带。这些辅助用品的压迫可以引起发红和水疱。在训练和比赛开始前、结束后，运动员都应该检查是否有这些情况。水疱的一般治疗原则见第187页。

挫伤

在轮椅运动中，特别是轮椅篮球，运动员间的轮椅接触紧密，快速闪避非常重要。运动员的手指可以被自己的轮椅或在轮椅间被夹伤（图25.6）。此类损伤的特点为肿胀和压痛。肿胀应该尽快使用冰袋降温，然后绷带包扎。也可出现擦伤。

轮椅造成的损伤很难避免，不过改变轮椅结构，如在不同高度轮椅的扶手上安装同一高度的保护架，可以减少损伤发生。运动员可以通过戴手套或在暴露区域使用无刺激性的绷带预防冲撞或挤压中的皮肤损伤。

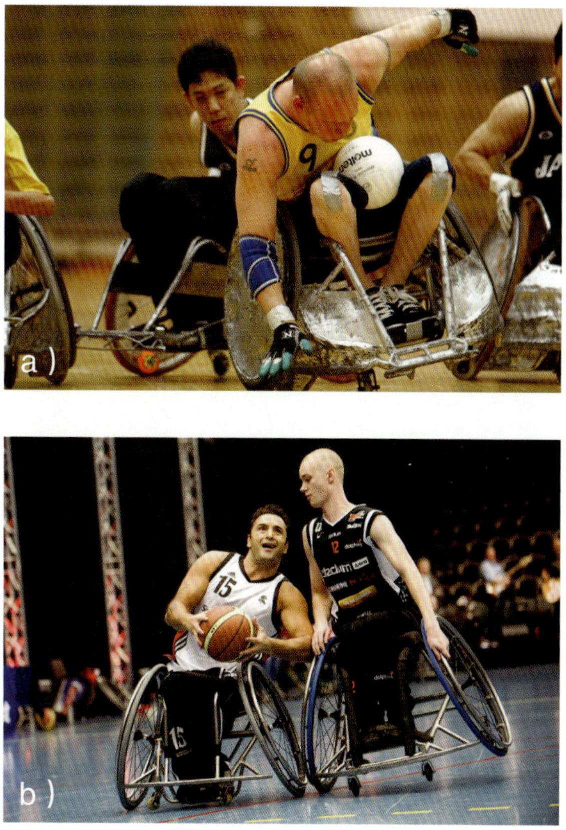

图25.6 在轮椅运动中可发生冲撞和挤压，造成皮肤损伤。图片来自Bildbyrån，瑞典，已授权。

损伤导致的功能障碍

骨折

运动功能障碍或瘫痪必然会伴有一定程度的骨骼强度降低。而且，这种情况下肌肉力量太弱，不能为骨骼提供保护。因此，骨折更容易发生，特别是承受意外的负荷后。这类骨折通常会在骨折区有广泛、严重的移位。如果运动员有感觉受损，微小骨折通常不能马上被发现。

穿戴支具的运动员应在体育运动中松开支具，以免支具的杠杆效应造成骨折。骨折的治疗见第8章。

肌肉、肌腱和韧带损伤

瘫痪可导致肌肉萎缩，取代萎缩肌肉功能的肌肉会因使用增加而代偿性肥大。使用轮椅患者的上肢和肩部肌肉常非常发达。某些肌群的代偿增强会导致肌腱和肌腱附着处的过度使用性损伤。其治疗原则见第8章。不正常的肌肉力量可增加韧带的负荷，提高了韧带的受损风险。

背部和肩部损伤

因轮椅限制活动的人会长时间保持坐姿，或多或少的背部疼痛很常见。穿紧身衣有效，但是长时间穿着会造成不适，特别是在夏季。

坐轮椅的人经常有肩部疼痛，这是由于肩关节的反复运动导致的。

关节疾病

一些关节疾病可以导致残疾：

- 类风湿关节炎（RA）。据估计，英格兰和威尔士有超过580 000人患有类风湿关节炎，在美国，患病成人有150万。
- 骨性关节炎可导致关节软骨退变，引起疼痛、肿胀和关节功能障碍。骨性关节炎多发生于老人，但是有交叉韧带或膝关节软骨损伤的年轻人也会发生骨性关节炎。
- 各种背部疾病，如椎间盘突出、强直性脊柱炎和椎管狭窄（第16章），可引起疼痛、无力和僵直。而疼痛、匹配不良和僵直可导致正常功能丧失。
- 血友病可以使血液凝固和停止出血的能力下降。关节内反复出血可以严重破坏关节。

截肢

在发展中国家，因为交通密度快速增加和工厂增加造成意外事故，导致的年轻人截肢并不少见（图25.7）。在西方国家，老年人中有许多截肢者是由于心血管疾病、循环疾病、动脉粥样硬化和糖尿病截肢的。这种情况正因对此类疾病的护理逐渐

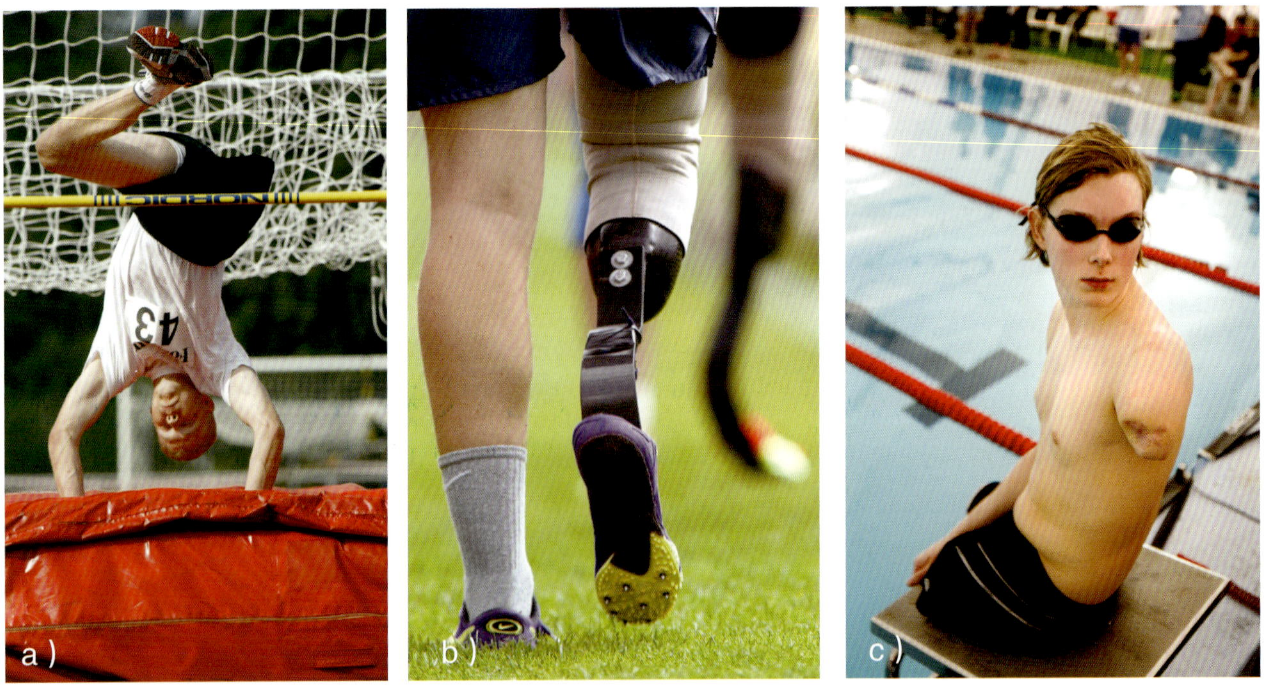

图 25.7 截肢的顶尖运动员。

改善而减少，但是仍有年轻人和老年人因治疗肿瘤而被截肢。

截肢通常在小腿或大腿进行。相比于大腿截肢，小腿截肢更有益于患者，小腿的假肢更利于行走和适应日常生活。由于假肢和残肢存在微小的不匹配，在截肢术后可能会有一定的不适或残肢/假肢问题。

幻肢痛或截肢后疼痛的发生率为50%~80%。疼痛好像来自于截除的肢体，由术后外周神经损伤所致。症状可以在截肢术后早期出现。通常采取药物治疗，经皮电刺激（TENS）也有一定效果。这种症状有时候很难治疗。

截肢神经瘤是神经的瘤样增厚，通常发生于残肢末端，可在压力下产生疼痛。局部麻醉可以明确诊断，去除神经瘤的小手术也可以有效缓解症状。

残肢的水疱等皮肤损伤非常常见，由假肢与残肢不能很好地适应所致。一些残肢设计存在缺陷，不能很好地匹配假肢。调整假肢是有效的方法。有时候重新手术修整残肢也可以解决问题，如截短残肢的骨性部分。

小贴士

截肢者常对运动很有兴趣，他们也需要参加这些运动。

一般疾病

一般疾病，如心脏病、高血压、哮喘、糖尿病和血友病不会妨碍患者参加体育运动，但是需要在医生和（或）物理治疗师的监督和建议下进行。一些患者会拒绝参与体育锻炼，因为他们认为体育锻炼是危险的。但是现在大家都接受了体育运动有利于身体健康的观点。很有可能以后带病参加体育运动的人数会增加。

后天残疾

脊髓灰质炎

因为儿童疫苗接种项目的开展，脊髓灰质炎目前在世界大多数地区已很少见。脊髓灰质炎由病毒的急性感染引起的，会破坏脊髓的运动神经元。脊髓灰质炎导致这些神经支配的肌肉不同类型的瘫痪。感觉神经不常受累。有些肌肉可以完全恢复功能，但有些肌肉会处于瘫痪，并有明显萎缩。

多发性硬化

多发性硬化是获得性残疾的常见原因。女性发病率比男性高。疾病常累及中枢神经系统，多出现于20~40岁人群。多发性硬化的病因未知，而且没有有效的治疗方法，多发生视力损害、麻木、协调性障碍和瘫痪。

智力残疾

常使用IQ（智商）测试智力水平。平均IQ为100。WHO将智力残疾定义为：如果一个人的IQ低于70~75（远低于正常值），就应考虑存在智力残疾。

- 适应性行为缺陷或减弱，即日常生活必需的技能减弱，如吃饭、穿衣、与他人交流和互动等存在障碍。
- 在18岁以前发病。

导致智力残疾的病因包括遗传性疾病、染色体异常等，如唐氏综合征、子宫内或出生时缺氧损伤或后天大脑受损等。智力残疾者大概占人口的1%。

特奥会

参与特奥会的人常存在交友障碍，需要活跃的

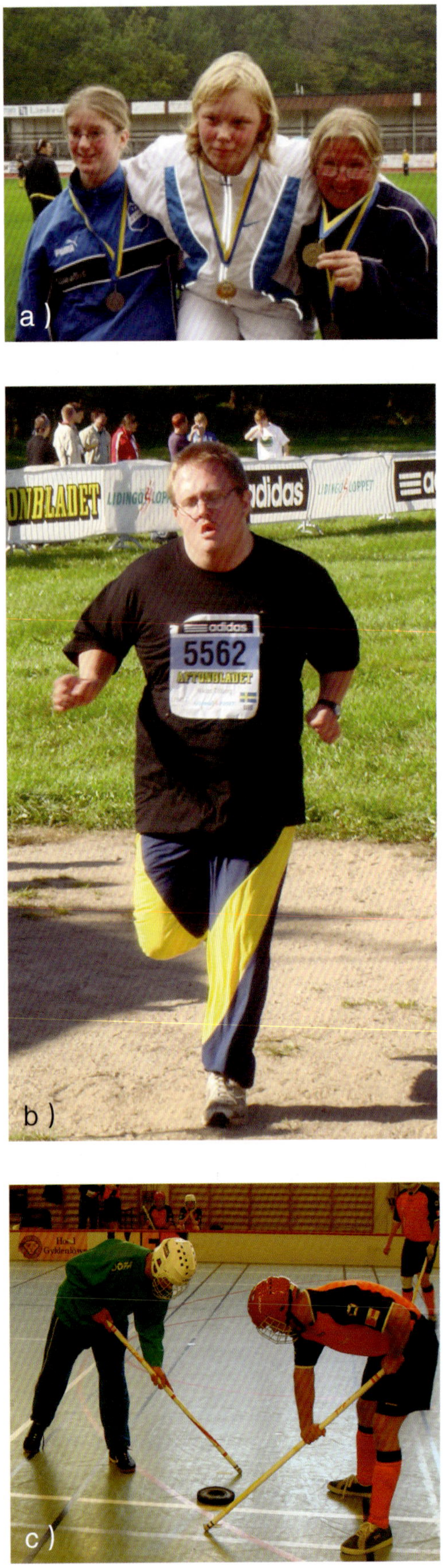

图 25.8 特奥会运动员。

社会团体。1962年，美国人尤妮斯·肯尼迪·施莱佛（Eunice Kennedy Shriver）为智力残疾无处玩耍的儿童举办了一天露营活动。这个行为得到了快速扩展。第一届夏季特奥会在1968年举办。比赛运动员根据能力被分到不同的组中。特奥会为照顾这一大群人做出了极大的贡献（图25.8）。现在人们对体育活动和休闲活动的关注越来越多。如今，特奥会为170个国家的420万智力残疾运动员提供了训练和比赛的机会，包含夏季和冬季的多种运动，如足球、曲棍球、田径、滑雪和室外地滚球等。

小贴士

运动和关节活动对有智力残疾的人来说有重要意义。身体运动对情感和心理有积极作用，同时可以预防肥胖，提高自尊。

注意缺陷多动障碍和类似疾病

注意缺陷多动障碍（ADHD）是一种精神疾病。患者存在注意力障碍和过多或冲动的活动。男孩ADHD发生率是女孩的3倍。大多数ADHD病因未知。治疗方法包括心理咨询和药物治疗。

其他相似疾病包括注意力缺陷（ADD），注意力、运动控制和知觉障碍（DAMP），多动秽语综合征（Toureke syndrome，也称Toureke综合征），阿斯佩格综合征（Asperger syndrome，也称Asperger综合征），孤独症，强迫症（OCD），语言障碍和失读症。这些精神疾病多由生物学原因引起，在童年出现，导致不同程度的学习困难、适应力和行为问题。当个人发展和社会功能受影响时，即构成残疾。在一定限制条件下，这类人可以参与足球和曲棍球等残疾人运动比赛。

视力障碍

存在视力障碍的人可以参加盲人运动比赛和其他残疾人运动，如田径、游泳和柔道。

残疾人运动分级

合理而透明的分级是被他人接受和保证公平的先决条件。参与者应该在公平条件下进行比赛。目前，残疾人运动的级别趋于减少。但是，在减少级别和保证公平之间很难平衡：级别减少时会导致不公平，对于功能严重受损的患者而言更不公平。但是级别过多会导致比赛受限，残疾人运动会的公信力会降低。运动员分级应该基于各项运动的特征。这也是分级更基于功能而非诊断的原因。更多细节请联系IPC。

小贴士

对于有运动障碍和其他残疾的人来说，体育运动有重要意义。这个群体需要且理应获得全部支持和鼓励。

参考文献

[1] http: //www.efds.co.uk.

[2] Spinal Cord Injury Facts. Foundation for Spinal Cord Injury Prevention, Care & Cure. June 2009.

拓展阅读

Accessible Learning: An introduction to the study of the various disabilities linked to sport. Swedish Disability Federation, 2009.

BLAUWET C, et al. The Paralympic Movement: using sports to promote health, disability rights, and social integration for athletes with disabilities. Phys Med Rehab, 2012, 4(11）: 851–856.

WEBBORN N, et al. Injuries among disabled athletes during the 2002 Winter Paralympic Games. Med Sci Sports Exerc, 2006, 38(5）: 811–815.

WEBBORN N, et al. The injury experience at the 2010 winter paralympic games. Clin J Sport Med, 2012, 22(1）: 3–9.

索引

西文字母开头的词语

数字开头的词语